診る・わかる・治す
皮膚科臨床アセット

Asset

1

アトピー性皮膚炎
湿疹・皮膚炎パーフェクトマスター

総 編 集 ● 古江増隆 九州大学
専門編集 ● 中村晃一郎 埼玉医科大学

中山書店

【読者の方々へ】
本書に記載されている診断法・治療法については，出版時の最新の情報に基づいて正確を期するよう最善の努力が払われていますが，医学・医療の進歩からみて，その内容がすべて正確かつ完全であることを保証するものではありません．したがって読者ご自身の診療にそれらを応用される場合には，医薬品添付文書や機器の説明書など，常に最新の情報に当たり，十分な注意を払われることを要望いたします．

中山書店

皮膚科臨床アセット
シリーズ刊行にあたって

　皮膚科学は体表の変化を科学する学問であるため，身近でありふれた，しかし膨大な学問である．多くの立派な皮膚科学書が上梓され，日常診療の場で活用されている．すべての物には一長一短があるように，教科書は有用ではあるがどこかに物足りない点があるのも事実である．自分自身を振り返ってみると，教科書も参考にしながら，読み物的な書物も愛読していた．今から四半世紀前の読み物的皮膚科書の中では，MOOKシリーズがお気に入りであった．MOOKというのはMagazine＋Bookの造語である．一冊で一つの疾患群を深く掘り下げてあり，全巻を読破した．その一冊を読むとその疾患群の全体像がつかめるのである．そこから得られた知識が，現在の私の皮膚科臨床を支えてくれている．

　このたび，最新の皮膚科学による新たなMOOKシリーズとして『皮膚科臨床アセット』を企画した．今から25年前に比べると，皮膚科学の進歩は目覚ましいものがある．当然知っておかねばならない新しい常識が急増している．それを頭に詰め込んでいくだけでも大変である．そればかりか，その新知見が得られた実験的・疫学的背景をも理解できていないと，その新知見の意味すらわからないということも多い．しかし，肩が凝ってはいけない．専門書でありながら肩の凝らない読み物というスタンスで，日常診療に直結する視点に立った項目の選定を基調とした．さらに，Box，Topics，Adviceのコラムによる重要事項・関連事項の記載やKeywordでの用語解説などによって，より実践的な情報提供にも配慮した．

　アセット (asset) とは，財産・資産の意味である．本シリーズを読破することにより，皮膚科学を志す読者の記憶の中に多くの財産が蓄積されることを願って命名された．各巻は各疾患群のエキスパートの先生方に専門編集をお願いし，皮膚科医が知りたいこと，また知るべきことを十二分に取り入れていただいた．2010年代の最新情報の皮膚科書として，多くの読者の支持を得ることができれば幸甚に思う．

　末尾となるが，各専門編集者の皆様，ご執筆者の方々に深く感謝申し上げる．

2011年1月

総編集　古江増隆
九州大学大学院医学研究院皮膚科学分野

序

　湿疹・皮膚炎は日常診療で遭遇する皮膚疾患のうちで，最も多い疾患である．ステロイド外用薬が診療の場に登場して半世紀が経過し，湿疹・皮膚炎の治療も飛躍的に進歩している．病態についての解明および治療法の開発が進み，それぞれの疾患における治療ガイドラインも整備されてきている．一方で，実際の診療では，正しい診断あるいは原因究明にいたるまでに，多くの時間と経験を必要とする場合も少なくない．また，高齢化，社会環境の変化に伴い，湿疹・皮膚炎の傾向にも少しずつ変化が認められ，それに応じた対応が求められる．

　本書では，アトピー性皮膚炎や接触皮膚炎をはじめとして湿疹・皮膚炎を網羅し，その原因論，病態，治療，予後などについて，第一線で活躍されている先生方から最新の情報を提供していただくことができた．各疾患における基本となる概念から，ガイドラインに沿った最新の治療，専門家が日常診療で工夫されている点など，きわめて実地的な治療法まで言及していただいた．

　日常診療の際の参考書としてはもちろん，皮膚の炎症性疾患を総覧する書として非常に価値ある一冊になったと思われる．湿疹・皮膚炎を扱う医家の皆様に広く目を通していただき，診療に活用していただければ幸いである．そして，本書に多くの新しい情報を提供していただいたご執筆の先生方に深謝したい．

2011 年 1 月

専門編集　中村晃一郎
埼玉医科大学皮膚科学教室

皮膚科臨床アセット 1
アトピー性皮膚炎　湿疹・皮膚炎パーフェクトマスター

Contents・目次

I　アトピー性皮膚炎

● 疫学・診断基準・鑑別診断

1. アトピー性皮膚炎の疫学　　　　　　　　　　　　　　　　　竹原和彦　2
2. アトピー性皮膚炎の臨床症状　　　　　　　　　　　竹内　聡, 古江増隆　7
3. アトピー性皮膚炎の診断基準・鑑別診断　　　　　　伊川友香, 竹原和彦　13
4. 日本皮膚科学会「アトピー性皮膚炎診療ガイドライン」の概要　古江増隆　19
5. 国内外の重症度評価法　　　　　　　　　　　　　　　　　　佐伯秀久　25

● 病因論・病態

6. アトピー性皮膚炎の病因・病態　　　　　　　　　　　　　　古江増隆　31

● 検査

7. アトピー性皮膚炎の検査法・検査値　　　　　　　　　　　　堀川達弥　37

● 治療・臨床経過・予後

8. 治療のエンドポイント　　　　　　　　　　　　　　　　　　深川修司　42
9. 薬物療法（1）　ステロイド外用療法の適応と治療法　　　　　古江増隆　47
10. 薬物療法（2）　タクロリムス外用療法の適応と治療法　　　大槻マミ太郎　53
11. 薬物療法（3）　シクロスポリン療法の適応と治療法　　　　佐伯秀久　61
12. スキンケアの適応と治療法（1）　皮膚科の立場から　　　　菊地克子　66
13. スキンケアの適応と治療法（2）　小児科の立場から　　　　末廣　豊　71
14. 発症・悪化因子の解明と除去（1）　皮膚科の立場から　　　相原道子　76
15. 発症・悪化因子の解明と除去（2）　小児科の立場から　　　河野陽一　81
16. かゆみに対する治療　　　　　　　　　　　　　　　種田研一, 高森建二　86
17. 紫外線療法の適応と治療法　　　　　　　　　　　　森田明理, 新谷洋一　90
18. 心身医学的治療の適応と治療法　　　　　　　　　　　　　　片岡葉子　95
19. 食物アレルギーが関与したアトピー性皮膚炎の治療と除去食の適応
　　　　　　　　　　　　　　　　　　　　　　　　　　　　　宇理須厚雄　100
20. 細菌・ウイルス感染症による合併症の診断と治療　　谷野千鶴子, 江藤隆史　106
21. アトピー眼症の予防と治療　　　　　　　　　　　　　　　　海老原伸行　112
22. アトピー性皮膚炎のQOL評価　　　　　　　　　　　　　　　中川秀己　120

● 最新研究からのインサイト
23. アトピー性皮膚炎における自然免疫の異常　　塩原哲夫　124
24. アトピー性皮膚炎における獲得免疫の異常　　戸倉新樹　130
25. アトピー性皮膚炎におけるフィラグリン遺伝子異常　　秋山真志　136
26. アトピー性皮膚炎におけるかゆみの機序と病態　　種田研一，高森建二　142

II　その他の湿疹・皮膚炎

■ 貨幣状湿疹・自家感作性皮膚炎
27. 貨幣状湿疹・自家感作性皮膚炎の病態・診断・鑑別診断　　加藤則人　148
28. 貨幣状湿疹・自家感作性皮膚炎の治療と生活指導　　加藤則人　153

■ 手湿疹
29. 手湿疹の病態・診断・検査・鑑別診断　　矢上晶子，松永佳世子　156
30. 手湿疹の治療と生活指導　　矢上晶子，松永佳世子　162

■ 異汗性湿疹
31. 異汗性湿疹の診断と鑑別診断　　窪田泰夫　167
32. 異汗性湿疹の治療と生活指導　　窪田泰夫　171

■ 接触皮膚炎
33. 日本皮膚科学会「接触皮膚炎診療ガイドライン」の概要　　高山かおる　173
34. 接触皮膚炎の発症機序　　相場節也　179
35. 接触皮膚炎の原因にはどのようなものがあるか　　松永佳世子　185
36. 接触皮膚炎の検査法　　松永佳世子　191
37. 接触皮膚炎の治療方針と生活指導　　相場節也　198
38. 光接触皮膚炎の病態・機序・診断・治療　　川田　暁　202
39. 接触蕁麻疹の概念・診断・治療　　森田栄伸　207
40. 職業性接触皮膚炎の概念・診断・治療　　片山一朗　210
41. 接触皮膚炎症候群・全身性接触皮膚炎の概念と治療　　古川福実　216

Contents

■うっ滞性皮膚炎
- 42. うっ滞性皮膚炎の診断・鑑別診断・検査　　　　　　松村由美, 宮地良樹　221
- 43. うっ滞性皮膚炎の治療と生活指導　　　　　　　　　松村由美, 宮地良樹　226

■脂漏性皮膚炎
- 44. 脂漏性皮膚炎の病態・診断・鑑別診断　　　　　　　　　常深祐一郎　229
- 45. 脂漏性皮膚炎の治療と生活指導　　　　　　　　　　　　常深祐一郎　235

■乾皮症・皮脂欠乏性皮膚炎
- 46. 乾皮症・皮脂欠乏性皮膚炎の病態・診断・検査　　　　　横関博雄　240
- 47. 乾皮症・皮脂欠乏性皮膚炎の治療と生活指導　　　　　　横関博雄　243

■慢性単純性苔癬
- 48. 慢性単純性苔癬の診断・鑑別診断・治療　　　　　　　中村晃一郎　246

■湿疹を伴う症候群
- 49. 高IgE症候群の診断・鑑別診断・治療　　　　　　　　五十嵐敦之　252
- 50. Wiskott-Aldrich症候群の診断・鑑別診断・治療　　末木博彦, 山本将平　257
  - Column【症例紹介】Wiskott-Aldrich症候群　　　　末木博彦, 山本将平　261
- 51. Netherton症候群の診断・鑑別診断・治療　　　　　　　　尾山徳孝　262

References　269
Index　293

執筆者一覧
(執筆順)

竹原和彦	金沢大学大学院医学系研究科皮膚科学
竹内　聡	九州大学病院皮膚科
古江増隆	九州大学大学院医学研究院皮膚科学分野
伊川友香	金沢大学大学院医学系研究科皮膚科学
佐伯秀久	東京慈恵会医科大学皮膚科学講座
堀川達弥	西神戸医療センター皮膚科
深川修司	九州大学病院皮膚科
大槻マミ太郎	自治医科大学皮膚科学教室
菊地克子	東北大学大学院医学系研究科皮膚科学分野
末廣　豊	大阪府済生会中津病院小児科／免疫・アレルギーセンター
相原道子	横浜市立大学附属病院皮膚科
河野陽一	千葉大学大学院医学研究院小児病態学
種田研一	順天堂大学医学部附属浦安病院皮膚科
高森建二	順天堂大学医学部附属浦安病院／順天堂大学名誉教授
森田明理	名古屋市立大学大学院医学研究科加齢・環境皮膚科学
新谷洋一	名古屋市立大学大学院医学研究科加齢・環境皮膚科学
片岡葉子	大阪府立呼吸器・アレルギー医療センター皮膚科
宇理須厚雄	藤田保健衛生大学坂文種報德會病院小児科
谷野千鶴子	東京逓信病院皮膚科
江藤隆史	東京逓信病院皮膚科
海老原伸行	順天堂大学大学院医学研究科眼科学
中川秀己	東京慈恵会医科大学皮膚科学講座
塩原哲夫	杏林大学医学部皮膚科学教室
戸倉新樹	産業医科大学皮膚科学教室
秋山真志	名古屋大学大学院医学系研究科皮膚病態学
加藤則人	京都府立医科大学大学院医学研究科皮膚科学分野
矢上晶子	藤田保健衛生大学医学部皮膚科学講座
松永佳世子	藤田保健衛生大学医学部皮膚科学講座
窪田泰夫	香川大学医学部皮膚科学教室
高山かおる	東京医科歯科大学大学院医歯学総合研究科皮膚科学分野
相場節也	東北大学大学院医学系研究科皮膚科学分野
川田　暁	近畿大学医学部皮膚科学教室
森田栄伸	島根大学医学部皮膚科学教室
片山一朗	大阪大学大学院医学系研究科皮膚科学
古川福実	和歌山県立医科大学皮膚科学教室
松村由美	京都大学大学院医学研究科皮膚科学分野
宮地良樹	京都大学大学院医学研究科皮膚科学分野
常深祐一郎	東京女子医科大学皮膚科学教室
横関博雄	東京医科歯科大学大学院医歯学総合研究科皮膚科学分野
中村晃一郎	埼玉医科大学皮膚科学教室
五十嵐敦之	NTT東日本関東病院皮膚科
末木博彦	昭和大学藤が丘病院皮膚科
山本将平	昭和大学藤が丘病院小児科
尾山徳孝	福島県立医科大学皮膚科学講座

I

アトピー性皮膚炎

アトピー性皮膚炎

● 疫学・診断基準・鑑別診断

1 アトピー性皮膚炎の疫学

- アトピー性皮膚炎の病因や病態については次々と新しい知見が得られ，さらなる病態形成に至る仮説が提唱されているものの，いまだ統一的な病因論の完成はみていない．
- しかしながら，本症をアレルギー反応にとらわれすぎることなく「遺伝的背景を有する慢性に経過する湿疹・皮膚炎群の一疾患」と単純に考えることが，本症の臨床の現場では重要であろう．
- アトピー性皮膚炎（atopic dermatitis）という病名については，1933年にアメリカのSulzbergerという皮膚科医によって提唱された．Sulzbergerはそれまでさまざまな疾患名で分類されていたいくつかの疾患が一つの疾患の異なる表現型であることを見出し，以後この疾患名が世界中に定着した（Sulzberger, 1983[1]）．「アトピー」とは「奇妙な」「とらえどころがない」という意味のギリシャ語である．
- Sulzbergerは当初本症を気管支喘息や枯草熱などと同様の純粋のアレルギー疾患と考えていたようであるが，最初の論文から約30年後に「アトピー性皮膚炎はアトピーの家族歴，既往歴と密接な関連をもつことにより特徴づけられるすべての炎症性病変をいう」とする考えを改めて提唱し，アトピー性皮膚炎＝アレルギー疾患という視点を否定している．このことは，後に皮膚科領域からの本症のバリア機構の異常の解明によってより明確なものとなった．
- 以上のことより，「とらえどころのない」疾患についての疫学を必要以上に細かく議論することは不毛ともいえるであろう．

アトピー性皮膚炎の疫学

- アトピー性皮膚炎の疫学についてはさまざまな報告があり，小児においてはおおむね10％前後とするものが多い（中村，2008[2]；竹中，2009[3]）．ただし，アンケート調査によるものでは20％以上とするものもあり，調査によるバラツキが大きい．
- 年齢別の頻度については，乳児，幼児，小児の順に減少していくとするものが多い．三河らは，乳児14.8％，幼児10.9％，小児5.3％としてい

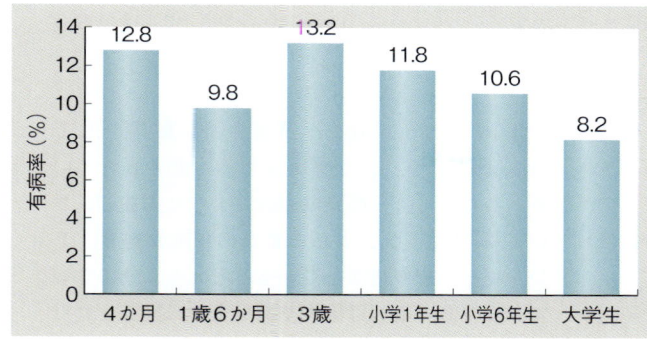

**1 年齢別アトピー性皮膚炎有病率
（全国 8 地区平均）**
（厚生労働科学研究「アトピー性皮膚炎治療ガイドライン 2005」）

- る（三河，1999[4]）．
- また，Saeki らによる厚生労働科学研究における年齢別有病率を 1 に示した（Saeki ら，2005[5]）．
- 一般に質問表による調査における有病率は，検診による有病率を大きく上回る．このことは，アトピー性皮膚炎の診断においては，一定の診断能力を有した皮膚科医による鑑別が重要であり，質問表ではアトピー性皮膚炎以外の皮膚疾患が捕捉されてしまうことを意味しているのであろう．
- 疫学調査について論ずるうえで重要なことは，
  ① どのような基準によってアトピー性皮膚炎に罹患していると診断されたか，
  ② どのような診断能力を有した医師が判断したか，
  ③ どの地域，どのような集団を対象としたか，
  ④ 調査した医師になんらかの結果を期待するバイアスがかかっていないか，
  ⑤ 調査をした時代や地域でどのような治療が主として行われており，その治療法が本症の自然治癒に影響して，結果として有病率を変化させていないか，
  などである．
- 極論すると，異なる物差しで測ったさまざまなデータにより，自分の仮説に都合の良いものを選んで論ずるのはナンセンスである．

アトピー性皮膚炎は増加しているか？

- 一般メディアでしばしば論ぜられるのは，わが国において高度成長期における環境の変化と感染機会の減少により，アトピー性皮膚炎を含むアレルギー疾患が急増，難治化しており，ごく最近では，その現象は上げ止まりとなっている．さらに，中国，東欧，東南アジアなどの中進国においてはごく最近，かつての先進国と同様の上昇がみられている，とい

Topics

衛生仮説（hygiene hypothesis）

　1989年，イギリスのStrachanが「衛生環境の改善による乳幼児期の感染症リスクの低下がアレルギー増加の一因ではないか」と提唱したもので，その後のTh1，Th2細胞の発見とともに広く受け入れられるに至っている．

　一般に，胎児期および新生児期の免疫反応はTh2にシフトしているものの，感染微生物からの刺激によってTh1へ誘導され，結果としてTh1/Th2バランスが獲得されると考えられている．したがって，感染機会の減少した先進国においてはTh2にシフトしたままの状態が続き，アレルギー疾患が増加していると考えるようになった．ただし，これは仮説であり十分に実証されたわけではない．

　　う説である．
- しかしながら，上記の仮説は十分なエビデンスに基づいて実証されたものではない．たとえば，医療機関のインフラの整備だけでも見かけの有病率が上昇するのは当然であろう．
- 本項においてはテレビのワイドショー，タブロイド紙的感覚で本疾患の疫学を論じることは控えたい．なぜなら，「アレルギー疾患が急増，重症化」などの根拠に乏しい情報がアトピー性皮膚炎に関与する商業主義を助長させ，過去にいかに患者を悩ませてきたかを反省すべきと考えたからである．

性差は存在するか？

- 一般的に，アトピー性皮膚炎の罹患率について大きな差があるとする報告はない．たとえば，Saekiらによる2007/2008年の4県における小学生を対象とした研究においても男児12.0％，女児12.1％とほぼ一致している（Saekiら，2009[6]）．
- また最近の厚生労働科学研究においても，乳児期早期においては男児に多く，その後，女児の増加により1歳半では男女差がなくなることから，この報告はアトピー性皮膚炎の罹患率に有意な性差が存在しないことを支持しているものと考える．
- 成人例については，大学病院などの専門施設では女性の受診例が多いとされているが，これは男女間で，外見への意識の差，専門施設を受診するだけの時間的ゆとりがあるかなどの相違によるもので，本質的な性差によるものではないと考えるべきであろう．

治療法によって有病率は変化するか？

- これまでにあまり論じられていないが，治療法の変遷によって有病率が

2 アトピー性皮膚炎入院患者数（金沢大学皮膚科）

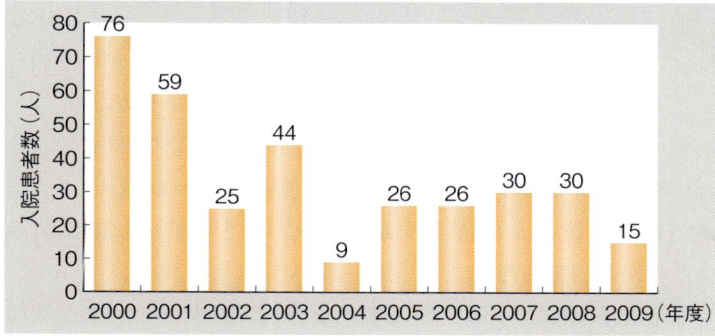

3 アトピー性皮膚炎入院患者の背景の変遷

1999～2001年 (n=185)		2005～2009年 (n=95)	
成人	50 %	成人	78 %
北陸3県外からの受診	50 %	北陸3県外からの受診	37 %
入院前治療		入院前治療	
近医通院中	27 %	近医通院中	65 %
特殊療法	61 % →	特殊療法	11 %
無治療ほか	12 %	無治療ほか	23 %

変化する可能性はないだろうか？
- アトピー性皮膚炎の増加がいわれるような時期と，厳格食事療法，ステロイドバッシング，脱ステロイド療法，アトピービジネス療法などの不適切な治療の隆盛が一致しており，アトピー性皮膚炎の自然治療までの期間が延長し，有病率を上昇させたようにも筆者は思うのだが……．ただし，明確な根拠はない．

当科における入院例について

- 疫学とは少し離れるが，臨床家として考えるべきことは，本来適切な治療を受けていればありえない「入院を要する重症例」の存在である．**2** に2000年より2009年までの当科の入院例の推移を示すが，明らかに減少している．このような減少は，全国の主要医療機関においてもみられているようである．
- さらに**3**に，1999年より2001年まで，2005年より2009年までの入院前治療を示したが，特殊療法による悪化が61％より11％まで減少している．このことは，日本皮膚科学会内に立ち上げられたアトピー性皮膚炎治療問題委員会の啓発活動が功を奏したものと考えられる．
- 1990年代の「脱ステロイド療法」あるいは略して「脱ステ」という言葉が，現在では死語になりつつあることは喜ばしい．

まとめ

- 本項においては残念ながら標題として求められた内容のものがまとめられなかった，と感じている．率直に筆者の考えを以下にまとめた．
  ① common disease であるにもかかわらず診断の基準にバラツキのあるアトピー性皮膚炎において，正確な疫学を論じることは難しい．
  ② 小児の有病率は数％から20％を超える報告があるが，約10％前後と考えるのが妥当であろう．
  ③ 戦後に経済成長期にアトピー性皮膚炎を含むアレルギー疾患が増加し，最近では上げ止まりとする意見が大勢を占め，おそらくその結論は正しいが，筆者が納得する科学的データで示されたものではなかった．
  ④ 入院を要する重症例は最近減少しているとされている．これは不適切治療に対する日本皮膚科学会の啓発活動によるものと考えられる．
  ⑤ 性差は明確でない．

（竹原和彦）

▶文献は巻末に収載

アトピー性皮膚炎
● 疫学・診断基準・鑑別診断

2 アトピー性皮膚炎の臨床症状

はじめに

- 日本皮膚科学会のアトピー性皮膚炎の診断基準をまとめると，瘙痒を伴う特徴的な皮疹が左右対側性に生じ，乳児で2か月以上，そのほかでは6か月以上の慢性の経過をたどるものとされている．他のアレルギー性疾患の合併や家族歴，IgE高値などのアトピー素因については必須ではなく，あくまで臨床での「特徴的な皮膚症状」に基づいて診断される．
- 診断基準にもあるように，かゆみはアトピー性皮膚炎の必須事項であり，皮疹の特徴的な分布には外的誘因のほか，搔破行動による皮膚病変の形成・修飾が大きくかかわっている．
- 本稿では，そのアトピー性皮膚炎に特徴的な皮膚症状をライフステージ別に乳児期，幼小児期，思春期・成人期に分けて，臨床上重要なかゆみ・搔破行動とも関連させながら供覧してみたい．

乳児期の臨床症状

- 生後2か月頃から顔面の両頰部や下顎部に皮膚の乾燥と紅斑・紅色丘疹を生じ，その後，耳介周囲や頭部，さらには体幹・四肢へと症状が出現する．
- 搔破行動が顕著になるにつれ，鱗屑・びらん・痂皮を伴い「伝染性膿痂疹，いわゆる"とびひ"」などの二次感染を合併してくる．
- 症状の重軽はあるが，基本的に顔面（から頸部・胸部）を中心とした紅斑・丘疹が目立ち（**1**），いわゆる「よだれまけ」もしやすい．本疾患に特徴的な耳切れ（耳介の付け根の亀裂・びらん・痂皮）はこの時期からみられる（**2**）．
- 皮膚症状が体幹・四肢に及ぶ場合，紙おむつで覆われる部位では患児が直接に搔破できないことから皮疹は軽微となる．
- 間擦部にも皮疹はみられるが，四肢などむしろ「外にむかって凸面でこすれやすい部分」の皮疹も悪化しやすい（**3**）．これらはおそらく乳児の皮膚がまだ薄く，十分なバリア機能も発達していないため，外的刺激

I. アトピー性皮膚炎

1 顔面両頬部を中心とした鱗屑と紅斑（0歳, 男児）

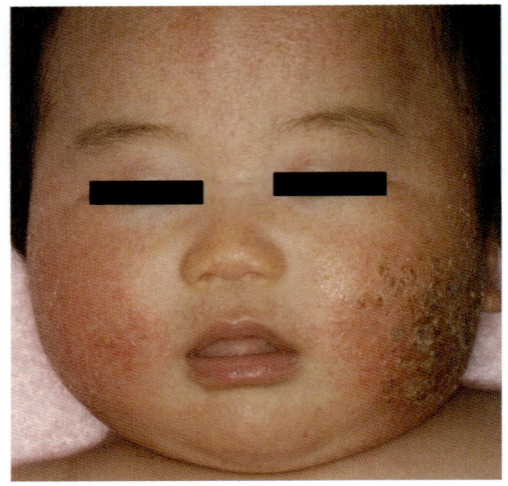

一部はびらんを伴う.

2 耳介基部の亀裂とびらん（矢印）（0歳, 男児）

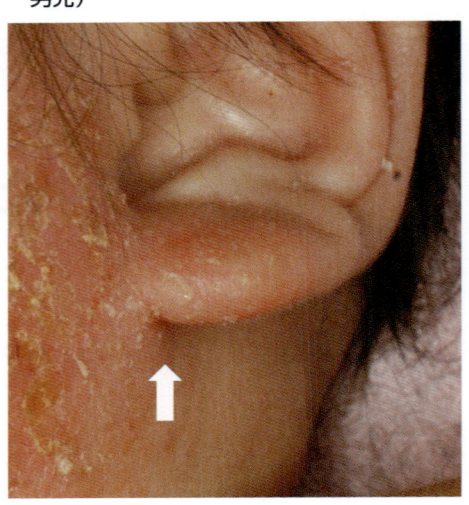

3 間擦部よりむしろ外に凸な部分で目立つ湿疹病変（0歳, 男児）

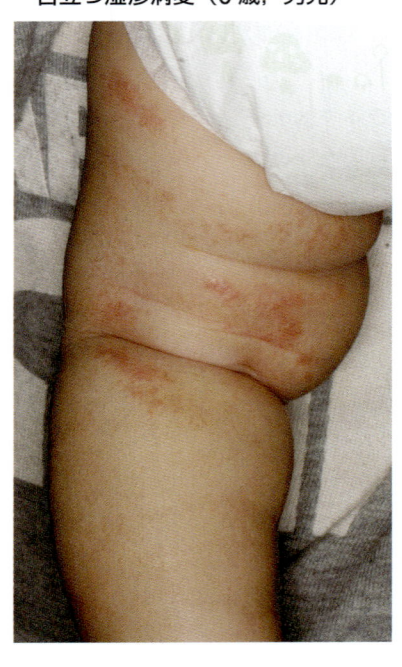

> **Advice**
>
> 通常の手によるひっかき行動のほかに，乳児期に特徴的な搔破行動として，①抱っこしている母親の衣服への顔ふりによるこすりつけや，②後頭部・背部の床やシーツへのこすりつけ，③足をこすり合わせる，などがあるので，母親に確認するなどして，抗ヒスタミン薬併用を考慮する際に参考にしたい.

で簡単にかゆみが起こりやすく，かつ紅斑・びらんなど搔破行動による直接的影響が現れやすいためと考えられる．
- 一般に厚くごわごわとした苔癬化皮膚はこの時期にはあまり目立たない．
- 乳児期は社会的な行動規範もなく，「掻くのを我慢する，あるいは隠す」ということもないため，皮膚炎により発生したかゆみがそのまま搔破行動につながり，掻きやすいまたはこすりやすいところの皮膚症状の悪化をきたしやすい．また，言語が未発達のため，かゆみの表現として搔破行動をとらえていく必要がある．

4 間擦部（膝窩）での湿疹および軽度苔癬化（6歳，女児）

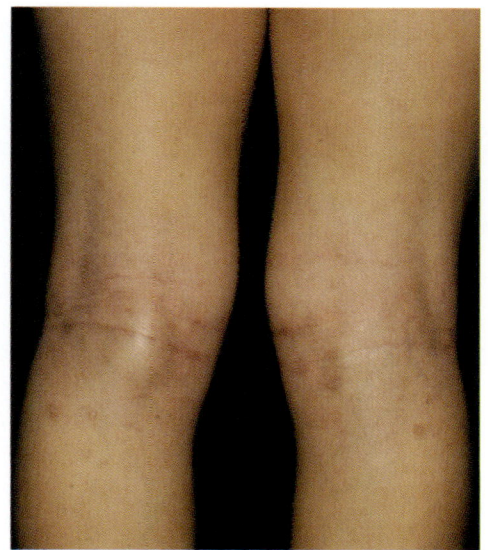

5 頸部の色素沈着を伴う苔癬化（8歳，男児）

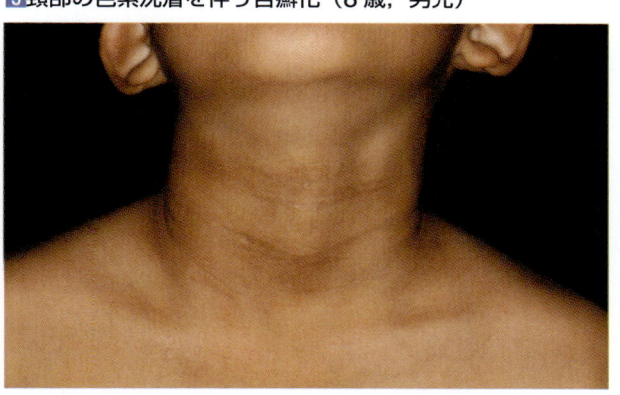

6 手関節部と手背MP関節部の湿疹および紅斑局面（4歳，男児）

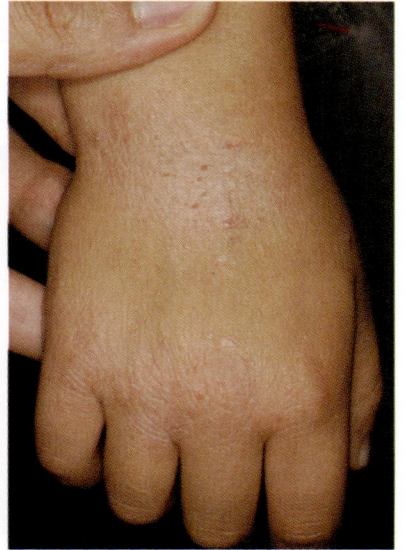

7 肩部および肩甲骨辺縁部の鳥肌様皮膚（4歳，男児）

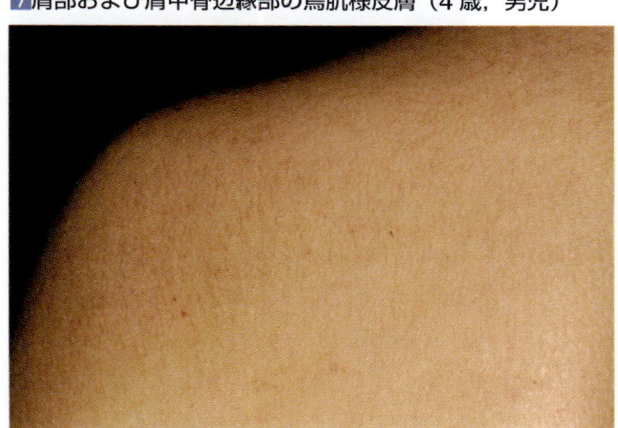

幼小児期の臨床症状

- 皮疹の分布は体幹および肘窩，膝窩（**4**）などの関節屈曲部や頸部（**5**），手首（**6**），足首などを中心とし，湿疹に加えその搔破によるびらんなども伴い，耳切れもみられる．
- 全身的に皮膚の乾燥が目立ち，軽度の色素沈着を伴うことも多く，その場合には紅斑はやや目立ちにくい．
- 体幹や上腕では毛孔一致性の角化性丘疹がみられ，特徴的な「鳥肌様の皮膚」を呈してくるが（**7**），これは組織学的には毛囊を主体とする湿疹変化である．

Ⅰ．アトピー性皮膚炎

8 Kaposi 水痘様発疹症に細菌性二次感染を伴った状態（12 歳，女児）

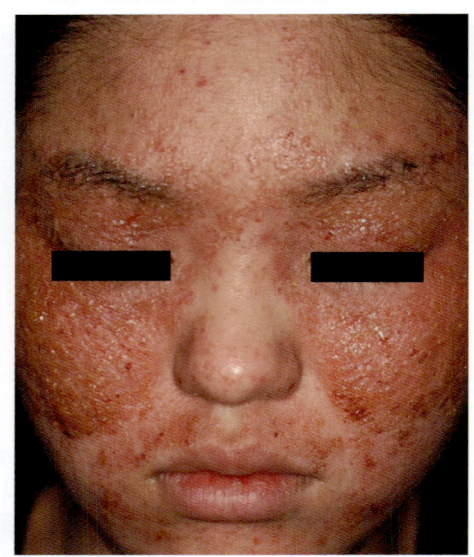

9 全身性の紅斑と苔癬化（4 歳，女児）

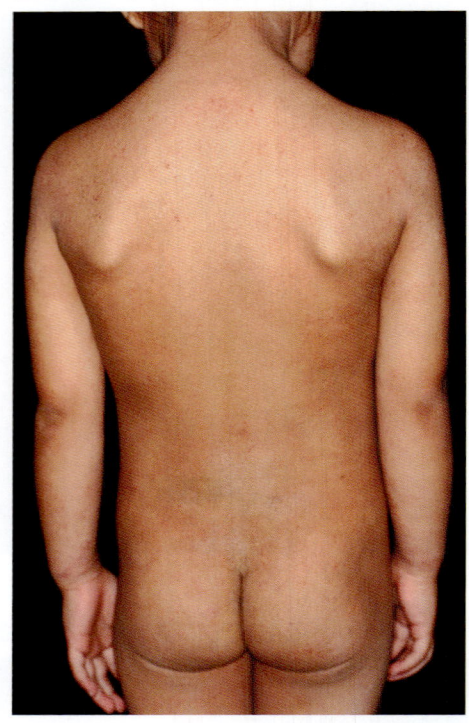

紅皮症に近い．

10 アトピー性痒疹（10 歳，女児）

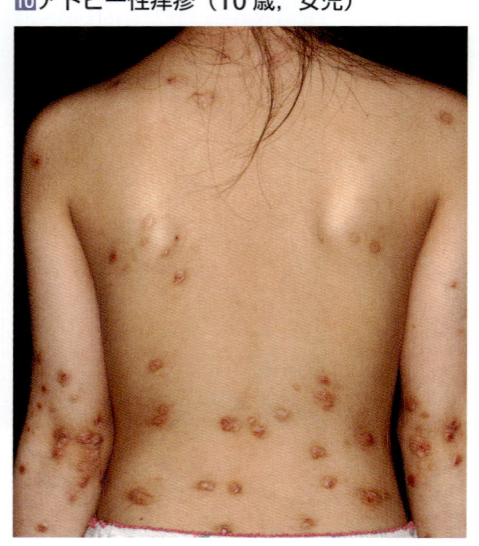

- 皮疹の性状としては湿疹から紅斑，紅斑局面を呈し，患者によっては体幹や四肢屈側などの慢性病変部に苔癬化が目立つようになる．
- 家族によるステロイド忌避などのため皮膚炎が悪化し，「伝染性膿痂疹」や「Kaposi 水痘様発疹症」などの感染症をきたし，顔面などにじゅくじゅくの広いびらん局面と痂皮を伴った状態や（**8**），紅皮症に近い状態で来院することも時にみられる（**9**）．また，この時期より，一部の患者では，治療中に難治性の痒疹型に移行することがある（**10**）．
- この時期より親子関係や小学校通学の開始などによる社会生活上のストレスがかゆみ・掻破行動を助長し，皮疹から予想される以上に難治化をきたす症例も出てくる．つまり，かゆみの発生→掻破行動→皮疹の悪化→かゆみの増悪，の「itch-scratch cycle（かゆみ・掻破行動の悪循環）」に社会的ストレスが加速因子として加わる．

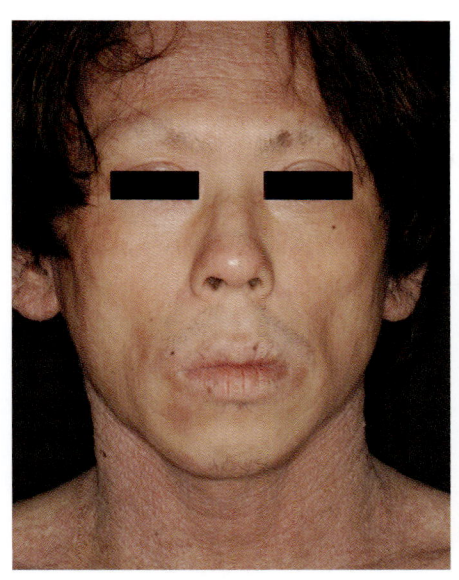

11 顔面から頸部にかけての紅斑，苔癬化（26歳，男性）
Hertoghe徴候がみられる．

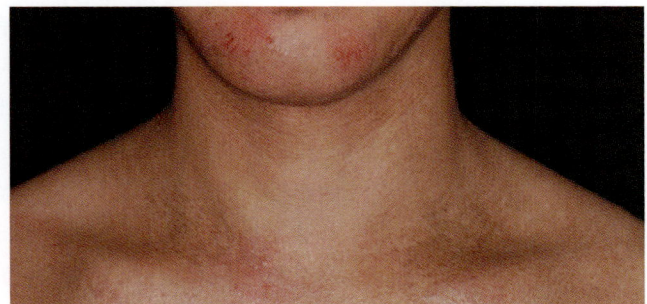

12 上頸部および鎖骨窩部のさざ波様の色素沈着（31歳，男性）

思春期・成人期の臨床症状

- 思春期早期の皮疹は，上記の幼小児期の特徴を引き継ぐが，次第に顔面・頸部を中心として上胸部・上背部に及ぶ顔面・頸部型（11）が多くなり，痒疹型もみられるようになる．

- 両側眉毛部外側の脱毛によるHertoghe（ヘルトゲ）徴候（11）や，頸部の苔癬化による深い皺およびさざ波様色素沈着（12）がみられ，皮膚の乾燥と広い苔癬化局面が目立つようになり，苔癬化は関節屈側部だけでなく，前額や眼囲などの顔面や四肢伸側にもみられるようになる．一部には不適切治療や不十分治療のため，紅皮症化してくる例もみられる．

- 問診上，発症パターンとしては，① 幼小児期よりずっと続く場合，② 幼少時の症状がいったん落ち着いた後，この時期に発症する場合，③ この時期に初めて発症する場合[*1]があり，② のパターンが比較的多いようである．

- 特徴的な病変分布の主体が，乳児期→幼小児期→思春期・成人期にかけて，「顔面」→「体幹および四肢」→「顔面」へと再び顔面に回帰することになり非常に興味深い．この原因として，① シャンプーや整髪料および化粧品など種々の香粧品による接触皮膚炎の合併，② 顔面の脂漏性皮膚炎の合併，③ ステロイド使用による酒皶様皮膚炎や非ステロイド外用薬による接触皮膚炎の合併などが可能性として考えられる．実際，① や ② の場合，香粧品の変更や抗真菌薬あるいは含有シャンプーの併用で皮膚炎やかゆみなどの臨床症状が著明に改善する例は少なくない．③ も頻度は低いと思われるが，難治の場合は注意が必要であろう．また，④ 眼囲の皮疹では抗アレルギー点眼薬による接触皮膚炎や，春先のス

*1 乳幼児期の既往は明確でない場合も多い．

- ギ花粉皮膚炎の合併にも原因として注意したい．
- この頃から自我形成があり，患者本人によるステロイド忌避傾向や，（病状の説明をするわりには）親が子どもの実際の病状やストレスを把握していない（子どもが見せてくれない）などの問題が出てくる．病気が長期化しているため，病態や治療に関して患者および家族の思い込みや自己判断が入りやすく，効果の定かでない民間療法への傾倒や医療（皮膚科医）不信などもみられ，治療上も思わぬ障害となりやすい．アトピー性皮膚炎という病気の受け入れや治療方針の確認について，患者・家族および医師間である程度時間をかけながら意思の疎通を図り，信頼関係を確立することが重要となってくる．
- かゆみについては，学校・職場や家族の人間関係などが次第に複雑化・長期化し，ストレスの原因はたとえ判明しても解決しにくくなってくるため，前述の「ストレス→かゆみ」による悪循環からさらに抜け出しにくくなってくる．加えて全身的な苔癬化の目立つ中等症から重症患者[*2]のなかには，明らかな掻破痕や皮膚のびらんがあるにもかかわらず，かゆみの訴えがないか，あるいは問診してもかゆくないと答える患者が出てくる．かゆみの存在を認めないのか，あるいはかゆみの閾値が高くなっているのかは不明であるが，このような患者においても十分な治療後に苔癬化が克服され，湿疹の再発しにくい正常の厚さの皮膚が見えてくる頃になると，通常のかゆみ感覚およびその表現を取り戻してくるようだ．
- アトピーの診断や病勢の把握に必須のかゆみであるが，難治・重症化例では皮膚症状（特に苔癬化）も考慮しながら治療を進めたい．仕事やクラブ活動などでの発汗時や運動時に問題となるかゆみの増悪も，苔癬化を十分にコントロールすることによって多くの患者では症状がなくなるか，かなり軽減される．
- このように，思春期・成人期においては，生活様式や行動範囲，人間関係などのパターンの多様化から増悪原因も多様になりやすく診断・治療が難しくなってくるため，患者も医師もじっくり腰を据えて治療を進めていく必要がある．

おわりに

- アトピー性皮膚炎の臨床症状について，その原因（増悪要因），診療上のポイントについてかゆみ・掻破行動を絡めて概説した．少しでも日常診療の参考になれば幸いである． （竹内　聡，古江増隆）

*2 多くはステロイド忌避による不適切・不十分な治療による．

▶文献は巻末に収載

アトピー性皮膚炎

● 疫学・診断基準・鑑別診断

3 アトピー性皮膚炎の診断基準・鑑別診断

はじめに

- アトピー性皮膚炎は，多くの医師が日常診療上，頻繁に遭遇する疾患であるが，適切な治療を受けていない患者も多い．皮膚科医のみならず，内科や外科を含めたすべての科の医師が正確に診断し，適切な治療をすることが必要であることを改めて強調したい．

診断基準

- アトピー性皮膚炎の診断は，1994年に日本皮膚科学会が策定した「アトピー性皮膚炎の定義・診断基準」(日本皮膚科学会，1994[1])（2009年追加改訂（古江ら，2009[2])）に基づく．
- すなわち，①瘙痒，②特徴的皮疹と分布，③慢性・反復性経過の3基本項目を満たすものを，症状の軽重を問わずアトピー性皮膚炎と診断する．それ以外のものは，急性あるいは慢性の湿疹とし，年齢や経過を参

1 アトピー性皮膚炎の診断基準

1. 瘙痒
2. 特徴的皮疹と分布
   ① 皮疹は湿疹病変
   - 急性病変：紅斑，湿潤性紅斑，丘疹，漿液性丘疹，鱗屑，痂皮
   - 慢性病変：湿潤性紅斑・苔癬化病変，痒疹，鱗屑，痂皮
   ② 分布
   - 左右対側性
     好発部位：前額，眼囲，口囲・口唇，耳介周囲，頸部，四肢関節部，体幹
   - 参考となる年齢による特徴
     乳児期：頭，顔に始まりしばしば体幹，四肢に下降
     幼小児期：頸部，四肢関節部の病変
     思春期・成人期：上半身（頭，頸，胸，背）に皮疹が強い傾向
3. 慢性・反復性経過（しばしば新旧の皮疹が混在する）：乳児では2か月以上，その他では6か月以上を慢性とする．

上記1，2，および3の項目を満たすものを，症状の軽重を問わずアトピー性皮膚炎と診断する．そのほかは急性あるいは慢性の湿疹とし，年齢や経過を参考にして診断する．

（日本皮膚科学会「アトピー性皮膚炎診療ガイドライン」．日皮会誌 2009；119：1515-34[2])

2 除外すべき診断と重要な合併症

除外すべき診断（合併することはある）			重要な合併症
接触皮膚炎	魚鱗癬	免疫不全による疾患	眼症状（白内障，網膜剥離など）：
脂漏性皮膚炎	皮脂欠乏性湿疹	膠原病（SLE，皮膚筋炎）	特に顔面の重症例
単純性痒疹	手湿疹	Netherton 症候群	Kaposi 水痘様発疹症
疥癬	皮膚リンパ腫		伝染性軟属腫
汗疹	乾癬		伝染性膿痂疹

（日本皮膚科学会「アトピー性皮膚炎診療ガイドライン」．日皮会誌 2009；119：1515-34[2)]）

- 考にして診断する（ 1 ）．
- 近年，従来のステロイド外用治療に加え，タクロリムス軟膏やシクロスポリン内服など，治療の選択肢が広がり，症状の良好な状態を維持しやすくなった一方，本疾患は専門医以外によっても安易に治療されるケースが多いため，より正確な診断が必要とされる．
- 2008 年にアトピー性皮膚炎の診断基準，重症度分類，治療ガイドラインを統合したものとして，「アトピー性皮膚炎診療ガイドライン」（古江ら，2008[3)]）が策定されたが，それには除外すべき診断として接触皮膚炎，脂漏性皮膚炎，単純性痒疹，疥癬，汗疹，魚鱗癬，皮脂欠乏性湿疹，手湿疹に加えて新たに，皮膚リンパ腫，乾癬，免疫不全による疾患，膠原病（全身性エリテマトーデス，皮膚筋炎），Netherton 症候群がつけ加えられ，注意が喚起されている（ 2 ）．
- 不正確な診断が患者の生命予後にも関与する場合がある．アトピー性皮膚炎の治療に関与する医師は，除外すべき診断として挙げられた疾患を正確に鑑別し，重要な合併症として挙げられた疾患について熟知していなければならない．

重要な合併症

眼症状
- 顔面の症状が強いアトピー性皮膚炎患者の約 2 割に眼合併症が生じるとされている．
- これらは，眼囲を掻いたり叩いたりすることで白内障，網膜裂孔，網膜剥離などを生じたものであり，ステロイド外用薬の使用によるものではないとの結論が得られている．
- したがって，顔面の皮疹に対しても積極的な外用療法が必須である．

Kaposi 水痘様発疹症（ 3 ）
- 単純ヘルペスウイルスの広範囲感染による．アトピー性皮膚炎などの皮膚局所の免疫が低下した部位に生じやすい．
- 突然の高熱，リンパ節腫脹など全身症状を伴い，湿疹病変局面に紅暈を有する小水疱が発生する．集簇した水疱は融合し，その場合，大きなびらん局面を形成する．

3. アトピー性皮膚炎の診断基準・鑑別診断

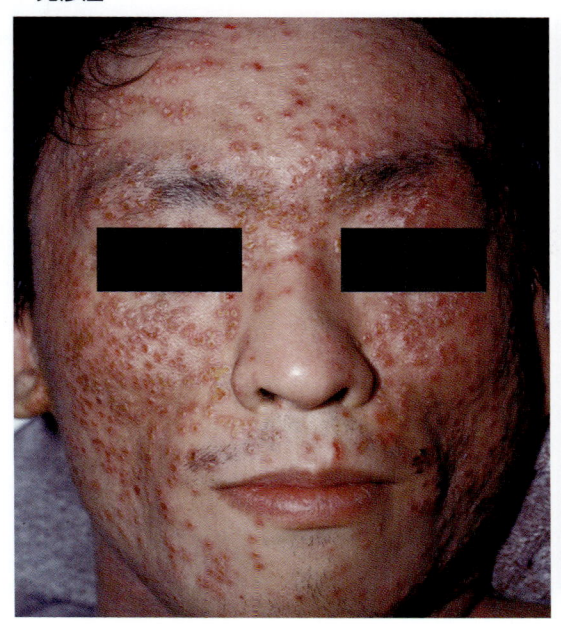

3 アトピー性皮膚炎患者に併発したKaposi水痘様発疹症

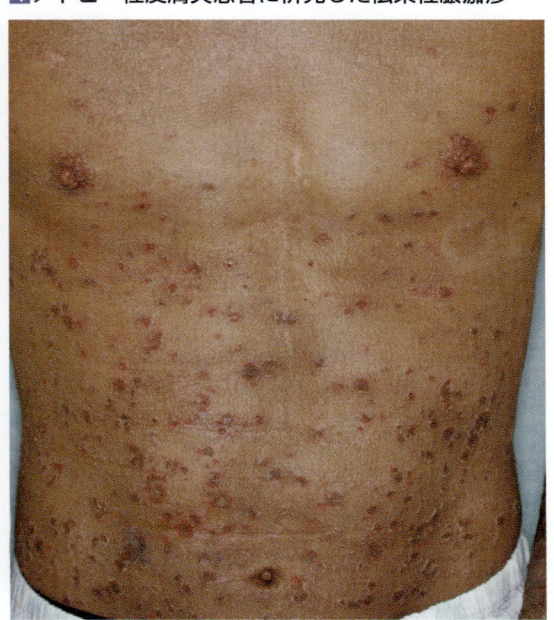

4 アトピー性皮膚炎患者に併発した伝染性膿痂疹

- 抗ウイルス薬の全身投与が必要であり，重症化すると臓器壊死，高熱による脱水で致命的となる場合もあるので，正確かつ迅速な診断が重要である．

伝染性軟属腫
- いわゆる「みずいぼ」で，小児の体幹・四肢にみられる中心に臍窩のある水様光沢を帯びた丘疹または結節である．
- ポックスウイルス科伝染性軟属腫ウイルスの感染による．
- ドライスキンなど皮膚バリア機能が脆弱であると発症しやすいため，小児アトピー性皮膚炎患者に好発する．
- 小さなものは，アトピー性皮膚炎でみられる毛孔一致性の丘疹と類似し，混在する場合も多いので注意が必要である．

伝染性膿痂疹（**4**）
- 角層下に細菌感染することで，その毒素により水疱や痂皮を形成する．
- 黄色ブドウ球菌による水疱性伝染性膿痂疹と，主にA群β溶血性連鎖球菌による痂皮性伝染性膿痂疹に分類される．両者ともアトピー性皮膚炎などの掻破部位に初発するが，後者ではKaposi水痘様発疹症と類似し鑑別が困難である場合もある．
- Tzanck試験で巨細胞の有無を検索するか，ウイルスを直接蛍光抗体法で検出して鑑別する．

5 脂漏性皮膚炎

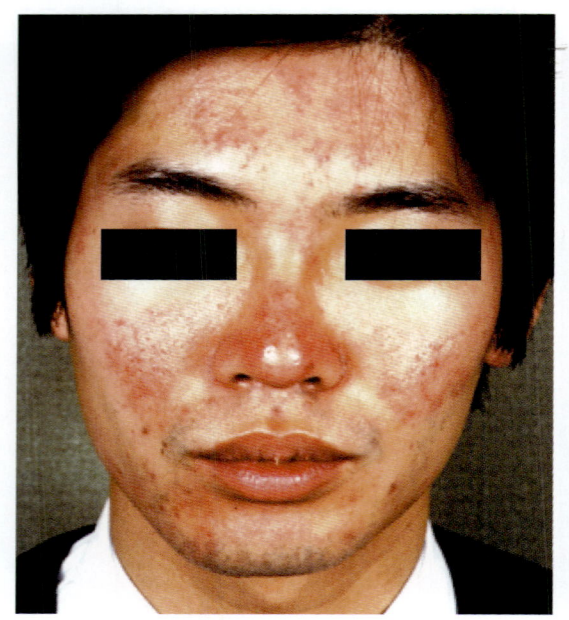

6 痒疹

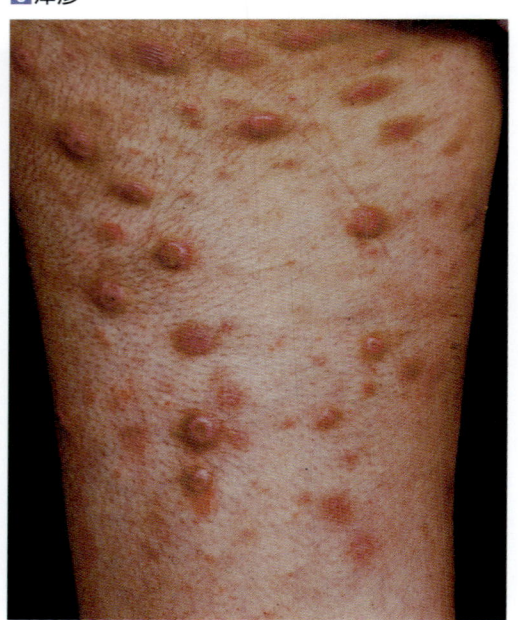

鑑別診断

接触皮膚炎
- 金属や植物，化学物質など外的刺激によって引き起こされるアレルギー反応，あるいは接触物質そのものによる刺激作用で生じる皮膚炎である．
- 原因物質との接触部位に一致して，かゆみを伴う紅斑，浮腫，丘疹，小水疱が生じ，慢性化すると苔癬化する．
- 診断にはパッチテストが有用である．
- アトピー性皮膚炎の治療中に非ステロイド性抗炎症薬含有の外用薬などで合併することも少なくない．

脂漏性皮膚炎（**5**）
- 皮脂分泌の活発な部位に出現し，黄色の鱗屑，痂皮を伴う紅色局面が特徴的である．特に乳児期に発症する場合，湿潤局面を呈する場合が多く，アトピー性皮膚炎と類似した症状となる．経過はアトピー性皮膚炎と異なり，外用加療で短期間に治癒することが多い．

痒疹（**6**）
- 強いかゆみを伴う丘疹，小結節性丘疹が特徴的である．
- 多形慢性痒疹と結節性痒疹に分類される．前者は高齢者に多いが，後者は幼小児期から成人期までみられ，青年期以降の女性に好発する．アトピー性皮膚炎の症状として結節性痒疹がみられることも少なくない．
- 虫刺され様の丘疹が四肢に出現し，強い瘙痒のために搔破されてびらん，血痂，痂皮などを伴い二次的な湿疹性変化を呈していることも多い．

疥癬
- ヒトヒゼンダニによる感染症である．
- 強い瘙痒を伴う淡紅色から淡褐色の小丘疹が多発する．幼小児では水疱形成をみることもある．
- ステロイド外用は無効というより，症状を増悪させる．
- KOH検鏡にて虫体，虫卵を検出し診断する．
- イベルメクチンの内服が著効する．

汗疹
- エクリン汗管の閉塞により生じるいわゆる「あせも」である．
- 水晶様汗疹，紅色汗疹，深在性汗疹に分類されるが，紅色汗疹は紅色丘疹を形成し，かゆみを伴う．
- アトピー性皮膚炎患者の場合，汗による症状の増悪と区別が困難であるが，アトピー性皮膚炎の症状の一部として早期に治療を開始するよう指導することが症状の増悪を予防するために重要である．

魚鱗癬
- 全身の皮膚の乾燥と落屑を生じる疾患で，臨床症状や遺伝形式などで10種類以上に分類される．
- なかでも，乳幼児期に発症する尋常性魚鱗癬はしばしば遭遇するが，アトピー性皮膚炎に好発する四肢関節屈側，腋窩，胸腹部の皮疹は通常はみられない．

皮脂欠乏性湿疹
- 高齢者や過度の洗いすぎにより皮脂が減少した皮膚における，乾皮症の状態から生じる湿疹である．冬季に好発する．

手湿疹
- 水仕事を頻繁に行う主婦などの手，特に指腹，指背，手背に生じる皮膚の乾燥，角化，亀裂，発赤，瘙痒を特徴とする炎症反応である．
- アトピー性皮膚炎患者においても合併しやすく，他の部位の皮疹が改善しても，手湿疹の症状のみが残存し難治な場合が多い．

皮膚リンパ腫
- 菌状息肉症の紅斑期には体幹四肢に軽度の落屑を伴い，多少の瘙痒を伴う紅斑が多発する場合がある．
- アトピー性皮膚炎に比べ，ステロイド外用薬への反応は不良で，表皮萎縮や色素沈着を伴うようになる．
- Sézary症候群では，全身にびまん性の落屑を伴う紅斑がみられ，紅皮症状態となる．
- いずれも組織学的にアトピー性皮膚炎との鑑別は可能であるため，経過，臨床像にアトピー性皮膚炎と合致しない点がある場合には積極的な精査が必要である．

乾癬
- 瘙痒を伴う場合，アトピー性皮膚炎の苔癬化局面との鑑別が必要である．また，紅皮症化した場合にも，鑑別を要する．組織学的に診断は可能である．

先天性免疫不全による疾患
- 生後数週から重症アトピー性皮膚炎様の症状を呈し，慢性感染症を繰り返す原発性免疫不全症のなかに，高IgE症候群やWiskott-Aldrich症候群などがある．

膠原病
- 全身性エリテマトーデス（SLE）でみられる顔面紅斑や円板状皮疹，皮膚筋炎でみられる手の丘疹，紅斑，mechanic's hands，体幹のかゆみを伴う紅斑など，個疹をみると湿疹に類似した症状を呈することがあるが，全身症状の聴取や，全身の皮疹を注意深く観察することで鑑別が可能である．特に全身症状を伴う場合，早急な治療が必要であるため，注意を要する．

Netherton症候群
- 魚鱗癬，重積性裂毛症，捻転毛または結節性裂毛など他の毛髪異常，さらにアトピー体質を特徴とする．
- タクロリムス軟膏の使用は経皮吸収が高く，腎障害などの副作用が発現する可能性のために禁忌とされる．

まとめ

- アトピー性皮膚炎は慢性かつ再発の傾向のある疾患であるが，適切な診断と治療で良好な状態を維持することのできる疾患である．真摯な姿勢で診療にあたることが必要である．　　　　　　　　　（伊川友香，竹原和彦）

▶文献は巻末に収載

アトピー性皮膚炎

● 疫学・診断基準・鑑別診断

4 日本皮膚科学会「アトピー性皮膚炎診療ガイドライン」の概要

「アトピー性皮膚炎診療ガイドライン」の変遷

- 日本皮膚科学会が2007年に行った全国調査によると，皮膚科を受診した患者の9.98％はアトピー性皮膚炎である（古江ら，2009[1]）．
- アトピー性皮膚炎は日常診療上頻繁に遭遇する疾患であると同時に，患者への十分な説明や治療へのコンプライアンス・アドヒアランスを考慮すべき疾患として，近年世界的に治療ガイドラインが整備されている．
- 本症の治療ガイドラインはすべて近似した疾患概念，治療体系のうえに構築されている．すなわち，アトピー性皮膚炎の病態を，皮膚の生理学的機能異常を伴い，複数の非特異的刺激あるいは特異的アレルゲンの関与により炎症を生じ慢性の経過をとる湿疹としてとらえ，その炎症に対してはステロイド外用薬やタクロリムス軟膏による外用療法を主とし，生理学的機能異常に対しては保湿・保護剤外用などを含むスキンケアを行い，瘙痒に対しては抗ヒスタミン薬，抗アレルギー薬の内服を補助療法として併用し，悪化因子を可能な限り除去することを治療の基本とするコンセンサスが確立されている．
- 日本皮膚科学会によるアトピー性皮膚炎の診断基準は1994年に（日本皮膚科学会，1994[2]），重症度分類は1998年の中間報告を経て（吉田，1998[3]）2001年に策定された（青木，2001[4]）．日本皮膚科学会「アトピー性皮膚炎治療ガイドライン」は2000年に初めて策定され，その後2003年，2004年に改訂されている（川島ら，2000[5]；古江ら，2003[6]，2004[7]）．また，暮しの手帖社から，一般患者向けのガイドライン解説書『決定版専門医がやさしく語るアトピー性皮膚炎』も出版され，本症に対する正しい理解の普及がなされた．
- 2008年には，アトピー性皮膚炎の診断基準，重症度分類，治療ガイドラインを統合したものとして，「アトピー性皮膚炎診療ガイドライン」が策定された（古江ら，2008[8]）．さらにシクロスポリンの保険適用の追加などに伴い2009年に改訂された（古江ら，2009[9]）．本ガイドラインは日本皮膚科学会ホームページからPDFをダウンロードすることができる[*1]．ガイドラインの英文版は『Journal of Dermatology』誌に掲載されている

[*1] 日本皮膚科学会
http://www.dermatol.or.jp/

(Saekiら，2009[10]）．

- 歴史的な背景を考えると，1990年代はいわゆるアトピービジネスやステロイドバッシング，それに伴う不適切治療などが社会的に大きな問題になっていた時期だった．それに対処する意味で，アトピー性皮膚炎に対する標準的治療を明示するために，「アトピー性皮膚炎治療ガイドライン（2000）」が策定されたと認識している．その意味でガイドラインは一定の役割を果たし，アトピービジネスの沈静化などにも貢献したと思っている．

- その後，慢性疾患における治療のアドヒアランスやコンプライアンスの向上が日常診療の課題として注目を浴びるようになった．いわゆるステロイド忌避や脱ステロイドといった思考は，治療へのアドヒアランス低下の最たるものであると考えることができる．アドヒアランスやコンプライアンスを上げるためには，患者の目線に立ったより具体的な説明が求められる．日本皮膚科学会「アトピー性皮膚炎診療ガイドライン（2009）」では，ステロイド外用薬の使用方法などについてより具体的な説明が記載されているゆえんである．

- 日本皮膚科学会ガイドラインと厚生労働省研究班治療ガイドライン（http://www.jaanet.org/pdf/guideline_skin02.pdf）は，基本的には同じ疾患概念，治療概念のもとに作成されているが，前者は皮膚科診療を専門とする医師（皮膚科医）を対象としているのに対して，後者はアトピー性皮膚炎の診療にかかわる医師（複数の臨床科の医師）を広く対象にしている．

- 「医療過誤の場合にガイドラインが医療水準の判断基準として使用される可能性が強い」と指摘されることが多い．本ガイドラインはアトピー性皮膚炎に対する標準的治療を明示するという意味合いが強い．ガイドラインはあくまで目安であり，個々の診療に関しては，エビデンスやガイドラインを参考にして医師と患者が十分に相談して決めるものであり，その意味で医師の裁量を制限するものではない．「本ガイドラインを参考にした上で，医師の裁量を尊重し，患者の意向を考慮して，個々の患者に最も妥当な治療法を選択することが望ましい」と記載されているゆえんである．

「アトピー性皮膚炎診療ガイドライン」とEBM

- 最近のガイドラインはclinical questionを設定し，それに関する文献を検索解析し，いわゆるEBM（evidence-based medicine）に基づいた解説を記載するというのが一般的となっている．このようなガイドラインは医学的根拠に基づいているのでclear cutである反面，読者からすると断片的で，ある疾患を治療するための診断基準，ゴール，治療のポイ

- ントなど，その全体像を把握するのが困難である．ステロイドバッシングによって，不適切治療が蔓延した1990年代のアトピー性皮膚炎診療においては，治療のゴールと治療の全体像をはっきりと明示できるわかりやすいガイドラインが要求された．そのため，「アトピー性皮膚炎診療ガイドライン」は，clinical question形式を避け，できるだけ簡潔な構成となっている．
- 「アトピー性皮膚炎診療ガイドライン」によって治療方針のコンセンサスが得られたことは，皮膚科医のみならず他科の医師，患者，行政との共通語を形成するうえで重要であった．もちろん患者の不安や不満が払拭されたわけではないことは十分に認識されるべき事実であり，読みやすくわかりやすいガイドラインの充実・改訂は不可避である．
- 一方，ガイドラインを補完するしっかりとした医学的検証に基づいたEBM情報の提供も求められるようになった．「アトピー性皮膚炎―よりよい治療のためのEvidence-based Medicine（EBM）とデータ集」は，厚生労働省研究班「アトピー性皮膚炎の既存治療法のEBMによる評価と有用な治療法の普及」によって作成され刊行された．九州大学皮膚科学教室ホームページで2010年改訂版の全文を読むことができる（http://www.kyudai-derm.org/atopy_ebm/index.html）．
- このホームページでは，ステロイド外用療法，タクロリムス外用療法，抗ヒスタミン薬・抗アレルギー薬，スキンケア，食物アレルギー，環境アレルゲン，紫外線療法，シクロスポリン内服療法，漢方療法，心身医学療法，民間療法，合併症（ウイルス・細菌・真菌感染，眼病変）に関するEBMや文献がまとめられている*2．

診断基準

- 1994年に策定された日本皮膚科学会「アトピー性皮膚炎の定義・診断基準」に基づき，①瘙痒，②特徴的皮疹と分布，③慢性・反復性経過の3基本項目を満たすものを，症状の軽重を問わずアトピー性皮膚炎と診断する．疑診例では急性あるいは慢性の湿疹とし，年齢や経過を参考にして診断する．
- なお，2008年の改訂で除外すべき診断として新たに，皮膚リンパ腫，乾癬，免疫不全による疾患，膠原病（SLE，皮膚筋炎），Netherton症候群がつけ加えられた（**1**）．除外すべき診断として挙げられた疾患を十分に鑑別でき，重要な合併症として挙げられた疾患について熟知していることが必要である．

*2 文献の一覧表には報告者，報告年，対象や重症度，介入・デザイン，評価項目，脱落例数，結果，有害事象，エビデンスレベルが記載されている．エビデンスレベルは5段階で分類され，勧告のグレードはA～Dまで4段階で表示されている．

❶アトピー性皮膚炎の定義・診断基準（日本皮膚科学会）

アトピー性皮膚炎の定義（概念）

アトピー性皮膚炎は，増悪・寛解を繰り返す，瘙痒のある湿疹を主病変とする疾患であり，患者の多くはアトピー素因をもつ．
アトピー素因：①家族歴・既往歴（気管支喘息，アレルギー性鼻炎・結膜炎，アトピー性皮膚炎のうちいずれか，あるいは複数の疾患），または②IgE抗体を産生しやすい素因．

アトピー性皮膚炎の診断基準

1. 瘙痒
2. 特徴的皮疹と分布
   ①皮疹は湿疹病変
   ・急性病変：紅斑，湿潤性紅斑，丘疹，漿液性丘疹，鱗屑，痂皮
   ・慢性病変：浸潤性紅斑・苔癬化病変，痒疹，鱗屑，痂皮
   ②分布
   ・左右対側性
     好発部位：前額，眼囲，口囲・口唇，耳介周囲，頸部，四肢関節部，体幹
   ・参考となる年齢による特徴
     乳児期：頭，顔に始まりしばしば体幹，四肢に下降
     幼小児期：頸部，四肢関節部の病変
     思春期・成人期：上半身（頭，頸，胸，背）に皮疹が強い傾向
3. 慢性・反復性経過（しばしば新旧の皮疹が混在する）：
     乳児では2か月以上，その他では6か月以上を慢性とする．

上記1，2，および3の項目を満たすものを，症状の軽重を問わずアトピー性皮膚炎と診断する．そのほかは急性あるいは慢性の湿疹とし，年齢や経過を参考にして診断する．

除外すべき診断（合併することはある）

- 接触皮膚炎
- 脂漏性皮膚炎
- 単純性痒疹
- 疥癬
- 汗疹
- 魚鱗癬
- 皮脂欠乏性湿疹
- 手湿疹（アトピー性皮膚炎以外の手湿疹を除外するため）
- 皮膚リンパ腫
- 乾癬
- 免疫不全による疾患
- 膠原病（SLE，皮膚筋炎）
- Netherton症候群

診断の参考項目

- 家族歴（気管支喘息，アレルギー性鼻炎・結膜炎，アトピー性皮膚炎）
- 合併症（気管支喘息，アレルギー性鼻炎・結膜炎）
- 毛孔一致性の丘疹による鳥肌様皮膚
- 血清IgE値の上昇

臨床型（幼小児期以降）

- 四肢屈側型
- 四肢伸側型
- 小児乾燥型
- 頭・頸・上胸・背型
- 痒疹型
- 全身型
- これらが混在する症例も多い

重要な合併症

- 眼症状（白内障，網膜剥離など）：特に顔面の重症例
- Kaposi水痘様発疹症
- 伝染性軟属腫
- 伝染性膿痂疹

（日本皮膚科学会「アトピー性皮膚炎診療ガイドライン」．日皮会誌2009；119：1515-34[9]）

4. 日本皮膚科学会「アトピー性皮膚炎診療ガイドライン」の概要

2 日本皮膚科学会アトピー性皮膚炎重症度分類

本重症度分類はアトピー性皮膚炎の診断が確実なものについてのみ適応される.
3つの皮疹の要素を5つの身体部位の最も重症な部分で評価 (計15回).
別に皮疹の面積も5部位で評価 (計5回). 両者を合計 (総計20回).
部位ごとの皮疹の重症度は, 皮疹の要素ごとにそれぞれが最も高度と思われるところを選んで行う.
皮疹の面積だけは皮疹の3要素全部をまとめて身体の全部位について行う.

評価法

I 皮疹の要素の評価基準
  0：なし　1：軽症　2：中等症　3：重症
  ※皮疹の説明
    紅斑：すべての発赤, 潮紅, 浮腫を含む.
    急性期の丘疹：搔破の影響を受けていない丘疹.
    湿潤・痂皮：搔破によるびらんを含む.
    慢性期の丘疹：搔破の影響を受けている丘疹.
    結節・苔癬化：慢性期の丘疹がさらに進展したもの.
II 皮疹の面積の評価基準
  0：なし　1：〜1/3　2：1/3〜2/3　3：2/3〜

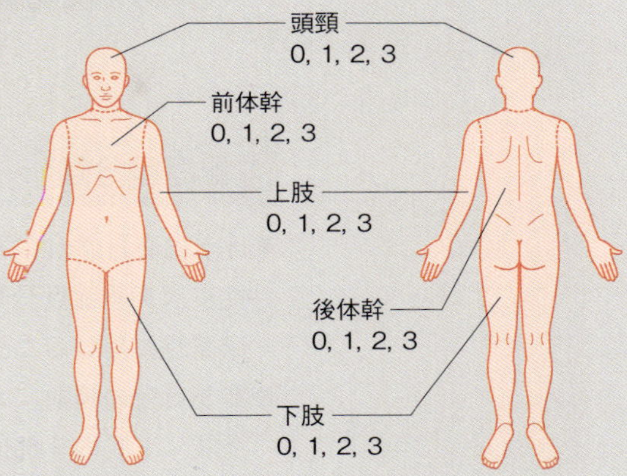

頭頸 0, 1, 2, 3
前体幹 0, 1, 2, 3
上肢 0, 1, 2, 3
後体幹 0, 1, 2, 3
下肢 0, 1, 2, 3

	頭頸	前体幹	後体幹	上肢	下肢	計
紅斑・急性期の丘疹						
湿潤・痂皮						
慢性期の丘疹・結節・苔癬化						
皮疹の面積						

総計

(日本皮膚科学会「アトピー性皮膚炎診療ガイドライン」. 日皮会誌 2009；119：1515-34[9])

3 日本皮膚科学会アトピー性皮膚炎重症度分類 (簡便法)

部位別重症度 (発疹の程度と範囲を総合して判定する)
(発疹と範囲を加味, ただし, 範囲は紅斑, 丘疹, びらん, 痂皮, 搔破痕, 苔癬化, 痒疹, 脱毛の8つの要素を考慮)

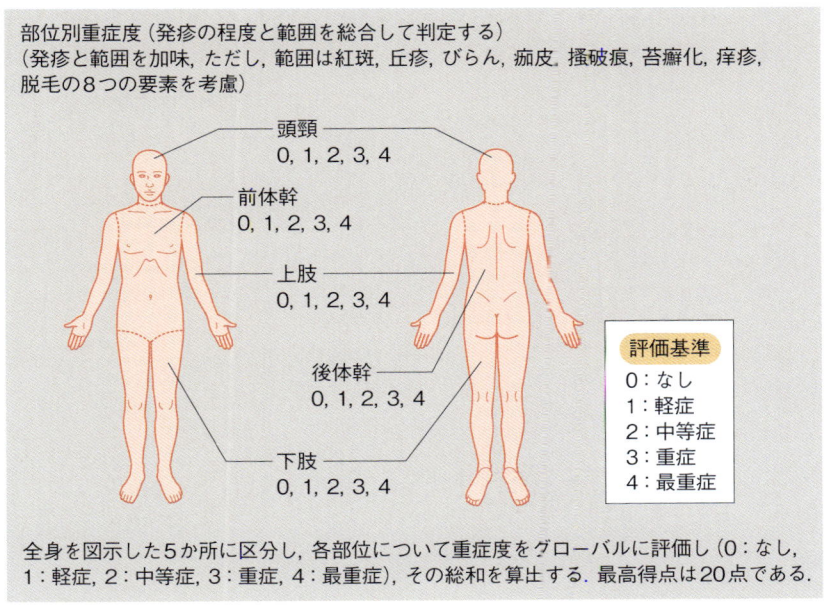

頭頸 0, 1, 2, 3, 4
前体幹 0, 1, 2, 3, 4
上肢 0, 1, 2, 3, 4
後体幹 0, 1, 2, 3, 4
下肢 0, 1, 2, 3, 4

評価基準
0：なし
1：軽症
2：中等症
3：重症
4：最重症

全身を図示した5か所に区分し, 各部位について重症度をグローバルに評価し (0：なし, 1：軽症, 2：中等症, 3：重症, 4：最重症), その総和を算出する. 最高得点は20点である.

(日本皮膚科学会「アトピー性皮膚炎診療ガイドライン」. 日皮会誌 2009；119：1515-34[9])

> **Topics**
>
> 海外では，メトトレキサート，アザチオプリン，ミコフェノール酸モフェチルによる重症アトピー性皮膚炎の治療が報告され，治療ガイドラインにも記載されている．しかしながら，本ガイドラインではわが国の保険診療で認められている治療法のみの記載にとどめている．

重症度分類

- 日本皮膚科学会アトピー性皮膚炎重症度分類検討委員会によるアトピー性皮膚炎重症度分類は，統計学的信頼性と妥当性が検証されており，臨床試験に用いることが可能である（**2**）（最高点数 60 点）(青木, 2001[4])．
- 本委員会の検討による簡便法として，全身を頭頸部，前体幹，後体幹，上肢，下肢の 5 部位に分け，各部位のグローバル評価の総和を求める方法も提示されている（**3**）（最高点数 20 点）(吉田, 1998[3])．

本ガイドラインの特筆すべき点

- グローバル化した現在の臨床試験では，他国のさまざまな診断基準，重症度評価法，QOL 評価法などが用いられている．本診療ガイドラインでは，海外で用いられている標準的な診断基準や重症度分類も紹介し，わが国の診断基準や重症度分類との整合性を認識しやすいように工夫している．比較しながらじっくりとみてみると，それぞれのツールが作成された背景あるいは「行間の意図」ともいうべきものがおのずとみえてくる．

（古江増隆）

▶文献は巻末に収載

アトピー性皮膚炎

● 疫学・診断基準・鑑別診断

5 国内外の重症度評価法

アトピー性皮膚炎の重症度評価法

- アトピー性皮膚炎の重症度評価法には国内外でさまざまなものがあるが，日本では日本皮膚科学会による重症度分類（**1**）と，厚生労働科学研究班による重症度の目安（**2**）がよく使われている（青木, 2001[1]; 山本, 2004[2]）.
- また，個々の皮疹の重症度を分類したものとしては，日本皮膚科学会による皮疹の重症度と外用薬の選択（**3**）が参考になる（古江ら, 2004[3]）.
- 海外では Rajka & Langeland による重症度分類（**4**），European Task Force on Atopic Dermatitis による Severity Scoring of Atopic Dermatitis（SCORAD）（**5**），Hanifin らの Eczema Area and Severity Index（EASI）（**6**）が頻用されている（Rajka ら, 1989[4]; European Task Force on

1 日本皮膚科学会による重症度分類

3つの皮疹の要素を5つの身体部位の最も重症な部分で評価（計15回）．
別に皮疹の面積も5部位で評価（計5回）．両者を合計（総計20回）．

	頭頸	前体幹	後体幹	上肢	下肢	計
紅斑・急性期の丘疹						
湿潤・痂皮						
慢性期の丘疹・結節・苔癬化						
皮疹の面積						|// 総計

評価法
I. 皮疹の要素の評価基準
　　0：なし　　1：軽症　　2：中等症　　3：重症
　　※皮疹の説明
　　　紅斑：すべての発赤，潮紅，浮腫を含む．
　　　急性期の丘疹：搔破の影響を受けていない丘疹．
　　　湿潤・痂皮：搔破によるびらんを含む．
　　　慢性期の丘疹：搔破の影響を受けている丘疹．
　　　結節・苔癬化：慢性期の丘疹がさらに進展したもの．
II. 皮疹の面積の評価基準
　　0：なし　　1：〜1/3　　2：1/3〜2/3　　3：2/3〜

（青木敏之．日皮会誌 2001；111：2023-33[1] より改変）

I. アトピー性皮膚炎

> **Advice**
>
> **重症度評価法の使い分け**
>
> アトピー性皮膚炎の患者を診察したときに，入院の適応があるか判断する場合や，皮膚の健診時などには，Rajka & Langeland による分類や厚生労働科学研究班による分類など，体全体の重症度を大まかに分けたものが便利である．アトピー性皮膚炎に対する薬剤の治療効果を判定する臨床試験や，その他の臨床研究を行う場合には，SCORAD，EASI，日本皮膚科学会による分類など，体全体の重症度を細かく分けたものが有用である．また，実際に治療を行う際には，個々の皮疹の重症度によってステロイド外用薬を主とした外用療法が選択されるので，アトピー性皮膚炎の治療にあたる医師は，個々の皮疹の重症度分類にも精通しておく必要がある．

> **Topics**
>
> **重症度や病勢の参考となる検査**
>
> アトピー性皮膚炎の重症度や病勢の参考となる検査には，末梢血好酸球数，血清総 IgE 値，乳酸デヒドロゲナーゼ（LDH）値，thymus and activation-regulated chemokine（TARC）値などがある．短期的な病勢のマーカーとしては LDH，TARC などが挙げられるが，測定幅からすると，TARC は病勢を鋭敏に反映することが示された（Further Reading：玉置ら，2006[1])．

Atopic Dermatitis，1993[5]；Hanifin ら，2001[6])．
- 各々の重症度評価法の特徴を理解して，目的に応じて上手に使い分ける必要がある（→ Advice）．
- また，日常診療では重症度や病勢の参考となる検査も適宜併用するとよい（→ Topics）．

日本の重症度評価法

日本皮膚科学会重症度分類

- 日本皮膚科学会アトピー性皮膚炎重症度分類検討委員会によって，**1**に示すような重症度分類が 2001 年に提唱された（青木，2001[1])．全身を 5 部位に分け，各部位における皮疹の 3 要素を最も重症な部分で評価する（計 15 回）．別に皮疹の面積も 5 部位で評価し（計 5 回），両者を合計（計 20 回）した点を重症度として評価する（60 点満点）．
- また，本委員会による簡便法も提示されている（→ Box）．

◆ **Box**

日本皮膚科学会重症度分類(簡便法)

　全身を頭頸部,前体幹,後体幹,上肢,下肢の5部位に分け,各部位について重症度をグローバルに評価し(0:なし,1:軽症,2:中等症,3:重症,4:最重症),その総和を算出する.最高得点は20点である.

2 厚生労働科学研究班による重症度の目安

軽　症:面積にかかわらず,軽度の皮疹のみみられる.
中等症:強い炎症を伴う皮疹が体表面積の10%未満にみられる.
重　症:強い炎症を伴う皮疹が体表面積の10%以上,30%未満にみられる.
最重症:強い炎症を伴う皮疹が体表面積の30%以上にみられる.

　*軽度の皮疹:軽度の紅斑,乾燥,落屑主体の病変
**強い炎症を伴う皮疹:紅斑,丘疹,びらん,浸潤,苔癬化などを伴う病変

(山本昇壯.アレルギー科 2004;17:555-63[2])

3 皮疹の重症度と外用薬の選択

	皮疹の重症度	外用薬の選択
重症	高度の腫脹/浮腫/浸潤ないし苔癬化を伴う紅斑,丘疹の多発,高度の鱗屑,痂皮の付着,小水疱,びらん,多数の搔破痕,痒疹結節などを主体とする	必要かつ十分な効果を有するベリーストロングないしストロングクラスのステロイド外用薬を第一選択とする.痒疹結節でベリーストロングクラスでも十分な効果が得られない場合は,その部位に限定してストロンゲストクラスを選択して使用することもある
中等症	中等度までの紅斑,鱗屑,少数の丘疹,搔破痕などを主体とする	ストロングないしミディアムクラスのステロイド外用薬を第一選択とする
軽症	乾燥および軽度の紅斑,鱗屑などを主体とする	ミディアムクラス以下のステロイド外用薬を第一選択とする
軽微	炎症症状に乏しい乾燥症状主体	ステロイドを含まない外用薬を選択する

(古江増隆,ほか.日皮会誌 2004;114:135-42[3])

厚生労働科学研究班による重症度の目安

● 厚生労働科学研究班は 2 に示すような重症度の目安を1999年に提唱した(2001年に改訂)(山本,2004[2]).軽度の皮疹のみみられるものを軽症,強い炎症を伴う皮疹が体表面積の10%未満にみられるものを中等症,10%以上30%未満にみられるものを重症,30%以上にみられるものを最重症と定めている.

4 Rajka & Langeland による重症度分類

	スコア*
I. 皮疹の範囲	
（a）小児期・成人期	
体表面積の 9 % 未満	1
スコア 1 とスコア 3 の間	2
体表面積の 36 % 以上	3
（b）幼児期	
体表面積の 18 % 未満	1
スコア 1 とスコア 3 の間	2
体表面積の 54 % 以上	3
II. 皮疹の経過	
1 年のうち 3 か月以上症状なし**	1
1 年のうち 3 か月未満症状なし*	2
過去 1 年間症状継続	3
III. かゆみの強さ	
軽度のかゆみ，まれに睡眠を妨げられる	1
スコア 1 とスコア 3 の間	2
高度のかゆみ，いつも睡眠を妨げられる	3
スコアの合計（I + II + III）	
3～4 ＝軽症	
4.5～7.5 ＝中等症	
8～9 ＝重症	

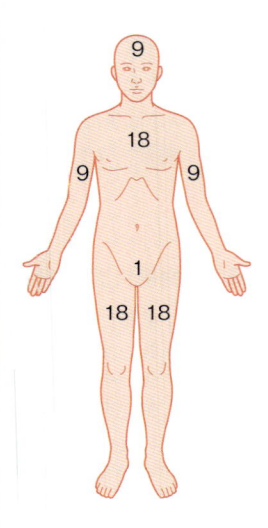

*はっきりしない場合，スコア 1.5 や 2.5 を用いてもよい．
**幼児や発症 1 年に満たない患者に適応させてもよい．
（Rajka G, et al. Acta Derm Venereol Suppl（Stockh）1989；144：13-4[4)] より改変）

海外の重症度評価法

Rajka & Langeland による重症度分類

- Rajka & Langeland は 4 に示すような重症度分類を 1989 年に提唱した（Rajka ら，1989[4)]）．皮疹の範囲，皮疹の経過，かゆみの強さの 3 つの要素に関して，各々 1～3 で評価し，合計点数によって判定する．
- なお，はっきりしない場合には，スコア 1.5 や 2.5 を用いてもよいことになっている．合計点数が 3～4 を軽症，4.5～7.5 を中等症，8～9 を重症と判定する．

SCORAD

- European Task Force on Atopic Dermatitis は 5 に示すような重症度分類 SCORAD を 1993 年に提唱した（European Task Force on Atopic Dermatitis, 1993[5)]）．（A）皮疹の範囲，（B）皮疹の程度，（C）自覚症状の 3 つの要素で判定する．
- SCORAD は A/5+7B/2+C の計算式で点数化して表される．103 点満点で評価されるが，点数はインターネット上の SCORAD のホームページ

5 SCORAD による重症度分類

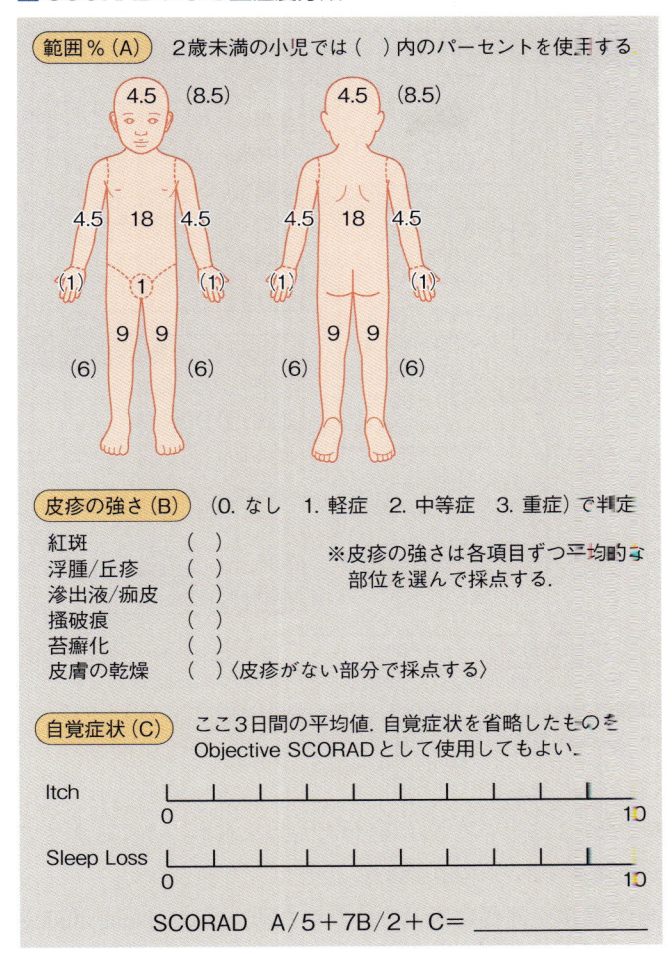

範囲 %（A）　2歳未満の小児では（　）内のパーセントを使用する

（前面）
- 頭部：4.5（8.5）
- 体幹上部：18
- 上肢：4.5　4.5
- 陰部：(1)　1　(1)
- 大腿：9　9
- 下腿：(6)　(6)

（背面）
- 頭部：4.5（8.5）
- 体幹上部：18
- 上肢：4.5　4.5
- 殿部：(1)
- 大腿：9　9
- 下腿：(6)　(6)

皮疹の強さ（B）　（0. なし　1. 軽症　2. 中等症　3. 重症）で判定

- 紅斑　　　　　（　）
- 浮腫/丘疹　　（　）
- 滲出液/痂皮　（　）
- 掻破痕　　　　（　）
- 苔癬化　　　　（　）
- 皮膚の乾燥　　（　）〈皮疹がない部分で採点する〉

※皮疹の強さは各項目ずつ平均的な部位を選んで採点する．

自覚症状（C）　ここ3日間の平均値．自覚症状を省略したものを Objective SCORAD として使用してもよい．

Itch　　　　0 ─────────── 10
Sleep Loss　0 ─────────── 10

SCORAD　A/5＋7B/2＋C＝_____

（European Task Force on Atopic Dermatitis. Dermatology 1993；186：23-31[5]）より改変）

- （http://adserver.sante.univ-nantes.fr/Compute.html）で計算することも可能である．
- また，（C）自覚症状を除いた A/5+7B/2 を Objective SCORAD（83点満点）として用いる場合もある．

EASI

- Hanifin らは 6 に示すような重症度分類 EASI を 2001 年に提唱した (Hanifin ら, 2001[6])．EASI は，乾癬（psoriasis）の重症度分類 Psoriasis Area and Severity Index（PASI）をもとにしてつくられた．
- 全身を4部位に分け，各部位において皮疹を4つの要素で各々0〜3の4段階で評価する．また，4部位各々における皮疹の面積を0〜6で評価する．
- （皮疹の4要素の合計点）×（皮疹の面積）を，頭頸部では0.1倍，上肢で

6 EASIによる重症度分類（8歳以上*）

頭頸部	
紅斑	
浸潤/丘疹	
搔破痕	
苔癬化	
小計	①
面積	②
合計①×②×0.1	③

スコア
0＝なし
1＝軽症
2＝中等症
3＝重症

面積
0＝0%
1＝1〜9%
2＝10〜29%
3＝30〜49%
4＝50〜69%
5＝70〜89%
6＝90〜100%

上肢	
紅斑	
浸潤/丘疹	
搔破痕	
苔癬化	
小計	④
面積	⑤
合計④×⑤×0.2	⑥

体幹	
紅斑	
浸潤/丘疹	
搔破痕	
苔癬化	
小計	⑦
面積	⑧
合計⑦×⑧×0.3	⑨

下肢	
紅斑	
浸潤/丘疹	
搔破痕	
苔癬化	
小計	⑩
面積	⑪
合計⑩×⑪×0.4	⑫

総計＝③+⑥+⑨+⑫

*7歳以下の場合，頭頸部の合計は①×②×0.2，下肢の合計は⑩×⑪×0.3とする．
(Hanifin JM, et al. Exp Dermatol 2001；10：11-8[6]）より改変)

は0.2倍，体幹では0.3倍，下肢では0.4倍した点を求め，それらすべてを総計した点がEASIである（72点満点）．

● この方法では自覚症状が評価に入っていないため，後にvisual analog scale（VAS）を用いてかゆみの評価を加えたものがmodified EASI（mEASI）として提唱された．

（佐伯秀久）

▶文献は巻末に収載

アトピー性皮膚炎

● 病因論・病態

6 アトピー性皮膚炎の病因・病態

アトピー性皮膚炎の歴史

- Coca と Cooke はアレルギー疾患のなかで，喘息と枯草熱（hay fever，アレルギー性鼻炎）が同一人にあるいは同一家系内に発生しやすく，遺伝的素因が濃厚であることを指摘し，1923 年にこれらの疾患を「奇妙な」疾患という意味合いをこめて，アトピー（atopy；ギリシャ語の a topia = out of place = strange という意味）と呼ぶことを提唱した（Coca ら，1923[1]）（→ Box 1）．

- その後，Sulzberger らは，湿疹・皮膚炎群の分類を再検討していくなかで，当時アメリカでは主に播種性神経皮膚炎（disseminated neurodermatitis）と，ヨーロッパでは prurigo Besnier, flexural eczema と呼ばれていた皮膚炎群が，喘息や枯草熱と関連性が高く，遺伝性にあるいは家族性に発症してくることから，この皮膚炎群もアトピー疾患に含めて考えようとする気運が高まり，アトピー性皮膚炎（atopic dermatitis：AD）という名称が 1930 年代の初め頃に確立された（Sulzberger, 1983[2]；Hill ら，1935[3]）．

- 1910～1920 年代にはすでに，いろいろな環境抗原や食物抗原の抽出液を作製し，患者への皮膚反応がさかんに行われ，アトピー疾患の患者はいろいろな蛋白抗原に皮膚過敏症を呈しやすいことが明らかになっていた．こうしてアトピーという用語は 2 つの意味合いをもつ言葉として定

Box 1

　Portier と Richet が，イソギンチャクの触手の毒素をイヌに注射するといった実験から，アナフィラキシー（anaphylaxis；ana = against, phylaxis = protection）の命名を世に発表したのは 1902 年のことである．1903 年に Arthus は，ウサギにトリ血清を繰り返し注射することにより，全身あるいは局所にアナフィラキシーと類似した現象が起こることを記載したが，これは後に Arthus 反応と呼ばれるようになった．「免疫機構」に基づく生体の変化した反応という意味合いで，アレルギー（allergy = allos〈変化した〉+ ergon〈反応〉）という用語が von Pirquet と Schick によって初めて用いられたのは，1906 年のことである．

着した．すなわち，遺伝的疾患群としてのアトピーという意味合いのほかに，「種々の環境抗原や食物抗原に対する皮膚反応が陽性となり，患者の血清中には抗原と反応する抗体（レアギン）が存在すること」という臨床検査上の特徴をもアトピーと呼ぶようになった．
- このような経過を考えると，アトピーの研究の主体がレアギン活性に基づく皮膚過敏症の解析に注がれたのは当然のことであり，1966年に石坂公成，照子夫妻によってレアギンが分離精製され，IgE（immunoglobulin E：免疫グロブリンE）と名づけられたことはまさに画期的なことであった（Ishizakaら1966[4]）．
- 日本皮膚科学会の診断基準のなかで，アトピー素因の説明として，①家族歴・既往歴（気管支喘息，アレルギー性鼻炎・結膜炎，アトピー性皮膚炎のうちのいずれか，あるいは複数の疾患），または②IgE抗体を産生しやすい素因，の2つが並記されているのは上述のような歴史的背景に基づいている（古江ら，2009[5]）．
- Sulzbergerらが AD という疾患名を用い始めた1930年代には，本症の基本的な特徴として，①アトピーの家族歴，②乳児湿疹の先行，③肘窩，膝窩，前頸部，胸，顔，眼瞼への局在，④皮膚の灰色あるいは褐色調の変化，⑤接触皮膚炎と異なり，臨床的，組織学的に皮疹に小水疱形成が認められない，⑥血管運動神経の不安定性あるいは易刺激性，⑦多くの接触抗原の貼布試験は陰性，⑧多くの環境蛋白抗原・食物蛋白抗原のスクラッチあるいは皮内試験が陽性，⑨患者の血清を用いた Prausnitz-Küstner（P-K）反応が陽性となることから，患者の血清中に抗原と反応する抗体（レアギン）が存在すること，などが挙げられており（Sulzbergerら，1932[6]），現在の AD の概念の枠組みはすでに確立されていたわけである．
- アトピー疾患と魚鱗癬の合併についての記載も古く，Barber（1921）が魚鱗癬は湿疹や喘息と合併しやすいと指摘し，Haxthausen（1925）は prurigo Besnier の38例中7例（18.4％）に魚鱗癬の合併が認められたと報告している．Low（1928）は344例の喘息患者のうち，29例に湿疹を認め，そのうち6例（20.7％）に魚鱗癬を認めている（Low，1928[7]）．

遺伝

- AD と気道アレルギー（喘息・アレルギー性鼻炎）が合併しやすいこと，AD は家族内に発生しやすいことは古くから知られている．
- Edfors-Lubs は，1971年に6,996組の双生児（男性組：2,974組，女性組：4,022組）（一卵性：2,434組，二卵性：4,302組）へのアンケート調査の結果（Edfors-Lubs，1971[8]），総数13,992人中，喘息は3.8％に，鼻炎は14.8％に，AD は4.3％に認め，喘息の一致率は一卵性双生児で

1 一卵性・二卵性双生児におけるアトピー性皮膚炎（AD）の一致率

双生児種類・性別	組数（総数）	AD 一致組数	AD 不一致組数	AD 実数	AD 一致率
一卵性双生児（男組）	526（1,052）	11	29	51	27.5 %（11/40）
二卵性双生児（男組）	397（ 794）	1	33	35	2.9 %（1/34）
一卵性双生児（女組）	777（1,554）	28	71	127	28.3 %（28/99）
二卵性双生児（女組）	655（1,310）	4	76	84	5 %（4/80）
二卵性双生児（男女組）	979（1,958）	5	95	105	5 %（5/100）

（Nystad W, et al. Int J Epidemiol 2005；34：1302-9[9]）

> **Box 2**
>
> デンマークの twin study（8～22 歳，双生児 812 組）では，一卵性双生児での AD の一致率が 72 %，二卵性双生児では 23 %と報告されている．アンケートを行った年齢によって一致率は異なっているが，一卵性が二卵性よりも高いという事実は変わらない（Further Reading：Larsen ら，1986[1]）．

19.0 %，二卵性双生児で 4.8 %，鼻炎の一致率は一卵性双生児で 21.4 %，二卵性双生児で 13.6 %，AD の一致率は一卵性双生児で 15.4 %，二卵性双生児で 4.5 %であったと報告している．一卵性双生児のアトピー疾患の一致率が，二卵性双生児のそれを上回っていることは，アトピー疾患が genetic disease であることを物語っているわけであるが，一方で，思ったよりもその一致率は低く，環境などの多因子的影響も大きいことがうかがえる．

- 同様に，Nystad らは 18～35 歳の 3,334 組の双生児アンケート調査から，アトピー性皮膚炎の頻度は 6 %（402/6,668）であり，一卵性双生児での一致率は二卵性双生児でのそれを上回っていることを報告している（■1）（Nystad ら，2005[9]）（→ Box 2）．
- AD の発症には遺伝要因と非遺伝要因が関与することは上記の双生児疫学研究によっても明らかであり，その後の遺伝学的解析の進歩は Barnes の秀逸なる review にまとめられている（Further Reading：Barnes, 2010[2]）．
- 2009 年までの遺伝子解析では AD の疾患関連遺伝子として，フィラグリン（filaggrin），インターロイキン 4（IL-4），IL-4 レセプター，serine protease inhibitor, Kazal-type 5（SPINK5），キマーゼ 1, IL-13, RANTES, CD14, IL-18, monocyte-derived chemokine（MDC）など実に多彩な遺伝子が報告されている．
- このなかでスキンバリア機能障害の面から，染色体 1q2116 に局在する表皮分化抗原複合体領域（epidermal differentiation complex〈EDC〉locus）が注目を浴びている．EDC locus には，フィラグリン，ロリクリ

2 成人アトピー性皮膚炎患者の血中 IgE 値と好酸球数値

	患者数	IgE 値（U/mL）	好酸球数値（/mm^3）
アトピー性皮膚炎	218	4,216 ± 455	522 ± 29
軽症	49	580 ± 137 ⎤* ⎤	315 ± 35 ⎤* ⎤
中等症	101	2,670 ± 429 ⎦ ⎥*	524 ± 42 ⎦ ⎥*
重症	68	9,135 ± 1,084 ⎦	667 ± 59 ⎦
健常人	47	182 ± 39	187 ± 18
蕁麻疹	36	209 ± 34	183 ± 22

*$p<0.001$.

ン（loricrin），インボルクリン（involucrin）などの角化に関与する蛋白群が分布しているからである．しかしながら現段階でのそれぞれの遺伝子の関与は証明されてはいるが，それぞれの寄与度は低く，多種類の疾患関連遺伝子群が複雑に組み合わさって関与していると考えられる．

非アレルギー的側面

- 皮膚のバリア機能は角質細胞，セラミド・コレステロール・遊離脂肪酸などの細胞間脂質，抗菌ペプチドなどによって構成されている．
- バリア機能障害は AD の発症や増悪に密接に関与している．角質細胞機能異常と細胞間脂質機能異常はバリア障害を引き起こし，皮膚の乾燥を引き起こす．AD ではフィラグリンの発現減少，セラミドの産生低下がよく知られている．また湿疹病変では表皮細胞の E-カドヘリンの発現が低下している．またヒトβデフェンシンなどの抗菌ペプチドの産生低下は，ブドウ球菌などに対する AD の易感染性を惹起すると考えられている．
- 現時点では，フィラグリンの遺伝子異常が AD のバリア機能障害を引き起こしていることが最も注目されている．フィラグリン欠損マウスでは，ハプテンや刺激剤に対する皮膚の感受性閾値が低下し，すぐに炎症を惹起しやすいことが証明されている（Elias ら，2008[10] ; Scharschmidt ら，2009[11]）．

アレルギー的側面

- 一般に AD で高値となりやすい血中好酸球数値や IgE 値は（**2**），AD の発症や増悪に対する直接的な関与は低いと考えられ，そのため診断に際してはあくまでも参考項目として取り扱われている（古江ら，2009[5]）．
- 病態に関する最近の解析結果を **3** にまとめた．
- Th1/Th2 理論が展開され始めた 1980 年代後半，アトピー疾患は Th1/Th2 バランスが Th2 に偏移したために発症するとされ，血中好酸球数

3 アトピー性皮膚炎の病態

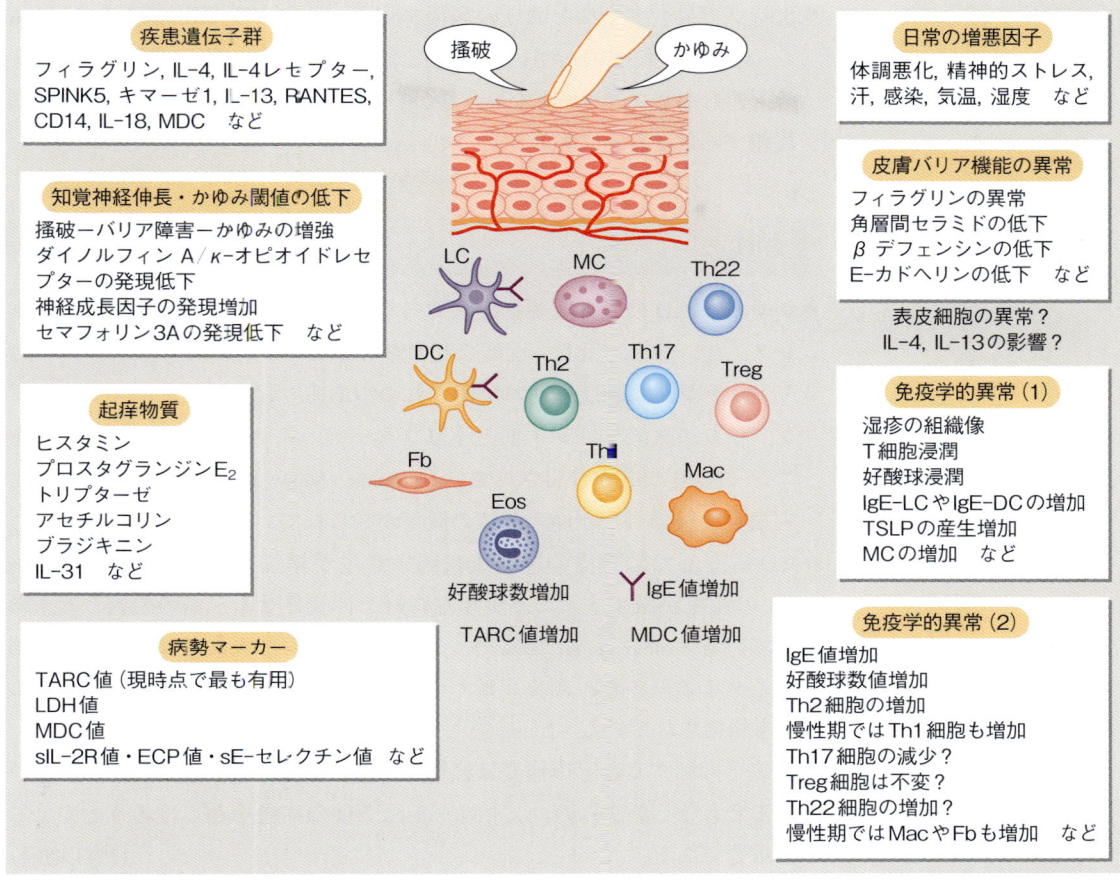

疾患遺伝子群
フィラグリン，IL-4，IL-4レセプター，SPINK5，キマーゼ1，IL-13，RANTES，CD14，IL-18，MDC　など

知覚神経伸長・かゆみ閾値の低下
搔破－バリア障害－かゆみの増強
ダイノルフィンA／κ-オピオイドレセプターの発現低下
神経成長因子の発現増加
セマフォリン3Aの発現低下　など

起痒物質
ヒスタミン
プロスタグランジンE_2
トリプターゼ
アセチルコリン
ブラジキニン
IL-31　など

病勢マーカー
TARC値（現時点で最も有用）
LDH値
MDC値
sIL-2R値・ECP値・sE-セレクチン値　など

日常の増悪因子
体調悪化，精神的ストレス，汗，感染，気温，湿度　など

皮膚バリア機能の異常
フィラグリンの異常
角層間セラミドの低下
βデフェンシンの低下
E-カドヘリンの低下　など
表皮細胞の異常？
IL-4, IL-13の影響？

免疫学的異常（1）
湿疹の組織像
T細胞浸潤
好酸球浸潤
IgE-LCやIgE-DCの増加
TSLPの産生増加
MCの増加　など

免疫学的異常（2）
IgE値増加
好酸球数値増加
Th2細胞の増加
慢性期ではTh1細胞も増加
Th17細胞の減少？
Treg細胞は不変？
Th22細胞の増加？
慢性期ではMacやFbも増加　など

搔破　かゆみ
LC　MC　Th22
DC　Th2　Th17　Treg
Fb　Th1　Mac
Eos
好酸球数増加　IgE値増加
TARC値増加　MDC値増加

IL：インターロイキン，SPINK5：serine protease inhibitor, Kazal-type 5，RANTES：regulated upon activation normally T-expressed, and presumably secreted，MDC：monocyte-derived chemokine，LC：Langerhans細胞，DC：樹状細胞，Th：ヘルパーT細胞，MC：肥満細胞，Fb：線維芽細胞，Treg：regulatory T cell，Eos：好酸球，Mac：マクロファージ，TSLP：thymic stromal lymphopoietin，TARC：thymus and activation-regulated chemokine，LDH：乳酸デヒドロゲナーゼ，sIL-2R：可溶性IL-2レセプター，ECP：eosinophil cationic protein，sE-セレクチン：可溶性E-セレクチン．

値やIgE値の高値がTh1/Th2アンバランスで説明可能となった．
- その後，IgE陽性樹状細胞の関与，デフェンシンやToll-like receptorなどの自然免疫の関与，thymic stromal lymphopoietin（TSLP），thymus and activation-regulated chemokine（TARC）やmonocyte-derived chemokine（MDC）などの関与などが注目されている（Jungら，2008[12]；玉置ら，2006[13]）．
- 慢性の苔癬化病巣ではマクロファージや線維芽細胞も増加する．
- 最近では，IL-22を産生するTh22の増加とTh17の減少も報告されるようになった（Nogralesら，2009[14]）．
- さらに，興味深いことは，Th2サイトカインであるIL-4やIL-13はフィラグリンやロリクリンなどの発現低下，セラミドの産生低下，E-カドヘリンの発現低下などを惹起し，皮膚バリア機能を障害させることがわ

- 　かっている (Ogg, 2009[15]).
- 現時点で最もすぐれた AD の病勢マーカーは血中 TARC 値である（玉置ら，2006[13]）．血中の LDH 値，MDC 値，sIL-2R 値，ECP 値，sE-セレクチン値も病勢マーカーとなりうるが，その感受性と検出幅は TARC 値に比較するとはるかに劣る．

かゆみ

- かゆみは AD の最も重要な症状である．かゆみは体調悪化，精神的ストレス，汗，感染，気温，湿度などの影響を受けやすい．
- AD のかゆみは最近急速に解明されつつある．起痒物質としてヒスタミン，プロスタグランジン E_2，トリプターゼ，アセチルコリン，ブラジキニン，IL-31 などが注目されている (Ikoma, 2009[16]). AD 病変部では表皮内知覚神経伸長やかゆみ閾値の低下が知られている．
- AD 病変部では表皮の神経成長因子産生が増加し，逆にセマフォリン 3A の産生が減少することが知覚神経を伸長させる一つの要因と考えられている (Tominaga ら, 2009[17]). また，AD 病変部表皮ではかゆみを抑制するダイノルフィン A/κ-オピオイドレセプターの発現が低下していることも報告されている (Tominaga ら, 2007[18]).
- 搔破を抑制すると湿疹病変は軽快することから (Takeuchi ら, 2010[19])，いうまでもなくかゆみのコントロールは AD の病勢を和らげるうえでとても重要である． 　　　　　　　　　　　　　　　　　　　　　　　（古江増隆）

▶文献は巻末に収載

アトピー性皮膚炎

● 検査

7 アトピー性皮膚炎の検査法・検査値

アトピー性皮膚炎診療における検査

- アトピー性皮膚炎は，皮膚の乾燥とバリア機能異常を伴い，非特異的刺激反応およびアレルギー反応が関与する慢性皮膚炎症性疾患である（古江ら，2009[1]）.
- アトピー性皮膚炎は複合した発症因子が湿疹病巣の形成に関与するため，個々の悪化因子について対応していくことは重要である．アトピー性皮膚炎において増悪と関連するアレルギーの原因を調べることは，この疾患の皮膚症状をコントロールするうえで役立つ場合もある．日本皮膚科学会による「アトピー性皮膚炎診療ガイドライン」（2009年）では，悪化因子の検索と対策はきわめて重要であるとされている．
- 乳児では食物アレルゲンの関与，乳児期以降では環境アレルゲンの関与があり，病歴，皮膚テスト，血液検査などを参考に除去・負荷試験により原因アレルゲンを検索することが推奨されている．
- アトピー性皮膚炎診療における検査法には，悪化因子検索のためのもの以外に現在の病勢を評価するためのものがある．アトピー性皮膚炎の病勢は皮膚症状の悪化・軽快によって決まるが，実際に病勢を正しく評価するのは簡単ではない．
- 日本皮膚科学会アトピー性皮膚炎重症度分類，およびその簡便法，SCORAD，EASIなどのスコアによる重症度の評価法があるが*1，これらはかなり煩雑であり，日常診療のなかで行うと時間がかかることが難点である．またアトピー性皮膚炎重症度分類簡便法ではあまり差が出にくいため，短期の評価には必ずしも有用ではない．
- このため血液検査法と重症度の相関についての研究が行われてきた．最近，保険承認された血清 thymus and activation-regulated chemokine (TARC) 値は，皮膚症状の重症度を反映する良い指標となることが明らかとなった（Kakinumaら，2001[2]；Horikawaら，2002[3]；Tamakiら，2006[4]）.

*1 「5. 国内外の重症度評価法」の項を参照.

1 アトピー性皮膚炎における検査

原因検索

特異 IgE の検出
　CAP-FEIA, AlaSTAT, MAST
皮膚テスト
　プリックテスト，スクラッチテスト，皮内テスト
接触アレルゲンの検索
　パッチテスト

病勢の評価

血清 TARC
血清 LDH
末梢血好酸球数
血清総 IgE

Keyword

protein contact dermatitis

パン製造職人の手の湿疹では小麦との接触による皮膚炎の場合がある．小麦のプリックテストが陽性になり，小麦特異 IgE が検出され，小麦のパッチテストが陽性となる．アトピー性皮膚炎の既往がある場合が多い．口唇皮膚炎において小麦 IgE 陽性者で，小麦との接触を中止することで軽快する場合もある．

原因検索のための検査と意義

- 原因検索のための検査には，個々のアレルゲンに対する特異 IgE を有しているかどうかを判断するための検査および遅延型反応を起こすアレルゲンを検索するための検査がある（**1**）．前者の検査としては血清中の特異 IgE 測定，プリックテストおよび皮内テストがあり，後者の検査としてはパッチテストがある．

- アトピー性皮膚炎は皮膚炎を呈する疾患であり，その本体は皮膚のリンパ球浸潤に伴う炎症であり，IgE 抗体を介して起こる蕁麻疹や喘息のような I 型アレルギーとは異なる．通常，正常の皮膚角層は分子量 500 以上の物質を通さないため，蛋白抗原は皮膚バリアを通り抜けることができない．しかし，アトピー性皮膚炎ではバリア機能異常があるため分子量の大きな分子が角層を通過して皮膚に侵入することができる．アトピー性皮膚炎においてダニなどの蛋白抗原のパッチテストが陽性となる場合があることが知られており，特異 IgE を有するもので起こりやすい．その機序としては IgE を介した遅延型反応が考えられている（**2**）．

- すなわち，Langerhans 細胞や inflammatory dendritic epidermal cell（IDEC）などの樹状細胞の細胞表面のダニ特異 IgE と結合したダニ抗原が樹状細胞の細胞内に取り込まれて抗原修飾を受け，MHC クラス II を介して T 細胞に抗原提示されるのではないかという考えである（Novak ら，2003[5]；Maurer ら，1995[6]）．特異 IgE 抗体が存在すると樹状細胞による抗原提示能は 100〜1,000 倍になるという（Maurer ら，1995[6]）．この反応では T 細胞応答が誘導されるので即時型反応ではなく，皮膚炎に代表される遅延型反応が誘導されると考えられる．ダニに限らず，小麦の特異 IgE 抗体を有する個体において小麦との接触によって皮膚炎が起こる場合もあり，protein contact dermatitis と呼ばれる（Cristaudo ら，2004[7]；足立ら，2004[8]）．ただし，特異 IgE 抗体が存在すれば必ずパッチテストが陽性となるわけではないことから，特異 IgE 抗体の存在を証明できれば皮膚炎の原因であると決定できるわけではない．

- 以上のことから，アトピー性皮膚炎では特異 IgE 抗体の存在は原因検索のうえで目安となるが，それだけで原因であることを断定するものではない．

- 乳児アトピー性皮膚炎では，食物アレルゲンに対する特異 IgE 抗体が高頻度に検出される．陽性となる食物アレルゲンとしては卵白，卵黄，牛乳，小麦が多い．

- 外用ステロイド治療に抵抗性の乳児アトピー性皮膚炎において食物アレルゲンの除去によって軽快する症例が少なくない．ただし，特異 IgE 抗体が存在するだけで当該食物が原因となっているわけではないので，むやみに食物除去を行うことは慎むべきである．

2 IgE介在性遅延型反応

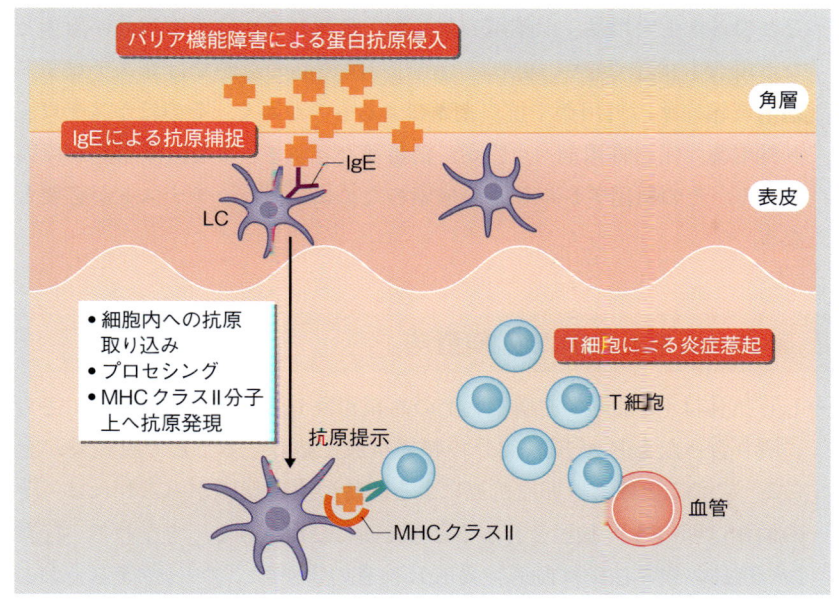

バリア機能障害による蛋白抗原侵入

角層

IgEによる抗原捕捉

IgE
LC

表皮

- 細胞内への抗原取り込み
- プロセシング
- MHCクラスⅡ分子上へ抗原発現

抗原提示

T細胞による炎症惹起

T細胞

MHCクラスⅡ

血管

LC：Langerhans細胞．

3 アトピー性皮膚炎発症におけるIgEの役割

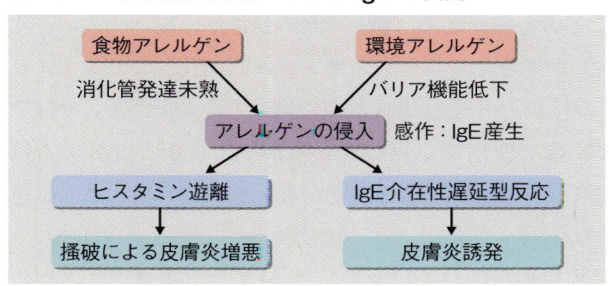

食物アレルゲン　　　環境アレルゲン
　消化管発達未熟　　　バリア機能低下
　　　　　↓　　　　　　　↓
　　　　アレルゲンの侵入　感作：IgE産生
　　　　↙　　　　　　　↘
ヒスタミン遊離　　　IgE介在性遅延型反応
　　　↓　　　　　　　　　↓
掻破による皮膚炎増悪　　皮膚炎誘発

- 特異IgE抗体を検出した場合は当該食物の除去と負荷テストを行い，その食物が原因であることを確認することが望ましい．
- 乳児食物アレルギーでは原因アレルゲン摂取後数分から1時間以内に顔面・体幹の膨疹や潮紅が現れ，さらにその数時間後から1日後に湿疹病巣の悪化がみられることがある．この悪化には掻痒が関与している可能性が指摘されている．すなわち，IgEがアトピー性皮膚炎の悪化に関与する機序には2通りあり，上述のIgE介在性遅延型反応とIgEによるヒスタミン遊離によって引き起こされる掻破による皮膚炎の増悪である（3）．
- 負荷テストを行う場合，原因アレルゲンを摂取することでアトピー性皮膚炎ではなく，蕁麻疹やアナフィラキシーあるいは喘息が誘発される場合があるので注意が必要である．
- アトピー性皮膚炎ではさまざまな単純化学物質による接触皮膚炎がみら

れる．化粧品，シャンプー，石鹸，リンス，絆創膏，靴，衣類，装飾品などの日常生活用品，工業用の薬品類，金属のほかに医療用品が原因となる場合も少なくない（堀川ら，2004[9]）．医療品のなかでは非ステロイド系消炎鎮痛薬の外用薬や抗真菌薬によるものが多く，そのほかステロイド外用薬，保湿外用剤，点眼薬，消毒薬などさまざまな医療用品が原因となる．その原因アレルゲンの検索のためには，パッチテストが必要となる．

特異 IgE 検出のための検査法

- IgE 抗体は Fc 部分で肥満細胞上の高親和性 IgE 受容体と結合し，さらに隣り合った IgE が Fab 部分で特異抗原と結合することで脱顆粒が起こる．このことから，卵白抗原による即時型皮膚反応がみられれば，その個体は卵白特異 IgE を有すると考えることができる．すなわち，特異 IgE 抗体の検出法には血清特異 IgE 検査のほかに，プリックテストおよび皮内テストがあり，さらに末梢血好塩基球からのヒスタミン遊離検査もこれと同様である．
- 血中特異 IgE の検出には CAP-FEIA（イムノキャップ）や AlaSTAT，あるいは MAST などの方法がある（**1**）（堀川，2007[10]）．
- CAP-FEIA はアレルゲンをセルローススポンジに固相化してサンドイッチ FEIA で血清中の特異 IgE を検出するのに対して，AlaSTAT ではアレルゲンを液層の状態で使用する点が異なるが，大まかなシステムは CAP-FEIA と AlaSTAT は同様である．安定な抗原に対してはともに感度の良い検査法である．
- MAST はあらかじめ決められたアレルゲン 26 種類をセルロース固相化したものを用いての少量の血清でも特異 IgE 抗体を検出することができるので，乳児などのアレルゲンスクリーニング検査には適しているが，決まった種類以外のアレルギー検査ができないのが難点である．

パッチテスト

- 上述のようにアトピー性皮膚炎の難治症例ではシャンプーや石鹸などの日用品，外用薬などの接触過敏症や抗ヒスタミン薬の薬疹，あるいは全身型金属アレルギーを有していることがある．その原因を検索するために有用なのはパッチテストである．
- シャンプーや石鹸は 100 倍から 1,000 倍希釈で，金属については市販の試薬を用いて行う．外用薬については現物のままで行うのがよい．抗ヒスタミン薬のパッチテストについては至適濃度は決まっていない．ダニなどの蛋白抗原によるパッチテストが行われることがあるが，この場合

> **Box**
>
> TARC は CCL17 とも呼ばれる．TARC や macrophage-derived chemokine（MDC）/CCL22 は CCR4 というケモカイン受容体に結合し，CCR4 を発現している Th2 細胞の遊走を促進する．血清 TARC はアトピー性皮膚炎の重症度と相関することが知られているが，アトピー性皮膚炎では血小板由来のものが増加している可能性があることが指摘されている．一方で，近年アトピー性皮膚炎の皮膚の角層でも TARC が増加していることが明らかにされていることから，TARC の角化細胞での産生が亢進していると考えられる．TARC は Th2 細胞のケモカインであり，皮膚への Th2 細胞の遊走に重要であると考えられる．

はアトピー性皮膚炎の健常部に貼布しても陽性となりにくいので，テープストリッピングを 10～15 回行ってから貼布する必要がある．

病勢の評価のための検査

- アトピー性皮膚炎の病勢の評価には血清総 IgE 値，血清 LDH 値，血中好酸球数，血清 TARC 値がある．
- 血清 LDH 値と血中好酸球数は病勢と相関するが（Horikawa ら，2002[3]），他の因子の影響を受けやすく，肝機能障害や，溶血，筋肉細胞や肺の障害などで血清 LDH 値は変化する．なお，血清総 IgE 値はアトピー性皮膚炎診断の参考値とされている（古江ら，2009[1]）．
- TARC は Th2 細胞の表面にあるケモカイン受容体である CCR4 のリガンドであり，Th2 細胞の遊走を促進する．さらに TARC はアトピー性皮膚炎の皮膚の角化細胞や血管内皮細胞，樹状細胞に発現しており，これらのことから，アトピー性皮膚炎の発症に関与していると考えられている．また TARC は血小板に多く含まれている．血清 TARC 値は皮膚症状と相関して増加するが，症状が軽快すれば速やかに減少することから，重症度を鋭敏に評価できるマーカーである．血清 TARC 値は長期的に症状の経過をみていくのに適している（Tamaki ら，2006[4]）．

その他

- アトピー性皮膚炎ではかゆみやその容貌のために日常生活に支障をきたしやすい．アトピー性皮膚炎の quality of life（QOL）の評価のためには Skindex-16 や DLQI が用いられる[*2]．またかゆみの評価には visual analogue scale が用いられる． （堀川達弥）

[*2]「8. 治療のエンドポイント」の項を参照．

▶文献は巻末に収載

アトピー性皮膚炎

● 治療・臨床経過・予後

8 治療のエンドポイント

Keyword
エンドポイント
エンドポイントとは，臨床試験の結果として得られるデータ群のうち，治療の意義を判断するための指標である．利益を直接に反映する指標を「真のエンドポイント」と呼び，真のエンドポイントを間接的に反映する指標を「代理エンドポイント」と呼ぶ．

はじめに

- エビデンスの基となる臨床試験では，試験開始前に「エンドポイント（endpoint）」が設定される．エンドポイントとは，臨床試験の結果として得られるデータ群のうち，治療の意義を判断するための指標である．
- 複数のエンドポイントがある場合には，プライマリーエンドポイント（主要評価項目）とセカンダリーエンドポイント（副次的評価項目）が設定される．プライマリーエンドポイントとは，臨床試験において目的とする評価項目であり，臨床的に意味のある客観的評価可能な項目が用いられる．セカンダリーエンドポイントは，治験の主要な評価項目以外の効果を評価するための項目であり，必ずしもプライマリーエンドポイントとの関連性があるとは限らない．
- 臨床試験における治療行為で臨床上の利益になるアウトカムは，「死亡率の低下」，「疾患の発症率の低下」，「QOLの向上」，「副作用の低減」などであり，これらの評価項目は，「真のエンドポイント（true endpoint）」と呼ばれる．しかし，それらを臨床試験期間内で評価することは難しいため，一般には「血糖値」，「血清脂質値」，「腫瘍サイズ」，「血圧」など短期間で評価できる「代理エンドポイント（surrogate endpoint）」が採用される．
- 本稿では，アトピー性皮膚炎（AD）における治療のエンドポイントについて概説する．

AD治療のエンドポイント

- 日本皮膚科学会の「アトピー性皮膚炎診療ガイドライン」によると（古江ら，2009[1])，治療の目標は患者を次のような状態に到達させることにある．
  ① 症状はない，あるいはあっても軽微であり，日常生活に支障がなく，薬物療法もあまり必要としない．
  ② 軽微ないし軽度の症状は持続するも，急性に悪化することはまれで，悪化しても遷延化することはない．

- ADは遺伝的要素も含んだ多病因性の疾患であり，疾患そのものを完治させうる薬物療法はなく，対症療法が原則となる．
- その炎症に対してはステロイド外用薬やタクロリムス軟膏による外用療法を主とし，生理学的機能異常に対しては保湿・保護剤外用などを含むスキンケアを行い，瘙痒に対しては抗ヒスタミン薬・抗アレルギー薬の内服を補助療法として併用し，悪化因子を可能な限り除去することを治療の基本とするコンセンサスが確立されている．
- たとえば癌の治療の場合，「奏効率」，「生存率」，「無病生存率」，「生存期間」，「QOL」，「副作用の発現率」などがエンドポイントとなりうる．「生存期間」や「QOL」は真のエンドポイントであるが，「奏効率」は「生存期間」の長さを反映した代理エンドポイントである．また腫瘍マーカーは，腫瘍の容積と相関していると考えられており，腫瘍縮小効果（奏効率）の代理エンドポイントといえる．つまり腫瘍マーカーは，「生存期間」という真のエンドポイントからみれば「代理の代理」であり，しかも，その相関関係ははっきりしないということになる．
- このように考えると，ADにおける治療のエンドポイントとなりうるのは，真のエンドポイントとしては「寛解導入期間」，「寛解維持期間」，「重症度評価」，「かゆみの評価」，「QOL」が挙げられ，代理エンドポイントとしては「臨床検査値（血清総IgE, LDH, 末梢血好酸球数, TARC）」，「TEWL」などが挙げられる（**1**）．
- 厳密にいえば，主観的要素が入り込む「かゆみの評価」および「QOL」に関しては，これらを真のエンドポイントとみなすことには異論のあるところであるが，最近の臨床研究では，これらをプライマリーエンドポイントとして扱っているため，本項では真のエンドポイントとして扱うこととした．

真のエンドポイント

寛解導入期間

- 急性期ADの炎症を速やかに，かつ確実に抑える場合は，ステロイド外用薬が治療の主体となる．
- ステロイド外用薬は一般に効果が高いと局所副作用が起こりやすいため，「個々の皮疹の重症度」に見合ったランクの薬剤を適切に選択することが重要である．
- ステロイド外用は急性増悪の場合には1日2回を原則とする．しかし，ストロングクラス以上のステロイド外用薬では，1日2回外用と1回外用で，3週間後以降の治療効果に有意差はなかった．外用回数が少なければ副作用は少ないことを考慮すると，急性増悪した皮疹には1日2回

1 アトピー性皮膚炎治療のエンドポイント

真のエンドポイント
寛解導入期間
寛解維持期間
重症度評価
かゆみの評価
QOL

代理エンドポイント
臨床検査値
血清総IgE
LDH
末梢血好酸球数
TARC
TEWL

LDH：乳酸デヒドロゲナーゼ，TARC：thymus and activation-regulated chemokine，TEWL：経皮水分蒸散量．

外用し，軽快したら1日1回外用させるようにするのがよいと考えられる．
- ステロイド内服は重症・最重症の患者の寛解導入時に用いられ，経験的に有効であるが，高いエビデンスはないため，副作用を考えると投与は短期間にとどめるべきである．
- シクロスポリンは2008年10月に既存治療に抵抗する成人AD患者に対して保険適用が認められた．シクロスポリンは紅皮症化など急性増悪の危機を乗り切る目的で使用するのに適しており，間欠的に使用を繰り返してもよいが，使用開始（再開）後3か月以内に休薬することが使用指針により求められている（五十嵐ら，2009[2]）．

寛解維持期間

- ADは慢性疾患であり，ステロイド外用薬の連日使用で軽快後も，使用中止すれば再発する．
- 再発時のみにステロイド外用薬を使用（reactive treatment）するだけではなく，寛解維持導入後，無疹部に計画的にステロイド（もしくはタクロリムス）外用薬を間欠的に使用し，長期寛解状態を保つproactive treatmentに関する研究が増えてきている（Wollenbergら，2008[3]）．
- また，寛解期に保湿剤のみを使用した場合では，ステロイド外用薬などによりADの炎症が鎮静化した乾燥症状を主体とする部位を対象とし，保湿剤の継続塗布により炎症の再燃までの期間が有意に延長されたと報告されている（川島ら，2007[4]）．

重症度評価

- 日本皮膚科学会アトピー性皮膚炎重症度分類検討委員会によるアトピー性皮膚炎重症度分類は，統計学的信頼性と妥当性が検証されており，臨床試験に用いることが可能である（最高点数60点）（青木，2001[5]）．
- さらに簡便な方法として，厚生労働科学研究班により重症度の目安も提案されている（http://www.jaanet.org/guideline/04_atop/index.html）．
- 世界的にはEuropean Task Force on Atopic DermatitisによるSeverity Scoring of Atopic Dermatitis（SCORAD）（最高点数103点）（European Task Force on Atopic Dermatitis, 1993[6]），あるいはアメリカのEczema Area and Severity Index（EASI）（最高点数72点）（Hanifinら，2001[7]）が頻用されている．また，皮疹の経過を加味した重症度分類としてRajka & Langelandによる重症度分類が頻用されている（Rajkaら，1989[8]）．

かゆみの評価

- かゆみの評価においては，客観的な指標はないため，visual analogue scale（VAS）が用いられる（山田ら，1996[9]）．

Keyword
VAS
VASはかゆみの程度に応じて10 cmの線分上の一点に印をつけ，左端の「かゆみなし」を0，右端の「最もひどいかゆみ」を100として，左端から印をつけた部位までの距離（mm）をかゆみの尺度値として評価する方法である．

- 抗ヒスタミン薬・抗アレルギー薬の内服は有意に瘙痒を低下させ（Kawashimaら，2003[10]），さらに12週間の維持療法試験において，連続投与法が間欠投与法よりも瘙痒抑制効果が高いことが大規模調査により明らかとなっている（川島ら，2006[11]）．
- しかしながら，ADによるかゆみを完全に抑えることは難しいため，外用治療をメインとし，補助的に使用することが勧められる．抗ヒスタミン薬・抗アレルギー薬の使用にあたっては，非鎮静性ないし軽度鎮静性の薬剤を選択し，副作用および瘙痒抑制効果をみながら，そのほかの抗ヒスタミン薬の追加投与を検討するべきであるとされている．

QOL

- Skindex-16ならびにDermatology Life Quality Index（DLQI）が，各種皮膚疾患に応用されている．
- Skindex-16は日本での信頼性および妥当性が確認されており（Higakiら，2002[12]），症状，感情，機能の3つの下位尺度に属する16項目の質問から成り，得点は0～100までのスコアに変換され，スコアが高いほどQOLが低いことを示す．
- DLQIはFinlayらによって開発された皮膚疾患特異的QOL尺度であり（Finlayら，1994[13]），総合得点と症状・感情，日常生活，レジャー，仕事・学校，人間関係，治療の6つの下位尺度から成り，それぞれの最高得点は30，6，6，6，3，6，3であり，得点が高いほどQOLが低いことを示す．
- AD患者のQOLに関しては，他疾患とのQOLの比較や，治療による重症度スコアの改善とQOL改善の相関などで用いられる．

代理エンドポイント

臨床検査値

- ADの病勢を示す指標として，これまで血清総IgE値，LDH，末梢血好酸球数が用いられてきた．血清IgEは，長期にわたるADで高値を示すことが多いが，数週から月単位で増減し，短期的な治療効果を判定するには不向きである．また，LDHや末梢血好酸球数は，症状に応じて変動するものの，鋭敏には示さない．
- そこで玉置らは，ステロイド外用薬を主体にした標準治療をSCORADで評価し，血清TARC（thymus and activation-regulated chemokine）値を血清IgE，LDH，末梢血好酸球数と比較し，血清TARCがSCORADと最もよく相関していたことを示した（玉置ら，2006[14]）．
- ダニ，ハウスダストなどに対する特異的IgE抗体に関しては，ADの原因アレルゲンの同定は必ずしも容易ではないことから，AD治療のエン

ドポイントにはならない．

その他

- 経皮水分蒸散量（transepidermal water loss：TEWL）は，比較的計測しやすいことと，コントロールがとりやすいことから，性別，年齢，人種差，基礎疾患，生活状態などのさまざまな条件を超えて，皮膚バリア機能の評価の方法として用いられている．
- Gupta らは大規模な比較検討試験を行い，TEWL が大きいほど SCORAD と相関していたと報告している（Gupta ら，2008[15]）．

まとめ

- AD 治療において最も重要なことは，すばやく寛解導入し，その寛解を維持していくことである．
- エンドポイントというのは臨床試験における個々の治療に対しての評価項目であり，エビデンスの基となるものである．誤解していけないことは，エンドポイントとは，決して AD 治療の目標ではないということである．
- 重要なことは，実際の臨床現場において個々の治療のエビデンスを十分に理解したうえで，適切な治療を考えていくことである．

（深川修司）

▶文献は巻末に収載

アトピー性皮膚炎
● 治療・臨床経過・予後

9 薬物療法（1）
ステロイド外用療法の適応と治療法

ステロイド外用薬の適応と歴史

- さまざまな抗炎症作用・免疫抑制作用を有するステロイド外用薬は湿疹・皮膚炎群，虫刺症，薬疹，乾癬，掌蹠膿疱症，紅皮症など多数の疾患に効能・効果を発揮するが，その保険適用はステロイド外用薬の種類によって若干の違いがある．
- 1949年，Henchらは重症関節リウマチの女性患者に世界で初めてコルチゾン注射を行い，まったく歩けなかった患者が歩けるようになったという劇的な効果を報告し，これによってノーベル生理学・医学賞を受賞している．1952年にGoldmanらによって酢酸コルチゾンがステロイド外用薬として臨床の場に供されてから，すでに50年以上が経ている（Goldmanら，1952[1]）．

ステロイド外用薬のランクと剤型

- わが国ではステロイド外用薬は5ランクに分類されている（**1**）（古江ら，2009[2]）．薬効が強ければ強いほど副作用も起こしやすいので，皮疹の重症度を十分に見極め，皮疹の重症度に合わせたランクのステロイド外用薬を選択することが大切である（**2**）．
- 軟膏，クリーム，ローション，テープ剤などの剤型の選択は，病変の性状，部位などを考慮して選択する．通常，頭部にはローション剤が頻用される．外用へのコンプライアンスを低下させないように，患者の好みに配慮した剤型の選択に心がける．患者が好み，臨床効果が得られる場合には，体幹四肢にローション剤を使用しても全く構わない．テープ剤は痒疹や小面積の苔癬化病変にしばしば用いられる．
- どういうわけか，同じランクのステロイド外用薬でも，その臨床効果には個人差がある．また，同じ製品でも軟膏，クリーム，ローションでは臨床効果が明らかに異なることがある．効果がないからすぐにランクを上げるのではなく，同じランクの他剤や異なる剤型を試してみるのも，副作用の発生を軽減させる良法である．

I. アトピー性皮膚炎

1 ステロイド外用薬のランク

ストロンゲスト（1群）	
0.05 %	クロベタゾールプロピオン酸エステル（デルモベート®）
0.05 %	ジフロラゾン酢酸エステル（ジフラール®，ダイアコート®）

ベリーストロング（2群）	
0.1 %	モメタゾンフランカルボン酸エステル（フルメタ®）
0.05 %	ベタメタゾン酪酸エステルプロピオン酸エステル（アンテベート®）
0.05 %	フルオシノニド（トプシム®）
0.064 %	ベタメタゾンジプロピオン酸エステル（リンデロン®-DP）
0.05 %	ジフルプレドナート（マイザー®）
0.1 %	アムシノニド（ビスダーム®）
0.1 %	ジフルコルトロン吉草酸エステル（テクスメテン®，ネリゾナ®）
0.1 %	酪酸プロピオン酸ヒドロコルチゾン（パンデル®）

ストロング（3群）	
0.3 %	デプロドンプロピオン酸エステル（エクラー®）
0.1 %	デキサメタゾンプロピオン酸エステル（メサデルム®）
0.12 %	デキサメタゾン吉草酸エステル（ボアラ®，ザルックス®）
0.1 %	ハルシノニド（アドコルチン®）
0.12 %	ベタメタゾン吉草酸エステル（ベトネベート®，リンデロン®-V）
0.025 %	ベクロメタゾンプロピオン酸エステル（プロパデルム®）
0.025 %	フルオシノロンアセトニド（フルコート®）

ミディアム（4群）	
0.3 %	プレドニゾロン吉草酸エステル酢酸エステル（リドメックス®）
0.1 %	トリアムシノロンアセトニド（レダコート®，ケナコルト®-A）
0.1 %	アルクロメタゾンプロピオン酸エステル（アルメタ®）
0.05 %	クロベタゾン酪酸エステル（キンダベート®）
0.1 %	ヒドロコルチゾン酪酸エステル（ロコイド®）
0.1 %	デキサメタゾン（グリメサゾン®，オイラゾン®）

ウィーク（5群）	
0.5 %	プレドニゾロン（プレドニゾロン®）

（日本皮膚科学会「アトピー性皮膚炎診療ガイドライン」．日皮会誌 2009；119：1515-34[2]） （2010 年 10 月現在）

3 ステロイド外用薬の部位別の吸収率

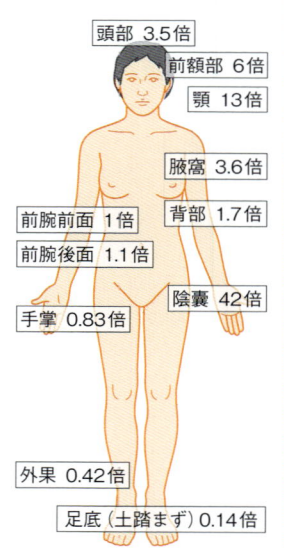

- 頭部 3.5倍
- 前額部 6倍
- 頸 13倍
- 腋窩 3.6倍
- 前腕前面 1倍
- 背部 1.7倍
- 前腕後面 1.1倍
- 陰嚢 42倍
- 手掌 0.83倍
- 外果 0.42倍
- 足底（土踏まず）0.14倍

前腕屈側部の吸収率を1とした場合の，体の各部位の吸収率の比
（Feldmann RJ, et al. J Invest Dermatol 1967；48：181-3[3]）

2 皮疹の重症度と外用薬の選択

	皮疹の重症度	外用薬の選択
重症	高度の腫脹／浮腫／浸潤ないし苔癬化を伴う紅斑，丘疹の多発，高度の鱗屑，痂皮の付着，小水疱，びらん，多数の掻破痕，痒疹結節などを主体とする	必要かつ十分な効果を有するベリーストロングないしストロングクラスのステロイド外用薬を第一選択とする．痒疹結節でベリーストロングクラスでも十分な効果が得られない場合は，その部位に限定してストロンゲストクラスを選択して使用することもある
中等症	中等度までの紅斑，鱗屑，少数の丘疹，掻破痕などを主体とする	ストロングないしミディアムクラスのステロイド外用薬を第一選択とする
軽症	乾燥および軽度の紅斑，鱗屑などを主体とする	ミディアムクラス以下のステロイド外用薬を第一選択とする
軽微	炎症症状に乏しく乾燥症状主体	ステロイドを含まない外用薬を選択する

（日本皮膚科学会「アトピー性皮膚炎診療ガイドライン」．日皮会誌 2009；119：1515-34[2]）

ステロイド外用薬の経皮吸収率

- 3 は前腕屈側部のステロイド吸収率を1としたときに，体の各部位の経皮吸収率の比を計測したFeldmannらの解析結果を示している（Feldmann ら，1967[3]）．
- 頭部，顔面，腋窩，陰部などは吸収率が高いため弱めのランクのステロイド外用薬で臨床効果が期待できる．強めのステロイド外用薬では副作用が起こりやすい．このような部位では十分な観察を行い，皮膚萎縮の

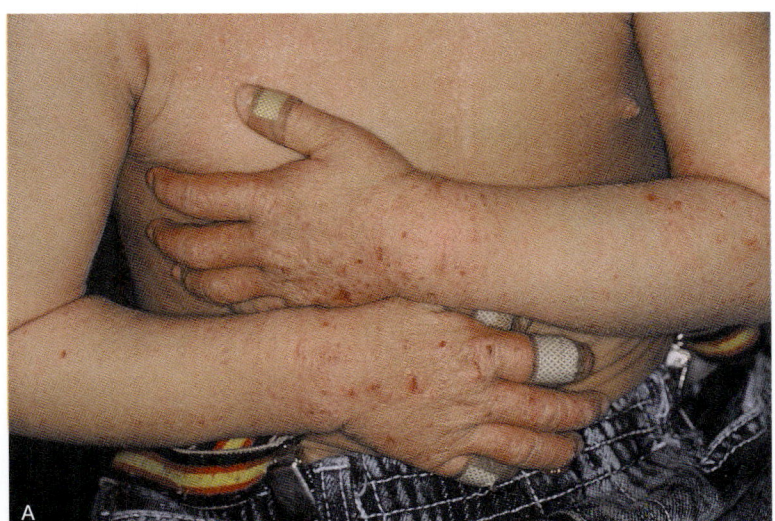

4 ステロイド外用療法
A：治療前，B：治療後．

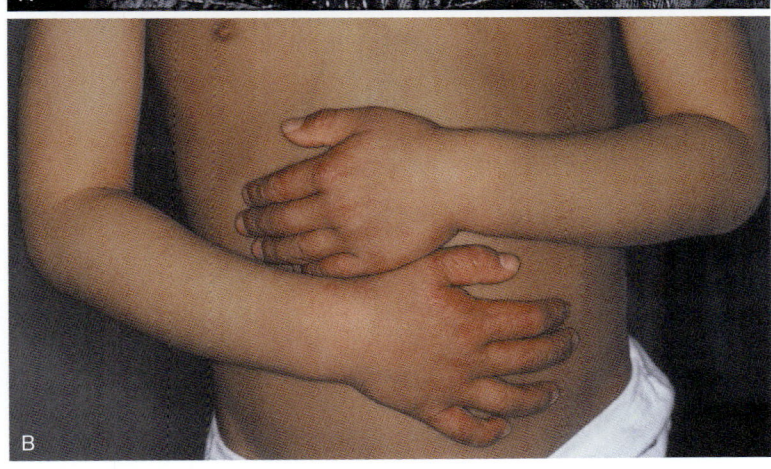

副作用が出始めたら，さらに弱めのランクの選択，外用回数の工夫，タクロリムス軟膏への移行，紫外線療法，シクロスポリン内服などを考慮する必要がある．
- 掌蹠では経皮吸収が低いので，ストロンゲストランクもよく用いられるが，やはり皮膚萎縮の副作用は注意深く観察する．
- 老人と小児は成人に比べ，皮膚萎縮をきたしやすいので，成人よりは1ランク下を選択し臨床効果をみながら他剤へ変更していく．

ステロイド外用薬の外用量と外用回数

- ステロイドは怖いという考え方が社会通念となっている現状では，しっかり塗ってくださいと説明しても患者はほとんど外用してくれない．外用してくれなければ臨床効果は得られない（**4**）．

外用量
- わが国の外用薬チューブは欧米に比べかなり小さく，1回あたりの外用

> **Box**
>
> 日本の外用薬は5g, 10gチューブが多い．一方，欧米の外用薬は100g, 50gチューブが主体である．そのため，日本人患者の1回あたりの外用量は欧米に比べ少ない．

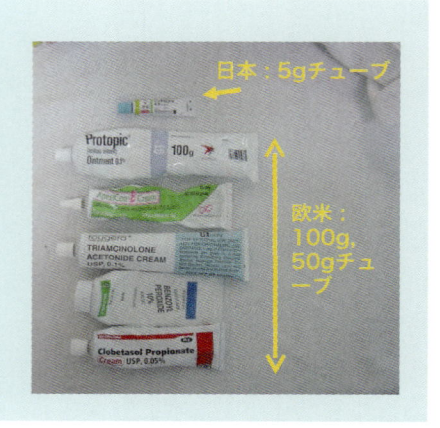

5 塗り薬の使用量の目安（finger tip unit）

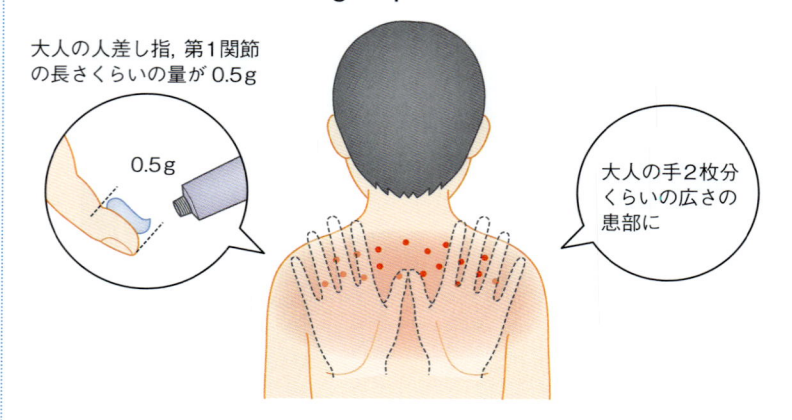

大人の人差し指，第1関節の長さくらいの量が0.5g

0.5g

大人の手2枚分くらいの広さの患部に

量はとても少ない（→ Box）．第2指の先端から第1関節部まで5gチューブから軟膏を出すと大体0.5gとなり，この量が成人の手で2枚分すなわち体表面積のおよそ2％に対する外用適量である（5）(Longら，1991[4], 1992[5])．1 finger tip unit = 2 hands という考え方を患者によく理解してもらうことが大切である（→ Topics）．患者にわかりやすい言い方をすると，5gチューブ1本で手のサイズ20枚分にあたる．実際にはべとべとするぐらいの量であるが，このような目安を示してあげることで患者はとても安心する．

外用回数

- 外用回数は1日2回（朝，夕：入浴後）を原則とする．ストロングクラス以上のステロイド外用薬では，1日2回外用と1回外用の間に，3週間後以降の治療効果については有意差がない (Sudilovskyら, 1981[6]; Bleehenら, 1995[7])．外用回数が少なければ副作用は少ないことを考慮すると，急性増悪した皮疹には1日2回外用させて早く軽快させ，軽快したら1日1回外用させるようにするのがよい．
- ただし，ミディアムクラスの場合には，1日2回外用のほうが1日1回

> ### Topics
> 　ステロイド外用を忌避する風潮は欧米でも変わりがない．steroidphobia と呼ばれている．1991 年に発表された finger tip unit（FTU）の考え方は世界的に用いられている．患者に外用量の目安を示してあげることは皮膚科医の重要な責務である．イギリスの Dermatology Working Group は，この FTU の概念をもっと患者に普及させるべきであるという決議論文を 2008 年に発表している．ぜひ，一読してほしい（Further Reading：Bewley, 2008[1]）．

外用よりも有効である（Koopmans ら，1995[8]）．ミディアムクラスで臨床効果が得られないと訴える幼小児の場合，保護者にまず finger tip unit の適量でしっかりと塗っているかどうかを確認する．しっかり塗っていてもあまり良くならないという場合には，1 日 2 回外用させるようにする．ストロングクラスにランクを上げなくてもミディアムクラスの 1 日 2 回外用で十分に軽快することが多いし，ストロングクラスに比べると副作用の発生は少なくなる．

ステロイド外用薬の副作用と日常診療における使用量

ステロイド外用薬による副作用

- ステロイド外用薬を適切に使用すれば，副腎不全，糖尿病，ムーンフェイスなどの内服剤でみられる全身的副作用は起こりえない．
- 局所的副作用のうち，ステロイド痤瘡，ステロイド潮紅，皮膚萎縮，多毛，細菌・真菌・ウイルスによる皮膚感染症などは時に生じうるが，中止あるいは適切な処置により回復する（古江ら，2009[2]）．しかし皮膚萎縮が進むと，不可逆性の皮膚線条が発生することがある．皮膚線条の副作用を起こさないように十分に注意する必要がある．
- ステロイド外用薬の使用後に色素沈着がみられることがあるが，皮膚炎の鎮静後の色素沈着であり，ステロイド外用薬によるものではない．まれにステロイド外用薬によるアレルギー性接触皮膚炎が生じうる．
- 一般にステロイドの経皮吸収率は正常皮膚の場合，単純塗布で 3〜5％，密封外用療法で約 28％とされている．角層を剝離した皮膚では，4〜6 時間後に 78〜90％が吸収される（島尾，1978[9]；武田ら，1977[10]）．皮膚のバリア機能が低下している病巣皮膚では，ステロイド経皮吸収率が上昇しているので，広範囲の皮疹にステロイドを外用した場合に副腎機能抑制を一過性に引き起こす．しかしステロイド外用によって炎症が軽快すると皮膚のバリアは回復するので，ステロイドの経皮吸収率は低下し，血中への移行がほとんどみられなくなるので副腎機能抑制は外用を継続していても回復する．

Advice

ステロイド外用薬による眼病変

　ステロイドの全身投与やステロイド点眼薬による白内障や緑内障の誘発はよく知られている（古江，2001[11]）．白内障は局所投与よりも全身投与によって，逆に緑内障は全身投与よりも局所投与によって高頻度に誘発される．アトピー性皮膚炎では白内障がしばしば合併し，ステロイド外用薬の副作用であると安易に診断されることがある．しかしアトピー性皮膚炎のおよそ10％に若年性の白内障が併発することが明らかにされたのは1936年のことであり（Brunsting, 1936[12]），ステロイド外用薬が初めて臨床応用されたのは14年後の1952年であることを考慮しても，アトピー白内障は確固とした独立疾患として対処せねばならない．

- ちなみに0.12％ベタメタゾン吉草酸エステル軟膏（ストロングランク）では10gの密封外用療法，20gの単純塗布が副腎機能抑制を生じうる1日外用量であるという（島尾，1978[9]）．またベタメタゾン0.5 mg/日内服は，0.05％クロベタゾールプロピオン酸エステル軟膏（ストロンゲストランク）10 g/日単純塗布に相当するが，その40 g/日単純塗布はベタメタゾン1 mg/日内服以下に相当する（武田ら，1977[10]）．

日常診療の使用量と副作用

- 一方，日常診療におけるステロイド外用薬使用量はどの程度なのだろうか．筆者らの調査によると，2歳未満のアトピー性皮膚炎患者の6か月間のステロイド外用薬の総使用量の90％値（90％の患者はこの使用量以下を使っている）は90 g，2歳以上13歳未満の患者の90％値は135 g，13歳以上の患者の90％値は304 gであった（Furueら，2003[13]）．
- このように日常診療で処方されている少ない外用量ではステロイド外用による全身性の副作用は起こらない．一方，局所性副作用の発現はステロイド外用薬の累積使用頻度が増加するために，年齢が上昇するにつれ増加するが，すべての患者に発現するわけではなく，また2歳未満の患者の副作用の発現頻度は少ない（Furueら，2003[13]）．ステロイド外用の使用量が少なくなると，ステロイド外用による局所性副作用は6か月間でおよそ半分に減少する（Furueら，2004[14]）．
- 上記のような情報を医師がしっかりと身につけて，
  ① 広範囲外用であっても2週間ほどであれば，持続的な全身性影響は心配する必要はないこと，
  ② 皮疹軽快時には保湿剤外用を主とし，増悪時にはステロイド軟膏をしっかりと外用させるというメリハリのある外用法を行うこと，
  ③ 皮疹の重症度に合わせたステロイド軟膏の選択によって，局所性副作用をできる限り防止すること，
  ④ そのために保湿剤やタクロリムス軟膏の併用療法に熟練すること，
  ⑤ ステロイド外用使用量をモニターすること，
  を実践すべきである．

（古江増隆）

▶文献は巻末に収載

アトピー性皮膚炎

● 治療・臨床経過・予後

10 薬物療法（2）
タクロリムス外用療法の適応と治療法

タクロリムス軟膏開発の歴史

- 放線菌が産生するマクロライド骨格を有する化合物であるタクロリムスは，サイトカイン遺伝子の転写阻害を介してT細胞活性化を強力に抑制することから，まず移植領域においてシクロスポリンに匹敵する免疫抑制薬として臨床応用された．
- その外用薬，すなわちタクロリムス軟膏の開発は，1992年からわが国でまず成人アトピー性皮膚炎（AD）患者を対象に行われ，1999年11月に世界に先駆け成人用0.1％軟膏が発売されたのに引き続き，2003年12月には0.03％軟膏が2歳から16歳未満の小児用として発売され，現在では世界約60か国のAD患者に使用可能となっている（大槻, 2003[1]）．

タクロリムス外用療法のガイドラインにおける位置づけ

- タクロリムス軟膏を，もう一つの薬物療法の柱というべきステロイド外用薬と組み合わせて用いることが，小児を含めたAD薬物療法のグローバルスタンダードとして確立されている．
- その使用法については，厚生労働科学研究班（河野ら, 2008[2]）および日本皮膚科学会（古江ら, 2009[3]）によるガイドラインのなかで言及があるほか，使用指針にあたるものとしては2003年の『臨床皮膚科』誌に掲載された「タクロリムス軟膏の使用ガイダンス」（FK506軟膏研究会, 2003[4]）のなかで詳説されている[*1]．
- 2009年版日本皮膚科学会ガイドラインのなかでは，AD治療の手順（1）が示されているが，これは2002年のInternational Consensus Conference on Atopic Dermatitis II（ICCAD II）（Ellisら, 2003[6]）におけるAD治療アルゴリズムを，わが国の診療事情に応じて改変したバージョンである．
- 治療の手順では，寛解維持期においてステロイド外用薬はあくまで間欠的に，そして再燃の徴候に対しては早期にタクロリムス軟膏を使用すべきことが明記されており，AD治療においてタクロリムス軟膏はステロ

[*1] そのEBMについては，2002〜2004年度の厚生労働省研究班による「ADの既存治療法のEBMによる評価と有用な治療法の普及」のなかに詳述されており，ネット上でも一般公開されている（古江ら, 2004[5]）．

1 アトピー性皮膚炎の治療アルゴリズム

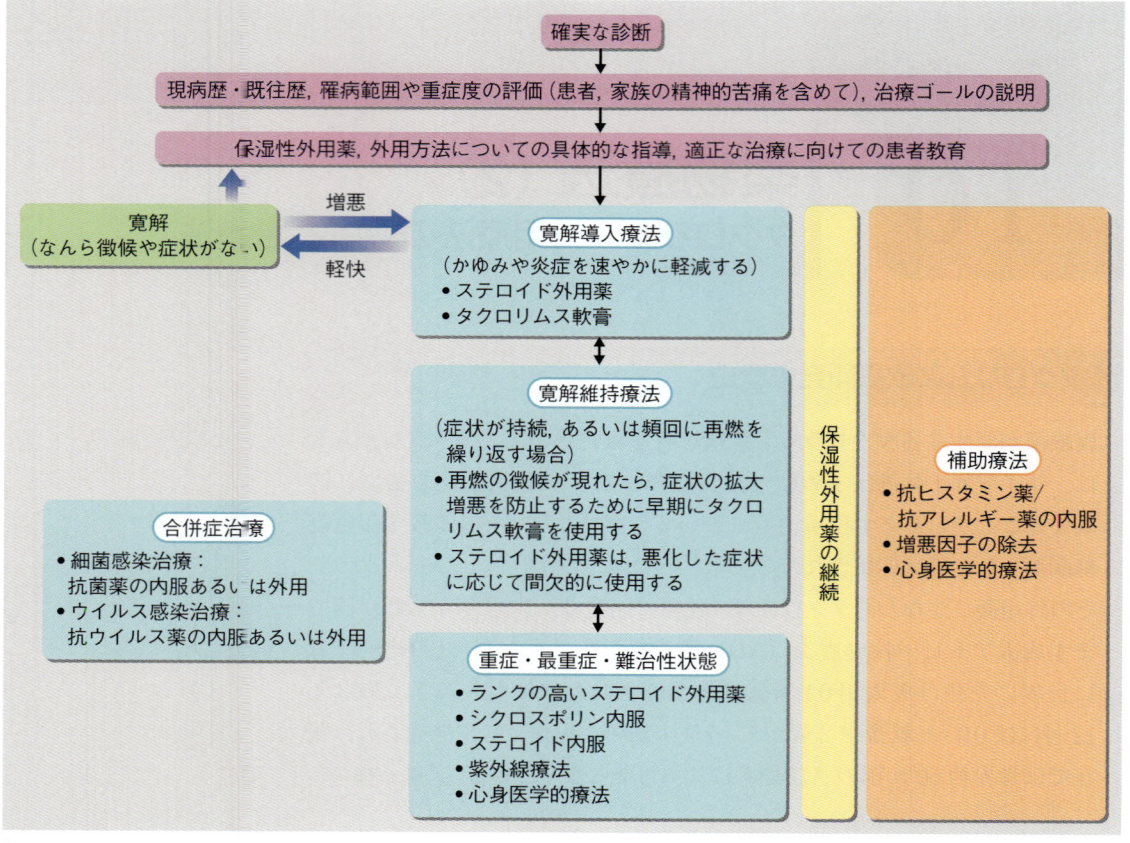

```
                      確実な診断
                          ↓
現病歴・既往歴，罹病範囲や重症度の評価（患者，家族の精神的苦痛を含めて），治療ゴールの説明
                          ↓
  保湿性外用薬，外用方法についての具体的な指導，適正な治療に向けての患者教育
```

- 寛解（なんら徴候や症状がない） ←増悪/軽快→ 寛解導入療法（かゆみや炎症を速やかに軽減する）
  - ステロイド外用薬
  - タクロリムス軟膏

- 寛解維持療法（症状が持続，あるいは頻回に再燃を繰り返す場合）
  - 再燃の徴候が現れたら，症状の拡大増悪を防止するために早期にタクロリムス軟膏を使用する
  - ステロイド外用薬は，悪化した症状に応じて間欠的に使用する

- 合併症治療
  - 細菌感染治療：抗菌薬の内服あるいは外用
  - ウイルス感染治療：抗ウイルス薬の内服あるいは外用

- 重症・最重症・難治性状態
  - ランクの高いステロイド外用薬
  - シクロスポリン内服
  - ステロイド内服
  - 紫外線療法
  - 心身医学的療法

保湿性外用薬の継続

補助療法
- 抗ヒスタミン薬/抗アレルギー薬の内服
- 増悪因子の除去
- 心身医学的療法

（日本皮膚科学会「アトピー性皮膚炎診療ガイドライン」．日皮会誌 2009；119：1515-34[3])）

イド外用薬と同様に第一選択薬と考えてよい．

タクロリムス軟膏とステロイド外用薬の違い（2）

- ADの病態において，タクロリムスとステロイドはいずれもT細胞の活性化を強力に抑制するのが主作用点といえるが，T細胞の細胞内シグナル伝達系において作用する転写因子がそもそも異なっている．
- 分子量の違いも大きな相違点であり，500前後であるステロイド外用薬と比べて822と大きいタクロリムス軟膏は，バリアの破壊された病変部でのみ吸収されるが正常角層は透過しない．
- バリア機能に対しては，セラミド産生を含めて低下させた状態を導くステロイド外用薬とは異なり，タクロリムス軟膏は低下させないと考えられてきたが，最近，表皮における脂質合成を低下させるとの報告（Kimら，2009[7])）がみられる．
- 臨床上の有用性に反映する最も重要な相違点は，やはり細胞増殖機能をあまねく抑制するステロイドに特有の，長期外用による皮膚萎縮や毛細

2 ステロイド外用薬とタクロリムス軟膏の相違点

	ステロイド外用薬	タクロリムス軟膏
分子量	450〜520	822.05
正常角層の透過	あり	なし
バリア機能	低下（セラミド産生も低下）	脂質合成を低下させるとの報告あり
細胞内作用点	転写因子 NF-κB, AP-1	転写因子 NF-AT
神経ペプチド枯渇作用	なし（刺激感なし）	あり（刺激感あり）
剤形	軟膏，クリーム，ローション，テープなど	軟膏のみ
効力	I 群（strongest）〜V 群（weak）の 5 段階	0.1％は III 群とほぼ同じ 0.03％は III〜IV 群の中間
局所性副作用	長期連用により皮膚萎縮や毛細血管拡張を生じる	皮膚萎縮や毛細血管拡張は生じない
全身性副作用	強力なランクを長期間大量に外用すると，副腎機能抑制を生じうる	規定内の外用量であれば起こらない
発癌リスク	ランクと使用期間が，リンパ腫のリスクを増大させるとの報告あり	増加させるという明確なエビデンスはない
タキフィラキシー	認められる	認められていない
使用経験	約 50 年	10 年未満
薬価	100 円/g 未満	約 140 円/g

血管拡張が，タクロリムス軟膏では生じないという点であろう[*2]．
- タクロリムス軟膏には，ステロイド外用薬のような強弱のランクや軟膏以外の剤形は存在しないが，効力を比べた場合，成人用軟膏は strong クラスのステロイド外用薬とほぼ同等，小児用軟膏はそれよりやや劣るとされている．

タクロリムス軟膏の適応患者

- タクロリムス軟膏の適応としては AD 患者すべてが対象となるのはいうまでもないが，AD との鑑別が難しい場合には使用を控える慎重姿勢も必要である．2008 年版以降の日本皮膚科学会ガイドラインは，治療ではなく診療ガイドラインの形をとっているが，それは AD の鑑別診断の重要性を再認識すべきであることを指南している[*3]．
- たとえば紅皮症患者を例にとると，そもそも塗布量が規定の範囲を超える危険があるが，タクロリムスの吸収そのものも亢進して血中濃度が上昇する可能性があるばかりでなく，実は AD 以外の原因，たとえば添付文書で禁忌として記載されている魚鱗癬様紅皮症（Netherton 症候群）以外に，悪性リンパ腫による紅皮症との鑑別も重要である[*4]．
- 紅皮症以外では，全身に掻破に伴うびらんが多発し，膿痂疹（とびひ）に近い湿潤性病変が主体になっている場合も，タクロリムス軟膏ではなく，ステロイド外用薬や亜鉛華軟膏の外用，抗菌薬の内服などから開始したほうがよい．

[*2] これらは両者の"治り方"，すなわち炎症が軽快したあとの状態が異なることを意味し，ステロイド外用薬では炎症が軽快しても皮膚萎縮とバリア機能低下が残存するため，外用を突然中止すると容易に再燃をきたしやすい．

[*3] なかでも注意が喚起されているのは，SLE や皮膚筋炎などの膠原病，免疫不全による疾患，Netherton 症候群，乾癬，そして最も重要なのが菌状息肉症を代表とする皮膚リンパ腫である．

[*4] 皮膚の悪性リンパ腫は，一部で問題視されているようなタクロリムス軟膏の副作用という観点からではなく，そもそも若年に発症した場合は，初期にアトピー性皮膚炎の皮疹と誤診されやすいという点で混乱を招きやすいために注意が必要なのである．

Advice

　2歳未満の小児に関しては，臨床試験未施行で安全性が確立されておらず適応外ということもあるが，以下に述べる社会的背景からも使用は極力控えねばならない．2010年3月，米国FDAから，タクロリムスとピメクロリムスを含めた外用カルシニューリン阻害薬について，計46人（うちタクロリムス軟膏使用は19人）の16歳未満の小児に白血病やリンパ腫，皮膚癌が発症し，そのうち4人が死亡したことが公表された．わが国でもその報道が反響を呼んだのは記憶に新しいが，発生頻度そのものはそれらの悪性腫瘍の自然発生率を超えるとは考えられないものの，実は46人のうちの半数は2歳未満に使用されていたことが問題視されているのを認識しておかねばならない．

タクロリムス軟膏の適応部位

- 使用部位として積極的に使うとよいのは，一般にはステロイド皮膚症が発現しやすい顔面や頸部とされる．ほかにも，皮膚萎縮が目立ちやすい間擦部や，現にステロイド皮膚症を合併していてステロイドの効果が思うように引き出せない部位などが，良い適応といえるであろう．
- 身体部位ではなく病変の性格上，塗るのを控えるべき部位としては，軟属腫や単純ヘルペス，膿痂疹などの皮膚感染症を合併している部位，それにびらん・潰瘍面が挙げられている[*5]．

*5　ただし通常の搔破痕（点状，線状の微細な潰瘍）であれば問題はない．

タクロリムス軟膏の使用量

- タクロリムス軟膏の使用量については，1日2回までの塗布として，1回塗布量が成人では5g，小児では年齢と体重に従って1〜5gという上限が設定されているが，このような使用量の目安としてfinger tip unit が普及してきている[*6]．これに従えば，1回1gの外用では成人の手4枚分の面積に外用できることになり，finger tip unit を用いて説明することは，特に患児に塗る母親に対して非常に有用な方法である．
- なお，海外では使用量の上限は特に設定されておらず，わが国の上限は明確なエビデンスに基づいて決められたものではない[*7]．

*6　2008年版以降の日本皮膚科学会診療ガイドラインでも取り上げられているように，示指の先端から第1関節部までチューブから押し出した量が約0.5gであり，これが成人の手で2枚分すなわち成人の体表面積のおよそ2％に対応する．

*7　実際，海外では100gという巨大なチューブも存在するが，廃棄処理の便宜を図る意味もあるといわれる．

タクロリムス軟膏を使うタイミング

- ステロイド外用薬とは異なり，皮膚萎縮をきたさずに炎症を軽快させるタクロリムス軟膏の使用のタイミングとしては，強力なランクのステロイド外用薬に引き続いてsequentialに使用して寛解導入を確実にする方法，そして寛解維持を目的とした再燃時の第一選択薬として再燃の可及的早期に用いる方法がふさわしいと考えられる（**3**の①，②）．なお**4**に，**3**の①と②，それぞれの使用法を実際に行った小児の症例を呈示した．

3 タクロリムス軟膏の使用のタイミング

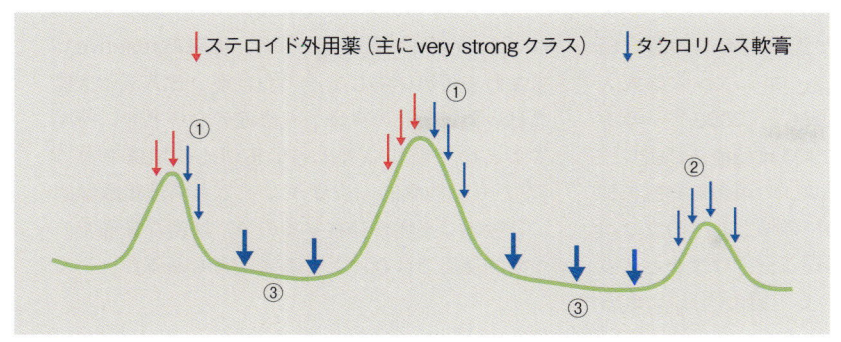

① ランクの強いステロイド外用薬に引き続いて使用し，寛解導入を確実にする方法．
② 症状再燃に合わせて可及的早期に使用することで，ステロイド外用薬を使用せずタクロリムス軟膏単独で寛解維持を図る方法．
③ 再燃抑制（予防）を目的としてタクロリムス軟膏を週2,3回間欠的に継続する方法．

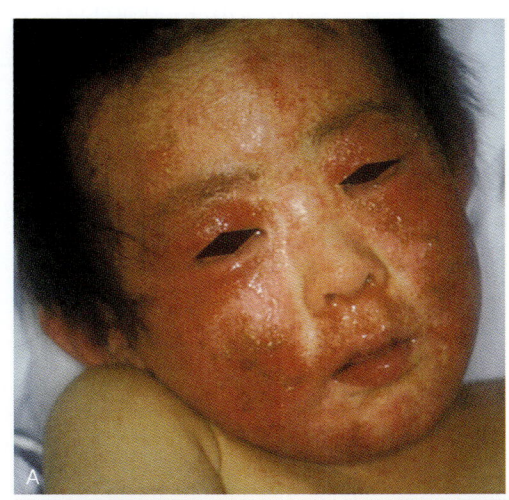

4 タクロリムス軟膏による3歳男児の治療例

A：治療前（初診時）．
B：very strong クラスのステロイド外用薬による10日間入院加療後．
C：退院後，引き続きタクロリムス軟膏を1週間使用（3の①），その後は再燃に応じてタクロリムス軟膏を間欠的に外用（3の②）することで寛解を維持．
(村田 哲，ほか．J Visual Dermatol 2004；3：802-3[8])より改変)

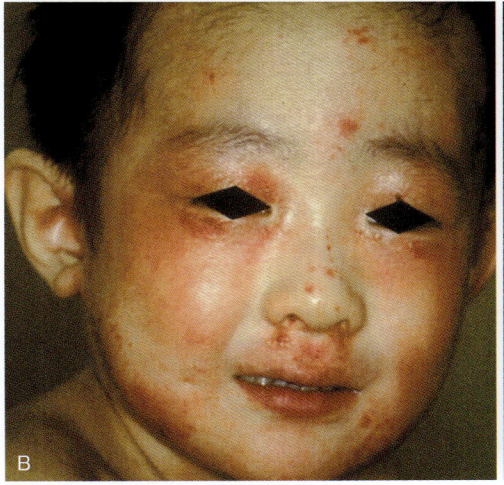

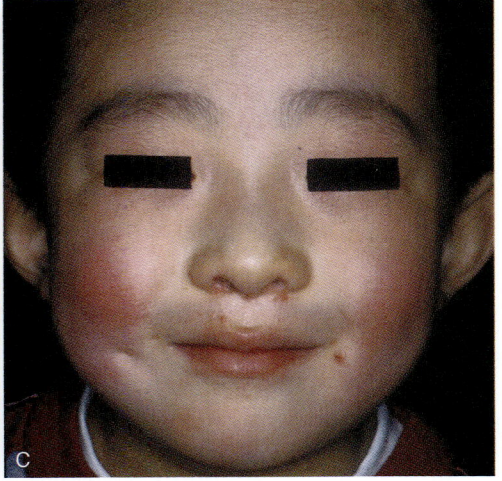

Topics

　最近，アメリカからは小児も含めての週3回（Breneman ら，2008[9]），ヨーロッパからは成人に対する週2回（Wollenberg ら，2008[10]）のタクロリムス軟膏間欠外用による維持療法により，どちらもプラセボに比べてADの再燃を有意に抑制しうることが示され，維持療法としてのタクロリムス軟膏は必ずしも毎日塗る必要はないという興味ある提案もなされている（3の③）．これらは"proactive"療法と呼ばれ，従来のreactive，すなわち再燃に応じてそのつど用いる方法とは異なり，再燃予防の見地から炎症のないときに使用するという新しい考え方に基づく使用法である（ただし，肉眼的に炎症がなくても病理組織学的には微細な炎症が存在するので，厳密な意味での予防的使用ではないとする考え方もある）．

- なお，ステロイド外用薬との組み合わせ方については，タクロリムス軟膏特有の刺激感を軽減する目的でステロイド外用薬を同時に塗ったり，効果を高めるために両者を朝夕交互に塗ったりするのは，結果的にはステロイド外用薬を連用することになるので基本的には推奨できない[*8]．

＊8　ステロイド外用薬中止への移行過程として，両者を交互に塗るような時期を短期間設けるという場合はその限りではない．また，症状が不安定な場合は，週末のみステロイドでそれ以外はタクロリムス外用という組み合わせ方も選択肢として考えられる．

タクロリムス軟膏の副作用と安全性について

- ステロイドバッシングとは異なるが，タクロリムス軟膏は承認時からその副作用，特に発癌リスクに対する懸念や誤解が渦巻き，安全性についての議論は今も絶えない．安全性に重点をおいたタクロリムス軟膏の使い方のコツと落とし穴については，2009年の『アレルギー』誌教育講座（大槻，2009[11]）に詳説してあるので参照されたい．

刺激感

- 外用後まもなく高頻度で出現する特有の刺激感は，タクロリムスそのものによる神経ペプチド枯渇作用，およびその受容体発現抑制作用などに依存する．
- 刺激感はヒリヒリ感，灼熱感とも表現され，唐辛子を塗ったような感覚，すなわちカプサイシン外用とも共通していることから，副作用というよりむしろ主剤の効能・効果，すなわち「刺激感は効果の裏返し」というべきかもしれない．実際，刺激感が気にならなくなるにつれて消失していくかゆみは，通常数日の間はすっきりして「どこかに吹っ飛んでいった」ように感じられるのも事実であり，神経ペプチドの枯渇を臨床的に裏づける素直な表現ともいえよう[*9]．
- この軟膏特有の刺激感を気にするあまり忌避してしまう患者に対しては，まず（保険上の問題はあるが）成人に低濃度低刺激の小児用軟膏を使用する方法がある．0.03％軟膏の適用はわが国では小児のみであるが，臨床試験では成人にも十分な治療効果が認められており，実際欧米では

＊9　「ステロイドは"抑え込む"，タクロリムス軟膏は"はき出す"」──両者の効き方のイメージを患者に説明する際の一法である．

> **Box**
>
> タクロリムス軟膏は，ステロイド外用薬に起因する酒皶様皮膚炎（適応外使用）に対する有用性が多数報告されている反面，まれではあるがタクロリムス軟膏によると考えられる酒皶様皮膚炎の報告も近年散見される．ステロイド外用薬で生じる典型例に必発する，外用中止後の著しいリバウンドはないと考えてよさそうだが，顔面への使用継続例では注意を要する（大槻，2009[12]）．

成人にも 0.03％軟膏が承認されている．刺激感対策としては，顔面よりも受け入れられやすい頸部から使用を開始するという方法もよい[*10]．

感染症など

- タクロリムス軟膏の副作用として当初最も懸念されていたのは，単純ヘルペスをはじめとする皮膚感染症であるが，388 人の成人 AD 患者を調査したわが国の報告（Hashizume ら，2006[13]）により，その重症型である Kaposi 水痘様発疹症を含めた単純ヘルペスの発生頻度は，タクロリムス軟膏治療期とステロイド外用薬治療期とで有意差がないことが示されている．ただし，Kaposi 水痘様発疹症を頻回に繰り返す患者では，同症の合併に気づかずに外用を継続していると重症化を招きやすいのは事実であり，あらかじめ抗ウイルス薬を予備としてもたせ，患者の判断で随時開始できるようにしておくとよい．
- タクロリムス軟膏の治験時から頻度が高かった副作用として，毛嚢炎と痤瘡がある．いずれもステロイド外用薬と共通する事象であるが，特に痤瘡には注意したい．タクロリムス軟膏は毛孔を閉塞しやすい傾向があり，顔面への外用を継続している例では毛包虫性痤瘡が生じやすいこともよく知られている．

発癌リスクについて

- タクロリムス軟膏を使用するにあたって最大の難関となるのは，なんといっても発癌リスクに関する説明であろう．2010 年 3 月にわが国でも報道された，アメリカでの小児使用例における悪性腫瘍の発生は，患児の親への説明を求められた際に非常に神経を遣うところである．
- タクロリムス軟膏のなんらかの臨床試験に参加した成人患者 4,761 人を最長 4 年（平均 206 日）にわたって観察した調査（Naylor, 2005[14]）によると，メラノーマ以外の皮膚癌の発生は基底細胞癌 10 例，有棘細胞癌 3 例の計 13 例で，26 歳の基底細胞癌の 1 例を除けばすべて 40 歳以上であり，また 8 例は塗布部位の発生ではなく，13 例全例においてタクロリムス軟膏との関連性はないと判断された[*11]．

[*10] さざ波様色素沈着のある頸部に外用を月単位で継続していくと，色素沈着が徐々に改善することも示されており，頸部は顔面に劣らず，タクロリムス外用の鍵を握る部位といえよう．

[*11] 2 歳から 19 歳までの 5,052 人の同様の最長 4 年間のフォローアップにおいても，皮膚癌の発生はみられていない．

- より大規模な調査によれば，小児を含む 293,295 人の AD 患者の報告（Arellano ら，2007[15]）があり，その 12％にタクロリムス軟膏を含む外用カルシニューリン阻害薬が使用されていたが，リンパ腫発生リスクの増加は認められなかった．
- 一方，1,000 人の非メラノーマ皮膚癌患者（患者群；平均年齢 66.6 歳）と 4,000 人の皮膚病患者（対照群；平均年齢 59.2 歳）を合わせた合計 5,000 人へのアンケート送信（Margolis ら，2007[16]）の結果，70.7％から回答が得られ，患者群の 14.4％，対照群の 30.7％に外用カルシニューリン阻害薬が使用されており，その使用と成人における皮膚癌発生リスクとの間に関連性はないと結論されている[*12]．
- なお，タクロリムス軟膏は 1 日 1 回なら夜入浴後に塗るのが無難という指導をよく行うが，これは朝外出前に塗ると紫外線曝露で刺激感がぶり返しやすい傾向があることに基づくもので，外用後に紫外線を浴びると発癌の危険性が高まるという理由からではないことも，誤解のないようにしておきたい[*13]．

おわりに

- わが国で開発され，かつ外用カルシニューリン阻害薬として唯一使用可能な[*14]タクロリムス軟膏については，まずその適正使用を徹底し，長期使用における悪性腫瘍の発現を含む真の安全性を検証するとともに，小児期からタクロリムス軟膏をステロイド外用薬と並ぶもう一つの柱として皮膚炎をコントロールしていけば，成人期 AD の重症化や難治化を抑制しうるといったエビデンスを呈示していくことも重要であろう．
- 実際のところアメリカでは，タクロリムス軟膏を最低 6 週間使用した小児 AD 患者 8,000 人を，今後 10 年にわたって prospective にフォローアップする APPLES（A Prospective Pediatric Longitudinal Evaluation Study）という臨床試験が，そしてわが国でも 2004 年からの 10 年間（皮膚科領域），そして 2008 年からの 10 年間（小児科領域）でそれぞれ目標 1,000 例を解析し，悪性腫瘍発生リスクを評価する調査が開始された．APPLES については，2010 年の AAD 学会（米国皮膚科学会）で約 4,000 例の中間解析結果が報告され（Paller ら，2010[17]），これまでの安全性プロファイルに問題がないことが確認されている．

（大槻マミ太郎）

[*12] タクロリムス軟膏と癌の関連性を否定するこれらの報告は，2008 年版以降の日本皮膚科学会ガイドラインのなかでも引用され，「リンパ腫や皮膚癌の発生率は自然発生率を超えるものではない」との文面で記載されている．

[*13] 患者のコンプライアンス／アドヒアランスを低下させるのは，理不尽な添付文書の説明義務だけでなく，医師の心ない説明による部分も少なくないことを戒めておくべきである．

[*14] 海外で使用可能なピメクロリムスは，わが国では開発中止となっている．

▶文献は巻末に収載

アトピー性皮膚炎

● 治療・臨床経過・予後

11 薬物療法（3）
シクロスポリン療法の適応と治療法

シクロスポリン療法

シクロスポリン

- シクロスポリンは，カルシニューリンの活性化阻害を作用機序とする免疫抑制薬である．
- シクロスポリン MEPC（microemulsion pre-concentration）は，シクロスポリン製剤の吸収のばらつきを小さくしたマイクロエマルジョン前濃縮製剤である．
- シクロスポリン MEPC は 2008 年 10 月にアトピー性皮膚炎（既存治療で十分な効果が得られない患者）の適用を取得した．また，本薬剤の適正使用を促すことを目的に，「アトピー性皮膚炎治療におけるシクロスポリン MEPC の使用指針」が作成された（五十嵐ら，2009[1]）．

国内臨床試験

- 重症の成人型アトピー性皮膚炎に対するシクロスポリン内服療法の国内臨床試験成績が，2008 年 10 月から 2009 年 2 月にかけて 3 件報告された．
- 一つ目は，シクロスポリン MEPC の有効性，安全性ならびに初期有効投与量を検索する目的で実施された試験であり，本薬剤の開始用量は 3 mg/kg/ 日が望ましいと判断された（ネオーラル®によるアトピー性皮膚炎治療研究会，2008[2]）．
- 二つ目は，本薬剤の有効性，安全性を検証する目的で実施されたプラセボ対照試験であり，プラセボ群に比べ本薬剤群で有意な皮疹の改善が認められた（五十嵐ら，2009[3]）．
- 三つ目は，本薬剤を間欠投与で長期間治療した際の安全性および有効性を評価する目的で実施された試験である（中川ら，2009[4]）．本薬剤は原則 8 週間（最長 12 週間）の治療期と 2 週間以上の休薬期を 1 クールとし，52 週後まで繰り返し投与された．皮疹の重症度のスコア変化率は，治療期 1 では－70.4 %，治療期 2 では－58.8 %，3 以降の治療期でも 50 %以上の低下を示し，効果の減弱はみられなかった（**1**）（中川ら，2009[4]）．

1 シクロスポリン療法における治療期ごとの重症度スコア

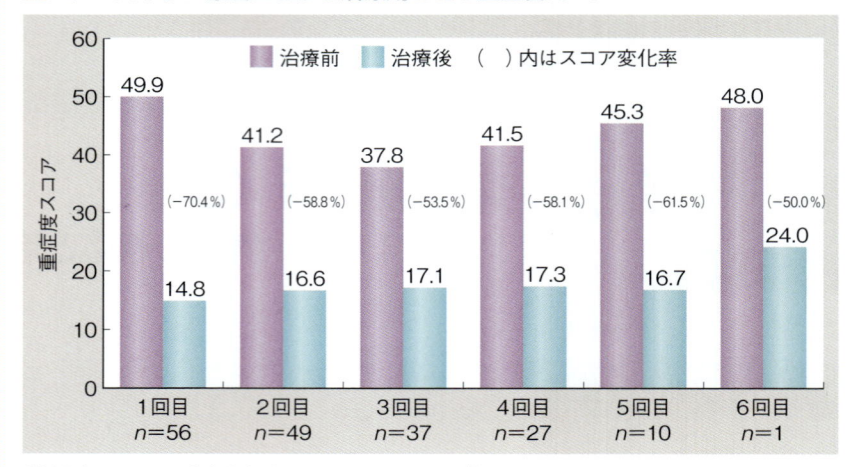

	1回目 n=56	2回目 n=49	3回目 n=37	4回目 n=27	5回目 n=10	6回目 n=1
治療前	49.9	41.2	37.8	41.5	45.3	48.0
治療後	14.8	16.6	17.1	17.3	16.7	24.0
スコア変化率	−70.4%	−58.8%	−53.5%	−58.1%	−61.5%	−50.0%

（中川秀己，ほか．臨床皮膚科 2009；63：163-71[4]）

2 シクロスポリンの適応患者

本剤の適応患者は，16歳以上で，下記1）と2）の条件をともに満たすアトピー性皮膚炎患者である．
1) 既存治療で十分な効果が得られない患者
　アトピー性皮膚炎治療に精通した，皮膚科診療を専門とする医師による「日本皮膚科学会アトピー性皮膚炎診療ガイドライン」に基づいた薬物療法を十分な期間継続しても症状が改善しない患者
2) 最重症患者
　厚生労働科学研究「アトピー性皮膚炎治療ガイドライン」に基づいて最重症と診断された患者

（五十嵐敦之，ほか．臨床皮膚科 2009；63：1049-54[1]より改変）

適応患者

- シクロスポリン MEPC の適応患者を 2 に示す．16歳以上で，既存治療で十分な効果が得られない最重症のアトピー性皮膚炎患者が適応となる（五十嵐ら，2009[1]）．
- 既存治療で十分な効果が得られない患者とは，「日本皮膚科学会アトピー性皮膚炎診療ガイドライン」（古江ら，2009[5]）に基づいた薬物療法を十分な期間継続しても症状が改善しない患者を指す．
- 最重症とは，強い炎症を伴う皮疹（紅斑，丘疹，びらん，浸潤，苔癬化などを伴う病変）が体表面積の30％以上にみられる場合を指す（→Box）（山本，2004[6]）．
- 患者総数503人に対して，6か月間のステロイド外用薬による治療経過を調査したところ，最重症患者は30人おり，治療後も改善が認められなかった最重症患者は15人（全体の約3％）であったとの報告がある（Further Reading：Furue ら，2003[1]）．

▶ Advice

シクロスポリン MEPC の臨床的位置づけ

　ステロイド外用薬，タクロリムス軟膏，抗ヒスタミン薬・抗アレルギー薬，保湿剤などのアトピー性皮膚炎に対する標準的治療で，患者の多くは皮疹が良好にコントロールされるが（古江ら，2009[5]），上記の標準的治療に抵抗性で難治性の最重症アトピー性皮膚炎患者も少数ながら存在する．このような最重症・難治性の成人アトピー性皮膚炎患者に対する治療の検討は重要な課題であり，シクロスポリン MEPC を使用指針に基づいて適正に使用していくことは，最重症アトピー性皮膚炎患者の QOL を大きく改善させる新しい治療法として今後期待される．

◆ Box

重症度の目安

　厚生労働科学研究班ではアトピー性皮膚炎の重症度の目安を以下のように定めている．面積にかかわらず，軽度の皮疹（軽度の紅斑，乾燥，落屑主体の病変）のみみられるものを軽症，強い炎症を伴う皮疹（紅斑，丘疹，びらん，浸潤，苔癬化などを伴う病変）が体表面積の 10 % 未満にみられる場合を中等症，10 % 以上 30 % 未満にみられる場合を重症，30 % 以上にみられる場合を最重症とする（山本，2004[6]）．

治療法

用法および用量

- シクロスポリン MEPC の用法および用量を**3**に示す．初期用量は 3 mg/kg/ 日で開始し，1 日量を 2 回に分けて経口投与する（五十嵐ら，2009[1]）．
- 症状の改善，有害事象，臨床検査値，血圧および血中薬剤濃度などをモニタリングしながら，5.0 mg/kg/ 日以下で用量を調整する．

投与期間

- シクロスポリン MEPC の投与期間を**4**に示す．投与期間はできる限り短期間にとどめ，1 回の治療期間は 12 週以内を目安とする（五十嵐ら，2009[1]）．
- 再投与する場合，2 週間以上の休薬期間を設ける．

安全性に関する検査・測定項目と注意を要する症状

- シクロスポリン MEPC の内服中に実施すべき安全性に関する検査・測定項目を**5**に示す．本薬剤の使用にあたっては，定期的に腎機能検査・高血圧およびシクロスポリン血中濃度測定（トラフ値[*1]）などを行うこ

---

*1 次回投与前の最低血中濃度を指す．

3 シクロスポリンの用法および用量

1）用法
原則として，1日量を2回に分けて経口投与する．

2）用量
初期用量：原則として，3 mg/kg/日とする． 用量調節： 　増量：副作用がみられず，治療効果が十分でない場合には，0.5〜1 mg/kg/日を目安に増量する．ただし，5 mg/kg/日を超えないこと． 　減量：副作用が発現した場合や，シクロスポリンの血中濃度が高値（血中トラフ値が200 ng/mL以上）を持続し，副作用の発現が懸念される場合は，投与量の25〜50％を目安に減量する． 　中止：問題のある副作用が発現した場合や，減量しても副作用が改善しない場合は投与を中止する．

（五十嵐敦之，ほか．臨床皮膚科 2009；63：1049-54[1)]より改変）

4 シクロスポリンの投与期間

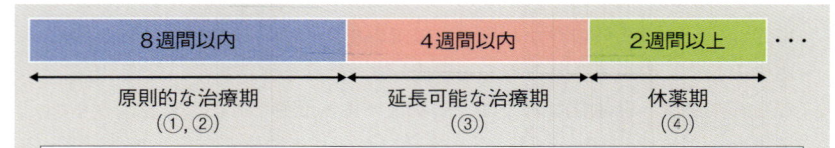

8週間以内	4週間以内	2週間以上 …
原則的な治療期 （①, ②）	延長可能な治療期 （③）	休薬期 （④）

①早期に皮疹の改善がみられた場合は本剤の投与を中止し，通常の治療方法に戻す．
②8週間の投与でも改善がみられない場合には本剤の投与を中止する．
③効果がみられた場合でも，1回の治療期間は12週間以内とする．
④再投与する場合，休薬期間は2週間以上とする．

（五十嵐敦之，ほか．臨床皮膚科 2009；63：1049-54[1)]）

5 安全性に関する検査・測定項目

治療開始前	血清クレアチニン（s-Cr）と血圧の測定および現在服用中の薬剤をチェックする．
治療開始日	用法および用量に従って，シクロスポリンMEPCの投与を開始する．
治療開始2週後	s-Cr，血圧およびシクロスポリン血中濃度の測定を行い，本薬剤の用量調節を行う．
治療開始4週後	s-Cr，血圧およびシクロスポリン血中濃度の測定を行い，本薬剤の用量調節を行う．
治療開始1か月以降 （原則として1か月ごとに）	s-Cr，血圧およびシクロスポリン血中濃度の測定を行い，本薬剤の用量調節を行うことが望ましい． その他の検査は必要に応じて定期的に行うこと．

（五十嵐敦之，ほか．臨床皮膚科 2009；63：1049-54[1)]より改変）

とが重要である（五十嵐ら，2009[1)]）．
● 腎機能検査である血清クレアチニン（s-Cr）は投与開始4週以内に変動することが多いため，投与開始初期の検査は重要である．
● 本薬剤投与中は定期的に血圧を測定し，血圧が臨床上問題のあるレベルに上昇した場合には降圧薬を使用し，血圧を適切なレベルにコントロー

Topics

市販直後調査の副作用集計

市販直後調査期間中（2008年10月～2009年4月）に，アトピー性皮膚炎患者において35例58件の副作用を収集した．このうち重篤な副作用は11例13件で，感染症の副作用が最も多く，6例6件に認められた．収集された副作用全体の79.3％，重篤な副作用の84.6％で回復または軽快が認められた．市販直後調査期間中に得られた安全性情報は，1986年のシクロスポリン製剤開始以降現在までに集積された安全性プロファイルと同様で，副作用の発現傾向に大きな変化は認められなかった（ノバルティスファーマ，2009[7]）．

ルできない場合は本剤を減量あるいは中止する．
- 血中トラフ値は副作用の発現を予測するための指標として有用であり，トラフ値が200 ng/mL以下となるよう本薬剤の用量を調整すべきとされている．
- 本薬剤は免疫抑制薬であることから，免疫低下による感染症が発症した場合は，本薬剤投与を中止する必要がある（五十嵐ら，2009[1]）．

（佐伯秀久）

▶文献は巻末に収載

アトピー性皮膚炎

● 治療・臨床経過・予後

12 スキンケアの適応と治療法（1）
皮膚科の立場から

乾皮症を是正し，バリア機能異常を補完するスキンケアを行う

- アトピー性皮膚炎では，免疫・炎症の異常とともに皮膚バリア機能の異常やかゆみ閾値低下など知覚異常があり，それぞれが関係し合って病態を形成している．
- バリア機能を補完する保湿剤・保護剤によるスキンケアと，バリア機能異常を助長しない清浄のスキンケアが求められる．

乾皮症とバリア機能異常発症のメカニズム

- アトピー性皮膚炎患者皮膚では，明らかな湿疹性皮疹を認める部位以外に，一見正常にみえる皮膚でも，皮膚表面の鱗屑や毛包に一致した角化性丘疹により，かさかさ・ざらざらしている乾燥皮膚がみられることが多い（**1**）．この乾燥皮膚をアトピー性乾皮症あるいはアトピックドライスキンという．
- アトピー性乾皮症では，角層の吸水能ならびに水分保持能低下に起因する角層水分量低下（→ Box 1）とともにバリア機能の低下が認められる．
- 透過バリアとしての皮膚バリア機能には，表皮顆粒層・有棘層に存在す

Keyword
バリア機能
バリア機能とは，体内から体外への水分喪失を防ぐとともに，外界から環境抗原や刺激物質，病原体などの侵入を防ぐ機能である．物理的透過バリアとともに，免疫的なバリアが皮膚に備わるが，ここでは主に透過バリアを論じる．

◆ Box 1
角層の保湿能

　角層の水分保持には，角層中に含まれる水と結び付きやすい水溶性低分子である天然保湿因子（natural moisturizing factor：NMF）の存在が重要である．NMF は遊離アミノ酸，ピロリドンカルボン酸，乳酸，尿素，塩類などであり，遊離アミノ酸，ピロリドンカルボン酸は，フィラグリンの代謝物であり，乳酸や尿素は汗由来である．

NMF と結び付いた水分は主に角層細胞内に存在する．皮脂は皮表に出た角層細胞間脂質や水分とともに弱酸性の乳液状の膜を形成し，角層水分量保持に寄与する．また，角層細胞間脂質のセラミドは極性部分にわずかな水を保持し，バリア機能を保ち水分を喪失しないことにより角層水分保持に機能する．

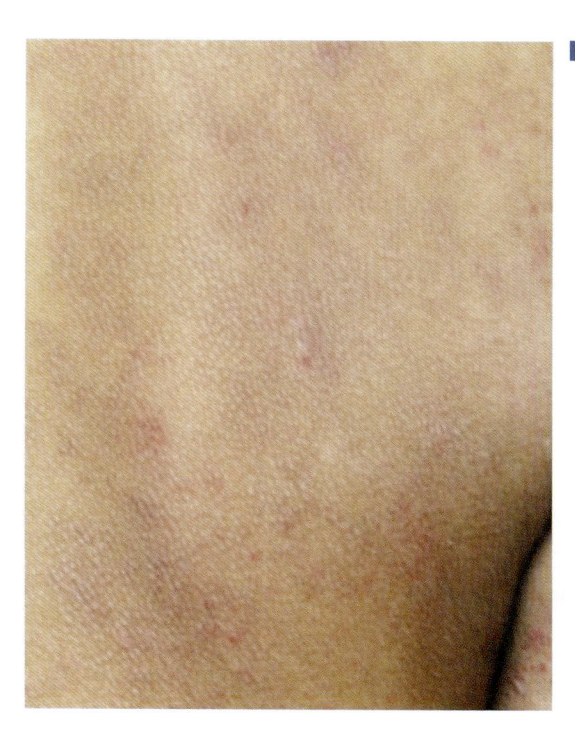

1 乾皮症と紅斑が混在した
アトピー性皮膚炎

Box 2
角化外膜

　角化外膜は，ロリクリン，インボルクリン，フィラグリンなどの構造蛋白がトランスグルタミナーゼの作用により架橋されてできる不溶性の強固な構造である．フィラグリンは，角層細胞中でケラチンを束ねる働きをする蛋白で，角化外膜の形成に重要な役割をなし，その後分解されてNMFとなる．

るタイトジャンクションなども関与するが，角層の果たす役割が大きい．角層は層状に堆積する角層細胞とその周囲の間隙に存在する細胞間脂質から成る．セラミド，コレステロール，遊離脂肪酸から成る角層細胞間脂質は規則的なラメラ構造をとり，セラミドは角層細胞の角化外膜（周辺帯/辺縁帯）（→ Box 2）の構成蛋白と緊密に結合し，角化脂質外膜を形成して角層バリア機能に重要な役割を果たす．アトピー性皮膚炎では，セラミドの低下が知られている (Imokawa ら，1991[1]；Hara ら，2000[2]；Jensen ら，2004[3])．

- 角層細胞にはデスモソームが変化したコルネオデスモソームが存在し，隣り合う細胞を接着させている．角層細胞が成熟し表層に移行するにつれコルネオデスモソームは複数の蛋白分解酵素により分解され数が減少し，最終的に皮膚表面で細胞接着が外れ落屑に至る．これらの蛋白分解

Box 3
皮膚生理機能指標

バリア機能指標として，皮膚を通して体内から体外に蒸発する水分である経表皮水分喪失（transepidermal water loss：TEWL）を測定して透過バリアの代表としており，角層水分含有量は水分量が多いほど抵抗が小さく電気が流れやすいという通電性を利用した方法でコンダクタンスやキャパシタンスを測定し指標としている．

酵素は不活性の前駆体として産生され，活性化の段階や阻害酵素により活性が調節されている．角層中 pH 勾配や Ca 濃度，角層水分含有量がこれらの分解酵素や阻害酵素の活性に影響することが知られている．アトピー性皮膚炎では，これらの蛋白分解酵素活性増加や細菌やダニ由来などの外来性蛋白分解酵素も，バリア機能異常の原因として考えられている．

- アトピー性乾皮症の角層機能異常は，皮膚生理機能指標（→ Box 3）で，角層水分量指標のコンダクタンスあるいはキャパシタンスの低下と水分バリア機能指標の TEWL の増加として示される（Watanabe ら，1991[4]）．
- 炎症により表皮角化細胞の増殖が促進されると，十分に分化した角層が形成されずバリア機能異常が起こると考えられる．セラミドが減少し組成に変化が生じた角層細胞間脂質はラメラ構造が乱れる．角化外膜は成熟した強固なものでなく，未熟で脆弱なものが多くなる（Hirao ら，2003[5]）．また，フィラグリン分解物と汗に由来する NMF が減少して角層水分量が減少し乾皮症が形成される．一見，皮疹のない部分の乾皮症は遺伝的な皮膚機能異常によるか，軽微な炎症に続発する二次的なものか明白ではないが，おそらくは両者が関係している．
- 乾皮症の形成には，疾患に特有の変化だけでなく外的要因の関与もある．低湿度，低温環境では，空気中の水分量が少ないため乾皮症が増悪する．また石鹸などの洗浄剤に含まれる界面活性剤により乾皮症が生じることが知られている．

保湿のスキンケア

- 乾燥した角層は硬く柔軟性に乏しいので，体動に伴う皮膚の伸び縮みにより皮膚表面に亀裂を生じバリア機能障害を起こす．乾燥皮膚では，かゆみを伝達する知覚神経の C 線維神経端末が表皮内を角層直下まで伸びてかゆみ過敏状態になっていることが示されている．
- 保湿性外用薬は，硬い角層を柔軟にしてバリア破綻に至る亀裂形成を防ぎ，かゆみ過敏を和らげる．アトピー性乾皮症にシンプルな保湿性外用

薬を用いると，角層表面の細胞配列が整い角層水分量の増加とTEWLの軽度低下が認められるが，セラミド，NMF，角層内炎症性サイトカイン，角化外膜成熟度に著変は認められない（Kikuchiら，2008[6]）．粗悪な保湿性外用薬ではTEWLが増加することもある．

- 多くの保湿製剤は，湿潤剤（水分を保持する成分）を含む水相と油脂性成分を含む油相とを界面活性剤で乳化してつくられた製剤である（ワセリンは除く）．医薬品として処方できる保湿性外用薬には，ワセリンなど基剤系の軟膏，ヘパリノイド製剤，尿素製剤，ビタミンA，ビタミンE配合製剤などがある．医薬品の保湿製剤は保険が適用されるので費用面でのメリットがある．

- 基剤系保湿外用薬の代表であるワセリンは，石油系炭化水素が成分である．皮表を覆い保護するとともに，その下に経反水分喪失する水分を貯留させる閉塞剤として働き，角層の保湿をもたらす．低刺激性という利点があるが，伸展性の悪さや，べたつき，うつ熱感などが好まれないことがある．そのほか，単軟膏，白色軟膏，親水ワセリン，吸水軟膏，親水軟膏などもまた保湿性外用薬として利用できる．

- ヘパリノイド製剤は，多糖類のヘパリノイドが主剤であるが，基剤にもグリセリンを含み，それらは湿潤剤として働く．

- 尿素製剤は，尿素が湿潤剤として働くが，高濃度では刺激があるため，バリア障害のあるアトピー性皮膚炎患者への投与は注意を要する．また，顔面や陰部はバリア機能が悪いことに留意する．

- 医薬部外品の製剤には指定成分（弱い抗炎症作用を有するアラントインなど）が含まれる．化粧品の製剤は使用感に優れたものが多く，セラミドやナイアシンアミド（Tannoら，2000[7]）などバリア機能向上を期待できる成分を配合する製剤を選択できるメリットがあるが，良質の製剤を選択する目が求められる．セラミドなど生理的脂質は，単一ではなく複合的に配合されて外用されたとき，角化細胞に取り込まれ脂質の合成を促すことが報告されている（Mao-Qiangら，1995[8]）．アトピー性皮膚炎ではセラミドを多く含む生理的脂質がよいとの報告がある（Chamlinら，2001[9]）．

- 活動性の皮膚症状は抗炎症作用のあるステロイドやタクロリムスを含む外用薬で治療する．保湿性外用薬はステロイドやタクロリムスと併用する形で，あるいは寛解導入後や乾皮症が主である軽微な症例に皮膚症状の再燃防止目的に用いる．クリームやローションの剤型の保湿性外用薬は，びらん面など湿潤性病変には刺激があることが多い．活動期にステロイドやタクロリムス軟膏基剤のワセリンが角層を潤す保湿効果をもたらすと考え，湿潤面が治まるのを待つ．

- 湿潤が軽快したらステロイド外用に保湿性外用薬を補助的に使う．重層あるいは混合し外用する．ステロイドでの角層の菲薄化や角層間脂質減少によるバリア機能低下が知られており，併用によりステロイド薬の使

> **Advice**
>
> 　保湿性外用薬は入浴後と朝の1日2回塗布が望ましいが，コンプライアンスを上げるため，より効果の高い入浴後の1日1回の塗布でもよいと指導する場合もある．健常人では1日2回5日間以上保湿性外用薬を連続で塗布するとその後塗布をやめても約1週間は保湿効果が持続するのに対し，アトピー性皮膚炎では2〜3日しか効果が保持されないことがわかっている（Tabataら，2000[10]）．1日1回の塗布でも毎日継続するメリットは大きい．

用量の減少も見込める．
- ステロイド・タクロリムスの間欠投与を行う場合，ステロイド・タクロリムスを外用しない日に保湿性外用薬を使用する．
- 保湿性外用薬は，1日1回よりも2回外用するほうが高い効果が望める．また，ぬるめの湯で浸水する入浴後に，完全に水分が蒸発する前の潤った角層に外用するほうが皮膚への伸展性も良好で保湿効果も高い．
- 油脂性軟膏は比重が小さいが，クリームあるいはローション剤型の保湿性外用薬は水分が多いため，比重が大きく単位質量あたりの容量は少ない．多めの用量を使用し皮膚表面が十分に潤うように塗布する．
- 皮疹の性状（滲出性か乾燥性か），季節（乾燥の時期か多湿の時期か）により適切な剤型を選択することが必要である．

清浄のスキンケア

- 皮膚に付着した汗，汚れだけでなく抗原性物質や細菌を洗い落とし清浄にする必要がある．
- しかし，石鹸など洗浄剤の主成分は界面活性剤であるため，刺激性皮膚炎発症や皮表脂質ならびに角層細胞間脂質を溶出させる危険がある．石鹸使用後のpHの上昇は，コルネオデスモソーム関連蛋白分解酵素の活性を変調させ角層を菲薄化させる可能性がある．これらの洗浄剤の作用により，バリア機能をさらに悪くする可能性があるため，低刺激性，アルカリ性すぎない洗浄剤を用いるのがよい．
- 角層を傷つける洗い方（ごしごし擦る）を避けるためと皮膚に触れる洗浄剤を低濃度にする目的で，少量の洗浄剤をよく泡立て手掌で洗うように指導する．

（菊地克子）

アトピー性皮膚炎
● 治療・臨床経過・予後

13 スキンケアの適応と治療法(2)
小児科の立場から

はじめに

- アトピー性皮膚炎（AD）は多くが乳幼児期に発症し，寛解と増悪を繰り返しながら慢性に経過する．特に乳幼児では，大半がアトピー素因を有するので，アレルギーマーチの始まりとして慢性化への予防対策を考えることが重要である．
- 近年，フィラグリン遺伝子の null mutation が AD の病因に深く関係があることが報告されて以来，バリア機能の修復・スキンケアの重要性が再認識されている．

病因・病態

- AD の発症・悪化因子（河野ら，2008[1]）は年齢層によって若干異なることがわかっている（**1**）．
- いずれにしても，食物をはじめとしたアレルゲン感作を防ぐことが，バリアが障害された皮膚からのアレルギーマーチの進展を予防する意味で重要である．
- 近年，注目を浴びているフィラグリンの欠損した AD では，有意に喘息

1 アトピー性皮膚炎の発症・悪化因子

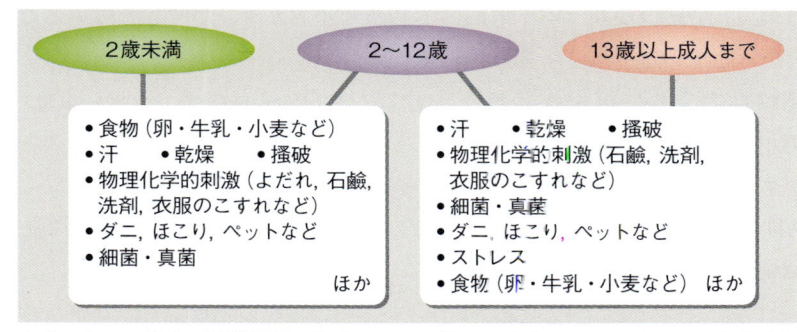

2歳未満
- 食物（卵・牛乳・小麦など）
- 汗　● 乾燥　● 搔破
- 物理化学的刺激（よだれ，石鹸，洗剤，衣服のこすれなど）
- ダニ，ほこり，ペットなど
- 細菌・真菌
ほか

2〜12歳
- 汗　● 乾燥　● 搔破
- 物理化学的刺激（石鹸，洗剤，衣服のこすれなど）
- 細菌・真菌
- ダニ，ほこり，ペットなど
- ストレス
- 食物（卵・牛乳・小麦など）　ほか

13歳以上成人まで

患者によって発症・悪化因子は異なるので，個々の患者においてそれらを十分確認してから除去対策を行う．
（厚生労働科学研究「アトピー性皮膚炎治療ガイドライン 2008」[1]）

2 角質水分量の季節変動（A）と皮表脂質の量（B）

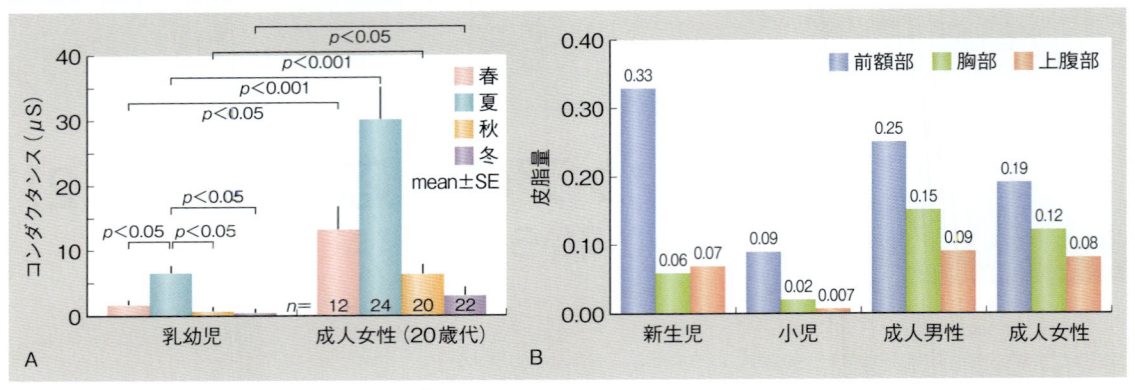

（佐々木りか子．MB Derma 2004；95：19-23[4]）

*1 outside-inside：フィラグリンの低下に基づく、角層のバリア障害に起因して、皮下でTh2アレルギー炎症が増幅されていくという考え方（Eliasら、2008[3]）.

*2 inside-outside：皮下でTh2アレルギー炎症が起こっていると、角層のセラミドやフィラグリンの合成を低下させ、さらにバリア障害を助長するという考え方（Eliasら、2008[3]）.

の発症が多く，バリア障害のある皮膚からの感作による機序が考えられるが，食物アレルギーがあると100％喘息を発症すると報告されている（Marenholzら，2009[2]）.

● ADの病因としてoutside-inside*1の面が再強調されており，今まで以上にバリア機能の修復，スキンケアの重要性が再認識されている（Eliasら，2008[3]）.

● ADの小児期では角質水分量，皮表脂質の量ともに成人に比べてかなり少ないドライスキンを呈し（佐々木，2004[4]）（2），皮膚バリア機能が著しく障害され，ちょっとした環境の変化（温度，湿度の変化），外的刺激（衣服，髪の毛，薬品，スキンケア用品，タオル，洗剤・石鹸，入浴剤，アレルゲン，掻破，黄色ブドウ球菌など）により容易にかゆみを生じ，そのために掻破を繰り返し，itch-scratch cycleの悪循環を惹起する.

● しかし，inside-outside*2の面も重要で，Th2優位の個体では全身性の反応として，IgEが高値で好酸球が増加している．一見正常に見える皮膚でも，少ないながらTh2リンパ球の浸潤がある．Todaらは，急性期の病変（発症5日以内）ではIL-17，慢性期の病変（発症14日以降）ではIL-11が見つかり，各々病期に応じたサイトカインが関与していることを示している（Todaら，2003[5]）.

● 急性期のうちに抗炎症治療を十分に行い（Eichenfieldら，2003[6]；末廣，2006[7]），慢性期に進展させないことと，バリア機能の修復・日々のスキンケアが治療で最重要課題である.

● ADがなぜ起こるかに関しては，3のように考えるとわかりやすい（末廣，2008[8]）.

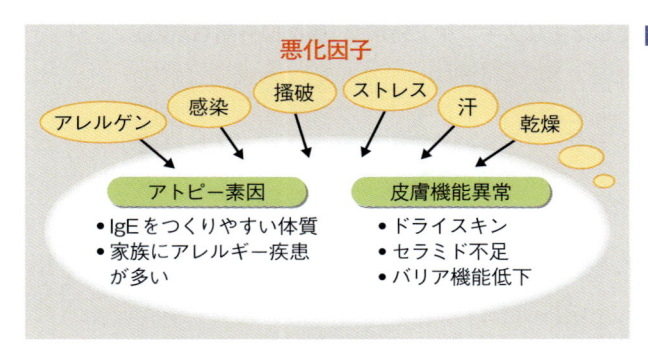

3 アトピー性皮膚炎はなぜ起こるか

悪化因子
- アレルゲン
- 感染
- 掻破
- ストレス
- 汗
- 乾燥

→ アトピー素因
- IgEをつくりやすい体質
- 家族にアレルギー疾患が多い

→ 皮膚機能異常
- ドライスキン
- セラミド不足
- バリア機能低下

4 アトピー性皮膚炎治療ガイドライン

診断 → 重症度の評価 →
- 発症・悪化因子の検索と対策
- スキンケア（異常な皮膚機能の補正）
- 薬物療法

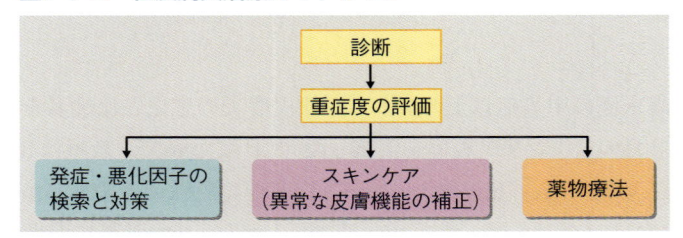

（厚生労働科学研究「アトピー性皮膚炎治療ガイドライン2008」[1]）

5 アトピー性皮膚炎の治療

1. スキンケア
   清潔にする，洗いすぎない，保湿
2. 薬
   ステロイド外用，タクロリムス外用（2歳以上），抗アレルギー薬
3. 生活術
   悪化因子を取り除く，工夫する
4. 掻破予防対策
5. こころのケア
6. 不適切治療にひっかからない

アトピー性皮膚炎の治療

- 「アトピー性皮膚炎治療ガイドライン2008」（河野ら，2008[1]）に示されているとおり，治療の三本柱は，発症・悪化因子の検索と対策，スキンケア（異常な皮膚機能の補正），薬物療法であり（4），日常の診療では，5のように考えるのが実際的である（末廣，2008[8]）．

スキンケアの実際

- 日常のスキンケアでは，皮膚の清潔と保湿を保つということが非常に大切である．
- 6に保湿・保護を目的とした主なスキンケア外用薬を示す．患者の活動度，症状の改善の度合いなどを考慮に入れて塗り方を調節する（末廣，2008[8]）．
- 皮膚の洗浄は石鹸を用いて行われることが多いが，二面性があり，垢，皮脂や汚れ，古い外用薬を洗い流し清潔を保つという良い面がある一方，ドライスキンをかえって助長するという負の面がある．そこで，皮膚症状に合った洗い方をする，という配慮が必要となる．こすりすぎない[*3]，石鹸を使いすぎない，石鹸の使用は1日1回にしておき，皮膚が汗，泥，砂などで汚れたときは石鹸を使わず温水シャワーだけで洗い流す，などである．

[*3] ガーゼやナイロンタオル，スポンジは使わず，手のひらでそっと洗う．

6 保湿・保護を目的とした主なスキンケア外用薬（医薬部外品も含む）

1. 保湿を主としたもの
尿素製剤
ケラチナミンコーワ軟膏，パスタロン®軟膏，パスタロン®ソフト，パスタロン®ソフトローション，ウレパール®軟膏，ウレパール®ローション，フェルゼアクリーム
ヘパリン類似様物質
ヒルドイド®，ヒルドイド®ソフト，ヒルドイド®ローション
セラミド配合
キュレル®クリーム，キュレル®ローション
2. 保護を主としたもの
白色ワセリン
亜鉛華軟膏
アズノール®軟膏

- 二村らは，6歳未満の中等症以上のアトピー性皮膚炎の患児と保護者を対象に，1泊2日のスキンケア教室を実施した（二村ら，2009[9]）．教室は3つの講義，正しい洗い方，"finger tip unit"に基づいた軟膏の塗り方から成る患者教育プログラムで，教室前と直後，1か月，6か月後に質問紙による効果を判定しており，皮膚症状，かゆみ，睡眠の改善がみられ，ステロイド塗布量が減量できたという．正しいスキンケアの仕方（洗浄，ステロイドと保湿剤の適量塗布）を教育することで，湿疹は改善し，ステロイド外用量を減量できると報告している．
- 学童になると，学校で体育，遊戯など汗，埃の刺激で皮膚症状が悪化することが考えられる．望月らは，学内の温水シャワーを6月から昼休みに6週間実施し，シャワー浴をしなかった児童に比べて，シャワー浴群は全員で症状スコアは改善，中止後1か月まで持続したことを報告している（望月ら，2006[10]）．

石鹸の特徴

- 通常の石鹸の特徴は，
  ① 石鹸は主成分が脂肪酸のナトリウム塩であるものが多くアルカリ性，頭髪用シャンプーは中性洗剤で脱脂力が強い，
  ② ヒトの皮膚のpHは弱酸性であるため，アルカリ性に傾くと角層の破壊や常在菌の消失などの生理学的異常をきたす，
  ③ 通常石鹸とシャンプーには色素や香料，起泡剤，助剤が含まれ，これらが刺激性を高めている，
  などである．
- これに対して低刺激性石鹸の特徴は，
  ① ヒトの皮膚pHに近い酸性度をもつ，
  ② 添加物である色素，香料，抗酸化剤，殺菌剤，起泡剤などを可及的

> **Advice**
>
> **治療を成功させるために**
>
> 　西紋らは，103人の乳幼児アトピー性皮膚炎の母親を対象に質問紙による調査から，重症者ほど，①うまく塗れていない，②ステロイドを塗ることに不安がある，③塗り薬でかゆくない皮膚にする意欲に欠ける，④塗っても効かないと感じている，と報告している（西紋ら，2009[11]）．また，母親は自分の子どもが掻き破ることに最もストレスを感じており，しかも重症者ほど自分の子どもの掻き破りに感じるストレスは強いとも述べている．これらのことから，①うまく塗れていると母親が自覚できていると，患児の皮膚症状は早く改善する，②メンタルストレス解消法，③特にステロイド不安への対策が重要と考えられる．

に少なくする，
③基剤が低刺激性で低アレルギー性である，
④脱脂力を少なくする，
などである（末廣ら，2006[12]）．

まとめ

- 他の疾患と異なり，皮膚症状が目に見えるという皮膚ならではの利点を十分に生かすことを患者に力説しておくとよい．
- たとえば，気管支喘息の吸入療法では，薬剤を本当に到達させたい気道閉塞箇所には吸入薬剤は到達しにくく，あまり薬剤の必要でない非閉塞箇所に吸入薬は多く沈着してしまう可能性がある．これに対してアトピー性皮膚炎の治療では，まさに適剤適所，かゆいところに手が届く塗り方をする，そういう塗り方ができるということが重要である．

　　　　　　　　　　　　　　　　　　　　　（末廣　豊）

▶文献は巻末に収載

アトピー性皮膚炎
● 治療・臨床経過・予後

14 発症・悪化因子の解明と除去(1)
皮膚科の立場から

- アトピー性皮膚炎（AD）は，増悪・寛解を繰り返す難治性の皮膚の炎症性疾患であり，発症・増悪にはアレルゲンを含むさまざまな因子が関与する（**1**）．

環境因子

- 湿度の低下は，バリア機能の低下した AD 患者皮膚の乾燥を促進する．その結果，かゆみ過敏と搔破による悪化をきたす．
- AD 患者では高率にヒョウヒダニ（コナヒョウヒダニ，ヤケヒョウヒダニ）に対する特異 IgE 抗体が陽性になる．また，それらの抗原を用いたパッチテストも陽性を示すことが多い（Darsow ら，1996[1]）．表皮内の Langerhans 細胞表面の IgE にダニアレルゲンが反応することにより，湿疹病変が形成されると考えられる．
- 床のフローリング化や頻回の吸引掃除，布製ソファやぬいぐるみの使用禁止などによりダニの減量が図られる．しかし，通常の吸引掃除以上のダニの駆除は AD に有効，無効のいずれの報告もみられる．

1 アトピー性皮膚炎の増悪因子

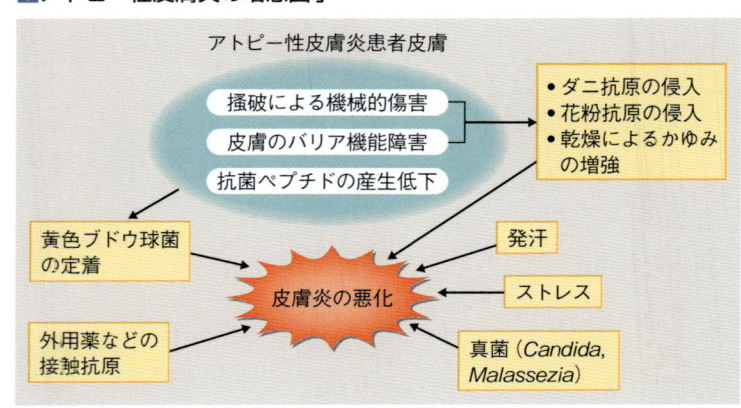

アトピー性皮膚炎患者皮膚

- 搔破による機械的傷害
- 皮膚のバリア機能障害
- 抗菌ペプチドの産生低下

→
- ダニ抗原の侵入
- 花粉抗原の侵入
- 乾燥によるかゆみの増強

→ 皮膚炎の悪化 ←
- 黄色ブドウ球菌の定着
- 発汗
- ストレス
- 真菌（*Candida*, *Malassezia*）
- 外用薬などの接触抗原

> **Advice 1**
> 高密度加工ベッドカバーを用いた二重盲検ランダム化試験（Gutgesellら，2001[2]）や，それに殺ダニスプレーを組み合わせた二重盲検ランダム化試験（Oostingら，2002[3]）では，いずれも皮膚症状に有意な差はみられなかった．そのため，ADの軽快を目的としたこれらの高価な寝具の使用は推奨されない．

発汗

- AD患者の多くは発汗部位のかゆみの増強や皮膚炎の悪化を自覚している．汗による直接刺激と汗成分に対するI型アレルギー反応が悪化要因と考えられる．
- 一方，AD患者ではアセチルコリン刺激に伴う軸索反射性発汗の低下（Eishiら，2002[4]）や，温熱刺激による発汗反応の低下（根岸ら，2005[5]）がみられる．これは，汗腺や汗管の障害ではなく末梢神経障害と考えられる．発汗は皮膚の保湿作用や抗菌作用，体温調節作用があることから，その機能異常がADの悪化に関与している可能性がある．
- 汗による悪化を防ぐための温度調節による発汗抑制や発汗後のシャワー浴と，発汗機能回復を目的とした入浴による積極的な発汗促進のいずれも提言されている．汗の除去による皮表の黄色ブドウ球菌数の低下も皮膚炎の改善につながると考えられる．

精神的ストレス

- 心理社会的ストレスによるADの悪化は多くの研究で明らかにされている．また，精神医学的実態をみると，重症患者ほど適応障害の割合が高く，AD自体がストレス因子となっている（境ら，2003[6]）．これらの要因が掻破行動につながり，ADのさらなる悪化と難治化をきたす（檜垣ら，2001[7]）．
- AD患者では健常人と比較して不安，抑うつが強く（Hashikoら，1998[8]；境ら，2004[9]），これらの心理状態が免疫系に影響を及ぼし，Th2へのシフトを促進することが報告されている（Hashizumeら，2005[10]）．
- 患者に心理社会的要因の改善の必要性を理解させ，ストレスマネジメントを行う*1．また，ADの治療自体がストレス因子の除去につながることを指摘し，治療のアドヒアランスを向上させる．精神科医の介入によらず皮膚科医が薬物療法を行う際には，不安や抑うつ気分に対して抗不安薬や抗うつ薬を用いる（羽白ら，2006[11]）．

*1 心理社会的治療法としては認知行動療法が行われている．この療法は非適応的な振る舞いや考え方を修正し，セルフコントロールを体系的に学ぶことにより問題の解決を図るものである．森田療法やブリーフセラピーも難治の成人ADに対して一部の施設の皮膚科外来で試みられている．

Advice 2

　抗うつ薬としてはセロトニン作動性抗不安薬や選択的セロトニン再取り込み阻害薬を，抗不安薬としてはタンドスピロンクエン酸塩を用いる．これらの向精神薬はベンゾジアゼピン系薬剤と異なり習慣性や依存性はなく，皮膚科医にも比較的使いやすい．しかし，抗アレルギー薬との併用で眠気が増強することがあり，注意を要する．

花粉

- スギ花粉症を合併した AD 患者の約 30％において，スギ花粉による皮膚炎の悪化がみられる（Yokozeki ら，2006[12]）．スギ花粉が皮膚炎悪化の原因と診断するには，スギ花粉エキスによるスクラッチパッチテストやストリッピングパッチテストが有用である．
- スギ以外にもシラカバやブタクサの花粉で AD が悪化することが知られている．
- 花粉が皮膚，特に顔面や頸部に付着しないようマスク，マフラーなどの着用，外出後の洗顔，洗髪およびその後のスキンケアが重要である．花粉の飛散時期の衣類は室内に干す，コートや上着の花粉は室外で落とすなどの注意も必要である．

接触刺激や接触抗原

- 衣類や頭髪，靴（**2**）などの接触による機械的刺激，シャンプー・リンスなどのヘアケア製品の皮膚への残存がかゆみや慢性病変形成を促進する．これらの刺激の回避（化繊を含まない衣類の着用，髪形の工夫，靴下の着用，洗髪時の十分なすすぎなど）を行う．
- 外用薬によるアレルギー性接触皮膚炎が AD の難治化や悪化の原因となる．非ステロイド系消炎鎮痛薬によるものが比較的多いが，まれにステロイド薬によるものもみられる（Further Reading：高山ら，2009[1]）[*2]．また，主剤だけでなく配合剤による接触皮膚炎もみられる[*3]．消毒薬（ポビドンヨードやベンザルコニウム塩化物など）は刺激性およびアレルギー性いずれの接触皮膚炎の原因にもなりうる．

真菌

- AD 患者では *Malassezia* 特異 IgE 抗体と *Candida* 特異 IgE 抗体およびそれらの菌によるプリックテスト陽性率の上昇がみられる．
- AD 患者病変部皮膚からは *Malassezia globosa*（*M. globosa*）と

＊2　ステロイド外用薬による接触皮膚炎は，その薬理作用により外用直後には悪化しないことから時に悪化因子から見逃される．パッチテストでは反応が 72 時間より遅れて増強することがあるので，96 時間後も観察することが望ましい．

＊3　頻度の高いものとしてはラノリンやラノリンアルコール含有製剤（アズノール®軟膏など），抗菌薬含有軟膏（ネオ メドロール®EE など），市販外用薬（リドカイン塩酸塩，メントール，ベンザルコニウム塩化物などが配合）が多い．

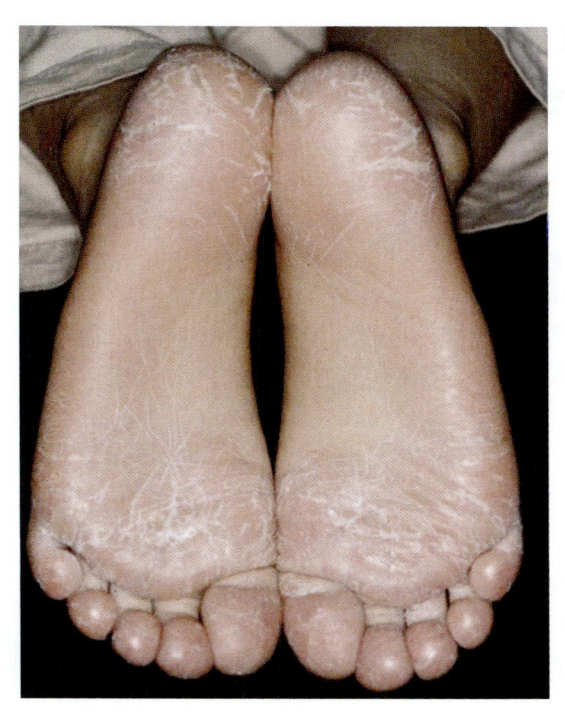

2 ズック靴皮膚炎

> **Box**
>
> ### アトピー性皮膚炎と抗真菌薬
>
> 表皮ケラチノサイトは *M. globosa* や *M. restricta* とともに培養すると，Th2系サイトカイン産生が増加する（Further Reading：Ishibashi ら，2006[2]）．一方，アゾール系抗真菌薬は AD 患者の末梢血 T 細胞の培養において，Th2系サイトカインである IL-4，IL-5 産生を抑制するが，Th1系サイトカイン産生は抑制しないことが報告されている（Kanda ら，2001[13]）．このことから，抗真菌薬は AD において除菌効果により真菌アレルゲンを低下させるほか，免疫調整作用により抗炎症効果を示すと考えられる．

Malassezia restricta（*M. restricta*）が90％以上検出される（Sugita ら，2001[14]；Tajima ら，2008[15]）．

- AD 患者の治療を目的とした標準的な抗真菌薬療法はなく，その評価も定まっていない（Faergemann, 2002[16]）．しかし，*Malassezia* は成人の頭頸部を含む上半身に定着していることが多く，頭頸部の成人難治性 AD に抗真菌療法が有効であるという報告が近年国内外で発表されている（Ikezawa ら，2006[17]；坪井，2009[18]）．わが国ではイトラコナゾール100 mg/日の内服4～8週間で皮疹の改善がみられたとする報告が複数みられる．

Topics

アトピー性皮膚炎とIL-18

近年AD患者の血液中IL-18レベルが健常人と比較して高いことが報告されている．IL-18は活性化したマクロファージやケラチノサイト，血管内皮細胞などから産生されるサイトカインであり，マウスにおいてはTh1/Th2サイトカインのいずれも産生するTh1細胞を誘導することが報告されている（Further Reading：中西，2008[3]）．ヒトにおいても活性化したケラチノサイトからのIL-18産生により，Th1/Th2サイトカイン産生誘導を介してADの発症や悪化に関与している可能性が推察される．

黄色ブドウ球菌

- AD患者では黄色ブドウ球菌が高率に検出され，黄色ブドウ球菌の定着が皮膚炎の悪化因子の一つと考えられている．
- 黄色ブドウ球菌の定着の背景には，掻破による機械的傷害や皮膚の乾燥によるバリア障害，ケラチノサイトによるβデフェンシン，cathelicidinなど抗菌ペプチドの産生低下（Kisichら，2008[19]）などが挙げられる．
- トキシックショック症候群毒素-1（TSST-1），エンテロトキシン（SE），表皮剝脱毒素（ET），溶血毒などの毒素やヌクレアーゼ，ヒアルロニダーゼ，コアグラーゼなどの酵素が産生されることによる直接的な表皮の傷害のほか，外毒素がスーパー抗原としてT細胞を活性化させることによる炎症反応の亢進や，外毒素に対するIgE抗体の産生亢進が皮膚炎の悪化に関与すると推察される（Zollnerら，2000[20]）．
- 皮表の黄色ブドウ球菌は入浴時の石鹸洗浄で減少させることが可能である．ポビドンヨードなどの消毒薬や抗菌薬の使用は，刺激性およびアレルギー性接触皮膚炎の誘発，耐性菌の誘導など諸問題があることから推奨されない．保湿剤やステロイド外用薬による治療で，皮膚病変の軽快とともに皮膚のバリア機能が回復し，それに伴い皮表の黄色ブドウ球菌数も減少することが報告されている．

（相原道子）

▶文献は巻末に収載

アトピー性皮膚炎

● 治療・臨床経過・予後

15 発症・悪化因子の解明と除去(2)
小児科の立場から

はじめに

- 世界56か国で行ったアトピー性皮膚炎（AD）有症率のISAAC[*1]調査によると，日本のAD有症率は，6〜7歳児で16.9 %（平均7.3 %），13〜14歳児で10.5 %（平均7.4 %）と世界の平均有症率よりも高い（Williamsら，1999[1]）．わが国独自の調査でも，乳幼児期から学童期までの小児AD有症率は10〜13 %であり（山本ら，2003[2]），高い有症率を示すアレルギー疾患の一つで，罹患児童のQOLに及ぼす影響は大きい．
- 小児ADの発症には環境因子が重要な役割を担っていることはいうまでもない．本稿では発症・悪化因子と対策について，乳幼児期ADを中心にADの発症・悪化因子を，生体側と環境側の要因に分けて，生体と環境との相互作用からまとめる．

[*1] ISAAC : International Study of Asthma and Allergies in Childhood

小児アトピー性皮膚炎の発症・悪化因子

- ADの発症・悪化因子として，ダニなどの特異的な刺激因子のほかに，感染因子，汗などの非特異的刺激因子が挙げられる．一方，これらの刺激に対する生体の感受性には，アトピー素因，そしてバリア機能の低下などの皮膚機能異常が深く関与していることが明らかにされている．また，これらの悪化因子に対する感受性に個体差があるが，年齢により刺

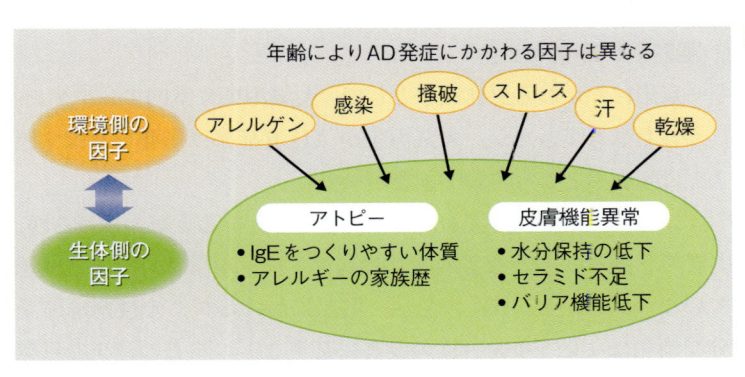

1 アトピー性皮膚炎の発症・悪化因子

年齢によりAD発症にかかわる因子は異なる

環境側の因子 ⇔ 生体側の因子

アレルゲン・感染・掻破・ストレス・汗・乾燥

アトピー
- IgEをつくりやすい体質
- アレルギーの家族歴

皮膚機能異常
- 水分保持の低下
- セラミド不足
- バリア機能低下

2 生後4か月におけるTEWL（経表皮水分蒸散量）値と1歳6か月でのAD有症率

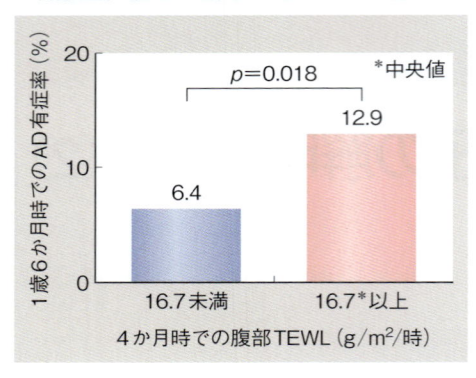

[グラフ：4か月時での腹部TEWL（g/m²/時）が16.7未満では1歳6か月時でのAD有症率6.4%、16.7*以上では12.9%、p=0.018、*中央値]

激因子に対する感受性が異なることも知られている（**1**）．

■ 生体側の因子

遺伝因子

- アレルギー疾患の発症に遺伝因子が関与していることは，家系調査などから知られていたが，アレルギー疾患の発症を規定する遺伝因子に加えて，ADの疾患特異的な遺伝因子の関与も考えられている．
- 最近は遺伝子レベルでアレルギー疾患の疾患感受性の解明が進められ，バリア機能を担う重要な蛋白質であるフィラグリン（filaggrin）の遺伝子変異がADの発症に重要な役割を担うことが報告された（Palmerら，2006[3]）．日本人集団においても遺伝子多型の部位は異なるが，フィラグリン遺伝子とAD発症とのかかわりが認められている（Nomuraら，2007[4]）．
- さらに最近出生コホート研究によりフィラグリン遺伝子異常がアレルギーマーチにかかわることも示され（Hendersonら，2008[5]），フィラグリン遺伝子変異はADの早期発症や遷延化に関連するのみでなく，花粉，室内塵ダニ，ネコへの感作，さらに早期の喘鳴，喘息発症，花粉症発症のリスクとなる．

バリア機能の障害

- AD患者には皮膚バリア機能の異常がみられることは知られていたが，皮膚バリア機能異常と乳幼児期のAD発症とのかかわりは検証されていなかった．そこで生後4か月時に皮疹がない児の腹部経表皮水分蒸散量（TEWL）を測定し，1歳6か月時におけるADの有無を調べたところ，TEWL低値群に比べてTEWL高値群に有意にADの有症率が高いことが判明した（**2**）（池澤ら，2009[6]）．また，TEWL高値群にAD遷延例の率が高かったことから，皮膚バリア機能は，ADの発症寄与因子として関与するのみならず，AD遷延化因子としても重要と考えられる．

■ 環境側の因子

大気汚染，室内アレルゲン

- アレルギー疾患にかかわる悪化因子として，大気汚染や室内アレルゲン，特にダニが注目されてきたが，大気汚染がAD有症率に影響を及ぼす因子であるとは現在のところ結論できない．
- また，ダニについても，ダニ防護布団カバーなどを用いるとダニは減るが，ADの皮膚の状態やかゆみなどの症状はコントロール群との間に差は認められていない．しかし，ADの発症・増悪におけるダニの役割を検証する十分な情報はなく，今後ADの改善に必要なダニ除去の適正な目標

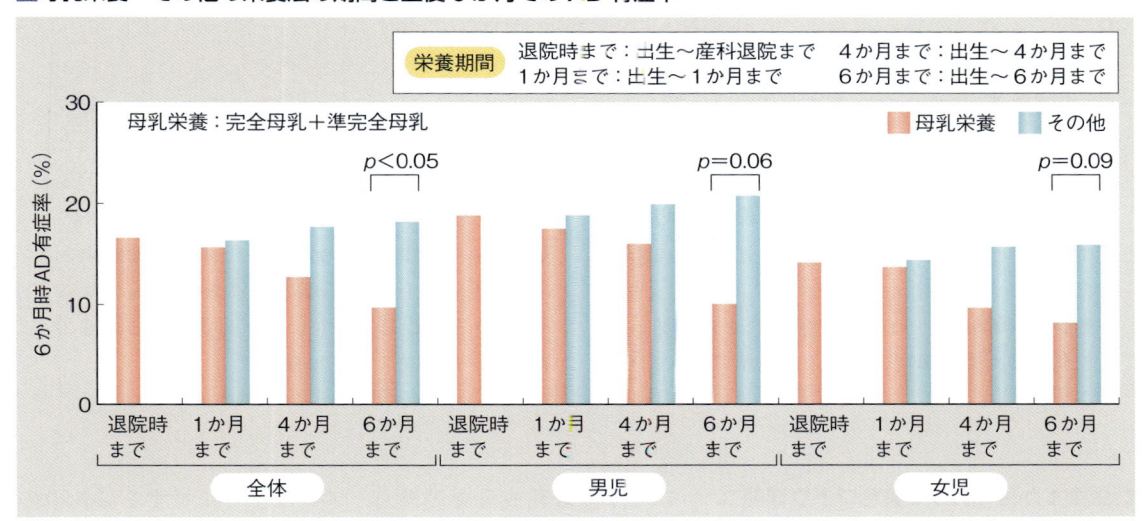

3 母乳栄養・その他の栄養法の期間と生後6か月でのAD有症率

栄養期間
退院時まで：出生〜産科退院まで　4か月まで：出生〜4か月まで
1か月まで：出生〜1か月まで　　6か月まで：出生〜6か月まで

母乳栄養：完全母乳＋準完全母乳

母乳栄養

- ADと乳児期栄養法との関係については，わが国のこれまでの報告では，母乳栄養児にADの有症率が高く，特に母乳栄養を早期に開始した群にADの有症率が高い傾向がみられた(Miyakeら，2007[5])．しかし，わが国では現在まで大規模な出生コホート調査による乳児期栄養法とAD発症の関連に関する研究はなく，今までの研究は後方視的調査のために，母親の記憶に基づく栄養法が必ずしも正確でない．また，アレルギーの家族歴のある母親は母乳栄養を継続する傾向がある．
- 母乳栄養と乳児期のAD発症との関連を前方視的に調査した18の研究のメタ解析によれば，生後3か月までの完全母乳栄養は乳児期のADの発症を抑制し，特にその効果はアレルギーの家族歴をもつ児において認められている(Gdalevichら，2001[8])．
- 筆者らの出生コホート調査では，生後6か月まで母乳栄養の群（生直後から母乳のみの完全母乳栄養群と産科では人工乳を摂取したが産科退院後は母乳のみの準完全母乳群の両群を含む）では，6か月まで混合栄養または人工栄養の群に比較して有意にADの有症率が低値であった(3)（下条ら，2009[9]）．現在，その後に集積した症例を含めて最終的な解析を行っているが，わが国の今までの報告とは異なり，少なくとも母乳栄養が生後6か月でのADの発症に促進的に働く可能性は少ないと考えられる．
- 母乳栄養児にもADは発症するが，その理由の一つに母乳中の成分の違いが関与している可能性がある．母乳は乳児期の重要な環境因子といえ，

Box

母乳成分とアトピー性皮膚炎

母乳栄養がアレルギー発症に抑制的に働くメカニズムは明らかでないが，抑制性サイトカインである transforming growth factor-β（TGF-β）が，アレルギーを発症した児の母親の母乳ではアレルギーにならなかった児の母親の母乳よりも低値であることや（Donnet-Hughes ら，2000[10]），Th1 細胞の誘導にかかわる可溶性 CD14 分子が，AD を発症した児の母親の母乳では低値であることが示されている（Savilahti, 2008[11]）．一方，母乳がアレルギーに促進的に働くケースもある．たとえば，母親が摂取した食物蛋白質が母乳中に分泌され，児を感作することは以前から知られている．しかし，疫学的にも授乳中の母体の食物制限が AD の予防に有効であるとするエビデンスはなく，AD を発症していない児を対象とする母親の食物制限は勧められていない．

4 生後1か月における黄色ブドウ球菌コロニー数と6か月でのAD有症率

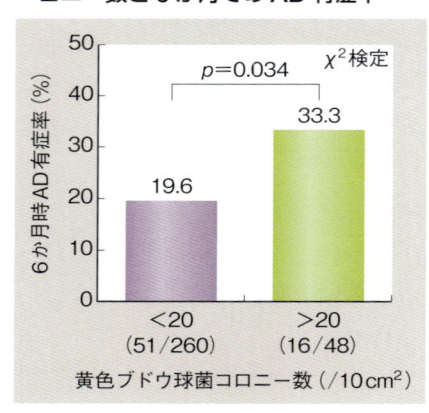

今後母乳成分を調整し，アレルギーに対する母乳中の抑制因子を増加させることはアレルギー発症予防戦略の一つであろう．

黄色ブドウ球菌

- 皮膚局所の細菌，特に黄色ブドウ球菌は，成人 AD の悪化因子として知られており，乳児 AD（4か月児）においても非 AD 児に比べて高率に検出され，特に中等症以上の AD 児に多い．そこで，黄色ブドウ球菌が乳児 AD の発症因子として関与する可能性を検証したところ，生後1か月時に黄色ブドウ球菌が20コロニー/10 cm^2 以上検出された群は，それ未満の群に比べて生後6か月時の AD 有症率が有意に高かった（4）（下条ら，2009[9]）．
- 一方，母親が AD である群と AD でない群に分けて同様の調査を行うと，母親が AD でない群では，黄色ブドウ球菌の定着と AD 発症との関係は認められず，母親が AD 群にのみ皮膚黄色ブドウ球菌の定着と AD 発症との関係が示された．
- また，生後1か月時の皮膚バリア機能異常と6か月時の AD との関連をみると，バリア機能の異常群に AD 発症との関係が認められた．
- すなわち，黄色ブドウ球菌は皮膚への定着のみでは AD の発症に関与しないが，皮膚バリア機能異常などの素因がある児では AD 発症のリスク因子となる．

アトピー性皮膚炎の発症・悪化因子への対策

- 特異的および非特異的刺激因子が AD の発症・悪化に深く関与していることから，刺激因子の除去が AD 発症・悪化への対策となる．

- そこで，刺激因子を皮膚から除くことを目的に学童を対象に微温水によるシャワー浴を行ったところ，シャワーの開始後速やかに明らかな効果が認められた（Mochizukiら，2009[12]）．シャワー浴は期待のもてる対策の一つであり，スキンケアとアレルゲン感作を阻止するための環境整備と併せて積極的に検証する必要がある．
- 生体側の因子としては，皮膚の乾燥などによる皮膚バリア機能の低下が，黄色ブドウ球菌や汗などの刺激因子への感受性を高める．今のところ皮膚バリア機能障害への介入によるAD発症抑制効果について明確なデータはない．最近試みられたAD発症ハイリスク群に乳児期早期からスキンケア（顔面の石鹸洗顔の禁止と保湿クリームの連日外用）を行う早期介入試験では，AD発症が抑制される可能性が示されたが，スキンケアのみでは十分ではなく，アレルゲン感作などと組み合わせた予防的介入が必要と考えられる（片岡ら，2009[13]）．

おわりに――生体と環境の相互作用――

- ADの発症には環境側の因子が重要な役割を担い，また生体側の因子として皮膚のバリア機能異常も発症に寄与することが知られている．皮膚黄色ブドウ球菌で述べたように，環境の刺激因子のみではADは発症せず，生体側の因子との相互作用が発症を規定している．
- これはAD発症および悪化阻止対策を考えるときに重要であり，環境を整備するのみならず，生体側のリスク因子の改善も併せて進めなくてはならない．今後，環境側因子と生体側因子との相互作用の詳細が明らかになり，ADの発症・悪化への新たな戦略につながることを期待している．

（河野陽一）

▶文献は巻末に収載

アトピー性皮膚炎

● 治療・臨床経過・予後

16 かゆみに対する治療

アトピー性皮膚炎のかゆみ

- かゆみは掻破を誘導し，皮疹の新生・増悪を惹起し，さらなるかゆみを引き起こす（itch-scratch cycle）ため，かゆみを制御することは，治療にとって，また患者のQOL向上にとって重要である（**1**）.
- アトピー性皮膚炎におけるかゆみの発現機序は，ヒスタミンの関与，ヒスタミン以外のケミカルメディエーターの関与，表皮内神経線維の直接刺激，オピオイドシステムの関与，神経原性炎症，アレルギー炎症の影響などさまざまであり，それらが複雑に絡み合ってかゆみが引き起こされているため，そのメカニズムを理解したうえで総合的に対処することが必要である（高森，1999[1])．
- アトピー性皮膚炎におけるかゆみの治療としては，外用による局所治療，内服による全身療法，および光線療法などがある（**2**）.

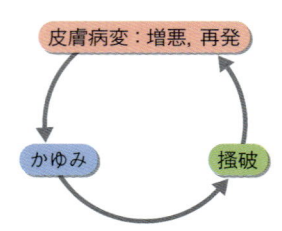

1 itch-scratch cycle

皮膚病変：増悪，再発 → 掻破 → かゆみ → 皮膚病変

かゆみは掻破を誘導し，掻破は皮膚病変の増悪・再発を引き起こし，皮膚病変の悪化はさらなるかゆみを引き起こす．

アトピー性皮膚炎におけるかゆみの治療

外用療法（ステロイド，タクロリムスなど）

- ステロイドやタクロリムス外用療法におけるかゆみ抑制効果は，皮膚の炎症を改善することによる二次的な効果である．
- アトピー性皮膚炎では，浸潤したリンパ球，肥満細胞，好酸球などの炎症細胞からIL-2，ヒスタミン，トリプターゼ，ECP（eosinophil cationic protein），MBP（major basic protein），活性酸素など，サイトカイン，アミン，蛋白分解酵素，組織障害性蛋白などが放出され，ケラチノサイトからはIL-1，TNF-αなどの炎症性サイトカインが放出される．その結果，神経原性炎症やアレルギー炎症が惹起され，結果としてかゆみが惹起される．
- ステロイドやタクロリムスの外用療法は，これら因子の放出を抑制することによって神経原性炎症やアレルギー炎症を抑えることによりかゆみを抑制する．

2 アトピー性皮膚炎におけるかゆみの治療

治療		機序
外用療法	ステロイド	皮膚炎症を抑制することによって，炎症細胞より放出されるかゆみ発現因子を抑制
	タクロリムス（FK506）	
	保湿剤	ドライスキンを改善することによって外部からの刺激を緩和．表皮内神経退縮作用
内服療法	抗ヒスタミン薬	ヒスタミン拮抗作用　特異な薬理作用
	免疫抑制薬（シクロスポリン）	IL-2をはじめとする各種かゆみ誘発サイトカインの産生抑制
光線療法	PUVA療法 narrow-band UVB	セマフォリン3A発見の亢進作用による，表皮内神経線維の退縮
	エキシマライト	表皮内神経線維の消退
その他	抗NGF抗体	表皮内神経線維の侵入抑制

保湿外用薬療法

- 角層表面は皮脂膜に覆われ，角質細胞間にはセラミドを中心とした脂質が，角質細胞にはフィラグリン分解産物の塩基性アミノ酸から成る天然保湿因子（natural moisturizing factor：NMF）が存在し，これらは皮膚のバリア機能と保湿作用に重要な役割を演じている．

- 皮脂膜，角質細胞間脂質，天然保湿因子の三大保湿因子のいずれか，あるいはすべての減少によりバリア機能および水分保持機能が低下し，病的なドライスキン状態が惹起される．

- アトピー性皮膚炎はドライスキンを呈する代表的な疾患である．ドライスキン状態ではバリア機能が低下しているため，外部からの化学的あるいは物理的刺激を受けやすく，バリア異常に応じて表皮内に侵入，増加している神経線維が直接刺激され，かゆみが誘発される（高森，2000[2]）．

- 保湿外用薬はドライスキン上に水分子の膜を形成することにより皮膚に潤いを与え，破壊されたバリア機構を一時的に改善し，外部からの刺激を軽減する．保湿剤の外用は表皮内に侵入した神経線維を退縮させる作用を有しており，この作用により，外部からの刺激によって引き起こされるかゆみをある程度抑制する．

抗ヒスタミン薬（抗アレルギー薬[*1]）内服療法

- ヒスタミンは肥満細胞から放出され，神経終末に存在するヒスタミンH_1受容体に結合して神経線維を興奮させることによりかゆみを誘発する．抗ヒスタミン薬は，標的細胞のヒスタミンH_1受容体へのヒスタミンの結合を拮抗的に阻害することによりかゆみ抑制効果を発現する（抗ヒスタミン作用）．

- 第三世代抗ヒスタミン薬は第一，第二世代抗ヒスタミン薬と比較して，

[*1] 抗アレルギー薬とはわが国独自の呼称で，国際的には第二，第三世代抗ヒスタミン薬と呼ばれている．

中枢神経作用や抗コリン作用が少なく，ヒスタミン H_1 受容体拮抗作用や細胞膜安定化作用のほかに種々の薬理作用を有する．すなわち，薬剤により神経線維末端からのサブスタンス P の放出抑制作用や，好酸球遊走抑制作用，ECP/MBP/活性酸素などの好酸球からの遊離抑制作用など，薬剤によりさまざまな薬理作用を有する．
- 最近ではヒスタミン H_4 受容体がかゆみに関与している可能性が注目されており，抗ヒスタミン薬抵抗性のかゆみ治療への応用が期待されている（Gutzmer ら，2009[3]）．

免疫抑制薬

- 免疫抑制薬は，主として自己免疫疾患の治療に使用されているが，近年ステロイド外用療法や抗ヒスタミン薬内服療法など従来の治療に抵抗を示す重症乾癬，重症アトピー性皮膚炎にも保険適用になった．アトピー性皮膚炎に保険適用となっている免疫抑制薬はシクロスポリンだけである（アトピー性皮膚炎診療ガイドライン）（古江ら，2009[4]）．
- シクロスポリンは細胞質に存在するシクロフィリン結合蛋白に結合し，さらにカルシニューリンに結合して，T 細胞受容体からの細胞内シグナル伝達を阻害する．その結果，IL-2 をはじめとする各種かゆみ誘発サイトカインの産生を抑制し，かゆみを抑制する（Wahlgren ら，1990[5]）．
- シクロスポリンによるアトピー性皮膚炎のかゆみ抑制効果は，ステロイド外用，抗ヒスタミン薬内服，光線療法などの治療と比較して強力である．しかし，腎機能障害，高血圧，催奇形性など使用に関する注意点が多く，慎重な使用が必要である．

光線療法

- アトピー性皮膚炎に対して行われている光線療法としては，PUVA（外用・内服）療法，UVB 療法，narrow-band UVB 療法，UVA1 療法，エキシマライト照射などがある．
- アトピー性皮膚炎のケラチノサイトでは，神経伸長因子（NGF）の発現亢進と神経反発因子セマフォリン 3A の発現低下が認められる（Tominaga ら，2008[6]）．その結果，知覚神経線維が表皮内に侵入し，外部からの刺激により容易に興奮してかゆみが引き起こされる（Shelley ら，1957[7]；Ostlere ら，1995[8]）．
- PUVA 療法や narrow-band UVB 療法，エキシマライト照射はアトピー性皮膚炎で亢進している NGF の発現を低下させ，減少している表皮セマフォリン 3A の発現を増加させる作用により，表皮内に侵入した神経線維を退縮させ，かゆみ抑制効果を発揮する*2．

*2 今後，アトピー性皮膚炎の難治性かゆみの治療として，ケラチノサイトにセマフォリン 3A 発現を増加させる薬剤の開発が期待される．

κ-オピオイド受容体作動薬

- 表皮ケラチノサイトではμ-レセプターとκ-レセプターが発現しており，それらのアゴニストであるβ-エンドルフィンとダイノルフィンも表皮ケラチノサイトに発現している (Bigliardiら, 1998[9]; Tominagaら, 2007[10]).
- β-エンドルフィンとμ-レセプター系 (μ-オピオイド系) が優位になるとかゆみを発現し，ダイノルフィンとκ-レセプター系 (κ-オピオイド系) が優位になるとかゆみを抑制する方向に働く (Kumagaiら, 2010[11]).
- アトピー性皮膚炎のケラチノサイトにおけるμ-オピオイド系 (β-エンドルフィンとμ-レセプター) の発現は正常皮膚と同程度であるが，κ-オピオイド系 (ダイノルフィンとκ-レセプター) の発現は正常皮膚と比較すると減少しており，結果的にμ-オピオイド系がκ-オピオイド系より優位になり，かゆみが誘発されていると考えられる.
- κ-オピオイド受容体作動薬 (ナルフラフィン塩酸塩) がかゆみの治療薬として開発され，2009年より血液透析に伴う難治性の皮膚瘙痒症に適用となっている．現在アトピー性皮膚炎のかゆみに対して臨床試験が行われており，その効果が期待される．

まとめ

- アトピー性皮膚炎のかゆみは，さまざまなかゆみ発現機序が複雑に絡み合い惹起されているため，単一の治療ではそのかゆみを制御することは困難である．したがって，アトピー性皮膚炎のかゆみを制御するためには，かゆみの発現メカニズムを理解し，総合的に対処する必要がある．

(種田研一, 高森建二)

▶文献は巻末に収載

アトピー性皮膚炎
● 治療・臨床経過・予後

17 紫外線療法の適応と治療法

紫外線療法とは

- 紫外線療法は，従来の UVB や PUVA 以外に，ナローバンド（narrow-band）UVB などの選択的な波長特性をもつ紫外線療法の有用性が明らかとなった（**1**）．

- 特にナローバンド UVB では，照射方法が容易であり，効果・安全性が得られやすいことから，わが国でも照射機器の開発とともに現在 1,000 か所以上（2009 年 12 月現在）で，一般臨床レベルでの治療が進行中である．特に乾癬，白斑，さらに診療報酬改訂後からはアトピー性皮膚炎でも使用頻度が高くなってきている．

- ナローバンド UVB は，ピークだけでなくほとんどが 311〜312 nm に分布する非常に幅の狭い波長である（**1**）．ナローバンド UVB 療法では，PUVA のようにソラレンを使わないため，治療後の遮光などの生活の制限がなく，ソラレン内服による悪心・胃腸障害など全身への影響がない．そのため，学校生活などで日光曝露が多い小児期にも使用が可能であり，

1 太陽光線と紫外線治療の波長
UVA：長波長紫外線，UVB：中波長紫外線，UVC：短波長紫外線．

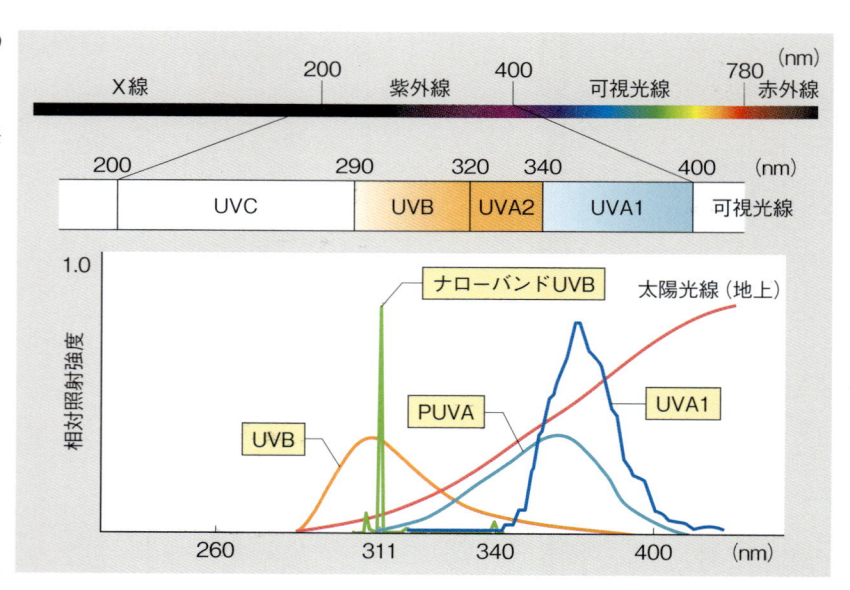

アトピー性皮膚炎に対してのエビデンスの高い照射方法が期待される．

国内のガイドラインの状況

- 2008年の日本皮膚科学会の「アトピー性皮膚炎診療ガイドライン」と，2009年に改訂されたガイドラインにおいて，一部に紫外線療法についての記載があるが，照射プロトコールが提供されているわけではないので，すぐに紫外線治療が開始できない．この要因としては，紫外線療法が，二重盲検試験やハーフサイドテストなどで高いエビデンスレベルを得がたく，また，大規模臨床試験が困難であるため，画一したプロトコールを確立するまでの根拠が少ないことが考えられる．
- 日本のガイドラインでは，紫外線療法は代替療法，付加的療法とされており，基本的にはステロイド外用の補助として考えられている．外用治療に抵抗性であったり，ステロイド外用が長期間にわたる場合に選択されるという位置づけになっている．
- 国内の実際の臨床においては，ブロードバンド UVB，UVA＋UVB や PUVA よりも，安全性，有効性の面から，ナローバンド UVB（311 nm）が広く用いられるようになっている．今後，アトピー性皮膚炎に対する紫外線療法ガイドラインの設定が必要となるであろう．

海外のガイドラインと紫外線療法のエビデンスレベル

- 海外のガイドラインでは，ステロイド外用や保湿剤の使用といったファーストラインの治療に次ぐ，セカンドラインの治療として十分に認知されている．Hanifin らのシステマティックレビュー（Hanifin ら，2004[1]）では，ナローバンド UVB の有効性はエビデンスレベル I とされている．
- 有効性に関する報告は1993年の George らが初めての報告である（George ら，1993[2]）．重症の成人型アトピー性皮膚炎患者21人に対して12週間の照射を行い，68％の重症度スコアの改善を認め，88％のステロイド外用を減らすことができた．さらに，24週の経過観察で15人は改善が維持され，当初と比較して50％程度のステロイド外用の使用量であった．この報告により，ナローバンド UVB がアトピー性皮膚炎に有効であること，ステロイドの外用量を減らすことが可能であること，照射後も効果が持続することが明らかとなった．
- また，2000年の Der-Petrossian らの報告では，重症のアトピー性皮膚炎に対して PUVA バス（bath-PUVA）療法とナローバンド UVB のハーフサイドでの6週間の比較を行い同等の効果が認められている（Der-Petrossian ら，2000[3]）．2001年に Reynolds らは，中等症から重症のアトピー性皮膚炎にナローバンド UVB と UVA，可視光で randomized con-

- trolled trial（RCT）を行い，ナローバンドUVBの有効性を示している（Reynoldsら，2001[4]）．
- また，16歳以下の小児例に対しても行われ，有効性と安全性が確認されている（Juryら，2006[5]；Claytonら，2007[6]）．

ナローバンドUVB

- わが国では，難治性成人型アトピー性皮膚炎患者11例を対象に，オープン試験ではあるが，外来通院でナローバンドUVBを照射しその治療効果が検討された（前島ら，2003[7]）．照射前に比べ，自覚症状による重症度評価および他覚的所見による評価は，照射後有意に改善し，併用として行っているステロイド外用薬のランクまたは外用量についても改善がみられた．また，血清LDH値および血清IgE値も有意に低下した．短期観察例での評価ではあるが，難治性成人型アトピー性皮膚炎患者に対して同療法は有効であると評価した．

当科のナローバンドUVB照射プロトコール

- アトピー性皮膚炎に対するナローバンドUVBの照射方法として，乾癬と同様の照射方法（standard regimen），最少紅斑量（minimal erythema dose：MED）の50％が初回照射でその後100 mJ/cm^{2}ずつ増加させる方法や，50％ MED照射を継続する方法がある．乾癬に比べて少ない照射量で効果が得られることが一般的で，照射量が多くて紅斑が出現するとかえって刺激となり瘙痒を悪化させることがあるので注意が必要である．
- ここで当科でのナローバンドUVBの照射プロトコールを紹介する．当科では照射にデルマレイ®－800（テルモ・クリニカルサプライ）あるいはデルマレイ®－200を用いている．メドオート®を使用してMEDを測定した後に，MEDの10〜50％の照射量から開始し，症状の改善がみられるまで少しずつ（10％程度〜100 mJ/cm^2）増量する．効果が認められた照射量で維持的に照射を継続する（**2**）．アトピー性皮膚炎の多くの場合，1 MED以上照射することはない．

治療背景となるメカニズムの考え方──病因となる細胞のアポトーシスと免疫抑制──

- 紫外線療法によって，長い寛解期間が得られることに制御性T細胞の誘導が関与することが推定されている．制御性T細胞は，T細胞サブセットで，免疫抑制的に働き自己免疫疾患の進展を抑制することが知ら

2 ナローバンド UVB 療法

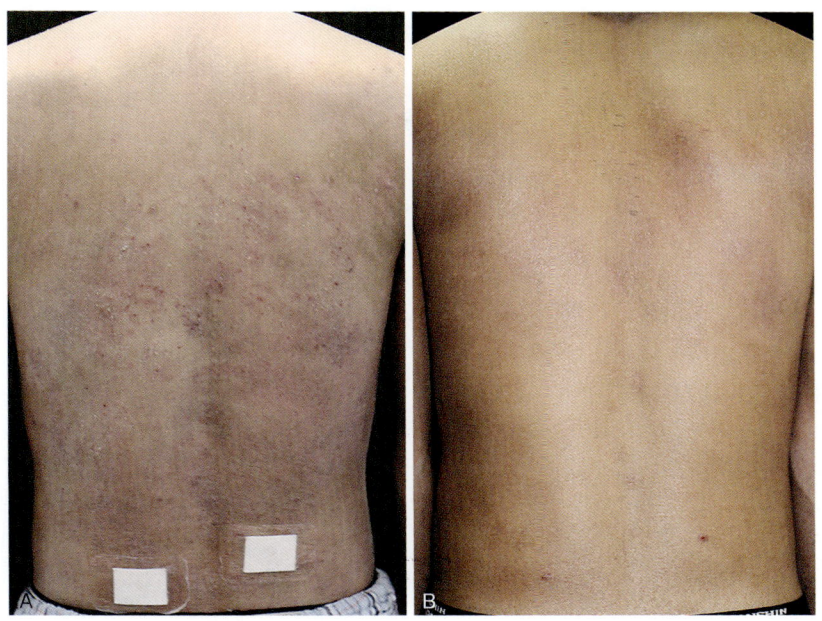

A：ナローバンド UVB 開始前の背部の臨床像.
B：22 回，計 7.02 J/cm² 照射後の臨床像.
MED を測定後, 0.06 J/cm²（MED の 10％）から照射を開始した．照射による刺激感，紅斑のないことを確認しながら徐々に増量し，0.36 J/cm² で維持量としたところ瘙痒の改善を認めた．22 回，計 7.02 J/cm² 照射した．その後，定期的に継続照射を行っている．

れており，このうち CD4 陽性 CD25 陽性 Foxp3 陽性の細胞（Foxp3⁺ 制御性 T 細胞＝ Foxp3⁺Treg）が誘導されることで抗原特異的な免疫抑制が誘導され，根治的な治療に結び付くことが考えられている．筆者らはこれまでにナローバンド UVB でマウスにおいて免疫寛容と Treg が誘導されていることを報告している（Shintani ら, 2008[8])．

- さらに PUVA バスの，尋常性乾癬患者における末梢血 Treg にもたらす効果を調べるために，10 人の健常者と PUVA バス治療を受けた乾癬患者 10 人（うち男性 8 人，女性 2 人）で治療前後の末梢血を採取し FACS 解析を行った（Saito ら, 2009[9])．PUVA バスのプロトコールは，入院下で初期量を 0.5 J/cm² で開始し，最大照射量 4 J/cm² とし，0.5 J/cm² ずつ増量し，週 5 回照射を行った．
- 尋常性乾癬患者の治療前の CD4⁺CD25⁺Foxp3⁺Treg（CD4 陽性細胞中 2.86 ± 1.52 ％）は健常者（CD4 陽性細胞中 3.69 ± 0.86 ％）と比較すると有意差を認めなかったが，治療後には Foxp3⁺Treg（5.40 ± 1.43 ％）が治療前と比較して有意な上昇を示しており，PUVA バスによる Treg の誘導が認められた．またすべての症例において治療前と比べて臨床重症度 PASI スコアは改善し，CD4 陽性細胞中の Foxp3⁺Treg は増加していた．さらに Spearman's rank correlation test で治療前後の乾癬患

Keyword
PASI スコア
PASI(Psoriasis Area and Severity Index) スコアは，皮疹の程度と範囲から算出する乾癬の重症度の評価法．

Box

新しい選択的長波長紫外線療法——UVA1——

わが国では未承認であるが,海外では選択的長波長紫外線(UVA1)が注目されている.エビデンスレベルの高い報告から,選択的長波長紫外線(UVA1)がアトピー性皮膚炎に対して有効性があることが認められた.UVAは,UVAの長波長側のUVA1(340～400 nm)と短波長側のUVA2(320～340 nm)に分けられ,UVA2は,紅斑反応を惹起することから光生物学的にはUVBに類似していると考えられている(1).ヨーロッパでは広く臨床応用されており,doseによりhigh dose, medium dose, low doseと区別され,high dose UVA1療法は1992年,1998年にKrutmannらにより,急性増悪したアトピー性皮膚炎患者に対し,ステロイド外用薬と同等,UVA/UVB療法より有意に効果があることが報告された(Krutmannら,1992[10], 1998[11]).また,Dittmarらは2001年に増悪したアトピー性皮膚炎には,high doseとmedium doseで有効であるが,low doseでは有効でないことを報告した(Dittmarら,2001[12]).そして同年,Tzanevaらにより,medium doseがhigh doseと同等の有効性であるということが報告されている(Tzanevaら,2001[13]).最近の報告では,2009年にGambichlerらが,medium dose UVA1とナローバンドUVBをRCT比較し,両者の効果には差はみられなかったことを報告した(Gambichlerら,2009[14]).

者の末梢血CD4陽性細胞中に占めるFoxp3$^+$Tregの割合はPASIスコアと逆相関の関係にあった.
- 以上の結果より,全症例において治療前と比べてPASIスコアは改善し,CD4陽性細胞中のFoxp3$^+$Tregは増加していた.光線治療を受ける患者の末梢血におけるFoxp3$^+$Tregの測定は,今後紫外線療法を提供するにあたり治療の有効な客観的指標となりうるかもしれない.

(森田明理,新谷洋一)

▶文献は巻末に収載

アトピー性皮膚炎

● 治療・臨床経過・予後

18 心身医学的治療の適応と治療法

心身医学的治療とは

- 身体面だけでなく，心理面，社会面（生活環境面）をも含めて総合的にみようとする医学が心身医学である．この3つの側面は相互関係をもち，心身相関と呼ばれる．通常の身体医学的手技に加えて，患者の心理・性格，行動パターンや環境要因を含む広い視野から治療を考える，つまり心身相関を配慮しながら治療するのが心身医学的治療である．

アトピー性皮膚炎治療における心身医学的問題の要素と考え方

- アトピー性皮膚炎は慢性の瘙痒性皮膚疾患であり，良好なセルフコントロールが予後の改善につながる．しかし，一般に慢性疾患では，長期間にわたる病悩や，煩雑な治療，治療そのものが病状を遷延化させているのではないかという錯覚などによって，治療に対する患者の意欲が低下していることが少なくない．慢性疾患の患者の心理・精神状態を把握しながら，適切な皮膚科的治療のアドバイスをすることは，アトピー性皮膚炎の予後を改善させるために重要である．
- 心理的ストレスがアトピー性皮膚炎の増悪因子となるメカニズムの一つとして，ストレスによる搔破が知られている（小林，2000[1]）．
- それ以外に，神経系，内分泌系，免疫系の相互作用によるメカニズムも解明されつつある（Schmid-Ottら，2001[2]；Buske-Kirschbaumら，1997[3]；Glinskiら，1995[4]）．皮膚での強い炎症の持続は，サイトカイン，ケモカイン，神経伝達物質などを介して中枢神経に影響を与え，悪循環を形成する（Raisonら，2006[5]）．
- そのため，適切な皮膚科的治療による炎症制御をまず，あるいは同時に行ったうえで，心身医学的治療は行うべきものである．

I. アトピー性皮膚炎

1 アトピー性皮膚炎の心身医学的診断基準

A. ストレスによるアトピー性皮膚炎の発症, 再燃, 悪化, 持続（心身症）

心理社会的ストレスがアトピー性皮膚炎の発症や再燃, 悪化, 持続に重要な役割を果たしている. 以下のうち3つまたはそれ以上で示される.
1) 生活上の大きな出来事（ライフイベント）が皮膚炎の発症や再燃に先行してみられる.
2) 日常的な心理社会的ストレスの増加や減少, 持続と皮膚炎の症状の悪化や軽快, 持続との間に密接な時間的関連がある.
3) 情動状態（抑うつ, 不安, 緊張, 怒りなど）と皮膚炎の症状の悪化との間に強いあるいは頻繁な関連がみられる.
4) ストレス状況あるいは抑うつ, 不安, 緊張, 怒り, 空虚感などによって, 搔破行動が誘発されることが皮膚炎の重要な悪化要因となっている.

B1. アトピー性皮膚炎に起因する不適応

アトピー性皮膚炎の皮疹による外貌の変化, 強いかゆみ, 慢性再発性に経過し改善の見通しが立ちにくいこと, 治療にかかる肉体的／精神的／時間的／経済的負担が大きいことなどに反応して, 二次的に心理的苦痛や社会的, 職業的機能の障害が生じている.
以下のうちの3つまたはそれ以上で示される.
1) 睡眠の障害
2) 対人関係の障害
3) 社会的状況の回避や引きこもり
4) 学業や職業あるいは家事における業績の低下あるいは停滞
5) 抑うつ気分
6) 不安

B2. アトピー性皮膚炎の治療・管理への不適応

心理社会的要因によって医師の処方や指導の遵守不良などが引き起こされ, アトピー性皮膚炎に対する適切な身体的治療や管理を行うことが妨げられ, 治療や経過に著しい影響を与えている.
以下のうちの2つまたはそれ以上で示される.
1) 薬物や処置に対する不合理な不安, 恐怖
2) 症状のコントロールについての無力感
3) 医療あるいは医療従事者に対する強い不信感
4) 皮膚炎の悪化に対する過敏あるいは過度の不安

（安藤哲也, ほか. 心身症診断・治療ガイドライン2002. 協和企画; 2002. pp125-49[6]）

治療の適応

- 慢性疾患であるうえ, 治療の混乱をきたした歴史的背景があるため, 一部の軽症例を除くほぼ全例で, 心身医学的配慮をしたほうがよい.
- 狭義の心身医学療法の適応となる病態は, 心身症診断・治療ガイドライン（安藤ら, 2002[6]）においては3つに分類されている（1）. この3群は完全に独立したものではなく, 互いに重複あるいは, 相互関係をもっていることが多い.
- 同ガイドラインでは, 良好な医師-患者関係の確立のもと, 標準的な治療を1か月程度行っても, 期待される治療効果が得られない場合に, 心身症の評価, 診断を検討するとしている.
- しかし, 初診時から診断基準B1やB2の併発が観察される例においては, 同時進行で配慮しながら進めたほうが, より適切な治療を行うことができる.
- 適応となる対象を見出すために質問紙も参考となる[*1].
- 1か月で期待される効果がない場合でも, 初診時の治療方針の誤りや,

*1 代表的な質問紙
- QOL評価表：DLQI, Skindex-16, 29日本語版.
- 不安の尺度：STAI-JYZ（三京房）.
- 抑うつの尺度：SDS（三京房）.
- アトピー性皮膚炎心身症尺度：PSS-AD（羽白ら, 2002[6]）.

Advice 1
傾聴のポイント

- 患者の価値観，文脈の中に入って話を聴くことである．評価はしない．
- 患者の話をあるがままに理解しようとし，それに対する意見はせず，ひたすら相手を理解しようとすること．
- 表情，姿勢，動作，声の調子，話し方，言葉の中身など，相手のペースに合わせる．

患者アドヒアランスの不良（ことに外用不足）によって治療効果が出ていない場合もあるので，常にその点についての注意や見直しが必要である．

心身医学的配慮・心身医学的治療の基本

- 良好な医師-患者関係を確立することが基本である．
- 初診時，初対面のときが最も大切である．初診には時間をかけて受容・共感的態度による傾聴を基本として面接する．
- 保証：面接の結果，患者が何をどのように心配し，不安に思っているのか，整理する．身体症状の成り立ちや病気の本態について心身医学的に説明して，身体症状が改善しうることを理解させて患者の不安や緊張を和らげる．
- 説得・指導：患者に心身相関の事実に気づかせたうえで，新しい適応の仕方を患者とともに考え進めていく．
- 環境調整：環境要因の関与が強い場合，家庭，学校，職場などに働きかけて調整する．

Keyword
受容と共感
受容：患者の苦悩をあるがままに，無批判的にとらえ，受け入れること．
共感：患者の感情や意向と同一の感情や意向を体験すること．共感し，理解していることを言葉や態度で相手に伝える．

アトピー性皮膚炎の心身医学的治療 （2参照）

「A．ストレスによるアトピー性皮膚炎の発症，再燃，悪化，持続（狭義の心身症）」に対する治療

- 現実生活上のストレスに由来する「現実心身症」とストレスを招きやすい性格自体に問題のある「性格心身症」に大別される．後者に対しては治療者の心身医学の修練が必要なので，専門家へのコンサルテーションが必要となる．
- ストレッサーがアトピー性皮膚炎の悪化につながる要素は，外的変数としての状況因子，内的変数としての個人の評価過程，対処方法（コーピング）因子，個人のもつ生物学的因子の4段階があると考えられる（坂野，

2 アトピー性皮膚炎（心身症）の治療フローチャート

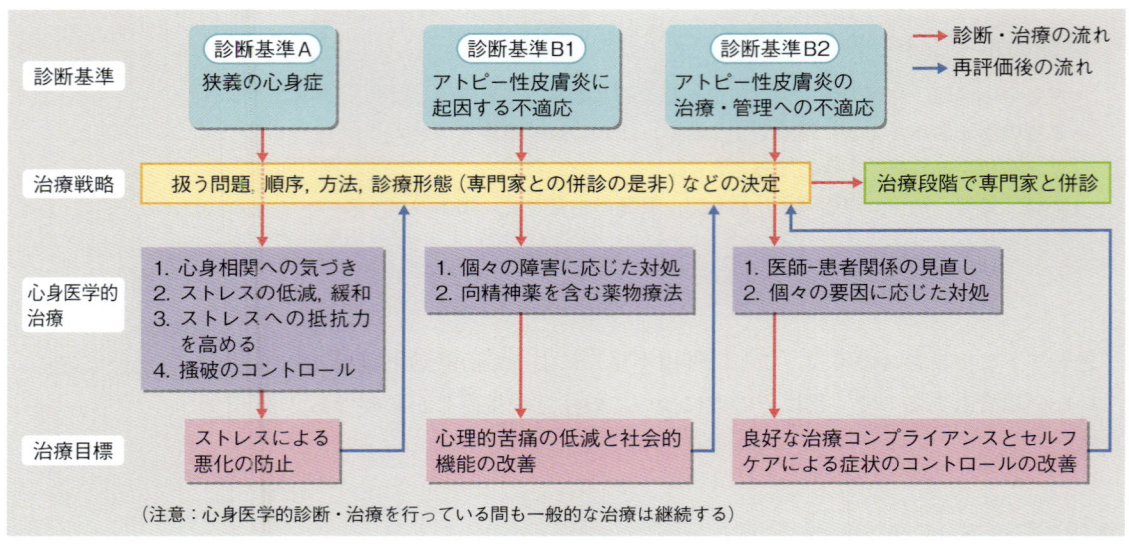

診断基準	診断基準A 狭義の心身症	診断基準B1 アトピー性皮膚炎に起因する不適応	診断基準B2 アトピー性皮膚炎の治療・管理への不適応	→ 診断・治療の流れ → 再評価後の流れ
治療戦略	扱う問題，順序，方法，診療形態（専門家との併診の是非）などの決定			治療段階で専門家と併診
心身医学的治療	1. 心身相関への気づき 2. ストレスの低減，緩和 3. ストレスへの抵抗力を高める 4. 掻破のコントロール	1. 個々の障害に応じた対処 2. 向精神薬を含む薬物療法	1. 医師-患者関係の見直し 2. 個々の要因に応じた対処	
治療目標	ストレスによる悪化の防止	心理的苦痛の低減と社会的機能の改善	良好な治療コンプライアンスとセルフケアによる症状のコントロールの改善	

（注意：心身医学的診断・治療を行っている間も一般的な治療は継続する）

（安藤哲也，ほか．心身症診断・治療ガイドライン2002．協和企画；2002．pp125-49[6]）

2009[7]）．この各段階への介入を考える．

- 掻破のコントロール（習慣性掻破のある場合）
  ① 掻破への気づきを促す：日記に掻破の回数，時間，状況を記録させ，掻破のきっかけとなるものを見つけさせる．
  ② かゆみ，掻破への対処方法を指導する：掻破と拮抗する動作（腕を組む，手を握る，かゆい部分を指で押さえ込むなど）を練習，実行させる．

「B1．アトピー性皮膚炎に起因する不適応」の治療

- 不適応合併症例では，『この程度の湿疹でなぜ，登校できない？』などの発言は禁句である．さりげなく，不適応合併の有無について把握し，つらかった患者の気持ちを受容する．
- 不適応が患者の主訴でない場合は，その問題については直接触れない．しかし，特に信頼関係の構築や言動に注意すべき患者であることを意識しながら皮膚科診療を進める．皮膚炎の治療のための共闘体制とその成功は，人間不信を取り戻す鍵となることも多い．
- 信頼関係が築かれ，適切な皮膚科治療が行われると，社会的不適応も自然に改善していくことも少なくない．
- 心理社会的に発達の時期にある学齢期の患者で，長期間にわたり不適応が持続するとその後の社会発達に影響を与えることが多いので，信頼関係が成立したのちに，臨床心理士，精神科医，心療内科医あるいは，病弱児支援学校を併設する医療機関などへ紹介する．
- 不安，抑うつ，全身倦怠感などの身体的愁訴が強い場合は，うつ病の併

Box
ステロイド忌避への対処法

ステロイド忌避の背景には，①ステロイド外用薬の副作用に対する誤解，②外用を続けているとアトピー性皮膚炎は治らない，依存性や耐性が生じるという風聞，③現在外用しているが，改善しない，あるいは外用を中止するとすぐに悪化するという経験があることが多い．

- ①は正しい情報を伝えることで理解されうる．
- ②，③は過去の治療歴で，ステロイド外用薬の処方を受けながらも，不十分な治療で十分な寛解が得られないまま，漫然と処方が続けられてきた結果であることが多く，そもそもの責任は過去に受けた医療にあることが多い．ステロイド外用薬の正しい使い方を再度きめ細かく指導し，外用によって寛解させる．その後，1, 2週間程度の短期間ごとに受診させ，順に漸減を指導することで，症状の改善とともに，医療への信頼を取り戻すことができる．
- それでも頑固な忌避のある場合は，当初はステロイドを使用せずに診療し，信頼関係が築かれた後に再度見直しをする．

▶Advice 2
心身医学的に配慮したアトピー性皮膚炎治療のコツ

- 症状の改善のための身近な目標を立てる．
- いちばん困っている症状から，早く良くしたいと思っている症状から．
- 確実に症状を改善させるために，具体的に有効なアドバイスを1つする．
- 次の受診日に，改善したことを一緒に喜ぶ．どのようにして良くなったのかを詳しく聴く．良い変化や工夫をほめる．
- 次の具体的な目標を設定する．
- これを繰り返して，より複雑な症状の改善につなげていく．

発がないか検討する．併発の疑われる場合は，専門家の協力を得て，抑うつに対する治療を同時に行う．

「B2. アトピー性皮膚炎の治療・管理への不適応」の治療

- この領域は特に皮膚科医が注意して本領発揮すべき領域である．
- 医師−患者関係を見直す：医師に対して疑問に思っていること，不満に思っていることを話題にしやすい雰囲気ができているか？　治療方針の決定過程に患者が参加しているか？　選択肢をわかりやすく説明し，患者に選ばせているか？　などに配慮する．
- ステロイド忌避への対応を行う（Ohyaら，2001[8]）.

（片岡葉子）

▶文献は巻末に収載

アトピー性皮膚炎

● 治療・臨床経過・予後

19 食物アレルギーが関与したアトピー性皮膚炎の治療と除去食の適応

食物アレルギーが関与したアトピー性皮膚炎（AD）

- アトピー性皮膚炎の悪化因子は，アレルギー的要因と非アレルギー的要因とに分けられる．年齢によって関与する悪化因子は異なる（**1**）．食物アレルギーが関与するアトピー性皮膚炎は乳児期に多い．
- その頻度に関しては，正確な数字は不明である．小児アトピー性皮膚炎

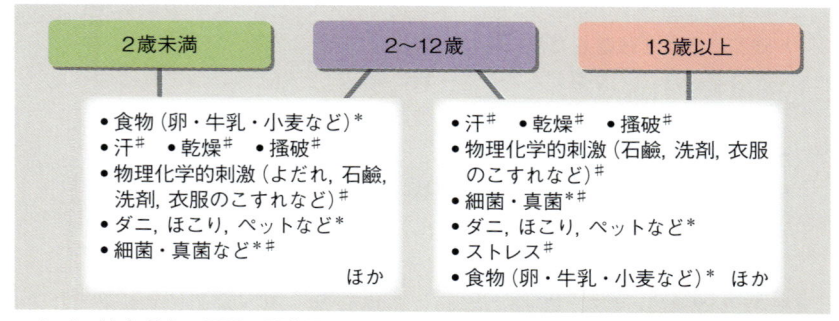

1 アトピー性皮膚炎の原因・悪化因子

2歳未満	2〜12歳	13歳以上
・食物（卵・牛乳・小麦など）＊ ・汗＃　・乾燥＃　・掻破＃ ・物理化学的刺激（よだれ，石鹸，洗剤，衣服のこすれなど）＃ ・ダニ，ほこり，ペットなど＊ ・細菌・真菌など＊＃	・汗＃　・乾燥＃　・掻破＃ ・物理化学的刺激（石鹸，洗剤，衣服のこすれなど）＃ ・細菌・真菌＊＃ ・ダニ，ほこり，ペットなど＊ ・ストレス＃ ・食物（卵・牛乳・小麦など）＊　ほか	

ほか

アトピー性皮膚炎の原因・悪化因子はアレルギー的要因と非アレルギー的要因とに分けられ，年齢によって関与する因子の頻度は異なる．食物アレルギーが関与する頻度は低年齢で高いが，加齢とともに低下する．
＊アレルギー的要因，＃非アレルギー的要因.
（厚生労働科学研究「アトピー性皮膚炎治療ガイドライン2008」より一部改変）

Box

小児期アトピー性皮膚炎の原因食物

250人の小児を対象とした Guillet らの研究では，鶏卵，牛乳，貝類，とうもろこしでんぷん，ピーナッツ，魚，大豆の順であった（Guillet ら，1992[1]）．

山田らの報告によれば，AD 患児の卵白と牛乳に対する特異的 IgE 抗体は乳児期に陽性率が高く，加齢とともに低下する．一方，小麦，米は乳児期よりも学童期に陽性率は高くなる．大豆はどの年齢層でも 10% 前後である（山田ら，1987[2]）．

2 食物アレルギーが関与したアトピー性皮膚炎に対する治療

原因食品除去などの食事療法と他の原因・悪化因子対策	薬物療法 ステロイド軟膏・プロトピック®軟膏・ヒスタミンH₁拮抗薬	スキンケア 入浴・シャワー・保湿剤

① 薬物療法（ステロイド外用薬やプロトピック®軟膏〈2歳以上〉の適切な使用，瘙痒対策としてのヒスタミンH₁受容体拮抗薬，皮膚感染症に対する抗菌薬），② スキンケア（入浴・シャワー，保湿剤塗布，包帯・サポーターなどによる皮膚の保護），③ 原因食品除去などの食事療法と他の原因・悪化因子対策の3つの柱から成る総合的治療が基本である．

児の37％（平均2.8歳，0.4～19.4歳）（Eigenmannら，1998[3]），38.7％（年齢4か月～21.9歳，平均48.9か月）（Burksら，1988[4]）という報告がある．年齢が大きくなると，食物アレルギーが関与するアトピー性皮膚炎は減少する（Guilletら，1992[1]）．また，重症アトピー性皮膚炎ほど食物アレルギーの関与する頻度が高いという報告もある（Guilletら，1992[1]）．

食物アレルギーが関与したアトピー性皮膚炎の治療とその注意点

食物アレルギーが関与したアトピー性皮膚炎の治療（2）

- ① 薬物療法（ステロイド外用薬やプロトピック®軟膏〈2歳以上〉の適切な使用，瘙痒対策としてのヒスタミンH₁受容体拮抗薬，皮膚感染症に対する抗菌薬），② スキンケア（入浴・シャワー，保湿剤塗布，包帯・サポーターなどによる皮膚の保護），③ 原因食品除去などの食事療法と他の原因・悪化因子対策の大きく3つから成り，これらの総合的治療が基本である．
- 総合的治療が個々の治療の有効性を増し，副作用のリスクを減らすことにつながる．食物アレルギーが関与する症例でも，他の原因・悪化因子（1）が同時に関与している患者も多いので，対策も原因食品の除去だけではなく，他の対処も行うことが必要である．

食物アレルギーの食事療法における注意点

（1）原因食物の正しい診断に基づく必要最小限の除去を行う

- 後述する除去食は患者ならびにその家族の負担になる治療なので，基本原則は，正確な原因食品の同定に基づいた必要最小限の除去である．
- アトピー性皮膚炎の悪化因子の一つが食物アレルギーであれば，その食品の除去が基本である．また，即時型食物アレルギーを合併している症例も多い．このような症例では，即時型反応の原因食品も除去となる．

Topics

皮膚経由の食物アレルゲン感作の可能性

　アトピー性皮膚炎の病態として皮膚のバリア異常がある．その機序として，角質細胞間脂質やフィラグリン蛋白の減少が指摘されている．フィラグリン蛋白の低下には遺伝子異常が関与しているとされたが，最近，フィラグリン蛋白の低下がみられる患者のすべてでこの遺伝子異常がみられるわけではなく，皮膚の Th2 タイプ（IL-4, IL-13）の炎症によってフィラグリン発現が抑制される可能性が指摘（Howell ら，2007[5]）された．皮膚の炎症をコントロールするステロイド外用薬やプロトピック®外用薬（2歳以上）の適切な使用がバリア機能回復に重要ということになる．

　ピーナッツアレルギー患者の感作率は患者個人のピーナッツ摂取量よりも，世帯のピーナッツ摂取量と相関するという報告（Fox ら，2009[6]）がある．つまり，経口摂取だけではなく，経皮などの経路が感作には重要であるということを意味している．また，アレルゲンが経口侵入する場合は，トレランスへ進むことが多く，一方，経皮で侵入すると，Th2 タイプ炎症を惹起しやすいという説がある．まだ，仮説の段階であるが，証明されれば，家屋塵中の食物アレルゲン対策が求められることになるが，今後の検討課題である．

- 授乳中の母親が摂取した食物アレルゲンは，微量ながら母乳中に分泌される．そのため母乳栄養児では経母乳的に感作が成立し，母親の食物除去でアトピー性皮膚炎が改善され，母親が摂取後に哺乳するとアレルギー症状が誘発されることがある．このような症例では母親も児の原因食品を除去する必要がある．また，患児がその食品を直接摂取すると，より強いアレルギー症状が誘発されるおそれがあるので，初回摂取時には感作の程度を参考にして摂取できるか検討し，もし摂取させるならば経口負荷試験に準じて少量から慎重に行う必要がある．

- 一方，母乳中の食物アレルゲンは微量であり，しかも，母親の消化酵素で分解されているので，患児もそのレベルの食物アレルゲンには比較的早期に耐性化する．母親の除去は患児よりもはるかに早く中止できるので，数か月ごとに経母乳負荷試験（ **3** ）で確かめる．乳児アトピー性皮膚炎やアレルギー疾患の家族歴があるためにアレルゲン同定検査を受け，感作が確認されている食物を初めて摂取する場合にもアレルギー症状を惹起させるおそれがあるので慎重な対応が必要である（Garcia ら，2007[7]）．

（2）安全に食べられる食品で十分かつバランスがとれた栄養を摂取する

- 栄養学的な障害がないことは必須であるが，さらには患者の QOL 向上のためにできるだけ多くの食べられる食品を見つける工夫をする．その際，代替食品や低アレルゲン化食品（例：ミルクアレルギー用粉乳，低蛋白質米）の利用も考慮する．

- また，アレルギー物質含量が患者の誘発閾値より少なく，安全に摂取できることが確認された加工食品であれば，表示に原因食品が記載されて

3 授乳中の母親の除去：経母乳食物経口負荷試験

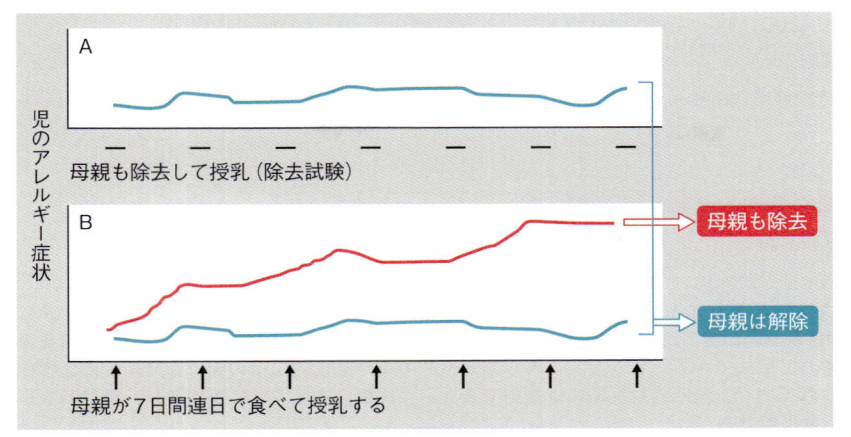

[図：児のアレルギー症状のグラフ。A：母親も除去して授乳（除去試験）。B：母親が7日間連日で食べて授乳する。赤線＝母親も除去、青線＝母親は解除]

1〜2週間，母児ともに児の原因食品を完全除去（除去試験）（A）．この期間の児の皮膚症状（A）と母親が7日間くらい毎日食べながら授乳する期間（B）とを比較することによって，母親の食事の影響を判定する．食事日記と皮膚症状などの記録を指導する．重症な症状が出ることはないので，自宅で実施可能．
母親の1日の摂取量：卵（1個くらい），牛乳（100〜200 mL），小麦（うどん，パン1食分）．

いても解除できる．

(3) 乳児期は離乳食が順調に進むように指導する
- 離乳食の開始を遅らせる必要はない．アレルギーを起こしにくい食品から開始する．できるだけ新鮮な食材を加熱などの調理をして用いる．

(4) 体重・身長を経時的に測定してグラフで記録する
- 成長障害の発見が容易である．

(5) 不足している栄養素を補い，バランスがとれた食事をとる
- 例：乳製品除去（カルシウム補充），魚除去（摂取可能な魚種を探す，$\omega 3$系多価不飽和脂肪酸やビタミンDの補充）．

(6) 家庭，園・学校，外食など日常生活で誤食による事故を避ける指導をする
- 特に患者が特定の食品に対するアナフィラキシーの既往がある場合は，厳重な除去と発症時の対応準備（エピペン®，内服ステロイド薬，ヒスタミンH_1受容体拮抗薬の携帯）が必要となる．

(7) 耐性化とともに適宜除去食を解除する
- 乳幼児期に発症した食物アレルギーの多くは，加齢とともに耐性化するので，適宜除去食を解除する．

原因食物の同定と除去食の適応

- 始めに，食事と過敏症状の変化との関係についての問診が重要である．この際，食事日記は有用である．食事との関連を聴取する際，即時型過

4 負荷試験を行わなくても食物アレルギーと診断できる特異的 IgE 抗体価のカットオフ値

A. Sampson（2001[8]）　　　　　　　　　　　　（U_A/mL）

特異的 IgE diagnostic decision points	卵白	牛乳	ピーナッツ	魚
	7	15	14	20

B. Komata（2007[9]）

年齢	1 歳未満	1 歳	2 歳以上
卵白	13.0	23.0	30.0
牛乳	5.8	38.6	57.3

C. Ando（2008[10]）

負荷食品	生卵白		加熱卵白	
特異的 IgE	卵白	オボムコイド	卵白	オボムコイド
positive decision point	7.38	5.21	30.7	10.8

特異的 IgE 抗体値とアレルギー症状が惹起される確率との関係，つまり，probability curve から 95 % 以上の患者が経口負荷試験陽性となる値を示すことができる．この値以上であれば，経口負荷試験を行わずして除去できる．しかし，これらの陽性的中率や陰性的中率の値は即時型反応を指標として求められており，非即時型反応には適応できない．報告によって値に差があり，絶対的な指標ではなく，参考値である．
（宇理須厚雄，ほか監修．食物アレルギー経口負荷試験ガイドライン 2009．協和企画；2009[11]）

敏症状は比較的簡単であるが，アトピー性皮膚炎の悪化のような非即時型反応で出現する場合は病歴で探ることは困難なことが多い．母乳栄養児では母親の食事歴も必要である．

- 次いで，血中抗原特異的 IgE 抗体，好塩基球ヒスタミン遊離試験，皮膚プリックテストを行い，疑わしい食物をリストアップする．
- Sampson らによれば，経口負荷試験で即時型反応陽性食物は，プリックテスト陽性の約 1/3 品目だけであり，プリックテストには偽陽性が多いと報告している（Sampson, 1992[12]）．特異的 IgE 抗体も同様である．プリックテストや特異的 IgE 抗体の結果だけで除去食を指導すると過剰な除去となることを意味している．必要最小限の除去食を指導するためには経口負荷試験が必要といえる．
- 食物血中抗原特異的 IgE 抗体も偽陽性が多い点，限界がある．しかし，特異的 IgE 抗体の存在は感作されていることを示すだけではなく，その値とアレルギー症状が惹起される確率との関係，つまり，probability curve を描くことができる．その結果，95 % 以上の患者が経口負荷試験陽性となる値が一部の食物アレルゲンで報告されている．この値以上であれば，経口負荷試験を行わずして除去できる（**4**）．しかし，これらの陽性的中率や陰性的中率の値は即時型反応を指標として求められており，非即時型反応には適応できない．
- 一方，この値以下の場合は次のステップへ進む．疑わしい食物とその加工品の最低 2 週間の除去試験を行う．除去試験の判定には症状の改善だけではなく，抗ヒスタミン薬など薬剤の減量も参考になる．
- その後，経口負荷試験を行う．その際，皮膚症状が重症では負荷試験の判定が困難である．皮膚に対する軟膏，スキンケアなどを行い，判定可能な程度まで皮膚所見を改善させる必要がある．
- Sampson らは 1 回の負荷試験では湿疹まで出現する症例は少ないが，

数日にわたる負荷試験を繰り返すと現れてくると述べている（Sampsonら，1984[13]）．食物アレルギーの関与が疑われるアトピー性皮膚炎患児の場合，単回の経口負荷試験が陰性でも，家庭で数日間の連日摂取をさせ，そのときの状態を除去試験中の状態と比較することによってアトピー性皮膚炎が悪化するか確認する．

乳児アトピー性皮膚炎の重症化因子と早期介入

- 乳児期の多種類の食物抗原特異的IgE抗体陽性の重症アトピー性皮膚炎の患児では，低蛋白血症，体重増加不良など低栄養や成長障害を伴うことがある．低蛋白血症は，主としてアトピー性皮膚炎が重症のため皮膚からの漏出によって引き起こされる．なかには，多数の食物抗原特異的IgE抗体が陽性のため，過敏症状が惹起され，離乳食を進めることができず，結果として，低栄養に陥っている症例がいる．まれではあるが，必要がない極端な食事制限，離乳食開始遅延，間違った民間療法が原因である乳児も経験する．
- アトピー性皮膚炎を重症化させないために早期介入が望まれる．具体的には，
    ① 早期からの適切なステロイド軟膏塗布とスキンケアによって良いコントロールを目指す．
    ② 必要最小限の食物除去と摂取可能な食品による栄養の確保を目指す適切な食事療法，
    ③ 成長（体重・身長）・運動発達のチェック，
    ④ 保護者，特に母親に対する心理的サポート，
    などが肝要である．

（宇理須厚雄）

▶文献は巻末に収載

アトピー性皮膚炎

● 治療・臨床経過・予後

20 細菌・ウイルス感染症による合併症の診断と治療

はじめに

- アトピー性皮膚炎の合併症には**1**に示すようにさまざまなものがあるが，大別するとアレルギー疾患，皮膚感染症，眼科的疾患，その他に分けられる（溝口，1999[1]）．
- 本稿では，細菌・ウイルス感染症による合併症とその診断と治療について述べる．

伝染性膿痂疹

- いわゆる「とびひ」といわれているもので，黄色ブドウ球菌による水疱型と連鎖球菌（主にA群β溶血性連鎖球菌）による痂皮型がある．
- 乳幼児・小児に好発し，初夏から真夏にみられる．

1 アトピー性皮膚炎の主な合併症

1. アレルギー疾患：喘息，アレルギー性鼻炎など
2. 皮膚感染症：伝染性膿痂疹，伝染性軟属腫，Kaposi水痘様発疹症など
3. 眼科的疾患：白内障，網膜剥離，眼瞼炎，角結膜炎，円錐角膜など
4. その他：円形脱毛症，魚鱗癬，接触皮膚炎など

（溝口昌子．アレルギー・免疫 1999；6：1403-6[1]）

Box 1

痤瘡はマラセチア毛包炎では？

思春期のアトピー性皮膚炎の患者では，尋常性痤瘡（にきび）が合併しやすく，ステロイドやタクロリムスの外用が継続しにくい状態になる場合が少なくない．最近はにきび治療薬の種類も増え，適宜症状に合わせてにきび治療を併用していくことが必須となる．にきびの悪化が激しい場合は，抗菌薬の内服も積極的に追加しなければならない．時に前胸部や上腕などに均一なドーム状のにきび様の丘疹が多発し，にきび治療に全く反応しないことがある．この場合は，*Malassezia*という癜風や脂漏性皮膚炎の原因といわれる皮膚に常在する真菌による毛嚢炎の可能性が大きい．抗真菌外用薬の外用で軽快する．

20. 細菌・ウイルス感染症による合併症の診断と治療

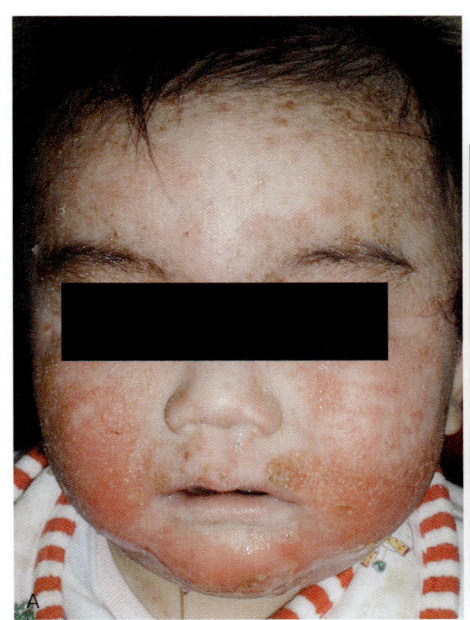

2 水疱型膿痂疹（11 か月，男児）
培養により黄色ブドウ球菌を検出．アトピー湿疹に伝染性膿痂疹合併．

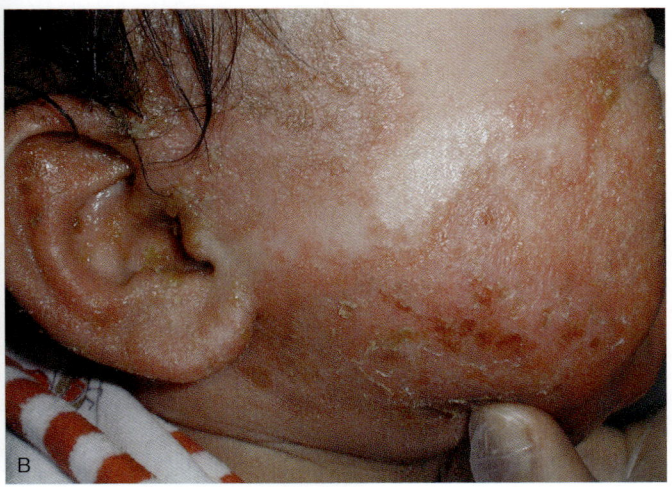

Topics

表皮剝脱毒素（ET）のターゲットは？

伝染性膿痂疹や SSSS（ブドウ球菌性皮膚剝脱症候群）でみられる水疱は，天蓋が薄く破れやすく，落葉状天疱瘡の弛緩性水疱にきわめて類似していることが昔から注目されていた．2000 年に Amagai らは，ET が表皮細胞接着の主要装置デスモソームの構成蛋白の一つであるデスモグレイン 1（落葉状天疱瘡抗原）を不活化することを立証した（Amagai ら，2000[2]）．

ブドウ球菌性膿痂疹（水疱型膿痂疹）2

病因
- 黄色ブドウ球菌が皮膚びらん面に感染すると，皮疹が悪化することはよく経験するが，アトピー性皮膚炎では乾燥皮膚に黄色ブドウ球菌が定着しやすいことが知られている．搔破角層の隙間から侵入した黄色ブドウ球菌が産生する表皮剝脱毒素（exfoliative toxin：ET）により水疱が形成され発症する．

臨床症状
- 水疱は容易に破れてびらんとなり，周囲に発赤が拡大する．

治療
- 範囲が限られている場合は病変の被覆だけで治癒する例もあるが，治療の主体は経口抗生物質の投与である．一般的にセフェム系の抗生物質が

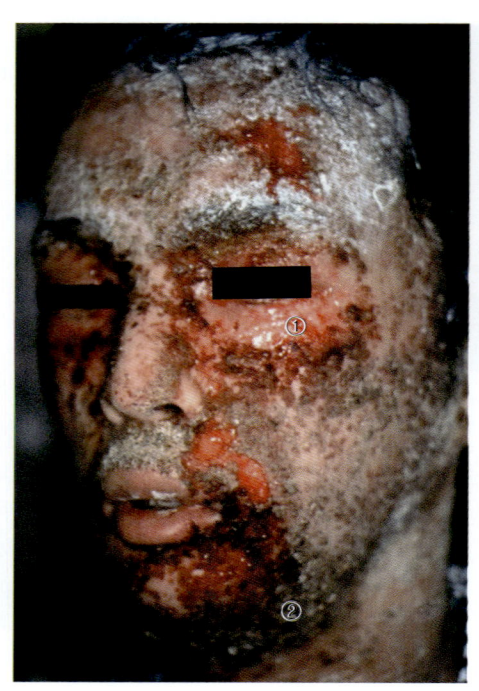

3 痂皮型膿痂疹（27歳，男性）

脱ステロイド療法を継続中，ある日突然，顔面・頸部・胸部に水疱・びらんが出現．口囲・眼囲では水疱が痂皮化．その後痂皮が脱落しびらん局面を形成．頬部などそのほかの部位では均一な水疱が多発し，撮影時では痂皮化している．脱ステロイド療法の末路といえる溶連菌による膿痂疹（①）と HSV による Kaposi 水痘様発疹症（②）の複合した症例．

第一選択である．皮疹範囲が広い場合，拡大傾向にある場合は抗生物質の全身投与を行う．患部は抗生物質の外用薬を塗布し，ガーゼで被覆し接触感染を予防する．

連鎖球菌性膿痂疹（痂皮型膿痂疹）3

病因
- 痂皮型の原因である連鎖球菌は，主に A 群 β 溶血性連鎖球菌，すなわち化膿性連鎖球菌である．
- 化膿性連鎖球菌による伝染性膿痂疹は黄色ブドウ球菌との混合感染が多い．

臨床症状
- 発熱，びらんなどの全身症状を伴い，紅暈を伴う膿疱が比較的急激に出現することが多い．続いて厚い痂皮を付着する．疼痛を伴うこともある．
- 採血上，白血球数の増加，CRP，ASO の上昇を伴うこともある．
- また A 群 β 溶血性連鎖球菌の感染では，まれに腎障害の合併がみられるため，尿蛋白のチェックも行っておくとよい．

治療
- A 群 β 溶血性連鎖球菌はペニシリン系抗生物質に感受性があるため，第一選択にはペニシリン系あるいはセフェム系の抗生物質を投与する．
- 外用については，水疱型膿痂疹の場合と同様である．

Box 2
「みずいぼ」の感染機会

　水泳教室でビート板を共有することによって，感染しているケースをよくみることがある．吸入感染で発症するインフルエンザとは違い，強い接触が感染の契機になると推定される．兄弟でお風呂に入るときなどに，垢すりタオルを共有することなども危険な感染機会かもしれない．もともと垢すりタオル自体，乾燥肌が基盤にあるアトピー性皮膚炎患者の入浴には禁忌といえる．やさしく泡立てた石鹸を身体に伸ばし，シャワーでじっくり流す洗い方を推奨したい．ちなみに成人ではみずいぼはきわめてまれであり，生じた場合は，濃厚な接触が感染の機会になるSTI（sexually transmitted infections：性感染症）の一つとしてとらえられる場合もある．

Advice 1
「みずいぼ」摘除時の疼痛緩和

　保険適用はなく，小児への安全性も確立されていないが，摘除時の疼痛緩和目的としてあらかじめリドカインテープ（ペンレス®）やサリチル酸絆創膏（スピール膏®）を貼付する工夫をしているケースが多いと思われる（江川, 2005[3]）．痛みの少ない方法として，液体窒素凍結療法，硝酸銀溶液や同ペースト剤の塗布なども行われる（新関, 1999[4]）．

伝染性軟属腫

病因
- いわゆる「みずいぼ」のことであり，原因ウイルスはポックスウイルスに属する伝染性軟属腫ウイルスである．
- 主に小児のウイルス感染症であるが，基礎疾患にアトピー性皮膚炎があると，バリア異常によりウイルス感染が起こりやすい．また，掻破行動がウイルスの播種につながり，拡大しやすい．
- 成人のアトピー性皮膚炎患者にみられることもある．

臨床症状
- dry skinおよびその上の掻破痕に一致して丘疹が多発することが多い．中心臍窩を有する粟粒大程度の常色〜黄色〜紅色のドーム状の光沢ある丘疹がぽつぽつと散在する．摘みとって，内容物として白色半透明で光沢がある軟属腫小体（molluscum body）がみられれば診断は確実である．

治療
- トラコーマ鑷子による圧出除去によって白色粥状内容物を圧出する．伝染性軟属腫を治療すること自体が依然議論となっており，摘除しないで放置していても半年から1年で自然治癒する，とする説もあるが，根治

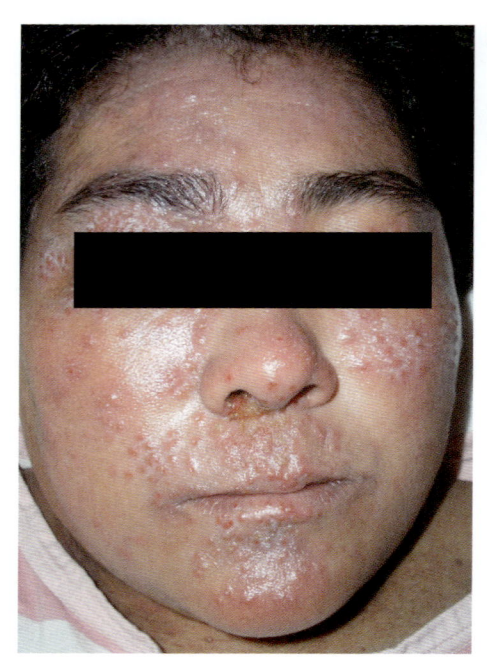

4 Kaposi 水痘様発疹症（39 歳，女性）
アトピー性皮膚炎が悪化した際にKaposi 水痘様発疹症を合併．

が不可能なばかりか搔破によって播種する場合もあり，患児の苦痛が増すのみである．少数のうちに，的確に摘除する治療法がよい．
- 丘疹が多発するケースの多くは，アトピー性皮膚炎の治療が不十分で搔破行為が絶えない例が多い．しっかりした薬物療法，そして軽快後の保湿外用薬によるスキンケアがなされていれば，摘除可能な数個のみずいぼでとどまるはずである．

Kaposi 水痘様発疹症（4）

病因
- 単純ヘルペスウイルス（herpes simplex virus：HSV，主に HSV-1 型）が経皮感染して発症したもので，アトピー性皮膚炎，脂漏性皮膚炎，Darier 病，天疱瘡，尋常性魚鱗癬，熱傷などの皮膚疾患が基盤となって発症する．
- わが国では，本症の多くがアトピー性皮膚炎患者である（本田ら，1998[5]）．

臨床症状
- 好発部位は顔面および頸部で，湿疹などの皮膚病変上に中心陥凹のある水疱や膿疱が集簇して多発し，さらに周辺に播種状に散布する．水疱は膿疱となり 4～5 日後には痂皮化する．発熱やリンパ節腫脹を認め，しばしば二次感染を伴う．
- 本症では水疱・びらんの大きさが均一，小型であるが，伝染性膿痂疹では水疱・びらんの大きさが不均一，大型である（山内ら，2010[6]）．

> ### Advice 2
> **Kaposi 水痘様発疹症と細菌感染**
> 　早期の Kaposi 水痘様発疹症は伝染性膿痂疹との鑑別が困難な場合がある．Tzanck 試験などにより鑑別を行う．また，細菌による二次感染を合併することがある．このような場合には細菌培養を行い，適宜抗生物質の投与を検討する．

治療
- 重症の場合，入院のうえ，アシクロビル 1 回 5 mg/kg，1 日 3 回の点滴静注を行う．
- 軽症や中等症の場合は，バラシクロビル 500 mg 錠 1 回 1 錠，1 日 2 回，5 日間皮疹が痂皮化するまで内服する．

（谷野千鶴子，江藤隆史）

▶文献は巻末に収載

アトピー性皮膚炎
● 治療・臨床経過・予後

21 アトピー眼症の予防と治療

アトピー眼症とは

- アトピー性皮膚炎（atopic dermatitis：AD）に伴う眼合併症をアトピー眼症という．アトピー眼症には白内障，網膜剥離，円錐角膜などがある．
- アトピー眼症の明確な発症メカニズムはいまだ不明であるが，大きな原因の一つに患者自身の眼掻破・叩打行動がある．
- ゆえに，アトピー眼症の発症予防には，掻破行動を惹起するアトピー眼瞼炎やアトピー性角結膜炎のかゆみに対する治療が重要である．

アトピー白内障

成因

- アトピー白内障の特徴は，若年者に多く，水晶体の混濁部位が前嚢下（線維性組織を認める）または後嚢下に多い．そして外傷性白内障の混濁部位に類似する（**1**）．
- 成因としては，重度のアトピー眼瞼炎を発症したAD患者が，年余にわたり眼を叩打，掻破することによって生じる外力，または外傷性虹彩毛様体炎に伴う前房・血液関門の破壊により，血中の好酸球由来細胞障害

1 アトピー患者の白内障の特徴

1. 若年発症（24歳，男性）．
2. 前嚢下白内障（A），後嚢下白内障（B）が多い（外傷性白内障と類似）．
3. 網膜裂孔，網膜剥離の合併．

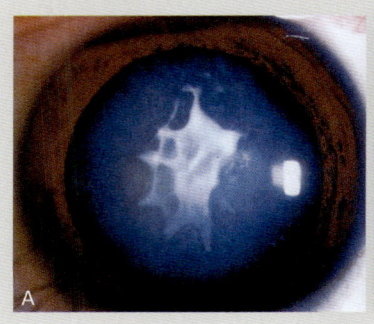

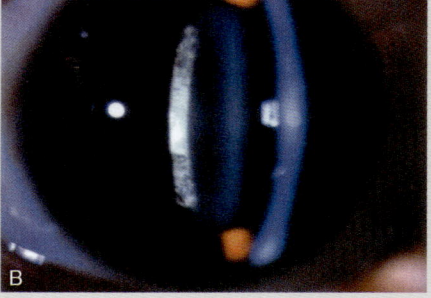

2 アトピー白内障の発症メカニズム

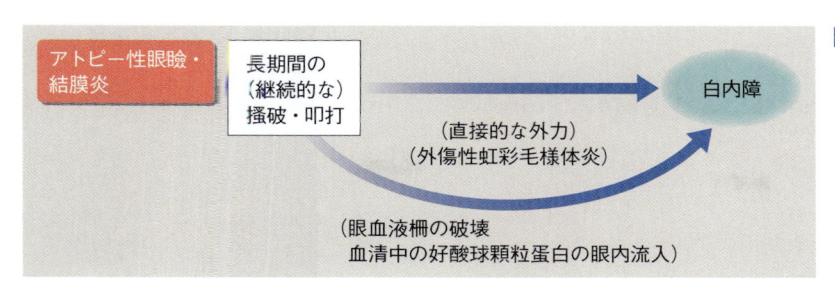

図2 アトピー白内障の発症メカニズム

アトピー性眼瞼・結膜炎 → 長期間の（継続的な）掻破・叩打 → 白内障
（直接的な外力）
（外傷性虹彩毛様体炎）
（眼血液柵の破壊，血清中の好酸球顆粒蛋白の眼内流入）

3 アトピー網膜剝離における裂孔発症のメカニズム

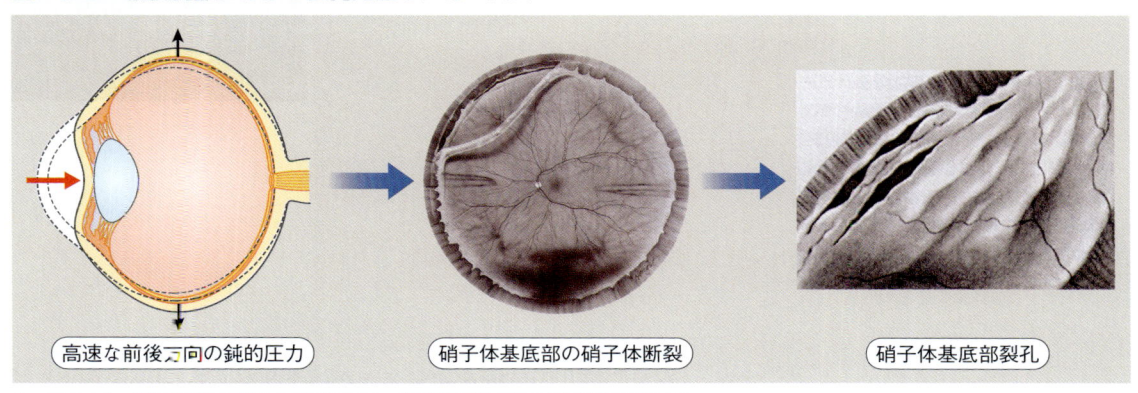

高速な前後方向の鈍的圧力 → 硝子体基底部の硝子体断裂 → 硝子体基底部裂孔

1. アトピー網膜剝離の裂孔好発部位は，網膜最周辺部の鋸状縁付近に多い．
2. 鈍的圧力により硝子体基底部での網膜への強い硝子体牽引がかかる．
3. 裂孔部位は外傷性網膜剝離に類似する．

性蛋白が前房内に流入し，白内障を惹起すると考えられる（海老原ら，2001[1]）（**2**）．

治療
- 白内障の術式は老人性白内障の手術（超音波水晶体乳化吸引術＋眼内レンズ挿入術）に準ずる．しかし，眼叩打の既往があるため，Zinn 帯の断裂や脆弱を認めることがあり注意を要する．術中，網膜剝離や網膜裂孔の有無を確認し，眼内レンズを確実に嚢内に固定する．
- 術後，目をこすると創傷離開や感染症発症の危険性が高まるので，術前後での顔面・眼瞼の AD に対するケアが必要である．

網膜剝離

成因
- アトピー網膜剝離の原因は，白内障と同様に患者自身の眼掻破・叩打行動と考えられる．網膜裂孔好発部位は鋸状縁付近に多い（**3**）．

治療
- 術式は，網膜輪状締結術＋冷凍凝固術以外に硝子体手術や内視鏡手術などの選択肢もある．
- 網膜最周辺部の鋸状縁付近裂孔が多く，また白内障を合併していること

I. アトピー性皮膚炎

4 円錐角膜

A：円錐角膜．
B：角膜の突出と keratoconus line（矢印）を認める（細隙灯顕微鏡）．
C：角膜組織の菲薄化を認める（HE 染色）．

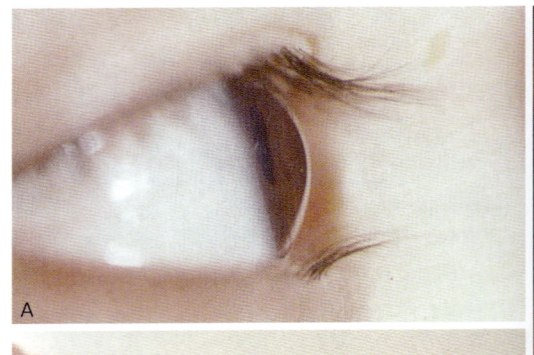

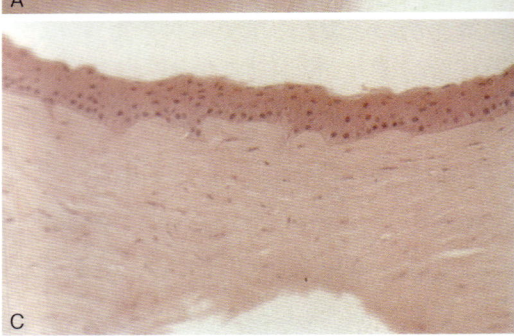

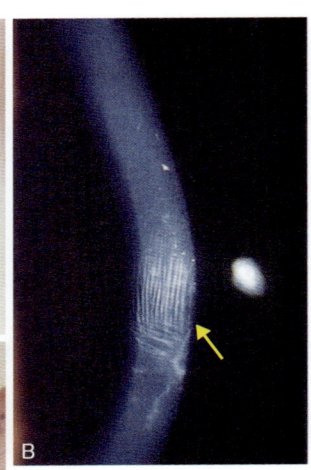

などから，術前に裂孔の位置を同定できないことがある．圧迫子付き三面鏡や超音波生体顕微鏡（UBM），前眼部光干渉断層計（OCT）などを利用し，術前に裂孔の位置や剝離の程度を確認しておくことが重要である．

円錐角膜 4

成因

- Zadnik らによると，1,209 人の円錐角膜患者の 52.9 ％に花粉症，14.9 ％に喘息，8.4 ％に AD を認め，また 50.4 ％に目を強くこする習慣を認めたという（Zadnik ら，1998[2]）．
- アトピーは円錐角膜の原因ではなく，発症や増悪の因子である．

治療

- ハードコンタクトレンズ（HCL）装用により，視機能の改善とその圧迫効果により進行を抑制する．CL 装用が不可能になれば，角膜移植の適応になる．

アトピー眼瞼炎

アトピー眼瞼炎の臨床所見

- アトピー眼瞼炎は軽微，軽度，中等度，重度に分類できる．軽微においては炎症反応に乏しく，軽い乾燥症状を呈するのみである．軽度では乾

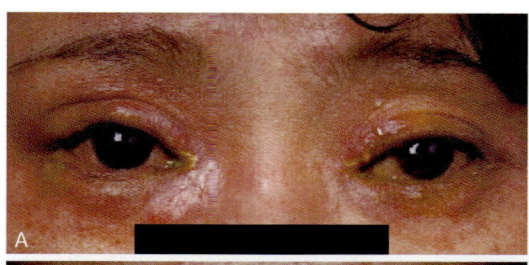

5 重度のアトピー眼瞼炎
A：症例1．丘疹，多数の掻破痕，痒疹結節．
B：症例2．高度の腫脹・浮腫・浸潤・苔癬化を伴う紅斑．
C：症例3．丘疹，びらん，多数の掻破痕．

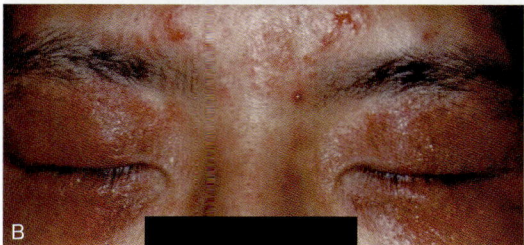

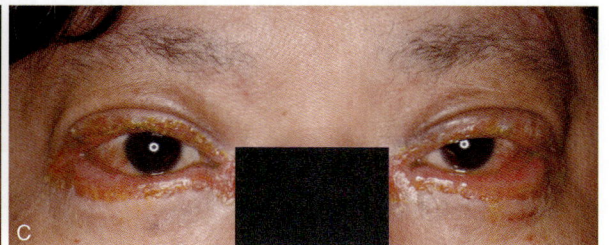

燥症状に軽度の紅斑・鱗屑を認める．中等度では中等度までの紅斑・鱗屑に少数の丘疹や掻破痕を認める．重度では，高度の腫脹・浮腫・浸潤ないし苔癬化を伴う紅斑，丘疹の多発，高度の鱗屑，痂皮の付着，小水疱，びらん，多数の掻破痕，痒疹結節などを認める（**5**）．

アトピー眼瞼炎に合併する角結膜障害

- 重度の眼瞼炎においては，眼瞼皮膚の肥厚，線維化，瘢痕化が生じ，眼瞼の内反または外反，閉瞼障害などが生じる．眼瞼内反による睫毛内反症また外反・閉瞼障害による乾燥性角結膜炎により角膜上皮障害が生じる．
- アトピー眼瞼炎患者の眼瞼皮膚には黄色ブドウ球菌をはじめとする細菌が高率に定着（colonization）していることが知られている．目をこすることによりそれが結膜嚢内に播種され，細菌性結膜炎を起こす．
- 角膜ヘルペスを合併することがある．一般に，角膜ヘルペスは片眼性がほとんどであるが，アトピー合併例は両眼性が40％近くになる（**6**）．

アトピー眼瞼炎の治療

- アトピー眼瞼炎の治療が十分にできれば，アトピー眼症の発症や増悪を予防できる可能性があることを銘記すべきである（**7**）．

治療の基本

- アトピー眼瞼炎の治療の基本は，抗原の除去，スキンケアによる皮膚バリア機能の維持，瘙痒感の抑制，清潔である．
- 抗原除去のためには，こまめな洗顔が必要である．ぬるま湯や刺激性の少ないAD用の石鹸を使用する．
- バリア機能の維持には保湿剤を使用する．保湿剤には皮膚角層からの水

6 アトピー性皮膚炎患者に発症した両眼性のヘルペス角膜炎（角膜フルオレセイン染色）

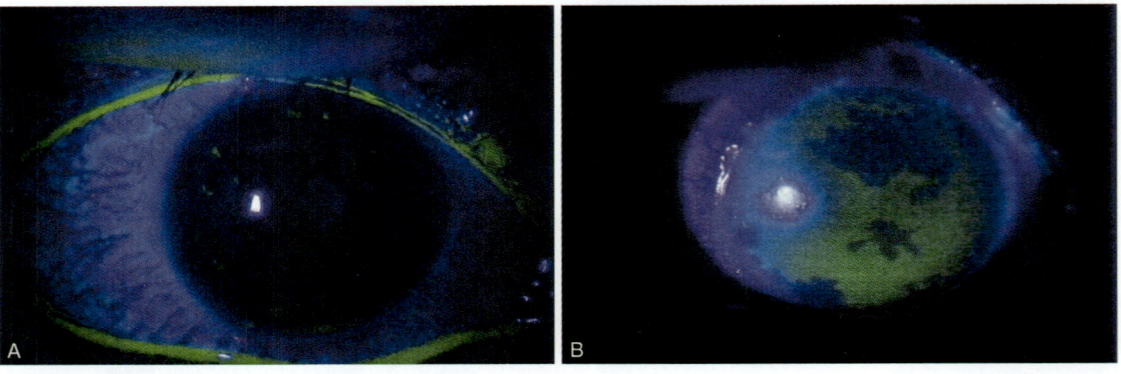

A：右眼．星芒状染色を認める．B：左眼．地図状染色を認める．
角膜ヘルペスは片眼性がほとんどで両眼性（1〜3％）はまれである．しかし，AD 合併例では両眼性が 40％近くになる．

7 アトピー眼瞼炎の治療

- 洗顔（抗原の除去）
- ワセリン眼軟膏（バリア機能の維持）
- かゆみの除去（第二世代抗ヒスタミン薬内服）
- 清潔
- 精神的なケア
- ステロイド眼軟膏
- タクロリムス軟膏

分蒸発を防ぐエモリエント効果をもつ眼科用白色ワセリン（プロペト®眼軟膏）を使用する．

- 膿性滲出液などがみられる場合は，黄色ブドウ球菌などの二次感染が疑われるときはオフロキサシン眼軟膏（タリビッド®眼軟膏）を併用する．
- バリア破壊の最も大きな原因は患者自身の患部への掻破行動なので，かゆみを抑制することが大切である．保湿剤にて乾燥を防ぐことにより瘙痒感は減少するが，それ以外に眼周囲を冷却したり，止痒作用をもつ第二世代抗ヒスタミン薬の内服も効果的である．
- AD 患者の眼掻破行動には嗜好的側面も強く，精神的ケアも重要である．所見に比して掻破行動があまりにも強いときは精神科医とも相談し対処する．

ステロイド軟膏

- 眼瞼の皮膚は薄く，また皮脂腺が発達し，大小血管も豊富な部位であり，他部位と比較してステロイド外用薬の吸収率が高い．ゆえに，ステロイド外用薬を少量でも漫然と長期間使用すると副作用が生じる．
- 眼の副作用としては緑内障に注意をしなくてはならない．眼瞼に使用するステロイド外用薬でも眼圧上昇が惹起される．目の周りに塗布することにより結膜囊内に迷入するのか，バリア機能が低下した眼瞼皮膚より経皮的に結膜囊内へ浸潤するのかは明らかではないが注意を要する．特に小児においては注意をする．
- ゆえに，眼周囲にステロイド軟膏を処方している皮膚科医は眼圧チェックのため，患者に眼科受診を勧めるべきである．
- ステロイド外用薬を用いるときには，medium〜weak のものを少量・短期間使用する．現在眼軟膏として使用できるのは，プレドニン®（プレドニゾロン酢酸エステル 0.25％）眼軟膏，サンテゾーン®（デキサメタゾン 0.05％）眼軟膏，リンデロン® A（ベタメタゾン 0.1％）眼軟膏，ネ

8 アトピー性結膜炎

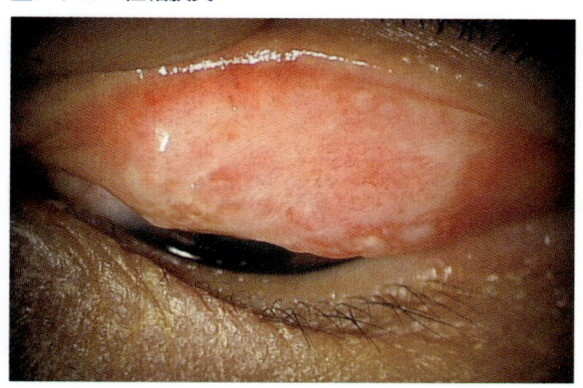

上眼瞼結膜の線維性増殖を認める．

9 抗アレルギー点眼薬

肥満細胞膜安定化薬
クロモグリク酸ナトリウム（インタール®）
ペミロラストカリウム（ペミラストン®，アレギサール®）
アンレキサノクス（エリックス®）
アシタザノラスト水和物（ゼペリン®）
イブジラスト（アイビナール®，ケタス®）
トラニラスト（リザベン®）
ヒスタミン H_1 受容体拮抗薬
レボカバスチン塩酸塩（リボスチン®）
ケトチフェンフマル酸塩（ザジテン®）
オロパタジン塩酸塩（パタノール®）

オメドロール®EE（メチルプレドニゾロン 0.1 %）眼軟膏などがある．

タクロリムス軟膏（プロトピック®軟膏）

- 眼瞼皮膚に使用するときは，なるべく結膜嚢内に入れないこと，角結膜感染症がある場合は使用を控える．
- ステロイド軟膏を使用せず，最初からタクロリムス軟膏を使用し，徐々に保湿剤へ変更していくこともある．重症のアトピー眼瞼炎に 0.1 %タクロリムス軟膏を使用し，自覚・他覚所見の著明な改善が報告されている（Nivenius ら，2007[3]）．
- タクロリムス軟膏にはステロイド軟膏に比較して即効性の止痒効果があり，眼圧上昇作用もない．タクロリムス軟膏の登場により，アトピー眼瞼炎の治療も変わりつつある．

アトピー性角結膜炎

- AD に伴う角結膜炎をアトピー性角結膜炎という．上眼瞼結膜の線維性増殖変化を認める．また，時に巨大乳頭様変化を認めることもある．角膜障害を伴うこともある（8）．

アトピー性角結膜炎の治療

- 以前の治療は抗アレルギー薬点眼とステロイド薬点眼であった．しかし，最近，免疫抑制薬点眼である 0.1 %シクロスポリン点眼（パピロック®ミニ）と 0.1 %タクロリムス点眼（タリムス®）が臨床使用できるようになった．

抗アレルギー薬点眼

- 現在，日本で使用できる抗アレルギー薬点眼は 9 種類あり，肥満細胞膜安定化薬点眼とヒスタミン H_1 受容体拮抗薬点眼に分類できる（9）．か

ゆみに対して後者のほうが即効性がある．

ステロイド薬点眼
- ステロイド薬点眼の副作用には，眼圧上昇，感染症誘発，白内障，創傷治癒の遅延などがあるが，臨床で特に問題となるのは眼圧上昇と感染症誘発である．
- 大人に比べ小児（特に10歳以下）のほうがステロイド薬点眼による眼圧上昇が強いので，小児にステロイド薬点眼を処方するときは注意を要する．
- 比較的眼圧上昇が少ないとされるフルオロメトロン点眼でさえ，小児（3〜9歳）の場合，1日に6回点眼で29％，1日3回点眼で16％に中等度反応（6〜15 mmHg）の眼圧上昇を認める（Fanら，2001[4]）．
- 免疫抑制薬点眼には眼圧上昇作用は認めない．むしろ，ステロイド薬点眼より離脱することができるので眼圧は下降する．
- 医原性の感染性角膜炎の原因として過剰なステロイド薬点眼の使用が臨床上大きな問題となっている．

0.1％シクロスポリン点眼（パピロック®ミニ）
- ステロイド薬点眼・抗アレルギー薬点眼と併用することで効果を認め，寛解すればステロイド薬点眼からの離脱が可能になる．
- 単剤のみでは重症例には対応できず，ステロイド薬点眼からの急な切り替えは悪化を招く．
- 点眼開始後1か月経っても効果が認められないときは他剤への変更を考える．
- 防腐剤を含有しない1本1本使い捨ての製剤である．
- 年少者・AD合併例，ステロイド薬点眼併用例などでは角膜感染症の発症に注意を要する．
- 透明・防腐剤フリー・使い捨て溶剤であるため，長期間使用しやすく，免疫抑制薬点眼というより免疫調節薬点眼として寛解維持に向いている．

0.1％タクロリムス点眼（タリムス®）
- 単剤でも重症例にも有効である．
- ステロイド薬点眼（0.1％ベタメタゾン）抵抗症例にも効果がある．
- 約1〜2週間で効果を認め，即効性がある．
- 製剤が懸濁し，防腐剤入りでかつ刺激感があるので，長期間にわたる処方には向かない．

アトピー性角結膜炎に対する重症度別点眼療法
- 重症度に基づく過不足ない治療が必要である（10）．
- ステロイド薬点眼の眼圧上昇・感染症誘発などの副作用を考慮し，基盤点眼として抗アレルギー薬点眼と免疫抑制薬点眼を使用し，増悪時のみ短期間ステロイド薬点眼を使用する．また，急性増悪時にはタクロリム

10 春季カタル・アトピー性角結膜炎に対する点眼の使用法

	基盤点眼	追加点眼
第1段階（軽度）	抗アレルギー薬点眼	
第2段階（軽〜中等度）	抗アレルギー薬点眼 0.1％水性シクロスポリン点眼	＋0.1％フルオロメトロン点眼 （悪化時のみ併用）
第3段階（中等度）	抗アレルギー薬点眼 0.1％水性シクロスポリン点眼	＋0.1％ベタメタゾン点眼 （悪化時のみ併用）
第4段階（重度）	抗アレルギー薬点眼 0.1％タクロリムス点眼	＋0.1％ベタメタゾン点眼 （悪化時のみ併用）

key point：抗アレルギー薬点眼と免疫抑制薬点眼を基盤点眼とし，症状悪化時のみステロイド薬点眼を併用する．

ス点眼，寛解維持にはシクロスポリン点眼を使用する．

おわりに

- タクロリムス軟膏や免疫抑制薬点眼の登場により，重症のアトピー眼瞼炎やアトピー性角結膜炎の治療が効果的に行えるようになってきた．それに伴い，アトピー眼症の発症率も低下していくことが期待される．
- アトピー眼瞼炎・アトピー性角結膜炎の治療においては皮膚科・眼科が互いに協力することが大切である．

（海老原伸行）

▶文献は巻末に収載

アトピー性皮膚炎

● 治療・臨床経過・予後

22 アトピー性皮膚炎のQOL評価

はじめに

- かゆみが強い湿疹病変が長期にわたり継続することに加え，人目にさらされる部位に皮疹を有するアトピー性皮膚炎（atopic dermatitis：AD）患者は大きな心理社会的負荷をもち，日常社会生活（QOL〈quality of life〉）が大きく障害されている．さらに，特に小児患者をもつ養育者のQOLにもADが影響を与えていることは疑いもない事実である．
- ADの症状は，人に見える部位に出現し，外見を変化させるため，患者の精神状態に与える影響は大きい．実際に，学生生活，就職，結婚などの社会生活，家族内，職場内などの対人関係が障害されている患者は多い．
- また，乳幼児・小児患者においては精神的発育にとって大切な時期にかゆみや皮膚炎の存在により，社会生活からの阻害が生じ，精神発育が障害されることも決してまれではない．また，乳幼児・小児患者をもつ家族にも同様の現象は生じうる．
- 本稿では，ADが患者および家族のQOLに与える影響を考えるとともに，QOLの判定法の概略を示す．

AD患者のQOL

- ADは長期間にわたる皮膚疾患であり，外見上の問題（negative body image）に加え，かゆみという嫌悪感を伴う症状の存在により，患者および家族の生活に多大な影響を与えるため，特に患者のキャリアパスや人間関係に多大な障害を与えうる．
- 実際には患者によりQOLの障害はさまざまであるが，強く絶え間ないかゆみの存在，皮疹の存在が人目を気にさせ，憂うつにさせ，うっとうしく感じるとともに，症状がいつまで続くのかに対する不安や葛藤のため，仕事や余暇を楽しめない，家庭内および外での人付き合いがうまくいかないなど，日常社会生活に多大な支障を生じている．
- 実際に，DLQI（Dermatology Life Quality Index）とSTAI（State-Trait

Anxiety Inventory）を検討したLinnetらの報告によれば，AD重症度とそれに対する不安の大きさが患者のQOLに多大な影響を及ぼしている（Linnetら，1999[1]）．逆に，この心理社会的負荷（特に対人関係の問題）がストレスを誘発し，AD増悪に大きく関与していることもよく知られた事実である．

● ADはかゆみによる搔破行動を誘発し，症状が増悪することが知られているが（itch-scratch cycle），かゆみがなくてもイライラや焦りなどの感情により搔破が誘発され，心理社会的負荷により搔破行動がより激しくなることも知られている（stress-scratch cycle）（小林，2000[2]）．

● また，ADの活動性（IgEや血清LDH値などのパラメータ）とSTAIによる患者の情緒不安との関連を検討した結果では，AD患者のSTAI値は高く，不安という精神的ストレスがAD症状に関与することが示唆されている（橋爪，2001[3]）．

● AD患者の性格の傾向については一般的には抑うつ状態にあり，不安や怒りが強いことが挙げられている．奥野らは，かゆみや搔破の強い患者は弱い患者に比較し，それらの傾向が強いことを指摘している（奥野ら，2000[4]）．これらの心理的特徴は生得的な面と，ADに罹患することにより患者を取り巻く生活環境から受けるストレスの両面からもたらされることが示唆されている．

● また，AD患者に比較的よく認められる性格としてアレキシサイミア（失感情症，失感情言語症）を挙げた報告もある（原，1997[5]）．アレキシサイミアは，感情の認知とその表現に欠けている状態を示し，AD患者では自分の欲求や感情表現を無理に抑えることでかなりのストレス状態が持続されているものと思われる．

AD患者のQOL測定法について [6-15] *1

● QOL評価尺度には種々のものが用いられている（ **1**〜**4** ）が，大きくは包括的健康評価尺度，皮膚疾患特異的評価尺度に分けられる．ADのQOL評価には皮膚疾患特異的評価尺度が用いられているが，年齢を考慮した評価法を選択することも重要となってくる．皮膚疾患特異的評価尺度ではADと他の皮膚疾患のQOLを比較できるが，皮膚疾患以外の疾患とADのQOLを比較するには包括的健康評価尺度を用いることになる．

● 主に成人の包括的健康評価尺度（疾患非特異的な包括的尺度）で患者を対象とする評価法としてはShort-Form 36（SF-36）（日本語版あり），WHO QOL26などがあり，さまざまな疾患におけるQOLを測定し，比較する尺度として用いられている．

● 皮膚疾患特異的評価尺度としてはDLQI, DQLS（Dermatology Quality

*1 Finlayら，1994[6] ; Chernら，1996[7] ; Morganら，1997[8] ; Andersonら，1997[9] ; Chernら，2001[10] ; Rauchら，1991[11] ; Lewis-Jonesら，1995[12] ; Finlayら，1998[13] ; Lawsonら，1998[14] ; Kondo-Endoら，2009[15]

1 包括的健康関連 QOL 評価尺度の特徴

SF-36	身体的健康と精神的健康の2因子と,「身体機能」「日常役割機能（身体）」「体の痛み」「全体的健康感」「活力」「社会生活機能」「日常役割機能（精神）」「心の健康」の8つの下位尺度に分かれる．日本語版があり頻用されている．
SIP	12領域136項目から成り，自記式と聞き取り式があるが調査に時間がかかる．病気により悪化した機能を行動面から評価する特徴を有する．身体的因子，精神的因子の3領域，12カテゴリーから成る．

SF-36：Short-Form 36, SIP：Sickness Impact Profile.

2 皮膚疾患特異的 QOL 評価尺度の特徴

DLQI	最近7日間の皮膚症状がQOLに及ぼす影響を検討する．10項目の質問から成り,「症状と感情」「日常生活機能」「余暇」「仕事や就業」「治療」「人間関係」に分類される．世界的に使用され，日本語版もある．
Skindex-16	皮膚疾患のQOL調査で16項目の質問から成り,「症状」「感情」「社会生活機能」に分類される．日本語版もある．
Skindex-29	皮膚疾患のQOL調査で29項目の質問から成り,「症状」「感情」「社会生活機能」に分類される．日本語版もある．

DLQI：Dermatology Life Quality Index.

3 小児アトピー性皮膚炎の QOL 評価尺度の特徴

CDLQI	最近7日間の皮膚症状がQOLに及ぼす影響を検討する．10項目の質問から成り,「症状と感情」「日常生活機能」「余暇」「仕事や就業」「治療」「人間関係」に分類される．4歳未満の乳幼児のQOL尺度としては適さない項目がある．Cartoon version：CDLQIと比較し，test-retest法による再現信頼性が検証されている（Spearman相関係数は0.86）．
DFI	子どものADの罹患が家族に及ぼす影響について測定する養育者のQOL尺度．10項目の質問から成るが，重症度との相関係数は$r=0.4994$と低い．
IDQOL	乳幼児ADのQOL尺度として開発された．10項目の質問で養育者が記入．DFIとの相関係数は$r=0.91$，重症度との相関は$r=0.58$と低い．

CDLQI：Children's Dermatology Life Quality Index, DFI：Dermatitis Family Impact Questionnaire, IDQOL：Infants' Dermatitis Quality of Life.

4 小児アトピー性皮膚炎に関する QOL 評価尺度（その他）

PIQoL-AD	ADに罹患した親のQOL測定の評価尺度．アメリカ，イギリス，イタリア，オランダ，スペイン，ドイツ，フランスの研究者による共同開発．文化的な側面を考慮した翻訳妥当性も検討ずみ．
FAQL-PB	食物アレルギー疾患特異的な養育者の健康関連尺度．17問プラス2問から構成．回答が7択と多い．
QPCAD	わが国で開発されたADに罹患した親のQOL測定の評価尺度．疲労症状7項目，ADに関する心配6項目，家族の協力3項目，達成3項目の計19項目から構成される．

PIQoL-AD：International development of the Parents' Index of Quality of Life in Atopic Dermatitis, FAQL-PB：Food Allergy Quality of Life-Parental Burden, QPCAD：quality of life in primary caregivers of children with atopic dermatitis.

of Life Scales），DSQL（Dermatology Specific Quality of Life），Skindex-16 と 29 などが挙げられる．わが国では Skindex-16, 29, DLQI の日本語版が用いられている．一般に症状，感情，機能に分け，過去1週間について患者が最も悩まされた皮膚の症状につき，その程度を選択させるようになっている．

- 小児患者に対する評価法には当然のことながら，成人患者と比較するといくつかの難問を抱えている．小児患者における心理社会学的負荷を評価する方法として The Pediatric Symptom Checklist が開発され，次いでより詳細に皮膚疾患による小児患者の苦悩を評価する Children's Dermatology Life Quality Index（CDLQI）がつくられている．さらにこれを漫画化し，小児患者によりわかりやすく記入できるものもつくられている．
- 乳幼児患者，特にその家族の QOL に関しては Dermatitis Family Impact Questionnaire（DFI）やわが国で開発された quality of life in primary caregivers of children with atopic dermatitis（QPCAD）を用いての検討で，家族の活動性や家族間の人間関係に対して，AD 患児の存在が大きな影響を及ぼしていることが判明している．当然のことながら，乳幼児患者から直接に QOL についての評価を得ることはできないが，母親からの評価により，患児の情緒，睡眠，遊戯，着衣や入浴などに対する広範な問題点を描出することは可能である．

問題点

- AD 患者は初診時，重症患者は多いものの，ほとんどの患者は適切な治療による良好なコントロールが可能になる．したがってなんらかの治療を行ったあとでは，症状の QOL への影響を調査する評価尺度ではきわめて良好な QOL 測定結果が示されることとなる．これが本当に患者や養育者の長期的な QOL を正確に反映したものなのかには疑問が残る．
- また，治療法が異なる時代に開発された QOL 尺度を用いても必ずしも現在の患者の QOL を的確には把握できない可能性もありうる．
- さらに良好なコントロールを実現するためには，患者自身や家族の継続した努力が必要となる．したがって，負担や関心事は継続努力に関することが主体となってくるが，残念ながら現在の QOL 評価尺度では十分にこのことを評価できない．
- 以上の問題点を十分理解し，AD 患者の QOL 評価を行うことが望ましい．

（中川秀己）

▶文献は巻末に収載

アトピー性皮膚炎

● 最新研究からのインサイト

23 アトピー性皮膚炎における自然免疫の異常

はじめに

- ここ20年間のアトピー性皮膚炎（AD）の病因に関する研究は，その時代のトピックスに翻弄されるように，あるときはバリア異常に，あるときはTh2細胞主犯説にと揺れ続けてきた．最近はもっぱら，フィラグリン遺伝子の異常が興味の中心となった感があるが，1990年代から引き続き注目を集めてきたのが，hygiene hypothesis（衛生仮説）である．つまり，衛生環境が整備されすぎた結果，人々は細菌やウイルスへの曝露の機会が減少し，Th2型の反応が優位になったとするものである．
- この説と表裏一体となるのが，自然免疫異常説なのである．つまり，病原体への曝露の機会の減少は自然免疫の発達を阻害し，その結果としてADの発症へと結び付くTh2型の獲得免疫が起こるとする考えである（**1**）．
- どこまでを自然免疫ととらえるかは人により異なり，フィラグリンをはじめとする表皮のバリア機能異常から分泌器官としての汗腺の異常までも含まれると考えることも可能である．しかし，それではとても本稿のスペースで全容を述べることは不可能である．そこで，いくつかのトピックスに的を絞り，筆者らのデータも引用しつつ述べていくことにする．

1 自然免疫と獲得免疫の関係

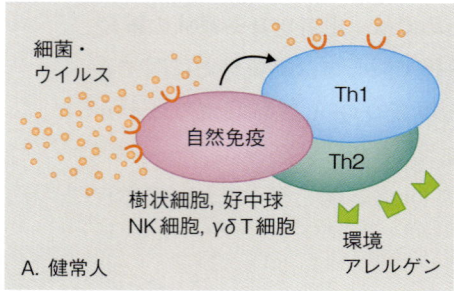

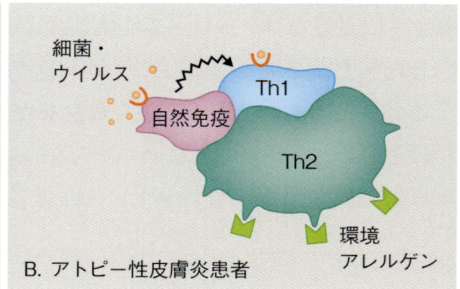

A：健常人では適度の細菌，ウイルスの刺激により自然免疫が発達し，Th1優位となる．
B：ADでは細菌，ウイルスへの曝露機会が極度に減少する結果として，自然免疫が発達せず，Th2優位となる．

自然免疫とは

- 獲得免疫に先立って働き，ハエなどの未分化な生物にも備わっている系統発生学的に古い免疫機構である．病原体のもつ共通の分子配列を認識することにより活性化されるため，病原体に曝露後速やかに働くことができる．ある抗原決定基の立体構造を特異的に認識する獲得免疫機構が記憶を必要とするのに対し，記憶を必要としない反応である．

- 病原体をパターン認識するレセプターとして有名なのが，Toll-like receptor（TLR）やNODである．これらはまとめてパターン認識レセプター（pattern recognition receptors：PRRs）と総称される．つまり，細胞内や細胞表面に存在するこれらのPRRsは，病原体が共通して保有するpathogen-associated molecular patterns（PAMPs）を認識することにより活性化される．

- PAMPsとしては，従来から細菌の細胞壁構成成分として知られるリポ多糖（lipopolysaccharide：LPS），ペプチドグリカン（peptidoglycan：PGN）や真菌の細胞壁構成成分であるザイモサンやウイルスRNA，DNAなどが含まれる．

- 自然免疫をつかさどる細胞は皮膚に常在しているものが多く，ケラチノサイト，単球/樹状細胞，肥満細胞，好中球，NK細胞などが含まれる．

- このように，自然免疫は病原体に対して速やかに効率良く働き，より効率の良い獲得免疫が働き出すまでの主要な免疫機構となる．それだけでなく，自然免疫担当細胞が産生するサイトカイン/ケモカインなどにより，後に続く獲得免疫が働く際の強さや方向性が決められることになる．一方，獲得免疫が自然免疫反応の強さや過度の活性化を制御している可能性も示唆されている．

- このように自然免疫と獲得免疫は相互にその働きを制御することにより，病原体を効率良く排除しつつ，生体を過度の炎症から守るべく機能していると考えられている．

表皮のバリア異常

- ADで表皮のバリア機能が低下していることは，経表皮水分喪失量（TEWL）が健常人と比べ著明に上昇していることから明らかである．その結果，AD患者の皮膚は角層水分量が減少し，刺激に対する閾値が低下するとともに，外からの異物の侵入が容易になる（Madison, 2003[1]）．実際，TEWLの上昇の程度とADの炎症の程度はよく相関する．

- ADにおけるバリア機能異常に関しては，角層中の代表的脂質であるセラミドの減少が報告され注目を集めた（Imokawa, 2001[2]）．セラミドは皮膚のバリア機能をつかさどるばかりでなく，病原体が定着するのを防ぐ

*1 「25. アトピー性皮膚炎におけるフィラグリン遺伝子異常」の項を参照.

作用がある．当初 AD におけるセラミドの減少は，皮膚病変が生じる前から存在すると報告されたが，掻破による外傷がセラミドを減少させることから結果である可能性も否定できない．
- 現在 AD のバリア機能異常で最も注目されているのがフィラグリン遺伝子異常であるが，これについては別項[*1]で詳しく述べられているのでここではふれない．

自然免疫担当細胞としてのケラチノサイト

- 皮膚の最外層に位置する表皮の主な構成細胞であるケラチノサイトは，それ自身多くの TLRs を発現することにより皮膚の自然免疫の中心的役割をしている．ケラチノサイトには TLR1, 2, 3, 4, 5 が発現していることが明らかにされており，TLR6〜10 も発現している可能性がある（De Benedetto ら，2009[3]）．
- ケラチノサイトはこれらの TLRs を発現することにより，そのリガンドを含む病原体の侵入に際し，素早くサイトカイン/ケモカインを産生する．それとともに接着分子を発現することにより，病原体の排除に都合のよい炎症細胞などを局所に呼び集める働きをする．
- そのなかで特に重要なのが TLR2 である．というのも TLR2 は皮膚に侵入する細菌，ウイルスなどが，共通して保有するリガンドを認識するレセプターだからである．ブドウ球菌，溶連菌のようなグラム陽性球菌だけでなく，グラム陰性菌から真菌，ウイルス（とくに単純ヘルペスウイルス〈HSV〉）は，共通して TLR2 を刺激する．AD では，なかでもブドウ球菌や溶連菌，HSV に対する感受性が高いことから考えると，AD では TLR2 を介した反応になんらかの欠損がある可能性が高い．
- これに関して，筆者らは後に述べる単球系の異常を報告したが，McGirt らはケラチノサイトにも異常があるとの報告をしている（McGirt ら，2006[4]）．Ahmad-Nejad らは TLR2 の遺伝子多型を調べ，R753a に mutation がある患者ではブドウ球菌感染を起こしやすく，ひどい症状を起こすタイプが多いことを明らかにしている（Ahmad-Nejad ら，2004[5]）．
- ケラチノサイトは，TLR 刺激により多くの抗菌ペプチド（antimicrobial peptides：AMPs）を産生する．AMPs はグラム陽性，陰性菌や真菌だけでなく，ウイルスにも傷害を与える．さらに，さまざまな炎症細胞を局所に呼び集める作用も有している．
- ケラチノサイトの産生する AMPs のなかでよく知られているのが，LL37（cathelicidin），human α-defensin（HD），human β-defensin（HBD）などであり，これらは共同してブドウ球菌に対する抗菌活性を発揮する．これらの AMPs は正常ではほとんど発現がみられないが，外傷などによるサイトカインの放出に伴い産生が著明に亢進する．ところが AD で

は，このAMPs産生が低下しており，これがAD患者の皮膚がこれらの病原体を排除できない原因の一つとなっている．

自然免疫における汗の役割

- 病原体の排除における汗の役割は，汗がdermcidin（DCD）と呼ばれるAMPsを産生することが明らかにされるまでほとんど注目されてこなかった．2001年，SchittekらがDCDは汗腺がつくり出すAMPsであり（Schittekら，2001[6]），ADではその産生が著明に低下していることを報告して以来，注目されるようになった．それ以前より，筆者らはADでは温熱刺激に対して著明な発汗障害が認められる（早川ら，2000[7]）ことを報告しており，DCDの産生低下を考えると，ADではDCDを含む汗の低下が病原菌に対する抵抗力を低下させる大きな要因になっている可能性がある．
- ADにおける汗中のDCD量の低下が，汗腺からの産生低下によるのか，汗の排出過程に問題があるのかについては今後検討されねばならない．筆者らのデータでは，AD病変部の汗腺周囲にDCDが漏れ出ていることを示唆する所見が得られており，後者の可能性が高いと考えている．汗の保湿作用も併せて考えると，AD患者におけるこのような発汗異常は，もっと研究されてよい領域と思われる．

単球，NK細胞の異常 (2)

- AD患者由来の単球に異常があることは先に述べた．筆者らは，AD患者の単球がTLR2刺激によりIL-1β，TNF-αを産生する能力が特異的に低下していることを報告（Hasannejadら，2007[8]）し，これがAD患者のブドウ球菌，溶連菌，HSVに対する抵抗力低下の一因になっている可能性を示した．この際に，対照としてTLR4を介した刺激では同様のサイトカイン産生の低下は起こらないことから，TLR2特異的な産生の低下であると結論した．
- しかも，このような産生の低下は単球のうちでもサイトカイン産生能の高いCD14^{dim}CD16$^+$HLA-DR$^+$ proinflammatory monocytesでより強く認められ，その産生低下はその単球の発現するFcεRI発現が高くなるほど著明になることを明らかにした．このようなTLR2特異的なproinflammatory cytokine産生の低下は，後に続く獲得免疫をTh2にシフトさせるように働く．血清のIgEレベルとこの単球のFcεRI発現の強さは並行していることを考えると，このような単球からのproinflammatory cytokine産生の低下は，ADの病期が進むほど起こりやすくなると考えられる．

2 ADにおける自然免疫担当細胞の異常

ADでは自然免疫担当細胞が単球依存性に傷害を受ける．
Mφ：マクロファージ．

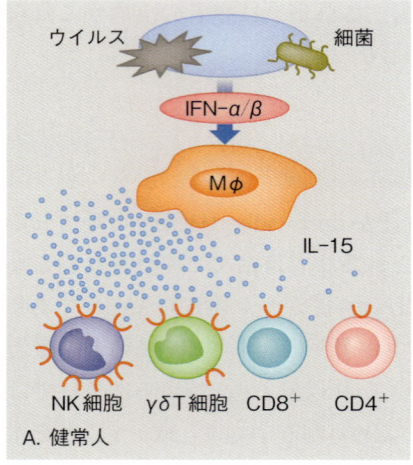

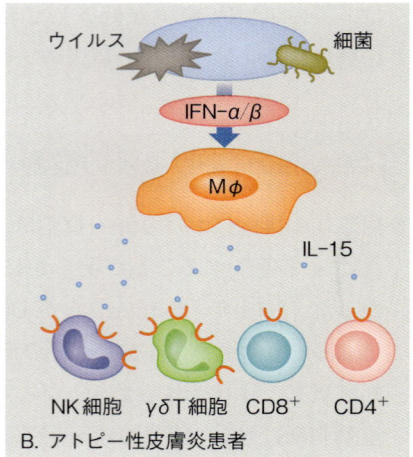

A．健常人
B．アトピー性皮膚炎患者

NK細胞　γδT細胞　CD8$^+$　CD4$^+$

> ### Box
> **IL-15**
>
> マクロファージから産生され，T細胞の増殖を促進する因子として発見された．その後，NK細胞，NKT細胞の分化，活性化に必須であるばかりか，メモリーCD8$^+$T細胞の活性化や遊走にも関与していることが示された．自然免疫を担当する細胞の相互作用に重要な役割を果たしていることがわかってきた．

- ADにおいて，TLR2を介した刺激に対する反応性が特異的に低下している理由として，TLR2の構造そのものに異常があるのか，TLR2を介したシグナル伝達経路のどこかに異常があるのか，などの可能性が考えられているが結論は出ていない．
- ウイルス感染の排除に有用なのがNK細胞であるが，ADではこの頻度が低下している．それだけでなく，NK細胞からのTh1サイトカイン産生も著明に低下している．それに対してTh2サイトカインは低下していない．このNK細胞からのサイトカイン産生の低下は単球といっしょに培養したときに起こりやすく，単球の非存在下では起こらない．さらに筆者らは，AD患者のNK細胞が単球存在下で刺激したとき，アポトーシスに陥りやすいことを明らかにした（Katsutaら，2006[9]）．このようなTh1サイトカイン産生の抑制は，NK細胞だけでなくγδT細胞においても確認されている．
- これらの自然免疫担当細胞は，TLR刺激後早期に多量のサイトカインを産生することを考えると，後に続く獲得免疫反応をTh2にシフトさせるのに重要な役割を果たしていると考えられる．
- そのほか，plasmacytoid dendritic cells（pDCs）はADの末梢血中では増加しているが，皮膚の病変部では逆に減少し，その機能も低下してい

ることが明らかにされている．好中球機能も AD では低下していることが示されている．これにはケラチノサイトから産生される AMPs である LL37 産生の低下が関与している可能性がある．

おわりに

- AD では外からの刺激（ことに TLR2 を介する刺激）に対する反応が特異的に低下しており，それが TLR2 リガンドを発現するような病原体に対する抵抗性の減弱となる．このように現在行われている研究の多くは，AD にみられる自然免疫の異常を次々に明らかにしている．
- しかし問題は，どの異常がより primary か，どの異常が互いに関連しているかの検討が全くなされていない点である．たとえばフィラグリン遺伝子の異常と TLR2 mutation の関係，LL37 の産生低下と TLR2 mutation やフィラグリン遺伝子の異常の関係などである．これらの相互関係が明らかになって初めて AD の病態に基づく治療が可能になると考えている．

（塩原哲夫）

▶文献は巻末に収載

アトピー性皮膚炎
●最新研究からのインサイト

24 アトピー性皮膚炎における獲得免疫の異常

T細胞は獲得免疫をつかさどる

- 免疫反応を自然免疫（innate immunity）と獲得免疫（acquired immunity）に分別するという考えは，近年の免疫学の常識となっている．
- 免疫系が進化論的に幼いものから高度に発達したものまであることは古くから想定されていた．しかし，非常にプリミティブな免疫，というよりは単純な防御システムと呼んだほうがふさわしい機構の発見により，自然免疫という言葉が完全に市民権を得た．自然免疫担当細胞は，まずは自分だけでディフェンスを行うが，獲得免疫と連結して機能しており，両者が反応系として独立しているわけではない．獲得免疫は高度にオーガナイズされた免疫らしい機構である．しかし，それが自然免疫を担う細胞群によって導かれることを思うと，進化の跡を今も連鎖する反応系としてなぞっているかのようである．
- 獲得免疫の主人公はT細胞とB細胞である．昔風にいえば，細胞性免疫と液性免疫を担当する細胞である．このうちアトピー性皮膚炎（AD）により深くかかわるのはT細胞であり，皮膚炎を形成し，IgEの産生に参加する．しかしT細胞にはさらなるサブセットがあり，そのサブセットの病態へのかかわり具合がADの獲得免疫異常を特徴づけている．

T細胞サブセット

- 末梢のリンパ球にはT細胞，B細胞，NK細胞がある（**1**）．T細胞はさらに，CD4陽性のヘルパーT細胞（Th細胞）と，CD8陽性の以前キラーT細胞と呼ばれた細胞傷害性T細胞（Tc細胞あるいはCTL）とに分類される．Th細胞はさらにTh1，Th2と分けられ，この2分別法は免疫学的疾患の病態を説明するツールとして過去20年以上おおいに利用されてきた．
- Th1細胞はIFN-γやIL-2を産生し，Th2細胞はIL-4，IL-5，IL-10を産生する．Th1細胞はIFN-γによりTh2細胞を抑制し，Th2細胞はIL-10などによりTh1細胞を抑制する．この互いの抑え合いが免疫の司令塔

1 末梢リンパ球のサブセット

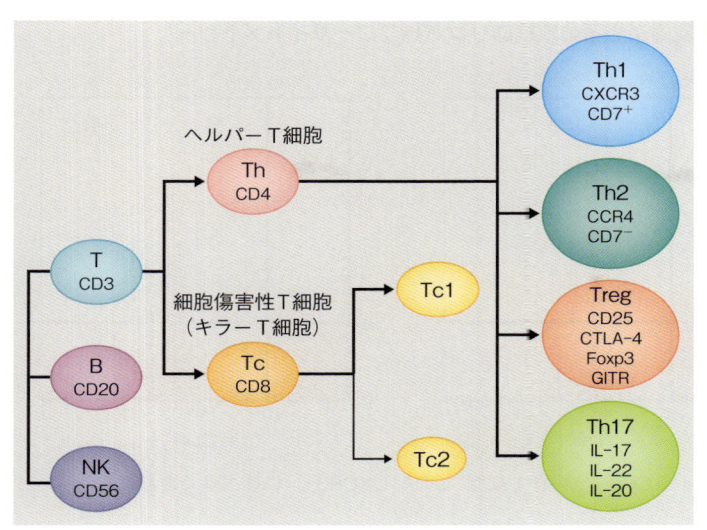

としての CD4 陽性細胞の調和を保つ．同様に Tc も Tc1 と Tc2 という分け方があるが，Tc1 の存在に比べ，Tc2 の存在は大きなものではない．
● Th1 と Th2 に加えさらに近年，制御性 T 細胞（regulatory T cell：Treg）と Th17 細胞（IL-17 産生性）の存在も明確になっている．Treg は以前サプレッサーT 細胞と呼ばれていたものである．Treg は CD25，CTLA-4 を表出し，Foxp3 を担い，IL-10 や TGF-β を産生する．Treg の機能は抑制であり，エフェクター機能をもつ CD4 陽性細胞も CD8 陽性細胞も抑制しうる．一方，Th17 細胞は IL-17 や IL-22 を産生し，自己免疫疾患，炎症性疾患，感染症にかかわり，局所で上皮細胞に働きかけ，炎症のイニシエーターとして，またエフェクター細胞として機能する．

Th1 病と Th2 病

● 炎症性皮膚疾患には Th1 細胞をエフェクターとする疾患と，Th2 細胞をエフェクターとする疾患が存在する．たとえば接触皮膚炎はその発症について，Tc1 細胞や Th1 細胞がかかわる疾患であり，その発症について Tc1 細胞は必須であるが Th1 細胞の必要性については異論がある．しかし少なくとも Th1 優位の環境が接触皮膚炎の発症を促進させる．
● Th2 細胞が病態に深くかかわる Th2 病の代表として AD がある．実際，多くの AD 患者の末梢血には Th2 細胞は健常人より多い割合で存在する（**2**）．Th2 細胞から産生された IL-4 や IL-5 がそれぞれ高 IgE 血症，好酸球増多をもたらし，これらは AD の検査項目ともなっている．
● ところが接触皮膚炎も AD も，湿疹型組織反応というカテゴリーに属する．すなわち湿疹という一くくりの疾患群には Th1 病も Th2 病も含まれる．同じ疾患群でありながら，その病理病態にかかわる細胞が異なる

2 アトピー性皮膚炎患者の末梢血リンパ球フローサイトメトリー

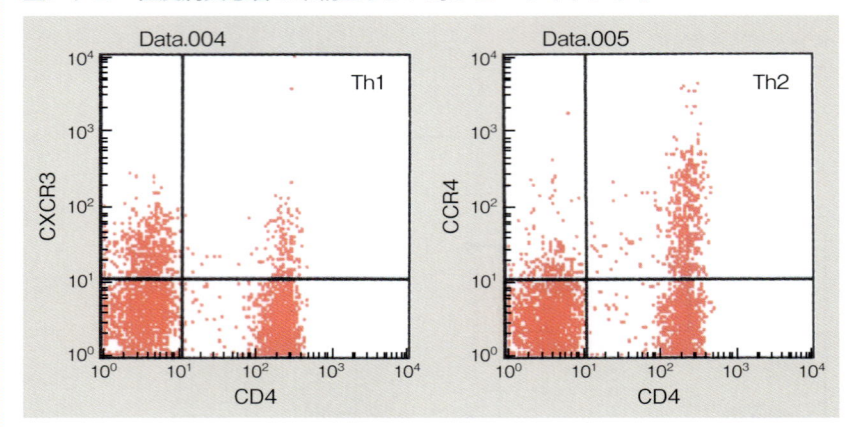

Th2細胞（CD4$^+$CCR4$^+$）がTh1細胞（CD4$^+$CXCR3$^+$）に比べ多くみられる．

というのは不思議な話であり，それがADについての獲得免疫の異常を際立たせている（戸倉，2007[1]）．

● そもそも湿疹性病変が起こるためにはIFN-γが必要である．このサイトカインはケラチノサイトに働いてその免疫機能を高める．たとえば主要組織適合抗原（MHC抗原）クラスII分子の発現も，CD54（ICAM-1）というT細胞との接着分子発現もIFN-γが亢進させる．またケラチノサイトのサイトカインやケモカイン産生もIFN-γにより促進される．接触皮膚炎はもちろんのこと，ADにおいてもIFN-γは皮疹発症に必要不可欠なのである．言い換えれば，「湿疹」という発現系をとっている限り，純粋のTh2病はありえないということになる．

ADはTh2とTh1の間で揺れる疾患

● ADは遅発型反応（late phase reaction）と遅延型反応（delayed-type reaction）の間を揺れ動く疾患ととらえることができる（戸倉，2006[2]）（**3**）．遅発型反応は，臨床的には浮腫性紅斑であって，好酸球とTh2細胞が媒介する．一方，遅延型反応は湿疹を形成し，Th1細胞とTc1細胞が媒介あるいはエフェクター細胞となる．もしADがTh2病であるならば，浮腫性紅斑のみを起こし，湿疹反応は起こらないことになる．すなわちADは，Th2優位のときは浮腫性紅斑であって急性病変である遅発型反応，Th1優位のときはより湿疹的であって慢性病変である遅延型反応をとると考えられる．つまり，アレルゲンに対する反応のスペクトラムである即時型反応–遅発型反応–遅延型反応という分別に従えば，ADではTh2とTh1のバランスに即して遅発型反応から遅延型反応をとることになる．

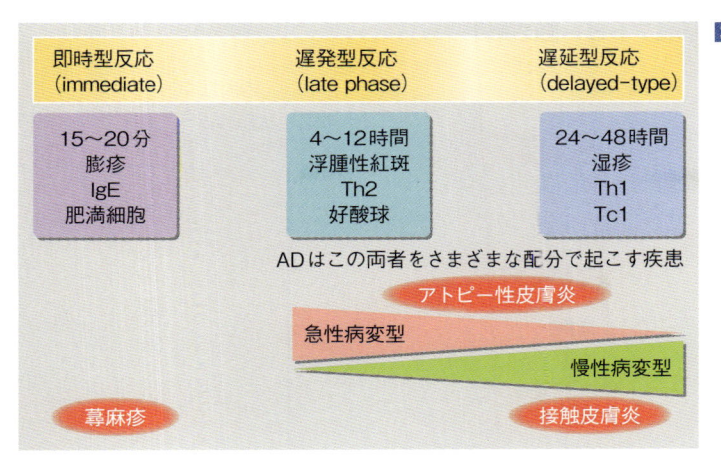

3 アレルゲンに対する皮膚反応とアトピー性皮膚炎の位置

即時型反応 (immediate)	遅発型反応 (late phase)	遅延型反応 (delayed-type)
15～20分 膨疹 IgE 肥満細胞	4～12時間 浮腫性紅斑 Th2 好酸球	24～48時間 湿疹 Th1 Tc1

ADはこの両者をさまざまな配分で起こす疾患

アトピー性皮膚炎
急性病変型
慢性病変型
蕁麻疹
接触皮膚炎

Topics

最近のADの免疫学的機序における話題は, Th17細胞の関与である. Th17細胞は, IL-17, IL-22を産生する細胞である. 通称"proinflammatory T cell"と呼ばれるように, Th1細胞やTh2細胞, あるいは顆粒球の反応が起こるために必要なT細胞とされる. 元来, 膠原病や癌で有名になった細胞であり, 皮膚科領域では乾癬においてまず注目された. このTh17細胞はADにおいても重要な役割を果たしている可能性がある. 筆者らが調べた結果では, Th17細胞はADの急性期病変では慢性期の3倍以上浸潤し, 末梢血では病勢に応じてその割合が高まる (Kogaら, 2008[3]). IL-17は皮膚での炎症の起爆剤的な存在である. おそらく遅発型反応が遅延型反応に移るステップを促進させ, amplifier として機能しているのではないかと思われる.

外因性・内因性ADと免疫異常

- ADは, 外因性 (extrinsic) と内因性 (intrinsic) に分けることができる (Tokura, 2010[4]). 外因性ADは, allergic typeあるいはclassical typeとも呼ばれ, 一方, 内因性ADはnon-allergic typeとも呼ばれる. すなわち外因性ADは, われわれが日常診療で診ることが多い, IgEが高値でいくつかのアレルゲンに対する特異的IgEも高いタイプである. これに対し内因性ADは, IgEが正常域かそれに近く, 特異的IgEが認められないタイプである.
- 内因性ADがIgEとかかわりをもたないアレルゲンによるADを表現していることから, 当然その頻度は外因性ADより低い. 過去の内因性ADの頻度は10～45％ (おおむね20％) である (Tokura, 2010[4]). 性別について, 内因性ADは女性に多いという見解はどの報告も共通しており, 70～80％が女性である.
- 基本的に外因性と内因性のADは臨床的に判別することはできない. しかし, いくつかの特徴が内因性ADで見出されている (Brenninkmeijerら,

4 外因性と内因性アトピー性皮膚炎

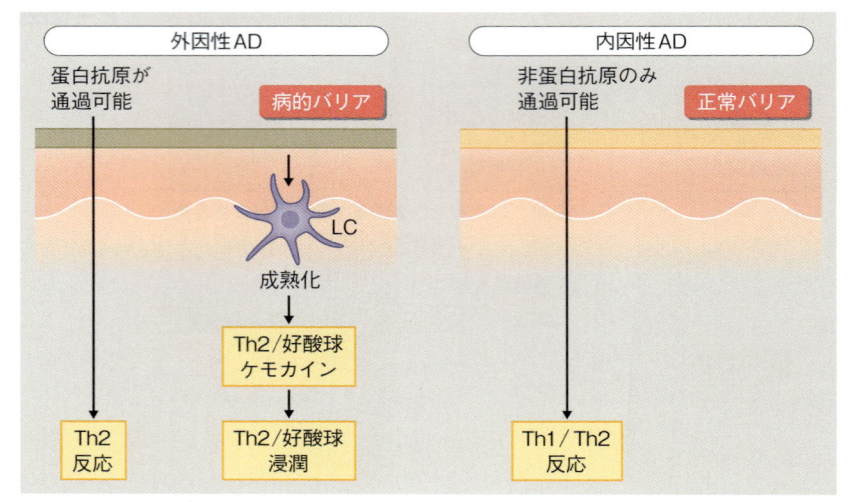

```
        外因性AD                          内因性AD
蛋白抗原が                          非蛋白抗原のみ
通過可能    [病的バリア]            通過可能    [正常バリア]
              ↓
              LC
           成熟化
              ↓
         Th2/好酸球
          ケモカイン
    ↓          ↓                        ↓
   Th2    Th2/好酸球                  Th1/Th2
   反応      浸潤                       反応
```

LC：Langerhans 細胞．

5 外因性，内因性 AD における末梢血リンパ球割合（％）

	IFN-γ⁺	IL-4⁺	IL-17⁺
外因性 AD（$n=28$）	8.56 ± 6.21	0.38 ± 0.22	0.66 ± 0.30
内因性 AD（$n=21$）	12.47 ± 4.82	0.32 ± 0.13	0.76 ± 0.25
健常人	9.20 ± 1.50	0.25 ± 0.07	0.42 ± 0.07
外因性 vs 内因性	$p=0.0367$	$p=0.276$	$p=0.212$

2008[5]）．下眼瞼の皺を Dennie-Morgan fold（line）と呼ぶが，内因性 AD に有意に多い．発症年齢が遅めであること，症状が比較的軽いことも特徴とされる．他のアレルギー疾患（アレルギー性鼻炎，喘息）の合併がなく，また家族歴もない．尋常性魚鱗癬を合併した AD 患者にみられる手掌の hyperlinearity（手相でみる皺の目立ち）もない．

- 外因性 AD の基本的なメカニズムは，皮膚バリアが破綻した結果，アレルゲンが皮膚から通過しやすくなり，そのためにアレルギー反応が起こるというものである（4）．したがって，フィラグリン遺伝子変異による AD は外因性 AD の典型といえる．一方，内因性 AD はバリア機能が正常である（Mori ら，2010[6]）．

- 外因性 AD は末梢血リンパ球の IL-4，IL-5，IL-13 が高いが，内因性は IL-4，IL-13 が外因性ほど高くない．また内因性 AD 患者では外因性 AD 患者に比べ，有意に IFN-γ の産生 T 細胞割合が高い（5）．外因性 AD 患者由来 T 細胞は，抗 CD3 抗体刺激で内因性 AD 患者ほど IFN-γ を産生しないという（Simon ら，2003[7]）．一方，両者において Th17 の割合には差がない．これらを総合すると，内因性 AD でも Th2 サイトカインは高いものの，外因性ほどではなく，Th17 は外因性・内因性どちらの病

態にもかかわり，内因性では Th1 サイトカイン産生が亢進していると考えられる．

- 皮膚病変における CD4 陽性細胞，CD8 陽性細胞，Langerhans 細胞の数に両者間の有意差はない．しかし好酸球浸潤の程度，好酸球顆粒蛋白，エオタキシンは，外因性 AD 病変のほうが顕著である．IL-5 と IL-13 の発現は外因性で高く，IFN-γ，IL-12，GM-CSF，IL-4，IL-10 は両者で差がない．Langerhans 細胞を含む樹状細胞については，外因性 AD 病変において高親和性 IgE 受容体も低親和性 IgE 受容体も高発現である（Novak ら，2003[8]）．

- 以上から，AD の獲得免疫異常には，バリア異常に基づき蛋白抗原が経皮的に侵入し それに対して Th2 細胞中心に反応する外因性のタイプと，バリア異常がなく（あるいは軽度で）蛋白以外のアレルゲン（たとえば金属）に Th1 細胞も反応する内因性のタイプがあると考えられる．

（戸倉新樹）

▶文献は巻末に収載

アトピー性皮膚炎

● 最新研究からのインサイト

25 アトピー性皮膚炎におけるフィラグリン遺伝子異常

尋常性魚鱗癬の病因フィラグリン遺伝子変異

- 2006年初頭，Smithらは，ヨーロッパ人の尋常性魚鱗癬家系においてフィラグリン（filaggrin）をコードする遺伝子 *FLG* に2つの遺伝子変異を同定した（Smithら，2006[1]）．その後，ヨーロッパ人において，*FLG* 遺伝子変異の検索が精力的に進められ，2009年現在，少なくとも13個の *FLG* 遺伝子変異がヨーロッパ人において同定されている．

- 筆者らはヨーロッパ人にみられたフィラグリンをコードする遺伝子 *FLG* の変異について，日本人の尋常性魚鱗癬患者，および，健常人について，それらの遺伝子変異の有無をスクリーニングした．その結果，興味深いことに，それらヨーロッパ人の遺伝子変異は，筆者らの調べ得た範囲では，日本人においては認められなかった（Nomuraら，2007[2]）．

- そこで，筆者らは，多数の日本人尋常性魚鱗癬家系において，*FLG* のシークエンシングを行ったところ，7つの日本人固有の新規遺伝子変異 c.3321del，p.Ser1695X，p.Gln1701X，p.Ser2554X，p.Ser2889X，p.Ser3296X，p.Lys4022X を同定した（**1**，**2**）（Nomuraら，2007[2]，2008[3]，2009[4]；Nemoto-Hasebeら，2009[5]）．

- 日本人1家系において，ヨーロッパ人と同種の変異 p.Arg501X が報告されているが（Hamadaら，2008[6]），基本的に日本人はヨーロッパ人と全く異なる固有の変異を有していることが明らかになった（**2**）（Akiyama，2010[7]）．

- その後，さらに筆者らは，台湾人でも3つの *FLG* 遺伝子変異を同定した（Hsuら，2009[8]）．興味深いことに，日本人，シンガポールの中国人，台湾人に同定された *FLG* 遺伝子変異と，これまで報告されているヨーロッパ人における *FLG* 遺伝子変異とには，ほとんど重複がない．すなわち，*FLG* 遺伝子変異のスペクトラムは，アジア人とヨーロッパ人とでは異なることがわかってきた（**2**）．さらに，アジア人のなかでも，南部中国の人，日本人，台湾人など，それぞれの人種間で，*FLG* 遺伝子変異について固有のスペクトラムを有していることが明らかになってきた（Akiyama，2010[7]）．

25. アトピー性皮膚炎におけるフィラグリン遺伝子異常

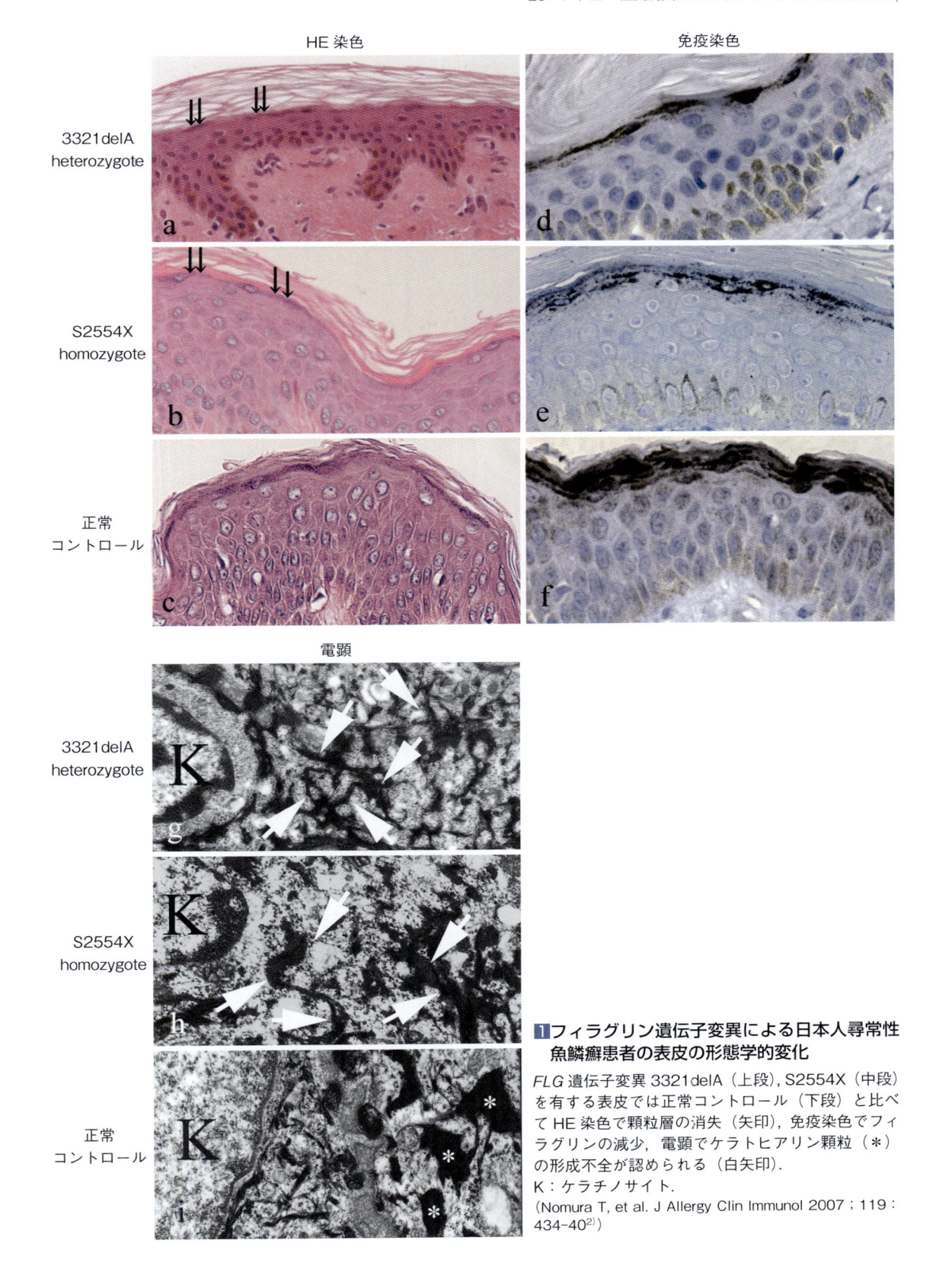

図1 フィラグリン遺伝子変異による日本人尋常性魚鱗癬患者の表皮の形態学的変化

FLG 遺伝子変異 3321delA（上段），S2554X（中段）を有する表皮では正常コントロール（下段）と比べて HE 染色で顆粒層の消失（矢印），免疫染色でフィラグリンの減少，電顕でケラトヒアリン顆粒（＊）の形成不全が認められる（白矢印）．
K：ケラチノサイト．
(Nomura T, et al. J Allergy Clin Immunol 2007 ; 119 : 434-40[2])

2 現在までに報告されているフィラグリン遺伝子変異

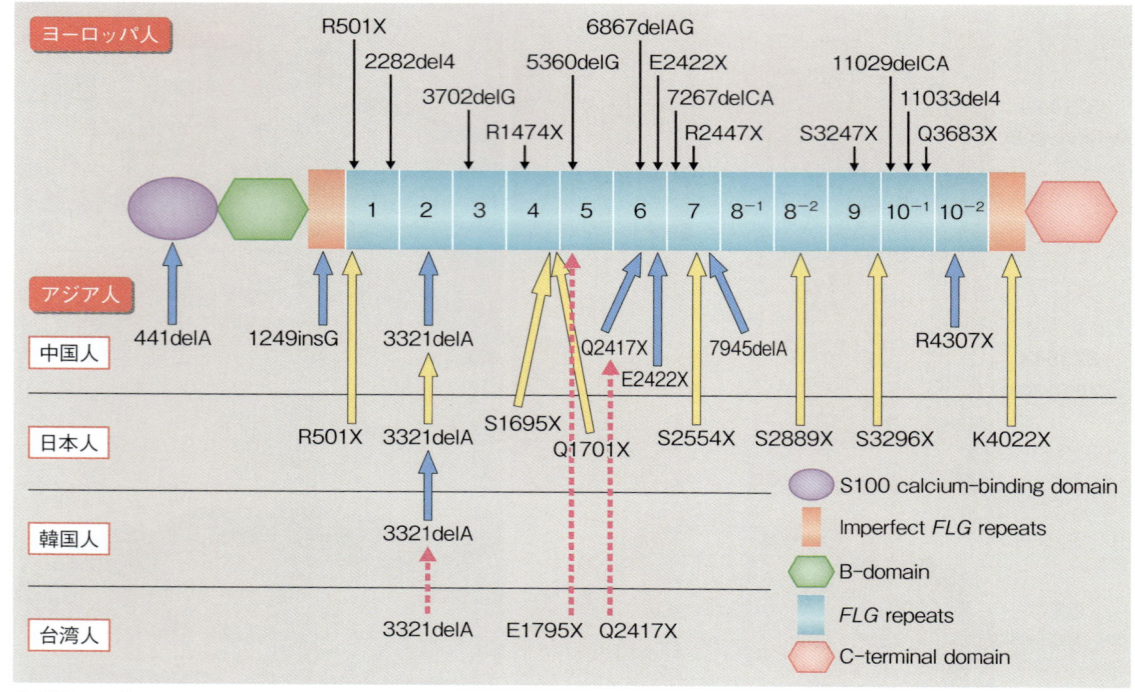

人種間，民族間でそのスペクトラムは著しく異なる．
(Akiyama M. Br J Dermatol 2010 ; 162 : 472-7[7])

フィラグリン遺伝子変異がアトピー性皮膚炎の重要な発症因子である

- 2006年，*FLG* 遺伝子変異がアイルランド人のアトピー性皮膚炎患者の約半数で認められることが明らかとなった（Palmer ら，2006[9])．その後にヨーロッパ人で施行された多くの報告において，フィラグリン遺伝子変異とアトピー性皮膚炎が有意に相関することが示された．
- そこで，日本人においても同様のことがいえるかどうかが注目された．筆者らはヨーロッパ人に高頻度にみられたフィラグリンをコードする遺伝子 *FLG* の変異について，日本人のアトピー性皮膚炎患者について，それらの遺伝子変異の有無をスクリーニングした．その結果，興味深いことに，それらヨーロッパ人の遺伝子変異は，筆者らの調べえた範囲では，日本人アトピー性皮膚炎患者においては認められなかった（Nomura ら，2007[2])．
- 次に筆者らは，上述のごとく，日本人尋常性魚鱗癬家系において同定した7つの日本人固有の新規 *FLG* 遺伝子変異について，日本人アトピー性皮膚炎患者を対象としてスクリーニングした．その結果，これらの *FLG* 変異は，アトピー性皮膚炎患者群では 27 ％ にみられ，日本人においては，これらの日本人固有の *FLG* 遺伝子変異がアトピー性皮膚炎の

3 日本人アトピー性皮膚炎におけるフィラグリン遺伝子変異のケースコントロール・スタディ

遺伝子型	R501X		3321delA		S1695X		Q1701X		S2554X		S2889X		S3296X		K4022X		combined	
	対照	症例	対照	症例	対照	症例	対照	症例	対照	症例	対照	症例	対照	症例	対照	症例	対照	症例
AA	134	137	133	131	133	137	134	134	133	129	132	122	134	132	134	133	129	100
Aa	0	0	1	6	1	0	0	3	1	8	2	15	0	5	0	4	5	33
aa	0	0	0	0	0	0	0	0	0	0	0	0	0	0	0	0	0	4
計	134	137	134	137	134	137	134	137	134	137	134	137	134	137	134	137	134	137

combined genotype: $\chi^2 = 29.218$, $p = 6.50 \times 10^{-8}$; Fisher's exact test odds ratio = 9.94 (95% CI = 3.77〜26.2, $p = 2.35 \times 10^{-8}$).

Box 1

われわれの体表面を覆っている皮膚の最も重要な働きの一つが，バリア機能である．哺乳類の先祖は，海中で生活していたが，陸上で生活するようになり，乾燥した外界に対する皮膚のバリア機能を獲得してきた．それが，「角化」というメカニズムである．皮膚の角化によって，体表面からの水分蒸散量はコントロールされ，かつ，外界からのアレルゲンなどの異物の侵入が防がれている．

Box 2

皮膚のバリア機能が障害されると皮膚表面からの水分蒸散量（経表皮水分蒸散量〈transepidermal water loss：TEWL〉）が上昇し，角質の水分含有量が減少する．これが俗にいう乾燥肌，ドライスキンである．

重要な発症因子であることが示された（ 3 ）（Nemoto-Hasebe ら，2009[5]）．すなわち，日本人アトピー性皮膚炎患者の4人に1人以上はフィラグリンの遺伝子変異を発症因子として有しているわけであり，アトピー性皮膚炎の病因を考える際に，非常に重要な要素であるといえるであろう．

フィラグリン遺伝子変異によるアトピー性皮膚炎発症のメカニズム

- 筆者らのデータでは，*FLG* 変異を有するアトピー性皮膚炎患者，変異を有さないアトピー性皮膚炎患者ともに，アトピー性皮膚炎患者では著明な角質水分量の低下，TEWL（経表皮水分蒸散量）の上昇，すなわち，バリア障害を認めた．しかし，*FLG* 変異を有する群では角質水分，TEWL，角層厚のいずれもが臨床重症度（SCORAD）と有意に相関していたが，*FLG* 変異なし群ではそれらの相関は認められなかった．これらのデータは *FLG* 変異を有する群では *FLG* 変異による皮膚のバリア機能障害がアトピー性皮膚炎発症に重要な役割を果たしていることを

Box 3

　分化した表皮細胞が産生するプロフィラグリンは表皮のケラトヒアリン顆粒の重要な構成要素である．角化の過程で1本のプロフィラグリンは切断されて10以上のフィラグリン分子になり，ケラチンとともに角化細胞内を満たし，天然の保湿因子として働くなど，皮膚のバリア機能の要としての役割を果たす．

Box 4

　プロフィラグリンをコードする遺伝子 *FLG* に遺伝子変異があることによって，プロフィラグリンが欠損，あるいは，著明に減少すると，ケラトヒアリン顆粒の形成不全をきたし，正常の角化過程が障害され，皮膚バリア機能の低下をきたすと考えられる．

4 フィラグリン遺伝子変異によりアトピー性皮膚炎が発症するメカニズム（仮説）

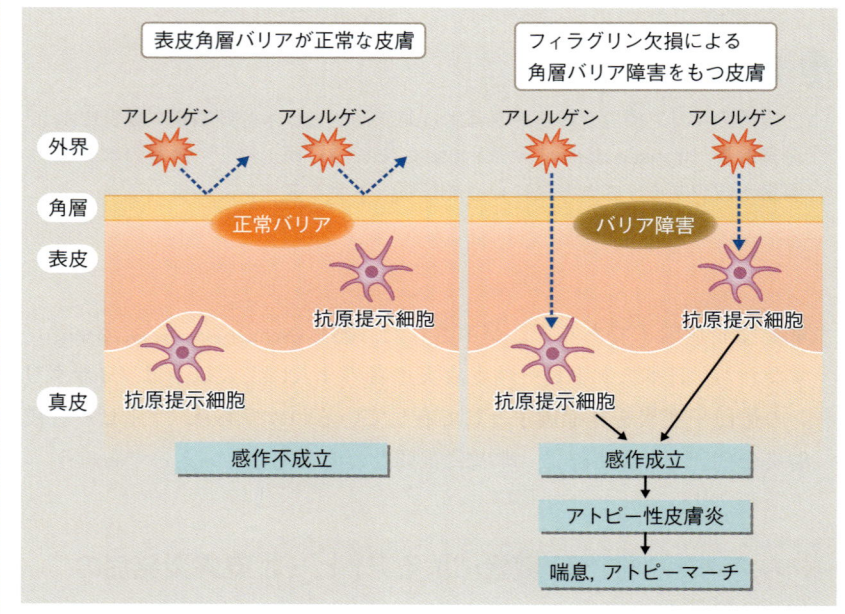

（秋山真志．日本医師会雑誌 2010；138：2536-7[11]）

示唆している（Nemoto-Hasebe ら，2009[10]）．

- 現在，フィラグリンの変異がアトピー性皮膚炎を引き起こすメカニズムとしては，以下の仮説が有力である．フィラグリン減少に起因する皮膚バリア障害が，ダニなどのハプテン（アレルゲン）の持続的侵入を許し，その結果，感作による IgE 高値と皮膚炎を引き起こすという仮説である（**4**）（秋山，2010[11]）．
- 実際に筆者らのデータでは，ダニ，ハウスダスト，ネコ上皮，花粉など

Topics

アトピー性皮膚炎の患者の皮膚には，ほとんど例外なくバリア障害がある．筆者らの研究でも，フィラグリンの変異を有する患者も，有さない患者も同様にバリア障害を呈していることが明らかになった（Nemoto-Hasebe ら，2009[10]）．では，FLG 遺伝子変異を有さない患者でのバリア機能障害はどうして起こるのだろうか．アトピー性皮膚炎における IL-4，IL-13 などの Th2 サイトカインが過剰な環境は，それ自身がフィラグリンの発現を減少させることが明らかになっている（Howell ら，2007[12]）．すなわち，多くのアトピー性皮膚炎患者では，皮膚局所の炎症反応が原因となりフィラグリンの発現低下，そして，後天的な皮膚バリア機能障害を引き起こしている．

▶ Advice

FLG 遺伝子変異を有している人には，① 尋常性魚鱗癬かつアトピー性皮膚炎である，② 尋常性魚鱗癬であるが，アトピー性皮膚炎ではない，③ アトピー性皮膚炎であるが，尋常性魚鱗癬ではない，④ 尋常性魚鱗癬でもアトピー性皮膚炎でもない，のすべての場合がありうる．それぞれの個人の生活環境，生活習慣，生活歴，免疫学的な面も含めた他の遺伝的素因などが，最終的にその個人が上記の ①～④ のどれになるのかを規定しているのであろう．FLG 遺伝子変異を有する患者の臨床像を考えるとき，この多様性を理解する必要がある．生活習慣，環境により FLG 遺伝子変異を有する人でもアトピー性皮膚炎にならないですむ可能性は十分あるのである．

に対する特異的 IgE は，FLG 遺伝子変異を有するアトピー性皮膚炎患者で，FLG 遺伝子変異を有さないアトピー性皮膚炎患者より，有意に高いことが明らかになっている（Nemoto-Hasebe ら，2009[10]）．

フィラグリン遺伝子変異検索に基づくテーラーメイド医療

● 筆者らは，FLG 遺伝子変異を有する人たちについてのテーラーメイド医療を提案している．すなわち，筆者らが同定した FLG 遺伝子変異について，スクリーニングすることにより，今後，アトピー性皮膚炎の遺伝子診断，発症のリスクの予測が可能になると考えられる．FLG 遺伝子変異を有する小児に対して，積極的に保湿剤などの皮膚バリア機能を補う外用を行う，ダニや花粉などの曝露を減らす，などの方法によるアトピー性皮膚炎の発症の予防も可能になるであろう．　　　（秋山真志）

▶文献は巻末に収載

アトピー性皮膚炎

● 最新研究からのインサイト

26 アトピー性皮膚炎におけるかゆみの機序と病態

アトピー性皮膚炎のかゆみ

- かゆみは、ヒスタミン依存性のかゆみと非依存性のかゆみに分けられる。アトピー性皮膚炎のかゆみは抗ヒスタミン薬に抵抗を示すことが多く、難治性かゆみに属する。
- かゆみは掻破を誘導し、掻破は表皮ケラチノサイトからの炎症性サイトカインの遊離を起こし、皮膚に炎症を惹起する。その結果、皮疹の増悪をきたし、かゆみがさらに増強することになる（itch-scratch cycle）。
- アトピー性皮膚炎のかゆみの特徴は、
  ① 健常人では感じない軽微な刺激に対して容易にかゆみが誘発されること（alloknesis）、
  ② 軽微なかゆみ刺激で過剰に強いかゆみが生じること（hyperknesis）、
  ③ 健常人では痛みとなる刺激がかゆみとなること（Ikomaら, 2004[1]）、
  などが挙げられる。
- 最近、ヒスタミンレセプターの4型（H4R）の存在も明らかにされ、H4Rのかゆみ発現への関与が明らかになりつつある（Gutzmerら, 2009[2]）。

かゆみ発現機序

- かゆみは、知覚神経終末がヒスタミンなどのケミカルメディエーターや外部刺激など種々の刺激により活性化されて生じる末梢性のかゆみと、β-エンドルフィンなどのオピオイドペプチドがそのレセプターに結合することにより生じる中枢性のかゆみに大別される（**1**）（高森, 2002[3]）。

末梢性のかゆみ

- 知覚神経終末が機械的、電気的、温熱刺激などの物理的刺激やヒスタミン、サブスタンスP（SP）、トリプターゼのような化学的刺激により活性化されることにより生じるかゆみである（**2**）。
- 肥満細胞から遊離したヒスタミンは知覚神経終末に存在するヒスタミンレセプター（H1R）に、SPはNK₁レセプター（NK1R）に、トリプター

1 ヒスタミン非依存性のかゆみ

- 表皮内神経線維の直接刺激
- オピオイドシステム（μ，κ）
- ヒスタミンH_4レセプター
- ヒスタミン以外のケミカルメディエイターの関与
  1. 好酸球由来の物質：ECP，MBP，O_2^-
  2. 神経ペプチド：サブスタンスP，CGRP
  3. サイトカイン：IL-1, 2, 6, 31，TNF-α
  4. プロテアーゼ：トリプシン，トリプターゼ，キマーゼ
  5. ロイコトリエン：LTB_4
  6. アミン：セロトニン

ECP：eosinophil cationic protein，MBP：major basic protein.

2 末梢性のかゆみ発現機序

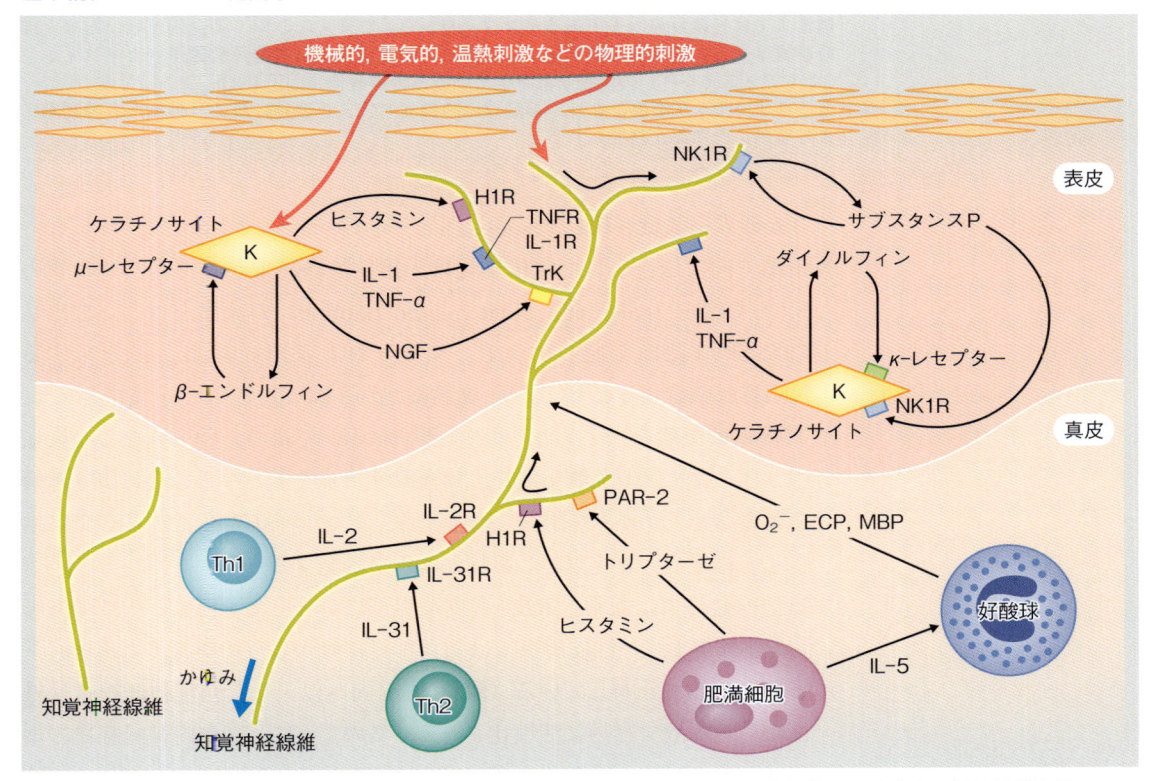

正常では知覚神経線維の末端は表皮-真皮境界部に分布しているが、アトピー性皮膚炎では表皮内に神経線維を認める。表皮内へ侵入した知覚神経線維が外部刺激によって直接活性化され、かゆみが生じる。また知覚神経線維末端にはH1R，TNFR，PAR-2，NK1Rが存在しており、それぞれのレセプターがヒスタミン，IL-1，トリプターゼ，サブスタンスPと結合することにより知覚神経線維が興奮しかゆみが誘発される。さらにケラチノサイトではオピオイドシステムがかゆみの制御にかかわっている。

ゼは proteinase activated receptor-2（PAR-2）に、TNF-α は TNF レセプター（TNFR）に結合することにより知覚神経線維を活性化する（**2**）。活性化された知覚神経線維は脱分極を起こし、生じた電位変化が脊髄，脊髄視床路，視床を経由して大脳皮質の感覚野に達することによ

3 知覚神経線維の表皮内侵入メカニズム

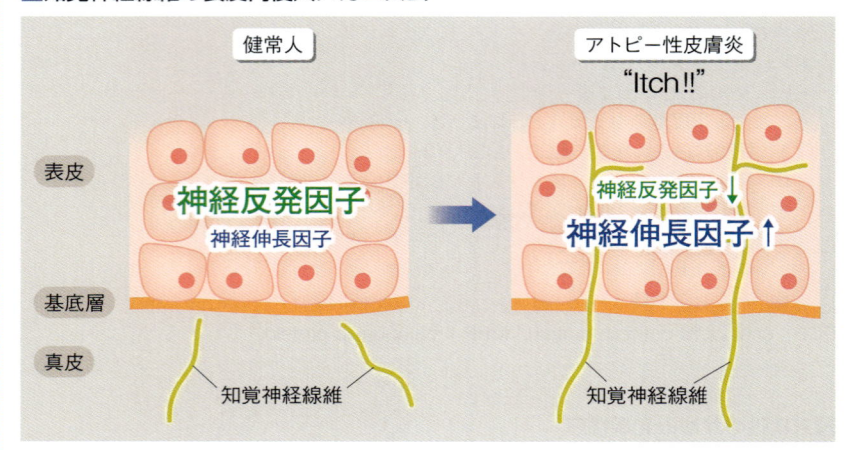

健常人では神経反発因子であるセマフォリン 3A やアノスミン-1 の発現が高いため，神経線維は表皮内に侵入できないが，アトピー性皮膚炎では神経反発因子（セマフォリン 3A やアノスミン-1）の発現が低下しているため神経伸長因子（NGF，アンフィレグリン，ゼラチナーゼ）が優位となり，神経線維の表皮内侵入が容易に起こり外部からの刺激により容易にかゆみが誘発される．

りかゆみが認識される（Yosipovitch ら，2003[4]）．

- 末梢方向に伝達された電位変化は，知覚神経終末から神経伝達物質の SP や CGRP（calcitonin gene related peptide）の放出を促す．放出された SP は肥満細胞，ケラチノサイトおよび神経線維上に分布する NK1R に結合することにより，肥満細胞からはヒスタミン，トリプターゼ，TNF-α の遊離を，ケラチノサイトからは IL-1，IL-6，TNF-α などの炎症性サイトカインの遊離を促し，神経原性炎症を惹起することにより神経を興奮させ，かゆみを誘発，増強する．また，神経線維上の NK1R に結合して神経の興奮を惹起し直接かゆみを誘発する（ 2 ）．

- 知覚神経終末は通常，表皮-真皮境界部に分布しているが，ドライスキンを示すアトピー性皮膚炎では知覚神経線維が表皮の奥深く，角層直下まで侵入して分布している（ 2 ）．表皮内へ侵入した知覚神経線維は外部からの刺激で容易に活性化される．このように，表皮内神経線維の増生はかゆみ閾値を低下させ alloknesis の原因となる．

- 知覚神経線維の表皮内侵入には，ケラチノサイトの産生する神経伸長因子（NGF，アンフィレグリン，ゼラチナーゼ）の発現増加，神経反発因子（セマフォリン 3A，アノスミン-1）の発現低下と基底膜破壊因子（MMP-2）が関与しており，表皮でのこれら軸索ガイダンス分子の量的バランスが知覚神経線維の表皮内侵入を制御している（Tominaga ら，2008[5]；Tengara ら，2010[6]）（ 3 ）．

中枢性のかゆみ

- 中枢性のかゆみ発現に関与するオピオイドレセプターは，μ-レセプター

4 オピオイドシステム

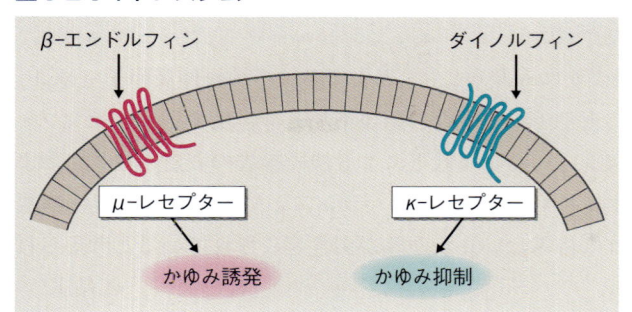

表皮ケラチノサイトにはμ-レセプターとκ-レセプターが発現している．μ-レセプターとκ-レセプターのアゴニストはそれぞれβ-エンドルフィンとダイノルフィンであり，β-エンドルフィンとμ-レセプターの系が優位になるとかゆみを発現し，ダイノルフィンとκ-レセプターの系が優位になるとかゆみを抑制する方向に働く．

5 アトピー性皮膚炎のかゆみ

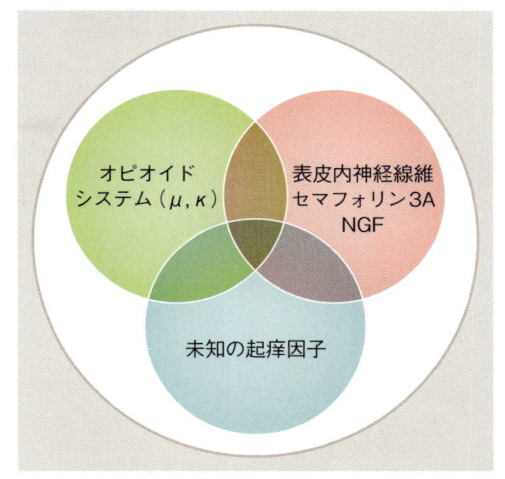

アトピー性皮膚炎のかゆみはさまざまなかゆみ発現メカニズムが複雑に絡み合い引き起こされている．

とκ-レセプターである．μ-レセプターとκ-レセプターのアゴニストはそれぞれβ-エンドルフィンとダイノルフィンであり，β-エンドルフィンはμ-レセプターに結合してかゆみを誘発し，ダイノルフィンはκ-レセプターに結合してかゆみを抑制する（ 4 ）（Kumagaiら，2010[7]）．

- これらオピオイド系は脳，中枢神経系だけでなく，表皮ケラチノサイトにも発現していることが明らかにされている（Bigliardiら，1998[8]；Tominagaら，2007[9]）．

- オピオイドによるかゆみ発現機序としては，β-エンドルフィンやダイノルフィンなどのオピオイドペプチドが知覚神経終末に存在するオピオイドレセプターに結合し，直接知覚神経線維を刺激することによりかゆみを制御する機序（Staenderら，2002[10]）と，オピオイドペプチドがケラチノサイトに存在するオピオイドレセプターに結合することによりケラチノサイトを活性化し，なんらかの起痒物質の産生を制御する機序が推定される．

- アトピー性皮膚炎の皮膚では，かゆみを誘発する系であるβ-エンドルフィンとμ-レセプターの発現は健常皮膚と差がないが，かゆみ抑制系であるダイノルフィンとκ-レセプターの発現は健常皮膚と比べると相対的に低下していることが示された（Tominagaら，2007[9]）．このことは，アトピー性皮膚炎では表皮のμ-オピオイド系がκ-オピオイド系より優位になっており，このためにかゆみが末梢性に惹起されている可能性を示している．このことがアトピー性皮膚炎のかゆみを抗ヒスタミン薬抵抗性にしている，すなわち難治化させている原因の一つと考えられる．

▶文献は巻末に収載

まとめ

●アトピー性皮膚炎のかゆみ発現には,表皮における神経伸長因子（NGF,アンフィレグリン,ゼラチナーゼ）の発現増加と神経反発因子（セマフォリン3A,アノスミン-1）の発現低下による神経線維の表皮内侵入,および表皮におけるオピオイドシステムのバランスの破綻,未知の起痒物質の関与などが複雑に絡み合い,かゆみが引き起こされていると考えられる（5）.

（種田研一,高森建二）

II

その他の湿疹・皮膚炎

その他の湿疹・皮膚炎
貨幣状湿疹・自家感作性皮膚炎

27 貨幣状湿疹・自家感作性皮膚炎の病態・診断・鑑別診断

貨幣状湿疹の病態・診断・鑑別診断

貨幣状湿疹の病態

- 貨幣状湿疹（nummular eczema）は，漿液性丘疹が集簇して円形ないし卵円形の境界明瞭な貨幣大程度の湿疹局面を形成する特徴的な形態から命名されるが，その病態は一様でなく，発症の原因が明らかでない症例が多い．

- 特にアトピー素因を基盤にもつもの（Carrら，1964[1]）や高齢者の貨幣状湿疹では，病変周囲の皮膚に乾燥の症状がしばしばみられ，本症の病態との関係が示唆される．すなわち，表皮バリア機能の低下のために，軽微な物理的刺激などによって微小な皮膚炎が生じ，それが次第に拡大・融合して貨幣状湿疹の局面が形成されるという考えである．

- 皮疹部の細菌培養で，黄色ブドウ球菌が検出されることが多い．これは，湿疹病変部の表皮バリア機能低下に伴う単なる定着とも考えられるが，抗菌薬が効果を示す症例もみられることから（Wachsら，1976[2]），ブドウ球菌から放出される可溶性抗原に対するなんらかの過敏反応が病態に関係している可能性が否定できない．また，扁桃，副鼻腔，歯牙根尖部疾患などの病巣感染が，本症の発症因子になることもある（Tanakaら，2009[3]）．

- 本症と診断された患者の2～3割に金属，ゴム製品，外用薬などなんらかの物質に対する接触アレルギーが関与していることを示した報告や（Flemingら，1997[4]），金属塩の内服誘発試験で貨幣状湿疹の悪化がみられ，歯科金属や食物中に微量に含まれる金属に対するアレルギーの関与を示唆する報告もみられる（Veienら，1983[5]）．

貨幣状湿疹の診断

- 漿液性丘疹や小水疱で始まり，癒合して境界明瞭な貨幣大のびらんや痂皮を伴う紅斑性湿疹局面となり，時に小膿疱や小水疱を混じる（ 1 ）．湿潤性皮疹は数週間の経過で次第に乾燥して鱗屑を伴う赤褐色の浸潤

1 貨幣状湿疹の急性期皮疹

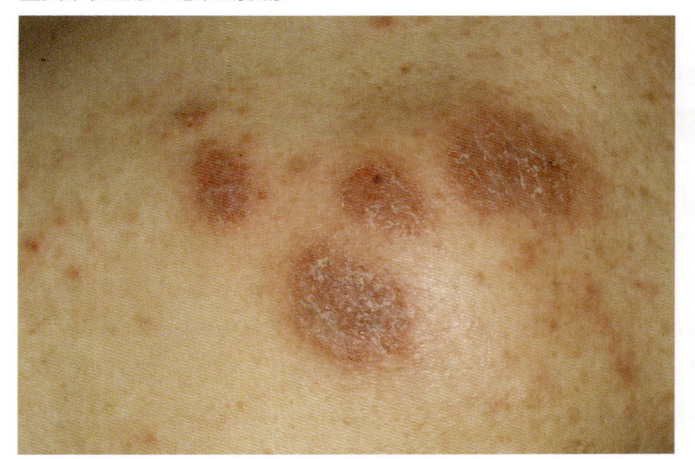

境界明瞭な貨幣大のびらんや痂皮を伴う紅斑性湿疹局面.

2 貨幣状湿疹の慢性期皮疹

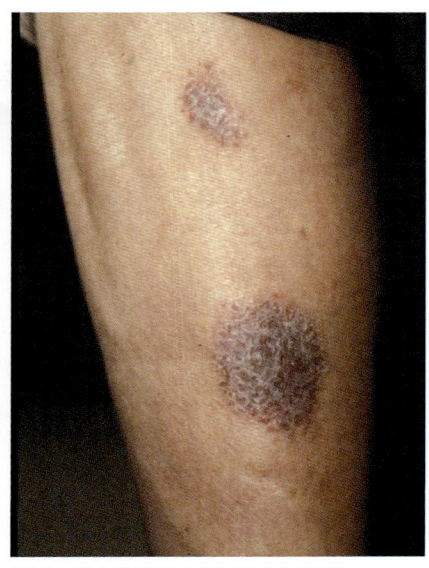

鱗屑を伴う赤褐色の浸潤性紅斑局面.

3 貨幣状湿疹の急性期皮疹の組織像

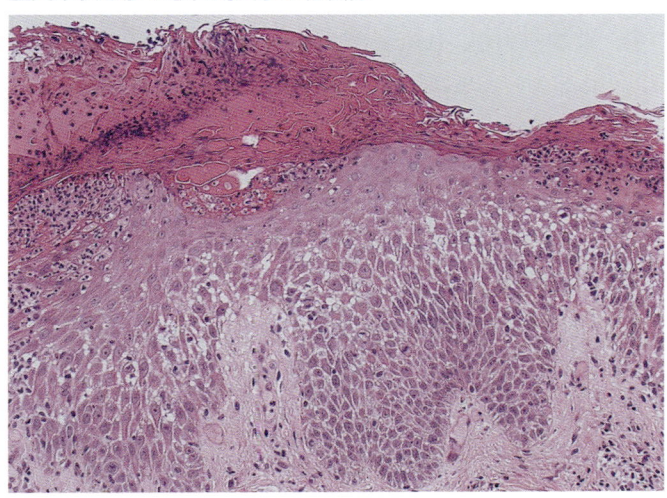

表皮に強い海綿状態や，一部に小水疱やリンパ球の表皮内浸潤がみられ，真皮乳頭層から中層にかけて毛細血管の拡張と血管周囲性のリンパ球と組織球の密な浸潤がみられる.

性紅斑局面となる（2）.
- 皮疹は，下腿に初発することが多く，次第に四肢，体幹に新生，拡大していく.
- 急性期の病理所見は，表皮に強い海綿状態や，一部に小水疱やリンパ球の表皮内浸潤がみられ，真皮乳頭層から中層にかけて毛細血管の拡張と血管周囲性のリンパ球と組織球の密な浸潤がみられる（3）. 慢性期には，表皮肥厚や過角化，顆粒層の肥厚などがみられる一方，海綿状態は目立たなくなる.

貨幣状湿疹の鑑別疾患

- 著明な乾皮症がみられる例では皮脂欠乏性湿疹を，皮疹が下腿に限局しており下肢静脈瘤がみられる例ではうっ滞性皮膚炎を，それぞれ鑑別する．
- アトピー性皮膚炎は，既往歴や家族歴などアトピー素因の有無や発症年齢，経過を問診するとともに，他の部位の皮疹の有無，血清 IgE 値（貨幣状湿疹では一般に上昇しない）から鑑別する．発症部位や職業，趣味，過去の治療歴などから接触皮膚炎が疑われる例では，貼布試験を行う．
- 体部白癬は，鱗屑の直接鏡検で鑑別が可能である．伝染性膿痂疹は，浅いびらんに黄色の痂皮を付着する臨床像と，感染によって拡大していく進展様式から鑑別する．
- Gibert ばら色粃糠疹は，主に体幹に皮膚割線に沿った紅斑が多発し，襟飾り状の鱗屑がみられることから鑑別する．慢性色素性紫斑では，浸潤が少なく周囲にヘモジデリンの沈着がみられる．
- 乾癬，扁平苔癬，菌状息肉症，Bowen 病，乳房 Paget 病などは，皮疹の生検を行い，それぞれの疾患に特徴的な病理学的所見から鑑別する．

自家感作性皮膚炎の病態・診断・鑑別診断

自家感作性皮膚炎の病態

- 自家感作性皮膚炎（autosensitization dermatitis）は，ある部位に限局する皮膚の強い炎症（原発巣）に続いて，細かい急性湿疹性の皮疹（散布疹）が全身の皮膚に多発する疾患である．
- 原発巣としては，接触皮膚炎，貨幣状湿疹の頻度が高いが，アトピー性皮膚炎，膿皮症，熱傷による皮膚潰瘍，うっ滞性皮膚炎，足白癬なども挙げられる．
- 自家感作性皮膚炎の病態，すなわち散布疹が生じる詳細なメカニズムはいまだに明らかでないが，原発巣病変部の表皮角化細胞や浸潤リンパ球，組織球などが産生するサイトカインが循環血液を介して離れた部位の皮膚の感受性を上昇させるという説（Uchi ら，2000[6]）や，原発巣病変部で活性化したリンパ球が，末梢循環を経て遠隔皮膚にホーミングし，皮膚炎を惹起するという説（Cunningham ら，1986[7]）が有力である．
- 疾患名の語義に従えば，炎症部の表皮細胞由来の蛋白抗原などに対する感作による過敏反応が想定される．しかし，本症では一般に原発巣が軽快するとともに散布疹も自然に軽快していくことから，表皮細胞蛋白に対する感作が成立したと考える説には異論もある．
- そのほか，接触アレルゲンが原発巣以外の皮膚に付着したために広い範

> ### Box
> #### 自家感作性皮膚炎のメカニズム？
>
> 疾患が活動期にある自家感作性皮膚炎患者 24 人に対して，患者自身の鱗屑の可溶性画分抽出液を皮内注射したところ，19 人に炎症反応が惹起された（Further Reading：Esplin ら，1951[1]）．また，ハプテンによるマウスの接触皮膚炎の所属リンパ節 T 細胞は，ハプテンだけでなく表皮細胞抽出液によって強い増殖反応が誘導された（Further Reading：Fehr ら，2000[2]）．これらの報告は，表皮細胞由来の蛋白などに対して感作が成立している可能性を示唆している．

4 自家感作性皮膚炎の原発巣

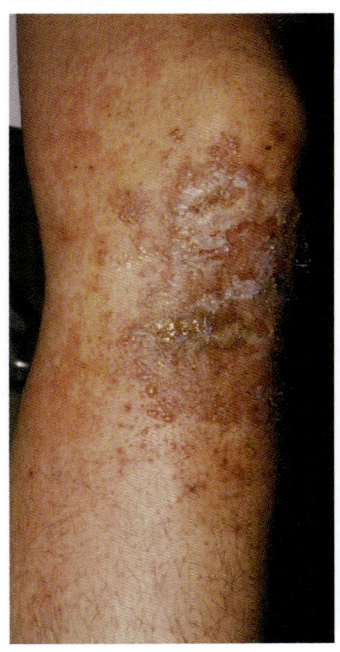

限局した急性湿疹．

5 自家感作性皮膚炎の散布疹

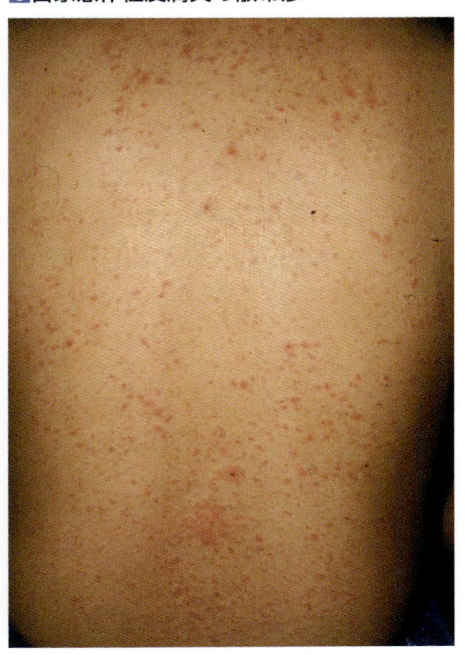

漿液性丘疹が多発している．

囲に接触皮膚炎が生じているにすぎないとする説や，原発巣から吸収されたアレルゲンが，血液を介して離れた部位の皮膚に到達し皮疹を生じる，という説もある．また，原発巣の細菌がスーパー抗原として非特異的にリンパ球を活性化し，過敏状態を形成しているという説もある（Holden ら，2004[8]）．

自家感作性皮膚炎の診断

- 原発巣として，おおむね貨幣大以上の大きさの湿潤，滲出傾向のあるびらんを伴う紅斑局面が出現し（**4**），数日から数週間以内に激しいかゆ

みを伴う粟粒大から米粒大の漿液性丘疹や小水疱，小膿疱が体幹や四肢の特に伸側に多発してくる（ 5 ）．搔破に一致して丘疹が配列するKöbner現象もしばしばみられる．

- 反対に，次第に増数する漿液性丘疹や小水疱，小膿疱が広い範囲にみられる場合には，「本症を疑って原発巣となるべき皮疹が下腿など他の部位に存在するか」を診察するとともに，皮疹の出現時期について詳しく問診することが大切である．
- 散布疹の病理組織学的所見として，海綿状態や表皮肥厚，リンパ球や多核白血球の表皮内浸潤および真皮上層の血管周囲への浸潤などの非特異的な皮膚炎の像がみられる．

自家感作性皮膚炎の鑑別疾患

- 全身に激しいかゆみを伴う丘疹が出現した場合には，急性痒疹や小児ストロフルス，疥癬，水痘やKaposi水痘様発疹症，Gianotti-Crosti症候群などのウイルス感染症，中毒疹などが鑑別に挙げられる．いずれの場合にも，自家感作性皮膚炎でみられる原発巣を欠くことが最大の鑑別点であるが，皮疹部鱗屑の直接鏡検や，発熱などの症状，中心臍窩の存在，ウイルス特異抗原や抗体価，薬剤内服歴など，それぞれの疾患に特有の所見や経過により鑑別が可能であろう． （加藤則人）

▶文献は巻末に収載

その他の湿疹・皮膚炎
貨幣状湿疹・自家感作性皮膚炎

28 貨幣状湿疹・自家感作性皮膚炎の治療と生活指導

貨幣状湿疹の治療と生活指導

貨幣状湿疹の治療

- 第一選択は，ステロイド外用薬である．湿潤傾向の強い急性期には，ベリーストロング（2群）あるいはストロング（3群）のランクのステロイド外用薬を使用する（Almawiら，1996[1]）．びらんを伴う場合には，一般に軟膏基剤を用いるほうが刺激性が低いとされる（原田，2002[2]）．
- 亜鉛華（単）軟膏をリント布に厚く伸ばして，ステロイド外用薬に重層貼付する（**1**）と，その抗菌効果，乾燥作用，消炎効果により，より早い軽快が期待できる．物理的に搔破の刺激を軽減させる効果も期待でき

Box 1
亜鉛華軟膏と亜鉛華単軟膏

亜鉛華軟膏は白色ワセリンにサラシミツロウなどを配合した白色軟膏と流動パラフィンが基剤で，亜鉛華単軟膏はミツロウと大豆油などの植物油による単軟膏が基剤である．基剤の性質から亜鉛華軟膏は亜鉛華単軟膏よりも吸水性が高く，滲出液が多い病変に好んで用いられる．一方で，亜鉛華軟膏を長期に使用すると乾燥を助長する可能性があるため，乾燥による悪化が懸念される場合には亜鉛華単軟膏を用いる．

1 亜鉛華（単）軟膏の重層法

①リント布に亜鉛華（単）軟膏を伸ばす．
②病変部にステロイド外用薬を塗る．
③亜鉛華（単）軟膏を伸ばしたリント布を貼る．
④ネット・包帯などで固定する．

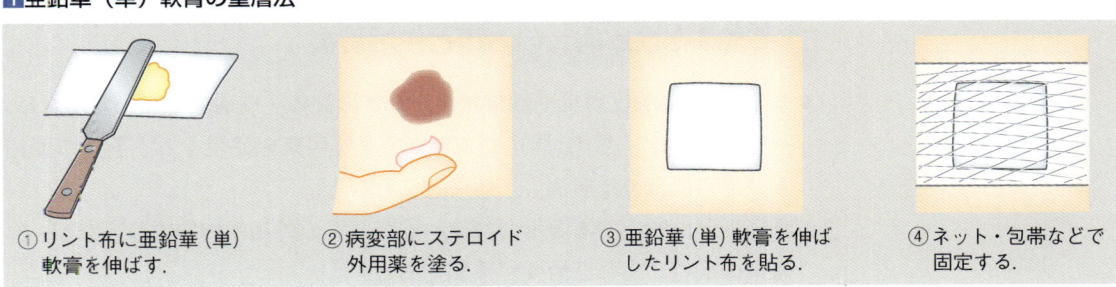

- 慢性期皮疹については，浸潤が強い場合にはベリーストロング（2群），浸潤が弱い軽症の場合にはミディアム（4群）のステロイド外用薬を処方する．
- 炎症を十分に制御しないと再燃を繰り返すことが多いので，ステロイド外用薬は皮疹の浸潤がなくなるまで塗布を続けるよう指導することが重要である．
- かゆみによる掻破が悪化の要因になっている場合や，かゆみが学業や仕事，睡眠など日常生活の妨げになっている場合には，抗ヒスタミン薬，抗アレルギー薬の内服を処方する．
- 急性期皮疹が多数しかも広範囲にみられ，拡大，増数などの傾向が強い重症例には，上記の治療に加えて，プレドニゾロン 15 mg/日程度のステロイド内服を短期間行う．
- 高齢者，アトピー素因のあるもののほか，皮疹の周囲に乾燥皮膚がみられるなど，発症の基盤に皮膚の乾燥が疑われる場合には，保湿外用薬を外用するのが重要である．外用は朝と入浴直後に行うことが望ましく，特に入浴直後は一時的に増加した角質の水分を保持する意義が大きい．
- 難治な場合は，外用薬などによる接触皮膚炎や歯科金属による全身性接触皮膚炎の除外のため，貼布試験を行う．
- 病巣感染が疑われる例では，咽頭細菌培養，副鼻腔や歯牙根尖部のX線検査などを行う（Tanaka ら，2009[4]）.

貨幣状湿疹の生活指導

- Köbner 現象による病変の悪化，進展と皮膚の乾燥を防ぐためには，入浴時にナイロンタオルを用いた清拭の習慣をやめさせる指導が重要である．一方，皮疹部を全く洗わずに外用薬を重ね塗りしていたために，細菌感染を二次的に起こして，自家感作性皮膚炎に進展した症例も経験している．入浴時には，石鹸を泡立てて，手のひらなどで病変部も含めて清拭するよう指導する．
- 過度の暖房やアルコール飲料，唐辛子などの香辛料の摂取などは，かゆみを助長することがあるので，控えるよう指導する．

自家感作性皮膚炎の治療と生活習慣

- 原発巣が，接触皮膚炎や貨幣状湿疹などの湿疹・皮膚炎群である場合は，ベリーストロング（2群）のステロイド外用薬を使用する．上述の亜鉛華（単）軟膏の重層法も，効果的である．
- 原発巣が白癬症である場合には，抗真菌薬の外用や内服を行うなど，原発巣の病態に応じた治療が重要である．

> ### Box 2
> #### 抗ヒスタミン薬
> 抗ヒスタミン薬は，ヒスタミンと競合するアンタゴニストであるとともに，インバースアゴニストとしてヒスタミン不活性型受容体に結合することにより，ヒスタミン受容体の自発的活性化を抑制していると考えられており（中村，2009[5]），自家感作性皮膚炎にみられる易刺激性が亢進している状態を緩和することが期待される．

- 散布疹には，ベリーストロング（2群）のステロイド外用薬を単純塗布する．原発巣の軽快に伴って散布疹は次第に軽快していくことが多いが，原発巣が軽快しても搔破や外的な刺激によって散布疹が悪化することもあるため，すべての皮疹の浸潤がなくなるまで，ステロイド外用薬を継続することが大切である．
- 病勢が強く，広範囲に散布疹が拡大，増数する場合には，プレドニゾロン 15 mg/日程度のステロイド内服を短期間行う．
- かゆみによる搔破は，Köbner 現象による病変の悪化，進展につながるため，抗ヒスタミン薬，抗アレルギー薬の内服を併用する．
- 貨幣状湿疹と同様に，Köbner 現象による病変の悪化，進展を防ぐために，入浴時にはナイロンタオルを使用しないように指導する．かゆみを助長する飲食物や空調などの生活習慣に関する注意も同様である．

（加藤則人）

▶文献は巻末に収載

その他の湿疹・皮膚炎
手湿疹

29 手湿疹の病態・診断・検査・鑑別診断

手湿疹とは

- 「手湿疹」とは，手首から指先部分の湿疹・皮膚炎様の病変であるが，「手の湿疹」を定義することは難しい．俗にいう「手荒れ」とは，手にできる湿疹の総称であり，その状態を医学用語で表す場合に「手湿疹」という．
- 手湿疹の臨床症状は多彩である．個々の症状から，貨幣状の湿疹がある場合は「貨幣状湿疹」，多汗とともに汗疱状の小水疱が出現している場合は「異汗性湿疹」，角化・亀裂とともに指紋の消失を伴う場合は「進行性指掌角皮症」などの形態的病名が用いられている．
- 一方，アトピー性皮膚炎に手の湿疹様変化が伴った場合は「アトピー性皮膚炎」そのものであり，かぶれなどのように接触する物質が発症に関与しているものは「接触皮膚炎」などの病名がつけられている．

手湿疹の臨床像・病態

- 前述のごとく，手湿疹にはさまざまな要因が絡み合い臨床症状を形成している．手掌は人体において最も環境因子との接触頻度が高い部位であるため，日常的にさまざまな物質に接触することにより湿疹病変が誘発される．
- 手湿疹の原因となるものを挙げると，洗剤，スキンケア製品，手袋，接着剤，インク，印刷物，ドアノブ，鍋やフライパンの取っ手といった金属類，化粧品，食品，植物など多岐にわたる．

アトピー性皮膚炎に伴う手湿疹

- アトピー性皮膚炎患者の手の皮疹は，手背から手首にかけての苔癬化局面が特徴的であるが，そのような湿疹局面のなかには紅斑，丘疹，小水疱などの急性湿疹や痒疹結節などの慢性湿疹が混在する（ **1** ）．次に多いのは学童期に多い指先の角化型の病変である．

1 アトピー性皮膚炎に伴う手湿疹

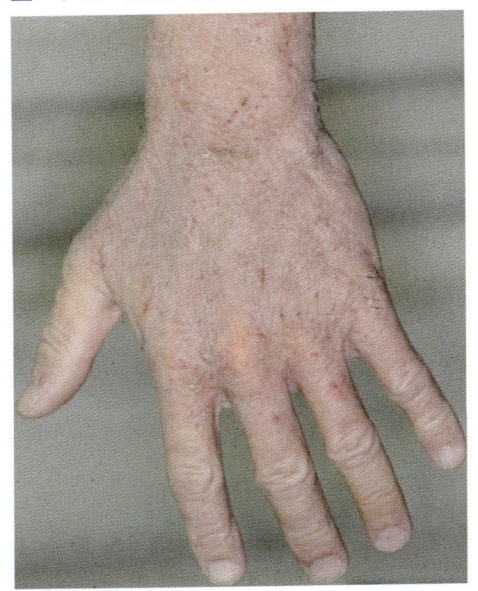

手背から手首にかけて苔癬化反応を呈している．

2 刺激性接触皮膚炎とアレルギー性接触皮膚炎に特徴的な臨床像

	特徴的な症状
刺激性接触皮膚炎	手掌全体に乾燥症状を認める．
アレルギー性接触皮膚炎	紅斑，小水疱，びらんを認める．広範囲に苔癬化の強い皮疹を呈する場合や固定した部位に皮疹が限局している場合などさまざまな症状を呈する．

刺激性（接触）皮膚炎

- 刺激性接触皮膚炎は，刺激を起こす化学物質（シャンプーなどの洗浄剤）が濃い濃度で皮膚に付着すると誰にでも発症する．化学物質が皮膚の角化細胞の膜あるいは代謝を傷害し，サイトカイン，ケモカインの産生が誘導されることにより炎症反応が惹起される．
- 化学物質の物理化学的性状と生体の反応により刺激性の皮膚炎をいくつかの型に分類することができる．代表的なものを以下に記す．

急性刺激性皮膚炎

- 酸，アルカリなどを代表とする皮膚に対する傷害性の強い物質により引き起こされる．曝露後，数分から数時間で，灼熱感，疼痛，かゆみが誘発され，その後，局所的に紅斑，浮腫，水疱，壊死をきたす．

刺激反応性刺激性皮膚炎

- 美容師や調理師など，湿潤な環境で化学物質に曝露される人に引き起こされる皮膚炎である．曝露が繰り返されなければ臨床症状を呈さない．症状としては，鱗屑，紅斑，水疱，膿疱，びらんなどを呈す．

アレルギー性接触皮膚炎

- 接触により皮膚に侵入した特定の物質（通常分子量1,000未満）に対する感作Tリンパ球が産生され（感作成立），個体に再び抗原が皮膚に接触すると種々のサイトカイン，ケモカインの産生が起こり湿疹病変を生じる（症状誘発）．

- 手に症状を生じやすい物質としては，ゴム手袋やビニール手袋，食材，植物（ウルシなど）などがあり，さらに使用する物質（エポキシ樹脂，切削油，染毛剤など）によっては職業性に手湿疹が誘発される場合もある（冨高ら，2002[1]）．
- ❷に刺激性接触皮膚炎とアレルギー性接触皮膚炎の簡単な見分け方（刺激性接触皮膚炎とアレルギー性接触皮膚炎の特徴的な皮疹）を挙げた．

主婦湿疹

- 家事に従事する主婦の手指，特に手背，手掌に紅斑，腫脹，丘疹，漿液性丘疹，亀裂を認め，かゆみを伴う．亀裂がひどい場合には疼痛を伴う．
- 発症の誘因としては，温水，洗浄，石鹸などの使用による皮膚表面の脂質の喪失により物理的刺激に対する抵抗性が低下することなどが挙げられる．洗剤，シャンプー，石鹸，溶媒などの化学物質，植物（ヤマイモ，アロエ，キウイフルーツなど），摩擦などによる刺激反応だけでなく，ニッケル，クロムなどによるアレルギー反応（アレルギー性接触皮膚炎）によっても誘発される．

進行性指掌角皮症

- 水仕事が多い主婦や美容師，紙幣を触る銀行員，ピアニスト，バイオリニストなど指先に物理的刺激が絶えず加わっている人によくみられる．指腹に始まり，次第に手掌に広がる角化亢進，指紋消失，亀裂などの症状がみられる．利き手から始まり次第に両手が侵される．
- アトピー素因（皮膚のバリア機能が低下）をもつ人に多くみられ，冬季に増悪する傾向がある．

異汗性湿疹

- 多汗が増悪因子になりやすく，夏季に多い．手湿疹の5〜25％を占め，約半数にアトピー素因を認める（Lehucher-Michelら，2000[2]；Crostiら，1993[3]）．
- 臨床症状は，手掌，足底や指趾側縁に両側性，対称性に小水疱が多発し，かゆみを伴う．病初期の小水疱は透明で炎症所見を欠き，やがて落屑するが搔破すると炎症が惹起され紅斑を伴い難治性となる．手掌足底にできやすいのは角質層が厚く汗腺が多いためである．
- 病因として，本疾患患者ではパッチテストでニッケルの陽性率が高いこと（Lodiら，1992[4]），ニッケルの経口摂取により高率に皮疹が誘発されること（Prystupaら，2000[5]）からニッケルアレルギーの関与が重要視されているが，ストレス，薬剤（免疫グロブリン大量療法，アセチルサリチル酸，経口避妊薬），日光などの関与も報告されている（Uyttendaeleら，2003[6]；Edman，1988[7]；Manら，2004[8]）．

3 手湿疹の検査（鑑別診断も含め）

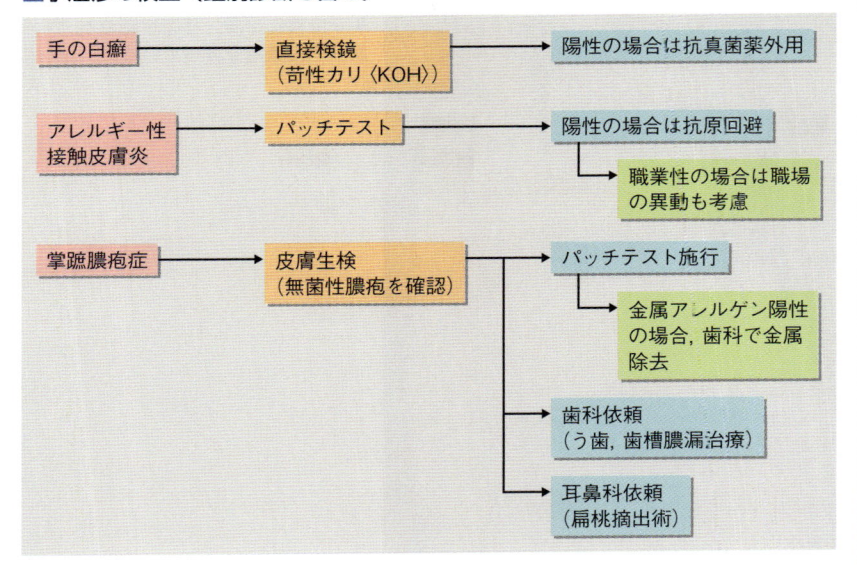

```
手の白癬 ──→ 直接検鏡 ──────→ 陽性の場合は抗真菌薬外用
            （苛性カリ〈KOH〉）

アレルギー性 ──→ パッチテスト ──→ 陽性の場合は抗原回避
接触皮膚炎                    └→ 職業性の場合は職場
                                  の異動も考慮

掌蹠膿疱症 ──→ 皮膚生検 ────┬→ パッチテスト施行
            （無菌性膿疱を確認）│   └→ 金属アレルゲン陽性
                              │      の場合，歯科で金属
                              │      除去
                              ├→ 歯科依頼
                              │   （う歯，歯槽膿漏治療）
                              └→ 耳鼻科依頼
                                  （扁桃摘出術）
```

手湿疹の検査，診断および鑑別診断

- 手湿疹を正しく診断するためには，皮疹の発生状況，生活環境，基礎疾患，既往歴，これまでのスキンケアと治療方法などを詳しく問診する．また，手湿疹発症の危険因子として，アトピー素因，接触アレルゲンの存在，職業，生活習慣などとの関連性を確認することも大切である．必要であれば，真菌検査，皮膚生検，パッチテスト（松永ら，2009[9]），血液検査を積極的に実施する*1（ **3** ）．なお，自身の医療施設でパッチテストなどの検査が不可能な場合は専門施設へ紹介されるとよい．
- 以下に手湿疹を診断する際の鑑別診断を挙げる．

掌蹠膿疱症

- 手掌に小水疱，紅斑，落屑，膿疱が混在する（ **4** ）．小水疱で始まり徐々に周りに紅暈を伴う無菌性膿疱を呈し，それらが融合して局面を形成する．
- 確定診断には皮膚生検が必要である．手掌と同時に足底にも同様の反疹を生じている場合が多く，胸肋鎖骨関節，脊椎に関節炎を併発することもあるため，それらの症状も確認する．
- 原因は，扁桃炎などの病巣感染による細菌アレルギー，歯科用金属やアクセサリーによる金属アレルギーなどとの関連性が報告されている（山北ら，2004[10]）．
- 患者が根本的な治癒を希望した場合には，扁桃摘出術（耳鼻科へ依頼）や金属アレルゲンを用いたパッチテストを勧める．パッチテストで金属

*1 具体的なパッチテストの方法の詳細は「36. 接触皮膚炎の検査法」の項を参照されたい．

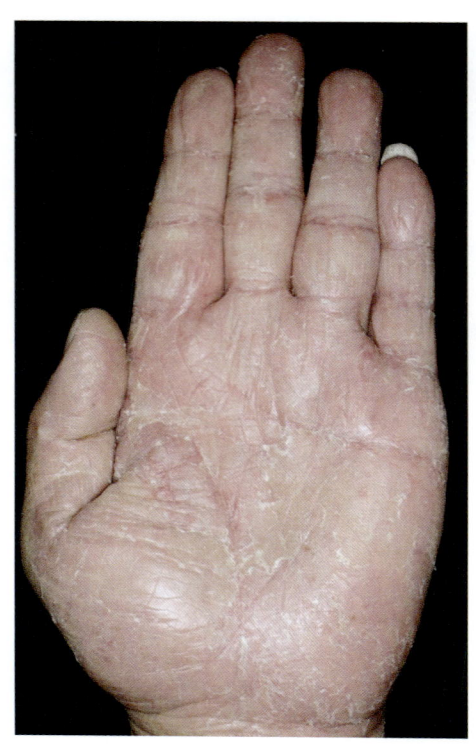

4 掌蹠膿疱症の手湿疹
手掌全体に落屑，紅斑を認める．
局所的に膿疱を伴っている．

アレルギーを確認した場合は，原因となった金属の義歯をセラミック製に変更する（歯科へ依頼）．本疾患では皮膚科と歯科との連携が必要である．

カンジダ性指趾間びらん症

- 指の間の皮膚が剝がれただれたようになり，発赤を伴う．びらん面の中心部は白色に浸軟する．経過中辺縁に鱗屑（葉状の薄皮）を認めることもある．手指の間に多くみられるが足の指の間に生じることもある．水仕事の多い女性や飲食店などに従事する男性に多くみられる．
- 確定診断には真菌検査が必要である．

凍瘡

- いわゆる「しもやけ」で，手指，足趾，耳介の発赤・腫脹である．患部全体が紫赤色に腫脹するタイプおよび多形滲出性紅斑様皮疹を呈するタイプに分けられる．
- 寒冷による血行障害が原因で起こる．寒冷曝露後に静脈と動脈は収縮し，その後，動脈は静脈よりも早く拡張する．動脈が拡張するのに対し静脈が収縮したままの状態が起こるためその部位に炎症や浮腫が誘発される．循環不全が悪化すると手指は普段から冷たくなり，そのような状態のまま温水で家事をしたり，入浴をするとかゆみ・疼痛が増強される．

- 治療としては，予防的な保温や血行促進薬の内服や外用が勧められる．

全身性エリテマトーデス（SLE）

- 手指，手背に萎縮性の角化性紅斑を認める．SLE 患者にみられる手の皮疹は多彩であり，経過中に Raynaud 現象を認める頻度も高い．手掌，手背の紅斑は末梢循環の異常により出現すると考えられ，点状，斑状，網状の毛細血管の拡張を示す．紫斑はさまざまな原因で生じるがステロイド薬の副作用によることもある．爪囲紅斑や石灰沈着もまれに認める．
- SLE 患者の初発皮膚症状としては，蝶形紅斑が最も多く，Raynaud 現象，脱毛，凍瘡様紅斑が比較的高頻度である．
- SLE 患者の手の皮疹は見落とされやすく，単なる湿疹や接触皮膚炎と診断されることも多いため注意が必要である．

皮膚筋炎

- 手指関節背面には皮が剥けた紫紅色の皮疹（Gottron 徴候）や丘疹（Gottron 丘疹）を両側性に認める．一般的に丘疹が集簇してみられることが多い．これらの皮疹は軽快すると白色萎縮性にみられることがある．

おわりに

- 患者は医師が想像する以上に日々の生活のなかで「手湿疹」に苦慮しており，難治性であることが少なくない．一般的な手の湿疹と考え，ステロイド外用薬で一定期間治療をしても改善傾向が認められない場合は，白癬菌の関与や接触アレルゲンの存在，掌蹠膿疱症などを考慮し，それらの疾患に対する検査を実施する．自身の施設で検査できない場合は，検査が可能な皮膚科専門医へ紹介したほうがよい．

（矢上晶子，松永佳世子）

▶文献は巻末に収載

その他の湿疹・皮膚炎
手湿疹

30 手湿疹の治療と生活指導

手湿疹の治療

- 手の湿疹の発症にはさまざまな要因が関与しているため，外用薬の塗布により一時的に症状が軽快しても，患者のライフスタイルに合った防御・治療を継続できなければ症状の再燃を繰り返すことになる．
- 治療の基本は，手湿疹の発症や悪化の原因となる刺激やアレルゲンからの回避と，外用薬やスキンケアを目的とした保湿剤による外用療法が中心となる．

手湿疹（接触皮膚炎，アトピー性皮膚炎，異汗性湿疹）と診断した場合の治療 （1）

急性皮膚炎

- ステロイド外用薬を用いて急性の炎症を鎮静化させる．手掌はステロイド外用薬の経皮吸収率が低い部位であるため，ベリーストロング以上のステロイド外用薬が必要になることが多い．

慢性皮膚炎

- 苔癬化，過角化を伴うことが多く，これらに対する対策が必要となる．苔癬化に対してはベリーストロング以上のステロイド外用薬の塗布，ないしはステロイド外用薬の塗布後にプラスチック製手袋の着用によるODT（密封法）を行い皮疹の改善を図る．過角化に対してはサリチル酸ワセリン®や尿素軟膏の併用を行う．
- このように手湿疹の治療においてはステロイド外用薬を使用することが多いが，漫然とした使用は副作用として皮膚萎縮を招くため，症状によりステロイド外用薬のランクを下げる必要がある．

1 手湿疹の治療

A. 乾燥型

臨床症状	外用薬	外用回数
軽症	保湿外用薬*	4〜5回以上（特に水仕事の後）
炎症症状を伴う場合	保湿外用薬*＋ステロイド外用薬	手洗い後ごとに外用する

外用方法：日常生活や家事に差し支えない程度の少量をこまめに塗布することが効果的である（外用量＜外用回数）．
*保湿外用薬：白色ワセリン，尿素軟膏，ヘパリン類似物質．

B. 重症もしくは亀裂を有する場合

臨床症状	治療
浅い亀裂	・保湿外用薬を1日4〜5回塗布する． ・夜間はステロイド外用薬を塗布した上に亜鉛華軟膏をリント布に伸ばし重層貼付する．
深い亀裂 （炎症，痛みを伴う場合）	・ステロイド外用薬または抗生物質軟膏，亜鉛華軟膏を塗布し，ガーゼ包帯を巻く． ・ステロイド外用薬と亜鉛華軟膏をリント布に重層し貼付する． ・ステロイドテープを貼付する． ・皮膚保護シートを貼る．
湿潤型	・ステロイド外用薬を1日数回塗布する． ・または，ステロイド外用薬と亜鉛華軟膏をリント布に塗布し貼付する．
かゆみが強い場合	・抗ヒスタミン薬，抗アレルギー薬の短期投与．

接触皮膚炎の検査，対策

- 積極的にパッチテストを実施する（松永ら，2009[1]）．原因抗原を明らかにすれば根治を目指すことができる．そして，原因抗原が明らかとなった場合はアレルゲンの回避を徹底する．
- 職業性接触皮膚炎の場合は，会社や工場に対して患者の職場の異動について助言する（冨高ら，2002[2]）．また，アレルゲン性の高い物質を取り扱う職場においては新規の感作を起こさないための注意喚起が必要である．
- 特に，染毛剤に含まれるパラフェニレンジアミンは理美容師の手のアレルギー性接触皮膚炎の原因として頻度が高い（酒井ら，2003[3]）．理美容師では，実習中などの若い時期に同物質に対して感作される傾向がある．これは実習や見習い期間中の頻回なシャンプーにより表皮バリアが脆弱化し，皮膚に強力なアレルゲンであるパラフェニレンジアミンが接触・浸透することにより容易に感作が成立する．そのため，理美容師においては接触皮膚炎の発症前から本アレルゲンに対する接触の回避と防御対策が必要となる．

異汗性湿疹の対策

- 炎症を伴わない場合は放置しても自然に消退するが，薬物療法が必要な場合は一般的な手湿疹の治療を行う．
- また，ニッケルなどの金属アレルギーが証明された患者では，ニッケルを多く含む食品（そば，豆類，紅茶，緑茶，海藻，貝類，チョコレートなど）を制限することで症状の改善が得られることがあるため，摂食の回避を促す（栗原，2002[4]）．

基本的な外用方法

ステロイド外用薬と保湿剤の外用方法

- まず手全体に保湿剤を外用し，その後ステロイド薬を湿疹病変に重ねて外用する．

亜鉛華軟膏とリント布を用いた外用方法

- 湿疹病変が重症の場合や亀裂がある場合には，「保護」を主目的に亜鉛華軟膏とリント布を用いた重層法を行う．具体的には，リント布の綿面に亜鉛華軟膏を塗り，ステロイド外用薬を塗布した皮疹部に貼付する．
- **2**に当科で患者に配布している「亜鉛華軟膏・リント布の使用方法（重層法）」を紹介した．

手湿疹の予防

スキンケアクリームの外用

- アレルゲンや刺激物質から皮膚を守り皮膚バリア機能を高めるためには保湿剤を頻回に塗布することが大切である．
- 特に，乾燥症状が強い場合は，睡眠前に保湿クリームを塗布し，その後，綿製手袋を装着する．手袋を装着することで刺激物質との接触が減り，高い保湿効果を保ち皮膚バリア機能を高めることができる．
- また，水仕事が多い家事や油などを使用する職場で作業を行う場合は，手湿疹の発症前から保湿クリームを外用するように励行する．特にアトピー性皮膚炎患者ではバリア機能が低下しているため日常的に保湿クリームを塗布し発症を予防するよう努める．

手袋の装着

- 水仕事が多い場合は防水手袋を装着する．また，職業的にアレルゲン性

30. 手湿疹の治療と生活指導

2 亜鉛華軟膏・リント布の使用方法（重層法）

A. 当科で患者に配布している亜鉛華軟膏の使用方法

亜鉛華軟膏の使用方法（重層法）

？？？重層法とは？？？
・2種類の軟膏を重ねて塗布する方法です．主に患部の浸潤，びらんに適用されます．
・2種類を重ねることによって，より良い効果が得られます．

□方法□
1. 患部を清潔にし，水分を良く拭き取って下さい．
2. 処方されたチューブの軟膏を患部に薄く塗ります．
3. リント布を必要な大きさに切り，亜鉛華軟膏を木べらで2～3ミリの厚さに伸ばし，患部に貼付します．
4. 寝具や衣類が汚れますので，ガーゼや包帯を上にあてるようにして下さい．
5. 日中はチューブの軟膏のみ塗って下さい．ただし1日中貼付できる場合は1日2回（朝，夜）施行して下さい．
6. リント布をはがした後は，オリーブオイル等で拭き取るときれいに取れます．強くこすったりしないよう注意しましょう．

●リント布・木べら・ガーゼ・包帯等は，学園スーパーマーケットにて販売しております．
■木べらは，御家庭のスプーン等で代用してもさしつかえありません．

リント布：1巻　540円，38×50 cm　120円．
（亜鉛華軟膏を伸ばす）木ベラ：1本　20円．
（当院で販売）

B. 亜鉛華軟膏重層

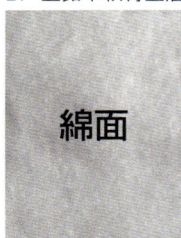

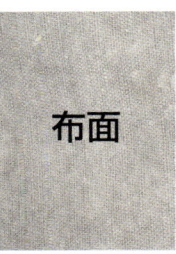

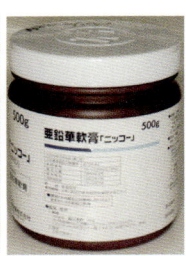

リント布：綿面に亜鉛華軟膏を塗る．

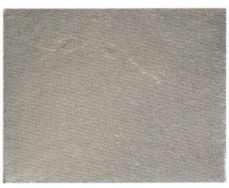

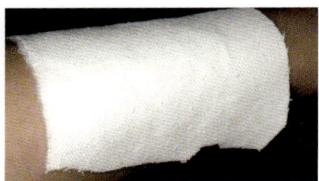

亜鉛華軟膏を少し厚めに塗る（2～3 mm）．

外用薬塗布後にリント布を貼付する．

C. 亜鉛華軟膏除去

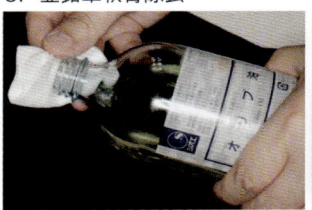

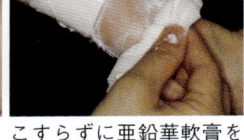

ガーゼにオリーブオイルを取る．

こすらずに亜鉛華軟膏を除去する．
皮膚に亜鉛華軟膏が残ってもよい．

> **▶ Advice**
>
> **手荒れをしやすい人への生活指導──習慣づけることが大切──**
>
> - 手洗いの回数を減らす．
> - 熱い湯は使用しない．
> - 水仕事前に保湿クリームを外用する．
> - 水仕事後に白色ワセリンやハンドクリームをこまめに外用する．
> - 水仕事に限らず，できるだけ手袋を装着して作業する．
> - 睡眠時にスキンケアクリームや外用薬塗布後に綿の手袋を装着して寝る．

の高い物質を扱う場合は積極的に保護手袋を装着する．
● 前述したごとく，理美容師の場合，顧客への染毛後のシャンプーは感作性の高いパラフェニレンジアミンの感作が誘発される可能性が高いため，染毛時のみならずシャンプーの際にも手袋は装着すべきである．

- 当科では一般的な手湿疹に対して，料理，炊事，洗濯，掃除などの家事用途に幅広く使用できるポリウレタン尿素製の市販手袋「ユリア®」（デュポン社，アメリカ）の使用を勧めている．本製品は手荒れが起きにくく，むれないという特徴をもち，可朔剤・蛋白質を含まないためアレルギー性接触皮膚炎も起こしにくい．現在，手袋製造・販売会社では，このような手湿疹を予防する機能性手袋の開発に力を入れており，今後われわれがより良い手袋の情報を入手し患者へ供給していくことも手湿疹対策に重要なテーマである．

（矢上晶子，松永佳世子）

▶文献は巻末に収載

その他の湿疹・皮膚炎

異汗性湿疹

31 異汗性湿疹の診断と鑑別診断

異汗性湿疹とは

- 異汗性湿疹（dyshidrotic eczema）は，湿疹・皮膚炎群に属し，手掌足底に慢性，再発性の水疱を主徴とする比較的よくみられる炎症性皮膚疾患である．
- 近年，「異汗性湿疹」と「汗疱」や「異汗症」，「再発性水疱性手湿疹」との定義や名称使用の混乱についての問題も多い．厳密な定義のもとでの「汗疱」や「異汗症」はまれといわれている．ここでは，異汗性湿疹を「再発性水疱性手湿疹」に近いものと考えたい．

異汗性湿疹の診断

疫学

- 欧米では異汗性湿疹は人口あたり 0.05 % の頻度で，手湿疹患者の 3〜20 % を占めるといわれている．手湿疹は若い女性に多いが，本症では性差や好発年齢はない．
- 小児期から思春期にかけてはアトピー性皮膚炎患者にみられることが多く，成人以降では職業性接触皮膚炎として生じる．よって成人期には患者の QOL に影響を及ぼすことも多い．
- Lodi らは異汗性湿疹患者の 50 % に患者自身や家族内のアトピー素因を認めたとしている（対照群では 11.5 %）(Lodi ら, 1992[1])．しかし，アトピー素因との関連を否定する報告（Edman, 1988[2]）もある．
- また De Boer らは，286 人の金属関連の従事者のうち 14 % が手湿疹を有し，そのうちの 51 % が異汗性湿疹であったとしている（De Boer ら, 1988[3]）が，逆に職業との関連性はなかったとする報告（Lehucher-Michel, 2000[4]）もある．

臨床像

- 両側対称性に手掌や足底に 1〜2 mm 大の小水疱がみられ，時に指趾の

側面や手足の背側にも及ぶ．手掌のみ生じる例は80％，足底のみは10％，両方は10％である．
- 時に手指の爪甲には横線状の変形をみる．通常，水疱底や周辺に紅斑を認めない．2〜3週後には水疱は退縮し，落屑する．かゆみや灼熱感を訴えることも多く，患者が水疱をいじるため鱗屑や紅斑を認めることも多い．黄色ブドウ球菌などの二次感染はまれである．
- 本症の重症度評価のためにDyshidrotic Eczema Area and Severity Index（DASI）(Vocksら，1999[5]) が確立された．これは紅斑，落屑，かゆみ，単位面積あたりの水疱数，病変の面積をもとに点数化し，軽症（0〜15），中等症（16〜30），重症（31〜60）と分類している．

Keyword
DASI
紅斑，落屑，かゆみは〔なし，軽症，中等症，重症〕の4段階を，また1 cm²あたりの水疱数は〔0，＜2，＜8，8個以上〕を各々0，1，2，3点とし，手掌足底面積に占める病変部面積の割合を，0，＜20，＜40，＜60，＜80，＜100％の順に0から5点とした．各症状スコアの総和に面積スコアを掛けて最高は60点で，重症度を3段階に分けている．2つの臨床研究でこの定量法の有用性が検討されている．

組織所見

- 表皮内の浮腫と海綿状態，表皮肥厚や同部位の角質層の肥厚がみられる．表皮内汗管に異常はみられない．この点から本症の名称に関しての異論が指摘されている．

原因，病態

- 原因や病態は不明である．関連因子は多岐にわたるが，主なものは金属アレルギー（特にニッケル），真菌感染，多汗，経静脈的免疫グロブリン療法，外的刺激物質などが挙げられる．
- 本症患者の多くは金属アレルギーを示すことが知られ，貼布試験の結果では28〜35％でニッケルに対して，16〜20％でクロミウムに，14〜16％はコバルトに陽性を示すという報告(Thelinら，1985[6]) が多い．また年齢と性を一致させた健常人と比較しても有意に高い陽性率を認めている．（20％ vs. 6％, $p<0.001$）．しかし，本症とニッケルアレルギーとの因果関係に関しては否定的な報告もある．この理由としては，同一患者において貼布試験の結果が時期により変化することも関係している．そのほかのアレルゲンとしては，パラフェニルジアミンやフレグランスミックスなどがある．
- 手掌や足底の発汗状態もアレルゲン感作に関与している．同部位では汗腺密度が高く，発汗がさかんで，ニッケルなど金属の塩化物濃度も高まる可能性がある．
- 経口的なアレルゲンによる本症の誘発例の報告(Jainら，2004[7]) がある．代表的な経口アレルゲンとしてはニッケル，クロミウムのほかネオマイシンなどがある．しかし経口ニッケル摂取による皮膚症状の誘発率はニッケル貼布試験で陽性を示す他の手湿疹患者と有意差はなく，さらに貼布試験が陰性の患者にもニッケル経口摂取による誘発を生じるという報告(Veienら，1983[8]) もある．
- Bryldらは，本症と真菌感染（足白癬）との間に有意な相関性を見出し

Box
汗疱の原因について

　Guillet らは厳格な定義のもとで診断した汗疱患者 120 人と年齢の性を一致させたコントロール群 100 人とを用いて，3 年間にわたる前向き研究により汗疱の原因因子を比較検討している（Guillet ら，2007[9]）．対象患者の除外基準としては，水疱に紅斑を伴わないこと，再燃と軽快を繰り返すことを挙げている．

　その結果，趾間および足底の白癬，喫煙，経口摂取物質によるアレルギー，ニッケルとの関連のほか，シャワーゲルやシャンプー（含有される香料も含め）による接触アレルギーとの関係を指摘している．特に接触アレルギー性の汗疱ではニッケルなどの金属よりもシャンプーなど化粧品，日用品の関与が高かった．なお，全体の 15 ％は原因不明であったが，その全例にアトピー素因を有していたと報告している．

　Storrs FJ はその号の editorial（Arch Dermatol 2007；143）において，過去の多くの総説や臨床研究において名称の使用法の混乱とそれに伴う結果の変動などを指摘し，上記 Guillet らの研究では厳格な疾患定義がなされたことを評価している．しかし，金属よりもシャワーゲルやシャンプーによる接触アレルギーが関与しているならば，顔面や頭皮ではなく，なぜ手足のみに病変を認めるのか問題も残ると述べている．さらにアトピーがあるとのみ記載してあるが，症状を有しているのは呼吸器か皮膚なのかも不明である．アトピー素因とは関連がないとする Bryld ら（Bryld ら，2003[10]）の報告との相違も指摘している．

1 慢性炎症性脱髄性多発根神経炎患者に施行した免疫グロブリン大量静注療法（0.4 g/kg/ 日）後にみられた汗疱様発疹

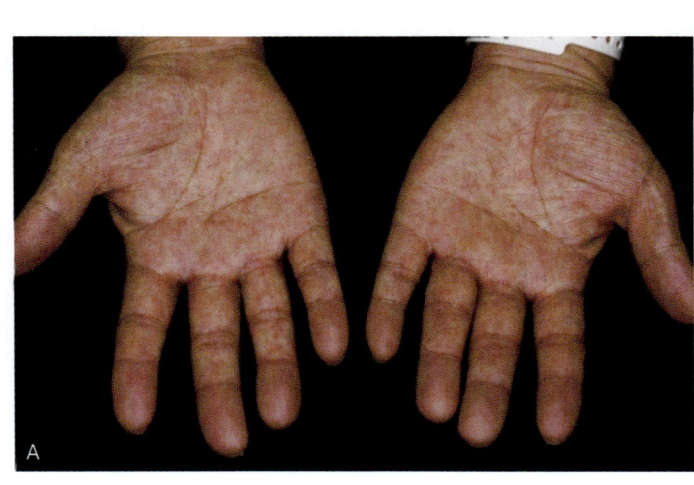

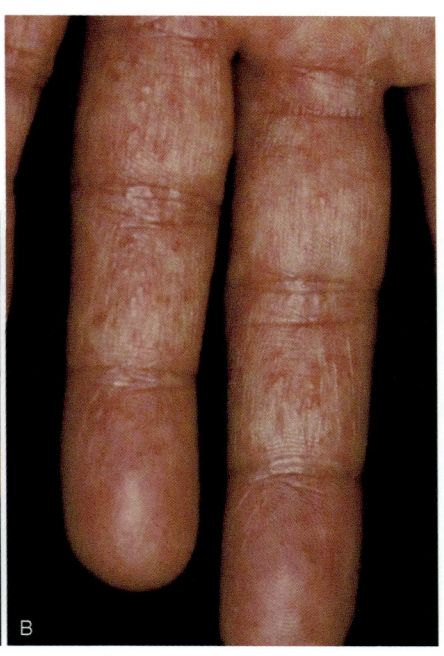

ている（Bryld ら，2003[10]）．しかし，臨床現場では一部の患者は抗真菌治療で改善するものの，多くの例では不変のことが多い．
● 近年，免疫グロブリン大量静注療法（0.4 g/kg/ 日）に伴う汗疱様発疹の報告がみられる（**1**，**2**）．免疫グロブリン製剤の通常量の使用では発症はない．多くは神経疾患患者において報告されたため，疾患特異性

2 海綿状態を伴う表皮内水疱

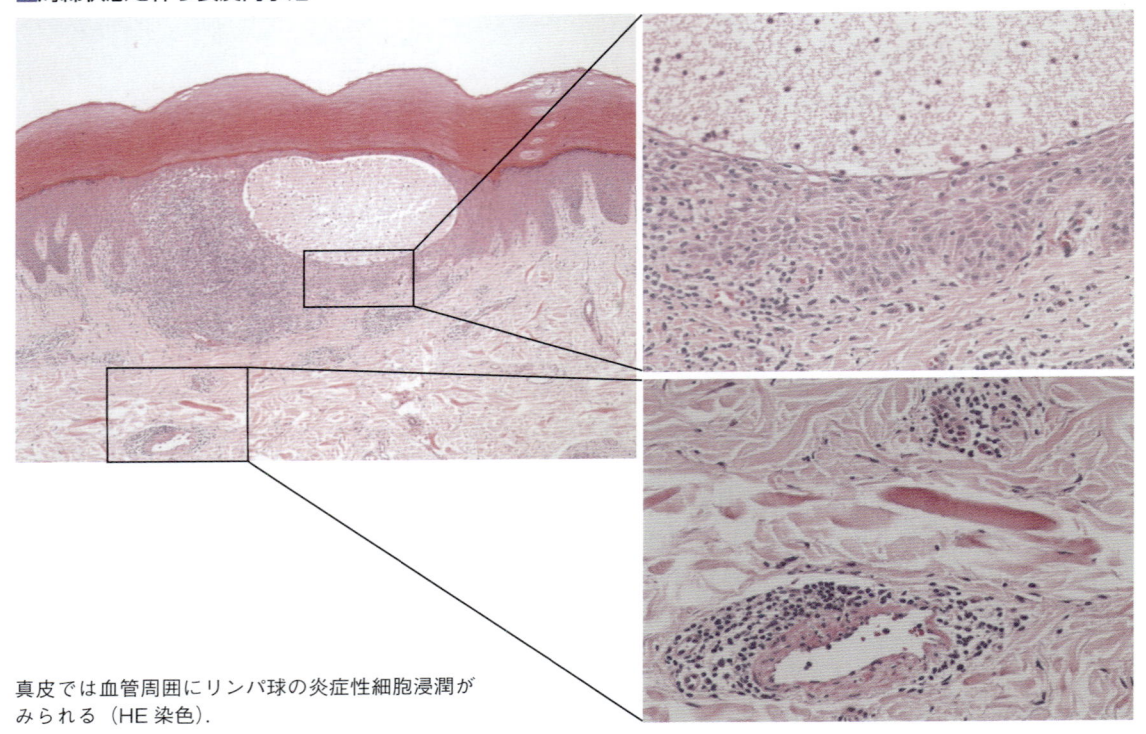

真皮では血管周囲にリンパ球の炎症性細胞浸潤がみられる（HE染色）．

があるとの考えもあったが，習慣性流産やITP（特発性血小板減少性紫斑病）患者への使用により発症した例もある．出現頻度は十数％で，出現時期は投与開始後5～13日，持続期間は数日から数週間である．通常は再現性を認めるが，投与を繰り返した例において，投与回数を重ねても皮疹の重症化はなかったとする報告（田口ら，2007[11]）もある．

- 生活上の外的刺激物質として洗剤や有機溶媒，油との接触などがある．また頻回の水使用も増悪因子となる．また本症の40％程度に季節変動（春から秋に好発）や密封性の高い手袋使用による多汗やムレによる増悪を認めている．そのほかの要因としては喫煙，経口避妊薬，アスピリン摂取なども指摘されている．

異汗性湿疹の鑑別診断

- 膿疱性乾癬（手足限局型），手の慢性水疱性のアレルギー性湿疹，皮膚炎，水疱型手足白癬，疥癬，id反応，単純疱疹，水疱性類天疱瘡（汗疱型）などが挙げられる．
- 慢性水疱型の手湿疹，皮膚炎では水疱とともに炎症性の紅斑が顕著であるが，異汗性湿疹では紅斑などの炎症所見が軽度である．
- 白癬や疥癬の鑑別にはKOH法（苛性カリ法）を用いる．

（窪田泰夫）

▶文献は巻末に収載

その他の湿疹・皮膚炎

異汗性湿疹

32 異汗性湿疹の治療と生活指導

異汗性湿疹の治療

- 炎症，水疱形成，かゆみの抑制，および二次感染予防を目的とするが，各治療法についてのランダム化比較試験は少ない．今後はこれらの治療法について再発予防の観点からの評価も必要である．

外用ステロイド
- 第一選択薬である．ストロンゲストランクの外用ステロイドをまず2週間使用し，副作用発現の予防のためランクダウンを行う．軟膏基剤は保存物や添加物が少なく臨床効果が高いとされている．

カルシニューリン抑制薬
- 他の外用薬としてはタクロリムス軟膏がある．Schnoppらの検討では，手掌病変に対して0.1％タクロリムス軟膏はフルメタ®軟膏と同等であったが，本薬剤の浸透性が厚い角質層に不良のため，足底病変には無効であった（Schnoppら，2002[1]）．

経口薬
- 内服ステロイドは著明な改善をもたらすものの慎重投与が望まれる．投与量や期間は重症度に応じて決まるが，リバウンドや全身性の副作用発現に十分注意して漸減や中止まで責任をもった方針で行う．
- なお，欧米では経口薬としてMTX（メトトレキサート），アザチオプリン，シクロスポリン，ミコフェノール酸モフェチルが使用されており，今後は合成レチノイド，ロイコトリエン阻害薬やホスホジエステラーゼ4（PDE4）阻害薬なども期待されている．

光線療法
- 経口および外用PUVAが汎用され，その有用性が確認されている．ただし報告の多くは手足の湿疹皮膚炎を広く対象としており，異汗性湿疹や汗疱に限定してはいない．外用PUVAやPUVA-bath療法では経口ソラレンの全身性の副作用の心配は少ない．
- そのほか，UVA単独やUVA-1の使用例もある．特にUVA-1はPUVAと同等の効果を認めている（Poldermanら，2003[2]）．
- なお，これまでbroad-band UVBおよびnarrow-band UVBの有効性は

証明されていない.

low-nickel 食

- 増悪因子としてのニッケルの関与については多くの報告があるものの，low-nickel 食の有用性はさまざまな見解がある．
- ニッケル過敏患者には通常の食事や飲料水に含まれる程度のニッケル量で皮膚病変が悪化することは少ない．
- Veien らの報告では，ニッケル陽性反応（貼布ないし経口試験）の皮膚炎患者 204 人（104 人は手足湿疹）に low-nickel 食を摂取させたところ，2 か月後には 59 ％が改善し，食事制限解除後も 66 ％は改善を維持できたとしている（Veien ら，1985[3]）．
- しかし，low-nickel 食はナッツ，缶詰の魚，野菜，果物，ワイン，チョコレートなどきわめて多種類の食品を避けねばならない．low-nickel 食の効果はニッケル過敏性を有する患者の一部に有効ではあろうが，ニッケル含有食品の種類の多さをみると患者の努力や意欲の持続が不可欠といえよう．

イオントフォレーシス

- 本症の病態に汗腺の関与はないものの，多汗が増悪因子と考えればイオントフォレーシスも選択肢の一つといえる．水道水のイオントフォレーシスを 1 回 15 分で 20 回施行したところ重症度は有意に改善したとする報告（Odia ら，1996[4]）がある．

A 型ボツリヌス毒素（BTXA）

- アセチルコリン分泌を抑え発汗を減少させる．多汗が増悪因子となっている患者には効果的である．またサブスタンス P の分泌も抑制し，かゆみに対する効果も期待できる．
- Wollina らによるステロイド軟膏単独と BTXA 皮下注併用との左右手掌比較試験では有意な症状の改善がみられている（Wollina ら，2002[5]）．

異汗性湿疹の生活指導

- 詳細な問診や貼布試験の結果から原因，増悪因子が同定されればそれらを避けるように指導する．
- 皮膚のバリア機構維持のため保湿剤の外用はこまめに行う．
- 本症は常に人目に曝される部位である手に好発するので精神，心理的には患者 QOL に多大な影響を及ぼす（Niemeier ら，2002[6]）．時に患者はうつ状態や不安などを呈することもあり，精神心理面のケアも心がける．ストレス緩和にはバイオフィードバック法やリラクセーション療法も行われる．特に貼布試験で陰性の患者に対しては，患者の心理的混乱や不安が高まることもあり，きめ細かな精神的配慮をして患者に説明や対応することが必要となる．

（窪田泰夫）

その他の湿疹・皮膚炎

接触皮膚炎

33 日本皮膚科学会「接触皮膚炎診療ガイドライン」の概要

「接触皮膚炎診療ガイドライン」(高山ら, 2009[1]) 作成の背景

- 接触皮膚炎（contact dermatitis）は，皮膚科医が診療する頻度の高い疾患であり，原因を確定し，その原因との接触を断つことができれば根治できる疾患である．
- しかしながら，単なる湿疹として漫然とステロイド外用薬が使用され，原因が明らかにされていない場合や，適切な防御方法がとられていない場合には難治となり治療に苦慮することが多い．
- また，的確な診断が難しい理由の一つに，原因を確定する有力な手段であるパッチテストがうまく活用されていない現状がある．パッチテストは手間と時間がかかり，保険点数も低く，忙しい診療のなかで日常的に取り入れるのは難しいことも多い．しかしながら，パッチテストより確実かつ有用な原因を解明する検査方法はいまも存在しない．
- 上記のことをふまえ，わが国のガイドラインは，接触皮膚炎の診断，検査，治療，そして生活指導はどう行うべきか，実際の診療に沿って，わかりやすく，標準的で正しい診療を普及させることを目的とし，日本皮膚アレルギー・接触皮膚炎学会，および日本皮膚科学会から委託された委員により作成された．

免責事項

- わが国におけるほかのガイドラインと同様，現時点における知見を集約したものであり，患者の状況によっては必ずしもガイドラインの内容を遵守する必要がないこと，また遵守したからといって，過失責任を免れることはできない．

概念

- 接触皮膚炎の定義は，外来性の刺激物質やハプテンが皮膚に接触して生じた湿疹性の炎症反応であることを明記している．

1 接触皮膚炎の診断手順

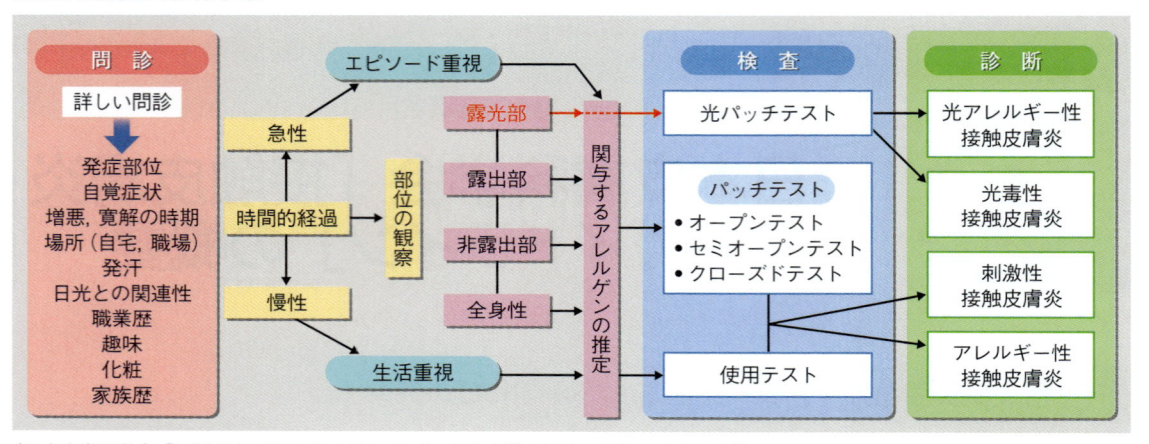

問診：詳しい問診
- 発症部位
- 自覚症状
- 増悪, 寛解の時期
- 場所（自宅, 職場）
- 発汗
- 日光との関連性
- 職業歴
- 趣味
- 化粧
- 家族歴

時間的経過 → 急性／慢性
部位の観察 → 露光部／露出部／非露出部／全身性
エピソード重視／生活重視
関与するアレルゲンの推定

検査：
- 光パッチテスト
- パッチテスト
  - オープンテスト
  - セミオープンテスト
  - クローズドテスト
- 使用テスト

診断：
- 光アレルギー性接触皮膚炎
- 光毒性接触皮膚炎
- 刺激性接触皮膚炎
- アレルギー性接触皮膚炎

（日本皮膚科学会「接触皮膚炎診療ガイドライン」．日皮会誌 2009；119：1757-93[1]）

分類

- 接触皮膚炎を機序で分類する．① 刺激性接触皮膚炎，② アレルギー性接触皮膚炎，③ 光接触皮膚炎（光毒性接触皮膚炎・光アレルギー性接触皮膚炎），④ 全身性接触皮膚炎，接触皮膚炎症候群，(付) 接触蕁麻疹，としている．
- 接触蕁麻疹が含まれるのは，手湿疹への合併が多く，特に職業性のアレルゲンの場合には注意が必要なこと，また直接的，もしくは搔破などにより遅延型湿疹反応を伴うこともあるためである．

診断手順・検査

検査の手順

- 接触皮膚炎を疑い，その原因を明らかにする具体的な診断手順をまとめた（1）．詳しい問診から，アレルゲンを推定し，必要に応じた検査を経てアレルゲンを特定し，診断に至る．

パッチテストの実際

- パッチテストにはフィンチャンバー®を用いて，軟膏や固形物は約 5 mm 載せ，水溶液の場合は付属のろ紙を白色ワセリンでチャンバーに固定し，その上に 15 μL 滴下することが推奨されている．
- 背部の外見上正常な場所に 48 時間貼布する．貼布した 48 時間後にパッチテストユニットを除去し，テープ除去に伴う刺激反応が消退する約 1 時間 30 分から 2 時間後に 1 回目の判定を実施する．引き続き貼布 72 時間後，または 96 時間後，そして 1 週間後に判定を行う．パッチテストの

2 疑うべきアレルゲンを問診から推定する

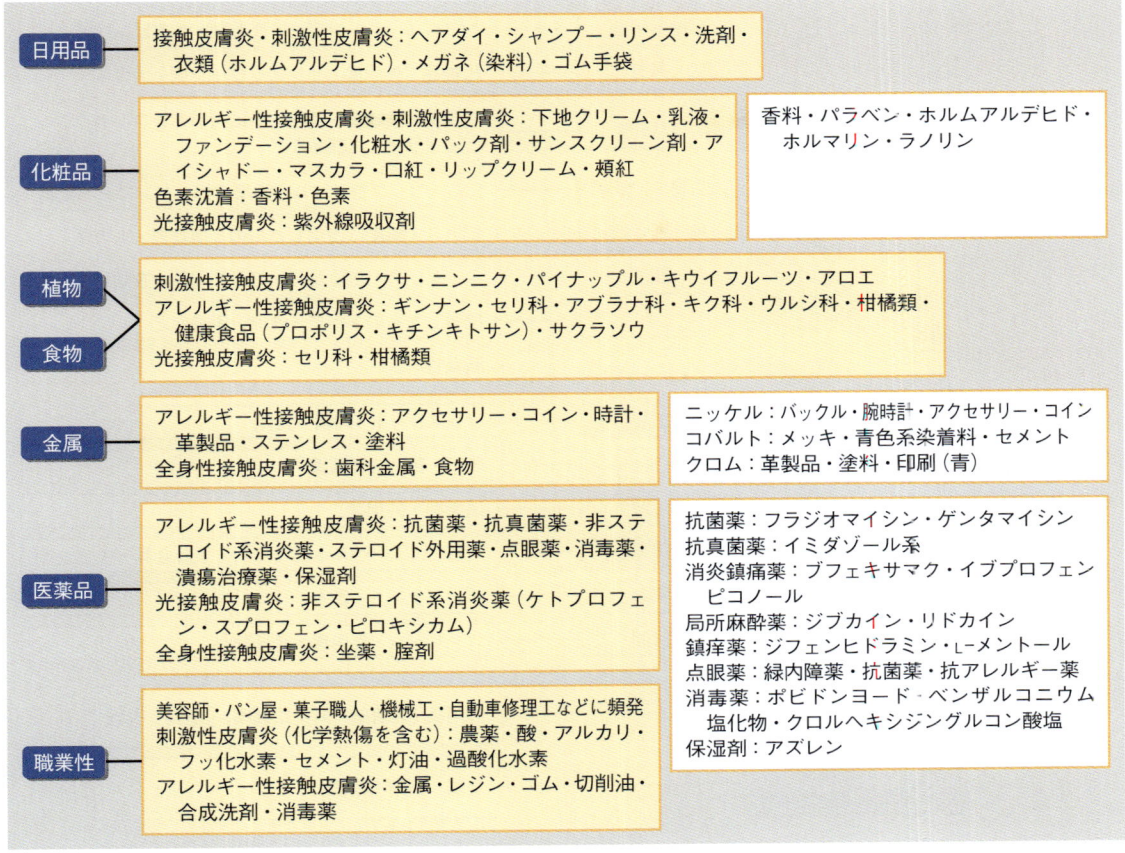

日用品	接触皮膚炎・刺激性皮膚炎：ヘアダイ・シャンプー・リンス・洗剤・衣類（ホルムアルデヒド）・メガネ（染料）・ゴム手袋	
化粧品	アレルギー性接触皮膚炎・刺激性皮膚炎：下地クリーム・乳液・ファンデーション・化粧水・パック剤・サンスクリーン剤・アイシャドー・マスカラ・口紅・リップクリーム・頬紅 色素沈着：香料・色素 光接触皮膚炎：紫外線吸収剤	香料・パラベン・ホルムアルデヒド・ホルマリン・ラノリン
植物 食物	刺激性接触皮膚炎：イラクサ・ニンニク・パイナップル・キウイフルーツ・アロエ アレルギー性接触皮膚炎：ギンナン・セリ科・アブラナ科・キク科・ウルシ科・柑橘類・健康食品（プロポリス・キチンキトサン）・サクラソウ 光接触皮膚炎：セリ科・柑橘類	
金属	アレルギー性接触皮膚炎：アクセサリー・コイン・時計・革製品・ステンレス・塗料 全身性接触皮膚炎：歯科金属・食物	ニッケル：バックル・腕時計・アクセサリー・コイン コバルト：メッキ・青色系染着料・セメント クロム：革製品・塗料・印刷（青）
医薬品	アレルギー性接触皮膚炎：抗菌薬・抗真菌薬・非ステロイド系消炎薬・ステロイド外用薬・点眼薬・消炎薬・潰瘍治療薬・保湿剤 光接触皮膚炎：非ステロイド系消炎薬（ケトプロフェン・スプロフェン・ピロキシカム） 全身性接触皮膚炎：坐薬・腟剤	抗菌薬：フラジオマイシン・ゲンタマイシン 抗真菌薬：イミダゾール系 消炎鎮痛薬：ブフェキサマク・イブプロフェンピコノール 局所麻酔薬：ジブカイン・リドカイン 鎮痒薬：ジフェンヒドラミン・L-メントール 点眼薬：緑内障薬・抗菌薬・抗アレルギー薬 消毒薬：ポビドンヨード・ベンザルコニウム塩化物・クロルヘキシジングルコン酸塩 保湿剤：アズレン
職業性	美容師・パン屋・菓子職人・機械工・自動車修理工などに頻発 刺激性皮膚炎（化学熱傷を含む）：農薬・酸・アルカリ・フッ化水素・セメント・灯油・過酸化水素 アレルギー性接触皮膚炎：金属・レジン・ゴム・切削油・合成洗剤・消毒薬	

（日本皮膚科学会「接触皮膚炎診療ガイドライン」．日皮会誌 2009；119：1757-93[1)]）

判定には ICDRG 基準を使用する．

その他のパッチテスト

オープンテスト
- 染毛剤，パーマ液，脱毛クリーム剤などに用いる．試料を直径 20 mm の円に直接単純塗布し，20 分後に膨疹の有無を判定する．その後，48 時間後，72 時間後に判定する．

光パッチテスト
- 通常のパッチテストと同じ方法で，被疑薬を背部 2 か所に貼布する．24 時間後に被疑薬を貼布した部位の半分に患者の最少紅斑量（MED）の 2/3 程度の UVA を照射し，照射 48 時間後に判定を行う．照射側のみ反応が強い場合で光毒性を否定できる場合に光アレルギーと診断する．

repeated open application test（ROAT）
- 被疑物質を肘に 1 日 2 回反応が出現するまで，あるいは反応が出現しなくても 7 日間連続して塗布し，皮膚反応の有無を判定する．アトピー性皮膚炎などにおいて湿疹病変のためにパッチテストが困難な場合，使用

3 疑うべきアレルゲンを部位から推定する

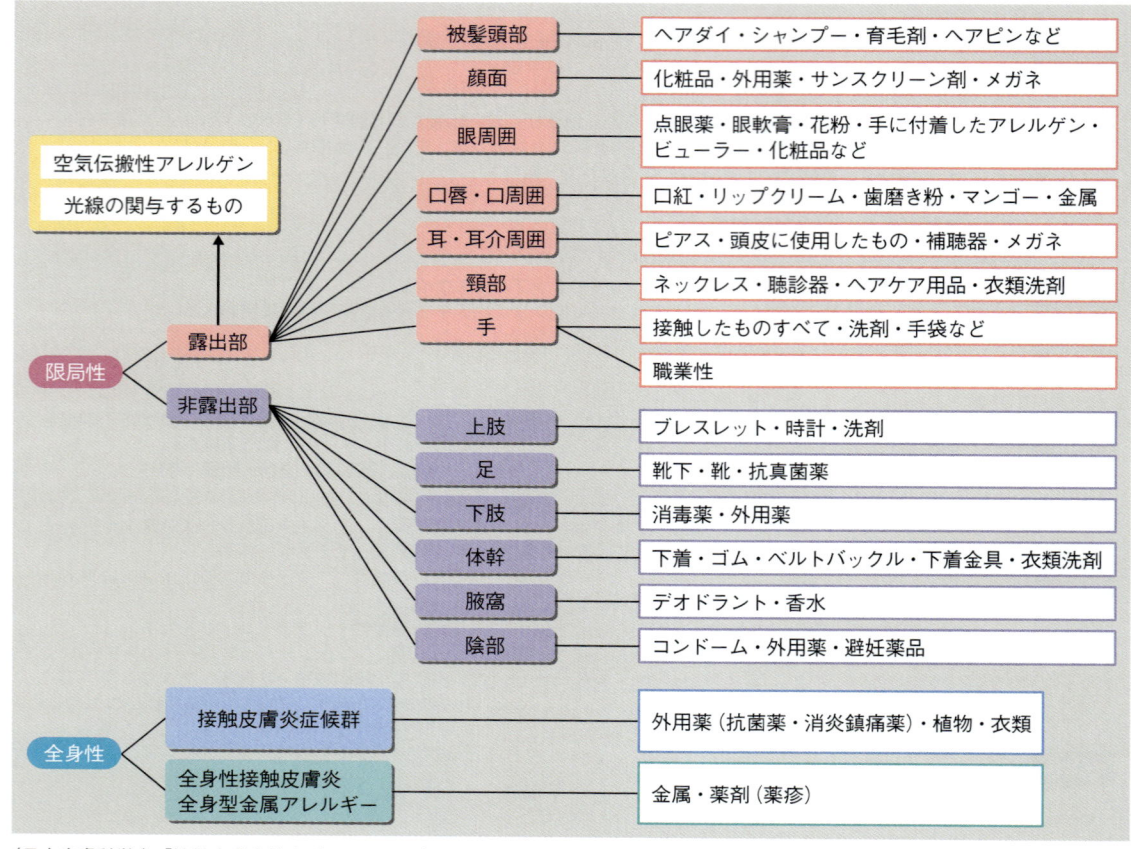

分類	部位	アレルゲン
限局性 — 露出部	被髪頭部	ヘアダイ・シャンプー・育毛剤・ヘアピンなど
	顔面	化粧品・外用薬・サンスクリーン剤・メガネ
	眼周囲	点眼薬・眼軟膏・花粉・手に付着したアレルゲン・ビューラー・化粧品など
	口唇・口周囲	口紅・リップクリーム・歯磨き粉・マンゴー・金属
	耳・耳介周囲	ピアス・頭皮に使用したもの・補聴器・メガネ
	頸部	ネックレス・聴診器・ヘアケア用品・衣類洗剤
	手	接触したものすべて・洗剤・手袋など / 職業性
限局性 — 非露出部	上肢	ブレスレット・時計・洗剤
	足	靴下・靴・抗真菌薬
	下肢	消毒薬・外用薬
	体幹	下着・ゴム・ベルトバックル・下着金具・衣類洗剤
	腋窩	デオドラント・香水
	陰部	コンドーム・外用薬・避妊薬品
全身性	接触皮膚炎症候群	外用薬(抗菌薬・消炎鎮痛薬)・植物・衣類
	全身性接触皮膚炎 / 全身型金属アレルギー	金属・薬剤(薬疹)

※露出部には「空気伝搬性アレルゲン」「光線の関与するもの」も含まれる

(日本皮膚科学会「接触皮膚炎診療ガイドライン」. 日皮会誌 2009；119：1757-93[1])

可能な製品のスクリーニング，パッチテストの反応が偽陽性で診断がつかない場合に行う．

接触皮膚炎の原因・症状

- 広い範囲のアレルゲンを網羅するために，職業性，日用品，化粧品，食物，金属，植物，医薬品，光線の関与するものに分類し，各項目について高頻度でアレルゲンになりやすい物質についてまとめた(2)．
- また，からだの部位ごとに原因となりやすいものについてもアルゴリズムを作成した(3)．

治療法と予後

- 保険適用範囲内のスタンダードと考えられるいくつかの治療法と，英国ガイドライン(Bourke ら，2001[2])にてセカンドラインで推奨される免疫抑制薬，光線療法などについて EBM に基づいた検証を行っている．

4 接触皮膚炎の治療アルゴリズム

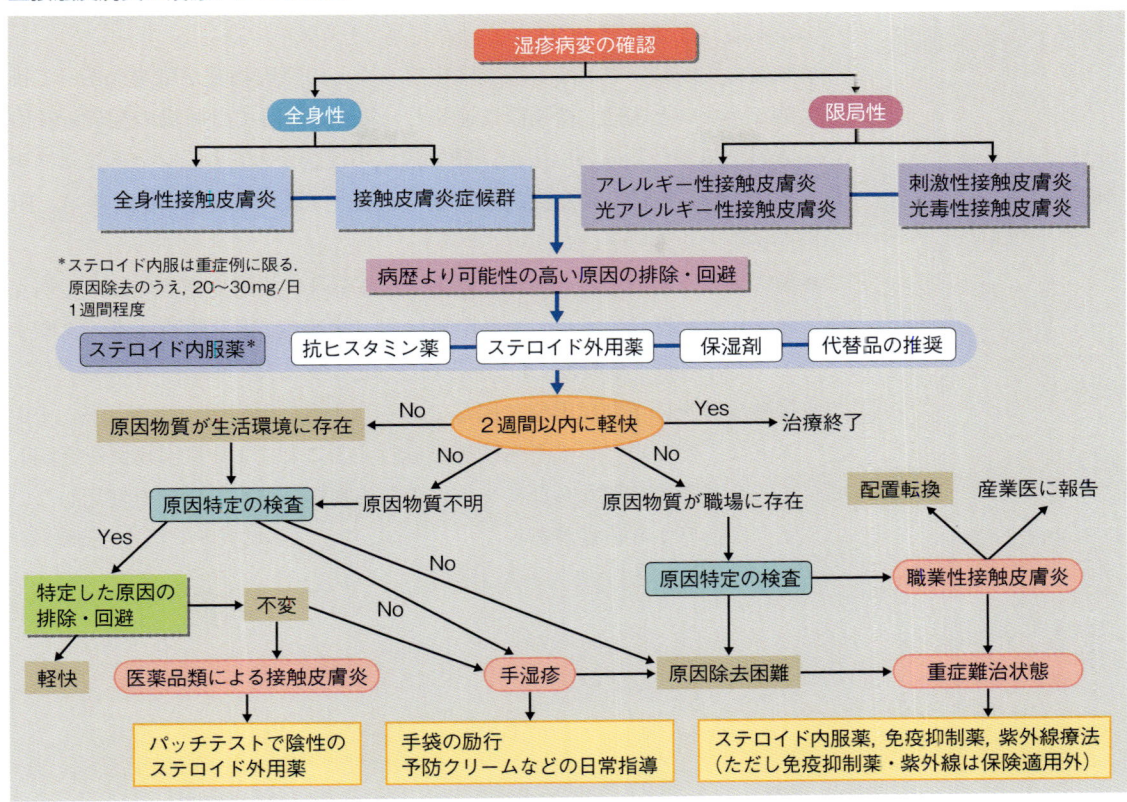

(日本皮膚科学会「接触皮膚炎診療ガイドライン」．日皮会誌 2009；119：1757-93[1)] より一部改変)

- わが国の治療指針のアルゴリズムを 4 にまとめた．
- 全身性接触皮膚炎，接触皮膚炎症候群では，ステロイド外用薬（推奨度A）とともに抗ヒスタミン薬（推奨度B），ステロイド内服薬（プレドニゾロン 20 mg／日）（推奨度A）も選択の一つとなる．
- 限局性接触皮膚炎ではステロイド外用薬，保湿剤の外用（推奨度B）とともに，日常品，化粧品における代替品の推奨などが必要である．限局性の場合では，ステロイド内服薬は重症のときに限られ，抗ヒスタミン薬は補助的療法となる．
- 病歴・問診より推定される原因の除去・排除とステロイド外用薬を主体とした治療法で 2 週間以内に軽快しないときは，まだ原因物質が不明で除去されていない可能性，もしくは原因物質が生活環境や職場にある可能性を考え，パッチテストなどの原因特定の検査が必要となる．
- 検査により原因が特定できたときには，原因を含む物質や，交差性のある物質をできる限り排除・回避する．
- 原因特定除去後も症状の改善がない場合は，治療に用いているステロイド外用薬による接触皮膚炎の可能性も疑う必要がある．
- 石鹸，洗剤によると考えられる手湿疹などでは，特定した原因に接触し

- ないようにゴム手袋,ビニール手袋,予防クリームで手を防御する必要がある(推奨度B〜C1).
- 原因物質が特定されても職業性皮膚炎などの原因物質が職場にあって排除できないときは,産業医に連絡し,場合によっては職場の配置転換も考慮するが,原因の除去が困難で症状の改善がみられないときにはステロイド内服療法,免疫抑制薬(推奨度C1),紫外線療法(推奨度A,B)が必要となる.
- 歯科金属などの金属が原因と考えられる全身性接触皮膚炎では,金属ダイエット(推奨度C1),歯科金属除去(推奨度C1),クロモグリク酸ナトリウム内服(推奨度C1)が有効なことがある.
- 接触皮膚炎の予防は非常に困難である.詳細な現病歴の聴取とパッチテストなどの皮膚アレルギー検査を施行することにより原因物質を究明して,今後その抗原ならびに交差性のある物質を含有した物を使用しないように指導する必要がある.

(高山かおる)

その他の湿疹・皮膚炎
接触皮膚炎

34 接触皮膚炎の発症機序

接触皮膚炎について

- 接触皮膚炎とは，外部から皮膚に接触した物質により引き起こされる皮膚炎の総称である．
- 接触皮膚炎は，その成因により，刺激性（接触）皮膚炎とアレルギー性接触皮膚炎に大別される．前者は，化学物質それ自身の細胞毒性，あるいは，組織障害性により生じる皮膚炎であり，後者は，経表皮的に侵入した抗原に対して，Langerhans細胞をはじめとする皮膚に存在する樹状細胞が抗原提示細胞として働き，T細胞を刺激することにより生じる細胞性免疫反応である．
- また，刺激性皮膚炎，アレルギー性接触皮膚炎には，発症に日光曝露が必要なものと必要でないものとが存在する．

アレルギー性接触皮膚炎

- アレルギー性接触皮膚炎は，感作相と惹起相から成る二相性の反応であり，それらは，さらに以下のように大きく6つの段階から構成されている（❶）．

感作相：
① 抗原の侵入，T細胞エピトープの形成，樹状細胞の活性化
② 樹状細胞の所属リンパ節への遊走
③ リンパ節における樹状細胞によるT細胞の感作

惹起相：
④ 感作T細胞の皮膚への遊走
⑤ 皮膚におけるT細胞と抗原提示細胞，角化細胞との反応
⑥ T細胞，マクロファージによる直接，あるいは，それらから分泌されるサイトカインを介する皮膚炎の惹起

II. その他の湿疹・皮膚炎

1 接触皮膚炎のメカニズムと成立に不可欠な要因

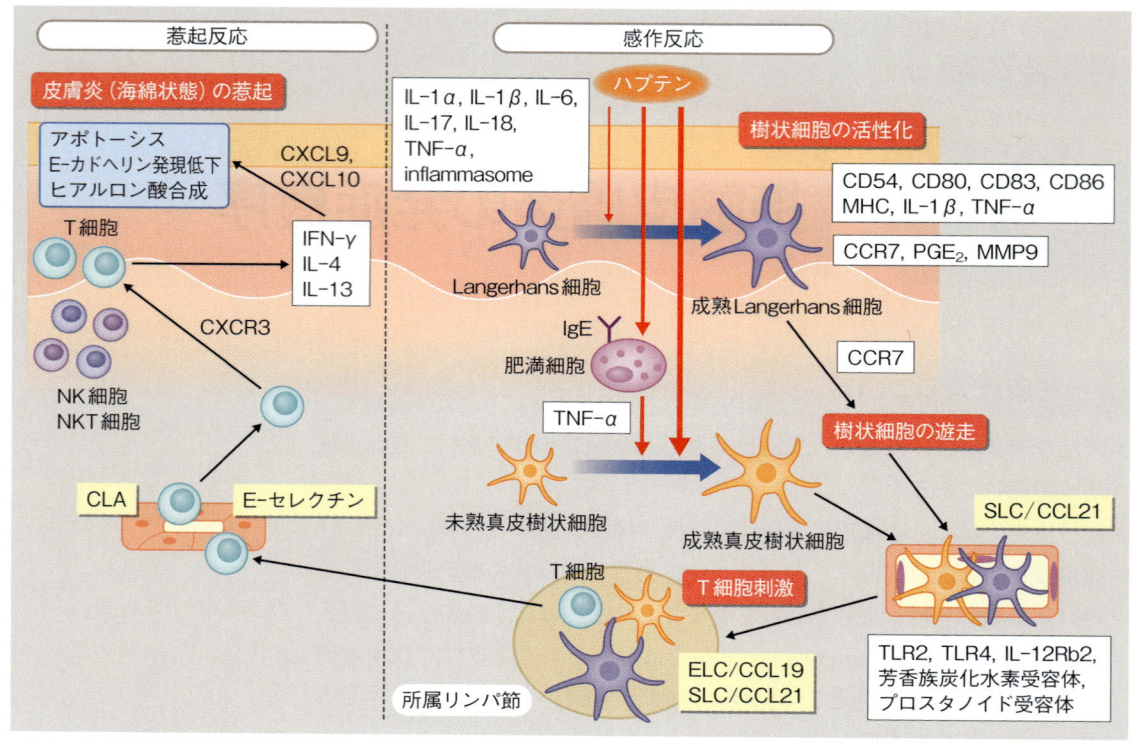

惹起反応

- 皮膚炎（海綿状態）の惹起
  - アポトーシス
  - E-カドヘリン発現低下
  - ヒアルロン酸合成
- T細胞
- CXCL9, CXCL10
- IFN-γ, IL-4, IL-13
- NK細胞, NKT細胞
- CXCR3
- CLA
- E-セレクチン

感作反応

- ハプテン
- IL-1α, IL-1β, IL-6, IL-17, IL-18, TNF-α, inflammasome
- 樹状細胞の活性化
  - CD54, CD80, CD83, CD86, MHC, IL-1β, TNF-α
  - CCR7, PGE₂, MMP9
- Langerhans細胞 → 成熟Langerhans細胞
- IgE 肥満細胞
- TNF-α
- 未熟真皮樹状細胞 → 成熟真皮樹状細胞
- CCR7
- 樹状細胞の遊走
- SLC/CCL21
- T細胞刺激
- 所属リンパ節
- ELC/CCL19, SLC/CCL21
- TLR2, TLR4, IL-12Rb2, 芳香族炭化水素受容体, プロスタノイド受容体

MHC：主要組織適合遺伝子複合体，IL：インターロイキン，TNF：腫瘍壊死因子，PGE：プロスタグランジンE，MMP：マトリックスメタロプロテアーゼ，TLR：Toll-like receptor，CLA：cutaneous leukocyte antigen，IFN：インターフェロン．

感作相

① 抗原の侵入，T細胞エピトープの形成，樹状細胞の活性化（Saint-Mezardら，2004[1]）

- アレルギー性接触皮膚炎においては，まず，経表皮的に侵入してきた抗原（ハプテン）により樹状細胞表面に発現されている組織適合性抗原上の自己ペプチドが化学的修飾を受けてT細胞エピトープ（抗原決定基）が形成される．一般にハプテンは親電子性物質としての性質を有し，自己ペプチドのシステイン（Cys），リジン（Lys），ヒスチジン（Hist）などのアミノ酸と求核反応により共有結合を形成する（Lepoittevinら，2008[2]）（**2**）．

- 一方，同時に，Langerhans細胞など樹状細胞の成熟，活性化が促される．Langerhans細胞をはじめとする樹状細胞が，強力な抗原提示細胞であることはよく知られているが，意外なことに，表皮内に存在する未刺激のLangerhans細胞の抗原提示活性はきわめて低い．ハプテンが皮膚に侵入すると以下に述べるような機序により，樹状細胞は成熟，活性化し，所属リンパ節へ遊走し未感作T細胞を刺激する．

(1) ハプテンによる樹状細胞の直接刺激（Sasaki ら, 2007[3]）
- ハプテンは，その親電子性物質としての特性により，蛋白質のチオール基と反応して共有結合を形成する．近年，親電子性物質が，多くの細胞内シグナル伝達物質や転写因子のチオール基と反応することにより，その機能を修飾することが明らかになった．
- DNCB（dinitrochlorobenzene）や $NiSO_4$ などの代表的なハプテンでは，培養樹状細胞に直接作用して樹状細胞を活性化することが知られているが，その機序としては，親電子性物質であるハプテンが NF-κB や p38 MAPK に作用して樹状細胞機能を修飾していることが想定されている．

(2) ハプテンの danger signal による樹状細胞の活性化
- 細胞にストレスが加わると，細胞から ATP や尿酸が放出されることが知られている．実際，ケラチノサイトにおいても，化学物質が，ある濃度以上に作用すると ATP が放出される．この ATP が，樹状細胞上の purinergic receptor を介して樹状細胞を活性化することが報告されている．
- 一方，皮膚においては，樹状細胞の周囲はヒアルロン酸により取り囲まれている．近年，ヒアルロン酸が分解された低分子ヒアルロン酸に樹状細胞を活性化する作用が存在することが報告された．

(3) ノックアウトマウスを用いた研究より明らかになった事実（Wang ら, 2001[4], 2003[5]）
- 接触皮膚炎の感作に不可欠な因子が種々のノックアウトマウスを用いて解析されている．
- 接触皮膚炎の感作過程において，以前は，IL-1β が不可欠と考えられていたが，ノックアウトマウスを用いた検討では，むしろ IL-1α の重要性が示されている．それ以外にも，IL-6，TNF-α，CD40 リガンド，IL-12 受容体，Toll-like receptor（TLR）2, 4，inflammasome に関連する因子，芳香族炭化水素受容体（aryl hydrocarbon receptor），ある種のプロスタノイド受容体（prostanoid receptor）など多くの因子が接触皮膚炎の感作過程に関与していることが報告されている．

(4) 肥満細胞の役割
- 用いられるハプテンにより結果は必ずしも一定していないが，皮膚肥満細胞の欠損，あるいは，IgE を欠損することによる皮膚肥満細胞の機能異常により接触皮膚炎が減弱する．

❷ 樹状細胞の所属リンパ節への遊走
- Langerhans 細胞や樹状細胞が，所属リンパ節に遊走するには，CCR7 の発現が不可欠である．最近，樹状細胞のリンパ節への遊走には，

❷ ハプテンによる T 細胞エピトープの形成

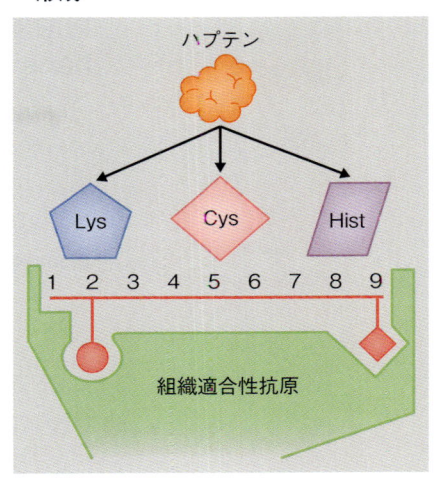

> **Topics**
>
> ### 接触皮膚炎の感作に不可欠な抗原提示細胞は，Langerhans 細胞か真皮樹状細胞か？ (Kissenpfennig ら，2006[6])
>
> 以前は，接触皮膚炎の成立に表皮 Langerhans 細胞は不可欠と考えられていたが，最近，Langerhans 細胞がアレルギー性接触皮膚炎に必須でないという研究結果が相次いで報告された．報告により若干の相違はあるが，少なくとも，接触皮膚炎の成立に Langerhans 細胞が不可欠ではなく，真皮樹状細胞が肩代わりできることが明らかにされた．

CCR7 以外に CXCR4 も関与していることが報告された．

❸ リンパ節における Langerhans 細胞による T 細胞の感作

- 所属リンパ節においては，樹状細胞により未感作 T 細胞が刺激される．その際に，樹状細胞は，co-stimulatory molecule の発現量，サイトカインの産生などを介して，免疫反応の on/off，また，Th1/Th2/Th17 response などの免疫反応の質も決定する．
- 最近，マウス接触皮膚炎が IL-17 欠損マウスで低下していることが報告され，接触皮膚炎の惹起反応における IL-17 の重要性が明らかになった．いくつかのハプテンにおいて，誘導される免疫反応が，Th1 type (DNCB) あるいは Th2 type (trimellitic anhydride, toluene-2,4-diisocyanate, phthalic anhydride) へとシフトすることも報告されている．

惹起相

❹ 感作 T 細胞の皮膚への遊走

- リンパ節で樹状細胞により感作された T 細胞は，皮膚の血管内皮細胞が発現している E-セレクチンと T 細胞上に発現される E-セレクチンリガンドとの interaction とケモカインの作用により皮膚に浸潤する (Takahashi ら，2003[7])．その際に，特に，皮膚の血管内皮細胞の発現する TARC (thymus and activation-regulated chemokine) に対する T 細胞上の CCR4 との反応が T 細胞の皮膚への浸潤に重要な役割を果たしていると考えられている．
- 最近，接触皮膚炎においては，T 細胞が産生する IFN-γ 刺激により表皮細胞が産生する CXCL9 や CXCL10 などの Th1 ケモカインが T 細胞による炎症反応の惹起に重要な役割を果たしていることが明らかとなった (Meller ら，2007[8])．

❺ 接触皮膚炎のエフェクター細胞

- 皮膚においては，主に CD8$^+$T 細胞がエフェクター (effector) 細胞として働き，CD4$^+$T 細胞はむしろその反応を抑制する調節細胞として働くと考えられている．したがって，effector phase における T 細胞，とり

わけ，CD8$^+$ 細胞に対する抗原提示細胞は，必ずしもクラス II MHC 分子を発現した樹状細胞である必要はなく，ケラチノサイトそれ自身が抗原提示細胞となりうる．
- しかし，以前から接触皮膚炎の病変部に浸潤している T 細胞のうち抗原特異的 T 細胞の頻度は，1％以下ということが報告されていた．最近，病変部には，NKT 細胞や NK 細胞が浸潤し，表皮細胞にアポトーシスを誘導し接触皮膚炎の病態を形成している可能性が示唆された．一方，接触皮膚炎では，制御性 T 細胞が存在することが明らかにされ，制御性 T 細胞を消失させることにより接触皮膚炎の反応が増強することが示された（Tomura ら，2010[9]）．

❻ **海綿状態形成機序**（Trautmann ら，2001[10]；Ohtani ら，2009[11]）
- CD8$^+$ 細胞は，一般に，パーフォリンやグランザイムなどの細胞障害性顆粒の放出と，標的細胞上に発現している Fas 分子を T 細胞上の Fas リガンドによって刺激することによりアポトーシスを誘導するという 2 つの機序により細胞障害活性を発揮すると考えられている．接触皮膚炎のときにも，これらが関与していることが報告されている．
- また，アポトーシスを誘導された表皮細胞は，E-カドヘリンの発現を抑制することも示された．一方，Th1，Th2 サイトカインのいずれで刺激された表皮細胞もヒアルロン酸合成酵素を誘導し，ヒアルロン酸を細胞外に放出し表皮細胞間に水分を引き寄せる．また，Th2 サイトカインは，E-カドヘリンの発現を抑制する．
- 以上より，接触皮膚炎に特徴的な海綿状態が形成される．

刺激性皮膚炎 （Smith ら，2002[12]）

- 刺激性皮膚炎は，物質そのものが有する化学的特性により，角層の細胞間脂質，天然保湿因子（natural moisturizing factor：NMF），角層細胞膜，表皮細胞膜，ケラチン，あるいは，表皮細胞それ自身がなんらかの障害を受けることにより生じる皮膚炎である．したがって，化学物質の種類により障害される皮膚構成に一定の傾向が存在する．
- また，化学物質の物理化学的性状と生体の反応により，大きく 9 つの反応型に分類される（❸）．

刺激性皮膚炎のメカニズム

- 一次刺激性皮膚炎の発症機序は，角層バリア機能の破壊，表皮細胞への障害，皮膚，主に表皮構成細胞からの種々のメディエーターの放出に大別される．
- 角層のバリア機能は，角層の内側 1/3 の部分により担われている．角層が一次刺激性物質に曝されると脂質二重膜が障害される．また，SLS

3 刺激性皮膚炎の分類

分類	発症時期	予後
急性刺激性皮膚炎	被曝直後，多くは単回曝露	良好
遅延型急性刺激性皮膚炎	遅発性，12〜24時間ないしそれ以降	良好
刺激反応性刺激性皮膚炎	被曝直後，多くは複数回曝露	良好
蓄積性刺激性皮膚炎	数週間から数か月	さまざま
知覚性刺激性皮膚炎	被曝直後	良好
非紅斑性刺激性皮膚炎	曝露を重ねることにより徐々に	さまざま
外傷性刺激性皮膚炎	外傷後徐々に	さまざま
膿疱性，痤瘡様皮膚炎	数週間から数か月	さまざま
乾燥性湿疹	数週間から数か月	さまざま

（sodium lauryl sulfate：ラウリル硫酸ナトリウム）などに曝されると，表皮における脂質の代謝が障害されて，結果としてlamellar bodyからの脂質の放出が妨げられる．アセトンやテープストリッピングなどの刺激では，表皮細胞の増殖が促進される．

- いずれにしても，これらの刺激性物質の影響により表皮細胞からdanger signalが放出される．代表的なdanger signalとして，表皮細胞から分泌されるATP，IL-1α，IL-1β，TNF-αなどが存在し，刺激性皮膚炎形成に関与していることが推測される．
- 最近，アレルギー性接触皮膚炎，刺激性皮膚炎のいずれにおいてもリンパ球の皮膚への浸潤を認めるが，アレルギー性接触皮膚炎においてのみCXCL9，CXCL10の表皮細胞の発現が増強することが報告された．

まとめ

- 以上，接触皮膚炎の発症機序をアレルギー性，一次刺激性に分けて解説した．しかし，アレルギー性接触皮膚炎の感作相においても，刺激性皮膚炎の反応が存在し，また，その反応がアレルギー性接触皮膚炎の成立に不可欠な樹状細胞の活性化に関与していることが想定されている．

（相場節也）

▶文献は巻末に収載

その他の湿疹・皮膚炎

接触皮膚炎

35 接触皮膚炎の原因にはどのようなものがあるか

原因を部位から考える

- 接触皮膚炎の原因を考える場合，接触する化学物質が部位によって異なるため，部位によってある程度は原因物質を推定できる．疑うべきアレルゲンの部位別の考え方を **1** に示す（高山ら, 2009[1]）．
- 部位としての特徴が露出部である場合は，光毒性接触皮膚炎，光アレルギー性接触皮膚炎，ならびに空気伝播性接触皮膚炎の原因物質を考える．
- 全身に湿疹病変が拡大している場合は，接触皮膚炎症候群（Sugai,

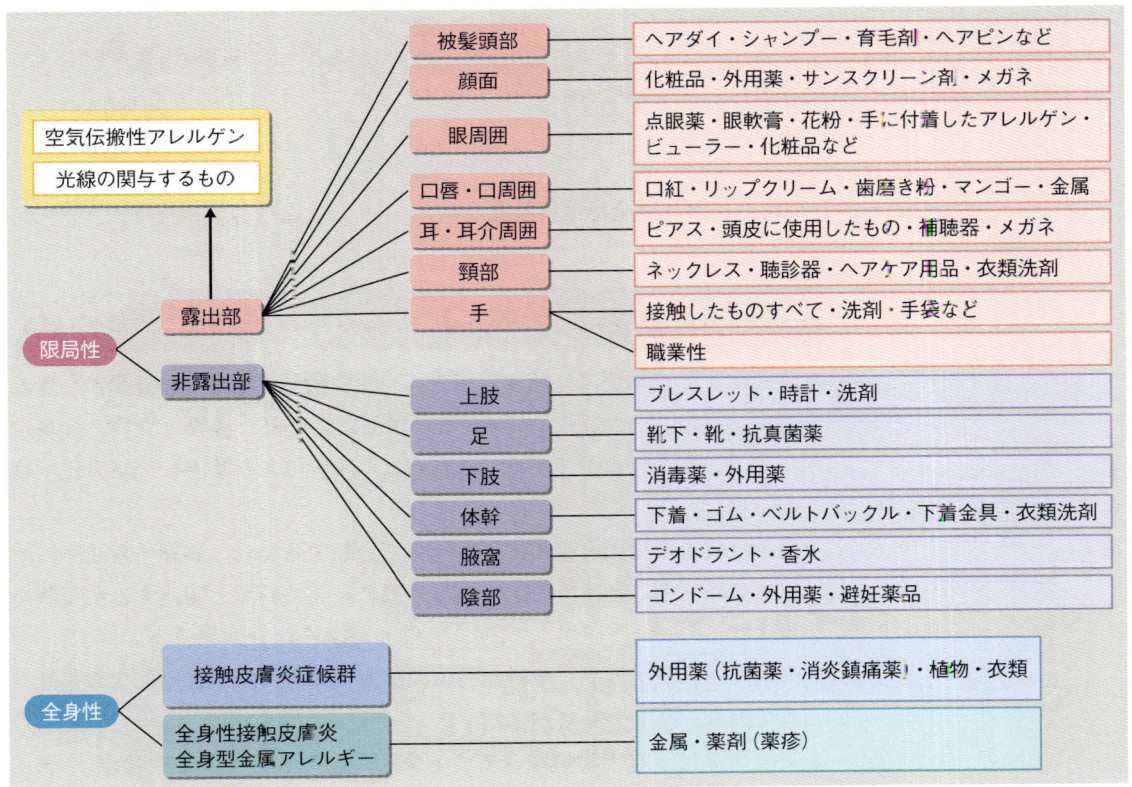

1 疑うべきアレルゲンの部位からの推定

分類	部位	原因物質
空気伝搬性アレルゲン／光線の関与するもの		
限局性・露出部	被髪頭部	ヘアダイ・シャンプー・育毛剤・ヘアピンなど
	顔面	化粧品・外用薬・サンスクリーン剤・メガネ
	眼周囲	点眼薬・眼軟膏・花粉・手に付着したアレルゲン・ビューラー・化粧品など
	口唇・口周囲	口紅・リップクリーム・歯磨き粉・マンゴー・金属
	耳・耳介周囲	ピアス・頭皮に使用したもの・補聴器・メガネ
	頸部	ネックレス・聴診器・ヘアケア用品・衣類洗剤
	手	接触したものすべて・洗剤・手袋など／職業性
限局性・非露出部	上肢	ブレスレット・時計・洗剤
	足	靴下・靴・抗真菌薬
	下肢	消毒薬・外用薬
	体幹	下着・ゴム・ベルトバックル・下着金具・衣類洗剤
	腋窩	デオドラント・香水
	陰部	コンドーム・外用薬・避妊薬品
全身性	接触皮膚炎症候群	外用薬（抗菌薬・消炎鎮痛薬）・植物・衣類
	全身性接触皮膚炎／全身型金属アレルギー	金属・薬剤（薬疹）

（日本皮膚科学会「接触皮膚炎診療ガイドライン」．日皮会誌 2009；119：1757-93[1]）

2 疑うべきアレルゲンの問診からの推定

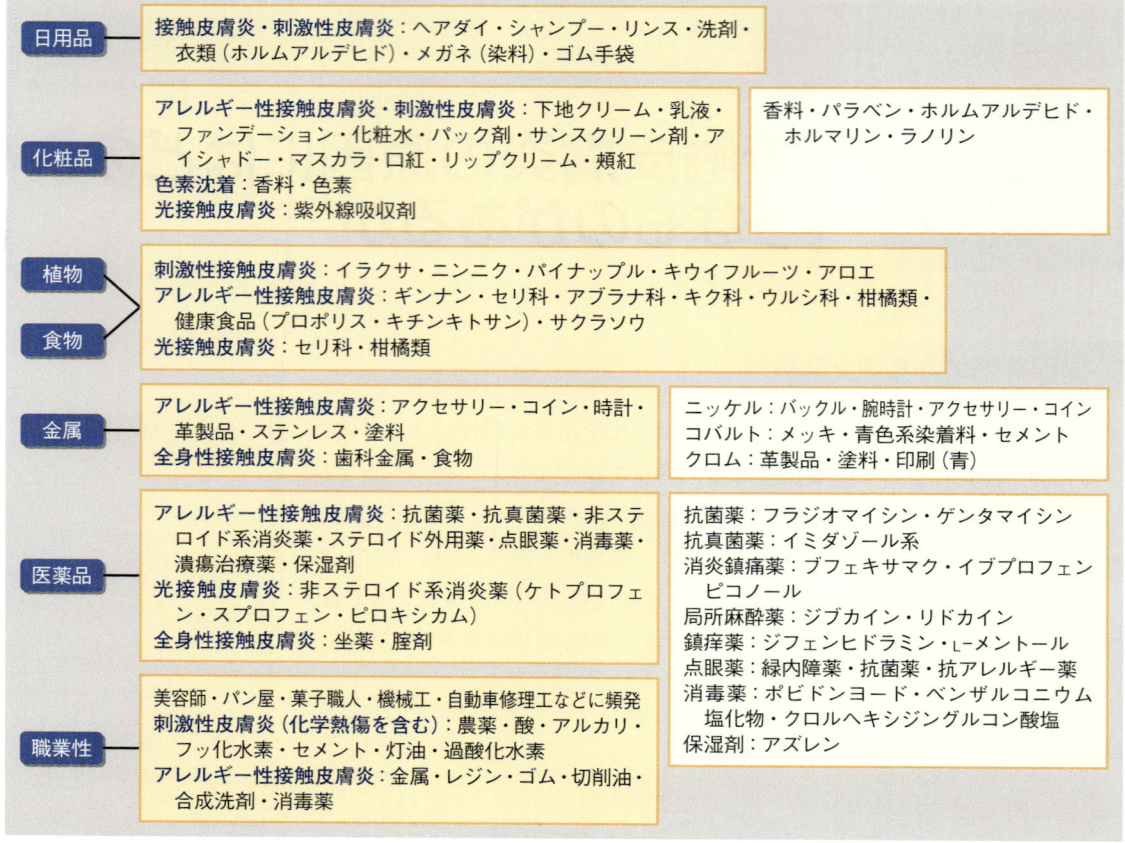

分類	内容	
日用品	接触皮膚炎・刺激性皮膚炎：ヘアダイ・シャンプー・リンス・洗剤・衣類（ホルムアルデヒド）・メガネ（染料）・ゴム手袋	
化粧品	アレルギー性接触皮膚炎・刺激性皮膚炎：下地クリーム・乳液・ファンデーション・化粧水・パック剤・サンスクリーン剤・アイシャドー・マスカラ・口紅・リップクリーム・頬紅 色素沈着：香料・色素 光接触皮膚炎：紫外線吸収剤	香料・パラベン・ホルムアルデヒド・ホルマリン・ラノリン
植物 食物	刺激性接触皮膚炎：イラクサ・ニンニク・パイナップル・キウイフルーツ・アロエ アレルギー性接触皮膚炎：ギンナン・セリ科・アブラナ科・キク科・ウルシ科・柑橘類・健康食品（プロポリス・キチンキトサン）・サクラソウ 光接触皮膚炎：セリ科・柑橘類	
金属	アレルギー性接触皮膚炎：アクセサリー・コイン・時計・革製品・ステンレス・塗料 全身性接触皮膚炎：歯科金属・食物	ニッケル：バックル・腕時計・アクセサリー・コイン コバルト：メッキ・青色染着料・セメント クロム：革製品・塗料・印刷（青）
医薬品	アレルギー性接触皮膚炎：抗菌薬・抗真菌薬・非ステロイド系消炎薬・ステロイド外用薬・点眼薬・消毒薬・潰瘍治療薬・保湿剤 光接触皮膚炎：非ステロイド系消炎薬（ケトプロフェン・スプロフェン・ピロキシカム） 全身性接触皮膚炎：坐薬・腟剤	抗菌薬：フラジオマイシン・ゲンタマイシン 抗真菌薬：イミダゾール系 消炎鎮痛薬：ブフェキサマク・イブプロフェンピコノール 局所麻酔薬：ジブカイン・リドカイン 鎮痒薬：ジフェンヒドラミン・L-メントール 点眼薬：緑内障薬・抗菌薬・抗アレルギー薬 消毒薬：ポビドンヨード・ベンザルコニウム塩化物・クロルヘキシジングルコン酸塩 保湿剤：アズレン
職業性	美容師・パン屋・菓子職人・機械工・自動車修理工などに頻発 刺激性皮膚炎（化学熱傷を含む）：農薬・酸・アルカリ・フッ化水素・セメント・灯油・過酸化水素 アレルギー性接触皮膚炎：金属・レジン・ゴム・切削油・合成洗剤・消毒薬	

（日本皮膚科学会「接触皮膚炎診療ガイドライン」．日皮会誌 2009；119：1757-93[1])）

2001[2])，および全身性接触皮膚炎（Veien ら，2006[3])）を考える．

原因物質の種類で分類する

- 原因物質を種類別に分類する場合，一般に 2 に示すような分類がなされている（高山ら，2009[1])．すなわち日用品，化粧品，植物・食物，金属，医薬品，職業性などである．これらは，問診により使用した原因化学物質を推定していく．
- 接触皮膚炎の原因を原因物質の種類で分類する場合，規制する法律に準じて分類することは実用的である．3 に原因の種類と関連する法規制を示す．
- 医薬品，医薬部外品，化粧品および医療機器は「薬事法」により規制されており，厚生労働省が管轄する．
- 家庭用品は「有害物質を含有する家庭用品の規制に関する法律」，および「消費生活用製品安全法」で規制されており，前者は厚生労働省，後

35. 接触皮膚炎の原因にはどのようなものがあるか

3 接触皮膚炎の原因とこれを規制する法律と管轄

原因物質	規制する法律	管轄	備考
医薬品	薬事法	厚生労働省	
医薬部外品	薬事法	厚生労働省	
化粧品	薬事法	厚生労働省	
医療機器	薬事法	厚生労働省	
家庭用品	有害物質を含有する家庭用品の規制に関する法律	厚生労働省	消費生活用製品安全法に対する特別法．人体の健康被害を扱う
家庭用品	消費生活用製品安全法	経済産業省	製品安全に関する一般法．家庭用品の人体への危害を扱う

4 ゴム関連アレルゲン陽性率推移

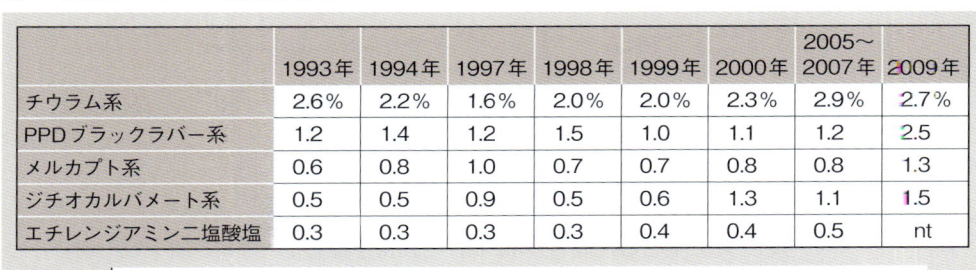

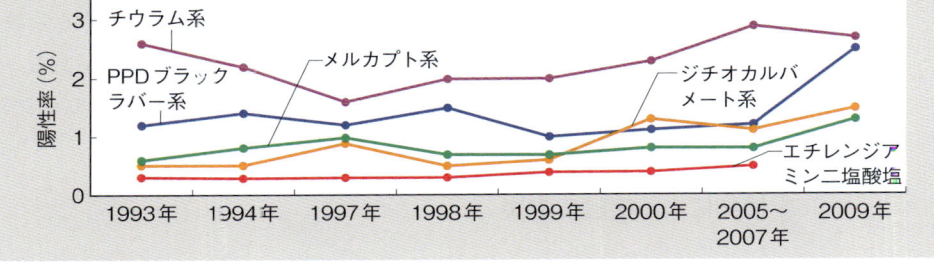

	1993年	1994年	1997年	1998年	1999年	2000年	2005～2007年	2009年
チウラム系	2.6%	2.2%	1.6%	2.0%	2.0%	2.3%	2.9%	2.7%
PPDブラックラバー系	1.2	1.4	1.2	1.5	1.0	1.1	1.2	2.5
メルカプト系	0.6	0.8	1.0	0.7	0.7	0.8	0.8	1.3
ジチオカルバメート系	0.5	0.5	0.9	0.5	0.6	1.3	1.1	1.5
エチレンジアミン二塩酸塩	0.3	0.3	0.3	0.3	0.4	0.4	0.5	nt

PPD：パラフェニレンジアミン．nt：not tested.

者は経済産業省が管轄しているが，両省の協力がなされている．

日用品による接触皮膚炎

- 法律では家庭用品と規定されているが，一般には日用品とも呼ばれる．
- ゴム製品としては，天然ゴム手袋が原因として多く，ゴム製の長靴や靴も原因となる．加硫促進剤であるメルカプト系，チウラム系，ジチオカルバメート系，そしてパラフェニレンジアミンブラックラバー系のゴム関連アレルゲンが知られており，そのパッチテスト陽性頻度を 4 に示す（鈴木ら，2009[4]）．
- 皮革製品では，なめしに使用されるクロムによる接触皮膚炎が手袋や時計のベルトなどで認められる．
- ゴム製品および皮革製品の接着剤として使われている樹脂成分のパラターシャリーブチルフェノールホルムアルデヒドレジンもしばしば接触

187

5 防腐剤関連アレルゲン陽性率推移

	1993年	1994年	1997年	1998年	1999年	2000年	2005～2007年	2009年
パラベン系	1.8%	1.5%	1.1%	1.3%	1.3%	1.7%	1.0%	1.7%
ホルムアルデヒド	1.2	2.6	2.4	4.0	3.6	1.6	1.3	1.3
ケーソンCG	1.3	1.5	0.9	1.6	1.1	0.9	1.0	2.2
チメロサール	4.7	5.8	4.7	5.6	4.6	4.8	4.0	3.3

皮膚炎を生じる．陽性率は1.5～2.2％を推移している（鈴木ら，2009[4]）．

- 衣類では樹脂加工剤のホルムアルデヒド，繊維製品の染料である分散染料ブルー 106，124，紫外線吸収剤のチヌビンPなどの報告がある．ホルムアルデヒドの陽性率の推移を **5** に示す．1998年の4.0％をピークに，最近は1.3％に減少している．

植物による接触皮膚炎

- 植物関連アレルゲンでウルシオールが6.4～10.4％の陽性率を推移している．ウルシ科の植物による接触，あるいは漆工芸などで樹脂に触れて重篤な接触皮膚炎を起こす症例も経験する（**6**）．類似構造をもつマンゴーを食べて，果肉による接触皮膚炎も多く経験する．
- サクラソウによる皮膚炎も一時よりは症例数は減少しているが，プリミンの陽性率は0.8％，キク関連アレルゲンであるセスキテルペンラクトンは1.7％の陽性率であった（鈴木ら，2009[4]）．

金属による接触皮膚炎

- 金属は陽性頻度の高いアレルゲンである．ジャパニーズスタンダード2008にはニッケル，コバルト，クロム，水銀，金が含まれており，2009年のデータでは，ニッケルが11.6％でトップ，コバルト7.7％，クロム6.0％，金5.4％，水銀5.2％を示した（**7**）．
- アレルギー性接触皮膚炎の臨床型をとるものは，コバルト，ニッケル，クロム，水銀，金，パラジウム，白金などがある．
- 歯科金属として使用されている水銀，金，パラジウム，インジウム，イ

35. 接触皮膚炎の原因にはどのようなものがあるか

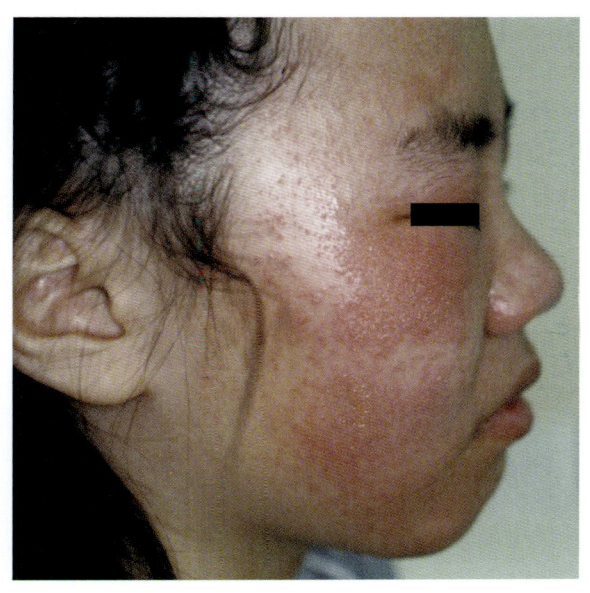

6 急性期のアレルギー性接触皮膚炎（11歳，女児）

ウルシによる接触皮膚炎．「漆塗り体験コーナー」で，素手でウルシに接触した．

7 金属アレルゲン陽性率推移

	1993年	1994年	1997年	1998年	1999年	2000年	2005〜2007年	2009年
塩化コバルト	17.3%	18.6%	18.4%	17.2%	14.3%	14.5%	10.0%	7.7%
硫酸ニッケル	13.5	14.4	13.8	16.2	12.4	15.5	12.4	11.6
ニクロム酸カリウム	9.2	7.7	9.2	13.7	9.7	10.6	7.3	6.0
塩化第二水銀アンモニウム	7.3	6.9	7.0	7.4	6.8	8.0	3.2	5.2
金チオ硫酸ナトリウム	nd	10.7	nd	8.3	6.9	7.0	4.5	5.4

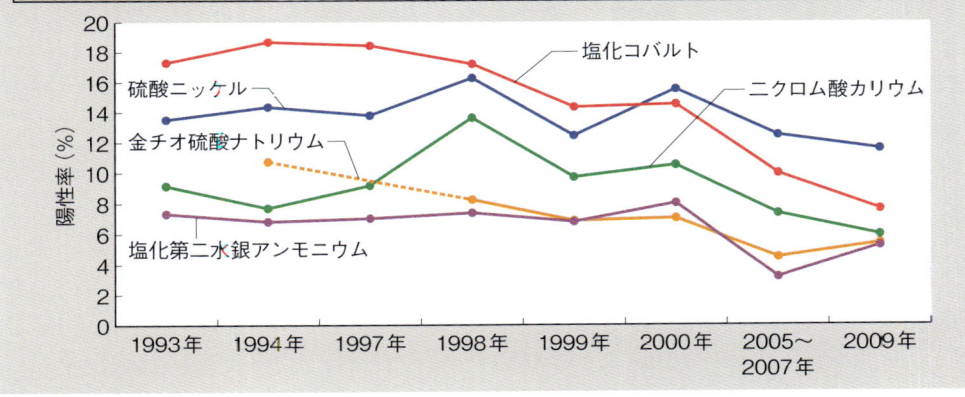

nd：no data.

リジウムなどは扁平苔癬，掌蹠膿疱症，異汗性湿疹の原因として知られている（高山ら，2009[1]）．

医薬品による接触皮膚炎

● 医薬品による接触皮膚炎として，ステロイドの合剤として使用されてい

るフラジオマイシン硫酸塩，ゲンタマイシン硫酸塩の接触皮膚炎が多く，フラジオマイシン硫酸塩の陽性率は 2009 年 4.0 ％で，年々上昇傾向にある．眼瞼周囲の難治性の湿疹病変の原因として，フラジオマイシン硫酸塩含有プレドニゾロン酢酸エステル眼軟膏の頻度が高いので注意が必要である．この 2 つのアミノグリコシド系抗菌薬は交叉反応を生じる．
- 消炎鎮痛外用薬ではブフェキサマクやイブプロフェンピコノールの軟膏やクリームによる接触皮膚炎の頻度が高く，ブフェキサマクは 2010 年 5 月に販売が中止された．
- ケトプロフェン含有貼付剤は紫外線照射によって重度の光アレルギー性接触皮膚炎を発症することが知られ，使用にあたっては十分な遮光指導が必要である．
- 局所麻酔薬であるジブカイン塩酸塩は，市販の消毒薬，傷薬に含まれており，全身性接触皮膚炎を含む，強い炎症反応を起こすことが知られている（高山ら，2009[1]）．
- 詳しい情報は，厚生労働省の重篤副作用疾患別対応マニュアル「薬剤による接触皮膚炎」（厚生労働省，2010[5]）を参照いただきたい．患者および医療者向けの解説がなされている．

（松永佳世子）

▶文献は巻末に収載

その他の湿疹・皮膚炎
接触皮膚炎

36 接触皮膚炎の検査法

接触皮膚炎の検査の種類と目的

- 接触皮膚炎の原因を確定するための検査にはパッチテスト（patch test：PT），光パッチテスト（photopatch test：PPT），使用テスト，オープンテスト，セミオープンテスト，repeated open application test（ROAT）がある．
- PTはアレルギー性接触皮膚炎の，PPTは光アレルギー性接触皮膚炎の原因を明らかにする検査である．
- 使用テストは，その部位でしか惹起できない接触皮膚炎の原因を明らかにする検査である．

パッチテスト（PT）

PTの重要性

- アレルギー性接触皮膚炎の原因を検査する確実な方法はPTである．
- PTで原因アレルゲンを明らかにすることは，難治性・再発性のアレルギー性接触皮膚炎を根治させて，患者のquality of life（QOL）は著しく向上する．

▶ Advice 1
貼布前の注意点

　パッチテストを行う前に，患者には以下の注意点を説明する．
① パッチテストを行うことで感作を起こす可能性があること
② 患者の湿疹病変を再燃させることがあること．
③ 反応が強く，アレルゲンの貼布部位に水疱などが出現することがあること．
④ パッチテスト後に色素沈着や色素脱失をきたすことがあること．
　以上の事柄について，詳しく説明し同意を得たうえで検査を開始する．

Ⅱ. その他の湿疹・皮膚炎

1 持参品のパッチテスト方法

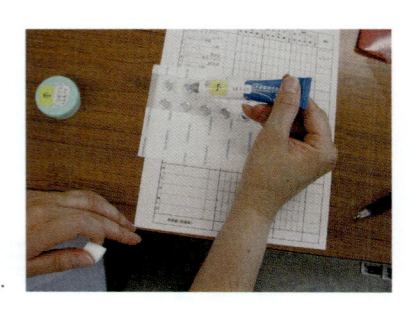

A．外用薬，点眼液，食品，衣類などの場合
直接フィンチャンバー®にアレルゲンを載せる．

B．シャンプー，石鹸，洗顔料など水溶性の製品の場合

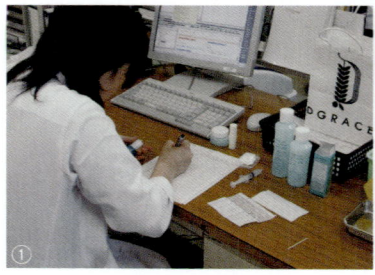

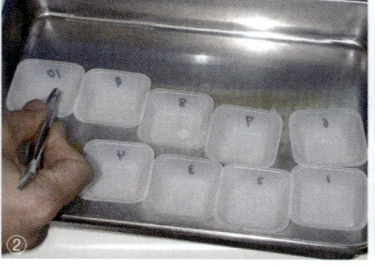

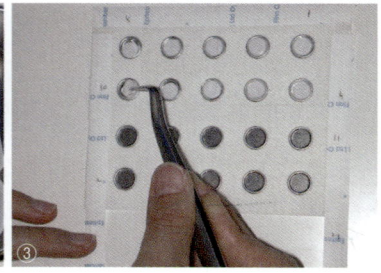

① 一般名，商品名，販売会社名，LOT 番号などを判定用紙に記載する．
② それぞれの製品を 1％水溶液に調製し，丸くかたどられた濾紙を水溶液に浸す．

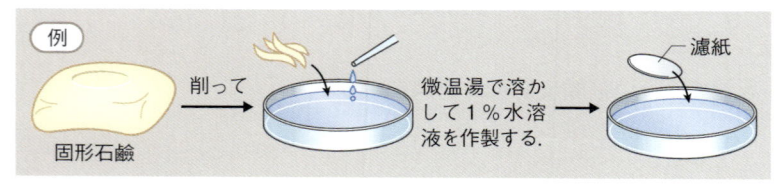

例
固形石鹸 → 削って → 微温湯で溶かして 1％水溶液を作製する．→ 濾紙

③ フィンチャンバー®のアルミ板にあらかじめ白色ワセリンを薄く塗り，その上に水溶液を含んだ濾紙を載せる．

持参品はどのような濃度と基剤で PT をするか

- 患者が接触した外用薬を含む製品や鑑別すべき疑わしい物質を漏れなく持参してもらうことが，PT の第一のポイントである．
- 持参品を適切な濃度と基剤で貼布することが，PT の第二のポイントである．
- 化粧品や外用薬などの直接皮膚につける物質はそのままの濃度で貼布する．
- 薬剤や化粧品のうち，希釈して使用する石鹸，シャンプー，リンスなど界面活性剤が多く含まれ洗い流す製品では，1％水溶液に希釈して貼布する（**1**）．
- 植物や農薬の PT 濃度や貼布方法を **2** に示す．

ジャパニーズスタンダードシリーズを貼布する

- 持参品と同時に，日本人が高頻度に接触感作されているジャパニーズスタンダードアレルゲン 25 種（日本皮膚アレルギー・接触皮膚炎学会

2 その他持参品の希釈方法と貼布方法

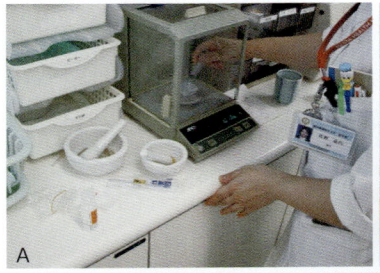

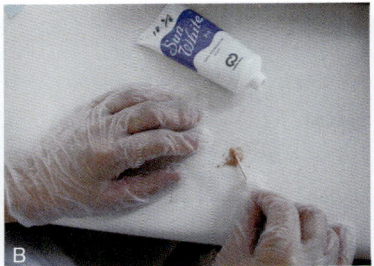

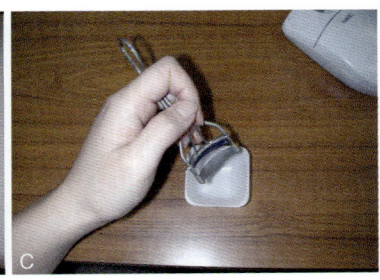

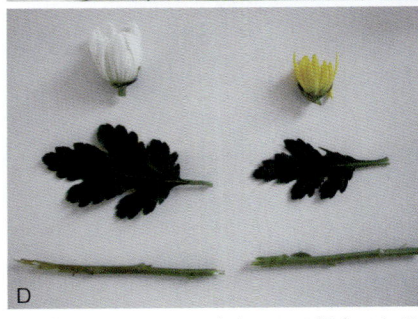

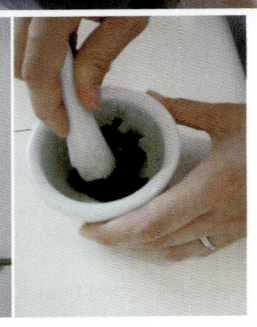

A：農薬．ワセリン，水ないしは親水ワセリンに使用濃度の 10 倍希釈濃度で混ぜて貼布する．
B：消毒薬．使用濃度で貼布する．刺激性のあるものは使用濃度でのオープンテストを行う．使用テストも有用である．
C：金属．ヤスリで削り，ワセリンに混ぜて貼布する．
D：植物．花びら，葉，茎に分けてすり潰して貼布する．しかし，サクラソウは強い感作性をもつのですり潰した後に水で 10 倍に希釈して貼布する．刺激性のある植物は 10％水溶液またはエタノール，アセトンで抽出液をつくる．

2008 年度選定：JSA2008）（**3**）を貼布する（松永，2008[1]；高山ら，2009[2]）．

- JSA2008 試薬のうち 4 種は鳥居薬品から市販されているが，20 種は海外から個人輸入し，パラフェニレンジアミンは自家作製する不便さが問題である（**4**）．

PT ユニットと貼布するアレルゲン量

- PT は試料をユニットの皿やリント布にあふれずに満たす一定の量を貼布することが重要である．
- フィンチャンバー®（Epitest，フィンランド）では，水溶液は 15 μL，白色ワセリン基剤の試料は 20 mg にすることによって安全で再現性のある検査を行うことができる（**5**）（Lachapelle ら，2009[3]）．

PT の貼布部位と貼布・ユニットの除去法

- PT 部位は健常な上背部が最も感度が高く推奨できる．
- 48 時間閉鎖貼布し PT ユニットが剥がれやすい場合は，絆創膏で補強する*1．
- 貼布後はシャワー，入浴，スポーツなど発汗の多い行動は控えるように指示する．
- 時に貼布期間内に強いかゆみや痛みを生じることがある．そのような場

*1 マイクロポア™ スキントーンサージカルテープ（3M），Fixomull® stretch（BSN medical）などの絆創膏が勧められている．

3 ジャパニーズスタンダードアレルゲン 2008

1.	Cobalt chloride	1 % pet.	14.	p-Phenylenediamine	1 % pet.
2.	PPD black rubber mix	0.6 % pet.	15.	Lanolin alcohol	30 % pet.
3.	Gold sodium thiosulfate	0.5 % pet.	16.	PTBP-FR	1 % pet.
4.	Thiuram mix	1.25 % pet.	17.	Epoxy resin	1 % pet.
5.	Nickel sulfate	2.5 % pet.	18.	Primin	0.01 % pet.
6.	Mercapto mix	2 % pet.	19.	Urushiol	0.002 % pet.
7.	Dithiocarbamate mix	2 % pet.	20.	Sesquiterpene lactone mix	0.1 % pet.
8.	Caine mix	7 % pet.	21.	Potassium dichromate	0.5 % aq.
9.	Fradiomycin sulfate	20 % pet.	22.	Thimerosal	0.05 % aq.
10.	Balsam of Peru	25 % pet.	23.	Formaldehyde	1 % aq.
11.	Rosin	20 % pet.	24.	Kathon CG	0.01 % aq.
12.	Fragrance mix	8 % pet.	25.	Mercuric chloride	0.05 % aq.
13.	Paraben mix	15 % pet.			

日本皮膚アレルギー・接触皮膚炎学会 2008 年選定.
注 1：Ethylene diamine 2HCl は削除.
注 2：Gold sodium thiosulfate, Epoxy resin, Sesquiterpene lactone mix を追加.
注 3：Sesquiterpene lactone mix 0.1 % pet.：alantolactone 0.033 %, dehydrocostus lactone 0.033 %, costunolide 0.033 %.
PPD：p-Phenylenediamine, PTBP-FR：p-tert-Buthylphenol formaldehyde resin, pet.：白色ワセリン, aq.：精製水.
(松永佳世子. J Environ Dermatol Cutan Allergol 2008；2：427-42[1]／日本皮膚科学会「接触皮膚炎診療ガイドライン」. 日皮会誌 2009；119：1757-93[2])

4 アレルゲンの入手方法

代表的なパッチテスト用アレルゲンは市販されている.
わが国で入手できるものは以下のとおりである.
① Brial（ドイツ），Trolab（ドイツ），Chemotechnique Diagnostics（スウェーデン）のアレルゲンは海外技術交易（TEL 03-3275-3461）より入手可能.
② 国産のアレルゲンは，鳥居薬品から 40 種が市販されている.
　佐藤製薬から 6 種のアレルゲンのパッチテストテープが市販されている.

【注意】入手できない製品の成分などは『Contact Dermatitis』（Frosch ら，2006[4]）などの本や参考文献により適切な希釈方法や濃度を確認し作製するが，安全が確認できないものについては感作させてしまう可能性などの危険性があるため貼布しない.

5 試料は正しい量を入れる（フィンチャンバー®普通サイズの場合）

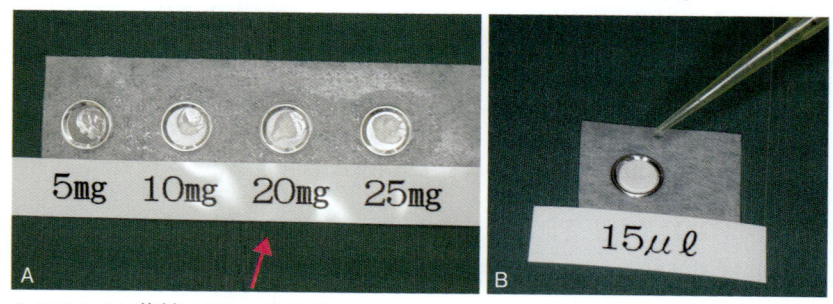

A：ワセリン基剤は 20 mg 入れる.
B：水溶液はワセリンを糊に使い濾紙を載せて 15 μL 滴下する. マイクロピペットが正確である.

6 単純パッチテスト（48 時間 closed test）：アレルゲンの貼布および判定時間

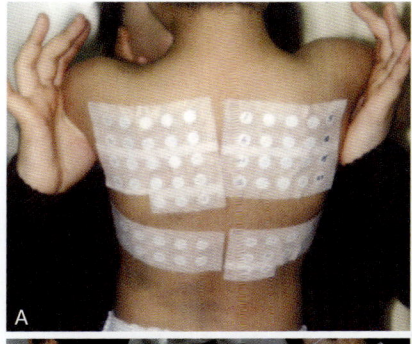

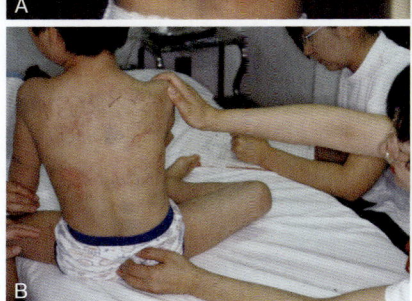

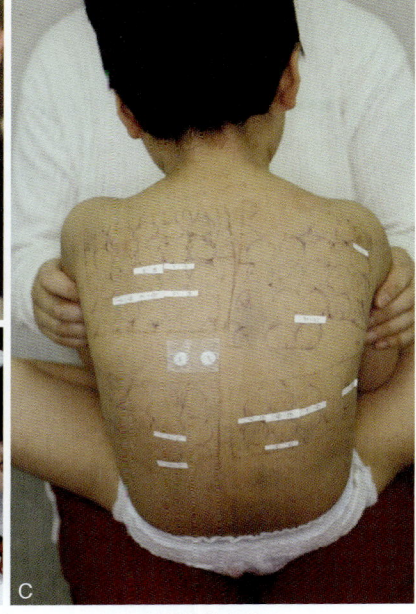

A：背部（傍脊椎部）の皮膚病変のない皮膚にアレルゲンを閉鎖貼布する．
B：48 時間後にパッチテストユニットを除去し，絆創膏による圧迫刺激の影響がなくなる約 1.5〜2 時間後に 48 時間後判定を行う．
C：以降，72 時間後判定，さらに 1 週間後判定を行う．
注 1）金属アレルゲンの刺激反応とアレルギー反応の鑑別が必要である．
注 2）ステロイド主薬，アミノグリコシド系抗生物質の反応のように陽性反応が遅く出現する場合は 1 週間後判定が必須である．

合には除去，または来院するように事前に指示をしておく．
- 色素や油剤，ファンデーションなど PT 判定に障害となるものはオリーブ油などで拭きとった後，微温湯で拭く．
- 水溶液などは上からガーゼで押さえるだけでもよい．乾綿で拭くだけの施設もある．
- 48 時間後にユニットを除去してから判定までの間（1 時間 30 分〜2 時間），PT 貼布部位に圧力をかけないよう患者に指示する（**6**）．

判定

- PT ユニットを除去し，貼布より 48 時間後，72 時間後および 1 週間後に判定する．
- 48 時間後にアレルゲンがミックスされた試薬に陽性の場合は，個々のアレルゲンを追加貼布する．
- 判定は国際接触皮膚炎研究班（ICDRG）判定基準（Lachapelle ら，2009[3]）に基づき判定する（**7**）．
- 72 時間後判定，あるいは 1 週間後判定で ＋ 以上を陽性とする．72 時間後に ＋＋，1 週間後に ＋ の反応があれば確実に陽性と判定できる．

7 パッチテストの判定基準

本邦基準	反応	ICDRG基準*	反応
−	反応なし	−	反応なし
±	軽度の紅斑	+?	紅斑のみ
＋	紅斑	＋	弱い反応（非小水疱性）：紅斑＋軽度浸潤
＋＋	紅斑＋浮腫，丘疹	＋＋	強い反応（浮腫ないしは小水疱性）：紅斑＋浸潤＋小水疱
＋＋＋	紅斑＋浮腫＋丘疹＋小水疱	＋＋＋	極度反応（水疱性あるいは潰瘍性）
＋＋＋＋	大水疱	IR	刺激反応
		NT	施行せず
刺激反応も含めて判定できる		アレルギーの判定に適している	

*ICDRG（国際接触皮膚炎研究班）2009年改訂基準（Lachapelle JM, et al. Patch Testing and Prick Testing. 2nd ed. Springer；2009. pp33-70[3]）

Box パッチテスト反応の解釈と注意点

パッチテストで得られた陽性反応をそのまま「陽性」と判断できない．
陽性反応を正しく解釈するためには，
① 接触または使用歴を確認し，「現在の皮膚炎の原因か，増悪因子か」を明らかにする，
② 今回接触した物質でなければ過去の皮膚炎の既往を十分に問診し，「以前の皮膚炎の原因か，増悪因子か」を明らかにする，
③ さらに，これまでの皮膚炎とは関係のない「交叉反応である可能性を考慮する」，
などを検討することが大切である．
一方，パッチテストが陰性であっても，即座にアレルギー反応ではないと判断せず，「アレルゲンを正しい濃度で適切に貼布したか」などを検証する（高山ら，2009[2]）．

結果の解釈

- PT反応には偽陽性，偽陰性があり，その結果の解釈は難しいことも多い．PTについて十分な知識が必要である．
- 貼布することで感作する危険性も皆無ではなく，事前に説明と同意を得ることが必要である．
- 薬剤の場合は交叉反応を起こす薬剤，今後外用すべき代替品となる外用薬も同時に貼布する．
- 判定後に原因薬剤，使用可能な薬剤を明らかにし，適切な生活指導を行う．

光パッチテスト（PPT）

- 光アレルギーを誘発する代表的な薬剤として，アリルプロピオン酸系非ステロイド系抗炎症薬（NSAIDs）のケトプロフェンが挙げられる．

> ### Advice 2
> **患者への説明**
> - 1週間後判定時もしくは検討会後に，パッチテストの結果を説明する．
> - 陽性反応を呈したアレルゲンと今回の皮膚炎との関連の有無を再度確認する．
> - 交叉反応するアレルゲンがある場合にはこれらも説明し，今後接触しないように注意する．
> - 持参品については陰性の製品を報告し，今後の生活に役立ててもらう．
> - 持参品が陽性の場合は，その製品の成分による再パッチテストが必要となることを説明し，準備を勧める．

- 最初に患者の最小紅斑量（minimal erythema dose：MED）を測定する．
- 前述のPTと同じ方法で被疑薬を背部2か所に貼布する．
- 24時間後に被疑薬を貼布した部位の半分にMEDの2/3程度のUVAを照射し，照射後48時間に判定を行う．
- 照射側と遮光側ともに反応のある場合は接触アレルギーと診断し，照射側のみ反応が強い場合で光毒性を否定できる場合に光接触アレルギーと診断する．

使用テスト

- 眼瞼周囲，頬など角層の薄い部位で起こる接触皮膚炎は，通常の背部でのパッチテストでは偽陰性になることがある．
- 臨床経過，臨床症状から原因と疑われる製品や物質にパッチテスト陰性の場合は，使用テストを行うことで，アレルギー反応を確認できることがある．
- フラジオマイシン硫酸塩を0.35％含むプレドニゾロン酢酸エステル眼軟膏では，通常は背部のPTは陰性となる．フラジオマイシン硫酸塩20％白色ワセリン基剤のPTは陽性となる．つまり，製品だけのPTを行った場合は，使用テストが必要になる．
- 口唇も角層が薄く，背部では惹起できない濃度の成分も口唇ではアレルギー反応を惹起することがあるため，使用テストが必要である．使用テストで陽性の口紅の場合は，スクラッチPTを行うか，成分PTを行う．

（松永佳世子）

▶文献は巻末に収載

その他の湿疹・皮膚炎

接触皮膚炎

37 接触皮膚炎の治療方針と生活指導

正確な診断

- いずれの皮膚疾患の治療においても同様であるが，治療に先駆け正確な診断が不可欠である．

接触皮膚炎の臨床像

- 接触皮膚炎は，特定の化学物質が皮膚に接触することにより生じる湿疹性病変である．湿疹とは，かゆみを伴う，組織学的海綿状態を特徴とする漿液性丘疹を個疹とする炎症反応である．
- まずは，紅斑，小丘疹から始まり，海綿状態の進行とともに表皮内に小水疱を含むようになる．症状が激しくなるとやや大型の水疱を生じることもある．その皮疹の性質から，搔破により容易にびらんとなり，病変部は湿潤化を招き，結果として痂皮を形成する．また，病勢が治まるとともに表面に落屑を生じる．一方，慢性化すると苔癬化という特徴的変化を呈する．
- このような特徴的臨床症状を理解していれば，他の炎症性皮膚疾患との鑑別は容易である．しかし，まれには，接触皮膚炎でも多形紅斑，色素沈着，色素脱色，苔癬型など湿疹性病変以外の皮膚症状を呈することがある（ **1** ）(松永, 2002[1])．

接触皮膚炎を疑う臨床経過

- 乾らは，接触皮膚炎を疑う臨床経過として以下の項目を挙げている (乾, 2008[2])．
  ① 接触皮膚炎の既往がある：以前に明らかな接触皮膚炎の既往があり，そのなかに含まれる成分に再度曝露した場合．
  ② 同じ季節に同じような湿疹病変を生じる：特定の植物，花粉による皮膚炎など．
  ③ なんらかの環境変化，ライフスタイルの変化の後に湿疹病変が生じた．
  ④ 仕事を休むと皮疹が軽快する．
  ⑤ ステロイド外用薬の使用でいったん軽快するが，中止するとすぐに再

1 皮疹型と原因物質

皮疹型	原因物質
湿疹型	ニッケル，クロム，ウルシ，イブプロフェンピコノール，香料など
多形紅斑型	熱帯樹木，植物（サクラ草，毒ツタなど），研究所で使う化学物質（DNCB, diphenylcyclopropenoneなど），医薬品（エチレンジアミン，ブデソニド，ブフェキサマクなど），その他（epoxy resinなど）
水疱型	消毒薬（イソジン®消毒液など），抗真菌外用薬
色素沈着型	色素（タール色素，蛍光色素ほか），香料，防腐剤，サクラ草など
色素脱失型	ハイドロキノン，メルカプトアミン，塩化第二水銀，パラクレゾール，パライソプロピルカテコールなど
苔癬型	歯科金属（水銀，亜鉛ほか）
光接触皮膚炎	ケトプロフェン，ベンズフェノン，パラアミノ安息香酸
蕁麻疹型	食物（卵白，肉，小麦，エビ，イカ，タコ，果物など），抗菌薬（パンスポリンなど），ラテックス，動物，化粧品（ヘアダイ，トリートメントなど）
潰瘍（形成・増悪・周囲）型	消毒薬（イソジン®消毒液，ヒビテン®消毒液など），外用薬（バラマイシン®軟膏，ゲンタマイシン軟膏，テラジアパスタ®など）

（松永佳世子．Visual Dermatology 2002；4：410-21[1]）

燃する．
⑥ 他の炎症性皮膚疾患を考え，経過をフォローしたが，経過もしくは症状が合わない．
⑦ 既存の皮膚病変に外用薬を使用していて悪化してきた，もしくは臨床像が変わってきた．

接触皮膚炎を疑う皮疹の形状

- 基本的に接触皮膚炎は，化学物質に接触した部位に限局して生じる．したがって，健常皮膚との境界が明瞭で，しばしば，直線的となる．そのため，帯状，線状の形態をとる．しばしば，原因となっている物質の形状に近似する（湿布薬）．
- また，逆に，下着や衣服で覆われている部位など特定の部位を避けて認められることがある．このような特徴も接触皮膚炎を診断する際の参考になる．

他の湿疹性病変との鑑別

- 他の湿疹性病変との鑑別は時に困難なことがある．代表的なものでは，頭部，顔面の接触皮膚炎と脂漏性皮膚炎，手掌や足底の接触皮膚炎と異汗症性湿疹，洗剤や衣服による体幹の接触皮膚炎とアトピー性皮膚炎などが挙げられる．また，うっ滞性皮膚炎には，しばしば外用薬による接触皮膚炎が合併する．

光線関与の有無の決定

- 接触皮膚炎のなかには，日光曝露が皮膚炎の発症に不可欠なものがある．これら，光アレルギー性接触皮膚炎，光毒性皮膚炎においては，皮疹の

分布が日光露出部に限られる特徴がある．頸部のV字型の分布や，逆に，頤下部を避ける分布も特徴的である．

原因物質の同定

- 以上述べたように，患者の皮膚症状，病歴から接触皮膚炎が強く疑われる場合には，次に，接触皮膚炎の原因となる化学物質の同定が必要となる．そのためには，ガイドライン（高山ら，2009[3]）にも述べられているように，詳細な問診が必要で，発症時期，発症部位，増悪や寛解の時期と自宅，職場，発汗，日光との関連性，職業歴，趣味，化粧，家事，家族歴，薬物の摂取歴などを詳しく聞く必要がある．
- 以上から原因物質が推定されれば，その物質ないしは，その中に含まれる成分によるパッチテストを行う．
- また，原因物質の検討がつかないときにはジャパニーズスタンダードアレルゲンのパッチテストを行う．

治療

原因物質の除去

- 接触皮膚炎の治療の原則は，あくまでも原因物質との曝露を避けることに尽きる．
- 原因物質との接触が避けられない場合，いかなる治療によっても症状が遷延し，外用薬による副作用をきたしやすい．特に，顔面の接触皮膚炎の場合には，長期にステロイド軟膏を使用することで酒皶様皮膚炎を生じる．

ステロイド軟膏による治療

- 接触皮膚炎の治療に際しては，ステロイド軟膏による治療がゴールドスタンダードである．
- しかし，ステロイド軟膏は多種存在し，また，その強さも大きく5段階に分かれており[*1]，実際にどのステロイド軟膏をどのような病変に使うかは，必ずしも定説がない．
- 一般には，弱いステロイド軟膏を用いるよりは，very strong クラスのステロイド軟膏を用いたほうが治療期間が短縮し患者のQOL改善につながる．しかし，顔面は例外で，酒皶様皮膚炎を誘発しないためにも weak ないし moderate クラスのステロイド軟膏にとどめるべきである．

*1 「9．薬物療法（1）ステロイド外用療法の適応と治療法」の項を参照．

抗アレルギー薬による治療

- 接触皮膚炎では，多かれ少なかれ瘙痒を伴うので，抗アレルギー薬の処方は，患者のQOLを改善する．

経口ステロイドによる治療

- 漆皮膚炎など接触皮膚炎の症状がきわめて激しかったり，自家感作性皮膚炎を併発しているときには，外用ステロイドのみでは，症状の速やかな改善が期待できないことがある．そのような際には，プレドニゾロン（プレドニゾン）20 mg程度の内服により速やかな症状の改善が期待できる．
- しかし，原因物質が特定できていない接触皮膚炎に対して，漫然と経口ステロイドを処方すべきではない．

免疫抑制薬による治療

- 顔面の接触皮膚炎で，原因がすぐには特定できず，ステロイド軟膏の使用が長期にわたる可能性があるときには，免疫抑制薬のプロトピック®軟膏を適宜使用し，ステロイド外用薬による酒皶様皮膚炎の誘発を防ぐ．

光線療法による治療

- 接触皮膚炎の治療の原則は，原因物質の除去であり，通常は光線療法の適応はない．しかし，なんらかの事情で抗原除去ができず皮疹が慢性化した際には，PUVA療法ないしはnarrow-band UVB療法が症状を改善することがある．
- また，手湿疹においては，海外の文献でPUVAなどによる光線療法の有効性が報告されている．

バリアクリーム，手袋などによる予防

- 石鹸，洗剤による手湿疹などでは，原因に接触しないようにゴム手袋，ビニール手袋，予防クリームによる予防が有効なことがある．ゴム手袋，ビニール手袋を着用することにより，汗で皮膚が浸軟する際には，その下に薄い綿手袋を着用する．

（相場節也）

▶文献は巻末に収載

その他の湿疹・皮膚炎

接触皮膚炎

38 光接触皮膚炎の病態・機序・診断・治療

光接触皮膚炎の病態

成因

- 光接触皮膚炎（photocontact dermatitis）は，種々の外因性物質を塗布した部位に日光（紫外線）が照射されて湿疹反応が生じる光線過敏症である．作用波長は長波長紫外線（UVA）である．
- 通常，光線過敏症は光毒性と光アレルギー性に分類される（川田，2005[1]）．光接触皮膚炎でも，光毒性によるものを光毒性（光一次刺激性）接触皮膚炎（phototoxic contact dermatitis, photo-irritant contact dermatitis），光アレルギー性のものを光アレルギー性接触皮膚炎（photoallergic contact dermatitis）という（戸倉，2006[2]；Deleo，2004[3]）．
- 原因物質としては，過去には3,3',4',5-テトラクロロサリチルアニリド（TCSA）を代表とするハロゲン化サリチルアニリドが殺菌剤としてシャンプーや石鹸に含まれていたため頻度が高かった．現在では使用頻度が減少しているため，原因としてはむしろまれである．また，香料のムスクアンブレットも一時原因となっていたが，減少している．

■1 光接触皮膚炎の主な原因物質

非ステロイド系抗炎症鎮痛薬	殺菌剤
ケトプロフェン	ハロゲン化サリチルアニリド（TCSAなど）
デキサケトプロフェン	クロルヘキシジン
パイケトプロフェン	ジクロロフェン
スプロフェン	スルファニルアミド
ジクロフェナクナトリウム	香料
ベンジダミン	ムスクアンブレット
サンスクリーン剤	6-メチルクマリン
t-ブチルメトキシジベンゾイルメタン（Parsol 1789）	毛染め
オクトクリレン	パラフェニレンジアミン（PPD）
ベンゾフェノン（オキシベンゾン-3など）	
パラアミノ安息香酸（PABA）とその関連物質	
ジガロイルトリオレイン酸	
ケイ皮酸（シノキサートなど）	

（Tokura Y. Exp Rev Dermatol 2009；4：263-70[4]）

Box

サンスクリーン剤の光接触皮膚炎

サンスクリーン剤の主成分は有機系素材と無機系素材に分類される．有機系素材は従来吸収剤といわれ，紫外線吸収作用が主のものである．無機系素材は酸化チタンや酸化亜鉛など，従来散乱剤と呼ばれたものである．光接触皮膚炎の原因となるのは有機系素材である．そのなかで特に頻度が高いのが，UVB 吸収剤の Parsol MCX とオキシベンゾン-3，UVA 吸収剤の Parsol 1789 である．

Topics

最近ケトプロフェンによる光アレルギー反応において，マウス角化細胞由来のサイトカインによって Langerhans 細胞が活性化すること，さらに MHC 抗原（主要組織適合抗原）によって症状の程度が異なることが報告された（Further Reading：Atarashi ら，2007[1])．

- 最近では，サンスクリーン剤の成分や非ステロイド系抗炎症鎮痛薬（NSAIDs）の外用・湿布薬による光接触皮膚炎が増加傾向にある．1 に主な原因物質を示した（Tokura, 2009[4])．
- サンスクリーン剤成分で報告が多いのはオキシベンゾン類の 2-ヒドロキシ-4-メトキシベンゾフェノン（オキシベンゾン-3）である．オキシベンゾン類は保存料としても多くの薬品にも配合されている．後述するケトプロフェンとの交叉性も報告されており（Kawada ら，2001[5]），注意が必要である．またわが国のサンスクリーン剤の特徴として，ケイ皮酸系のパラメトキシケイ皮酸 2-エチルヘキシル（Parsol MCX）とベンゾイルメタン系の 4-t-ブチル-4′-メトキシジベンゾイルメタン（Parsol 1789）が配合成分として頻用されている（川田，2008[6])．したがって，今後これらの光接触皮膚炎が増加することが予想される．
- NSAIDs のなかでは，ケトプロフェン，スプロフェン，ピロキシカム，ジクロフェナクナトリウムの頻度が高い．特にケトプロフェンはゲル剤以外にテープ剤や貼付剤など製剤が多種あり*1，かつ使用頻度も高いため，最近本剤による光接触皮膚炎が増加傾向にある．最近ヨーロッパからデキサケトプロフェンとパイケトプロフェンによる報告が散見されている．
- そのほか，植物によるものもある．ダリアや菊は光アレルギーを起こしやすい．ミカン科のライム・レモン・ベルガモット，セリ科のニンジン・セロリ，イチジク，マスタード，キンポウゲなど（八木，2008[7]）はフロクマリンを含有しており光毒性反応を起こす．

*1 主なケトプロフェン配合外用薬剤
- エパテック®ゲル・クリーム・ローション
- セクター®ゲル・クリーム・ローション
- ミルタックス®貼付剤
- モーラス®貼付剤・テープ

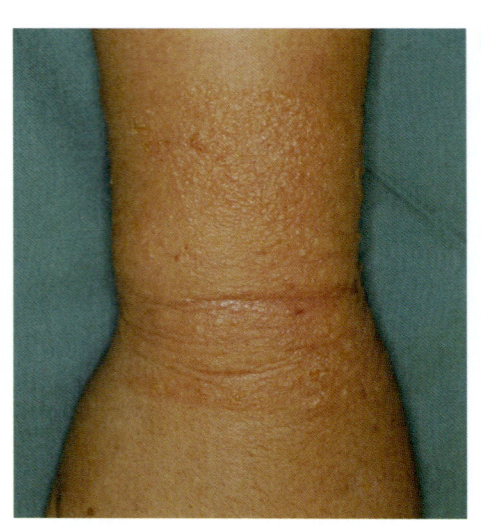

2 ケトプロフェンによる光接触皮膚炎

症状

- 臨床症状としては，原因物質を塗布した部位に一致して紅斑・丘疹・水疱・鱗屑・かゆみがみられる（**2**）（Ota ら，2007[8]）．
- 光毒性はサンバーン様，光アレルギー性は湿疹様とされるが，大多数の例では臨床症状からは鑑別できない．接触皮膚炎と同様の症状を示すため，塗布物質の種類，露光の有無，皮疹の部位などを参考にして本症を疑う．後述する光パッチテストで診断を確定する．
- 塗布後1～3か月後に露光して発症した例，塗布部位を越えて皮疹が認められた例，自家感作性皮膚炎となった例，フレアを発症した例などもあり，注意が必要である．
- さらに光接触皮膚炎が遷延化すると，原因物質との接触がなくとも露光のみで症状が新生・再燃する．これを persistent light reaction といい，慢性光線過敏性皮膚炎（chronic actinic dermatitis）の一型と考えられている．

光接触皮膚炎の機序

- 前述したように，光毒性と光アレルギー性に分類されるが，両者の反応とも光化学反応が前提となる．光化学反応のみを生じるものを光毒性反応，光化学反応の結果，抗原が形成され免疫機序が関与するものを光アレルギー性反応という．
- 光アレルギー性反応において光ハプテンは，特に抗原の形成に重要な役割を果たしている．抗原性獲得については，現在2つの考え方がある（Tokura，2009[4]）．Tokura によれば，① 照射後に形成されたハプテンが，

Keyword

光化学反応
光を吸収する物質をクロモフォア（chromophore）という．はじめにクロモフォアがその吸収波長の光照射を受ける．そして基底状態から励起一重項状態に励起される．次に励起三重項状態に遷移し，標的分子と光化学反応を起こす．この一連の反応を光化学反応という．

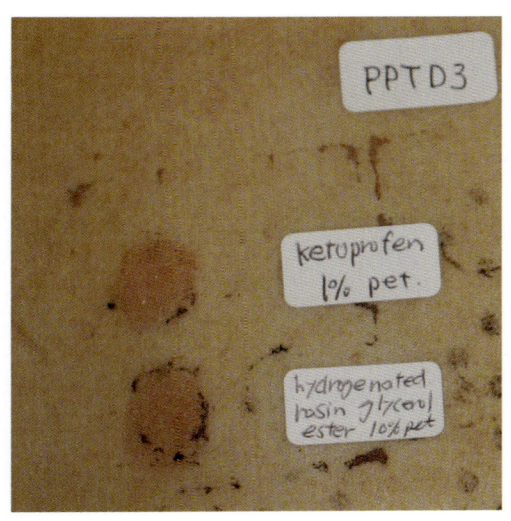

3 光パッチテスト陽性所見
PPTD 3：光パッチテストの 3 日目.

皮膚の蛋白に結合して抗原ができるものをプロハプテン（prohapten）といい，②ハプテンがまず蛋白と結合して，その後光照射によって抗原となるものを光ハプテン（photohapten）という(Tokura, 2009[4]).抗原性を獲得した後は通常の接触皮膚炎と同様に，感作相と惹起相を介して病変が形成される.

光接触皮膚炎の診断 (川田, 2002[9], 2004[10])

- 光パッチテスト（**3**）を行う．光線過敏型薬疹，慢性光線過敏性皮膚炎，多形日光疹などの疾患が疑われる場合には，通常の光線テスト（スクリーニングテスト）で正常の状態であることを確認してから施行すべきである.
- 被疑薬剤の各成分の原末を入手して 10, 1, 0.1 ％のワセリン軟膏を作製する．すでに報告例がある場合は，溶解させる基剤や濃度はそれに従うことが望ましい．テスト期間中の露光を防ぐため，フィンチャンバー®（スマートプラクティスジャパン）を用いている．コントロール（溶解に用いた基剤またはワセリン）と被疑薬剤をフィンチャンバー®に載せ，同じものを 2 列つくり背部に貼布する．貼布 48 時間後に 2 列ともはがしてパッチテストが陰性であることを確認する.
- そして片側を遮光し，もう 1 列のほうに UVA を照射する．UVA の場合の照射量は健常人の反応量の 1/3〜1/2 が望ましい．したがって，筆者らは 4.5〜5 J/cm^2 照射し，照射 24 時間後に判定している．慢性光線過敏性皮膚炎では UVA-MED（最少紅斑量）の 1/3〜1/2 量を照射する．判定は ICDRG（国際接触皮膚炎研究グループ）など，パッチテストの判定基準に従って行う．

- 慢性光線過敏性皮膚炎のなかの，persistent light reaction や actinic reticuloid（光線性類細網症）などの病型が疑われる場合は，よく知られている光感作物質（common sensitizers）の光パッチテストを同時に行うことが望ましい．筆者らは，ビチオノール，4′-ブロモサリチルアニリド，6-メチルクマリン，3,4,4′-トリクロロカルバニリド（TCC），TCSA，3,5,4′-トリブロモサリチルアニリド（TBS）の6種について1％ワセリン軟膏を用いて，光パッチテストを施行している．

光接触皮膚炎の治療

- ステロイド薬の外用と抗アレルギー薬の内服を行う．拡大傾向がある場合はステロイド薬の内服も考慮する．
- 原因物質の残存や皮疹部のT細胞によって，皮疹治癒後に紫外線曝露すると再発することがある．したがって，治癒後数週間から数か月はサンスクリーン剤などで遮光する．
- 交叉性にも注意する．ケトプロフェンとオキシベンゾン，ケトプロフェンとチアプロフェン酸などの交叉性が報告されている．錦織によれば，ケイ皮酸はペルーバルサムやシナモン油などの香料と交叉反応する可能性があるため，これらを含む食品や香料品に注意すべきであると述べている（錦織，2006[11]）．

(川田　暁)

▶文献は巻末に収載

その他の湿疹・皮膚炎

接触皮膚炎

39 接触蕁麻疹の概念・診断・治療

接触蕁麻疹の概念

- 接触蕁麻疹は，経皮的あるいは経粘膜的に吸収された物質が原因となり，接触部位を中心として生じる蕁麻疹である．多くはIgEを介したアレルギー性であるが，非アレルギー性の場合もある．
- 原因物質の接触後数分から数十分以内に接触部位にかゆみ，紅斑を生じ，続いて膨疹となる．通常，膨疹は数時間以内に消退する．アレルギー性接触蕁麻疹において，抗原接触部位以外の皮膚や他臓器に症状を呈することがあり，「接触蕁麻疹症候群」[*1]と呼ばれる．アナフィラキシーショックに進展する場合もあり，症状によりステージ分類（表1）が提唱されている（Maibach, 1986[1]）．
- 食物や薬剤が原因となる場合が多い．食物抗原が接触した口腔粘膜にアレルギー症状をきたす場合は「口腔アレルギー症候群（oral allergy syndrome：OAS）」と呼ばれる（Amlotら，1987[2]）．原因食物摂取後，15分ほどで接触部位である口唇，口腔粘膜，咽頭粘膜に刺激感や浮腫を生じる病型である．抗原曝露量が多いと接触蕁麻疹症候群をきたす．薬剤では，看護師がセフォチアム塩酸塩の点滴を調剤中に，薬剤が皮膚に触れて生じた接触蕁麻疹症候群の症例が多数報告されている（福田, 2009[3]）．

[*1] 経皮的に侵入した抗原が血流により他臓器に運ばれてアレルギー症状をきたす．

接触蕁麻疹の診断と原因抗原の検索

- 原因抗原の接触後15分程度で症状がみられるため，発症状況から患者

表1 接触蕁麻疹症候群のステージ分類

ステージ	症状
ステージ1	接触部位に限局した膨疹
ステージ2	汎発性膨疹
ステージ3	汎発性膨疹＋粘膜／気道／消化器症状
ステージ4	アナフィラキシーショック＋その他の症状

（Maibach HI. Contact Dermatitis 1986；15：100[1]）をもとに作成）

207

Box

口腔アレルギー症候群（OAS）の原因と交叉反応

OASでは果物，野菜，魚介類が原因となる症例が多い．果物や野菜が原因の症例では花粉抗原への感作から，抗原が交叉反応すると考えられている（**2**）．花粉の感染特異的蛋白質（pathogenesis-related protein：PR）やプロフィリンなどが抗原となると，これらの蛋白質は科を超えて比較的よく構造が保存されているために，構造の類似したこれらの蛋白質を保有する果物や野菜類を摂取するとOASを発症する．これらの蛋白質の多くは熱や消化酵素に対して不安定なため，抗原が直接接触する口腔粘膜のみにかゆみ，浮腫などの即時型アレルギー症状を生じる．しかし，抗原が多量に摂取された場合や，PRのうち脂質輸送蛋白質（lipid transfer protein：LTP）など熱や消化酵素に安定な蛋白質が抗原となる場合には，消化管からも吸収され，通常の食物アレルギーにみられるような鼻・眼症状や胃腸症状，アナフィラキシーショックを起こしうる．

2 OASの原因となる代表的な交叉抗原

	植物名	PR10	PR14（LTP）	プロフィリン
安定性		熱不安定，易消化性	熱安定，消化耐性	熱不安定，易消化性
花粉	シラカバ	Bet v 1		
	ハンノキ	Aln g 1		
	ヨモギ		Art v 3	Art v 4
	ブタクサ		Amb a 6	Amb a 8
果物／野菜	リンゴ	Mal d 1	Mal d 3	Mal d 4
	サクランボ	Pru av 1	Pru av 3	Pru av 4
	桃	Pru p 1	Pru p 3	Pru p 4
	西洋ナシ	Pyr c 1	Pyr c 3	Pyr c 4
	セロリ	Api g 1		Api g 4
	ニンジン	Dau c 1		Dau c 4
	ポテト	STH1		
	トマト			Lyc e 1
	メロン			Cuc m 2
	バナナ			Mus xp 1
	アスパラガス		Aspa o 1	
	ブドウ		Vit v 1	
	トウモロコシ		Zea m 14	
	ライチ			Lit c 1
	パイナップル			Ana c 1
	ピーナッツ			Ara a 5
	大豆	Gly m 4		Gly m 3

（森田栄伸．WHAT'S NEW in 皮膚科学 2008-2009．メディカルレビュー社；2007. pp46-7[4]）より改変）

---

*2 皮疹のない前腕部分に被疑物質を塗布する．10分程度接触させ，除去後15分で膨疹の有無を確認する．

自身で比較的容易に原因抗原が特定できる．
- 原因抗原の確定には，皮膚テストを行う（**3**）．皮膚テストでは被疑物質を用いたオープンテスト*2を行う．オープンテストにて膨疹が再現できれば診断価値が高いが，多くの接触蕁麻疹の場合，皮膚炎などのため

Topics

ラテックス-フルーツ症候群

　接触蕁麻疹の代表的な例はラテックスアレルギーで，天然ゴム製品に含まれる蛋白質が原因となって発症する．ゴム手袋の装着や，医療用各種カテーテルの装着によりアナフィラキシーショックを生じた症例が多く報告されている．近年，ラテックスアレルギーの患者が広範に果物類に交叉反応し，OAS を生じることが明らかにされてきた（池澤，2004[5]）．ラテックス抗原のうち，ヘベイン，プロヘベイン，ラテックスプロフィリン，ラテックスクラス I キチナーゼが抗原の場合は，バナナ，アボカド，キウイ，パパイヤ，マンゴーなどの果物やニンジン，トマトなどの野菜と交叉反応して OAS を生じる．このような症例はラテックス-フルーツ症候群と呼ばれている．

3 接触蕁麻疹の原因検索のための検査法

皮膚テスト
オープンテスト
プリックテスト
スクラッチテスト
血中抗原特異的 IgE の検出
ユニキャップ特異 IgE（ファディア）
アラスタット IgE（三菱化学メディエンス）
マストイムノシステムズ II-S（日立化成工業）

角層バリアが障害されて抗原が侵入するため，健常皮膚では再現されないことも少なくない．したがって，通常プリックテスト[*3]，スクラッチテスト[*4]により感作を確認する（千貫ら，2010[6]）．
- 併せて血中抗原特異的 IgE の検出を行うとさらに確実である（**3**）[*5]．検査に保険適用されている抗原は限られているため，すべての抗原に対応できるわけではない．
- IgE の関与しない刺激性接触蕁麻疹では，抗原溶液を種々の濃度に調整してオープンテストを行い，膨疹の再現を確認する．

接触蕁麻疹の治療

- アレルギー性接触蕁麻疹では自然寛解は少ないと思われる．特に花粉症に伴って生じる OAS では，花粉症が難治性であるため自然寛解は少ない．
- 基本的には原因食品を除去することが治療の中心となる．初発時は症状が軽微であっても，繰り返し摂取するうちに症状が重篤になり（山口ら，2007[7]），アナフィラキシーショックをきたした症例の報告がある（Maibach, 1986[1]）．このため，除去食の指導が大切である．
- 果物，野菜類が原因となる場合は，複数の種類の果物，野菜に交叉反応がみられるため，詳細な問診を行い，除去食を指導する（**2**を参照）．
- 原因物質への曝露により発症した場合，ステージ 1 であれば観察により自然に改善する場合が多いが，ステージ 2 以上では，抗ヒスタミン薬の内服，静脈内投与，アドレナリンの筋注，副腎皮質ステロイド薬の全身投与を症状に応じて投与する．ステージ 4 ではアナフィラキシーショックの対応を行う．

（森田栄伸）

*3　前腕に被疑物質の溶液を 1 滴落とし，溶液の中央を Prick-Lancetter® にて刺す．溶液はティッシュにて拭き取り，15 分後に膨疹を判定する．または，材料を Prick-Lancetter® で突き刺し，そのまま皮膚に刺す prick to prick test を行う．

*4　Prick-Lancetter® にて皮膚を出血しない程度に 5 mm ほど引っかき，抗原液を滴下する．

*5　OAS では原因抗原が不安定なため，血中抗原特異的 IgE が検出されない場合も多い．

▶文献は巻末に収載

その他の湿疹・皮膚炎

接触皮膚炎

40 職業性接触皮膚炎の概念・診断・治療

職業性接触皮膚炎の定義

- 職業性の皮膚疾患は，ある職業の従事者に限定してみられる皮膚の病的状態，あるいはその職業に従事しなければ発症しなかった皮膚疾患と定義されている（Calnan, 1981[1]）.
- 一般的な職業性皮膚疾患としては■1に示す疾患がよく知られているが，21世紀の今日，産業の職種はその領域の拡大により，複雑で多様化してきており，従来の分類に該当しないストレスが関与する皮膚疾患や，より広い意味での産業由来の環境汚染による皮膚障害なども包括して考えるべき時代になってきている.
- 新たな皮膚への刺激性，感作性あるいは蓄積性物質も次々と登場してきており，われわれ皮膚科医も産業界，経済界，行政と連携してその啓蒙

■1 一般的な職業性皮膚疾患と接触皮膚炎

職業性皮膚炎	職業性接触皮膚炎
1. 接触皮膚炎 　医療従事者，美・理容師，調理師，農業・水産業・製造業従事者，ほか	1. 医療従事者にみられる皮膚炎 　・消毒薬による接触皮膚炎 　　ヒビテン®，イソジン®など 　・ゴム手袋による接触皮膚炎 　・エポキシ樹脂など
2. 光線過敏性皮膚炎 　漁業従事者など	2. 美・理容師にみられる皮膚炎 　・パーマ液，シャンプー，毛染め
3. 強皮症類似疾患 　有機溶媒取り扱い者，炭坑夫	3. 農業従事者にみられる皮膚炎 　・植物による皮膚炎 　　セロリ，ピーマン，チューリップ，タバコ 　・農薬による接触皮膚炎
4. 皮膚腫瘍 　ヒ素取り扱い者	4. 漁業従事者にみられる皮膚炎 　・牡蠣打ち皮膚炎など
5. 色素異常症 　フェノール，ハイドロキノン	5. 製造業にみられる皮膚炎 　・化学薬品，塗料，香料，ゴム製品など
6. 痤瘡様発疹 　油（機械油），有機ハロゲンなど	6. その他 　・葬儀社（菊による光線過敏性皮膚炎）
7. 化学熱傷，セメント熱傷など 　アルカリ製剤，セメントなど	
8. タールピッチ皮膚症	

職業性の皮膚炎のなかで接触皮膚炎が占める割合はその90%程度とされ，そのなかでアレルギー性接触皮膚炎が60%以上を占めるとされている．一次刺激性接触皮膚炎はアトピー素因をもつ人に多いとされている．特に近年，学生などで飲食業などのパート勤務従事者に多くみられる．

> **Box**
>
> 　国内では化学物質等を製造し，提供する側は，その有害性などの必要な情報を調査し，使用者へ提供することが義務づけられている．また，決められた物質に関しては化学物質等安全データシート（Material Safety Data Sheets：MSDS）を作成し，これを添付して販売しなければならない．一方，事業者は提供された化学物質に関する情報を，労働者に周知させなければならない．

と対策に目を向けていく必要がある．

職業性接触皮膚炎の病因論

- 接触皮膚炎は一次刺激性接触皮膚炎とアレルギー性接触皮膚炎に大きく分類され，抗原物質の生成に光エネルギーが関与する場合に光接触皮膚炎と呼ぶ．それぞれ急性の経過をとる場合と慢性の経過をとる場合がある[*1]．
- 特殊な病型として，接触蕁麻疹，全身型の接触皮膚炎がある．最近筆者らはナノ物質により生じた TEN（toxic epidermal necrolysis：中毒性表皮壊死症）の一例を報告したが（Toyama ら，2008[2]），今後同様の症例の集積が望まれる
- 職業性接触皮膚炎の場合，職場の配置転換や転職などが患者の社会的な生活に大きな支障をきたすことがあり，社会医学的なアプローチが要求されることがある（片山，2007[3]）．

[*1] 病因に関しては「34. 接触皮膚炎の発症機序」の項を参照．

職業性接触皮膚炎の疫学

- 職業性皮膚炎の原因となる化学物質は 57,000 種類以上あり，毎年 500 種類以上の新規化学物質が使用されているとの報告がある（高山ら，2009[4]）．
- 休業 4 日以上のものは，事業主が労働基準監督署への届出が義務づけられている．化学物質が原因による業務上疾病者数は，2005 年（平成 17 年）には 311 人（職業性疾患全体の 38 %）とされているが，4 日未満のもの，本人が職業性と考えない場合は，その数や疾患を把握することは困難であり，行政的な介入も必要と考えられる．

職業性接触皮膚炎の原因物質

- 特定化学物質等障害予防規則第 44 条および労働安全衛生規則第 594 条

2 メチレンビスアクリルアミドによる職業性アレルギー性接触皮膚炎

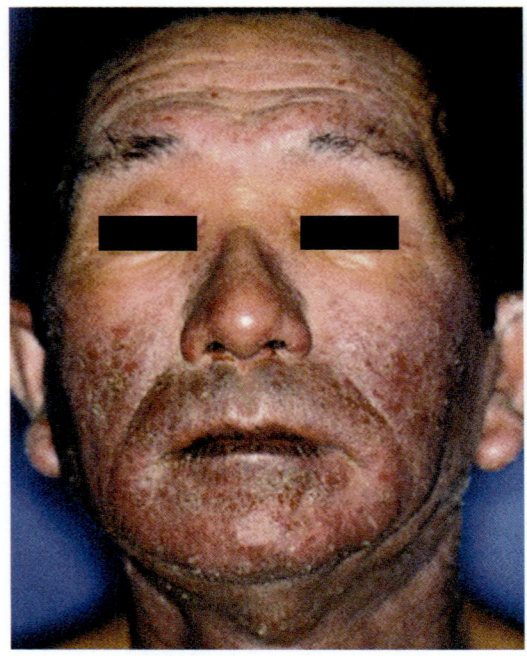

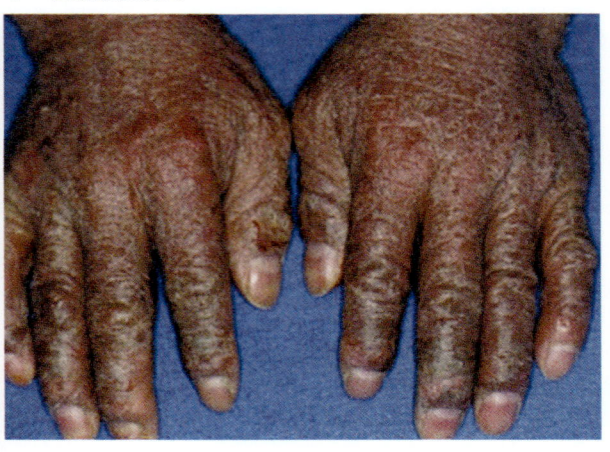

貼布試験	
メチレンビスアクリルアミド	3＋
エチルセロゾルブ	－
ホルムアミド	－
チウラム	2＋
コバルト	＋
ニッケル	＋

光線過敏症が疑われた化学薬品取り扱い従事者の接触皮膚炎．顔面，手背などの曝露部を中心に皮膚炎がみられ，直接接触のほか，空気中の浮遊アレルゲンによる可能性も考えられる．貼布試験にて複数の物質に陽性反応を認める．

に，接触皮膚炎・湿疹の代表的な原因化学物質が規定されている（高山ら，2009[4]）．

金属

- 金属ないし金属含有物質に触れることで生じる．
- ニッケル，クロム，コバルトはアレルギー性接触皮膚炎を起こす三大金属である．
- なめし皮の接触皮膚炎は3価クロムによる．セメントカーバイト工場で働く労働者では，コバルトによりアレルギー性の接触皮膚炎を起こすことが多い（井上ら，1997[5]）．

樹脂（レジン）

- エポキシ樹脂，アクリル樹脂など多くはアレルギー性の機序で生じる．
- 手のアレルギー性接触皮膚炎のほか，空気中に浮遊する樹脂により顔面にも皮疹がみられる（ 2 ）（田中ら，1992[6]）．また歯科衛生士での発症も多い（西岡，2007[7]）．

ゴム

- メルカプトベンゾチアゾール（MBT）やテトラメチルチウラムジスルフィド（TMTD）によるアレルギー性接触皮膚炎がほとんどを占める．
- ゴム製品に含まれているラテックスにより生じるⅠ型アレルギーとして接触蕁麻疹や喘息発作を起こし，リンゴ，バナナなどのフルーツアレル

ギーも合併するラテックス-フルーツ症候群がある（矢上ら, 2004[8]）.
- class II 抗原として Hevein が有名であり, HIV の出現を契機に使用頻度の増えた医療従事者に多く, 最近ではラテックスを含まない手袋の使用が可能である.

農薬
- 農薬によるものには, 殺虫剤や殺菌剤の化学熱傷, 除草剤や抗生物質のアレルギー性接触皮膚炎, 光接触皮膚炎がある.

切削油・機械油
- 接触皮膚炎, 痤瘡, 皮膚癌を起こすが, アレルギー性接触皮膚炎の頻度が高い.
- 切削油のなかには種々の物質（鉱油, 脂肪油, 界面活性剤, 添加物）が含まれており, どの物質による接触皮膚炎かの同定は容易ではない.

色素
- 美容師の皮膚炎としてパラフェニレンジアミン（PPD）による手の職業性皮膚炎がよく知られている（西岡, 2007[9]）.

植物
- 植物による皮膚炎は, タバコ, チューリップ, 菊などの職業性接触皮膚炎が有名である. アレルギー性接触皮膚炎の頻度が高いが, 菊による光接触皮膚炎は葬儀関連の職種に多いとの報告もある（片山, 2007[10]）.

その他
- 牡蠣打ち業者に生じる皮膚炎が報告されている.

職業性接触皮膚炎の臨床症状

- 職業性接触皮膚炎は通常, 曝露機会の多い手, 指に多くみられる（**3**）. 比較的境界鮮明な浮腫性の紅斑局面内に粟粒大の小水疱, 丘疹を集簇性に認める. かゆみが強く, 搔破によりびらん, 痂皮を伴うことが多い.
- 原因は合成洗剤, 消毒薬, 酸・アルカリ化学物質が多いとされている. アトピー性皮膚炎の素因がある場合, 一次刺激性の皮膚炎が多くみられる. 特にアルバイトなどで洗剤などを使用する学生によくみられる.
- 急性刺激性接触皮膚炎は急性毒性・腐食作用に基づくもので, 化学熱傷との境は引くことができない.

職業性接触皮膚炎の診断

- 皮膚症状の正確な観察, 問診による原因物質の特定が基本となる.
- 原因が特定できない場合, 貼布試験を行う. 原因物質を皮膚に貼布する. 通常 48 時間と 72 時間後に判定基準（ICDRG 基準）により行う[*2]. 消毒薬, 化学薬品, 衣服の仕上げ剤などは, その成分濃度をよく確認して,

[*2] 詳細は「36. 接触皮膚炎の検査法」の項を参照.

3 合板取り扱い者にみられたアレルギー性接触皮膚炎

スギ，合板，クロムなどに陽性反応を認める．本例ではアレルゲンの接触部位に限局して皮膚炎が認められる．

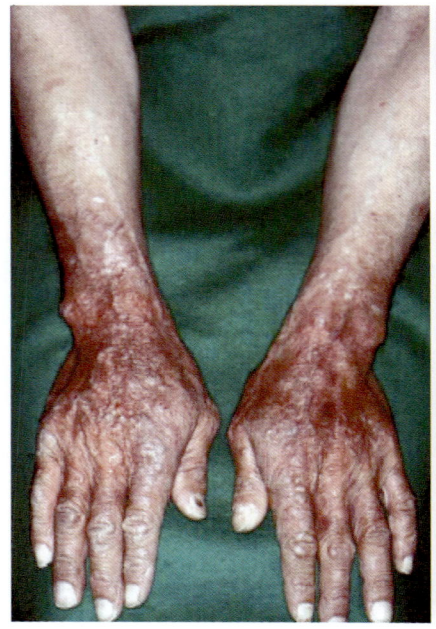

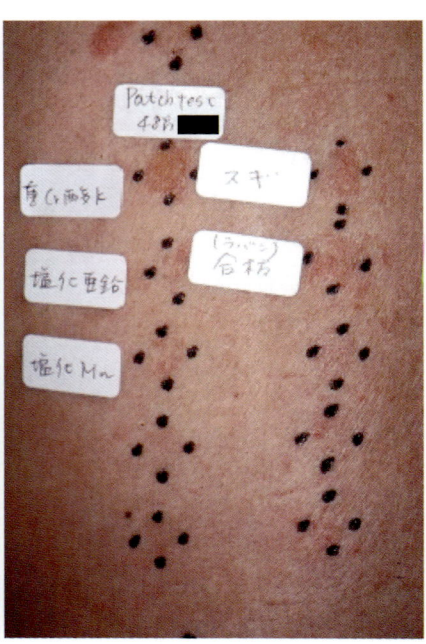

4 職業性皮膚疾患の診断と対応

```
皮膚症状の確認
   ↓
皮膚貼布試験
皮膚スクラッチテスト
サイトカイン定量（DLST）
   ↓
職場環境の検討
同一症状患者の有無
   ↓
皮膚科的治療
原因アレルゲンの除去
職場の配置転換
転職（困難）
   ↓
患者の登録
医療経済的評価と対応
```

職業性接触皮膚炎においては，その診断と患者指導には貼布試験に加え，十分な問診と職場での感作物質の同定，配置転換による改善など慎重な対応が必要である．
DLST：drug-induced lymphocyte stimulation test.

健常人で刺激反応が出ない濃度まで，白色ワセリンや精製水で希釈して貼布する．
- 診断書などの作成には，原因物質の特定の根拠，同一の物質の取り扱いに同一の症状がみられる，配置転換で症状が改善するなど慎重に対応する必要がある（4）．

職業性接触皮膚炎の治療

（1）原因物質の特定と生活環境からの除去
（2）皮膚バリアクリーム・保湿剤の使用
- ロコベースリペア，ホリスター保湿バリアクリーム，メンター皮膚保護クリームなどを使用する．

（3）手袋の着用
- 扱う化学物質用に適した手袋の使用が推奨されている（高山ら，2009[4]）．

（4）外用療法
- ステロイド外用薬の塗布が基本となる．接触皮膚炎に関しての外用療法の systematic review などを参考にする（Saaryら，2005[11]）．
- 最近はジェネリック医薬品を使う機会が増えているが，接触皮膚炎の原因となる可能性の強い物質（香料，色素，防腐剤，ラノリンなど）が含まれている可能性もあり，治療薬そのものでアレルギー性接触皮膚炎の生じる可能性があり，注意が必要である．

Topics

職業性皮膚疾患 NAVI

職業性皮膚疾患のデータ集積システムとして，現在産業医大皮膚科にて「職業性皮膚疾患 NAVI」が開始されている．会員へ ID，パスワードを配布し，会員の匿名性を確保したうえで，産業化学物質による職業性皮膚疾患発生時に，事例報告入力フォーマットへ可能な限り報告し，産業化学物質による皮膚疾患の発生状況を迅速に把握するためのシステムである．軽症例や因果関係が乏しい職業性皮膚疾患の症状，原因，対応などについて産業化学物質による皮膚疾患を診る機会の多い医師が，早期に報告し，情報を共有することにより，信頼度の高い職業性皮膚疾患事例の早期把握が可能となることが期待される．

職業性皮膚疾患ネットワークセンター事務局：産業医科大学皮膚科学教室　http://hifunavi.umin.jp/navitoha.html

(5) 内服療法

- かゆみに対し抗ヒスタミン薬や抗アレルギー薬の内服を行う．
- 患者により眠気が強く現れることがあり，車の運転や授業などの点で注意が必要であり，内服時間なども十分説明しておく必要がある．
- ステロイドホルモンの内服はウルシかぶれなど原因が明らかであり，かつ重篤な場合に限ってプレドニゾロン換算 20 mg 程度を短期間使用する．

医療経済との関連性

- ドイツでは疾病の影響で労働者が欠勤すると1日あたり 250〜500 ユーロの損害を会社に与える．ドイツにおいて 2004 年に登録された職業病の 1/4 は皮膚疾患だった（Weißbuch-Allergie in Deutschland, 2004）．そのなかでも手湿疹がほとんどを占めている．近年このような職業性の皮膚疾患による医療経済の損失が労働生産性の観点から検討されている．
- WPAI（the Work Productivity and Activity Impairment）は，Reilly らにより，1993 年に発表された解析法である（Reilly ら，1993[12]，2003[13]）．
- 筆者らが行った調査では，瘙痒を伴う疾患では 43 % 程度の労働生産性の低下がみられ，花粉症などと同レベルの障害が認められた（Murota ら，2010[14]）．
- 今後，患者の診断・治療や疫学調査，行政，企業への働きかけに加え（4），わが国でもこのような視点からの職業性皮膚疾患へのアプローチが必要と考えられる（Takeuchi ら，1991[15]）．

（片山一朗）

▶文献は巻末に収載

その他の湿疹・皮膚炎

接触皮膚炎

41 接触皮膚炎症候群・全身性接触皮膚炎の概念と治療

疾患の概念

- 日常診療で，単一の湿疹性病変から全身性の皮疹に変化あるいは移行することはしばしば観察される．自家感作性皮膚炎が代表的である．
- 自家感作性皮膚炎は，原発疹である湿疹に関連して，しばらくして細かい湿疹性の変化が全身にみられる現象である．原発病変における細菌ないしその成分，分解産物，表皮の破壊，変性成分などが抗原となり，アレルギー性機序によって全身性に湿疹性病変を生じたものと理解されている[*1]．
- 一般には，全身性に皮疹が拡大する症例のなかで，微生物関係の誘因を除いた原因により，明らかに接触皮膚炎の機序によるものを前提として，再度，抗原が経皮的に吸収されて発症する場合を接触皮膚炎症候群（contact dermatitis syndrome）と呼んでいる．また，全接触皮膚炎の機序によるものを前提として，再度，抗原が非経皮的に吸収されて発症する場合を全身性接触皮膚炎（systemic contact dermatitis）と呼んでいる（大砂ら，2004[2]）．
- **1**に，太藤による湿疹サークルに追加したものを示す（太藤，1983[3]）．

接触皮膚炎症候群

- 接触感作の成立後，同一の抗原が繰り返し経皮的に接触し，強いかゆみを伴う皮膚病変が接触範囲を越えて全身に出現する場合を接触皮膚炎症候群と呼ぶ．典型的なものは自家感作性皮膚炎様の症状となる．
- 須貝は，1988年に「接触皮膚炎症候群」を提唱した．すなわち，遅延型接触アレルギーの成立以後そのアレルゲンとの接触を続けているうちに，局所の遅延型アレルギー性接触皮膚炎だけでなく，パッチテスト部の再燃現象や汎発性の撒布疹，貨幣状湿疹，多形紅斑，下腿のアレルギー性血管炎を引き起こす症状を包括した概念である．接触皮膚炎を引き起こす抗原が接触していない部位にも皮疹が拡大して出現することを意味しており，自家感作性皮膚炎ともいえるが，原因が接触皮膚炎であるこ

*1 アメリカ学派は自己の表皮成分が関与していることを重視して自家感作性とし，ドイツ学派は細菌によるid疹，microbidと考えている（山田，1990[1]）．

Keyword
太藤の湿疹サークル
湿疹の形成の機序として，皮疹の形態の連続性をふまえた，湿疹三角がしばしば用いられる．その臨床形態や背景を総合的にとらえ，多くの病名が冠せられているいわゆる湿疹をアレルギー性（外来性，内来性）と一次刺激性に大別したもの．

1 太藤による湿疹サークル

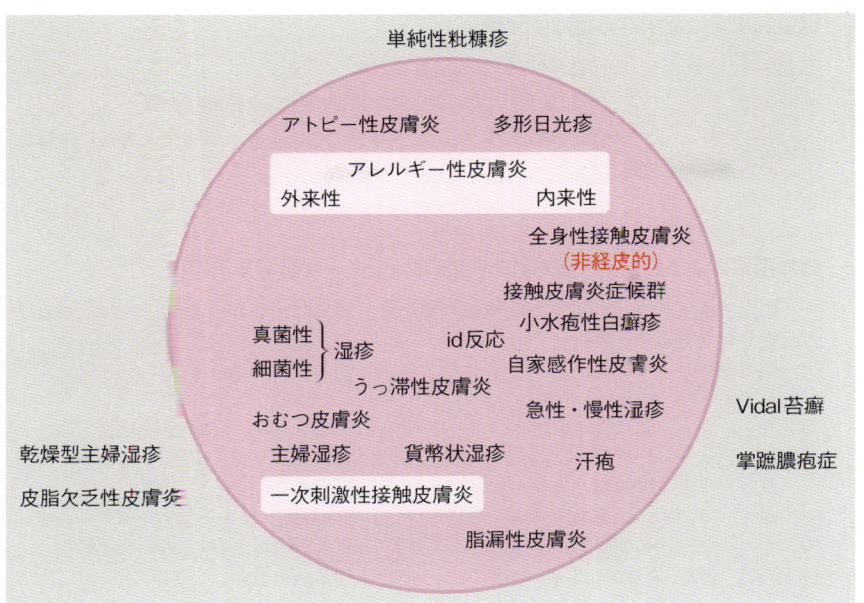

（太藤重夫．現代皮膚科学大系 13．湿疹 痒疹 蕁麻疹．中山書店；1983. pp3-20[3]）より改変）

単純性粃糠疹
アトピー性皮膚炎　多形日光疹
アレルギー性皮膚炎
外来性　　　　　　内来性
全身性接触皮膚炎
（非経皮的）
接触皮膚炎症候群
真菌性　　　　　　小水疱性白癬疹
細菌性｝湿疹　id反応
　　　　　　　　　自家感作性皮膚炎
うっ滞性皮膚炎
おむつ皮膚炎　　　急性・慢性湿疹　　Vidal苔癬
乾燥型主婦湿疹
　　　　　主婦湿疹　貨幣状湿疹　汗疱　掌蹠膿疱症
皮脂欠乏性皮膚炎
　　　　　一次刺激性接触皮膚炎
脂漏性皮膚炎

2 股部白癬に対して用いられていた抗真菌薬による接触皮膚炎症候群

外用薬塗布部位以外に広く小紅斑から丘疹を認める．

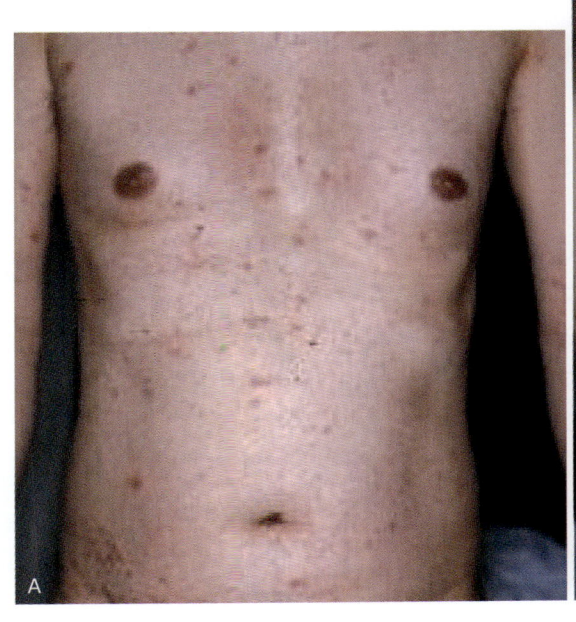

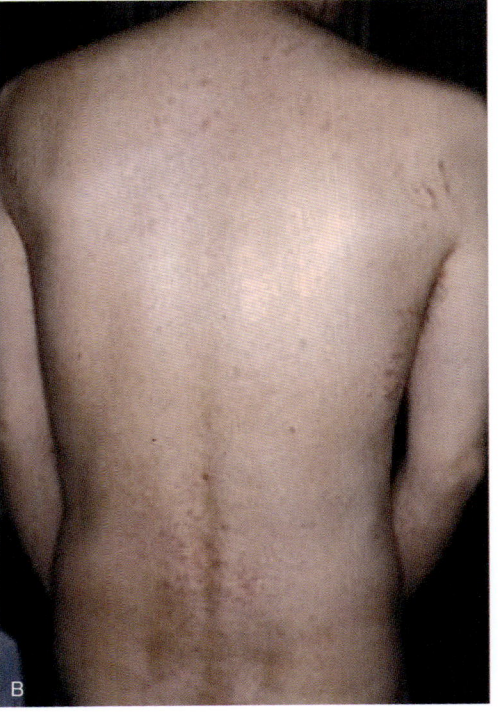

とを強調することが主眼であったであろう（須貝，1988[4]）．
- id 疹あるいは id 反応という概念があるが，種々の感染源に対する免疫反応による皮膚疾患を意味するのに用いられる傾向にある．
- 2 は，股部白癬に対して用いられていた抗真菌薬による接触皮膚炎症候

3 接触皮膚炎症候群の重症度分類

Stage 1	アレルゲンとの接触部位に限定する湿疹
Stage 2	アレルゲンとの接触部位以外に生ずる撒布疹反応や貨幣状湿疹
Stage 3	アレルゲンとの接触部位以外に生ずる多形紅斑または血管炎，まれに中毒性表皮壊死症を生ずる

4 外用薬による経皮的交差感作が薬剤アレルギーを誘導する事例

1. 桂皮アルデヒドを含有する化粧品，歯磨き，食品添加物などの経皮感作による桂枝含有漢方薬の過敏症
2. 染毛剤パラフェニレンジアミンの経皮感作によるベンゾカイン/アゾダイ/スルホンアミド/カルブタミド過敏症
3. スプロフェン軟膏の光接触感作による内服薬チアプロフェン酸の光過敏症
4. アルデヒド/パラベンを含有する各種日用品の経皮感作によるこれら化合物と交差反応する食品添加物のアレルギー
5. β-グリチルリチン酸含有軟膏の経皮感作による内服薬グリチルリチンのアレルギー
6. チメロサールを含有するワクチンや消毒薬の感作によるピロキシカム光過敏症

（大砂博之，ほか．皮膚アレルギーフロンティア 2004；2：217-20[2]）

群の症例である．
- 接触皮膚炎症候群の重症度を 3 に示す．

全身性接触皮膚炎

- 接触感作成立後に同一抗原が経口・吸入・注射など非経皮的なルートで生体に侵入することによって全身に皮膚炎を生じたものを全身性接触皮膚炎と呼ぶ．
- また，同一抗原のみでなく交差反応性によることも忘れてはならない．たとえば，ウルシによる接触皮膚炎は，ハゼ，マンゴーなどにも交差反応を示すので注意が必要である．
- 4 は，大砂と池澤による外用薬による経皮的交差感作が薬剤アレルギーを誘導する事例を示したものである（大砂ら，2004[2]）．
- 金属が原因の場合は全身型金属アレルギーと呼ばれることもある．この場合の機序として，アレルギー性接触皮膚炎反応と同様の機序のほか，金属が関与する場合には金属イオンが抗原提示細胞内における抗原プロセシングの過程に作用し，自己抗原を提示させるように変化させ，その結果，自己反応性のT細胞の誘導を促すことが示唆されている．
- 臨床症状は，①汗疱，異汗性湿疹，②以前に施行したパッチテスト部の再燃，③汎発性紅斑丘疹小水疱性発疹，④多形紅斑，血管炎，⑤蕁麻疹，アナフィラキシーに分類されている．頭痛，発熱，倦怠感，関節痛，下痢，嘔吐などを伴うこともある．
- 診断は，問診の詳細な聴取，問診に基づく貼布試験の施行，アレルゲン

5 金属とその感作源一覧表

金属	感作源
アルミニウム	歯科用セメント，化粧品，香料，医薬品，農薬，歯磨き，絵の具，クレヨン，顔料，塗料，皮なめし，ガラス，エナメル，陶磁器，セメント混合剤，焼きみょうばん，ベーキングパウダー，写真，メッキ，灯油，軽油，繊維
金	歯科用，貴金属装飾品，貴金属回収作業，メッキ
スズ	歯科用，合金，医薬品，顔料，感光紙，缶製品，衣類
白金	歯科用，貴金属装飾品，貴金属回収作業，メッキ
パラジウム	歯科用，眼鏡フレーム，腕時計，電気製品
インジウム	歯科用
イリジウム	歯科用
亜鉛	歯科用セメント，化粧品，医薬品（亜鉛華デンプン，亜鉛華絆創膏，亜鉛華軟膏），医薬部外品（脱臭剤，アストリンゼン，脱水剤），塗料，印刷インキ，絵の具，顔料，錆止め顔料，陶磁器うわぐすり，ガラス，アクリル系合成繊維
マンガン	特殊合金，ステンレス，医薬品，肥料，塗料，染料，ほうろう，織物，マッチ
銀	歯科用，装身具，メッキ，貨幣，飾り物，鏡，医薬品，食器
クロム	クロムメッキ工業，印刷業（青色），試薬，塗料（ペンキ，ニス），媒染剤，陶磁器うわぐすり，皮なめし
コバルト	メッキ，合金工業，塗料（エナメル，ラッカー），染着色（青色系），顔料，陶器うわぐすり，乾湿指示薬，ハエ取り紙，粘土，セメント，ガラス工業，乾燥剤
銅	メッキ，冶金（合金製造），顔料，農薬（稲，麦，果樹），媒染剤，皮革，皮なめし，人絹染料，人絹工業（銅アンモニア法），乾電池，木材防腐剤
水銀	歯科用，スズ亜鉛合金，冶金，漂白クリーム，化粧用クリーム剤（保存剤としてまれに含有），消毒剤，農薬（水銀製剤），防腐剤，分析試薬，イレズミ（赤色），金属うわぐすり，染料，皮革，皮なめし，フェルト，木材防腐（亜鉛，スズ），有機合成触媒（塩化ビニールなど），乾電池および鏡の製造，写真工業，アルミニウム電気
ニッケル	ニッケルを含む種々の合金製装身具（バックル，ガーター，腕時計，時計バンド，イヤリング，ネックレスなど），ニッケルメッキ，ニッケル触媒，媒染剤，塗料（ペンキ，ニス），陶磁器，セメント，電気製版，乾電池，磁石，ビューラー

（日本皮膚科学会「接触皮膚炎診療ガイドライン」．日皮会誌　2009；119：1757-93[5]）

の究明である．

全身性金属皮膚炎（全身型金属アレルギー）

- ある金属にアレルギー性接触皮膚炎が生じた後に，非経皮的に当該アレルゲンが侵入して生じる全身的な皮膚炎症状を指す（高山ら，2009[5]）．金属とその感作源を5に示す．
- ニッケル，クロム，コバルトなどはチョコレート，ココア，豆類，香辛料，貝類，胚芽などに多く含まれる．一方，歯科金属はパラジウム，金，水銀，スズなどを含有することが多く，時にニッケル，クロム，コバルトなども含む．
- これらの金属は経皮，経粘膜，経腸管あるいは経気道経路で吸収され，汗，乳汁，涙，尿そして糞便中に排泄される．その金属が生体内に吸収されることにより，掌蹠膿疱症，汗疱状湿疹，扁平苔癬，貨幣状湿疹，

- 亜急性痒疹，多形慢性痒疹，紅皮症などを発症もしくは増悪し，その摂取の制限により軽快することがある．
- 診断のためパッチテストを施行するが，偽陰性や偽陽性が多い．ニッケル，コバルト，クロム，銅，鉄，亜鉛，マンガンなどの必須金属は食品中にも含有され内服テストが可能であるが，金，水銀，ヒ素，白金，鉛，カドミウム，アンチモンなどの汚染金属については例外を除いて内服テストの報告はない．
- *in vitro* のリンパ球幼若化試験やサイトカイン産生の増加をみる方法は，金属そのものにリンパ球を刺激する作用があるため，解決すべき問題点が残されている．
- 足立らは，金属パッチテストが陰性で，金属の内服テストが陽性の症例は，正確な意味での全身性接触皮膚炎ではないので，全身的に摂取された金属により皮疹が惹起される症例を，接触感作の有無にかかわらず，全身型金属アレルギーと呼ぶことを提唱している（足立ら，1992[6]）．

治療

- 重症度を診断して治療にはいるわけであるが，感作源を探り，それを遮断することが必須である．また，原因のみならず悪化因子の検索や回避も行わなければならない．
- 次に対症的療法が行われる．接触皮膚炎一般については，日本皮膚科学会「接触皮膚炎診療ガイドライン」に詳しい（高山ら，2009[5]）．それによると，ステロイド外用薬，内服薬は推奨度Aで，抗ヒスタミン薬内服の推奨度はBとされており，それらを適切に組み合わせて診療に用いることが重要である．

（古川福実）

▶文献は巻末に収載

その他の湿疹・皮膚炎
うっ滞性皮膚炎

42 うっ滞性皮膚炎の診断・鑑別診断・検査

うっ滞性皮膚炎は皮膚だけの病気ではない

- 初診時の患者に「この皮膚炎は皮膚だけの病気ではなく，実は血管（静脈）の病気なのです」ということを伝えると，たいてい驚かれるとともに納得される．外用だけでは治らないという認識がまず出発点である．
- 寿命が伸びたこと，運動量が減ったこと，肥満などライフスタイルの変化によって，現在は静脈うっ滞が生じやすい状況にあるといえよう．

うっ滞性皮膚炎は静脈の還流障害が原因である

- 原因が静脈うっ滞であり，結果が皮膚炎であることを医師と患者の双方が理解しなければ，皮膚だけを対象とした治療に終始して，再発や悪化につながってしまう．
- その原因として，下肢血流の心臓への還流が停滞ないし遅延すると，毛細血管レベルで血流量が本来の血管容量を超えて，血管に容量負荷が生じる．毛細血管や細小血管から赤血球が漏出し，それに対する生体反応としての線維化やリンパ球主体とした細胞浸潤により局所で炎症をきたす．
- うっ滞が生じる皮膚の深さの違いにより臨床症状が決まってくる．より浅い真皮浅層でのうっ滞はかゆみを伴う皮膚炎（うっ滞性皮膚炎）を生じてくるが，より深い脂肪組織でのうっ滞はむしろ疼痛を伴う脂肪硬化につながる（硬化性脂肪織炎）（後述の鑑別疾患参照）．

Box 1
寿命が伸びるとうっ滞性皮膚炎を生じる運命にある !?

人類の祖先である猿人がおよそ500万年前に直立二足歩行という移動の仕方を身につけた時点で，われわれ人類は静脈還流障害を起こす運命を背負ってしまったのかもしれない．よく運動をして，寿命も50歳代程度であった時代には問題とならなかったが，現在のように高齢社会に突入しほとんど運動せずに過ごすライフスタイルは，必然的に静脈還流障害をきたすであろう．

1 うっ滞性皮膚炎による皮膚潰瘍

40歳代男性，調理師．血管外科にて静脈瘤に対するレーザー治療を施行した後に皮膚潰瘍が生じた．レーザー治療前には着用していた弾性ストッキングを治療後は着用しなかったことが原因の一つである．初診時には小さな潰瘍が多発しており，周囲に痛みと発赤が目立つ（A）．弾性包帯着用を開始したが，いったん悪化（B）後に改善した（C）．悪化したのは初診時ですでに炎症を起こしていた部位が潰瘍に至ったためと考える．

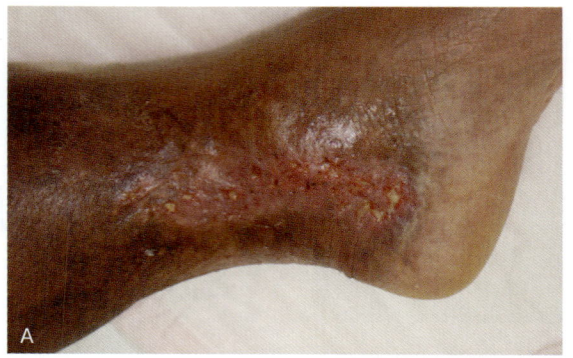

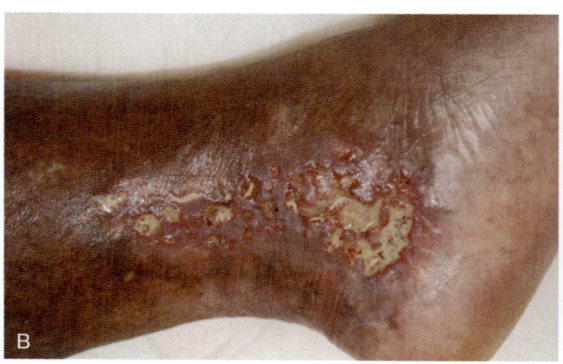

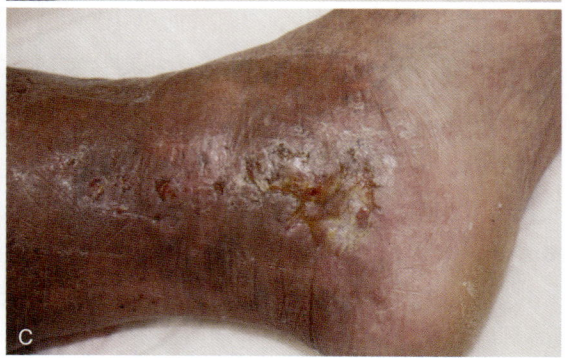

Box 2
静脈還流を助ける3つの因子

末梢の静脈を心臓に還流させるにあたっては，動脈と違って心臓のような強力なポンプはない．① 歩行による足底全体のポンプ作用，② 下腿の筋収縮によるポンプ作用，③ 逆流を防止する静脈弁が還流をスムーズにするための3つの因子になる．つまり，歩行せずに，じっとしていることで①と②の働きが低下し，さらに加齢によって③の弁不全をきたす．

うっ滞性皮膚炎の臨床症状

- 臨床診断のポイントは，かゆみ，色素沈着，湿疹，下腿のむくみ，静脈瘤である．このうち下腿のむくみと静脈瘤はあってもなくてもよいが，残りの3つの因子はうっ滞性皮膚炎を規定する重要なものである．色素沈着については，血管から漏出した赤血球によるヘモジデリン沈着に基づくものである．

- うっ滞性皮膚炎が悪化すると皮膚潰瘍を生じる．比較的浅いが広範囲に拡大する傾向があり，周囲に色素沈着や湿疹変化を伴うのが特徴である（1）．

> **Advice**
> 「メタボ体型」はうっ滞性皮膚炎にご注意を！
> 　肥満があると下腿に負担がかかり，膝関節の痛みもきたしやすい．そうなるとますます動かなくなる．車椅子で移動するとなるとさらに拍車がかかる．高度な肥満があると，うっ滞性皮膚炎が再燃しやすいので，栄養士，理学療法士とも連携して，食事の見直し，運動量のアップなど根本的な解決も必要である．

2 静脈うっ滞や静脈還流障害をきたす生活習慣
1. 肥満
2. 立ち仕事（調理師に多い）
3. 長時間の座位（生活機能の低下に基づく）
4. 運動不足（高齢や肥満が原因のことが多い）

静脈うっ滞や静脈還流障害をきたす生活習慣

- 生活習慣（**2**）が発症に大きく関与しているので，改善可能なことに取り組んでもらう．職業を変更することは難しいが，肥満があれば肥満解消の努力を促す．生活動作能力の低下によって一日中座位で過ごす高齢者での発症も多い．適宜運動可能であればこれを促すが，難しいようであれば，昼寝の励行や臥位で過ごす時間もつくってもらう．
- 家事のための立ち仕事の多い主婦にも発症が目立つ．家事時間を短縮することも必要になる．特に女性は出産後に下肢静脈瘤が発生（悪化）するので注意を要する．
- 高齢であること自体が発症因子の一つである．血管の老化による弁不全により静脈逆流をきたしやすい．

うっ滞性皮膚炎発症の症状

- 症状は，初期には足がむくみやすくなる．次第に下腿にかゆみが生じるようになり，下腿の色が褐色になってくる．丘疹や紅斑も伴ってくる．症状が進行すると皮膚潰瘍が生じるが，皮膚潰瘍のきっかけはかゆみのための搔破である場合が多い．こむら返りを生じることも多い．
- うっ滞性皮膚炎による皮膚潰瘍は浅くて面積が広い傾向にあることが特徴である．この点で血管炎による潰瘍と異なる．後者は潰瘍径が小さいわりに深く，より強い痛みが特徴である（後述の鑑別疾患参照）．

静脈還流障害の分類

- ① 深部静脈血栓症：いわゆる「エコノミー症候群」という用語が示すように，狭く窮屈な場所で長時間同じ姿勢で過ごすと下腿の深部静脈に血栓が生じやすい．静脈還流のメインルートでの通過障害の結果として，表在静脈での血流量が容量オーバーになりうっ滞性皮膚炎を生じる．
- ② 静脈の弁不全：高齢になると弁不全が生じてくる．特に下肢静脈のよ

3 硬化性脂肪織炎

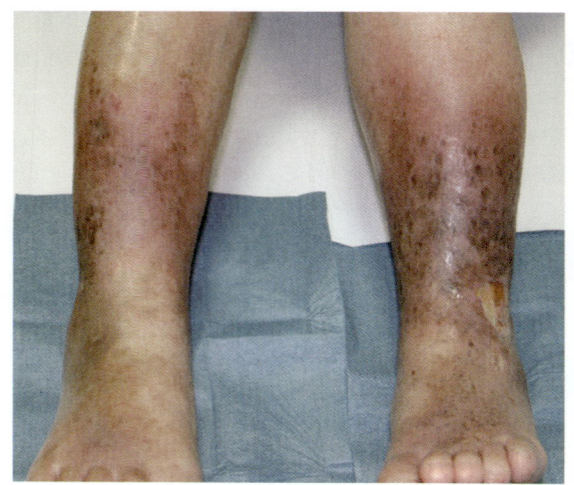

70歳代女性．うっ滞性皮膚炎，皮膚潰瘍も合併している．両下腿に発赤，腫脹，疼痛を伴う．入院にて安静にすると改善した．

4 接触皮膚炎

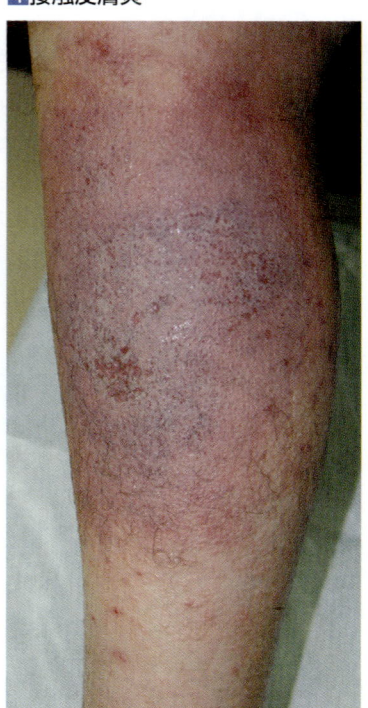

アクリノール®による接触皮膚炎．犬に咬まれた後，近医で蜂窩織炎として加療されていた．かゆみと滲出液が特徴である．

うに常に血流の方向が重力に逆らっている場合には，弁には多大な負担がかかっており，年齢とともに弁自体が弱ってしまい，機能不全になってしまう．結果として，血流の逆流に至って還流障害を生じる．

- ③ 肥満・運動不足による機能的な還流不全：①と②が器質的な還流不全であるとすれば，③は機能的な還流不全である．

うっ滞性皮膚炎の鑑別疾患

- 硬化性脂肪織炎：うっ滞性皮膚炎と合併することが多い．疼痛の訴えが強い（**3**）．
- 深部静脈血栓症：急性発症は下肢の腫脹，疼痛が特徴，慢性期には二次性静脈瘤やうっ滞性皮膚炎をきたす．
- 接触皮膚炎：丘疹や紅斑を主体としてかゆみが強く滲出液を伴う．不適切な消毒薬の継続が関与することが多い（**4**）．
- 蜂窩織炎：熱感，腫脹，疼痛を伴い，特に熱感がポイントである．
- 血管炎：潰瘍径が小さいわりに深く，より強い痛みが特徴であり，関節リウマチ，皮膚結節性多発動脈炎などによることが多い（**5**）．

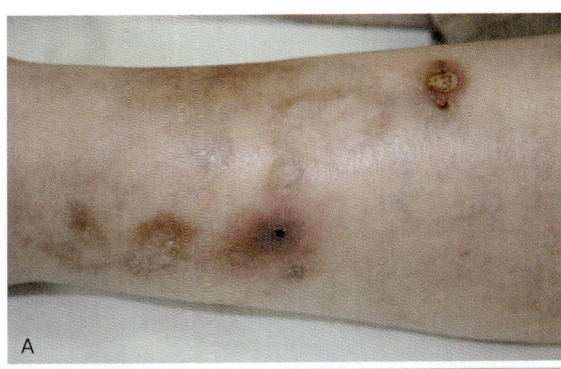

5 血管炎による皮膚潰瘍

60歳代女性．皮膚結節性多発動脈炎にてステロイド内服中であり，ステロイド減量とともに再発した〔A〕．局所のステロイド外用などで改善さずいったん悪化した．潰瘍の周囲に発赤を伴っている〔B〕．ステロイド増量にて炎症所見は改善し，上皮化した〔C〕．

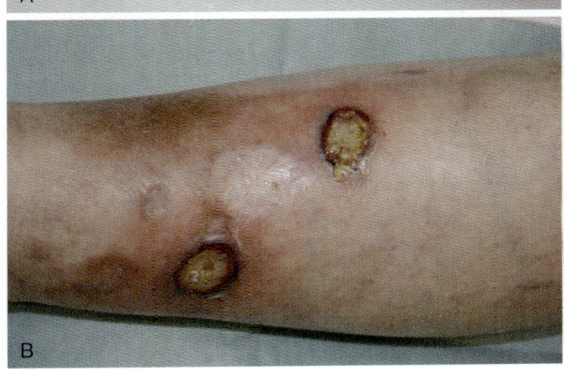

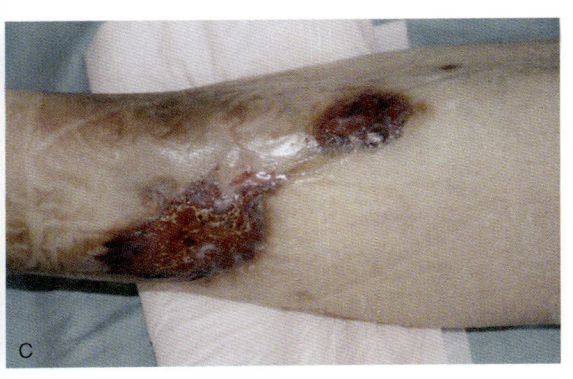

うっ滞性皮膚炎の診断に必要な検査

- 血管エコー
- 下肢造影CT
- ドプラ聴診器
- 血液検査：白血球数，炎症反応およびリウマチ因子，ANCA（抗好中球細胞質抗体），カルジオリピン抗体など除外診断のための検査．
- パッチテスト：接触皮膚炎の除外のため．

（松村由美，宮地良樹）　　▶文献は巻末に収載

その他の湿疹・皮膚炎

うっ滞性皮膚炎

43 うっ滞性皮膚炎の治療と生活指導

うっ滞性皮膚炎を患者に理解してもらうことからすべての治療が始まる

- 発症機序を患者にわかりやすく説明することからすべてが始まる．患者が理解していないと，生活環境の改善や予防措置の励行などが不十分になりがちで，再燃を繰り返すことになる．当院では自作のリーフレットを渡している（**1**）．
- 十分な説明をしないで治療だけを行うと，再発時に患者の不満が大きくなる．たとえば，下肢静脈瘤の手術やレーザー治療を施行し，病変部の

1 当院で作成した患者向けリーフレット

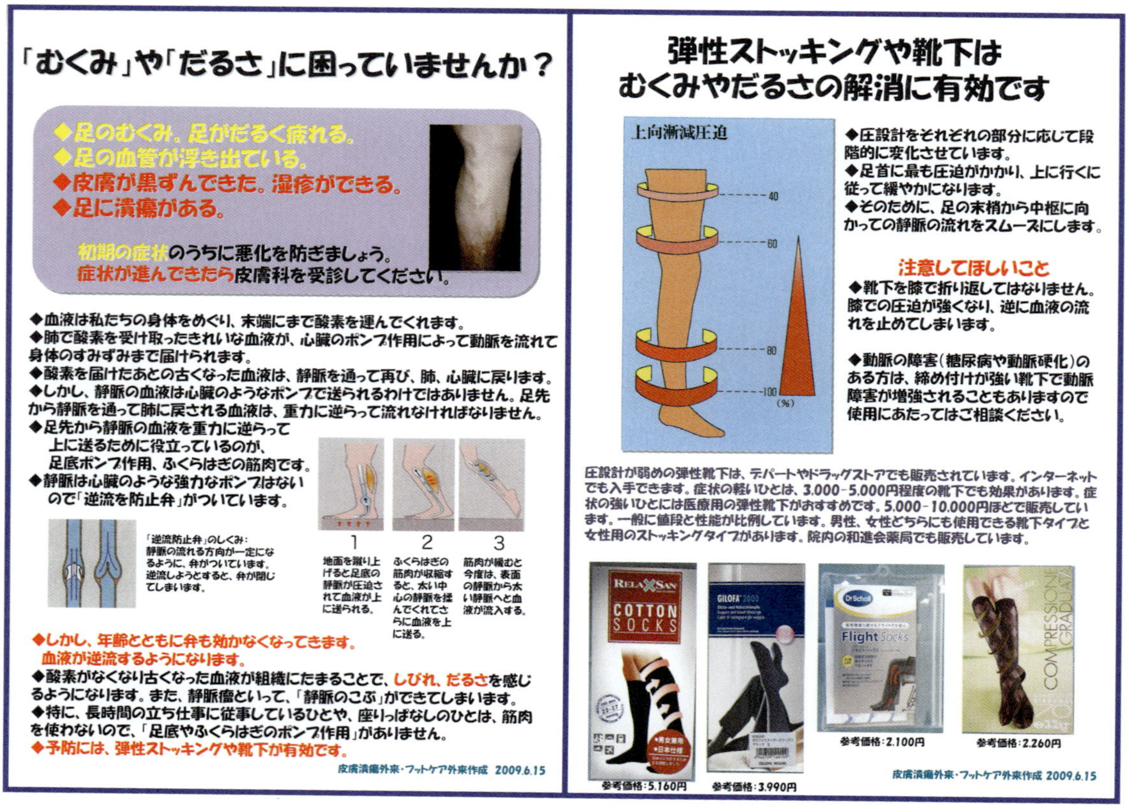

> ### Advice 1
> **医師や看護師にも弾性靴下はお勧め！**
> 　ほとんど動かず座って診察している医師には弾性靴下はお勧めである．ずっと立っている看護師も夕方になると下腿のむくみは必至である．われわれ医療者が着用することで患者にも購入を促せる．「これ使っていると足のむくみが楽になりますよ」と使用感を伝えることもできる．静脈への負担を軽減させ，将来うっ滞性皮膚炎になるリスクを減らしておきたいものである．

　血管のみ治療はできたものの，他の静脈に病変部が残ったり再発したりすることはよく経験する．基本的に，予防措置を講じないと再発するものであるという認識をもってもらう．もちろん予防措置を講じても再発することも多い．

弾性靴下を購入しやすい環境をつくる

- 本疾患の患者は高齢者が多く，インターネットによる購入が難しいため，当院では院内の売店にて商品を取り扱ってもらっている．
- 最初から圧の高い靴下を勧めると失敗することが多い．高齢者では手に力が入りづらく着脱できない，圧迫が強すぎて足が痛くなる，など購入しても着用につながらないケースもある．まず，圧の低い靴下を使ってもらって効果を実感してもらうことが大切である．
- 1足 4,000円程度の商品を推奨している．それ以下の商品は圧設計が不十分なため十分な効果が得られないことが多い．
- 基本的に健康保険は適用ではないが，悪性腫瘍のリンパ節郭清に伴うリンパ浮腫があれば健康保険組合から還付を受けることができる．うっ滞性皮膚炎には保険適用はない．

生活指導の要点を押さえる

- 患者の生活習慣から静脈うっ滞をきたす原因となる問題点を探る*1．
- 一人一人の生活習慣を理解して指導する．患者にとってハードルの高い目標設定では結果的に治療が十分できない．

治療は症状に応じていくつかの方針を組み合わせる

- 治療の三本柱は，① 静脈の逆流やうっ滞を軽減させる，② 炎症を抑える，③ 潰瘍があれば潰瘍治療を行う，となる．それぞれの目的に応じていく

*1 「42. うっ滞性皮膚炎の診断・鑑別診断・検査」の項を参照．

2 うっ滞性皮膚炎の治療方針

1. 静脈の逆流やうっ滞を軽減させる
   - 日中は弾性靴下・ストッキングあるいは弾性包帯を着用する．
   - 下肢挙上気味での臥床時間を増やす（＝長時間座位を避ける）．
   - 適度な運動が可能であれば適宜行う．
   - 術後も上記を実施することを前提に静脈瘤の外科的治療を行う．
2. 炎症を抑える
   - かゆみや湿疹に対してはステロイド外用を行う．
   - 炎症が治まってからも予防的に保湿剤の外用を行う．
3. 皮膚潰瘍治療
   - 一般的な皮膚潰瘍薬にて治療する．
   - あるいは，皮膚潰瘍に直接ステロイド外用を行うことを試みるのも一つの方法である．ただし，感染には十分に留意し，定期的に頻回に観察できることが条件である．皮膚潰瘍面には細菌が定着しやすいので，リスクを伴う治療であるが，時には非常に有効である．

3 皮膚潰瘍に対するステロイド外用効果

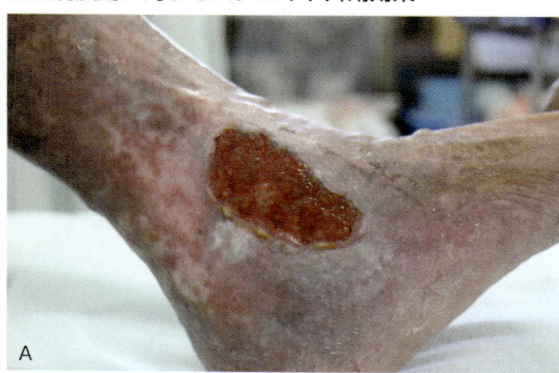

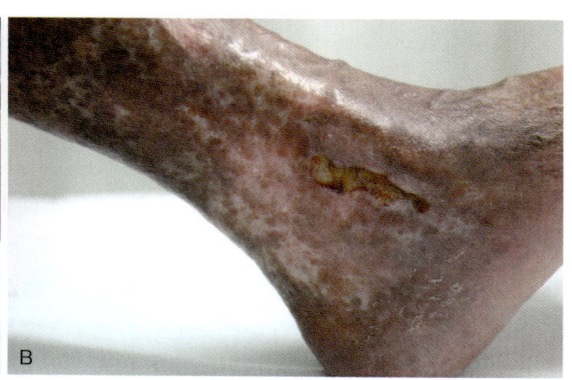

70歳代男性，漁師．うっ滞性皮膚炎による皮膚潰瘍を繰り返す．創傷被覆材や皮膚潰瘍薬にて改善しない（A）．ステロイドを潰瘍面に外用したところ急速に上皮化した（B）．

> ### ▶ Advice 2
> #### 「ぱなし」の回避と昼寝の勧め
>
> うっ滞性皮膚炎を治したいばかりに下肢挙上での安静を勧めるだけでは，寝たきりになりかねない．高齢者であれば，入院して皮膚潰瘍は治癒したものの退院して自宅で生活しようとすると足腰が立たないことも現実にありえる．いかに生活動作能力を保ちつつ，皮膚潰瘍を治癒させるかというところに指導の困難さがある．寝っぱなし，立ちっぱなし，座りっぱなしの3つの「ぱなし」を回避して，昼寝を勧めるあたりが現実的である．

つかの方法がある（2）．
- 皮膚潰瘍を治療する際には，一般的な皮膚潰瘍薬ではうまくいかないことが多い．本質的に炎症さえ抑えてしまえば急速に改善することも多いので，ステロイドを潰瘍面に直接塗布する方法も有効である（3）．ただし，感染には十分に留意する．

（松村由美，宮地良樹）

その他の湿疹・皮膚炎

脂漏性皮膚炎

44 脂漏性皮膚炎の病態・診断・鑑別診断

脂漏性皮膚炎とは

- 脂漏性皮膚炎（seborrheic dermatitis）は，被髪頭部，顔面，鼠径部などの脂漏部位や間擦部に生じ，脂性鱗屑を付着する紅斑を特徴とする．新生児期から乳幼児期に生じる乳児脂漏性皮膚炎と思春期以降に生じる成人期脂漏性皮膚炎に分類される（乾，2007[1]；清，2009[2]，2003[3]）．

診断

- 皮疹の性状と分布から診断する．皮疹は，脂性で黄色調の枇糠様鱗屑を伴う比較的境界明瞭な紅斑であり，被髪頭部，顔面，耳，胸部，肩甲骨間といった脂漏部位，腋窩，鼠径部といった間擦部に生じる．初発疹は毛孔一致性の丘疹性紅斑として始まり，集簇して落屑性の紅斑となる．瘙痒はないか軽度である（乾，2007[1]；清，2009[2]；勝岡ら，2005[4]；前島ら，2008[5]）．

疫学

- 皮膚科外来を受診する患者の2〜3％で，男女比は2〜3：1である（清，2003[3]；Seiら，1994[6]）．

臨床症状

乳児脂漏性皮膚炎

- 生後2〜3週から，頭部，顔，胸部，間擦部などに生じる．次第に被髪頭部に乳痂と呼ばれる黄白色の痂皮様で厚い鱗屑を伴うようになり，額部，眉毛部には黄白色の鱗屑を付着する毛孔一致性の紅色丘疹が多発する（**1**）．瘙痒はないかあっても軽微である．脂漏部位以外に，体幹，四肢などに紅斑を伴う場合，アトピー性皮膚炎の初期症状との区別が難

229

Ⅱ. その他の湿疹・皮膚炎

1 乳児脂漏性皮膚炎

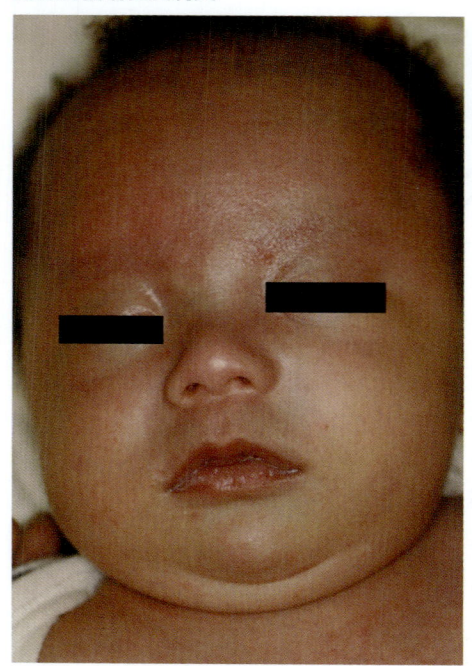

額部から眉毛部にかけて紅色小丘疹がびまん性に多発している.

しい．通常，数か月以内に軽快するが，皮疹が持続，拡大する場合はアトピー性皮膚炎への移行を考えなければならない（乾，2007[1]；勝岡ら，2005[4]；前島ら，2008[5]）．

> ## 成人期脂漏性皮膚炎

- 思春期以降に出現するが，40～50歳代での発症が多い．被髪頭部は枇糠様鱗屑および落屑（いわゆるフケ）に始まり，次第に紅斑，鱗屑が増加する（**2**）．つまり，いわゆる「フケ症」は，本症の軽症例または初期像である．頭部全体に及ぶこともある．被髪境界部も好発部位である．さらに眉毛部，眉間，眼瞼，鼻翼部，鼻唇溝部（**3**），耳孔部，耳介（**4**），耳介後部，胸骨部（**5**），乳房下部，肩甲骨間（**6**），腋窩，臍部，鼠径部といった脂漏部位や間擦部にも黄色で脂性の枇糠様鱗屑を伴った紅斑，丘疹が生じる．鼻唇溝に皮疹がみられることは本症の特徴の一つである．瘙痒はないか軽度であることが多いが，時に強いことがある（乾，2007[1]；清，2003[3]；勝岡ら，2005[4]；前島ら，2008[5]；松尾ら，2007[7]）．

> ## 病理組織像

- 乾癬と湿疹の特徴を併せもった組織像と考えるととらえやすい．角層の部分的な錯角化をきたすが，特に毛孔の肩の部分の錯角化（shoulder parakeratosis）は特徴的である．その錯角化部への好中球浸潤（neutrophilic parakeratosis）がみられる．また乾癬様の表皮の肥厚，表皮内へのリンパ球浸潤と軽度の海綿状態，真皮上層の血管周囲にリンパ球主体の浸潤を伴う（清ら，1999[8]）．

> ## 病因

- さまざまな因子が考えられており，複数の因子が共同して発症に至る．以下に代表的なものを簡単に述べる．

Malassezia

- 健常人や正常部と比較して本症の病変部では*Malassezia*の菌量が圧倒的に多く，本症の発症に*Malassezia*が関与していることは多くの研究によって示されている（清，2003[3]；坪井，2009[9]）．*Malassezia*のなかでも*Malassezia restricta*が主に関与している（Tajimaら，2008[10]）．
- *Malassezia*はケラチノサイトからの種々のサイトカイン産生を誘導する

2 頭部の脂漏性皮膚炎

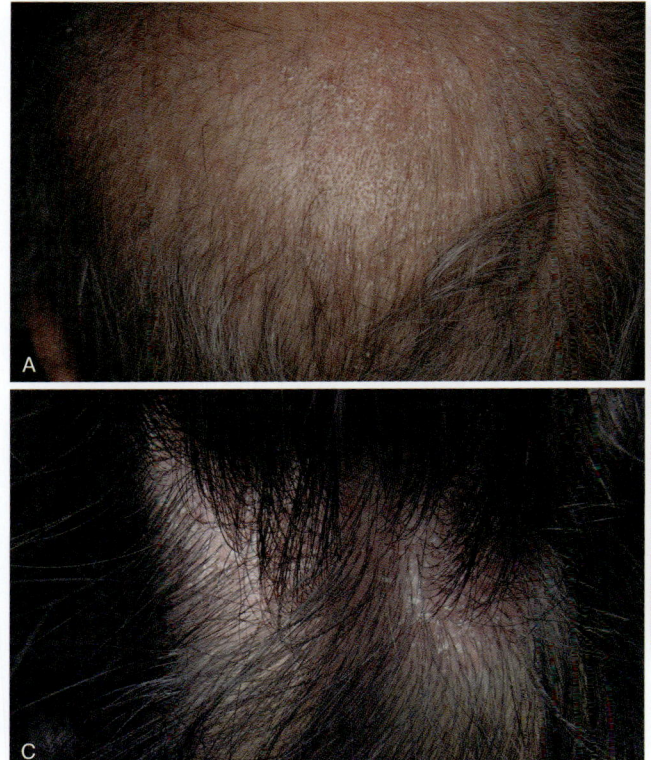

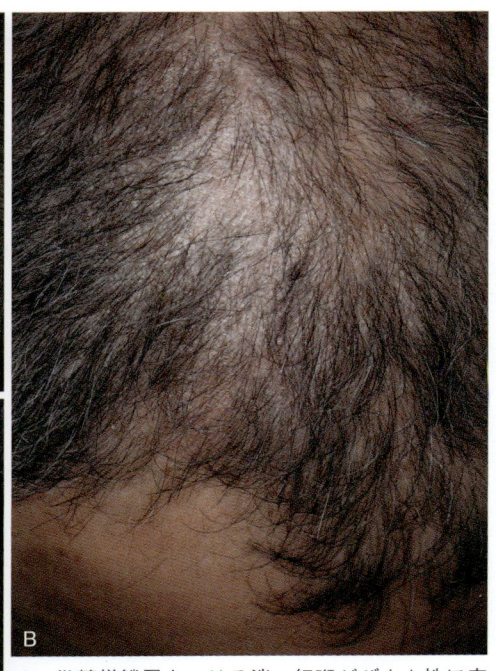

A：粃糠様鱗屑をつける淡い紅斑がびまん性に広がっている．
B：紅斑の上に鱗屑がびまん性に固着している．
C：紅斑が強く，鱗屑が散在している．

3 顔面の脂漏性皮膚炎

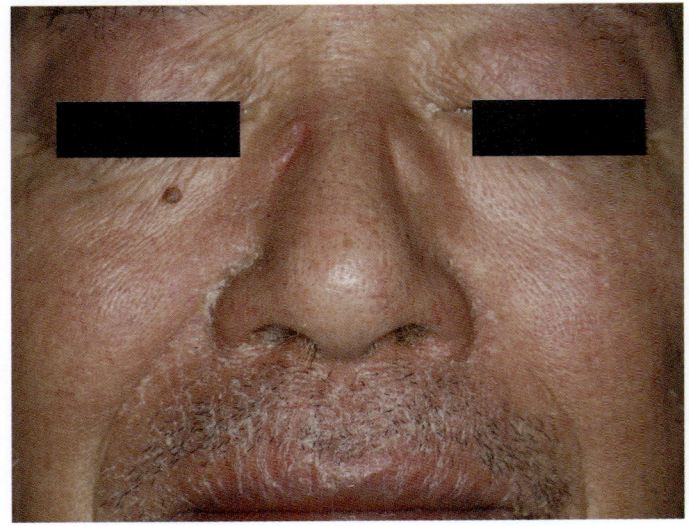

眼瞼，鼻翼部，鼻唇溝部に鱗屑を伴った紅斑がみられる．特に鼻唇溝で皮疹が著明である．

4 耳介の脂漏性皮膚炎

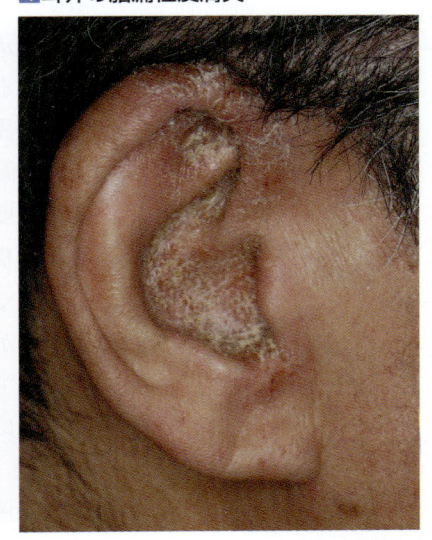

鱗屑を伴う紅斑がみられ，一部では鱗屑が著明である．

5 胸部の脂漏性皮膚炎

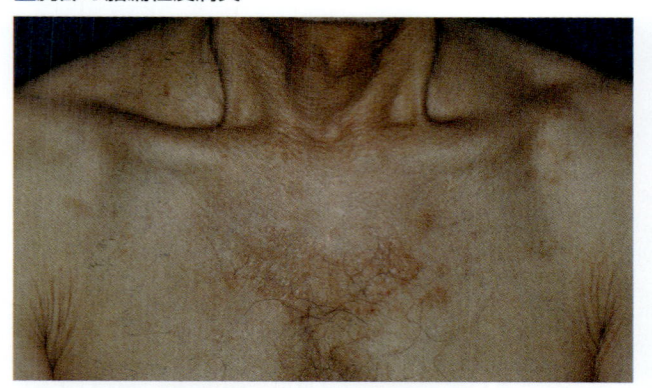

軽度の鱗屑を伴う紅褐色斑が胸骨部を中心に広がっている．

6 背部の脂漏性皮膚炎

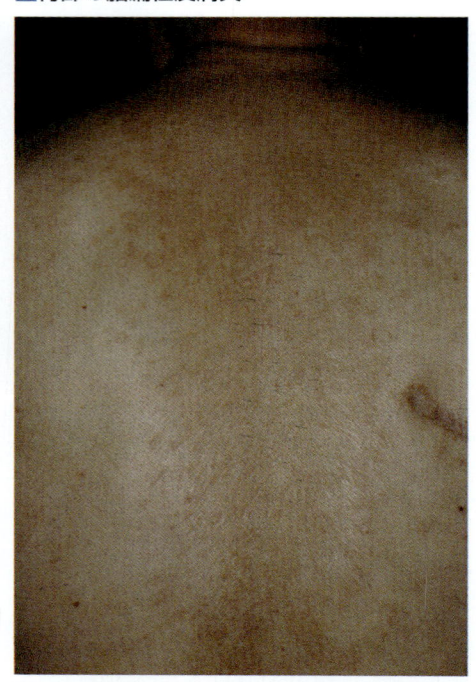

5と同一症例．肩甲骨間から背部の正中に軽度の鱗屑を伴う紅褐色斑がみられる．

(Watanabe ら，2001[11])．*Malassezia* が産生したリパーゼによって遊離脂肪酸が生じ，炎症を引き起こす (DeAngelis ら，2007[12])．これらをはじめとして，*Malassezia* が脂漏性皮膚炎の発症に関与する機序が数多く想定されている．

皮脂分泌異常

- 乳児脂漏性皮膚炎では皮脂分泌が亢進しており，皮脂分泌量の推移と本症の頻度は比例するが，成人では脂腺活動のピークである思春期より脂漏性皮膚炎の好発年齢は遅れ，40～50 歳代である．このため皮脂量だけでなく皮脂の質も関与していると考えられている．議論も多く，定説はないが，さまざまな知見が得られている．たとえば，脂漏性皮膚炎の病変部では皮脂に含まれるスクアレンが増加しているが，スクアレンは紫外線により酸化され，炎症を引き起こす (前島ら，2008[5]；松尾ら，2007[7])．

HIV 感染

*1 HIV：human immunodeficiency virus（ヒト免疫不全ウイルス）．

- HIV[*1]感染患者に脂漏性皮膚炎が多いことから，重症の脂漏性皮膚炎の際には基礎疾患として HIV 感染も考えなくてはならない (清，2009[2]；Berger ら，1988[13]；Goodman ら，1987[14])．

ビタミン代謝異常

- 本症でビタミン B_1, B_2, B_6, B_{12}, H などが低下しているという報告があり，なかでもビタミン B_6 の関与が大きいとされる (勝岡ら，2005[4]；前島ら，

2008[5]）．ただし，エビデンスは少ない．

鑑別診断 （乾, 2007[1]；清, 2009[2]；勝岡ら, 2005[4]；前島ら, 2008[5]）

- 脂漏性皮膚炎と鑑別するべき疾患を以下に示す．多くの疾患が類似した臨床像を呈することを念頭におき，安易に脂漏性皮膚炎と断定しないようにすることが大切である．

尋常性乾癬
- 尋常性乾癬の被髪頭部や被髪境界部の症状は脂漏性皮膚炎に酷似することがある．体幹や四肢に典型的な乾癬の皮疹がないか，点状陥凹などの乾癬の爪変化がないかを観察する．皮疹の性状では，乾癬の皮疹のほうがより境界が明瞭で，鱗屑が銀白色で，浸潤を触れる傾向にある．

Gibert ばら色粃糠疹
- 体幹の脂漏性皮膚炎で鑑別となる．Gibert ばら色粃糠疹では，いわゆるクリスマスツリー様といわれるように，皮膚割線方向に沿って紅斑が配列する．また，脂漏性皮膚炎の皮疹が Gibert ばら色粃糠疹のように多数生じることは少ない．

接触皮膚炎
- 接触皮膚炎は絶えず念頭におかなければならない疾患である．化粧品やシャンプーなど疑わしいものがあれば，その原因物質の回避やパッチテストを行い診断する．

白癬
- 頭部浅在性白癬ではびまん性の鱗屑を生じ，脂漏性皮膚炎と似る．black dot などがないかを探すとともに，鏡検する習慣をつける．体部白癬は境界が明瞭で鱗屑をつける紅斑であるが，中心治癒傾向が少ない場合，視診だけでは脂漏性皮膚炎と鑑別が難しい．顔面白癬 7 や耳介の白癬 8 も脂漏性皮膚炎に似るため注意が必要である．

皮膚カンジダ症
- 腋窩や鼠径部などの間擦部では，紅斑の周囲に浸軟した鱗屑や膿疱，衛星病巣がある場合に，カンジダ性間擦疹を疑い鏡検する．

癜風
- 間擦部の癜風 9 では脂漏性皮膚炎と似るが，鏡検にて *Malassezia* の菌糸形がみられる．

皮膚筋炎
- 皮膚筋炎では有名なヘリオトロープ疹以外にも顔面の紅斑を生じることが多い．頬部に紅斑を生じ，蝶形紅斑のようになることもある．やや紫紅色調を呈するのが鑑別点である．もちろん，Gottron 徴候，いわゆる scratch dermatitis といわれる線状の浮腫性紅斑などの有無，筋力低下や血液データも総合して鑑別する．

7 顔面白癬

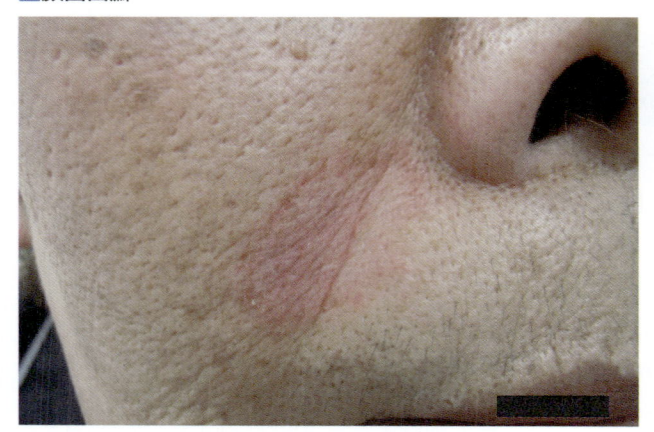

鼻唇溝部に生じた紅斑であり，脂漏性皮膚炎と誤診しやすい．

8 耳介部の白癬

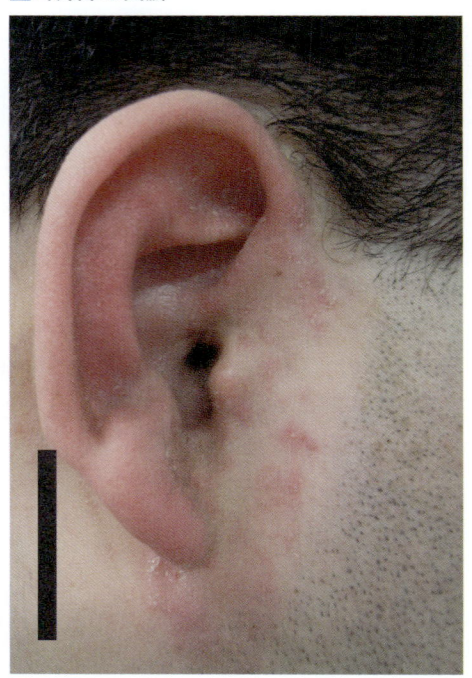

やや環状に鱗屑をつける部分があり，これが白癬を示唆する．

9 間擦部（腋窩）の癜風

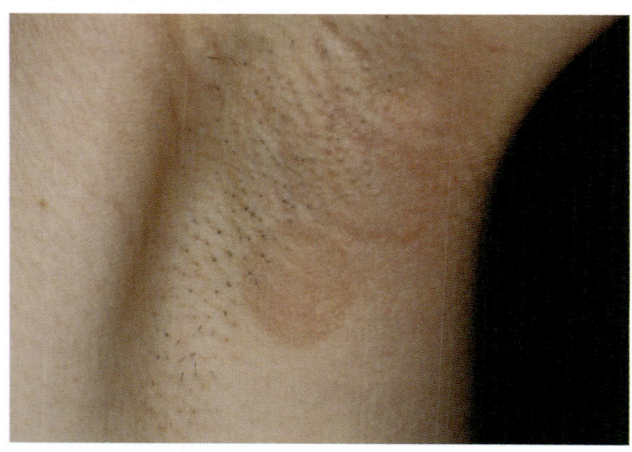

境界明瞭な紅褐色斑で，脂漏性皮膚炎に似る．

酒皶・酒皶様皮膚炎
- 酒皶や酒皶様皮膚炎では，ステロイド外用により悪化するので注意する．紅斑というより毛細血管拡張であり，丘疹を伴うことが多い．

その他
- エリテマトーデス，Hailey-Hailey 病，Paget 病，斑状類乾癬，落葉状天疱瘡なども挙げられる．疑わしい場合，生検を行う．

▶文献は巻末に収載

（常深祐一郎）

その他の湿疹・皮膚炎

脂漏性皮膚炎

45 脂漏性皮膚炎の治療と生活指導

脂漏性皮膚炎の治療

外用療法

- ステロイド外用薬とケトコナゾール外用薬が中心となる．
- ステロイド外用薬は即効性があるが，中止後の再燃が早く，また連用すると局所副作用[*1]を生じる．一方，抗真菌薬であるケトコナゾール外用薬[*2]は，皮疹の改善は緩やかであるが，ステロイド外用薬特有の局所副作用がなく，また中止後の再燃までの期間が長い（清，2003[1]；Sei ら，1994[2]；清ら，1999[3]；Ortonne ら，1992[4]）．
- ステロイドのランクは年齢と部位，皮疹の程度により調節する．剤形については，通常被髪頭部ではローションを，その他では軟膏やクリームを使用するが，べたつきを嫌う患者には顔や体幹にもローションを使用してもよい．わが国ではケトコナゾール外用薬にはクリームとローション[*2]があるが，いずれも脂漏性皮膚炎に保険適用がある（五十嵐ら，2003[5]）．
- 両者の長所を生かして，まずステロイド外用薬を使用し，皮疹が改善したところでケトコナゾール外用薬へ移行して寛解を維持し，再燃したらまたステロイド外用薬を使用するという方法が行われる．特にステロイド外用薬の副作用の起こりやすい顔面では有用である．軽症例では最初からケトコナゾール外用薬での治療も可能である．両者の併用も有効性が高いと報告されているので（清，2003[1]），両者で治療を開始し，改善後

[*1] ステロイド外用薬の局所副作用：毛細血管拡張，皮膚萎縮，紫斑，皮膚潮紅，多毛，酒皶様皮膚炎，痤瘡，皮膚感染症（細菌，真菌，ウイルス）などがある．

[*2] ニゾラール®クリーム，ローション．

◆ Box 1
外用治療と Malassezia の菌量

ステロイド外用薬は皮疹の改善は早いが，皮疹が改善しても Malassezia の菌量は多いままである．一方，抗真菌薬では改善はゆっくりであるが，皮疹の改善とともに Malassezia は消失する（Sei ら，1994[2]；清ら，1999[3]）．これが，再燃までの期間の長さに関係していると考えられる．

Box 2
ケトコナゾールの抗炎症作用

ケトコナゾールは抗真菌薬であるが，表皮細胞からのケモカイン産生やT細胞からのサイトカイン産生を抑制するなど，抗炎症作用をもつ（Kandaら，2006[6]，2001[7]）．すなわち，ケトコナゾール外用薬は脂漏性皮膚炎の病因の一つである *Malassezia* を減少させると同時に，炎症自体を抑制することにより治療効果を発揮していると考えられる．

Box 3
カルシニューリン阻害薬と脂漏性皮膚炎

タクロリムスはカルシニューリン阻害薬の一つである．ステロイド外用薬と同等の有効性があり，寛解期間が長く，再燃したとしても軽度であるとされる（Shinら，2009[8]；Cookら，2009[9]）．また，使用初期の刺激感を除いて，ステロイド外用薬のような局所の副作用が少ない．わが国では未承認であるが同じくカルシニューリン阻害薬であるピメクロリムス外用薬の有効性も報告されている（Rigopoulosら，2004[10]）．カルシニューリン阻害薬はステロイド，ケトコナゾールと並んで脂漏性皮膚炎治療の選択肢の一つである．なお，カルシニューリン阻害薬の脂漏性皮膚炎への保険適用は認められていない．

▶ Advice
タクロリムス外用薬の局所副作用

タクロリムス外用薬は，ステロイド外用薬と比べると局所副作用が少ないが，使用開始初期には刺激感を生じることがある．しかし，外用を継続すると比較的速やかに1週間ほどで治まる．そのため，初めは一部分に外用し，刺激が軽くなったところで徐々に外用範囲を広げるのがよい．毛細血管拡張，皮膚萎縮，紫斑，皮膚潮紅，多毛といったステロイド外用薬にみられる局所副作用はないので，このような副作用を生じた症例には良い適応である．しかし，痤瘡や皮膚感染症はステロイド外用薬と同様に起こりうる．酒皶様皮膚炎がタクロリムス外用薬で起こるか否かについては議論がある．

はケトコナゾール外用薬で維持するのもよい．本症は慢性疾患で長期に及ぶため，副作用を生じにくい治療や指導を行う必要がある．
- タクロリムス外用薬[*3]も有効である．ステロイド外用薬やケトコナゾール外用薬で難治な場合や，ステロイド外用薬を用いなければ炎症をコントロールできないが，局所副作用で継続しづらいときなどに利用する（清，2003[1]；松尾ら，2007[12]；前島ら，2008[13]；坪井，2009[14]）．ただし，保険適用はない．

[*3] プロトピック®軟膏．

Box 4

タクロリムスの抗真菌作用

　タクロリムスには *Malassezia* に対する抗真菌活性があり，さらにタクロリムスとアゾール系抗真菌薬（ケトコナゾールやイトラコナゾール）の併用は *Malassezia* に対して相乗的な抗真菌活性を示す（Sugita ら，2005[11]）．タクロリムス外用薬の脂漏性皮膚炎への治療効果の一部はこの抗真菌活性によるのかもしれない．

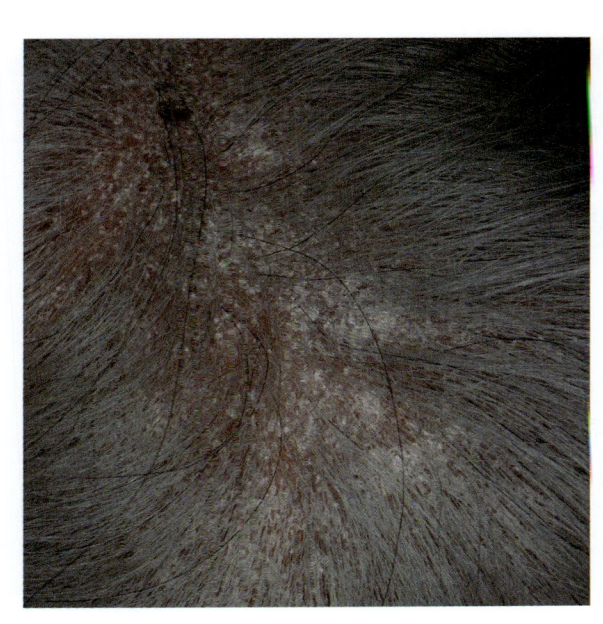

1 被髪部に固着した鱗屑

紅斑がほとんど隠れるくらいに鱗屑がびまん性に生じ，固着している．

固着した鱗屑の対処

- 頭部に固着した鱗屑は，乳児脂漏性皮膚炎でよくみられるが，成人でもしばしば観察される（**1**）．これを除去しなければ，外用薬を塗布しても効果が得られない．入浴の 30 分～1 時間くらい前に親水軟膏を塗布し，可能ならラップで覆っておく．その後入浴して洗髪すると固着した鱗屑は効率良く減少する．同様にオリーブオイルを塗布して，柔らかくしてから洗髪するのもよい．鱗屑は指腹でやさしく洗えば，毎日少しずつとれていくので，無理にとろうとして爪を立てて強くこすって洗髪することはしないように指示する．洗髪は毎日もしくは最低でも隔日で行う．

内服療法

- 一般に瘙痒はないか軽度であるが，なかには瘙痒の強い症例がある．そのような場合，抗ヒスタミン薬の内服を行うが，あくまでも対症療法で

あり，外用療法の補助的な位置づけとなる．
- エビデンスはないものの，経験的にビタミン剤の内服が有効な例があり，ビタミンB群（特にB$_2$，B$_6$）の内服がよく行われている（松尾ら，2007[12]；前島ら，2008[13]）．

抗真菌薬配合の洗浄剤

- 治療と生活指導の中間的な位置づけとして，ミコナゾール硝酸塩配合の洗髪用シャンプーとリンス（コラージュフルフルネクストシャンプー，リンス），顔，体幹，四肢洗浄用の石鹸（コラージュフルフル泡石鹸，液体石鹸）（いずれも持田ヘルスケア株式会社）が市販されており，毎日使用することで，*Malassezia* の菌量の減少が期待できる．予防目的で使用してもらうとよい．

脂漏性皮膚炎の患者指導

疾患の説明

「アトピー性皮膚炎かどうか」という質問に対して

- 乳児脂漏性皮膚炎では，アトピー性皮膚炎へ移行する症例があり[*4]，経過を追っていくうちに典型的なアトピー性皮膚炎の像を呈する．親はアトピー性皮膚炎かどうかということを非常に気にすることが多く，「アトピー性皮膚炎なのか？　脂漏性皮膚炎なのか？」という質問をよく受ける．そのような場合，「現在の段階で，アトピー性皮膚炎に移行するかどうかを見分けることは難しいです．ただし，診断名によって治療方針が大きく変わることはないので，現在の治療を続けながら，ていねいに経過をみましょう」と説明する．また，「アトピー性皮膚炎も普通の湿疹であり，特殊な病気ではないです」と説明して，不要な不安を取り去ることも大切である．

「原因は何か」という質問に対して

- 「何が原因で脂漏性皮膚炎が出るのか」という質問を受けることが多い．
- 「皮膚には脂（あぶら）を好むカビの一種がいて，このカビが皮脂を分解して，刺激物質ができます．そのため，皮脂分泌の多い部位に生じやすいのです．ただし，皮脂の量が多いことだけではなく，皮脂の質も関連していますし，疲労や生活習慣，体調などいろいろな因子が絡んでいます」などという説明がわかりやすい．
- 単一の原因によるのではなく，さまざまな因子が絡んで生じる湿疹であり，どれか一つを取り除けば治るものではないことを理解してもらう．たとえば真菌のことだけを強調すると，消毒薬を塗布したり，熱いお湯で殺菌しようとしたり，ごしごしこすって洗ったり，といった間違った

[*4] 乳児脂漏性皮膚炎からアトピー性皮膚炎への移行ではなく，初めからアトピー性皮膚炎で，乳児脂漏性皮膚炎または乳児湿疹といわれるもののなかには，アトピー性皮膚炎の初期像が混じっているという考えのほうが正しいのかもしれない．

対処方法に走る患者もいるため、注意する。

「完治するのですか？」という質問に対して

- 治療により軽快はするが、完治させることができるわけではなく、慢性に経過する疾患であることを理解してもらう。そのうえで、完治を目指すのではなく、コントロールしていく疾患であり、症状が落ち着いてもケトコナゾール外用薬などで維持療法をしないと、再燃しやすくなることを説明する。

治療内容の指導

薬物療法

- ステロイド外用薬は即効性があるが長期使用すると局所副作用の出ること、ケトコナゾール外用薬は効果は緩やかであるが、副作用がほとんどないことなどを説明し、薬剤の使い分けを指導する。
- 瘙痒には、抗ヒスタミン薬の内服を補助的に行うが、あくまでも対症療法であり、外用療法により皮疹自体を改善させることが、瘙痒についても根本的な解決方法であることを説明する*5。

生活指導

- 偏った食事や睡眠不足など不規則な生活も悪化要因である（前島ら, 2008[13]）。ビタミン類を含むバランスのとれた食事をするよう指導する。また、ストレスを減らした規則正しい生活リズムも大切である。
- 日光により皮脂の酸化が起こりうるので、過剰な直射日光も避ける。
- 当然であるが、毎日の洗顔と洗髪も心がけてもらう。

（常深祐一郎）

*5 外用は手間がかかる作業であるが、内服は簡便であるため、外用療法の重要性を強調せずに内服薬を処方すると、内服は行うが外用は不十分になることをしばしば経験する。

▶文献は巻末に収載

その他の湿疹・皮膚炎

乾皮症・皮脂欠乏性皮膚炎

46 乾皮症・皮脂欠乏性皮膚炎の病態・診断・検査

定義・概念

- 皮脂の減少に起因して皮膚が乾燥した状態を乾皮症（asteatosis, xerosis），さらに搔破などにより炎症が加わって湿疹化したものを皮脂欠乏性皮膚炎（asteatotic dermatitis）という．
- 老人の湿疹病変の多くは，皮脂欠乏による皮膚の乾燥に起因することが多い．
- 石鹸など洗剤の使用頻度の増加，高齢化社会，室内の乾燥化などにより増加傾向にある．

病態

- 皮脂欠乏性皮膚炎の発症因子は加齢による乾皮症が深く関与している．皮膚の乾燥は，角層の乾燥を意味する．角層が十分に潤っていると皮膚はしっとりした感じになる．また，過度の洗浄剤の皮膚への使用も角層のバリア障害を引き起こし，皮膚が乾燥する．
- 角層が十分に潤うためには大きく2つの因子が関与している．汗腺，皮脂腺の分泌機能により十分な水分，皮脂が供給されているかという点と，角質が物質を透過するバリアとしての機能を十分満たしているかという点である．
- 角層の生理的機能の指標としては，経表皮水分喪失（transepidermal water loss：TEWL），および角層水分含有量（hydration state：HS）がよく反映している（田上，1980[1]；徳留，1984[2]；Pottsら，1984[3]）．
- 老人性乾皮症では，TEWLがむしろ低く，角層のバリア機能はよく保たれている（Kligman，1979[4]）．リノール酸はセラミドの構成成分の一つであるが，このセラミドの欠乏したマウスの皮膚では，TEWLの上昇，つまり角層のバリア機能の低下が認められ，リノール酸の補給により回復することが報告されている．このことより，高齢者の角層では脂質がより疎水性の高いもの（各種のセラミド，たとえばリノール酸）に変化している可能性が高く，それがバリア機能の亢進を促していると説明できる

- かもしれない.
- 汗腺，皮脂腺の分泌機能は老化により著明に低下しており，発汗量の低下と乾皮症の瘙痒の程度が相関するというデータもある．加齢により皮脂，セラミドが減少して角層保湿機能に影響を与える．以上を総合すると，空気が乾燥した状態で発汗などの水分の供給が減少している高齢者の皮膚では，その角層のバリア機能が高まっているため水分の透過が妨げられ，さらに発汗などによる生体からの水分補給が不十分な状態のためその水分も透過されず，角層の水分量低下つまり老人性乾皮症が発症すると考えうられている．
- また，Horiiらの報告によると，老人性乾皮症の角層のアミノ酸量と角層水分量との関係を検討した結果，アミノ酸と水分量が明瞭な正の相関を示すことが証明されている．このことより，老人性乾皮症の水分量低下には角層細胞中のアミノ酸量の減少が大きく関与していることが示唆される（Horiiら，1989[5]）.
- 老人性乾皮症のすべてが皮脂欠乏性皮膚炎を発症するとは限らず，皮脂欠乏性皮膚炎の発症の基盤に老人性乾皮症があり，さらに低湿度，過度な暖房などの環境因子，頻回の入浴による脱脂，タオルなどの刺激，アトピー素因などの遺伝的因子なども関与していると考えられる（山本，1991[6]）.
- 皮膚の乾燥がかゆみの閾値を下げると考えられている．実験的なドライスキンでは有機溶媒による脱脂後48時間後にかゆみを感知する知覚神経が表皮内まで侵入することが免疫組織学的に明らかにされている（Takamoriら，1998[7]）. かゆみの閾値の低下によりかゆみが増すことによって搔破して，さらに炎症性サイトカインなどが産生され皮膚病変が増悪すると考えられている（Aoyamaら，1999[8]）.

症状・診断

- 季節的には10月下旬から3月下旬頃に多くみられ，特に男女差は認められない．また，なんらかの疾患で病院，施設などへの入院後によく発症することがある．これは医療施設の過度な暖房により皮膚が異常に乾燥することが原因と考えられる．
- 皮脂欠乏性皮膚炎の発症症状は皮膚の乾燥，粗糙化，粃糠疹である．かゆみによる搔破により炎症を伴うさざ波様，亀甲紋様の亀裂が生じ，皮脂欠乏性皮膚炎が発症する（❶）.
- 好発部位は下腿伸側で，ここから始まり次いで大腿，上腕にも生じ，時に体幹にも出現することがある．皮膚症状は❶のようにさざ波様の小亀裂が認められ，一見ジグソーパズル様の外観を呈することがある．
- 症状はかゆみを訴えることが多いが，瘙痒というより疼痛を訴えること

1 皮脂欠乏性皮膚炎の臨床

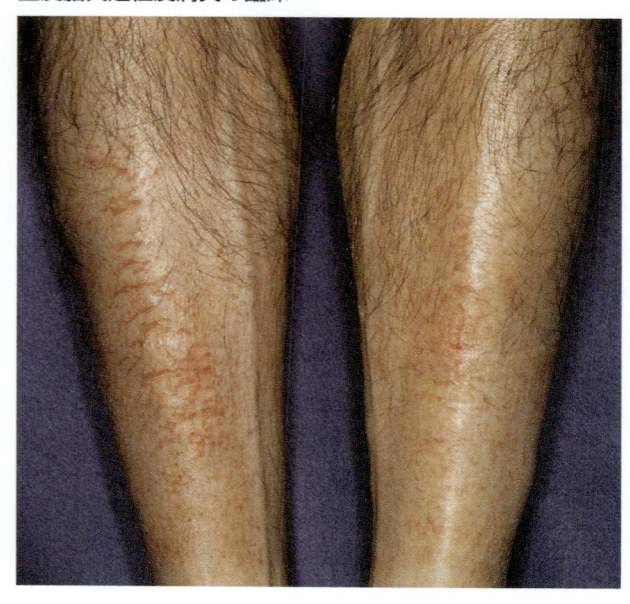

もある．
- 冬季に，高齢者の下肢伸側，腰背部などに，かゆみを主訴として，特徴的な亀裂を伴う乾皮症，亀甲紋様の炎症を伴う湿疹病変をみれば診断は容易である．

検査

- 診断は臨床的に可能であり基本的には必要ないが，基礎疾患を伴った乾皮症の鑑別として Sjögren 症候群，悪性リンパ腫，腎不全などの合併を検索する必要がある．
- 電子顕微鏡による乾皮症の角質細胞の電子密度は一様に減少して，角層の最下層ではケラチンパターンが認められず，ケラトヒアリン顆粒の減少がみられる．
- 角層の生理的機能の指標としては TEWL および HS の検査が必要である．皮脂分泌量，発汗量などの検査も機能低下の検索に必要なことがある．

（横関博雄）

▶文献は巻末に収載

その他の湿疹・皮膚炎

乾皮症・皮脂欠乏性皮膚炎

47 乾皮症・皮脂欠乏性皮膚炎の治療と生活指導

治療

- まず第一にすべきことは，皮脂欠乏性皮膚炎の原因の一つである過度な暖房などの環境因子を改善しなければならない．
- 局所療法は保湿剤である尿素を含有した軟膏などの単純塗布で十分である．また搔破により，二次的な湿疹局面を形成したときには，ステロイド含有軟膏ないしクリームの併用が効果的である．
- また，過度の入浴をできるだけ控え，石鹸，シャンプーなどの過度の使用，ゴシゴシ洗うことなどを禁止することも大切である．

保湿剤（エモリニント製剤，モイスチャライザー製剤も含む）によるスキンケア

- エモリエント製剤，モイスチャライザー製剤などの保湿剤は**1**に示すように多くの種類がある．しかし，各製品によりその保湿機能，塗り心地が異なり，季節，湿度，生活環境，肌の違いなどにより塗り分ける必要がある．
- 基本的に，夏などの湿度が高く汗などにより肌が潤っている季節には，親水軟膏，吸水軟膏，尿素軟膏などのクリーム基剤が適している．
- 冬の湿度が低いときには白色ワセリン，アズノール®軟膏などの軟膏基剤を選択することが多い．また，肌の状態により考慮される必要もあり，びらん局面，搔破痕部には尿素軟膏，クリーム基剤は刺激により疼痛を

1 スキンケア外用薬

1. 古典的外用薬
亜鉛華軟膏，親水軟膏，吸水軟膏，親水ワセリン，白色ワセリン，ソルベース®
2. 医薬品
ザーネ®軟膏，ユベラ®軟膏，アズノール®軟膏，ヒルドイド®クリーム，ヒルドイド®ソフト軟膏，ヒルドイド®ローション，ウレパール®軟膏，ケラチナミン®軟膏，スタデルム®クリーム
3. 医薬部外品
化粧品オリーブ油，市販の保湿剤（コラージュクリーム，アトピコスキンヘルスケアクリーム，ノブクリームなど），ハンドクリーム，コールドクリーム，ベビーオイル

Topics

　乾皮症における瘙痒を指標とした保湿剤の効果についての報告は乏しい．少ない症例数ながらヘパリン類似物質を2週間使用し，瘙痒の改善がみられたとの報告がある（松葉，2005[1]）．またハーブを用いた保湿剤と，尿素・乳酸・プロピレングリコール配合保湿剤とのランダム化試験を行い，いずれの群も瘙痒を軽減する効果がみられたとの報告もある（Chatterjee，2005[2]）．以上のことから，臨床的に乾皮症を生じる皮膚瘙痒症に対しては保湿剤使用が勧められる．

伴うこともあり，注意が必要である．
- エモリエント製剤などの油脂性製剤は，角質上に皮膜を形成して皮脂を補うことにより皮脂膜の役割を果たす．白色ワセリンなどがあり，「べとつき」「テカテカ光る」など塗り心地は悪いが安全な外用薬である．
- モイスチャライザー製剤は尿素軟膏，酸性ムコ多糖類製剤などで，外用により水分と結合して角層水分量を増加させる製剤である．クリーム，ローション基剤が可能であり，コンプライアンスが良好である．
- 保湿剤の外用方法は，入浴後の皮膚を清潔にした状態で，手のひらで保湿剤を暖め，よく伸ばして皮膚に刺激を与えないように優しく外用するのが最も良い．決して擦り込んだり，指の先で掻くように外用しないようにする．
- また，入浴後だけでなく，寒気にさらされた後，水泳後，運動して発汗後などの肌が汚れたときには，シャワーなどで十分に体を洗った後に保湿剤を使用する．
- 保湿剤の使用は湿疹病変の予防だけではなく，炎症徴候が軽度となった病巣，発赤，鱗屑がない慢性の皮膚病変にも尿素軟膏，亜鉛華軟膏などの古典的外用薬のみで十分なことが多い．
- 保湿剤をうまく使用すれば，大量のステロイド外用薬による副作用を予防でき，効果的にステロイド外用薬を使用できるようになる．

かゆみの治療と予防

- 乾燥肌に伴うかゆみの閾値の低下があるため，外からの物理的・化学的刺激を回避する．
- 飲酒，香辛料摂取，過度の暖房などによるかゆみの誘発を避ける．
- 薬物療法としては抗ヒスタミン薬を投与する．皮膚瘙痒症の診療ガイドラインでは，第二世代の非鎮静性ないしは軽度鎮静性抗ヒスタミン薬が推奨されている．高齢者が多いので抗コリン作用，中枢神経抑制作用のある第一世代の抗ヒスタミン薬はできるだけ避ける．

炎症に対する薬物療法

- 掻破に基づく湿疹性変化は，ステロイド外用薬により速やかに治療する

2 清潔と乾燥のスキンケア

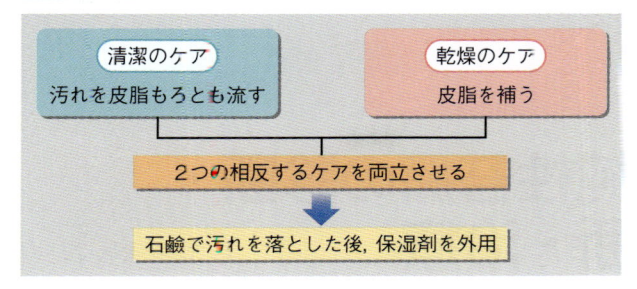

```
┌─────────────────┐    ┌─────────────────┐
│  清潔のケア      │    │  乾燥のケア      │
│ 汚れを皮脂もろとも流す │    │   皮脂を補う    │
└────────┬────────┘    └────────┬────────┘
         └──────────┬───────────┘
              2つの相反するケアを両立させる
                      ↓
           石鹸で汚れを落とした後, 保湿剤を外用
```

ことが難治化を予防するために大切である.
- 軽度の炎症は保湿剤の外用でもコントロール可能である. また, 軽度の炎症であることが多いので, マイルドなステロイド外用薬で十分なことが多い.

生活指導

- スキンケアは皮膚を清潔にしたり, 保湿剤を外用すればよいものではなく, 乾燥肌, 乾燥に伴う易刺激性の皮膚を守るために, 詳しい問診を行い, 患者に適切な生活指導をし生活環境の整備をする必要がある（2）.
- 衣類に関しては, 特に下着などは木綿製品が推奨されている. これは, 木綿が吸水性, 通気性が良く, さらに肌ざわりが良いためである. 衣類は柔らかい皮膚への機械的刺激のできるだけ少ないものを着ることを勧め, ジーパン, ワイシャツの固い襟などは避ける. また, 毛羽だったセーターや締め付けるようなガードルなどはかゆみを誘発するのでできるだけ避けるようにする.
- 入浴は種々の刺激物, 汗, 汚れを除き皮膚を清潔にするために必要であるが, 高齢者ほど頻回の入浴や高温度の入浴を楽しむ習慣があり, この習慣が皮脂を減少させている. 入浴回数を隔日にするなど, 減らすことも大切である. 高温度の入浴はかゆみを誘発するので, 風邪をひかない程度で少しぬるめの温度に設定する.
- また, 入浴時の身体の洗い方にも気をつける. 石鹸はボディシャンプー, 薬用石鹸は避け, できるだけ刺激性の少ない石鹸か普通の石鹸を使用する. 十分に泡立てるようにし, あかすり, ナイロンタオルなどの固いタオルでゴシゴシ洗うのではなく, 柔らかいベビータオルか手で身体を清潔にする程度に優しく洗うように努力する.
- シャンプーは皮脂の多い頭髪用の洗浄液であるため洗浄力が強く, そのため刺激性が強く, 直接皮膚に接触すると皮膚を刺激することが多い. そのために, 短い頭髪であれば化粧石鹸で洗髪するなどの工夫をする.

（横関博雄）

▶文献は巻末に収載

その他の湿疹・皮膚炎

慢性単純性苔癬

48 慢性単純性苔癬の診断・鑑別診断・治療

Keyword
慢性単純性苔癬のポイント
- 微細な機械刺激が発症に関与する苔癬化局面である.
- 好発部位として項部,後頸部,前腕,下腿,外陰部などである.
- 組織学的に表皮肥厚,過角化,真皮の血管周囲性細胞浸潤を認める.

疾患の概要

- 慢性単純性苔鮮（lichen simplex chronicus）は,瘙痒に始まり,丘疹が生じ融合し,さらに持続的な外的な刺激が加わることによって境界明瞭な乾燥性の苔癬化局面を生じる疾患である.
- 報告者 Vidal の名前をとって Vidal 苔癬という病名が一般的であるが,Brocq らが神経因子を重視して提唱した限局性慢性神経皮膚炎という病名でも知られる.慢性湿疹の一亜型と考えられる.
- 治療は,局所療法として強力なステロイド外用薬や止痒薬が主体である.同時に誘因となる機械的刺激の除去によって瘙痒の軽快を期待できる.またストレスなどの心因的因子が関与している場合は,心因的因子の除去を試みる.

疫学

- 好発年齢は,小児に少なく,30～50 歳代に多く,一般に女性に多い（男女比 2 : 3）とされる.

病因・病態

- 病因は不明であるが,心因説,末梢神経説,素因,アレルギー説などがあり,これらが複合的に関与していると考えられる.好発部位が機械的刺激を生じやすい部位であることから,衣類,毛髪などの弱い機械的刺激が慢性的に加わることによって生じる可能性が考えられ,搔破がさらに症状を悪化させている.
- 心因説は,ストレスなどの関与で発症,増悪することや,精神的治療で軽快することから提唱される.
- 末梢神経説の根拠として,病変部での神経線維の変性や異常を認めるとする報告があるが,神経変性は皮膚の炎症に付随する結果とする意見もある.持続するかゆみの原因として,神経原性かゆみが関与する可能性

> **Advice**
>
> 本疾患では，別名として限局性慢性神経皮膚炎（neurodermatitis chronica circumscripta）というように，神経原性因子が発症に関与するという考え方がある．

がある．
- アレルギーの関与をうたう説があるが，本疾患で特定のアレルゲンを同定することはできず，明らかな接触アレルギーの関与は考えにくい．
- 表皮肥厚を生じる病態として，表皮に蛋白分解酵素が作用することによる説や，プロスタグランジンの関与によって表皮増殖を生じる説がある．

診断

- 本疾患の診断は臨床症状による．臨床症状として強い瘙痒を伴い，項頸部などの好発部位の苔癬化局面に注目すれば診断は可能である．
- 初発は，皮疹のない瘙痒に始まり，丘疹が生じ融合して，次第に苔癬化局面を生じる（**1**）．楕円形の乾燥性苔癬化局面であり，典型例の臨床症状は，中央部は網目状の浸潤性局面であり，周囲に丘疹が融合し，さらに最外層に色素沈着が顕著である．しばしば表面に搔破痕を伴う．
- 好発部位は項部，頸部であるが，大腿，下腿，前腕，肘，外陰部にも出現する（**2**）．通常単発性であり，多発することは少ない．また，四肢全域などに及ぶ広範な局面を形成することはまれである．一般に色素沈着が目立つことが多い．色素沈着以外に色素脱失もまれに生じる．
- 本疾患の原因として，病変部への衣類，化粧品，毛髪，搔破による機械的刺激が加わることによって生じる機序が推測される（伊藤，2002[1]；多田，2007[2]）．下腿の靴下，下着などの機械的刺激によって生じる例も報告される．診察では，これらの機械的刺激の有無に関する問診を行い診断の補助とする．
- 他の皮膚疾患に続発することもあり，アトピー性皮膚炎，皮脂欠乏性皮膚炎，接触皮膚炎が基礎に存在することがある（Bolognia ら，2008[3]）．また基礎疾患として糖尿病，長期透析などの慢性腎不全，肝機能障害などに続発することがある．外陰部で症状を認める場合，基礎疾患としての婦人科的疾患の有無を検討する．

検査

- 診断は臨床症状によって行われるが，病理診断は診断の補助となる．組織学的には，慢性湿疹の病態であり，初期には単純性痒疹に類似し，真

Ⅱ. その他の湿疹・皮膚炎

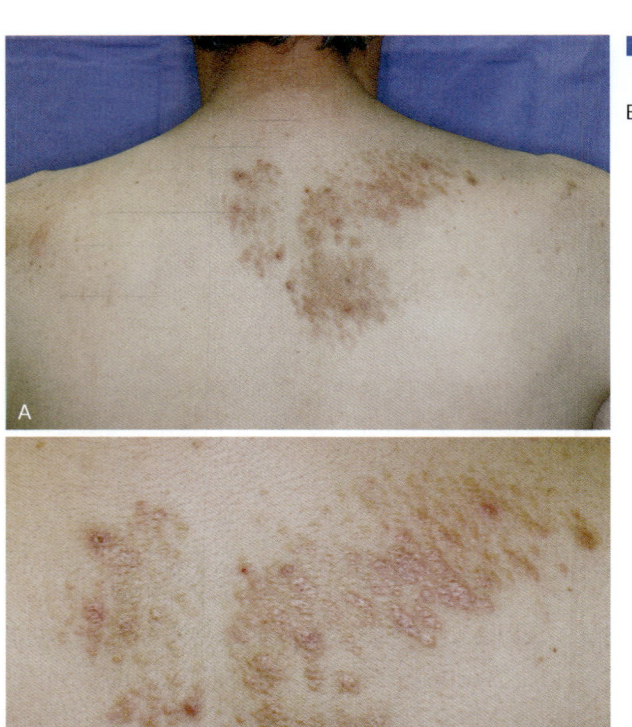

1 上背部の慢性単純性苔癬
B は A の拡大図.

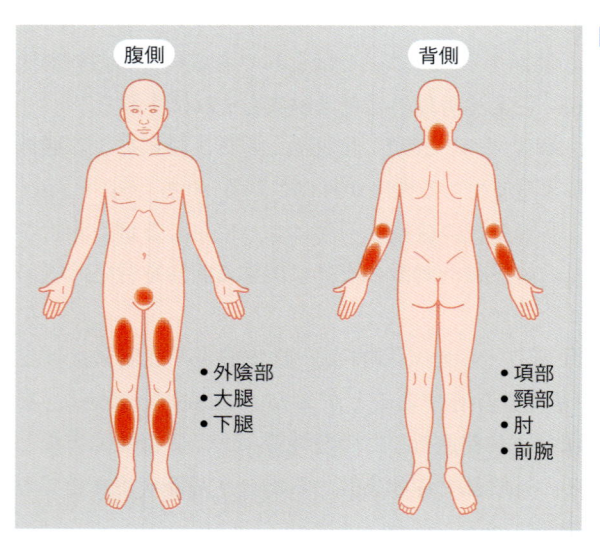

2 好発部位

腹側
- 外陰部
- 大腿
- 下腿

背側
- 項部
- 頸部
- 肘
- 前腕

皮の血管周囲性のリンパ球浸潤が主体である．経過とともに，顆粒層の減少，消失や錯角化を認め，表皮肥厚を認めるようになる（**3**）．表皮肥厚とともに，過角化や錯角化が顕著となり，次第に真皮乳頭層が延長する．真皮では浮腫は軽度となり，線維化が強くなる．真皮への浸潤細

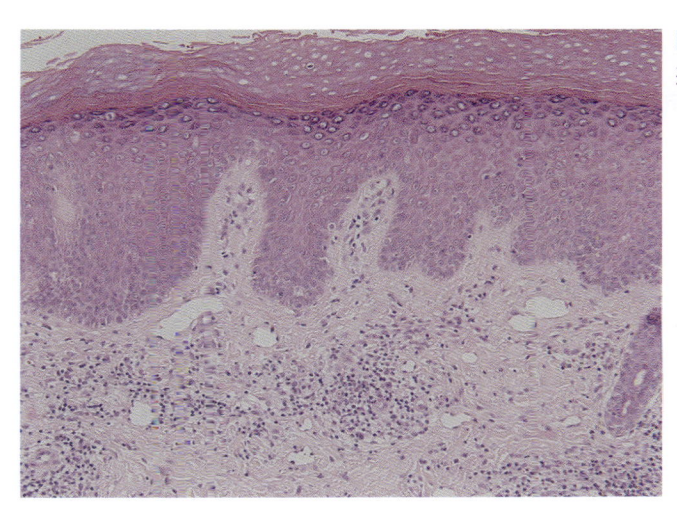

3 慢性単純性苔癬の病理組織像
過角層，表皮肥厚，真皮の血管周囲性単核球浸潤を認める（HE染色，×100）．

胞として，リンパ球，肥満細胞，形質細胞を認める．初期に表皮で軽度の海綿状態を認めることがあるが，経過を通じて臨床的に水疱形成は認めない．

検索の進め方

- 皮疹は項部，頸部に生じることが多く，また前腕，下腿，外陰部などに生じる．このような好発部位に注目し，比較的境界明瞭な苔癬化局面を発見すれば診断は可能である．
- なんらかのかゆみの素因のある人に，衣類などの刺激・搔破などが繰り返し加わって生じると考えられるため，機械的刺激があるかについて検索を行う．
- 基礎疾患としての糖尿病，肝機能異常，腎機能異常を伴う場合があるため，これらの基礎疾患について検索する．

鑑別疾患

- 鑑別疾患としては，アトピー性皮膚炎，乾癬，接触皮膚炎，扁平苔癬，アミロイド苔癬，菌状息肉症がある．
- アトピー性皮膚炎は，顔面，肘膝など四肢，体幹に丘疹，苔癬化紅斑を生じる疾患であり，年齢によって異なる部位に生じる特徴，またしばしばアトピー素因を有すること，血清IgE値の上昇などから鑑別する．
- 乾癬は銀白色の鱗屑を有する境界明瞭な角化性紅斑であり，しばしば刺激部位に皮疹を生じる．皮疹やAuspitz現象，組織像などから鑑別する．組織学的に本疾患での海綿状態や苔癬，錯角化は，時に乾癬に類似するが，乾癬での表皮突起の延長，真皮乳頭層直上の表皮の菲薄化など

Topics 1

かゆみと抗不安薬

心因的要因がかゆみに関与する症例では，海外で抗不安薬，三環系抗うつ薬の使用例が報告されている．ミルタザピンは選択的セロトニンタイプ3受容体抑制薬である（Hundley ら，2004[4]）．また抗痙攣薬であるガバペンチンは，γ-アミノ酪酸（γ-aminobutyric acid：GABA）の構造的アナログであり，本疾患に有効であった症例がある（Yasudian ら，2005[5]）．三環系抗うつ薬であるドキセピンはアドレナリン，ノルアドレナリンのシナプスでの取り込みを抑制し，かゆみに有効との報告がある．

が本疾患との鑑別点となる．
- 接触皮膚炎は抗原の接触部位に一致して小水疱，紅斑を生じる．臨床，貼布試験の結果などから鑑別する．
- 扁平苔癬は紫紅色の丘疹より始まり，Wickham 線条を有する．臨床症状や，組織学的に基底層の液状変性，表皮内 Civatte 小体などの所見を有することから鑑別する．
- アミロイド苔癬は瘙痒を有し，苔癬局面を呈し臨床的な鑑別疾患となるが，組織学的にアミロイド沈着を認めることから鑑別する．
- 菌状息肉症は，臨床的に色素沈着を生じ，単純性苔癬と鑑別疾患となるが，組織学的に異型リンパ球浸潤や Pautrier 微小膿瘍を認める．
- 外陰部では Paget 病や硬化性萎縮性苔癬も鑑別となる．硬化性萎縮性苔癬では組織学的に表皮萎縮，液状変性，細胞浸潤を認める．

治療

- 局所的治療として，ステロイド外用軟膏が有効であり，肥厚した局面ではベリーストロング～ストロングクラスのものが主体となる．亜鉛華軟膏の重層を行う場合もある．併用密封療法（ODT）はステロイドの局所の吸収率を高め，同時に瘙痒部位での掻破を抑制するため，単純塗布で効果がない場合に有効と考えられる．ステロイド含有テープ貼付も有効である．しばしば再発を繰り返すため，長期的な外用薬の使用が必要となる場合が多い．
- 外陰部や腋窩では，強力なステロイド外用薬は吸収率が高く皮膚萎縮などをきたしやすいため，長期使用を行う場合，ステロイド外用薬のランクを下げて使用する．
- 瘙痒に対しては抗ヒスタミン薬・抗アレルギー薬内服を使用し，夜間での瘙痒を抑えるようにする（Phillips，1996[6]；Prajapati ら，2008[7]）．
- また光線療法として，narrow-band UVB が有効であった報告がある．

Topics 2

慢性単純性苔癬の新しい治療

- 海外でタクロリムス軟膏やカプサイシンクリームの有効例が報告されている．カプサイシンクリームは，Cタイプ末梢神経やA-δタイプ末梢神経への神経ペプチドの集積を抑制し止痒作用を有する（Lottiら，1994[8]）．
- ピメクロリムスが外陰部の難治性慢性単純性苔癬に有効であった（Goldsteinら，2007[9]）．
- 難治性症例に対して，aspirin/dichloromethane solutionを使用し，有効であった報告がある（Yosipovitchら，2001[10]）．
- わが国では，いずれも未承認である．

経過・予後

- 慢性に経過し，長期に再燃を繰り返し，しばしば難治性である．ステロイド外用薬治療によって軽快するが，軽快後治療の中止によって再燃することも多い．掻破による二次感染などの合併を生じる場合がある．
- 生活指導として，病変部に触れる衣類はできるだけ木綿などの柔らかい素材にし，毛髪，化粧品，毛髪用化粧品などで慢性の刺激になるものについては，これらを避けるよう指導する．また日常生活で掻破を繰り返さないように指導する．心因的要因がある場合には心身医学的治療が有効な場合がある．

（中村晃一郎）

▶文献は巻末に収載

その他の湿疹・皮膚炎
湿疹を伴う症候群

49 高 IgE 症候群の診断・鑑別診断・治療

高 IgE 症候群とは

- 高 IgE 症候群（hyperimmunoglobulin E syndrome, hyper-IgE syndrome）は，1966 年に Davis らによって報告された Job 症候群（Davis ら，1966[1]），1972 年に Buckley らにより報告された Buckley 症候群（Buckley ら，1972[2]）と同義で，1999 年に Grimbacher らによりアレルギー症状のみならず骨，軟部組織，歯牙の異常を含めた多系統疾患（multisystem disorder）であることが示された（Grimbacher ら，1999[3]）．先天性免疫不全症候群である．
- 著しい高 IgE 血症，新生児期から始まる難治性湿疹，主に黄色ブドウ球菌による反復性の皮膚・肺膿瘍の三主徴に加えて，特有の顔貌，骨格異常などを伴う．
- 多くは散発性であるが，常染色体優性遺伝形式をとるものもある．一方で常染色体劣性遺伝形式をとりウイルス感染や細胞内寄生性細菌感染を反復する反面，上記のような身体的異常を伴わないタイプの存在も判明し（Renner ら，2004[4]），前者を 1 型高 IgE 症候群，後者を 2 型高 IgE 症候群として区別される．

発症頻度

- 原発性免疫不全症の約 4％を占めるが，発症率は 10 万人から 100 万人に 1 人程度と非常にまれである．
- 厚生労働省特定疾患「原発性免疫不全症候群」調査研究班による原発性免疫不全症候群登録症例数（2007 年）では 50 人が登録されている．

病因

- 本症の病因は長い間不明であったが，最近わが国の研究者による遺伝子解析により，2007 年に 1 型高 IgE 症候群の原因が第 17 番染色体にある signal transducer and activator of transcription 3（STAT3）のドミナ

Topics

STAT3 と免疫異常

　STAT (signal transducer and activator of transcription) とは転写因子の一つで，各種のサイトカイン，増殖因子などの細胞外シグナルに応じてチロシンキナーゼによりリン酸化される細胞質内蛋白で7種が同定されている．その一つ *STAT3* はさまざまな癌で活性化されていることから癌遺伝子と考えられており，*STAT3* の機能を阻害するとアポトーシスが誘導されることも示されている．最近の研究では乾癬におけるケラチノサイト，Tリンパ球でSTAT3が活性化されていることが明らかにされ，乾癬の発症に大きく関与していると考えられるようになった．また，高IgE症候群では STAT3 をコードする遺伝子配列の検討でDNA結合領域の変異が認められ，DNA結合活性が低下していることが発症の原因であることが示された．

ントネガティブ変異であることが明らかとなった（Minegishi ら，2007[5]）．

- *STAT3* は多くのサイトカインレセプターや成長因子レセプターの主要なシグナル分子であり，その機能の欠損はIL-6をはじめとする多くのサイトカインの産生に異常をきたすため，免疫学的異常のみならず身体的異常を説明できる可能性がある．
- これに先立ち，2型高IgE症候群もIFN-α，IL-6，IL-12などの主要シグナル伝達分子である tyrosine kinase 2（*TYK2*）が原因遺伝子であることが判明した（Minegishi ら，2006[6]）．
- これにより新生児早期から重症のアトピー性皮膚炎様皮疹と高IgE血症を呈する症例に対して，早期の確定診断が可能となった．

臨床症状

皮膚症状

- 皮疹は生後数週間以内に生じることが多く，アトピー性皮膚炎と比較して早いといわれている．顔面，頭部に初発し丘疹ないし膿疱の形態をとり次第に下行性に進展していく．膿疱は無菌性で抗菌薬に反応せず，ステロイドに反応する傾向があるが，湿疹変化は慢性に拡大し，瘙痒を伴い苔癬化していく（**1**）．
- その臨床像はアトピー性皮膚炎に類似するが，好発部位は腋窩，前頸部，鼠径部，会陰部などであり，病理組織像は好酸球性膿疱性毛包炎に合致する．気管支喘息の合併は10～20％程度であり，アトピー性皮膚炎に比べると低率である．
- 出生直後から細菌および真菌に対する易感染性があり，出生後数日の時点ですでに全身が膿痂疹様皮疹で覆われることもまれではない．乳児期から感染を反復し，黄色ブドウ球菌による膿痂疹，癤，皮下膿瘍，蜂窩

Keyword
ドミナントネガティブ変異

正常な遺伝子産物（蛋白質）に対して活性のない（ネガティブ）変異型の遺伝子産物が優勢（ドミナント）に働いて，正常蛋白質の機能を阻害するような変異のこと．正常型と変異型の遺伝子産物が共存するとき，正常な作用が残る場合が多いが，*STAT3* のように二量体を形成して機能する場合，不活性型の変異体が正常体と二量体を形成すると正常な機能が発揮できない．変異 *STAT3* は共存する正常 *STAT3* に対してドミナントネガティブに作用するため，患者細胞における *STAT3* のDNA結合能は正常の1/4に低下している（Minegishi ら，2007[5]）．

II. その他の湿疹・皮膚炎

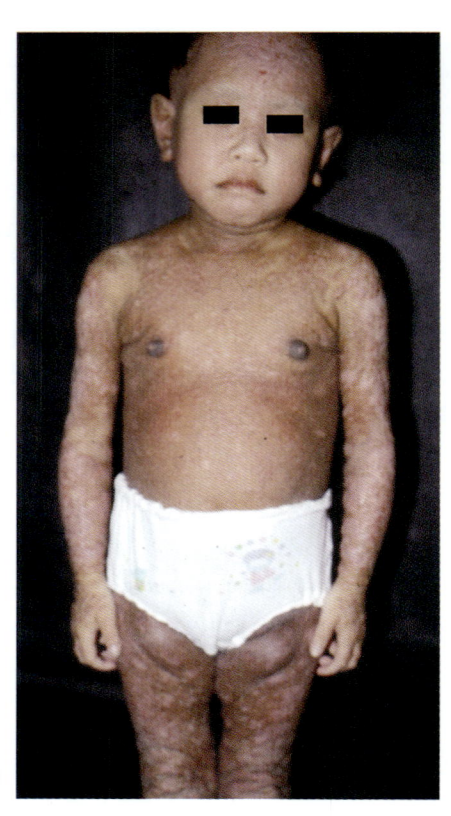

1 高 IgE 症候群（3 歳，女児）
全身に痒疹結節が多発し，鼠径リンパ節の腫脹が著明である．
（東京逓信病院，江藤隆史先生より提供）

織炎のほかに皮膚粘膜カンジダ症を呈することもある．皮下膿瘍は寒冷膿瘍が特徴的で，局所の炎症所見に乏しいことが多い．しばしば外科的ドレナージを必要とする．

その他の臨床症状

- 皮膚とともに呼吸器の感染頻度も高く，肺炎を反復した結果，肺の炎症修復機構が正常に働かず，肺囊胞を生じることが1型高 IgE 症候群に特徴的である．気管支拡張症，気管支胸膜瘻も合併することがある．起炎菌は黄色ブドウ球菌が最も多いが，そのほかに肺炎球菌やインフルエンザ桿菌のこともある．*Aspergillus*, *Candida*, *Cryptococcus* などによる深在性真菌症，ニューモシスチス肺炎，ノカルジア感染症，播種状 BCG 感染症も報告されている（高田ら，2006[7]）．
- 2型高 IgE 症候群では肺炎の起炎菌や頻度は1型と同様であるにもかかわらず，肺囊胞の形成はみられない．その一方，伝染性軟属腫，単純ヘルペス感染症，水痘ウイルス感染症などの頻度が高い．また，自己免疫性溶血性貧血の合併頻度や中枢神経系後遺症を残す頻度が高いといわれている（高田ら，2006[7]）．
- 1型高 IgE 症候群では乳幼児期には明確でないが，16歳頃までに特有な顔貌を呈するようになる．すなわち，皮膚が肥厚し肌理が粗く，顔面

2 高IgE症候群の分類

病型	遺伝形式	特徴的な症状	原因遺伝子
1型 (multisystem)	散発性 まれに常染色体性優性	骨・軟部組織・歯牙の異常（特有の顔貌，脊椎の側彎，病的骨折，骨粗鬆症，関節の過伸展，乳歯の脱落遅延など），肺嚢胞	STAT3
2型	主に常染色体性劣性	重症ウイルス感染症（単純ヘルペス感染症，伝染性軟属腫），中枢神経系の合併症	TYK2

（峯岸克行．臨床検査 2009；53：611-4[8])）

の左右非対称，眼窩陥凹，前額突出，幅の広い鼻梁，大きな鼻尖が特徴的である．頭蓋骨癒合や高口蓋もまれにみられる．乳歯の脱落遅延，脊椎側彎，長管骨の病的骨折，関節の過伸展などの骨・関節・歯牙異常も1型に特徴的である．

- 1型と2型の特徴を **2** に示す．
- その他の合併症としては SLE（全身性エリテマトーデス），皮膚筋炎などの膠原病，Hodgkin病などのリンパ腫，糸球体腎炎などが報告されている．

検査

- 血清IgEは1型，2型ともに高値を示し，通常 2,000 U/mL となる．
- 幼児期にはさほど高値でない例もある一方で，臍帯血で異常高値を示す例もある．血清IgE値と病勢の相関はなく，IgEは経過とともに徐々に低下し正常化することもある．黄色ブドウ球菌エンテロトキシン特異的IgEや Candida 特異的IgEが早くから陽性となることも早期診断の指標として参考になりうる．好酸球数増多はほぼ必発である．
- 前述したように，原因遺伝子が特定されたため早期の確定診断が遺伝子検査を行うことで可能になった（峯岸，2009[8])）．

診断・鑑別診断

- 遺伝子検査を除いて本症に特異的な臨床検査所見があるわけではないので，臨床症状，経過から判断していくことになる．乳児期早期からみられる湿疹変化，ブドウ球菌を主体とする易感染性，高IgE血症，ブドウ球菌・Candida に対する特異的IgE陽性，特有の顔貌，骨格異常などから診断する．
- 乳幼児・児童期に重症アトピー性皮膚炎と診断されていたものが，後に骨格異常などの諸症状が出現してきて初めて高IgE症候群と診断された症例も多くあり，アトピー性皮膚炎と診断されている症例のなかに本

症が紛れている可能性はあろう．

予後・治療

- ブドウ球菌や *Candida* などに対する感染予防，迅速な治療が重要である．感染予防としては ST 合剤が最もよく使用されている．肺炎を反復することによる肺囊胞の形成が問題であり，肺囊胞には多剤耐性緑膿菌や *Aspergillus* が感染し難治性となることもまれではない．肺の器質的変化をきたした場合は抗真菌薬の予防的投与が望ましいといわれている．長期的な抗菌薬投与により肺囊胞が縮小することもあるが，外科的処置が必要となる場合もある．
- 本症では炎症反応が弱いことが特徴で，重症肺炎でも発熱咳嗽などの臨床所見が軽微で，CRP などの炎症マーカーの上昇も *STAT3* の異常のため軽度にとどまる．したがって，臨床症状が軽度でも慎重に対応し早期の治療を心がける必要がある．
- クロモグリク酸ナトリウム，シメチジン，シクロスポリン，インターフェロンγ，免疫グロブリンが有効であったとの報告がある．幹細胞移植も試みられているが，その効果はまだ十分検証されていない．
- 感染症への対処が予後を規定する因子となるが，一般的に生命的予後は良好で，多くの患者が成人に達するとされる．確定診断後早期から抗生物質を予防的に投与開始し，肺の不可逆的器質的変化を予防することが長期予後ならびに患者 QOL を改善する． 〔五十嵐敦之〕

▶文献は巻末に収載

その他の湿疹・皮膚炎
湿疹を伴う症候群

50 Wiskott-Aldrich 症候群の診断・鑑別診断・治療

概念・疫学・病因

- 1937 年にドイツの Wiskott により血小板減少，アトピー性皮膚炎様の難治性反復性湿疹病変，易感染性の三徴を示す男児が報告された．1954 年にアメリカの Aldrich らにより同様の症状を示す男児が多発する家系の調査から伴性劣性遺伝形式をとることが明らかにされ（Aldrich ら，1954[1]），二人の名前をとって Wiskott-Aldrich 症候群（WAS）と呼ばれるようになった．

- アメリカとカナダにおける 301 例の統計（Perry ら，1980[2]）では，発症頻度は出生 100 万人あたり 4 人と報告されているが，わが国における正確な統計はない．

- 連鎖解析により WAS 遺伝子座は Xp11.22-Xp11.23 中の約 1 Mb の間に存在することが明らかにされ，WAS 蛋白（Wiskott-Aldrich syndrome protein：WASP）遺伝子のクローニングにも成功している（Derry ら，1994[3]）．

- WASP 遺伝子の産物 WASP は，造血幹細胞の細胞骨格であるアクチンの重合と T 細胞抗原受容体を介する活性化などのシグナル伝達に関与している．これらの異常は血小板の小型化，T 細胞の活性化障害，抗原提示細胞の走化能低下，抗原に対する抗体産生不全，血小板容積減少などの病態をもたらす．

- まれに常染色体優性遺伝や常染色体劣性遺伝を示す女児例の報告があるが，この場合の原因遺伝子は不明であり，WASP 遺伝子は無関係である．

臨床症状・病態

- アメリカとカナダの統計によると，三主徴がすべてそろった症例は本症の 27 % にすぎない（Perry ら，1980[2]）．全例に必発するのは血小板減少（7 ×10^4/μL 以下）であり，サイズの低下を特徴とし，臨床検査では平均血小板容積，直径の低下がある．血小板機能低下もみられる．生後早期よ

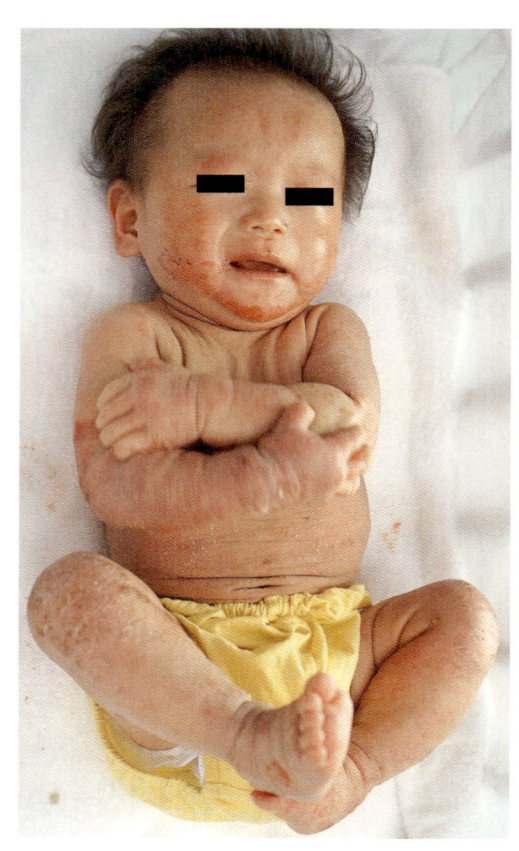

図1 Wiskott-Aldrich 症候群の臨床像
(川村信明, 小林邦彦. 原発性免疫不全症候群における皮膚病変. 玉置邦彦, ほか編. 最新皮膚科学大系 特別巻1. 新生児・小児・高齢者の皮膚疾患. 東京:中山書店; 2004. p102 より許諾を得て転載)

り血小板減少により紫斑のほか, 血便, 鼻出血, 血尿, 頭蓋内出血などの出血症状をきたし, 生命予後にかかわる (Sullivan ら, 1994[4]).

- アトピー性皮膚炎様の湿疹病変は程度の差はあるものの, 80% 以上の症例で認められる (図1). 皮膚科領域からの報告は少なく, 皮疹の解析は十分とはいえない. アトピー性皮膚炎の診断基準を満たす症例が多いが, WAS では血小板減少に伴い紫斑が先行したり, 搔破痕に一致する紫斑が顕著である点が特徴とされている (篠原ら, 1999[5]). 毛嚢炎様皮疹や角層下膿疱を伴う不整形紅斑など多彩な皮膚症状を呈した症例も報告されている (森田ら, 2009[6]).

- 易感染性は細菌, ウイルス, 真菌, 原虫など広範囲の病原微生物に及ぶ. 細菌では特に肺炎球菌とブドウ球菌感染が多く, 臓器別では中耳炎, 副鼻腔炎, 肺炎などの呼吸器感染症, 膿痂疹, 蜂窩織炎などの皮膚感染症, 感染性腸炎が多い. 時に髄膜炎や敗血症もみられる. ウイルスでは単純ヘルペスウイルス, 水痘・帯状疱疹ウイルス, サイトメガロウイルス, EBウイルスなどヘルペス属ウイルス感染の反復や重症化が多い. 真菌では *Candida* と *Aspergillus* 感染が, 原虫ではニューモシスチス肺炎がある (今井, 2000[7]).

- アメリカ・カナダの統計では, 悪性リンパ腫や白血病などの悪性腫瘍の

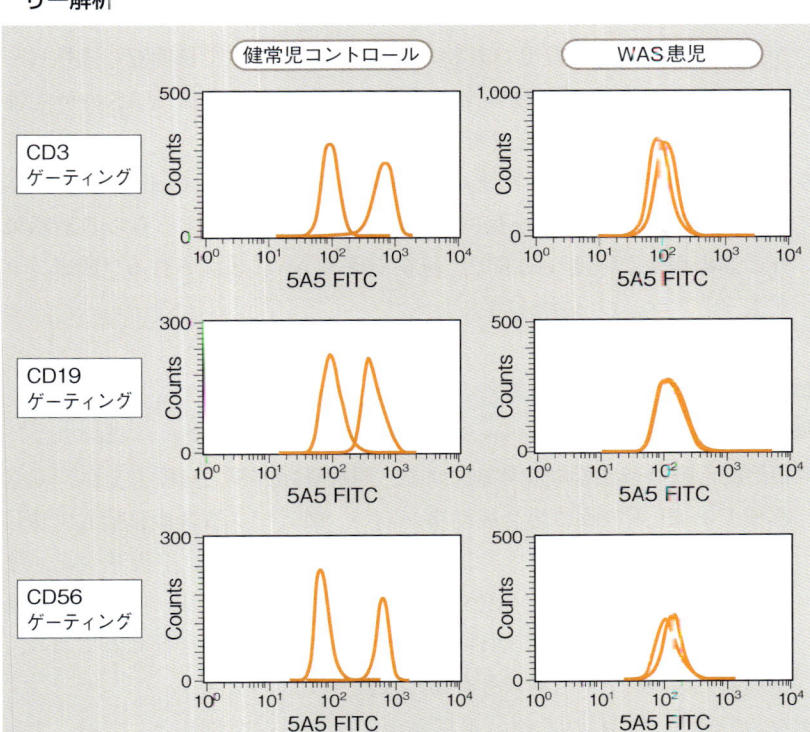

2 自験例(Column【症例紹介】参照)におけるWAS蛋白のフローサイトメトリー解析

WAS患児ではCD3陽性T細胞,CD19陽性B細胞,CD56陽性NK細胞のいずれの分画においてもWAS蛋白発現量の顕著な低下がみられる.
FITC:フルオレセインイソチオシアネート.

発生は12%にみられ,平均発症年齢は9.5歳とされる.悪性腫瘍のリスクは健常人の100倍以上とされている.
- 免疫関連の検査所見としては好中球の貪食能,殺菌能は正常とされているが,走化能には好中球,単球とも異常がある.白血球数,リンパ球数は乳児期には異常ないが,8歳頃までにはT細胞,特にCD8陽性細胞を中心に減少する.免疫グロブリン異常には一定の傾向はない.補体は正常である.

診断・鑑別診断

- 男児で乳児期から出血症状を呈し,血小板減少をみる場合,皮膚科診療においては乳児期早期より広範囲に湿疹病変を反復し,紫斑や血痂など出血性皮疹を伴う場合はWASを疑うべきである.
- 血小板減少があれば容積と直径を計測する.WASでは容積3.8〜5.0 fL,直径$1.82\pm0.12\,\mu m$と減少している.サイズの減少がない場合は,特発性血小板減少性紫斑病や先天性血小板減少症を疑う.

- WASP異常が疑われる男児の場合，末梢血単核球にゲートを設定し抗体によるWAS蛋白染色を行い，フローサイトメトリーで解析する方法が迅速な確定診断に有用である（土屋，2000[8]）．健常人では明瞭な陽性ピークを示す．本法で細胞内WASPが検出できない場合はWASの可能性があり，*WASP*遺伝子を解析し変異を確認する（**2**）．
- 従来からいわれてきたX連鎖性血小板減少症（X-linked thrombocytopenia：XLT）は，血小板減少と血小板小型化を呈するものの易感染性と湿疹病変が軽度な病態で，現在ではWASに包含される（臨床スコア1，2）[*1]（Zhuら，1997[9]）．

[*1] 小型血小板，易感染傾向，湿疹の程度，悪性腫瘍，自己免疫疾患の合併の有無により5段階に分類．スコア1，2は軽症．

治療・予後

- 根治的治療は造血幹細胞移植による．同種骨髄移植，同種末梢血幹細胞移植ではHLA一致の場合成功率が高い．最近では臍帯血移植も成功している（Knutsenら，2003[10]）．これらの移植療法により血小板減少症，免疫不全症，湿疹病変，自己免疫疾患のいずれも軽快する．移植前の感染症の予防・治療に対して活性化自己T細胞輸注療法も行われており，湿疹病変のコントロールにも有効と報告されている．
- 根治的治療が行われる前の湿疹病変に対する対症療法としては，アトピー性皮膚炎に準じてステロイド外用やタクロリムス軟膏外用（Bienemannら，2007[11]），難治例で副腎皮質ステロイドやシクロスポリン内服が行われている．これらの効果は一定せず，自然経過として寛解と増悪を繰り返すことが多い．
- 根治的治療の普及に伴い，生命予後は年々改善されている．アメリカとカナダの統計では，平均生存期間は1935年以前の出生では8か月であったが，1964年以降の出生では6.3年，1980年時点で10年，1994年の報告で11年と報告されている（Sullivanら，1994[4]）．10歳までの死因の大半は感染症あるいは出血で，それ以降は悪性リンパ腫や脳腫瘍などの悪性腫瘍が多い．

（末木博彦，山本将平）

▶文献は巻末に収載

Column

【症例紹介】 ▶Wiskott-Aldrich 症候群

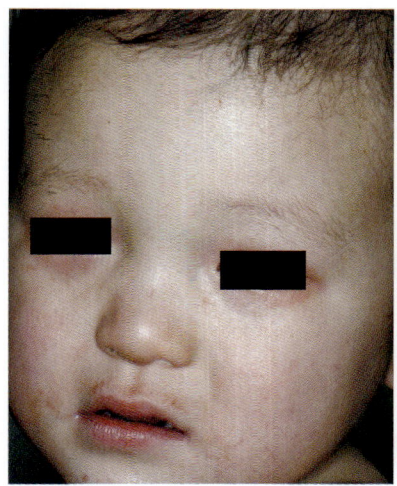

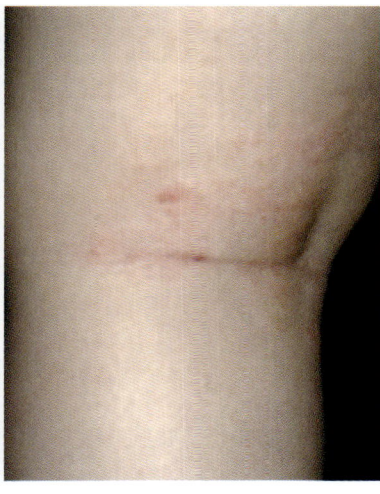

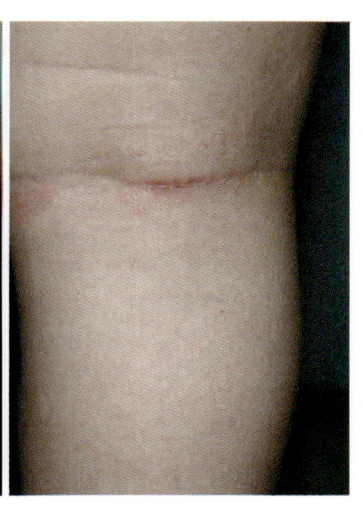

① 臍帯血移植 16 か月後の皮膚症状
移植前に広範囲にみられた湿疹病変は著明に軽快し，顔面と膝窩に軽度の紅斑と小丘疹を少数残すのみである．

年齢・性別：2 か月男児．
出生歴：在胎 39 週 1 日，出生時体重 3,310 g，正常分娩．
現病歴：生後 2 日目から大腿部に湿疹病変が出現．生後 2 か月から体幹に拡大したため近医皮膚科を受診しロコイド®軟膏（ヒドロコルチゾン酪酸エステル）を処方された．その 5 日後に肛門周囲膿瘍を，6 日後に多量の血便を併発し，基幹病院小児科に入院．血小板が 12,000 と低値のため精査目的で当院小児科に転院した．
転院時現症：顔面やや蒼白，表在リンパ節腫脹なし，肝臓 2 cm 触知．体幹・四肢に点状紫斑あり．上肢では駆血帯使用後に点状紫斑増悪あり．体幹に小型の紅斑，丘疹の集簇ないし散在から成る湿疹病変がみられた．
入院時検査所見：WBC 15,900/μL（Seg 17, Lym 48.5, Mon 8.5, Eos 1.5, Baso 0.5, At-ly 2.0, Meta 2.5, Myelo 5.5），Hb 7.6 g/dL，Ht 24.6 %，Plt 10,000/μL，IgG 1,720 mg/dL，IgA 9_ mg/dL，IgM 298 mg/dL，IgE 236，IgE RAST class 2：ミルク，EBNA（－），CMV-IgM（＋），CMV-IgG（＋），マイコプラズマ抗体（－），骨髄検査に腫瘍性病変なし，CT 上肝脾腫あり．
診断確定：当初 CMV-IgM 陽性結果から CMV 感染に伴う血小板減少が疑われ，ガンシクロビルの点滴静注が行われた．入院 2 か月を経過しても血小板輸血依存が続くため，易感染性と湿疹病変の合併から Wiskott-Aldrich 症候群（WAS）が疑われた．WAS 蛋白発現量の有意な低下，WASP 遺伝子変異が確認され，WAS と確定診断された．
治療と経過：生後 8 か月時点で臍帯血移植が行われた．移植 2 週後に生着が確認された．11 日後に体幹から四肢にびまん性紅斑が出現．皮膚生検により急性 GVHD Grade II と診断され，プレドニゾロン 2 mg/kg により治療．移植 1 年後には血小板 253,000/μL と異常はみられない．湿疹病変も移植後には著明に軽快し，2 歳現在，顔面，体幹，四肢屈側に少数の湿疹病変の出没をみるのみである（①）．

（末木博彦，山本将平）

その他の湿疹・皮膚炎
湿疹を伴う症候群

51 Netherton症候群の診断・鑑別診断・治療

概略

- Netherton症候群（OMIM 256500）は，魚鱗癬様紅皮症，毛髪異常，アトピー素因を三主徴とする常染色体劣性形質の先天性魚鱗癬症候群である．
- 近年，第5番染色体短腕のセリンプロテアーゼ阻害蛋白 lympho-epithelial Kazal-type related inhibitor（LEKTI）をコードする *SPINK5* 遺伝子の変異で生じる単一遺伝性疾患であることが判明し（Chavanasら，2000[1]），分子生物学を基盤とした病態の理解がさらに深まりつつある．

特徴的な臨床像

- 以下の臨床症状の程度，出現時期，移り変わりを把握することが確定診断に結びつけるうえでも重要である（→ Advice 1）．

角化症

- 出生直後より鱗屑を伴う全身の潮紅のため，先天性魚鱗癬様紅皮症（congenital ichthyosiform erythroderma：CIE）に酷似した臨床像を示す．この紅皮症状態は年齢とともに徐々に軽快することが多い（須賀ら，2009[2]）．
- 拡大した紅斑の辺縁では堤防状隆起と鱗屑・痂皮のために曲折線状魚鱗癬（ichthyosis linearis circumflexa）を呈することがある．本症に特徴的ではあるが，出現時期にばらつきがあり，報告されているほど確実な表現型ではない（→ Advice 2）．
- コロジオン児は他の魚鱗癬疾患に比べてまれである．
- 頭皮や顔面の脂漏部には，乳児湿疹を超えて余りある紅斑や鱗屑が長期にわたって残存し，治療抵抗性を示すことが多い．
- おむつが被覆するような間擦部や口囲などの被刺激部でも，浸潤性紅斑と浸軟した痂皮が付着するようになる．

▶ Advice

1. 3徴候がそろえば確定に至るが，出生時からすべてが観察できることはむしろ少なく，時期が異なってオーバーラップないしは目立たなくなっていく（ **1** ）．
2. この所見を必要以上に探すよりは，経過中に出現する時期と場所を見逃さないように心がける程度が望ましい．
3. 数本程度の観察では見逃されることが多いので，少なくとも10本単位で数か所から採取した毛髪を顕微鏡下でよく観察するのが望ましい．デルマトスコープは簡便ではあるが，微細な変化を同定するには走査電子顕微鏡が有益である．
4. SPINK5遺伝子のどの部位に異常があるかによって，発現する未熟LEKTI蛋白の長さが異なる．そのため，使用する抗LEKTI抗体の認識エピトープよりカルボキシル基末端に相当する遺伝子変異では（対立遺伝子のどちらも），異常LEKTIも陽性発現とみなされる可能性がある．
5. 角質細胞同士の接着はコルネオデスモソームと呼ばれ，その細胞外成分は主にデスモグレイン1，デスモコリン1，コルネオデスモシンで構成される．これらはカリクレイン酵素（KLK5/KLK7）によって分解されるが，LEKTI蛋白がこの酵素活性を負に制御している．KLK7とLEKTIはいずれも角質の層板顆粒に局在する（Ishida-Yamamotoら，2005[3]）．

■ Netherton症候群の診断に至るアプローチ

1. 臨床診断
   Netherton症候群の3徴[*1]
   - 魚鱗癬様徴候：魚鱗癬様紅皮症，曲折線状魚鱗癬
   - 毛髪異常：陥入性裂毛，竹節状毛など
   - アトピー素因：アトピー性皮膚炎，喘息，蕁麻疹，アレルギー性鼻炎・結膜炎

   その他
   - 発育遅滞，汎アミノ酸尿，好酸球増加，血清IgE/抗原特異的IgEの高値など

2. 診断の参考となる補助所見
   - 光顕：角質層と顆粒層の裂隙，角質剥離
   - 電顕：角質層と顆粒層の裂隙，コルネオデスモソームの早期分離
   - 角質中のトリプシン様酵素活性の高値
   - 皮膚免疫染色：LEKTI蛋白の発現低下，消失

3. 遺伝子診断[*2]
   - SPINK5遺伝子変異の同定

[*1] 3徴がすべてそろった場合には診断確定．
[*2] SPINK5の遺伝子変異が同定できた場合には診断確定．

（須賀 康，ほか．日皮会誌 2009；119：301-7[2]）

毛髪異常

- 生後は明瞭な形態変化に乏しいが，概して疎毛で短く，光沢や艶のない乾性毛である（ **2** ）．触ると容易に折れる（易折毛）のも特徴的で，刺激を受けやすい後頭部には特に早期より折毛が頻発する．
- 前述のように頭皮には脂漏性痂皮がびまん性に付着し，その剥離とともに全頭脱毛をきたすことがあり，毛髪の脆弱性を反映した変化と考えられる[*1]．
- その後は発毛しても「竹節状毛（bamboo hair）」「結節性裂毛（trichorrhexis nodosa）」「陥入性裂毛（trichorrhexis invaginata）」が出現する[*2]．これらは検鏡下のみではなく，次第に肉眼でも観察できるようになる（→ Advice 3）．年齢とともにこの毛髪変化は不明瞭になることが多い[*3]．
- 同様の変化は頭髪よりも眉毛や睫毛でより顕著であるが，病初期には見

[*1] 脱毛の程度には症例間でバリエーションがあり，まれに脱毛を観察できないこともある．

[*2] これらの毛髪変化の多くは混在するが，なかでも陥入性裂毛は疾患特異性がある．

[*3] 年齢とともに改善し，完全に正常化することも多い．

2 Netherton 症候群（7歳，男児）

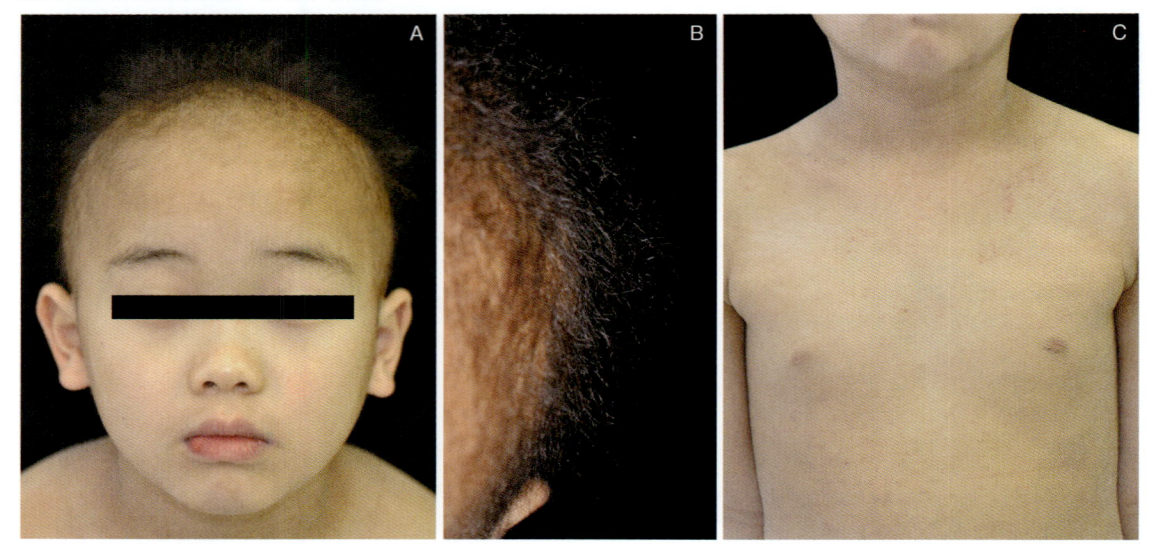

A：頭皮の疎毛と軽微なアトピー性皮膚炎が残存する．
B：頭髪はびまん性に疎毛かつ念珠毛様だが，この年齢になると易折毛ならびに眉毛や睫毛の異常は目立たなくなる．
C：治療強度にかかわらず，現年齢までに皮膚炎症状はほぼ鎮静化し，冬季には乾燥肌とわずかな湿疹病変を残す程度まで改善している．

> **Box 1**
> **アレルギーマーチ**
>
> 同愛記念病院小児科医長の馬場 実先生によって提唱された概念．アトピー素因者に，皮膚・消化器・呼吸器・目・鼻のアレルギー疾患が年齢とともに発症・変遷する様子を表現している．典型例では，乳児期に乳製品や卵の摂取により，湿疹やアトピー性皮膚炎，さらに蕁麻疹や下痢などの消化器症状が生じ，生後6か月～1歳以降では気管支喘息を引き起こす．この頃より環境抗原に感作されてアレルギー性鼻炎・結膜炎の合併へと移行していく（山口，2008[4]；水野ら，2006[5]）．

逃されやすい．

アトピー素因

- アトピー性皮膚炎はほとんどの患児に生じ，その後は比較的短期間のうちに蕁麻疹，気管支喘息，アレルギー性鼻炎・結膜炎へ移行するアレルギーマーチを形成していく（→ Box 1）．
- これを反映して，生後早期より血清 IgE 値，環境・食物抗原に対する特異的 IgE が陽性になることが多い．なかには過敏性腸炎の合併例も報告されている．

Topics

1. LEKTI 発現は皮膚と胸腺上皮で確認されており，T 細胞の成熟過程へ影響を及ぼし，最終的にアトピー素因の出現に関与している可能性も推測されている（米田，2002[6]）．
2. nonbullous-CIE やアトピー性皮膚炎では角質のトリプシン様活性は健常皮膚と同程度であるため，現時点では本症に特異的な生化学的マーカーと考えられる．その一方，酵素活性と疾患重症度との相関については，賛否両論の報告がある（水野ら，2006[5]；Komatsu ら，2002[7]）．
3. わが国での SPINK5 遺伝子変異はエクソン 5, 9, 18, 25 に集積する傾向があり，この遺伝子変異の型と臨床表現型との間に相関があることが指摘されているが，毛髪症状の重症度とは現時点では関連性を見出せていない（Komatsu ら，2002[7]；橋本ら，2009[8]）．
4. 健常皮膚では湿疹病変などによる角質障害があっても，500 Da 程度の分子量をもつ物質が通過できる（500 Dalton rule）（Bos ら，2000[9]）．しかし，Netherton 症候群では角質剥離の程度が大きく，この分子量を上回る物質が容易に経皮吸収されて副作用を生じやすくなっている．

他の臨床所見

- 成長障害：生後約半年頃より徐々に体重・身長の増加は不良となることが多いが，以後に緩徐に年齢相応へ改善していく．

特徴的な診断と検査

- 血液検査所見：早期より好酸球の増加や，前述のごとく血清総 IgE，ダニ，ハウスダスト，Candida，花粉などの抗原特異的 IgE が上昇する（→ Topics 1）．
- 尿所見：非特異的な汎アミノ酸尿が検出される（須賀ら，2009[2]）．
- 皮膚病理組織所見：光顕では乾癬様の過角化/不全角化，表皮肥厚，表皮突起の延長，真皮乳頭の炎症性細胞浸潤を示すが，病態を反映した顆粒層直上での裂隙や角質の塊状剥離を観察できることがある（須賀ら，2009[2]；Ishida-Yamamoto ら，2005[3]）．
- 電顕所見：角質層の最下層と顆粒層上層の間に裂隙形成，角質層の解離・消失などの角質早期剥離を示唆する所見を観察できる．
- 免疫染色：SPINK5 遺伝子のコードする LEKTI 蛋白に対する抗体を用いて，皮膚における発現の有無を確認する（Ishida-Yamamoto ら，2005[3]；Ong ら，2004[10]）．しかしながら，使用する抗体によって結果が異なるため（→ Advice 4）．陰性が確認されれば十分参考になるが，本法単独では Netherton 症候群の客観的診断において感度の高い検査法とはいえない．
- 皮膚角質セリンプロテアーゼ（トリプシン様酵素）活性の測定：本症では酵素活性が異常高値を示す．すべての施設で行えるわけではないが（水野ら，2006[5]；Komatsu ら，2002[7]），nonbullous-CIE や他の皮膚疾患と比

> **Box 2**
> **Netherton 症候群の病態とは**
>
> Netherton 症候群の病態は伴性遺伝性魚鱗癬と比較することで理解が深まる．後者はステロイドスルファターゼ遺伝子欠損のため，本酵素が触媒する硫酸コレステロールの蓄積，desmosomal cadherin の分解抑制を介して，角質剥離遅延と角質堆積が生じる（尾山ら，2009[11]）．Netherton 症候群の既存の SPINK5 遺伝子変異は，両親由来の対立遺伝子の各々において異なる premature termination codon（PTC）であり，生じた変異以下のカルボキシル側に位置する酵素活性ドメインが機能を失う．この失活したドメインが触媒するカリクレイン酵素活性を阻害できないため，コルネオデスモソームに局在する基質の分離が早まり，角質剥離の亢進を反映している．つまり，角質剥離の制御不全が主病態であり，それに付随した代償性の角化亢進が生じると考えられている（須賀ら，2009[2]）．

べても本症に特異的とされる（→ Topics 2）．今後，本検査の普及が期待される．
- *SPINK5* 遺伝子変異の検索：これも施設が限定されるものの，もし同定できれば診断が確定される（→ Topics 3）．

治療

- 早期介入しないと死亡例もあるため，出生直後より積極的な外用療法が必須である．
- ベースとなる保湿剤の選択に主眼をおきながらも，細菌感染の予防として入浴（乳幼児では沐浴）の仕方，低刺激性石鹸やシャンプーの使用，特に間擦部局所の清潔を心がけるよう指導する．患者の年齢や症状に合わせて適宜対応する．
- 皮膚バリア機能の低下のため，気候に伴う体温調節能の低下や環境抗原を極力除去する必要性に留意した家族指導が大切である．
- ステロイド薬，タクロリムスやビタミン D_3 製剤などの外用が，炎症や瘙痒に対する局所療法として効果的であることは理解にたやすい．その反面，他の角化症と異なり外用薬の経皮吸収が亢進した病態であることや（→ Box 2, Advice 5），塗布範囲も広いために薬剤の血中濃度が上昇しやすく，使用が長引くと副作用が生じやすい（→ Topics 4）．
- ステロイド薬では Cushing 症候群，タクロリムス軟膏（プロトピック®）では高カルシウム血症や腎障害，細菌・ウイルス感染を助長しやすく，その効果は必ずしも一定ではない．タクロリムス軟膏は継続使用によって血中濃度の上昇に伴う高血圧，腎障害の発生，さらに細菌・ウイルス感染の増悪を生じる危険性が高く（Allen ら，2001[12]），わが国ではすでに使用禁忌である．

- そのほか，PUVA，narrow-band 紫外線療法（UVA1）やレチノイド内服も有効であることが示唆されているが，若年発症の皮膚腫瘍を発症した症例の報告もあり（Saghari ら，2002[13]）；Krasagakis ら，2003[14]），発癌の危険性をふまえた遮光と上述したスキンケアの介入が必要である．
- 本症が常染色体劣性遺伝であることをふまえた次世代への浸透率，今後の経過の概略などについてカウンセリングを行うことも家族に安心感を与え，治療意欲を促すことにつながる．

鑑別診断と鑑別のポイント

- 重症アトピー性皮膚炎を筆頭に，家族歴がないことより常染色体劣性ないしは孤発性を示す遺伝性疾患が鑑別に挙げられる．後者には CIE，伴性遺伝性魚鱗癬，Sjögren-Larsson 症候群などの先天性魚鱗癬症候群，peeling skin syndrome が含まれる．
- 先天的な毛髪異常からは外胚葉異形成症や先天性結節性裂毛症，代謝異常症では Menkes 病，trichochiodystrophy などが含まれるが，いずれも典型的な陥入性裂毛の有無がポイントになる[*4]．

（尾山徳孝）

*4　本症では皮膚の変化が顕著であることより，毛髪異常のみを呈する疾患の鑑別に執着する可能性は少ないと考えられる．

▶文献は巻末に収載

References ● 文献

1 アトピー性皮膚炎の疫学

引用文献

1) Sulzberger MB. Historical notes on atopic dermatitis : its names and nature. Semin Dermatol 1933 ; 2 : 1-4.
2) 中村晃一郎．アトピー性皮膚炎の疫学：性差を中心に．アレルギー・免疫 2008 ; 15 : 44-7.
3) 竹中 基．アトピー性皮膚炎は増えている？ 大矢幸弘，ほか編．小児科臨床ピクシス 7．アトピー性皮膚炎と皮膚疾患．東京：中山書店；2009．pp4-5.
4) 三河春樹．わが国の小児のアレルギー疾患の疫学．小児内科 1999 ; 31 : 273-344.
5) Saeki H, Iizuka H, Mori Y, et al. Prevalence of atopic dermatitis in Japanese elementary schoolchildren. Br J Dermatol 2005 ; 152 : 110-4.
6) Saeki H, Oiso N, Honma M, et al. Comparison of prevalence of atopic dermatitis in Japanese elementary schoolchildren between 2001/2002 and 2007/2008. J Dermatol 2009 ; 36 : 512-4.

2 アトピー性皮膚炎の臨床症状

参考文献

1) 古江増隆，ほか編．皮膚科診療プラクティス 6．アトピー性皮膚炎—診療のストラテジー．東京：文光堂；1999.
2) 古江増隆．アトピー性皮膚炎．特集：専門医にきく子どもの皮膚疾患．小児科診療 2009 ; 72（特大号）: 1970-8.

3 アトピー性皮膚炎の診断基準・鑑別診断

引用文献

1) 日本皮膚科学会．アトピー性皮膚炎の定義・診断基準．日皮会誌 1994 ; 104 : 1210.
2) 古江増隆，佐伯秀久，古川福実，ほか．日本皮膚科学会アトピー性皮膚炎診療ガイドライン作成委員会．アトピー性皮膚炎診療ガイドライン．日皮会誌 2009 ; 119 : 1515-34.
3) 古江増隆，佐伯秀久，古川福実，ほか．日本皮膚科学会アトピー性皮膚炎診療ガイドライン作成委員会．日本皮膚科学会アトピー性皮膚炎診療ガイドライン．日皮会誌 2008 ; 118 : 325-42.

4 日本皮膚科学会「アトピー性皮膚炎診療ガイドライン」の概要

引用文献

1) 古江増隆，山﨑雙次，神保孝一，ほか．本邦における皮膚科受診患者の多施設横断四季別全国調査．日皮会誌 2009 ; 119 : 1795-809.
2) 日本皮膚科学会．アトピー性皮膚炎の定義・診断基準．日皮会誌 1994 ; 104 : 1210.
3) 吉田彦太郎．アトピー性皮膚炎重症度分類検討委員会からの中間報告．日皮会誌 1998 ; 108 : 1491-6.
4) 青木敏之．アトピー性皮膚炎重症度分類検討委員会第 2 次報告書．日皮会誌 2001 ; 111 : 2023-33.
5) 川島 眞，瀧川雅浩，中川秀己，ほか．日本皮膚科学会編 アトピー性皮膚炎治療ガイドライン．日皮会誌 2000 ; 110 : 1099-104.
6) 古江増隆，古川福実，秀 道広，ほか．日本皮膚科学会アトピー性皮膚炎治療ガイドライン 2003 改訂版．日皮会誌 2003 ; 113 : 451-7.
7) 古江増隆，古川福実，秀 道広，ほか．日本皮膚科学会アトピー性皮膚炎治療ガイドライン 2004 改訂版．日皮会誌 2004 ; 114 : 135-42.
8) 古江増隆，佐伯秀久，古川福実，ほか．日本皮膚科学会アトピー性皮膚炎診療ガイドライン．日皮会誌 2008 ; 118 : 325-42.
9) 古江増隆，佐伯秀久，古川福実，ほか．アトピー性皮膚炎診療ガイドライン．日皮

会誌 2009；119：1515-34.
10) Saeki H, Furue M, Furukawa F, et al. Guidelines for management of atopic dermatitis. J Dermatol 2009；36：563-77.

Further Reading

欧米のガイドラインの紹介
1) Ellis C, Luger T, Abeck D, et al. ICCAD II Faculty. International Consensus Conference on Atopic Dermatitis II（ICCAD II）：clinical update and current treatment strategies. Br J Dermatol 2003；148 Suppl 63：3-10.
2) Hanifin JM, Cooper KD, Ho VC, et al. Guidelines of care for atopic dermatitis, developed in accordance with the American Academy of Dermatology（AAD）/American Academy of Dermatology Association "Administrative Regulations for Evidence-Based Clinical Practice Guidelines". J Am Acad Dermatol 2004；50：391-404.
3) Williams HC. Clinical practice. Atopic dermatitis. N Engl J Med 2005；352：2314-24.
4) Akdis CA, Akdis M, Bieber T, et al. European Academy of Allergology and Clinical Immunology/American Academy of Allergy, Asthma and Immunology. Diagnosis and treatment of atopic dermatitis in children and adults：European Academy of Allergology and Clinical Immunology/American Academy of Allergy, Asthma and Immunology/PRACTALL Consensus Report. J Allergy Clin Immunol 2006；118：152-69.

5 国内外の重症度評価法

引用文献

1) 青木敏之．アトピー性皮膚炎重症度分類検討委員会第 2 次報告書．日皮会誌 2001；111：2023-33.
2) 山本昇壯．アトピー性皮膚炎の治療ガイドライン．アレルギー科 2004；17：555-63.
3) 古江増隆，古川福実，秀 道広，ほか．日本皮膚科学会アトピー性皮膚炎治療ガイドライン 2004 改訂版．日皮会誌 2004；114：135-42.
4) Rajka G, Langeland T. Grading of the severity of atopic dermatitis. Acta Derm Venereol Suppl（Stockh）1989；144：13-4.
5) European Task Force on Atopic Dermatitis. Severity scoring of atopic dermatitis：the SCORAD index. Dermatology 1993；186：23-31.
6) Hanifin JM, Thurston M, Omoto M, et al. The eczema area and severity index （EASI）：assessment of reliability in atopic dermatitis. Exp Dermatol 2001；10：11-8.

Further Reading

1) 玉置邦彦，佐伯秀久，門野岳史，ほか．アトピー性皮膚炎の病勢指標としての血清 TARC/CCL17 値についての臨床的検討．日皮会誌 2006；116：27-39.

6 アトピー性皮膚炎の病因・病態

引用文献

1) Coca AF, Cooke RA. On the classification of the phenomena of hypersensitiveness. J Immunol 1923；8：163-82.
2) Sulzberger MB. Historical notes on atopic dermatitis：its names and nature. Semin Dermatol 1983；2：1-4.
3) Hill LW, Sulzberger MB. Evolution of atopic dermatitis. Arch Derm Syph 1935；32：451-63.
4) Ishizaka K, Ishizaka T, Hornbrook MM. Physico-chemical properties of human reaginic antibody. IV. Presence of a unique immunoglobulin as a carrier of reaginic activity. J Immunol 1966；97：75-85.
5) 古江増隆，佐伯秀久，古川福実，ほか．アトピー性皮膚炎診療ガイドライン．日皮会誌 2009；119：1515-34.
6) Sulzberger MB, Spain WC, Sammis F, et al. Studies in hypersensitiveness in certain dermatoses. I. Neurodermatitis（disseminated type）. J Allergy 1932；3：423-37.

7) Low C. The eczema-asthma-prurigo-complex. Br J Dermatol 1928 ; 40 : 389-406.
8) Edfors-Lubs ML. Allergy in 7000 twin pairs. Acta Allergol 1971 ; 26 : 249-85.
9) Nystad W, Røysamb E, Magnus P, et al. A comparison of genetic and environmental variance structures for asthma, hay fever and eczema with symptoms of the same diseases : a study of Norwegian twins. Int J Epidemiol 2005 ; 34 : 1302-9.
10) Elias PM, Steinhoff M. "Outside-to-inside" (and now back to "outside") pathogenic mechanisms in atopic dermatitis. J Invest Dermatol 2008 ; 128 : 1067-70.
11) Scharschmidt TC, Man MQ, Hatano Y, et al. Filaggrin deficiency confers a paracellular barrier abnormality that reduces inflammatory thresholds to irritants and haptens. J Allergy Clin Immunol 2009 ; 124 : 496-506.
12) Jung T, Stingl G. Atopic dermatitis : therapeutic concepts evolving from new pathophysiologic insights. J Allergy Clin Immunol 2008 ; 122 : 1074-81.
13) 玉置邦彦, 佐伯秀久, 門野岳史, ほか. アトピー性皮膚炎の病勢指標としての血清TARC/CCL17についての臨床的検討. 日皮会誌 2006 ; 116 : 27-39.
14) Nograles KE, Zaba LC, Shemer A, et al. E. IL-22-producing "T22" T cells account for upregulated IL-22 in atopic dermatitis despite reduced IL-17-producing TH17 T cells. J Allergy Clin Immunol 2009 ; 123 : 1244-52.
15) Ogg G. Role of T cells in the pathogenesis of atopic dermatitis. Clin Exp Allergy 2009 ; 39 : 310-6.
16) Ikoma A. Analysis of the mechanism for the development of allergic skin inflammation and the application for its treatment : mechanisms and management of itch in atopic dermatitis. J Pharmacol Sci 2009 ; 110 : 265-9.
17) Tominaga M, Tengara S, Kamo A, et al. Psoralen-ultraviolet A therapy alters epidermal Sema3A and NGF levels and modulates epidermal innervation in atopic dermatitis. J Dermatol Sci 2009 ; 55 : 40-6.
18) Tominaga M, Ogawa H, Takamori K. Possible roles of epidermal opioid systems in pruritus of atopic dermatitis. J Invest Dermatol 2007 ; 127 : 2228-35.
19) Takeuchi S, Yasukawa F, Furue M, et al. Collared mice : a model to assess the effects of scratching. J Dermatol Sci 2010 ; 57 : 44-50.

Further Reading

1) Larsen FS, Holm NV, Henningsen K. Atopic dermatitis. A genetic-epidemiologic study in a population-based twin sample. J Am Acad Dermatol 1986 ; 15 : 487-94.
2) Barnes KC. An update on the genetics of atopic dermatitis : scratching the surface in 2009. J Allergy Clin Immunol 2010 ; 125 : 16-29.

7 アトピー性皮膚炎の検査法・検査値

引用文献

1) 古江増隆, 佐伯秀久, 古川福実, ほか. アトピー性皮膚炎診療ガイドライン. 日皮会誌 2009 ; 119 : 1515-34.
2) Kakinuma T, Nakamura K, Wakugawa M, et al. Thymus and activation-regulated chemokine in atopic dermatitis : serum thymus and activation-regulated chemokine level is closely related with disease activity. J Allergy Clin Immunol 2001 ; 107 : 535-41.
3) Horikawa T, Nakayama T, Hikita I, et al. IFN-gamma-inducible expression of thymus and activation-regulated chemokine/CCL17 and macrophage-derived chemokine/CCL22 in epidermal keratinocytes and their roles in atopic dermatitis. Int Immunol 2002 ; 14 : 767-73.
4) Tamaki K, Kakinuma T, Saeki H, et al. Serum level of CCL17/TARC in various skin diseases. J Dermatol 2006 ; 33 : 300-2.
5) Novak N, Bieber T, Leung DY. Immune mechanisms leading to atopic dermatitis. J Allergy Clin Immunol 2003 ; 112 (6 Suppl) : S128-39.
6) Maurer D, Ebner C, Reininger B, et al. The high affinity IgE receptor (Fc epsilon RI) mediates IgE-dependent allergen presentation. J Immunol 1995 ; 154 : 6285-90.
7) Cristaudo A, Simonato B, Pasini G, et al. Contact urticaria and protein contact dermatitis from corn in a patient with serum IgE specific for a salt-soluble corn protein of low molecular weight. Contact Dermatitis 2004 ; 51 : 84-7.
8) 足立厚子, 皿山泰子, 清水秀樹, ほか. 湿疹患者における食物性接触抗原に対する即時型アレルギー検索の重要性と抗原蛋白の特徴について. 皮膚病診療 2004 ; 26 : 809-15.

9) 堀川達弥, 足立厚子. かぶれとアトピー. 皮膚アレルギーフロンティア 2004 ; 2 : 221-6.
10) 堀川達弥. 特異 IgE 抗体の検査の解釈法. 日皮会誌 2007 ; 117 : 2388-9.

Further Reading

1) Morita E, Takahashi H, Niihara H, et al. Stratum corneum TARC level is a new indicator of lesional skin inflammation in atopic dermatitis. Allergy 2010 ; 65 : 1166-72.
2) Saeki H, Tamaki K. Thymus and activation regulated chemokine (TARC)/CCL17 and skin diseases. J Dermatol Sci 2006 ; 43 : 75-84.

8 治療のエンドポイント

引用文献

1) 古江増隆, 佐伯秀久, 古川福実, ほか. アトピー性皮膚炎診療ガイドライン. 日皮会誌 2009 ; 119 : 1515-34.
2) 五十嵐敦之, 中川秀己, 瀧川雅浩, ほか. アトピー性皮膚炎治療におけるシクロスポリン MEPC の使用指針. 臨床皮膚科 2009 ; 63 : 1049-54.
3) Wollenberg A, Reitamo S, Girolomoni G, et al. Proactive treatment of atopic dermatitis in adults with 0.1 % tacrolimus ointment. Allergy 2008 ; 63 : 742-50.
4) 川島 眞, 林 伸和, 乃木田俊辰, ほか. アトピー性皮膚炎の寛解維持における保湿剤の有用性の検討. 日皮会誌 2007 ; 117 : 1139-45.
5) 青木敏之. アトピー性皮膚炎重症度分類検討委員会第 2 次報告書. 日皮会誌 2001 ; 111 : 2023-33.
6) European Task Force on Atopic Dermatitis. Severity scoring of atopic dermatitis : the SCORAD index. Dermatology 1993 ; 186 : 23-31.
7) Hanifin JM, Thurston M, Omoto M, et al. The eczema area and severity index (EASI) : assessment of reliability in atopic dermatitis. Exp Dermatol 2001 ; 10 : 11-8.
8) Rajka G, Langeland T. Grading of the severity of atopic dermatitis. Acta Derm Venereol Suppl (Stockh) 1989 ; 144 : 13-4.
9) 山田秀和, 野田剛弘, 松倉正治, ほか. VAS 法 (Visual Analog Scale) を用いた痒みの評価法について. 皮膚 1996 ; 38 (増 18) : 71-7.
10) Kawashima M, Tango T, Noguchi T, et al. Addition of fexofenadine to a topical corticosteroid reduces the pruritus associated with atopic dermatitis in a 1-week randomized, multicentre, double-blind, placebo-controlled, parallel-group study. Br J Dermatol 2003 ; 148 : 1212-21.
11) 川島 眞, 原田昭太郎. 抗アレルギー薬を併用した標準的薬物療法がアトピー性皮膚炎患者の痒みと Quality of Life (QOL) に及ぼす影響に関する調査. 臨床皮膚科 2006 ; 60 : 661-7.
12) Higaki Y, Kawamoto K, Kamo, et al. The Japanese version of Skindex-16 : a brief quality-of-life measure for patients with skin diseases. J Dermatol 2002 ; 29 : 693-8.
13) Finlay AY, Khan GK. Dermatology Life Quality Index (DLQI)—a simple practical measure for routine clinical use. Clin Exp Dermatol 1994 ; 19 : 210-6.
14) 玉置邦彦, 佐伯秀久, 門野岳史, ほか. アトピー性皮膚炎の病勢指標としての血清 TARC/CCL17 値についての臨床的検討. 日皮会誌 2006 ; 116 : 27-39.
15) Gupta J, Grube E, Ericksen MB, et al. Intrinsically defective skin barrier function in children with atopic dermatitis correlates with disease severity. J Allergy Clin Immunol 2008 ; 121 : 725-30.

9 薬物療法 (1) ステロイド外用療法の適応と治療法

引用文献

1) Goldman L, Thompson RG, Trice ER. Cortisone acetate in skin disease : local effect in the skin from topical application and local injection. Arch Derm Syph 1952 ; 65 : 177-86.
2) 古江増隆, 佐伯秀久, 古川福実, ほか. 日本皮膚科学会アトピー性皮膚炎診療ガイドライン. 日皮会誌 2009 ; 119 : 1515-34.
3) Feldmann RJ, Maibach HI. Regional variation in percutaneous penetration of ^{14}C cortisol in man. J Invest Dermatol 1967 ; 48 : 181-3.

4) Long CC, Finlay AY. The finger-tip unit—a new practical measure. Clin Exp Dermatol 1991；16：444-7.
5) Long CC, Finlay AY, Averill RW. The rule of hand：4 hand areas = 2 FTU = 1 g. Arch Dermatol 1992；128：1129-30.
6) Sudilovsky A, Muir JG, Bocobo FC. A comparison of single and multiple applications of halcinonide cream. Int J Dermatol 1981；20：609-13.
7) Bleehen SS, Chu AC, Hamann I, et al. Fluticasone propionate 0.05 % cream in the treatment of atopic eczema：a multicentre study comparing once-daily treatment and once-daily vehicle cream application versus twice-daily treatment. Br J Dermatol 1995；133：592-7.
8) Koopmans B, Lasthein Andersen B, Mork NJ, et al. Multicentre randomized double-blind study of locoid lipocream fatty cream twice daily versus locoid lipocream once daily and loco-base once daily. J Dermatol Treat 1995；6：103-6.
9) 島尾周平．皮膚科領域におけるステロイド療法とその問題点―特にその副作用を中心として．西日皮膚 1978；40：5-24.
10) 武田克之, 原田種雄, 安里哲時, ほか．副腎皮質ホルモン外用剤の全身に及ぼす影響―特に副腎機能抑制を中心に．医学のあゆみ 1977；101：817-29.
11) 古江増隆．アトピー白内障とステロイド外用．日本白内障学会誌 2001；13：58-61.
12) Brunsting LA. Atopic dermatitis (disseminated neurodermatitis) of young adults. Arch Derm Syph 1936；34：935-57.
13) Furue M, Terao H, Rikihisa W, et al. Clinical dose and adverse effects of topical steroids in daily management of atopic dermatitis. Br J Dermatol 2003；148：128-33.
14) Furue M, Terao H, Moroi Y, et al. Dosage and adverse effects of topical tacrolimus and steroids in daily management of atopic dermatitis. J Dermatol 2004；31：277-83.

Further Reading

1) Bewley A, Dermatology Working Group. Expert consensus：time for a change in the way we advise our patients to use topical corticosteroids. Br J Dermatol 2008；158：917-20.

10　薬物療法（2）　タクロリムス外用療法の適応と治療法

引用文献

1) 大槻マミ太郎．免疫抑制外用薬．玉置邦彦, ほか編．最新皮膚科学大系 2. 皮膚科治療学　皮膚科救急．東京：中山書店；2003. pp29-34.
2) 河野陽一, 山本昇壯, 監修．アトピー性皮膚炎治療ガイドライン 2008．平成 8 年度厚生省長期慢性疾患総合研究事業アレルギー総合研究および平成 9-20 年度厚生労働科学研究（分担研究）．2008.
3) 古江増隆, 佐伯秀久, 古川福実, ほか．日本皮膚科学会アトピー性皮膚炎診療ガイドライン作成委員会．アトピー性皮膚炎診療ガイドライン．日皮会誌 2009；119：1515-34.
4) FK506 軟膏研究会．アトピー性皮膚炎におけるタクロリムス軟膏 0.1 % および 0.03 % の使用ガイダンス．臨床皮膚科 2003；57：1217-34.
5) 古江増隆, 秋山一男, 大矢史男, ほか．アトピー性皮膚炎―よりよい治療のための Evidence-based Medicine（EBM）とデータ集．九州大学医学部皮膚科学教室．2004. http://www.kyudai-derm.org/atopy_ebm/index.html
6) Ellis C, Luger T, Abeck D, et al. International Consensus Conference on Atopic Dermatitis II (ICCAD II)：clinical update and current treatment strategies. Br J Dermatol 2003；148 (Suppl 63)：3-10.
7) Kim M, Jung M, Hong SP, et al. Topical calcineurin inhibitors compromise stratum corneum integrity, epidermal permeability and antimicrobial barrier function. Exp Dermatol 2010；19：501-10.
8) 村田　哲, 大槻マミ太郎．小児アトピー性皮膚炎．J Visual Dermatol 2004；3：802-3.
9) Breneman D, Fleischer AB Jr, Abramovits W, et al. Intermittent therapy for flare prevention and long-term disease control in stabilized atopic dermatitis：a randomized comparison of 3-times-weekly applications of tacrolimus ointment versus vehicle. J Am Acad Dermatol 2008；58：990-9.
10) Wollenberg A, Reitamo S, Girolomoni G, et al. Proactive treatment of atopic dermatitis in adults with 0.1 % tacrolimus ointment. Allergy 2008；63：742-50.
11) 大槻マミ太郎．タクロリムス軟膏の使い方・コツと落とし穴．アレルギー 2009；58：499-506.

12) 大槻マミ太郎．タクロリムス外用による酒皶様皮膚炎（まとめ）．J Visual Dermatol 2009；8：1222-3.
13) Hashizume H, Yagi H, Ohshima A, et al. Comparable risk of herpes simplex virus infection between topical treatments with tacrolimus and corticosteroids in adults with atopic dermatitis. Br J Dermatol 2006；154：1204-6.
14) Naylor M, Elmets C, Jaracz E, et al. Non-melanoma skin cancer in patients with atopic dermatitis treated with topical tacrolimus. J Dermatol Treat 2005；16：149-53.
15) Arellano FM, Wentworth CE, Arena A, et al. Risk of lymphoma following exposure to calcineurin inhibitors and topical steroids in patients with atopic dermatitis. J Invest Dermatol 2007；127：808-16.
16) Margolis DJ, Hoffstad O, Bilker W. Lack of association between exposure to topical calcineurin inhibitors and skin cancer in adults. Dermatology 2007；214：289-95.
17) Paller AS, Michaels MA, Bieber T. Assessing the long-term safety of tacrolimus ointment for the treatment of atopic dermatitis：an update on a prospective pediatric longitudinal evaluation study（APPLES）. J Am Acad Dermatol 2010；62（Suppl）：AB10（Poster Abstract P502）.

11　薬物療法（3）　シクロスポリン療法の適応と治療法

引用文献

1) 五十嵐敦之，中川秀己，瀧川雅浩，ほか．アトピー性皮膚炎治療におけるシクロスポリン MEPC の使用指針．臨床皮膚科 2009；63：1049-54.
2) ネオーラル®によるアトピー性皮膚炎治療研究会．重症成人型アトピー性皮膚炎患者を対象としたシクロスポリン MEPC の前期第 II 相試験：多施設共同，ランダム化，オープンラベル，並行群間試験．西日皮膚 2008；70：541-52.
3) 五十嵐敦之，ネオーラル®によるアトピー性皮膚炎治療研究会．成人の重症アトピー性皮膚炎患者を対象としたシクロスポリン MEPC とプラセボとの比較試験．臨床皮膚科 2009；63：73-82.
4) 中川秀己，ネオーラル®によるアトピー性皮膚炎治療研究会．成人の重症アトピー性皮膚炎患者に対するシクロスポリン MEPC 間歇投与法の安全性および有効性評価．臨床皮膚科 2009；63：163-71.
5) 古江増隆，佐伯秀久，古川福実，ほか．アトピー性皮膚炎診療ガイドライン．日皮会誌 2009；119：1515-34.
6) 山本昇壯．アトピー性皮膚炎の治療ガイドライン．アレルギー科 2004；17：555-63.
7) ノバルティスファーマ株式会社開発本部安全性情報部．ネオーラル®市販直後調査の副作用集計．東京：ノバルティスファーマ株式会社；2009 年 11 月作成．

Further Reading

1) Furue M, Terao H, Rikihisa W, et al. Clinical dose and adverse effects of topical steroids in daily management of atopic dermatitis. Br J Dermatol 2003；148：128-33.

12　スキンケアの適応と治療法（1）　皮膚科の立場から

引用文献

1) Imokawa G, Abe A, Jin K, et al. Decreased level of ceramides in stratum corneum of atopic dermatitis：an etiologic factor in atopic dry skin？ J Invest Dermatol 1991；96：523-6.
2) Hara J, Higuchi K, Okamoto R, et al. High-expression of sphingomyelin deacylase is an important determinant of ceramide deficiency leading to barrier disruption in atopic dermatitis. J Invest Dermatol 2000；115：406-13.
3) Jensen JM, Fölster-Holst R, Baranowsky A, et al. Impaired sphingomyelinase activity and epidermal differentiation in atopic dermatitis. J Invest Dermatol 2004；122：1423-31.
4) Watanabe M, Tagami H, Horii I, et al. Functional analyses of the superficial stratum corneum in atopic xerosis. Arch Dermatol 1991；127：1689-92.
5) Hirao T, Terui T, Takeuchi I, et al. Ratio of immature cornified envelopes does not correlate with parakeratosis in inflammatory skin disorders. Exp Dermatol

2003 ; 12 : 591-601.
6) Kikuchi K, Tagami H. Noninvasive biophysical assessments of the efficacy of a moisturizing cosmetic cream base for patients with atopic dermatitis during different seasons. Br J Dermatol 2008 ; 158 : 969-78.
7) Tanno O, Ota Y, Kitamura N, et al. Nicotinamide increases biosynthesis of ceramides as well as other stratum corneum lipids to improve the epidermal permeability barrier. Br J Dermatol 2000 ; 143 : 524-31.
8) Mao-Qiang M, Brown BE, Wu-Pong S, et al. Exogenous nonphysiologic vs physiologic lipids. Divergent mechanisms for correction of permeability barrier dysfunction. Arch Dermatol 1995 ; 131 : 809-16.
9) Chamlin SL, Frieden IJ, Fowler A, et al. Ceramide-dominant, barrier-repair lipids improve childhood atopic dermatitis. Arch Dermatol 2001 ; 137 : 1110-2.
10) Tabata N, O'Goshi K, Zhen YK, et al. Biophysical assessment of persistent effects of moisturizers after their daily applications : evaluation of corneotherapy. Dermatology 2000 ; 200 : 308-13.

13 スキンケアの適応と治療法（2） 小児科の立場から

引用文献

1) 河野陽一，山本昇壯．監修．アトピー性皮膚炎治療ガイドライン 2008．平成 8 年度厚生省長期慢性疾患総合研究事業アレルギー総合研究および平成 9-20 年度厚生労働科学研究．2008．
2) Marenholz I, Kerscher T, Bauerfeind A, et al. An interaction between filaggrin mutations and early food sensitization improves the prediction of childhood asthma. J Allergy Clin Immunol 2009 ; 123 : 911-6.
3) Elias PM, Hatano Y, Williams ML. Basis for the barrier abnormality in atopic dermatitis : outside-inside-outside pathogenic mechanisms. J Allergy Clin Immunol 2008 ; 121 : 1337-43.
4) 佐々木りか子．アトピー性皮膚炎のスキンケア．MB Derma 2004 ; 95 : 19-23.
5) Toda M, Leung DY, Molet S, et al. Polarized in vivo expression of IL-11 and IL-17 between acute and chronic skin lesions. J Allergy Clin Immunol 2003 ; 111 : 875-81.
6) Eichenfield LF, Hanifin JM, Beck LA, et al. Atopic dermatitis and asthma : parallels in the evolution of treatment. Pediatrics 2003 ; 111 : 608-16.
7) 末廣　豊．成人に移行させないための総合的治療—小児科医の立場から．日小皮誌 2006 ; 25 : 132-4.
8) 末廣　豊．痒みコントロールの方法—抗ヒスタミン薬の選択を含めて．日小皮誌 2008 ; 27 : 149-54.
9) 二村昌樹，伊藤浩明，尾辻健太，ほか．乳幼児アトピー性皮膚炎患者に対する短期教育入院「スキンケアスクール」の効果．アレルギー 2009 ; 58 : 1610-8.
10) 望月博之，森川昭廣．アトピー性皮膚炎の学童におけるシャワー浴の効果．日小難喘ア誌 2006 ; 4 : 150-6.
11) 西紋悠子，小川徳子，平口雪子，ほか．乳幼児アトピー性皮膚炎における患者指導の重要性—アンケート調査結果より．日小難喘ア誌 2009 ; 7 : 213-9.
12) 末廣　豊，亀崎佐織．アトピー性皮膚炎のスキンケア．小児科臨床 2006 ; 59 : 1441-9.

14 発症・悪化因子の解明と除去（1） 皮膚科の立場から

引用文献

1) Darsow U, Vieluf D, Ring J. The atopic patch test : an increased rate of reactivity in patients who have an air-exposed pattern of atopic eczema. Br J Dermatol 1996 ; 135 : 182-6.
2) Gutgesell C, Heise S, Seubert S, et al. Double-blind placebo-controlled house dust mite control measures in adult patients with atopic dermatitis. Br J Dermatol 2001 ; 145 : 70-4.
3) Oosting AJ, de Bruin-Weller MS, Terreehorst I, et al. Effect of mattress encasings on atopic dermatitis outcome measures in a double-blind, placebo-controlled study. The Dutch Mite Avoidance Study. J Allergy Clin Immunol 2002 ; 110 : 500-6.
4) Eishi K, Lee JB, Bas SJ, et al. Impaired sweating function in adult atopic dermatitis : results of the quantitative sudomotor axon reflex test. Br J Dermatol 2002 ;

147：683-8.
5) 艮峯 晶，相原道子，石和万美子，ほか．アトピー性皮膚炎患者の局所温熱負荷による全身的発汗機能の解析―二点同時測定方式による皮疹部および無疹部の比較検討．日皮会誌 2005；115：1771-8.
6) 境 玲子，相原道子，石和万美子，ほか．アトピー性皮膚炎患者における適応障害（第1報）―精神医学的実態について．日皮会誌 2003；113：19-24.
7) 檜垣裕子，有川順子，吉原伸子，ほか．重症アトピー性皮膚炎における掻破行動および心理社会的負荷の関与について．日皮会誌 2001；111：837-42.
8) Hashiko M, Okumura M. The relationship between the psycolosical and immunological state in patients with atopic dermatitis. J Dermatol Sci 1998；16：231-5.
9) 境 玲子，相原道子，石和万美子，ほか．アトピー性皮膚炎患者における POMS の活用（第1報）―横断的検討．心身医学 2004；44：263-9.
10) Hashizume H, Horibe T, Ohshima A, et al. Anxiety accelerates T-helper 2-tilted immune responses in patients with atopic dermatitis. Br J Dermatol 2005；152：1161-6.
11) 羽白 誠，安藤哲也．アトピー性皮膚炎．小牧 元，ほか編．心身症診断・治療ガイドライン 2006．東京：協和企画；2006．pp250-80.
12) Yokozeki H, Takayama K, Katayama I, et al. Japanese cedar pollen as an exacerbation factor in atopic dermatitis：results of atopy patch testing and histological examination. Acta Derm Venereol 2006；86：148-51.
13) Kanda N, Enomoto U, Watanabe S, et al. Anti-mycotics suppress interleukin-4 and interleukin-5 production in anti-CD3 plus anti-CD28-stimulated T cells from patients with atopic dermatitis. J Invest Dermatol 2001；117：1635-46.
14) Sugita T, Suto H, Unno T, et al. Molecular analysis of *Malassezia* microflora on the skin of atopic dermatitis patients and healthy subjects. J Clin Microbiol 2001；39：3486-90.
15) Tajima M, Sugita T, Nishikawa A, et al. Molecular analysis of *Malassezia* microflora in seborrhoeic dermatitis patients. Comparison with other diseases and healthy subjects. J Invest Dermatol 2008；128：345-51.
16) Faergemann J. Atopic dermatitis and fungi. Clin Microbiol Rev 2002；15：545-63.
17) Ikezawa Z, Kondo M, Okajima M, et al. Clinical usefulness of oral itraconazole, an antimycotic drug, for refractory atopic dermatitis. Eur J Dermatol 2006；14：400-6.
18) 坪井良治．マラセチア属真菌とその関連皮膚疾患．日皮会誌 2009；119：163-71.
19) Kisich KO, Carspecken CW, Fieve S, et al. Defective killing of *Staphylococcus aureus* in atopic dermatitis is associated with reduced mobilization of human β-defensin-3. J Allergy Clin Immunol 2008；122：62-8.
20) Zollner TM, Wichelhaus TA, Hartung A, et al. Colonization with superantigen-producing *Staphylococcus aureus* is associated with increased severity of atopic dermatitis. Clin Exp Allergy 2000；30：994-1000.

Further Reading

1) 高山かおる，横関博雄，松永佳世子，ほか．接触皮膚炎診療ガイドライン．日皮会誌 2009；119：1757-93.
2) Ishibashi Y, Sugita T, Nishikawa A, et al. Cytokine secretion profile of human keratinocytes exposed to *Malassezia* east. FEMS Immunol Med Microbiol 2006；48：400-9.
3) 中西憲司．アトピー性皮膚炎と気管支喘息において Super Th1 が果たす役割．アレルギー 2008；57：989-94.

15　発症・悪化因子の解明と除去（2）　小児科の立場から

引用文献

1) Williams H, Robertson C, Stewart A, et al. Worldwide variations in the prevalence of symptoms of atopic eczema in the International Study of Asthma and Allergies in Childhood. J Allergy Clin Immunol 1999；103：125-38.
2) 山本昇壯，笠置文善，玉置邦彦，ほか．アトピー性皮膚炎の患者数の実態及び発症・悪化に及ぼす環境因子の調査に関する研究．厚生労働科学研究補助金 免疫アレルギー疾患予防・治療等研究事業平成 14 年度総括・分担研究報告書．2003．pp1-9.
3) Palmer CN, Irvine AD, Terron-Kwiatkowski A, et al. Common loss-of-function variants of the epidermal barrier protein filaggrin are a major predisposing factor for atopic dermatitis. Nat Genet 2006；38：441-6.
4) Nomura T, Sandilands A, Akiyama M, et al. Unique mutations in the filaggrin

gene in Japanese patients with ichthyosis vulgaris and atopic dermatitis. J Allergy Clin Immunol 2007；119：434-40.
5) Henderson J, Northstone K, Lee SP, et al. The burden of disease associated with filaggrin mutations：a population-based, longitudinal birth cohort study. J Allergy Clin Immunol 2008；121：872-7.
6) 池澤善郎, 井上雄介, 相原道子, ほか. 乳幼児アトピー性皮膚炎の悪化因子と予防：アトピー性皮膚炎の発症・悪化における皮膚バリアー障害の役割とその治療. 日小皮誌 2009；28：89-94.
7) Miyake Y, Arakawa M, Tanaka K, et al. Cross-sectional study of allergic disorders associated with breastfeeding in Japan：the Ryukyus Child Health Study. Pediatr Allergy Immunol 2007；18：433-40.
8) Gdalevich M, Mimouni D, David M, et al. Breast-feeding and the onset of atopic dermatitis in childhood：a systematic review and meta-analysis of prospective studies. J Am Acad Dermatol 2001；45：520-7.
9) 下条直樹, 冨板美奈子, 有馬孝恭, ほか. 千葉市コホート調査による乳幼児アトピー性皮膚炎の経過と発症悪化因子の解析. 厚生労働科学研究補助金 免疫アレルギー疾患予防・治療等研究事業平成20年度総括・分担研究報告書. 2009. pp9-11.
10) Donnet-Hughes A, Duc N, Serrant P, et al. Bioactive molecules in milk and their role in health and disease：the role of transforming growth factor-beta. Immunol Cell Biol 2000；78：74-9.
11) Savilahti E. Interaction of early infant feeding, heredity and other environmental factors as determinants in the development of allergy and sensitization. Nestle Nutr Workshop Ser Pediatr Program 2008；62：157-68.
12) Mochizuki H, Muramatsu R, Tadaki H, et al. Effects of skin care with shower therapy on children with atopic dermatitis in elementary schools. Pediatr Dermatol 2009；26：223-5.
13) 片岡葉子, 佐伯秀久, 片山一朗, ほか. 乳児期早期のスキンケアによるアトピー性皮膚炎発症予防効果の検討. 厚生労働科学研究補助金 免疫アレルギー疾患予防・治療等研究事業平成20年度総括・分担研究報告書. 2009. pp27-30.

16 かゆみに対する治療

引用文献

1) 高森建二. 痒みはどのようにして起こるのか？ 古江増隆, ほか編. 皮膚科診療プラクティス6. アトピー性皮膚炎―診療のストラテジー. 東京：文光堂；1999. pp78-83.
2) 高森建二. ドライスキンによる痒みのメカニズム. 臨床皮膚科 2000；54：52-6.
3) Gutzmer R, Mommert S, Gschwandtner M, et al. The histamine H4 receptor is functionally expressed on T(H)2 cells. J Allergy Clin Immunol 2009；123：619-25.
4) 古江増隆, 佐伯秀久, 古川福実, ほか. アトピー性皮膚炎診療ガイドライン. 日皮会誌 2009；119：1515-34.
5) Wahlgren CF, Scheynius A, Hagermark O. Antipruritic effect of oral cyclosporin A in atopic dermatitis. Acta Derm Venereol 1990；70：323-9.
6) Tominaga M, Ogawa H, Takamori K. Decreased production of semaphorine 3A in the lesional skin of atopic dermatitis. Br J Dermatol 2008；158：842-4.
7) Shelley WB, Arthur RP. The neurohistology and neurophysiology of the itch sensation in man. AMA Arch Derm 1957；76：296-323.
8) Ostlere LS, Cowen T, Rustin MHA. Neuropeptides in the skin of patients with atopic dermatitis. Clin Exp Dermatol 1995；20：462-7.
9) Bigliardi PL, Bigliardi-Qi M, Buechner S, et al. Expression of μ-opiate receptor in human epidermis and keratinocytes. J Invest Dermatol 1998；111：297-301.
10) Tominaga M, Ogawa H, Takamori K. Possible roles of epidermal opioid systems in pruritus of atopic dermatitis. J Invest Dermatol 2007；127：2228-35.
11) Kumagai H, Ebata T, Takamori K, et al. Effect of a novel kappa-receptor agonist, nalfurafine hydrochloride, on severe itch in 337 haemodialysis patients：a Phase III, randomized, double-blind, placebo-controlled study. Nephrol Dial Transplant 2010；25：1251-7.

17 紫外線療法の適応と治療法

引用文献

1) Hanifin JM, Cooper KD, Ho VC, et al. Guidelines of care for atopic dermatitis, developed in accordance with the American Academy of Dermatology (AAD)/ American Academy of Dermatology Association "Administrative Regulations for Evidence-Based Clinical Practice Guidelines". J Am Acad Dermatol 2004；50：391-404.
2) George SA, Bilsland DJ, Johnson BE, et al. Narrow-band (TL-01) UVB air-conditioned phototherapy for chronic severe adult atopic dermatitis. Br J Dermatol 1993；128：49-56.
3) Der-Petrossian M, Seeber A, Honigsmann H, et al. Half-side comparison study on the efficacy of 8 methoxypsoralen bath-PUVA versus narrow-band ultraviolet B phototherapy in patients with severe chronic atopic dermatitis. Br J Dermatol 2000；142：39-43.
4) Reynolds NJ, Franklin V, Gray JC, et al. Narrow-band ultraviolet B and broad-band ultraviolet A phototherapy in adult atopic eczema：a randomized controlled trial. Lancet 2001；357：2012-6.
5) Jury CS, McHenry P, Burden AD, et al. Narrowband ultraviolet B (UVB) phototherapy in children. Clin Exp Dermatol 2006；31：196-9.
6) Clayton TH, Clark SM, Turner D, et al. The treatment of severe atopic dermatitis in childhood with narrowband ultraviolet B phototherapy. Clin Exp Dermatol 2007；32：28-33.
7) 前島英樹，嶋村祐美，斉藤和美，ほか．難治性成人型アトピー性皮膚炎患者に対する narrow band UVB の治療効果に対する検討．日皮会誌 2003；113：9-18.
8) Shintani Y, Yasuda Y, Kobayashi K, et al. Narrowband UVB radiation suppresses contact hypersensitivity. Photodermatol Photoimmunol Photomed 2008；24：32-7.
9) Saito C, Maeda A, Morita A. Bath-PUVA therapy induces circulating regulatory T cells in patients with psoriasis. J Dermatol Sci 2009；53：231-3.
10) Krutmann J, Czech W, Diepgen T, et al. High-dose UVA1 therapy in the treatment of patients with atopic dermatitis. J Am Acad Dermatol 1992；26：225-30.
11) Krutmann J, Diepgen TL, Luger TA, et al. High-dose UVA1 therapy for atopic dermatitis：results of a multicenter trial. J Am Acad Dermatol 1998；38：589-93.
12) Dittmar HC, Pflieger D, Schöpf E, et al. UVA1 phototherapy. Pilot study of dose finding in acute exacerbated atopic dermatitis. Hautarzt 2001；52：423-7.
13) Tzaneva S, Seeber A, Schwaiger M, et al. High-dose versus medium-dose UVA1 phototherapy for patients with severe generalized atopic dermatitis. J Am Acad Dermatol 2001；45：503-7.
14) Gambichler T, Othlinghaus N, Tomi NS, et al. Medium-dose ultraviolet (UV) A1 vs. narrowband UVB phototherapy in atopic eczema：a randomized crossover study. Br J Dermatol 2009；160：652-8.

18 心身医学的治療の適応と治療法

引用文献

1) 小林美咲．アトピー性皮膚炎患者の掻破行動の検討．日皮会誌 2000；110：275-82.
2) Schmid-Ott G, Jaeger B, Adamek C, et al. Levels of circulating CD8$^+$T lymphocytes, natural killer cells, and eosinophils increase upon acute psychosocial stress in patients with atopic dermatitis. J Allergy Clin Immunol 2001；107：171-7.
3) Buske-Kirschbaum A, Jobst S, Wustmans A, et al. Attenuated free cortisol response to psychosocial stress in children with atopic dermatitis. Psychosom Med 1997；59：419-26.
4) Glinski W, Brodecka H, Glinska-Ferenz M, et al. Increased concentration of beta-endorphin in the sera of patients with severe atopic dermatitis. Acta Derm Venereol 1995；75：9-11.
5) Raison CL, Capuron L, Miller AH. Cytokines sing the blues：inflammation and the pathogenesis of depression. Trends Immunol 2006；27：24-31.
6) 安藤哲也，野田啓史，羽白 誠，ほか．アトピー性皮膚炎．西間三馨，監修．心身症診断・治療ガイドライン 2002．東京：協和企画；2002. pp125-49.
7) 坂野雄二．アトピー性皮膚炎への心身医学的アプローチ：認知行動的ストレスマネ

ジメントの効用を考える．皮膚の科学 2009；8（Suppl 12）：617-24.
8) Ohya Y, Williams H, Steptoe A, et al. Psychosocial factors and adherence to treatment advice in childhood atopic dermatitis. J Invest Dermatol 2001；117：852-7.

Further Reading
1) 久保千春，編．心身医学標準テキスト．第3版．東京：医学書院；2009.

19 食物アレルギーが関与したアトピー性皮膚炎の治療と除去食の適応

引用文献
1) Guillet G, Guillet MH. Natural history of sensitizations in atoic dermatitis：a 3-year follow-up in 250 children. Arch Dermatol 1992；128：187-92.
2) 山田一恵，岸本真知子，稲垣義彰，ほか．アトピー性皮膚炎における穀物アレルゲンに関する検討．日児誌 1987；91：888-95.
3) Eigenmann PA, Sicherer SH, Borkowski TA, et al. Prevalence of IgE-mediated food allergy among children with atopic dermatitis. Pediatrics 1998；101：e8.
4) Burks AW, Mallory SB, Williams LW, et al. Atopic dermatitis：clinical relevance of food hypersensitivity reactions. J Pediatr 1988；113：447-51.
5) Howell MD, Kim BE, Gao P, et al. Cytokine modulation of atopic dermatitis filaggrin skin expression. J Allergy Clin Immunol 2007；120：150-5.
6) Fox AT, Sasieni P, du Toit G, et al. Household peanut consumption as a risk factor for the development of peanut allergy. J Allergy Clin Immunol 2009；123：417-23.
7) Garcia C, El-Qutob D, Martorell A, et al. Sensitization in early age to food allergens in children with atopic dermatitis. Allergol Immunopathol（Madr）2007；35：15-20.
8) Sampson HA. Utility of food-specific IgE concentrations in predicting symptomatic food allergy. J Allergy Clin Immunol 2001；107：891-6.
9) Komata T, Soderstrom L, Borres MP, et al. The predictive relationship of food-specific serum IgE concentrations to challenge outcomes for egg and milk varies by patient age. J Allergy Clin Immunol 2007；119：1272-4.
10) Ando H, Moverare R, Kondo Y, et al. Utility of ovomucoid-specific IgE concentrations in predicting symptomatic egg allergy. J Allergy Clin Immunol 2008；122：583-8.
11) 宇理須厚雄，ほか監修．日本小児アレルギー学会食物アレルギー委員会経口負荷試験標準化ワーキンググループ．食物アレルギー経口負荷試験ガイドライン 2009．東京：協和企画；2009.
12) Sampson HA. The immunopathogenic role of food hypersensitivity in atopic dermatitis. Acta Derm Venereol Suppl（Stockh）1992；176：34-7.
13) Sampson HA, Albergo R. Comparison of results of skin tests, RAST, and double-blind, placebo-controlled food challenges in children with atopic dermatitis. J Allergy Clin Immunol 1984；74：26-33.

Further Reading
1) Leung DYM. Our evolving understanding of the functional role of filaggrin in atopic dermatitis. J Allergy Clin Immunol 2009；124：494-5.

20 細菌・ウイルス感染症による合併症の診断と治療

引用文献
1) 溝口昌子．アトピー性皮膚炎の合併症．アレルギー・免疫 1999；6：1403-6.
2) Amagai M, Matsuyoshi N, Wang ZH, et al. Toxin in bullous impetigo and staphylococcal scalded-skin syndrome targets desmoglein 1. Nat Med 2000；6：1275-7.
3) 江川清文．みずいぼ取り—痛みを少なくする工夫．江川清文，編著．カラーアトラス疣贅治療考—いぼ／コンジローマ／みずいぼ．東京：医菌薬出版；2005．pp240-1.
4) 新関寛二．伝染性軟属腫．古江増隆，ほか編．皮膚科診療プラクティス6．アトピー性皮膚炎—診察のストラテジー．東京：文光堂；1999．pp192-9.
5) 本田まりこ，新村眞人．カポジ水痘様発疹症．皮膚科の臨床 1998；40（特38）：940-1.
6) 山内晶子，山本剛伸，岩月啓氏．単純ヘルペスウイルス感染症．五十嵐隆，ほか編．小児科臨床ピクシス7．アトピー性皮膚炎と皮膚疾患．東京：中山書店；2010.

21 アトピー眼症の予防と治療

引用文献

1) 海老原伸行, 田中かつみ. アトピー性白内障発症メカニズムについての一考察. 日本白内障学会誌 2001 ; 13 : 66-9.
2) Zadnik K, Barr JT, Edrington TB, et al. Baseline findings in the Collaborative Longitudinal Evaluation of Keratoconus (CLEK) Study. Invest Ophthalmol Vis Sci 1998 ; 39 : 2537-46.
3) Nivenius E, van der Ploeg I, Jung K, et al. Tacrolimus ointment vs steroid ointment for eyelid dermatitis in patients with atopic keratoconjunctivitis. Eye 2007 ; 21 : 968-75.
4) Fan DS, Ng JS, Lam DS. A prospective study on ocular hypertensive and antiinflammatory response to different dosages of fluorometholone in children. Ophthalmology 2001 ; 108 : 1973-7.

22 アトピー性皮膚炎の QOL 評価

引用文献

1) Linnet J, Jemec GBT. An assessment of anxiety and dermatology life quality in patients with atopic dermatitis. Br J Dermatol 1999 ; 140 : 268-72.
2) 小林美咲. アトピー性皮膚炎患者の掻破行動の検討. 日皮会誌 2000 ; 110 : 275.
3) 橋爪秀夫. アトピー性皮膚炎と不安. 臨床皮膚科 2001 ; 55 (増刊) : 163.
4) 奥野英美, 勝岡憲生, サンティス智恵, ほか. アトピー性皮膚炎患者の心理・社会的要因の研究（第一報）―掻痒・掻破と心理的要因の検討. 日皮会誌 2000 ; 110 : 837.
5) 原信一郎. 思春期, 青年期のアトピー性皮膚炎の心身医学的検討 (1). 治療 1997 ; 79 : 2741.
6) Finlay AY, Khan GK. Dermatology Life Quality Index (DLQI) : a simple practical measure for routine clinical use. Clin Exp Dermatol 1994 ; 19 : 210-6.
7) Chern M-M, Lasek RJ, Quinn LM, et al. Skindex, a quality-of-life measure for patients with skin disease : reliability, validity, and responsiveness. J Invest Dermatol 1996 ; 107 : 707-13.
8) Morgan M, McCreedy R, Simpton J, et al. Dermatology quality of life scales : a measure of the impact of skin diseases. Br J Dermatol 1997 ; 136 : 202-6.
9) Anderson RT, Rajagopalan R. Development and validation of a quality of life instrument for cutaneous diseases. J Am Acad Dermatol 1997 ; 37 : 41-50.
10) Chern MM, Lasek RJ, Sahay AP, et al. Measurement properties of Skindex-16 : a brief quality-of-life measure for patients with skin diseases. J Cutan Med Surg 2001 ; 5 : 105-10.
11) Rauch PK, Jellinek MS, Murphy JM, et al. Screening for psychosocial dysfunction in pediatric dermatology clinic. Clin Pediatr (Phila) 1991 ; 30 : 493-7.
12) Lewis-Jones MS, Finlay AY. The Children's Dermatology Life Quality Index (CDLQI) : initial validation and practical use. Br J Dermatol 1995 ; 132 : 942-9.
13) Finlay AY, Lewis-Jones MS, Sharp JL, et al. Children's Dermatology Life Quality Index (CDLQI) : cartoon version validation. Br J Dermatol 1998 ; 139 (Suppl 51) : 267-8.
14) Lawson V, Lewis-Jones MS, Finlay AY, et al. The family impact of childhood atopic dermatitis : the Dermatitis Family Impact Questionnaire. Br J Dermatol 1998 ; 138 : 107-13.
15) Kondo-Endo K, Ohashi Y, Nakagawa H, et al. Development and validation of a questionnaire measuring quality of life in primary caregivers of children with atopic dermatitis (QPCAD). Br J Dermatol 2009 ; 161 : 617-25.

23 アトピー性皮膚炎における自然免疫の異常

引用文献

1) Madison KC. Barrier function of the skin : "la raison d'être" of the epidermis. J

Invest Dermatol 2003 ; 121 : 231-41.
2) Imokawa G. Lipid abnormalities in atopic dermatitis. J Am Acad Dermatol 2001 ; 45 : 529-32.
3) De Benedetto A, Agnihothri R, McGirt LY, et al. Atopic dermatitis : a disease caused by innate immune defects? J Invest Dermatol 2009 ; 129 : 14-30.
4) McGirt L, Brummet ME, Bankova L, et al. Keratinocyte expression of receptors relevant for the innate immune response to *Staphylococcus aureus* in subjects with atopic dermatitis. J Invest Dermatol 2006 ; 126 : 116.
5) Ahmad-Nejad P, Mrabet-Dahbi S, Breuer K, et al. The toll-like receptor 2 R753Q polymorphism defines a subgroup of patients with atopic dermatitis having severe phenotype. J Allergy Clin Immunol 2004 ; 113 : 565-7.
6) Schittek B, Hipfel R, Sauer B, et al. Dermcidin : a novel human antibiotic peptide secreted by sweat glands. Nat Immunol 2001 ; 2 : 1133-7.
7) 早川 順, 塩原哲夫. アトピー性皮膚炎患者における発汗障害の解析. 日皮会誌 2000 ; 110 : 1115-9.
8) Hasannejad H, Takahashi R, Kimishima M, et al. Selective impairment of Toll-like receptor 2-mediated proinflammatory cytokine production by monocytes from patients with atopic dermatitis. J Allergy Clin Immunol 2007 ; 120 : 69-75.
9) Katsuta M, Takigawa Y, Kimishima M, et al. NK cells and gamma delta+ T cells are phenotypically and functionally defective due to preferential apoptosis in patients with atopic dermatitis. J Immunol 2006 ; 176 : 7736-44.

24 アトピー性皮膚炎における獲得免疫の異常

引用文献

1) 戸倉新樹. 皮膚免疫学を理解する (III). 西日皮膚 2007 ; 69 : 284-9.
2) 戸倉新樹. T細胞バランスの揺らぎと皮膚疾患. 皮膚病診療 2006 ; 28 : 278-83.
3) Koga C, Kabashima K, Shiraishi N, et al. Possible pathogenic role of Th17 cells for atopic dermatitis. J Invest Dermatol 2008 ; 128 : 2625-30.
4) Tokura Y. Extrinsic and intrinsic types of atopic dermatitis. J Dermatol Sci 2010 ; 58 : 1-7.
5) Brenninkmeijer EE, Spuls PI, Legierse CM, et al. Clinical differences between atopic and atopiform dermatitis. J Am Acad Dermatol 2008 ; 58 : 407-14.
6) Mori T, Ishida K, Mukumoto S, et al. Comparison of skin barrier function and sensory nerve electric current perception threshold between IgE-high extrinsic and IgE-normal intrinsic types of atopic dermatitis. Br J Dermatol 2010 ; 162 : 83-90.
7) Simon D, Von Gunten S, Borelli S, et al. The interleukin-13 production by peripheral blood T cells from atopic dermatitis patients does not require CD2 costimulation. Int Arch Allergy Immunol 2003 ; 132 : 148-55.
8) Novak N, Bieber T. Allergic and nonallergic forms of atopic diseases. J Allergy Clin Immunol 2003 ; 112 : 252-62.

25 アトピー性皮膚炎におけるフィラグリン遺伝子異常

引用文献

1) Smith FJ, Irvine AD, Terron-Kwiatkowski A, et al. Loss-of-function mutations in the gene encoding filaggrin cause ichthyosis vulgaris. Nat Genet 2006 ; 38 : 337-42.
2) Nomura T, Sandilands A, Akiyama M, et al. Unique mutations in the filaggrin gene in Japanese patients with ichthyosis vulgaris and atopic dermatitis. J Allergy Clin Immunol 2007 ; 119 : 434-40.
3) Nomura T, Akiyama M, Sandilands A, et al. Specific filaggrin mutations cause ichthyosis vulgaris and are significantly associated with atopic dermatitis in Japan. J Invest Dermatol 2008 ; 128 : 1436-41.
4) Nomura T, Akiyama M, Sandilands A, et al. Prevalent and rare mutations in the gene encoding filaggrin in Japanese patients with ichthyosis vulgaris and atopic dermatitis. J Invest Dermatol 2009 ; 129 : 1302-5.
5) Nemoto-Hasebe I, Akiyama M, Nomura T, et al. FLG mutation p.Lys4021X in the C-terminal imperfect filaggrin repeat in Japanese patients with atopic eczema. Br J Dermatol 2009 ; 161 : 1387-90.
6) Hamada T, Sandilands A, Fukuda S, et al. De novo occurrence of the filaggrin mu-

tation p.R501X with prevalent mutation c.3321delA in a Japanese family with ichthyosis vulgaris complicated by atopic dermatitis. J Invest Dermatol 2008；128：1323-5.
7) Akiyama M. FLG mutations in ichthyosis vulgaris and atopic eczema：spectrum of mutations and population genetics. Br J Dermatol 2010；162：472-7.
8) Hsu C-K, Akiyama M, Nemoto-Hasebe I, et al. Analysis of Taiwanese ichthyosis vulgaris families further demonstrates differences in *FLG* mutations between European and Asian populations. Br J Dermatol 2009；161：448-51.
9) Palmer CN, Irvine AD, Terron-Kwiatkowski A, et al. Common loss-of-function variants of the epidermal barrier protein filaggrin are a major predisposing factor for atopic dermatitis. Nat Genet 2006；38：441-6.
10) Nemoto-Hasebe I, Akiyama M, Nomura T, et al. Clinical severity correlates with impaired barrier in filaggrin-related eczema. J Invest Dermatol 2009；129：682-9.
11) 秋山真志．各科臨床のトピックス：フィラグリン遺伝子変異とアトピー性皮膚炎．日本医師会雑誌 2010；138：2536-7.
12) Howell MD, Kim BE, Gao P, et al. Cytokine modulation of atopic dermatitis filaggrin skin expression. J Allergy Clin Immunol 2007；120：150-5.

26　アトピー性皮膚炎におけるかゆみの機序と病態

引用文献

1) Ikoma A, Fartasch M, Heyer G, et al. Painful stimuli evoke itch in patients with chronic pruritus: central sensitization of itch. Neurology 2004；62：212-7.
2) Gutzmer R, Mommert S, Gschwandtner M, et al. The histamine H4 receptor is functionally expressed on T(H)2 cells. J Allergy Clin Immunol 2009；123：619-25.
3) 高森建二．かゆみの機序．玉置邦彦，ほか編．最新皮膚科学大系 3．湿疹　痒疹　瘙痒症　紅皮症　蕁麻疹．東京：中山書店；2002．pp120-7.
4) Yosipovitch G, Greaves M, Schmelz M. Itch. Lancet 2003；361：690-4.
5) Tominaga M, Ogawa H, Takamori K. Decreased production of semaphorin 3A in the lesional skin of atopic dermatitis. Br J Dermatol 2008；158：842-4.
6) Tengara S, Tominaga M, Kamo A, et al. Keratinocyte-derived anosmin-1, an extracellular glycoprotein encoded by X-linked Kallman syndrome gene, is involved in modulation of epidermal nerve density in atopic dermatitis. J Dermatol Sci 2010；58：64-71.
7) Kumagai H, Ebata T, Takamori K, et al. Effect of a novel kappa-receptor agonist, nalfurafine hydrochloride, on severe itch in 337 haemodialysis patients: a Phase III, randomized, double-blind, placebo-controlled study. Nephrol Dial Transplant 2010；25：1251-7.
8) Bigliardi P, Bigliardi-Qi M, Buechner S. Expression of mu-opiate receptor in human epidermis and keratinocytes. J Invest Dermatol 1998；111：297-301.
9) Tominaga M, Ogawa H, Takamori K. Possible roles of epidermal opioid systems in pruritus of atopic dermatitis. J Invest Dermatol 2007；127：2228-35.
10) Staender S, Gunzer M, Metze D, et al. Localization of mu-opioid receptor 1A on sensory nerve fibers in human skin. Regul Pept 2002；110：75-83.

27　貨幣状湿疹・自家感作性皮膚炎の病態・診断・鑑別診断

引用文献

1) Carr R, Berke M, Becker SW. Incidence of atopy in patients with various neurodermatoses. Arch Dermatol 1964；89：20-6.
2) Wachs GN, Maibach H. Co-operative double blind trial of an antibiotic-corticosteroid combination in impetiginized atopic dermatitis. Br J Dermatol 1976；95：323-8.
3) Tanaka T, Satoh T, Yokozeki H. Dental infection associated with nummular eczema as an overlooked focal infection. J Dermatol 2009；36：462-5.
4) Fleming C, Parry E, Forsyth A, et al. Patch testing in discoid eczema. Contact Dermatitis 1997；36：261-4.
5) Veien NK, Hattel T, Justesen O, et al. Oral challenge with metal salts. (II). Various types of eczema. Contact Dermatitis 1983；9：407-10.
6) Uchi H, Terao H, Koga T, et al. Cytokines and chemokines in the epidermis. J Dermatol Sci 2000；24 Suppl 1：S29-38.

7) Cunningham MJ, Zone JJ, Petersen MJ, et al. Circulating activated (DR-positive) T lymphocytes in a patient with autoeczematization. J Am Acad Dermatol 1986；14：1039-41.
8) Holden CA, Berth-Jones J. Eczema, lichenification, prurigo and erythroderma. In： Burns T, et al, editors. Rook's Textbook of Dermatology. 7th ed. Massachusetts： Blackwell Publishing；2004 pp17.6-17.7.

Further Reading

1) Esplin BM, Cormia FE. Further studies in autoeczematization. AMA Arch Derm Syphilol 1951；64：31-5.
2) Fehr BS, Takashima A, Bergstresser PB, et al. T cells reactive to keratinocyte antigens are generated during induction of contact hypersensitivity in mice. A model for autoeczematization? Am J Contact Dermat 2000；11：145-54.

28 貨幣状湿疹・自家感作性皮膚炎の治療と生活指導

引用文献

1) Almawi WY, Beyhum HN, Rahme AA, et al. Regulation of cytokine and cytokine receptor expression by glucocorticoids. J Leukoc Biol 1996；60：563-72.
2) 原田敬之．外用剤の剤型．原田敬之，編．皮膚外用剤―その適応と使い方．東京：南山堂；2002．pp3-22.
3) 木花　光．ステロイド外用剤．上掲書．pp25-43.
4) Tanaka T, Satoh T, Yokozeki H. Dental infection associated with nummular eczema as an overlooked focal infection. J Dermatol 2009；36：462-5.
5) 中村晃一郎　ヒスタミンの作用とヒスタミン受容体の最近の知見．MB Derma 2009；160：56-9.

29 手湿疹の病態・診断・検査・鑑別診断

引用文献

1) 冨高晶子，鈴木加余子，曽和順子，ほか．エポキシ樹脂による職業性接触皮膚炎の1例．西日皮膚 2002；64：684-7.
2) Lehucher-Michel MP, Koeppel MC, Lanteaume A, et al. Dyshidrotic eczema and occupation：a descriptive study. Contact Dermatitis 2000；43：200-5.
3) Crosti C, Lodi A. Pompholyx：a still unresolved kind of eczema. Dermatology 1993；186：241-2.
4) Lodi A, Betti R, Chiarelli G, et al. Epidemiological, clinical and allergological observations on pompholyx. Contact Dermatitis 1992；26：17-21.
5) Prystupa K, Rudzki E. Oral tolerance of nickel in patients with dyshidrosis. Contact Dermatitis 2000；42：276-7.
6) Uyttendaele H, Obadiah J, Grossman M. Dyshidrotic-like spongiotic dermatitis after intravenous immunoglobulin therapy. J Drugs Dermatol 2003；2：337-41.
7) Edman B. Palmar eczema：a pathogenic role for acetylsalicylic acid, contraceptives and smoking? Acta Derm Venereol 1988；68：402-7.
8) Man I, Ibbotson SH, Ferguson J. Photoinduced pompholyx：a report of 5 cases. J Am Acad Dermatol 2004；50：55-60.
9) 松永佳世子，矢上晶子．接触皮膚炎の臨床症状と検査．アレルギー・免疫 2009；16：1698-704.
10) 山北高志，鷲見康子，矢上晶子，ほか．掌蹠膿疱症に対する口蓋扁桃摘出術の有効性．日皮会誌 2004；114：2319-26.

30 手湿疹の治療と生活指導

引用文献

1) 松永佳世子，矢上晶子．接触皮膚炎の臨床症状と検査．アレルギー・免疫 2009；16：1698-704.
2) 冨高晶子，鈴木加余子，曽和順子，ほか．エポキシ樹脂による職業性接触皮膚炎の1例．西日皮膚 2002；64：684-7.
3) 酒井博之，芝木　光，小松成鋼，ほか．染毛剤による頭部接触皮膚炎に引き続き四肢に扁平苔癬が出現した1例．日皮アレルギー 2003；11：140-4.

4）栗原誠一．異汗性湿疹．皮膚病診療 2002；24：727-30．

31 異汗性湿疹の診断と鑑別診断

引用文献

1) Lodi A, Betti R, Chiarelli G, et al. Epidemiological, clinical, and allergological observation on pompholyx. Contact Dermatitis 1992；26：17-21.
2) Edman B. Palmar eczema：a pathogenetic role for acetylsalicylic acid, contraceptives and smoking？ Acta Derm Venereol 1988；68：402-7.
3) De Boer EM, Bruynzeel DP, Van Ketel WG. Dyshidrotic eczema as an occupational dermatitis in metal workers. Contact Dermatitis 1988；19：184-8.
4) Lehucher-Michel MP. Dyshidrotic eczema and occupation：a descriptive study. Contact Dermatitis 2000；43：200-5.
5) Vocks E, Plotz SG, Ring J. The Dyshidrotic Eczema Area and Severity Index—a score developed for the assessment of dyshidrotic eczema. Dermatology 1999；198：265-9.
6) Thelin I, Agrup G. Pompholyx—a one year series. Acta Derm Venereol 1985；65：214-7.
7) Jain VK, Aggarwal K, Passi S, et al. Role of contact allergens in pompholyx. J Dermatol 2004；31：188-93.
8) Veien NK, Hattel T, Justesen O, et al. Oral challenge with metal salts in vesicular patch-test negative hand eczema. Contact Dermatitis 1983；9：402-6.
9) Guillet MH, Wierzbicka E, Guillet S, et al. A 3-year causative study of pompholyx in 120 patients. Arch Dermatol 2007；143：1504-8.
10) Bryld LE, Agner T, Menne T. Relation between vesicular eruptions on the hands and tinea pedis, atopic dermatitis and nickel allergy. Acta Derm Venereol 2003；83：186-8.
11) 田口佳代子，加藤英行，小村賢祥．免疫グロブリン大量療法にて生じた汗疱の４例．皮膚科の臨床 2007；49：1073-6．

Further Reading

1) Chen JJ, Liang YH, Zhou FS, et al. The gene for a rare autosomal dominant form of pompholyx maps to chromosome 18q22.1-18q22.3. J Invest Dermatol 2006；126：300-4.
常染色体優性遺伝を示す中国人のまれな汗疱患者家系のゲノムワイド探索により責任遺伝子は18番染色体（18q22.1-18q22.3）上に存在し，このおよそ8Mbの領域にはカドヘリンファミリーを含めた17個の候補遺伝子がある．

32 異汗性湿疹の治療と生活指導

引用文献

1) Schnopp C, Remling R, Möhrenschlager M, et al. Topical tacrolimus（FK506）and mometasone furoate in the treatment of dyshidrotic palmar eczema：a randomized, observer-blinded trial. J Am Acad Dermatol 2002；46：73-7.
2) Polderman MCA, Govaert JCM, le Cessie S, et al. A double-blind placebo-controlled trial of UVA-1 in the treatment of dyshidrotic eczema. Clin Exp Dermatol 2003；28：584-7.
3) Veien NK, Hattel T, Justesen O, et al. Dietary treatment of nickel dermatitis. Acta Derm Venereol 1985；65：138-42.
4) Odia S, Vocks E, Rakoski J, et al. Successful treatment of dyshidrotic hand eczema using tap water iontophoresis with pulsed direct current. Acta Derm Venereol 1996；76：472-4.
5) Wollina U, Karamfilov T. Adjuvant botulinum toxin A in dyshidrotic hand eczema：a controlled prospective pilot study with left-right comparison. J Eur Acad Dermatol Venereol 2002；16：40-2.
6) Niemeier V, Nippesen M, Kupfer J, et al. Psychological factors associated with hand dermatoses：which subgroup needs additional psychological care？ Br J Dermatol 2002；146：1031-7.

33 日本皮膚科学会「接触皮膚炎診療ガイドライン」の概要

引用文献

1) 高山かおる, 横関博雄, 松永佳世子, ほか. 接触皮膚炎治療ガイドライン. 日皮会誌 2009；119：1757-93.
2) Bourke J, Coulson I, English J. Guidelines for care of contact dermatitis. Br J Dermatol 2001；145：877-85.

34 接触皮膚炎の発症機序

引用文献

1) Saint-Mezard P, Rosieres A, Krasteva M, et al. Allergic contact dermatitis. Eur J Dermatol 2004；14：284-95.
2) Lepoittevin J-P, Berl V. Molecular basis of allergic contact dermatitis. In：Zhai H, et al, editors. Dermatotoxicology. 7th ed. New York：CRC Press；2008. pp201-8.
3) Sasaki Y, Aiba S. Dendritic cells and contact dermatitis. Clin Rev Allergy Immunol 2007；33：27-34.
4) Wang B, Feliciani C, Freed I, et al. Insights into molecular mechanisms of contact hypersensitivity gained from gene knockout studies. J Leukoc Biol 2001；70：185-91.
5) Wang B, Esche C, Mamelak A, et al. Cytokine knockouts in contact hypersensitivity research. Cytokine Growth Factor Rev 2003；14：381-9.
6) Kissenpfennig A, Malissen B. Langerhans cells—revisiting the paradigm using genetically engineered mice. Trends Immunol 2006；27：132-9.
7) Takahashi K, Mizukawa Y, Yamazaki Y, et al. In vitro differentiation from naive to mature E-selectin binding CD4 T cells：acquisition of skin-homing properties occurs independently of cutaneous lymphocyte antigen expression. J Immunol 2003；171：5769-77.
8) Meller S, Lauerma AI, Kopp FM, et al. Chemokine responses distinguish chemical-induced allergic from irritant skin inflammation：memory T cells make the difference. J Allergy Clin Immunol 2007；119：1470-80.
9) Tomura M, Honda T, Tanizaki H, et al. Activated regulatory T cells are the major T cell type emigrating from the skin during a cutaneous immune response in mice. J Clin Invest 2010；120：883-93.
10) Trautmann A, Altznauer F, Akdis M, et al. The differential fate of cadherins during T-cell-induced keratinocyte apoptosis leads to spongiosis in eczematous dermatitis. J Invest Dermatol 2001；117：927-34.
11) Ohtani T, Memezawa A, Okuyama R, et al. Increased hyaluronan production and decreased E-cadherin expression by cytokine-stimulated keratinocytes lead to spongiosis formation. J Invest Dermatol 2009；129：1412-20.
12) Smith HR, Basketter DA, McFadden JP. Irritant dermatitis, irritancy and its role in allergic contact dermatitis. Clin Exp Dermatol 2002；27：138-46.

35 接触皮膚炎の原因にはどのようなものがあるか

引用文献

1) 高山かおる, 横関博雄, 松永佳世子, ほか. 日本皮膚科学会接触皮膚炎診療ガイドライン委員会. 接触皮膚炎診療ガイドライン. 日皮会誌 2009；119：1757-93.
2) Sugai T. Contact dermatitis syndrome. Environ Dermatol (Nagoya) 2001；8：55-8.
3) Veien NK, Menné T. Systemic contact-type dermatitis. In：Frosch PJ, Menné T, Lepoittevin J-P, editors. Contact Dermatitis. 4th ed. Berlin：Springer；2006. pp295-307.
4) 鈴木加余子, 日本皮膚アレルギー・接触皮膚炎学会 パッチテスト 2008 共同研究委員会. スタンダードアレルゲンおよびパッチテスト試料濃度・基剤検討について パッチテスト試薬 2008 年度共同研究委員会. J Environ Dermatol Cutan Allergol 2009；3：245.
5) 厚生労働省. 重篤副作用疾患別対応マニュアル 「薬剤による接触皮膚炎」. 2010. http://www.info.pmda.go.jp/juutoku/file/jfm1003006.pdf

36 接触皮膚炎の検査法

引用文献

1) 松永佳世子．日本皮膚アレルギー・接触皮膚炎学会の歴史．J Environ Dermatol Cutan Allergol 2008；2：427-42.
2) 高山かおる，横関博雄，松永佳世子，ほか，日本皮膚科学会接触皮膚炎診療ガイドライン委員会．接触皮膚炎診療ガイドライン．日皮会誌 2009；119：1757-93.
3) Lachapelle JM, Maibach HI. Patch testing methodology. In：Lachapelle JM, Maibach HI, editors. Patch Testing and Prick Testing. 2nd ed. Berlin：Springer；2009. pp33-70.
4) Frosch PJ, Menné T, Lepoittevin J-P, editors. Contact Dermatitis. 4th ed. Berlin：Springer；2006.

37 接触皮膚炎の治療方針と生活指導

引用文献

1) 松永佳世子．原因物質の特定は皮疹・問診・パッチテストで．Visual Dermatology 2002；4：410-21.
2) 乾　重樹．接触皮膚炎の背景―なぜ起こるか，どんなときに疑うか．MB Derma 2008；139：1-6.
3) 高山かおる，横関博雄，松永佳世子，ほか．接触皮膚炎診療ガイドライン．日皮会誌 2009；119：1757-93.

38 光接触皮膚炎の病態・機序・診断・治療

引用文献

1) 川田　暁．光アレルギーの考え方．日皮会誌 2005；115：2002-4.
2) 戸倉新樹．光アレルギーの発症機序と対策．アレルギー 2006；55：1382-9.
3) Deleo V. Photocontact dermatitis. Dermatol Ther 2004；17：279-88.
4) Tokura Y. Photoallergy. Exp Rev Dermatol 2009；4：263-70.
5) Kawada A, Aragane Y, Asai M, et al. Simultaneous photocontact sensitivity due to ketoprofen and oxybenzone. Contact Dermatitis 2001；44：370.
6) 川田　暁．サンスクリーン．森田明理，ほか編．1冊でわかる光皮膚科．東京：文光堂；2008．pp83-8.
7) 八木宏明．光接触皮膚炎．皮膚アレルギーフロンティア 2005；3：11-5.
8) Ota T, Oiso N, Iba Y, et al. Concomitant development of photoallergic contact dermatitis from ketoprofen and allergic contact dermatitis from menthol and rosin (colophony) in a compress. Contact Dermatitis 2007；56：47-8.
9) 川田　暁．光線テスト．齋田俊明，ほか編．今日の皮膚疾患治療指針．第3版．東京：医学書院；2002．pp104-6.
10) 川田　暁．光線過敏症に関する検査．原田敬之，ほか編．実践外来診療に必要な皮膚科検査法ハンドブック．東京：全日本病院出版会；2004．pp57-61.
11) 錦織千佳子．サンスクリーン剤による皮膚のトラブル．MB Derma 2006；119：25-31.

Further Reading

1) Atarashi K, Kabashima K, Akiyama K, et al. Stimulation of Langerhans cells with ketoprofen plus UVA in murine photocontact dermatitis to ketoprofen. J Dermatol Sci 2007；47：151-9.

39 接触蕁麻疹の概念・診断・治療

引用文献

1) Maibach HI. Regional variation in elicitation of contact urticaria syndrome (immediate hypersensitivity syndrome)：shrimp. Contact Dermatitis 1986；15：100.
2) Amlot PL, Kemeny DM, Zachary C, et al. Oral allergy syndrome (OAS)：symptoms of IgE-mediated hypersensitivity to foods. Clin Allergy 1987；17：33-42.
3) 福田英三，編．薬疹情報．第13版．福岡：福田皮ふ科クリニック；2009．pp427-9.
4) 森田栄伸．接触蕁麻疹症候群．宮地良樹，編．WHAT'S NEW in 皮膚科学 2008-2009．東京：メディカルレビュー社；2007．pp46-7.

5) 池澤善郎．口腔アレルギー症候群とラテックスアレルギー．日内会誌 2004；93：178-86.
6) 千貫祐子，森田栄伸．検査の実際 in vivo 1. 皮膚テスト ④プリックテスト・スクラッチテスト・皮内テストの手技と評価．アレルギー・免疫 2010；17：116-22.
7) 山口絢子，猪又直子，広門未知子，ほか．シーフードによる職業性の接触蕁麻疹と口腔アレルギー症候群の1例．アレルギー 2007；56：49-53.

40 職業性接触皮膚炎の概念・診断・治療

引用文献

1) Calnan CD. Unsolved problems in occupational dermatology. Br J Dermatol 1981；105 Suppl 21：3-6.
2) Toyama T, Matsuda H, Ishida I, et al. A case of toxic epidermal necrolysis-like dermatitis evolving from contact dermatitis of the hands associated with exposure to dendrimers. Contact Dermatitis 2008；59：122-3.
3) 片山一朗．接触皮膚炎．宮本昭正，監修．臨床アレルギー学．改訂第3版．東京：南江堂；2007．pp386-98.
4) 高山かおる，横関博雄，松永佳世子，ほか．接触皮膚炎診療ガイドライン．日皮会誌 2009；119：1757-93.
5) 井上昌幸，中山秀夫，編．歯科と金属アレルギー．東京：デンタルダイアモンド社；1997.
6) 田中 厚，横関博雄，片山一朗，ほか．メチレンビスアクリルアミド取り扱い業者に見られた接触皮膚炎．皮膚 1992；13（増）：161-4.
7) 西岡和恵．職業性接触皮膚炎．片山一朗，ほか編．目で見るアレルギー性皮膚疾患．東京：南山堂；2007．pp60-8.
8) 矢上晶子，松永佳世子．ラテックス-フルーツ症候群―その診断と検査方法．医学のあゆみ 2004；209：173-6.
9) 西岡和恵．理美容師の皮膚障害．J Environ Dermatol Cutan Allergol 2007；1：181-8.
10) 片山一朗．植物による皮膚炎．皮膚病診療 2007；29（増）：4-13.
11) Saary J, Qureshi R, Palda V, et al. A systematic review of contact dermatitis treatment and prevention. J Am Acad Dermatol 2005；53：845.
12) Reilly MC, Zbrozek AS, Dukes EM. The validity and reproducibility of a work productivity and activity impairment instrument. Pharmacoeconomics 1993；4：353-65.
13) Reilly MC, Lavin PT, Kahler KH, et al. Validation of the Dermatology Life Quality Index and the Work Productivity and Activity Impairment—Chronic Hand Dermatitis questionnaire in chronic hand dermatitis. J Am Acad Dermatol 2003；48：128-30.
14) Murota H, Kitaba S, Tani M, et al. Effects of nonsedative antihistamines on productivity of patients with pruritic skin diseases. Allergy 2010；65：929-30.
15) Takeuchi Y, Hayakawa R. Occupational contact dermatitis in Japan. Hifu 1991；33（S11）：112-7.

Further Reading

1) Sigfrid Fregert（須貝哲郎，吉川邦彦，共訳）．接触皮膚炎マニュアル．京都：日本産業衛生協会；1980.
2) 西山茂夫，ほか編．皮膚疾患をおこす化学物質・金属類．皮膚病診療28増刊号．東京：協和企画；2006.
3) Adams RM, editor. Occupational Skin Disease. 3rd ed. Philadelphia：WB Saunders；1999.
4) Kanerva L, et al, editors. Handbook of Occupational Dermatology. Berlin：Springer；2000.

41 接触皮膚炎症候群・全身性接触皮膚炎の概念と治療

引用文献

1) 山田瑞穂．皮膚科学 考え方学び方．東京：金原出版；1990．p60.
2) 大砂博之，池澤善郎．接触皮膚炎症候群と全身性接触皮膚炎．皮膚アレルギーフロンティア 2004；2：217-20.
3) 太藤重夫．湿疹：総論．山村雄一，ほか編．現代皮膚科学大系13．湿疹 痒疹 蕁

麻疹．東京：中山書店；1983．pp3-20．
4) 須貝哲郎．全身性接触皮膚炎および接触アレルギーによる異常な表現．皮膚1988；30（増刊5号）：8-18．
5) 高山かおる，横関博雄，松永佳世子，ほか．日本皮膚科学会接触皮膚炎診療ガイドライン委員会．接触皮膚炎診療ガイドライン．日皮会誌2009；119：1757-93．
6) 足立厚子，堀川達弥．全身型金属アレルギー：食餌制限の有効性について．臨床皮膚科1992；46：883-9．

42 うっ滞性皮膚炎の診断・鑑別診断・検査

Further Reading

1) 宮田哲郎，編．Knack & Pitfalls 一般外科医のための血管外科の要点と盲点．東京：文光堂；2001．
血管外科の第一人者による血管外科のテキスト．皮膚科医が読んでもわかりやすいようなビジュアルな誌面構成である．手術の限界についても述べられており，優れた外科医ほど安易に手術をせずに，適応を吟味していることがうかがえる．

44 脂漏性皮膚炎の病態・診断・鑑別診断

引用文献

1) 乾　重樹．脂漏性皮膚炎．日皮会誌2007；117：1427-32．
2) 清　佳浩．脂漏性皮膚炎．皮膚科の臨床2009；51：1345-9．
3) 清　佳浩．脂漏性皮膚炎─臨床症状と各種外用剤の治療効果．真菌誌2003；44：77-80．
4) 勝岡憲生，前島英樹．脂漏性皮膚炎．Visual Dermatology 2005；4：1180-3．
5) 前島英樹，勝岡憲生．脂漏性皮膚炎の生活指導．皮膚病診療2008；30：1167-71．
6) Sei Y, Hamaguchi T, Ninomiya J, et al. Seborrhoeic dermatitis：treatment with anti-mycotic agents. J Dermatol 1994；21：334-40.
7) 松尾聿朗，清　佳浩，栗原誠一．脂漏性皮膚炎をめぐって．皮膚病診療2007；29：189-97．
8) 清　佳浩，中林淳浩．脂漏性皮膚炎．真菌誌1999；40：73-7．
9) 坪井良治．マラセチア属真菌とその関連皮膚疾患．日皮会誌2009；119：163-71．
10) Tajima M, Sugita T, Nishikawa A, et al. Molecular analysis of *Malassezia* microflora in seborrheic dermatitis patients：comparison with other diseases and healthy subjects. J Invest Dermatol 2008；128：345-51.
11) Watanabe S, Kano R, Sato H, et al. The effects of *Malassezia* yeasts on cytokine production by human keratinocytes. J Invest Dermatol 2001；116：769-73.
12) DeAngelis YM, Saunders CW, Johnstone KR, et al. Isolation and expression of a *Malassezia globosa* lipase gene, LIP1. J Invest Dermatol 2007；127：2138-46.
13) Berger RS, Stoner MF, Hobbs ER, et al. Cutaneous manifestations of early human immunodeficiency virus exposure. J Am Acad Dermatol 1988；19：298-303.
14) Goodman DS, Teplitz ED, Wishner A, et al. Prevalence of cutaneous disease in patients with acquired immunodeficiency syndrome（AIDS）or AIDS-related complex. J Am Acad Dermatol 1987；17：210-20.

45 脂漏性皮膚炎の治療と生活指導

引用文献

1) 清　佳浩．脂漏性皮膚炎─臨床症状と各種外用剤の治療効果．真菌誌2003；44：77-80．
2) Sei Y, Hamaguchi T, Ninomiya J, et al. Seborrhoeic dermatitis：treatment with anti-mycotic agents. J Dermatol 1994；21：334-40.
3) 清　佳浩，中林淳浩．脂漏性皮膚炎．真菌誌1999；40：73-7．
4) Ortonne JP, Lacour JP, Vitetta A, et al. Comparative study of ketoconazole 2 % foaming gel and betamethasone dipropionate 0.05 % lotion in the treatment of seborrhoeic dermatitis in adults. Dermatology 1992；184：275-80.
5) 五十嵐敦之，原田昭太郎，戸田　淨．脂漏性皮膚炎に対するケトコナゾールローション（R41400-L）の臨床的検討：ローションとクリームの無作為割付群間比較．臨床医薬2003；19：355-69．
6) Kanda N, Watanabe S. Suppressive effects of antimycotics on tumor necrosis fac-

tor-alpha-induced CCL27, CCL2, and CCL5 production in human keratinocytes. Biochem Pharmacol 2006 ; 72 : 463-73.
7) Kanda N, Enomoto U, Watanabe S. Anti-mycotics suppress interleukin-4 and interleukin-5 production in anti-CD3 plus anti-CD28-stimulated T cells from patients with atopic dermatitis. J Invest Dermatol 2001 ; 117 : 1635-46.
8) Shin H, Kwon OS, Won CH, et al. Clinical efficacies of topical agents for the treatment of seborrheic dermatitis of the scalp : a comparative study. J Dermatol 2009 ; 36 : 131-7.
9) Cook BA, Warshaw EM. Role of topical calcineurin inhibitors in the treatment of seborrheic dermatitis : a review of pathophysiology, safety, and efficacy. Am J Clin Dermatol 2009 ; 10 : 103-18.
10) Rigopoulos D, Ioannides D Kalogeromitros D, et al. Pimecrolimus cream 1 % vs. betamethasone 17-valerate 0.1 % cream in the treatment of seborrhoeic dermatitis. A randomized open-label clinical trial. Br J Dermatol 2004 ; 151 : 1071-5.
11) Sugita T, Tajima M, Ito T, et al. Antifungal activities of tacrolimus and azole agents against the eleven currently accepted Malassezia species. J Clin Microbiol 2005 ; 43 : 2824-9.
12) 松尾聿朗, 清 佳浩. 栗原誠一. 脂漏性皮膚炎をめぐって. 皮膚病診療 2007 ; 29 : 189-97.
13) 前島英樹, 勝岡憲生 脂漏性皮膚炎の生活指導. 皮膚病診療 2008 ; 30 : 1167-71.
14) 坪井良治. マラセチア属真菌とその関連皮膚疾患. 日皮会誌 2009 ; 119 : 163-71.

46 乾皮症・皮脂欠乏性皮膚炎の病態・診断・検査

引用文献

1) 田上八郎. Transepidermal water loss, cosmetic dermatology. 皮膚病診療 1980 ; 2 : 540-4.
2) 德留康子. 乾燥性皮膚病変の水分含有測定用電極の開発の試み. 日皮会誌 1984 ; 94 : 1247-51.
3) Potts RO, Buras EM Jr, Chrisman DA. Changes with age in the moisture content of human skin. J Invest Dermatol 1984 ; 82 : 97-100.
4) Kligman AM. Perspectives and problems in cutaneous gerontology. J Invest Dermatol 1979 ; 73 : 39-46.
5) Horii I, Nakayama Y, Obata M, et al. Stratum corneum hydration and amino acid content in xerotic skin. Br J Dermatol 1989 ; 121 : 587-92.
6) 山本達夫. 高齢者の湿疹. 皮膚病診療 1991 ; 13 : 214-8.
7) Takamori K, Yoshiike T, Gase T. Elongation mechanism of nerve fibers into the epidermis in asteatosis. J Dermatol Sci 1998 ; 16 : S64 (abstract).
8) Aoyama H, Tanaka M, Hara M, et al. Nummular eczema : an addition of senile xerosis and unique cutaneous reactivities to environmental aeroallergens. Dermatology 1999 ; 199 : 135-9.

47 乾皮症・皮脂欠乏性皮膚炎の治療と生活指導

引用文献

1) 松葉祥一. 老人性皮膚瘙痒症. アレルギー・免疫 2005 ; 12 : 684-6.
2) Chatterjee S. Emollient and antipruritic effect of itch cream in dermatological disorders : randomized controlled trial. Indian J Pharmacol 2005 ; 37 : 253-4.

48 慢性単純性苔癬の診断・鑑別診断・治療

引用文献

1) 伊藤正俊. 単純性苔癬. 玉置邦彦, ほか編. 最新皮膚科学大系 3. 湿疹 痒疹 瘙痒症 紅皮症 蕁麻疹. 東京：中山書店；2002. pp78-81.
2) 多田弥生. 慢性単純性苔癬. 瀧川雅浩, ほか編. 皮膚疾患最新の治療 2007-2008. 東京：南江堂；2007. p37.
3) Bolognia J, Jorizzo JL, Rapini RP, et al, editors. Lichen simplex chronicus. In : Dermatology. 2nd ed. St Louis : Mosby/Elsevier ; 2008. p111.
4) Hundley JL, Yosipovitch G. Mirtazapine for reducing nocturnal itch in patients with chronic pruritus : a pilot study. J Am Acad Dermatol 2004 ; 50 : 889-91.

5) Yasudian PD, Wilson NJE. Efficacy of gabapentin in the management of pruritus of unknown origin. Arch Dermatol 2005；141：1507-9.
6) Phillips KA. Body dysmorphic disorder：diagnosis and treatment of imagined ugliness. J Clin Psychiatry 1996；57：61-5.
7) Prajapati V, Barankin B. Answer：Answer to Dermacase. 1. Lichen simplex chronicus. CFP-MFC 2008；54：1392-3.
8) Lotti T, Teofoli P, Tsampau D. Treatment of aquagenic pruritus with capsaicin cream. J Am Acad Dermatol 1994；30：232-5.
9) Goldstein AT, Parneix-Spake A, McCormick CL, et al. Pimecrolimus cream 1 % for treatment of vulvar lichen simplex chronicus：an open-label, preliminary trial. Gynecol Obstet Invest 2007；64：180-6.
10) Yosipovitch G, Sugeng MW, Chan YH, et al. The effect of topically applied aspirin on localized circumscribed neurodermatitis. J Am Acad Dermatol 2001；45：910-3.

49 高IgE症候群の診断・鑑別診断・治療

引用文献

1) Davis SD, Schaller J, Wedgwood RJ. Job's syndrome. Recurrent, "cold", staphylococcal abscesses. Lancet 1966；1（7445）：1013-5.
2) Buckley RH, Wray BB, Belmaker EZ. Extreme hyperimmunoglobulinemia E and undue susceptibility to infection. Pediatrics 1972；49：59-70.
3) Grimbacher B, Holland SM, Gallin JI, et al. Hyper-IgE syndrome with recurrent infections—an autosomal dominant multisystem disorder. N Engl J Med 1999；340：692-702.
4) Renner ED, Puck JM, Holland SM, et al. Autosomal recessive hyperimmunoglobulin E syndrome：a distinct disease entity. J Pediatr 2004；144：93-9.
5) Minegishi Y, Saito M, Tsuchiya S, et al. Dominant-negative mutations in the DNA-binding domain of STAT3 cause hyper-IgE syndrome. Nature 2007；448：1058-62.
6) Minegishi Y, Saito M, Morio T, et al. Human tyrosine kinase 2 deficiency reveals its requisite roles in multiple cytokine signals involved in innate and acquired immunity. Immunity 2006；25：745-55.
7) 高田英俊，原　寿郎．高IgE症候群．小児内科 2006；38：243-4.
8) 峯岸克行．高IgE症候群．臨床検査 2009；53：611-4.

50 Wiskott-Aldrich症候群の診断・鑑別診断・治療

引用文献

1) Aldrich RA, Steinberg AG, Campbell DC. Pedigree demonstrating a sex-linked recessive condition characterized by draining ears, eczematoid dermatitis, and bloody diarrhea. Pediatrics 1954；13：133-9.
2) Perry GS, Spector BD, Schuman LM, et al. The Wiskott-Aldrich syndrome in the United States and Canada（1892-1979）. J Pediatr 1980；97：72-8.
3) Derry JM, Ochs HD, Francke U. Isolation of a novel gene mutated in Wiskott-Aldrich syndrome. Cell 1994；78：635-44.
4) Sullivan KE, Mullen CA, Blaese RM, et al. A multiinstitutional survey of the Wiskott-Aldrich syndrome. J Pediatr 1994；125：876-85.
5) 篠原三秀，田中洋一，片山一朗，ほか．汎発性の湿疹病変を呈した成人Wiskott-Aldrich症候群の1例．日皮会誌 1999；109：775-9.
6) 森田美穂，新山史朗，斉藤充光，ほか．多彩な皮膚症状を呈したWiskott-Aldrich症候群．日皮会誌 2009；119：1851-5.
7) 今井耕輔．WASPの異常と免疫不全症．免疫 2000；10：335-41.
8) 土屋　滋．Wiskott-Aldrich症候群の病因・病態と治療．小児内科 2000；32：2014-8.
9) Zhu Q, Watanabe C, Liu T, et al. Wiskott-Aldrich syndrome/X-linked thrombocytopenia：WASP gene mutations, protein expression, and phenotype. Blood 1997；90：2680-9.
10) Knutsen AP, Steffen M, Wassmer K, et al. Umbilical cord blood transplantation in Wiskott-Aldrich syndrome. J Pediatr 2003；142：519-23.
11) Bienemann K, Gudowius S, Niehues T. Topical tacrolimus is effective against ec-

zema in Wiscott-Aldrich syndrome (WAS). Acta Paediatr 2007 ; 96 : 312-4.

51 Netherton症候群の診断・鑑別診断・治療

引用文献

1) Chavanas S, Bodemer C, Rochat A, et al. Mutations in SPINK5, encoding a serine protease inhibitor, cause Netherton syndrome. Nat Genet 2000 ; 25 : 141-2.
2) 須賀　康, 水野優紀. Netherton症候群. 日皮会誌 2009 ; 119 : 301-7.
3) Ishida-Yamamoto A, Deraison C, Bonnart C, et al. LEKTI is localized in lamellar granules, separated from KLK5 and KLK7, and is secreted in the extracellular spaces of the superficial stratum granulosum. J Invest Dermatol 2005 ; 124 : 360-6.
4) 山口公一. 患者教育・生活指導. アレルギーマーチとゼロレベル作戦. Pediatric Allergy for Clinicians 2008 ; 4 : 35-8.
5) 水野優紀, 須賀　康, 春名邦隆, ほか. 順天堂大学皮膚科角化症専門外来で経験した小児Netherton症候群4症例の検討. 日皮会誌 2006 ; 116 : 1319-31.
6) 米田耕造. Netherton症候群に伴う魚鱗癬. 玉置邦彦, ほか編. 最新皮膚科学大系 7. 角化異常性疾患. 東京 : 中山書店 ; 2002. pp103-6.
7) Komatsu N, Takata M, Otsuki N, et al. Elevated stratum corneum hydrolytic activity in Netherton syndrome suggests an inhibitory regulation of desquamation by SPINK5-derived peptides. J Invest Dermatol 2002 ; 118 : 436-43.
8) 橋本　剛, 伊藤雅章. 毛髪奇形の見方と考え方. 臨床皮膚科 2009 ; 63 : 28-32.
9) Bos JD, Meinardi MM. The 500 Dalton rule for the skin penetration of chemical compounds and drugs. Exp Dermatol 2000 ; 9 : 165-9.
10) Ong C, O'Toole EA, Chali L, et al. LEKTI demonstrable by immunohistochemistry of the skin : a potential diagnostic skin test for Netherton syndrome. Br J Dermatol 2004 ; 151 : 1253-7.
11) 尾山徳孝, 金子史男, 山本俊幸. 福島県立医科大学皮膚科で経験した伴性遺伝性魚鱗癬― Steroid sulfatase遺伝子の異常〜遺伝子治療への展望. 皮膚病診療 2009 ; 31 : 150-8.
12) Allen A, Siegfried E, Silverman R, et al. Significant absorption of topical tacrolimus in 3 patients with Netherton syndrome. Arch Dermatol 2001 ; 137 : 747-50.
13) Saghari S, Woolery-Lloyd H, Nouri K. Squamous cell carcinoma in a patient with Netherton syndrome. Int J Dermatol 2002 ; 41 : 415-6.
14) Krasagakis K, Ioannidou DJ, Stephanidou M, et al. Early development of multiple epithelial neoplasms in Netherton syndrome. Dermatology 2003 ; 207 : 182-4.

Index 索引

和文索引

あ

亜鉛華単軟膏 ……………………… 153
亜鉛華軟膏 ………………… 153, 164, 244
あかすり ……………………………… 245
亜急性痒疹 …………………………… 220
悪性リンパ腫 ……………… 55, 242, 258
アクリル樹脂 ………………………… 212
アザチオプリン ………………… 24, 171
足白癬 ………………………… 150, 168
アズノール®軟膏 …………………… 243
汗 ……………………………………… 77
アセチルコリン ……………………… 36
あせも ………………………………… 17
悪化因子 ……………………………… 37
アドヒアランス ……………………… 20
アトピー …………………………… 2, 31
アトピー眼瞼炎 ………………… 112, 114
アトピー眼症 ………………………… 112
アトピー性角結膜炎 ………………… 117
アトピー性乾皮症 …………………… 66
アトピー性皮膚炎 …… 2, 150, 156, 199,
　　　230, 249, 258, 264
　　合併症 ………………………… 106
　　重症度評価法 ………………… 25
　　重要な合併症 ………………… 14
　　除外すべき診断 ……………… 14
　　心身医学的診断基準 ………… 96
　　診断基準 ……………………… 13
　　治療アルゴリズム …………… 54
　　治療のエンドポイント ……… 42
　　定義 …………………………… 22
　　手湿疹 ………………………… 157
　　発症・悪化因子 ………… 71, 81
　　歴史 …………………………… 31
　　QOL 評価 …………………… 120
アトピー性皮膚炎診療ガイドライン
　……………………………………… 19
アトピー性皮膚炎治療ガイドライン
　……………………………………… 19
アトピー性痒疹 ……………………… 10
アトピー素因 ………………… 32, 258, 264
アトピー白内障 ………………… 52, 112
アトピックドライスキン …………… 66

あ（続き）

アナフィラキシー …………………… 31
アナフィラキシーショック ……… 209
アノスミン-1 ………………………… 144
アミロイド苔癬 …………………… 250
洗い方 ………………………… 70, 73, 245
アラントイン ………………………… 69
アルコール飲料 …………………… 154
アレキシサイミア ………………… 121
アレルギー性接触蕁麻疹 ………… 207
アレルギー性接触皮膚炎
　………………… 51, 157, 174, 179, 191
アレルギー性鼻炎 …………………… 31
アレルギーマーチ ……………… 71, 264
アレルゲン
　　回避 …………………………… 163
　　入手方法 ……………………… 194
　　部位からの推定 ……………… 185
　　問診からの推定 ……………… 186
アンフィレグリン …………………… 144

い

イオントフォレーシス ……………… 172
異汗症 ………………………………… 167
異汗(症)性湿疹
　……………… 156, 158, 167, 189, 199
易感染性 ………………………… 253, 258
医師−患者関係 ……………………… 96
易折毛 ………………………………… 263
遺伝因子 ……………………………… 82
イトラコナゾール …………………… 79
イブプロフェンピコノール ……… 190
医薬品による接触皮膚炎 ………… 190
イリジウム …………………………… 189
医療従事者 ………………………… 213
インジウム …………………………… 189
飲酒 ………………………………… 244
インターロイキン 4 ………………… 33
インボルクリン ……………………… 34

う

うっ滞性皮膚炎 ………… 150, 199, 221
　　　治療方針 ……………… 228
ウルシ ………………………… 158, 188
運動不足 …………………………… 223

え

衛生仮説 …………………………… 4, 124
エキシマライト ……………………… 88
エコノミー症候群 ………………… 223
エポキシ樹脂 ……………………… 212
エモリエント製剤 ………………… 243
エリテマトーデス ………………… 234
円錐角膜 …………………………… 114
エンドポイント ……………………… 42

お

黄色ブドウ球菌 …… 80, 84, 148, 254
黄色ブドウ球菌エンテロトキシン特
　異的 I$_g$E ……………………… 255
太藤の湿疹サークル …………… 216
オープンテスト ………………… 175, 208
オキシベンゾン …………………… 206
オキシベンゾン-3 ………………… 203
オピオイドレセプター …………… 144
オリーブオイル …………………… 237

か

外因性 AE …………………………… 133
疥癬 …………………………… 17, 152
外胚葉異形成症 …………………… 267
界面活性剤 ………………………… 68
海綿状態 …………… 149, 170, 183, 198
化学物質等安全データシート … 211
牡蠣打ち皮膚炎 …………………… 213
角化外膜 ……………………………… 67
角化症 ……………………………… 262
角化性丘疹 ………………………… 9, 66
角質細胞間脂質 …………………… 87
角質細胞機能異常 ………………… 34
角質水分量 ………………………… 139
角層細胞 ……………………………… 67
角層細胞間脂質 …………………… 67
角層水分含有量 ……………… 68, 240
角層水分量 ……………………… 66, 125
獲得免疫 …………………………… 130
角膜ヘルペス ……………………… 115
下肢静脈瘤 ………………………… 223
固い襟 ……………………………… 245

下腿のむくみ……………………222	丘疹性紅斑…………………229	**こ**
家庭用品…………………………187	吸水軟膏……………………243	抗アレルギー点眼薬………11, 117
過度の暖房………………241, 244	急性刺激性皮膚炎……………157	抗アレルギー薬
化膿性連鎖球菌…………………108	急性痒疹……………………152	………87, 154, 201, 215, 250
ガバペンチン……………………250	牛乳……………………………38	高温度の入浴………………245
痂皮……………7, 148, 198, 213	共感……………………………97	光化学反応…………………204
痂皮型膿痂疹……………………108	起痒物質………………………36	硬化性萎縮性苔癬………………250
カプサイシンクリーム…………251	曲折線状魚鱗癬………………262	硬化性脂肪織炎…………221, 224
花粉………………………………78	魚鱗癬………………………17, 32	抗菌ペプチド…………………34
花粉症……………………………209	魚鱗癬様紅皮症………………55	口腔アレルギー症候群…………207
貨幣状湿疹………148, 150, 156, 219	キラーT細胞…………………130	交叉反応……………………208
かゆみ…8, 12, 36, 142, 154, 198, 204,	金………………………189, 219	膠原病…………………………18
207, 213, 222	銀行員………………………158	交叉反応（交差反応）
治療………………………86	菌状息肉症………………17, 150, 250	………………196, 206, 218
評価………………………44	金属…………………………188, 212	好酸球数値……………………34
かゆみ・掻破行動の悪循環……10	感作源………………………219	紅色丘疹……………………229
カルシニューリン阻害薬………236	金属アレルギー………………159, 168	抗真菌薬………………79, 155, 235
加齢………………………………240	金属アレルゲン………………189	抗真菌薬配合の洗浄剤…………238
寛解維持期間……………………44	金属ダイエット………………178	香辛料…………………154, 244
寛解導入期間……………………43		厚生労働科学研究班による重症度の
眼合併症…………………………14	**く**	目安……………………………27
肝機能障害………………………247	クリーム………………………47	光線過敏型薬疹………………205
環境因子…………………76, 81	クリーム基剤…………………243	光線過敏症…………………202
眼瞼皮膚…………………………116	クロム…………187, 189, 212, 219	光線性類細網症………………206
感作T細胞………………………182	クロモグリク酸ナトリウム……178	光線療法………………………88
間擦部……………………………230		紅斑………7, 198, 204, 207, 229
カンジダ性間擦疹………………233	**け**	紅斑性湿疹局面………………148
カンジダ性指趾間びらん症……160	経口負荷試験…………………104	紅皮症………………………55, 220
汗疹………………………………17	傾聴……………………………97	抗ヒスタミン薬
関節炎……………………………159	経皮水分蒸散量………………46	………87, 154, 177, 215, 250
関節リウマチ……………………224	経表皮水分喪失………68, 125, 240	抗不安薬……………………250
乾癬………………………18, 150, 249	経母乳負荷試験………………102	高齢者………………………223
感染予防…………………………256	化粧品…………………………186	高IgE血症……………………252
眼掻破・叩打行動………………112	血圧……………………………64	高IgE症候群………………18, 252
乾燥肌……………………139, 244	血管炎…………………………224	分類……………………255
乾燥皮膚…………………66, 154	血小板機能低下………………257	国際接触皮膚炎研究班判定基準
眼軟膏……………………………116	血小板減少……………………257	………………………………195
陥入性裂毛………………………263	血清クレアチニン……………64	こすりつけ……………………8
乾皮症……………………68, 240	血清特異IgE検査………………40	枯草熱…………………………31
汗疱………………………………167	血清TARC値…………………41, 45	骨格異常……………………252
汗疱状湿疹………………………219	結節性痒疹……………………16	コバルト………………188, 212, 219
顔面白癬…………………………233	結節性裂毛……………………263	ゴム関連アレルゲン……………187
寒冷膿瘍…………………………254	ケトコナゾール外用薬…………235	小麦……………………………38
	ケトプロフェン………190, 196, 203	ゴム製品………………………187
き	ケラチノサイト………126, 145, 183	ゴム手袋………………………158
機械的刺激………………78, 246	原因物質の除去………………177, 200	こむら返り……………………223
機械油……………………………213	原因物質の特定………………214	コルネオデスモソーム…………67
菊…………………………203, 213	限局性慢性神経皮膚炎…………246	コレステロール………………34, 67
キク関連アレルゲン……………188	ゲンタマイシン………………190	コンプライアンス………………20
基底膜破壊因子…………………144	原発巣…………………………150	
キマーゼ1………………………33		
丘疹…………………7, 204, 253		

さ

臍帯血移植	260
再発性水疱性手湿疹	167
細胞間脂質機能異常	34
細胞傷害性T細胞	130
サクラソウ	188
さざ波状の小亀裂	241
さざ波様色素沈着	11
痤瘡	59, 106
殺菌剤	213
殺虫剤	213
サブスタンスP	142
サプレッサーT細胞	131
サリチル酸ワセリン®	162
三環系抗うつ薬	250
サンスクリーン剤	203
散布疹	150

し

紫外線療法	90, 178
歯科衛生士	212
自家感作性皮膚炎	150, 216
歯科金属	219
歯科金属除去	178
色素沈着	9, 222, 247
シクロスポリン	61, 88, 171
適応患者	62
投与期間	64
用法および用量	64
シクロスポリンMEPC	61
シクロスポリン点眼	118
ジクロフェナクナトリウム	203
刺激感	58
刺激性接触皮膚炎	157, 174
分類	184
メカニズム	183
刺激反応性刺激性皮膚炎	157
脂性鱗屑	229
自然免疫	125
自然免疫担当細胞	126
失感情言語症	121
失感情症	121
湿疹	9, 131, 132, 198, 222
室内アレルゲン	82
質問紙	96
ジブカイン	190
脂肪硬化	221
しもやけ	160
社会的ストレス	10
社会的不適応	98
灼熱感	58

ジャパニーズスタンダードアレルゲン2008	194
シャワー浴	85
シャンプー	245
重症度評価法	25, 44
重層法	153, 164
酒皶	233
酒皶様皮膚炎	11, 200, 233
樹状細胞	35, 38, 181
出産	223
主婦湿疹	158
受容	97
主要評価項目	42
小丘疹	198
小水疱	167, 198
掌蹠膿疱症	159, 189, 219
使用テスト	197
小児ストロフルス	152
消費生活用製品安全法	186
静脈うっ滞	221
静脈還流障害	221
静脈の弁不全	223
静脈瘤	222
除去試験	104
除去食	103, 209
職業性接触皮膚炎	163, 210
職業性皮膚疾患	210
職業性皮膚疾患NAVI	215
食事療法	101
職場の配置転換	178, 214
植物関連アレルゲン	188
食物アレルギー	72, 100
食物アレルゲン	38
除草剤	213
脂漏性皮膚炎	11, 16, 199, 229
患者指導	238
脂漏部位	230
真菌	78
神経伸長因子	144
神経反発因子	144
神経ペプチド枯渇作用	58
進行性指掌角皮症	156, 158
浸潤性紅斑局面	148
尋常性乾癬	233
尋常性魚鱗癬	17, 134, 136
心身医学的治療	95
心身相関	95
親水軟膏	237, 243
身体の洗い方	70, 73, 245
真のエンドポイント	42
深部静脈血栓症	223, 224
腎不全	242

蕁麻疹	207
心理社会的ストレス	77
心理社会的負荷	121
心理的ストレス	95

す

水銀	189, 219
水痘	152
水疱	204
水疱型膿痂疹	107
スギ花粉症	78
スギ花粉皮膚炎	11
スキンケア	66, 73
スキンケア外用薬	74
スキンケアクリーム	164
スクアレン	232
スクラッチテスト	209
スズ	219
ステロイド外用薬	47, 86, 153, 162, 171, 177, 214, 228, 235, 250
外用回数	50
外用量	49
剤型	47
選択	48
タクロリムス軟膏との相違点	55
部位別の吸収率	48
副作用	51
ランク	48
ステロイド眼軟膏	116
ステロイド含有テープ	250
ステロイド忌避	12, 51
対処法	99
ステロイド内服	154, 171, 177, 201
ステロイド軟膏	200
ステロイド点眼	118
ストレス	172
スプロフェン	203

せ

生活環境からの除去	214
生活習慣	223
制御性T細胞	92, 131, 183
清潔	73
清浄	70
成人期脂漏性皮膚炎	230
精神的ストレス	77
成長障害	105
セカンダリーエンドポイント	42
セスキテルペンラクトン	188
癤	253
切削油	213

295

Index

接触アレルギー ……………… 148, 197
接触蕁麻疹 ………………… 174, 207
接触蕁麻疹症候群 ……………… 207
接触皮膚炎… 11, 16, 78, 131, 150, 156, 224, 233, 250
　　　　原因 ………………… 185
　　　　診断手順 ……………… 174
　　　　治療アルゴリズム ……… 177
　　　　皮疹型 ………………… 199
　　　　メカニズム …………… 180
接触皮膚炎症候群 ………… 174, 216
　　　　重症度分類 …………… 218
接触皮膚炎診療ガイドライン … 173
セフォチアム …………………… 207
セマフォリン 3A ………… 36, 144
ゼラチナーゼ …………………… 144
セラミド ………… 34, 67, 69, 125, 240
全身性エリテマトーデス ……… 161
全身性金属アレルギー ………… 219
全身性金属皮膚炎 ……………… 219
全身性接触皮膚炎 ……… 174, 216, 218
喘息 ……………………………… 31
選択的長波長紫外線療法 ……… 94
先天性魚鱗癬症候群 …………… 262
先天性魚鱗癬様紅皮症 ………… 262
先天性結節性裂毛症 …………… 267
先天性免疫不全 ………………… 18
先天性免疫不全症候群 ………… 252
洗髪 ……………………………… 237
染毛剤 …………………………… 163

そ

葬儀関連の職種 ………………… 213
造血幹細胞移植 ………………… 260
搔破 ……………… 39, 198, 213, 223
　　コントロール ……………… 98
搔破行動 ………………… 8, 121
搔破痕 …………………………… 247
瘙痒 ……………………………… 247
ソラレン ………………………… 90

た

大気汚染 ………………………… 82
苔癬化 …………………… 9, 198, 247
ダイノルフィン ………………… 145
ダイノルフィン A ……………… 36
体部白癬 ………………… 150, 233
代理エンドポイント …………… 42
多汗 ……………………………… 168
タクロリムス点眼 ……………… 118
タクロリムス軟膏
　　………… 53, 86, 171, 236, 251

禁忌 ……………………………… 18
　ステロイド外用薬との相違点
　　………………………………… 55
多形日光疹 ……………………… 205
多形慢性痒疹 …………………… 220
竹節状毛 ………………………… 263
立ち仕事 ………………………… 223
脱毛 ……………………………… 263
ダニ ……………………… 38, 82
ダニアレルゲン ………………… 76
タバコ …………………………… 213
ダリア …………………………… 203
単球 ……………………………… 127
単純パッチテスト ……………… 195
単純ヘルペス …………………… 56
弾性靴下 ………………………… 227
蛋白抗原 ………………………… 38
暖房 ……………………………… 154

ち

チアプロフェン酸 ……………… 206
遅延型反応 ……………… 38, 132
知覚神経終末 …………………… 142
遅発型反応 ……………………… 132
中枢性のかゆみ ………………… 144
中毒疹 …………………………… 152
チューリップ …………………… 213
長期透析 ………………………… 247
長波長紫外線 …………………… 202
貼布試験（→パッチテスト）
調理師 …………………… 157, 223

て

手荒れ …………………………… 156
低アレルゲン化食品 …………… 102
低栄養 …………………………… 105
低刺激性石鹸 ………… 74, 245, 266
低蛋白血症 ……………………… 105
テープ剤 ………………………… 47
テーラーメイド医療 …………… 141
手湿疹 …………………… 17, 156
テトラメチルチウラムジスルフィド
　　……………………………… 212
デフェンシン …………………… 35
手袋 ……………… 164, 201, 214
伝染性軟属腫 …………… 15, 109
伝染性膿痂疹 …… 7, 10, 15, 106, 150
天然保湿因子 …………… 66, 87
癜風 ……………………………… 233

と

凍瘡 ……………………………… 160

糖尿病 …………………………… 247
頭部浅在性白癬 ………………… 233
ドキセピン ……………………… 250
特異 IgE 抗体 …………………… 38
特定化学物質等障害予防規則 … 211
特有の顔貌 ……………………… 252
とびひ …………………… 7, 106
ドライスキン …………… 87, 139
トラフ値 ………………………… 63
鳥肌様皮膚 ……………………… 9
トリプターゼ …………… 36, 142

な

ナイアシンアミド ……………… 69
内因性 AD ……………………… 133
ナイロンタオル ………… 154, 245
ナルフラフィン ………………… 89
ナローバンド UVB ……………… 90
　　照射プロトコール ………… 92
軟膏 ……………………………… 47
軟属腫 …………………………… 56
難治性かゆみ …………………… 142
難治性湿疹 ……………………… 252

に

日用品による接触皮膚炎 ……… 187
ニッケル ………… 188, 212, 219
ニッケルアレルギー …………… 158
日光曝露 ………………………… 199
日本皮膚科学会アトピー性皮膚炎重
　症度分類 ……………… 23, 26
　　簡便法 ……………… 23, 27
乳痂 ……………………………… 229
乳児アトピー性皮膚炎 ………… 38
乳児食物アレルギー …………… 39
乳児脂漏性皮膚炎 ……………… 229
乳房 Paget 病 …………………… 150
入浴回数 ………………………… 245
尿素製剤 ………………………… 69
尿素軟膏 ………………… 162, 243

の

膿痂疹 …………………… 56, 253
膿皮症 …………………………… 150
膿疱 ……………………………… 253
農薬 ……………………………… 213

は

バイオリニスト ………………… 158
肺嚢胞 …………………………… 254
白色ワセリン …………………… 243
白癬 ……………………………… 233

和文索引

白内障	14, 112
播種性神経皮膚炎	31
パターン認識レセプター	125
発汗障害	127
発癌リスク	59
白金	189
白血病	258
パッチテスト（貼在試験）	38, 174, 191, 200, 213
患者への説明	197
持参品	192
貼布前の注意点	191
判定基準	196
ハプテン	181
パラジウム	189, 219
パラターシャリーブチルフェノールホルムアルデヒドレジン	187
パラフェニレンジアミン	163, 213
パラメトキシケイ皮酸2-エチルヘキシル	203
バリア機能	66, 139
バリア機能異常	125
バリア機能障害	34, 82, 141
バリア機能低下	148
バリアクリーム	201, 214
ハロゲン化サリチルアニリド	202
斑状類乾癬	234
伴性遺伝性魚鱗癬	267

ひ

ピアニスト	158
ヒアルロン酸	181
皮革製品	187
皮下膿瘍	253
光アレルギー性接触皮膚炎	174, 191, 202
光接触アレルギー	197
光接触皮膚炎	174, 202
光毒性接触皮膚炎	174, 202
光パッチテスト	175, 196, 205
光ハプテン	204
粃糠様鱗屑	229
皮脂欠乏性湿疹	17, 150
皮脂欠乏性皮膚炎	240
皮脂分泌異常	232
皮脂膜	87
鼻唇溝	230
皮疹の重症度	27
ヒスタミン	36, 142
ヒスタミン H_1 受容体	87
ヒスタミン H_4 受容体	88
ビタミン代謝異常	232

2-ヒドロキシ-4-メトキシベンゾフェノン	203
ヒトβデフェンシン	34
ビニール手袋	158
皮膚萎縮	51, 54
皮膚潰瘍	150, 222
皮膚潰瘍薬	228
皮膚過敏症	31
皮膚カンジダ症	233
皮膚筋炎	161, 233
皮膚結節性多発動脈炎	224
皮膚疾患特異的評価尺度	121
皮膚生理機能指標	68
皮膚線条	51
皮膚瘙痒症	244
皮膚テスト	208
皮膚の乾燥	9, 34, 240
皮膚リンパ腫	17
肥満	223
肥満細胞	181
ピメクロリムス	60, 236, 251
美容師	157, 213
病勢マーカー	26, 36
病巣感染	148, 159
ヒョウヒダニ	76
表皮内知覚神経伸長	36
表皮肥厚	248
表皮分化抗原複合体領域	33
びらん	7, 148, 198, 213
ヒリヒリ感	58
昼寝	228
ピロキシカム	203

ふ

不安	77, 121
フィラグリン	33, 136
フィラグリン遺伝子	82
フィラグリン遺伝子変異	136
フィンチャンバー®	194
負荷テスト	39
副次的評価項目	42
副腎機能抑制	51
フケ症	230
浮腫性紅斑	132
4-t-ブチル-4'-メトキシジベンゾイルメタン	203
ブドウ球菌性膿痂疹	107
ブフェキサマク	190
プライマリーエンドポイント	42
フラジオマイシン	190, 197
ブラジキニン	36
プリックテスト	209

ブロミン	188
フコクマリン	203
プロスタグランジン E_2	36
プロトピック®軟膏	201, 237

へ

ヘパリノイド製剤	69
ヘモジデリン沈着	222
ヘルパーT細胞	130
扁平苔癬	150, 189, 219, 250

ほ

蜂窩織炎	224, 253
包括的健康評価尺度	121
膨疹	207
防水手袋	164
防腐剤関連アレルゲン	188
保湿	68, 73
保湿外用薬	68, 87, 154
保湿クリーム	164
保湿剤	172, 177, 214, 243
ホスホジエステラーゼ4阻害薬	171
母乳栄養	83, 102
ホルムアルデヒド	188

ま

末梢性のかゆみ	142
マラセチア毛包炎	106
マンゴー	188
慢性光線過敏性皮膚炎	204, 205
慢性色素性紫斑	150
慢性湿疹	246
慢性腎不全	247
慢性単純性苔癬	246

み

ミコフェノール酸モフェチル	24, 171
みずいぼ	15, 109
密封法	162, 250
耳切れ	7
ミルタザピン	250

む

ムスクアンブレット	202

め

メトトレキサート	24, 171
メルカプトベンゾチアゾール	212
免疫グロブリンE	32
免疫グロブリン大量静注療法	169

免疫抑制薬 ……… 53, 61, 88, 178, 201
免疫抑制薬点眼 ………………… 118

も
モイスチャライザー製剤 ……… 243
毛細血管拡張 ……………………… 54
毛嚢炎 …………………………… 59
毛髪異常 ………………………… 263
毛包虫性痤瘡 …………………… 59
網膜剝離 …………………… 14, 113
網膜裂孔 …………………………… 14
木綿製品 ………………… 245, 251
問診 ……………………… 186, 200

や
薬剤アレルギー ………………… 218
薬事法 …………………………… 186

ゆ
有害物質を含有する家庭用品の規制
に関する法律 ………………… 186

有病率 ……………………………… 3
遊離脂肪酸 …………………… 34, 67
ユリア® …………………………… 166

よ
痒疹 ……………………………… 16
抑うつ …………………………… 77
よだれまけ ………………………… 7

ら
落屑 ……………………… 198, 230
落葉状天疱瘡 …………………… 234
ラテックス-フルーツ症候群
……………………………… 209, 213
ラテックスアレルギー ………… 209
卵黄 ……………………………… 38
卵白 ……………………………… 38

り
リノール酸 ……………………… 240
理美容師 ………………………… 163

緑内障 …………………………… 116
臨床検査値 ………………………… 45
鱗屑 ………………………… 7, 148, 204

れ
レアギン ………………………… 32
レチノイド ……………………… 171
連鎖球菌性膿痂疹 ……………… 108

ろ
ロイコトリエン阻害薬 ………… 171
老人性乾皮症 …………………… 240
労働安全衛生規則 ……………… 211
ローション …………………… 47, 235
ロリクリン ……………………… 33

わ
ワセリン ………………………… 69

欧文索引

A
A 型ボツリヌス毒素 …………… 172
actinic reticuloid ………………… 206
AlaSTAT ……………………………40
alloknesis ………………………… 142
APPLES（A Prospective Pediatric
  Longitudinal Evaluation Study）
  ………………………………………60
Arthus 反応 ………………………… 31
aspirin/dichloromethane solution
  …………………………………… 251
asteatosis ………………………… 240
asteatotic dermatitis …………… 240
atopic dermatitis ………………… 2
atopy ……………………………… 31
autosensitization dermatitis … 150

B
β-エンドルフィン ……………… 145
bamboo hair ……………………… 263
bath-PUVA ………………………… 91
black dot ………………………… 233
Bowen 病 ………………………… 150
Buckley 症候群 ………………… 252

C
Candida 特異的 IgE ………… 78, 255
CAP-FEIA ……………………………40
cathelicidin ……………………… 126
CCR4 ……………………………… 182
CCR7 ……………………………… 181
$CD4^+$ T 細胞 ………………… 182
$CD8^+$ T 細胞 ………………… 182
CD14 ………………………………… 33
Children's Dermatology Life Quality
  Index（CDLQI） ……………… 123
chromophore …………………… 204
chronic actinic dermatitis …… 204
congenital ichtyosiform
  erythroderma（CIE） … 262, 267
contact dermatitis ……………… 173
contact dermatitis syndrome … 216
CTL ……………………………… 130
CXCL9 …………………………… 182
CXCL10 ………………………… 182
CXCR4 …………………………… 182

D
delayed-type reaction ………… 132
Dennie-Morgan fold …………… 134

Dermatitis Family Impact
  Questionnaire（DFI） ……… 123
dermcidin（DCD） ……………… 127
disseminated neurodermatitis … 31
DLQI（Dermatology Life Quality
  Index）…………………… 41, 45, 120
DQLS（Dermatology Quality of
  Life Scales） ………………… 121
DSQL（Dermatology Specific
  Quality of Life） ……………… 123
dyshidrotic eczema …………… 167
Dyshidrotic Eczema Area and
  Severity Index（DASI） …… 168

E
E-カドヘリン ……………………… 34
E-セレクチン …………………… 182
EASI（Eczema Area and Severity
  Index）……………………… 29, 44
EBM（evidence-based medicine） 20
endpoint ……………………………42
epidermal differentiation complex
  （EDC）locus ………………… 33

F
filaggrin ……………………… 33, 136

G

finger tip unit ……… 50, 56
flexural eczema ……… 31

G

γδT 細胞 ……… 128
Gianotti-Crosti 症候群 ……… 152
Gibert ばら色粃糠疹 ……… 150, 233

H

Hailey-Hailey 病 ……… 234
Hertoghe 徴候 ……… 11
Hevein ……… 213
HIV 感染 ……… 232
human α-defensin（HD）……… 126
human β-defensin（HBD）……… 126
hydration state（HS）……… 240
hygiene hypothesis ……… 4, 124
hyperimmunoglobulin E syndrome ……… 252
hyperknesis ……… 142
hyperlinearity ……… 134

I

ICDRG 基準 ……… 196
ichthyosis linearis circumflexa ……… 262
id 疹 ……… 216
IFN-γ ……… 132
IgE ……… 32, 133
IgE 介在性遅延型反応 ……… 39
IgE 値 ……… 34
IL-1α ……… 181
IL-1β ……… 181
IL-4 ……… 33, 35
IL-4 レセプター ……… 33
IL-13 ……… 33, 35
IL-15 ……… 128
IL-17 ……… 131, 182
IL-18 ……… 33, 80
IL-22 ……… 35
IL-31 ……… 36
inflammatory dendritic epidermal cell（IDEC）……… 38
involucrin ……… 34
itch-scratch cycle ……… 10, 86, 121, 142

J

Job 症候群 ……… 252

K

κ-オピオイド受容体作動薬 ……… 89
κ-オピオイドレセプター ……… 5, 145

K

Kaposi 水痘様発疹症 ……… 10, 14, 59, 110, 152
Köbner 現象 ……… 152

L

Langerhans 細胞 ……… 38, 181
late phase reaction ……… 132
lichen simplex chronicus ……… 246
LL37 ……… 126, 129
loricrin ……… 34
low-nickel 食 ……… 172

M

μ-オピオイドレセプター ……… 144
Malassezia ……… 78, 106, 230
MAST ……… 40
MBT ……… 212
Menkes 病 ……… 267
microbid ……… 216
microemulsion pre-concentration ……… 61
MMP-2 ……… 144
modified EASI（mEASI）……… 30
monocyte-derived chemokine（MDC）……… 33, 35

N

narrow-band UVB ……… 88, 90, 201, 250
natural moisturizing factor（NMF）……… 66, 87
Netherton 症候群 ……… 18, 55, 262
NGF ……… 144
NK 細胞 ……… 128
NOD ……… 125
nummular eczema ……… 148

O

Objective SCORAD ……… 29
oral allergy syndrome（OAS）……… 207

P

Paget 病 ……… 234, 250
PASI スコア ……… 93
patch test ……… 191
pathogen-associated molecular patterns（PAMPs）……… 125
pattern recognition receptors（PRRs）……… 125
peeling skin syndrome ……… 267
persistent light reaction ……… 204

P

photoallergic contact dermatitis ……… 202
photocontact dermatitis ……… 202
photohapten ……… 205
photopatch test ……… 191
phototoxic contact dermatitis ……… 202
plasmacytoid dendritic cells（pDCs）……… 128
PPD ……… 213
prick to prick test ……… 209
proactive treatment ……… 44, 58
proinflammatory cytokine ……… 127
proinflammatory T cell ……… 133
protein contact dermatitis ……… 38
prurigo Besnier ……… 31
Psoriasis Area and Severity Index（PASI）……… 29
PUVA ……… 88, 171, 201

Q

QOL ……… 41, 45
QOL 評価尺度 ……… 122
quality of life in primary caregivers of children with atopic dermatitis（QPCAD）……… 123

R

Rajka & Langeland による重症度分類 ……… 28
RANTES ……… 33
reactive treatment ……… 44, 58
regulatory T cell（Treg）……… 131
repeated open application test（ROAT）……… 175

S

SCORAD（Severity Scoring of Atopic Dermatitis）……… 28, 44
seborrheic dermatitis ……… 229
serine protease inhibitor, Kazal-type 5（SPINK5）……… 33
Sézary 症候群 ……… 17
Short-Form 36（SF-36）……… 121
shoulder parakeratosis ……… 230
Sjögren 症候群 ……… 242
Sjögren-Larsson 症候群 ……… 267
Skindex-16 ……… 41, 45, 123
Skindex-29 ……… 123
SLE ……… 161
SPINK5 遺伝子 ……… 262
STAT3 ……… 252
steroidphobia ……… 51

299

stress-scratch cycle 121
surrogate endpoint 42
systemic contact dermatitis ... 216

T

T 細胞 130
Tc 細胞 130
Tc1 131
Tc2 131
TCSA 202
Th 細胞 130
Th1 130
Th1 サイトカイン 128
Th1 病 131
Th1/Th2 理論 34
Th2 130
Th2 サイトカイン 128
Th2 病 131
Th17 .... 35, 131, 133
Th22 35
The Pediatric Symptom Checklist
 123

thymic stromal lymphopoietin
 （TSLP） 35
thymus and activation-regulated
 chemokine（TARC）... 35, 37, 182
TLR（Toll-like receptor）...... 35, 125
TLR2 126
TMTD 212
TNF-α 143
transepidermal water loss（TEWL）
 .... 46, 68, 125, 139, 240
Treg（regulatory T cell） 93, 131
trichochiodystrophy 267
trichorrhexis invaginata 263
trichorrhexis nodosa 263
true endpoint 42
TYK2 253

U

UVA 202
UVA1 .... 88, 94, 171
UVB 88

V

Vidal 苔癬 246
visual analog(ue) scale（VAS）
 .... 30, 41, 44

W

WASP 遺伝子 257
WHO QOL26 121
Wiskott-Aldrich 症候群
 .... 18, 257, 261
WPAI（the Work Productivity and
 Activity Impairment） 215

X

xerosis 240
X 連鎖性血小板減少症 260

中山書店の出版物に関する情報は，小社サポートページを御覧ください．
https://www.nakayamashoten.jp/support.html

皮膚科臨床アセット 1

アトピー性皮膚炎
湿疹・皮膚炎パーフェクトマスター

2011年1月25日　初版第1刷発行Ⓒ　〔検印省略〕
2021年4月1日　　第2刷発行

編　集　　　　古江増隆
専門編集　　　中村晃一郎
発 行 者　　　平田　直
発 行 所　　　株式会社 中山書店
　　　　　　　〒112-0006　東京都文京区小日向 4-2-6
　　　　　　　TEL 03-3813-1100（代表）　振替 00130-5-196565
　　　　　　　https://www.nakayamashoten.jp/

本文デザイン・装丁　　花本浩一（麒麟三隻館）
印刷・製本　　　　　　三松堂株式会社

ISBN978-4-521-73338-8
Published by Nakayama Shoten Co., Ltd.　　　　　　Printed in Japan
落丁・乱丁の場合はお取り替え致します

・本書の複製権・上映権・譲渡権・公衆送信権（送信可能化権を含む）は株式会社中山書店が保有します．

JCOPY ＜出版者著作権管理機構　委託出版物＞
本書の無断複製は著作権法上での例外を除き禁じられています．複製される場合は，そのつど事前に，出版者著作権管理機構（電話 03-5244-5088, FAX 03-5244-5089, e-mail: info@jcopy.or.jp）の許諾を得てください．

本書をスキャン・デジタルデータ化するなどの複製を無許諾で行う行為は，著作権法上での限られた例外（「私的使用のための複製」など）を除き著作権法違反となります．なお，大学・病院・企業などにおいて，内部的に業務上使用する目的で上記の行為を行うことは，私的使用には該当せず違法です．また私的使用のためであっても，代行業者等の第三者に依頼して使用する本人以外の者が上記の行為を行うことは違法です．

Finn Chambers® on Scanpor®

フィンチャンバーによるパッチテストには
以下の特長があります。

●高い信頼性
・確実な密閉性
・独自のチャンバー設計
・すぐれた粘着力

●患者にやさしい
・刺激を最小限に抑え
　高い保湿力を誇ります

●すぐれた経済性
・使い勝手の良さ
・柔軟なサイズ調整
・他製品よりも少量の
　アレルゲンで検査が可能

**the GOLD STANDARD
for contact allergy
patch testing**

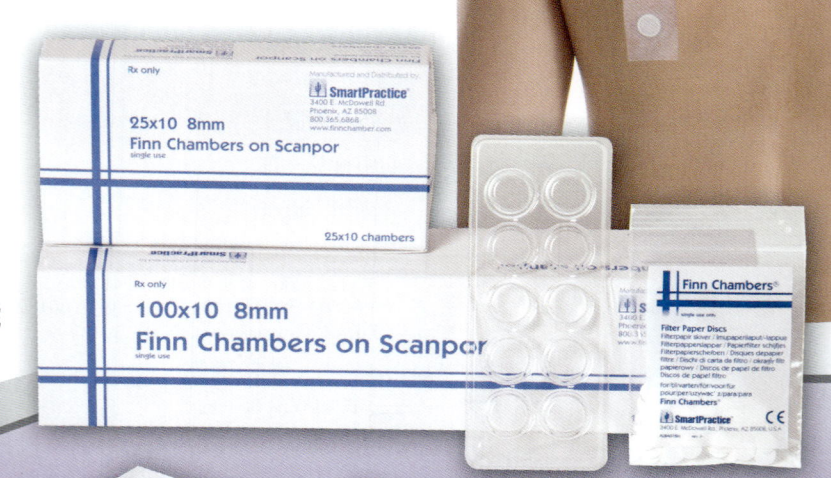

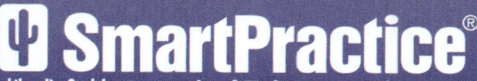

SmartPractice®
株式会社スマートプラクティスジャパン
〒227-0043　横浜市青葉区藤が丘1-9-6
http://www.smartpractice.jp

フリーダイヤル　0120-223609
FAX　0120-223629
フリーダイヤル

薬価基準収載

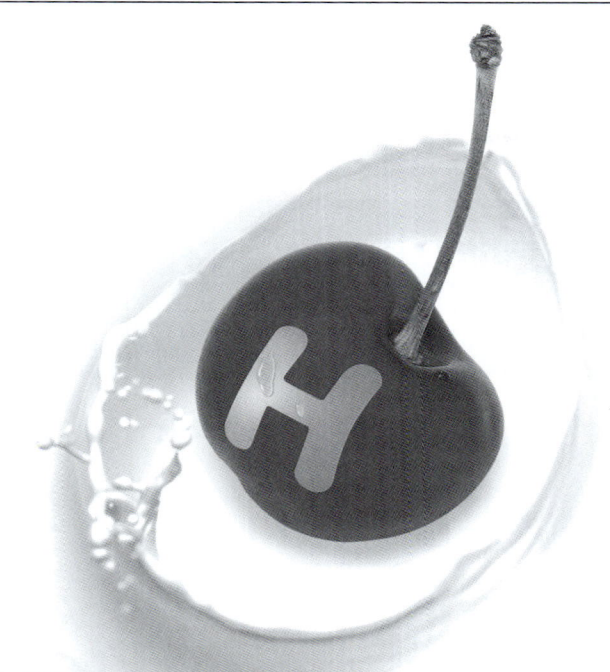

血行促進・皮膚保湿剤
ヒルドイド®
クリーム0.3%
ソフト軟膏0.3%
ローション0.3%

Hirudoid® ：ヘパリン類似物質 製剤

〔禁忌（次の患者には使用しないこと）〕
(1) 出血性血液疾患（血友病、血小板減少症、紫斑病等）のある患者〔血液凝固抑制作用を有し、出血を助長するおそれがある〕
(2) 僅少な出血でも重大な結果を来すことが予想される患者〔血液凝固抑制作用を有し、出血を助長するおそれがある〕

〔効能・効果〕
皮脂欠乏症、進行性指掌角皮症、凍瘡、肥厚性瘢痕・ケロイドの治療と予防、血行障害に基づく疼痛と炎症性疾患（注射後の硬結並びに疼痛）、血栓性静脈炎（痔核を含む）、外傷（打撲、捻挫、挫傷）後の腫脹・血腫・腱鞘炎・筋肉痛・関節炎、筋性斜頸（乳児期）

〔用法・用量〕
[ヒルドイドクリーム0.3％、ヒルドイドソフト軟膏0.3％]
通常、1日1～数回適量を患部に塗擦又はガーゼ等にのばして貼付する。
[ヒルドイドローション0.3％]
通常、1日1～数回適量を患部に塗布する。

〔使用上の注意〕
1. 副作用
[ヒルドイドクリーム0.3％]
総投与症例2471例中、23例（0.93％）に副作用が認められ、主なものは皮膚炎9件（0.36％）、そう痒8件（0.32％）、発赤5件（0.20％）、発疹4件（0.16％）、潮紅3件（0.12％）等であった。（効能追加時）

[ヒルドイドソフト軟膏0.3％]
総投与症例119例中、本剤による副作用は認められなかった。（承認時）
[ヒルドイドローション0.3％]
総投与症例121例中、本剤による副作用は認められなかった。（承認時）
その他の副作用
次のような症状があらわれた場合には、使用を中止するなど適切な処置を行うこと。

	頻度不明	0.1～5％未満
過敏症		皮膚炎、そう痒、発赤、発疹、潮紅等
皮　膚（投与部位）	紫斑	

2. 妊婦、産婦、授乳婦等への投与
妊娠中の投与に関する安全性は確立していない。
3. 適用上の注意
投与部位：潰瘍、びらん面への直接塗擦又は塗布を避けること。
眼には使用しないこと。

〔包　装〕
[ヒルドイドクリーム0.3％]
チューブ：20g×10、160g　瓶：100g、500g
[ヒルドイドソフト軟膏0.3％]
チューブ：25g×10、25g×50　瓶：100g、500g
[ヒルドイドローション0.3％]
25g×10、25g×50、50g×10、50g×50

● 詳細は添付文書をご参照ください。

製造販売　maruho マルホ株式会社
〔資料請求先〕
大阪市北区中津1-5-22 〒531-0071

（ホームページアドレス）
http://www.maruho.co.jp/

(2010.6作成)

TERUMO
人にやさしい医療へ

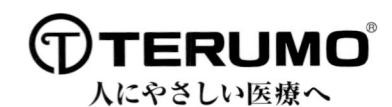

私たちは、全身照射からターゲット照射まで、紫外線療法をトータルでサポートします。

紫外線療法

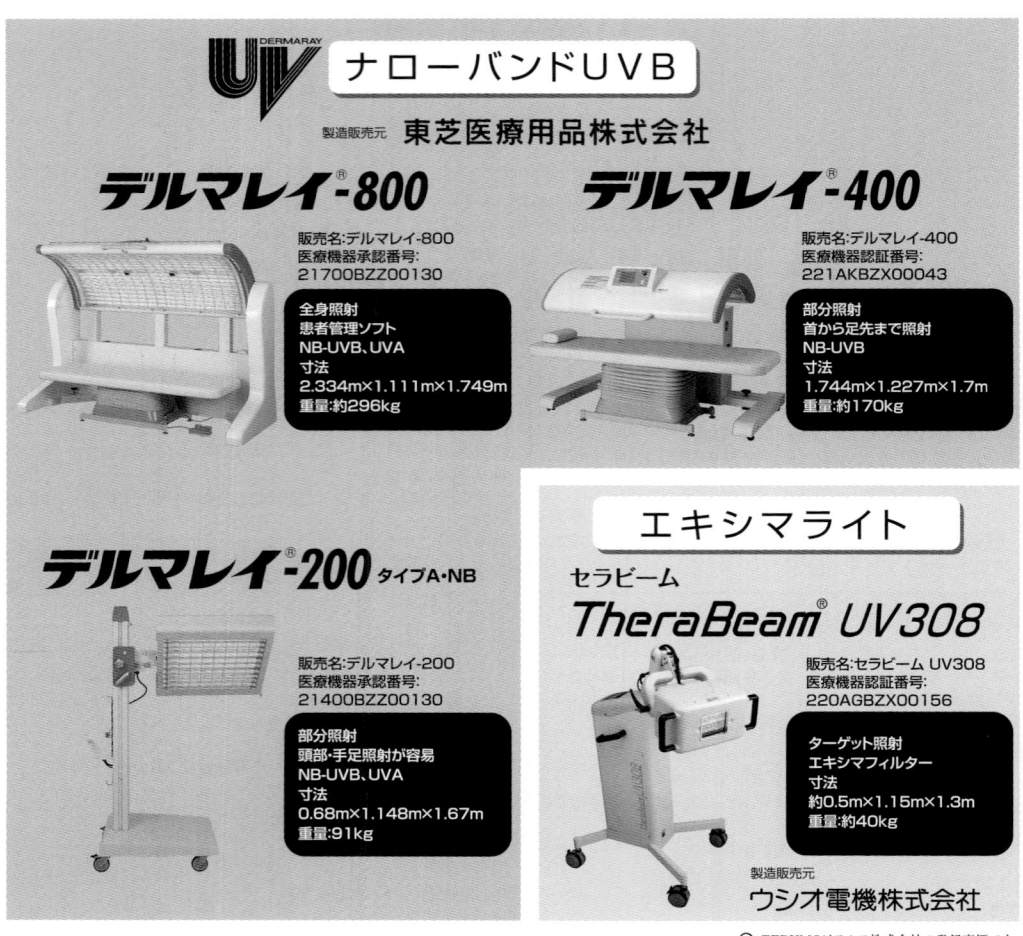

ナローバンドUVB
製造販売元 東芝医療用品株式会社

デルマレイ®-800
販売名:デルマレイ-800
医療機器承認番号:21700BZZ00130
全身照射
患者管理ソフト
NB-UVB、UVA
寸法 2.334m×1.111m×1.749m
重量:約296kg

デルマレイ®-400
販売名:デルマレイ-400
医療機器認証番号:221AKBZX00043
部分照射
首から足先まで照射
NB-UVB
寸法 1.744m×1.227m×1.7m
重量:約170kg

デルマレイ®-200 タイプA・NB
販売名:デルマレイ-200
医療機器承認番号:21400BZZ00130
部分照射
頭部・手足照射が容易
NB-UVB、UVA
寸法 0.68m×1.148m×1.67m
重量:91kg

エキシマライト

セラビーム TheraBeam® UV308
販売名:セラビーム UV308
医療機器認証番号:220AGBZX00156
ターゲット照射
エキシマフィルター
寸法 約0.5m×1.15m×1.3m
重量:約40kg

製造販売元 ウシオ電機株式会社

®、TERUMOはテルモ株式会社の登録商標です。
デルマレイはテルモ・クリニカルサプライ株式会社の登録商標です。

テルモ・クリニカルサプライ株式会社
〒501-6024 岐阜県各務原市川島竹早町3番地 TEL 0586-89-2711 FAX 0586-89-3225

添付文書をよく読み、記載されている説明に従って使用してください。

患者からの質問に根拠をもって答えられる！
エビデンスに基づくシリーズ

シリーズ編集●宮地良樹（京都大学名誉教授）

エビデンスに基づく スキンケアQ&A
あたらしい皮膚科治療へのアプローチ

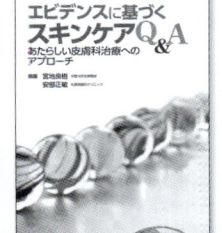

●編集
宮地良樹（京都大学名誉教授）
安部正敏（札幌皮膚科クリニック）

スキンケアを科学的根拠に基づきQ&Aで解説．保湿ケア，紫外線ケア，清潔ケアを中心に据え，アトピー性皮膚炎，ニキビ，真菌症，褥瘡，爪のケアなどを取り上げた．

ISBN978-4-521-74771-2
B5判／並製／244頁／4色刷／定価（本体5,400円＋税）

エビデンスに基づく アトピー性皮膚炎治療
あたらしい潮流

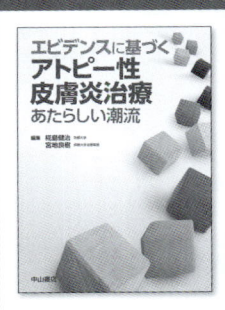

●編集
椛島健治（京都大学）
宮地良樹（京都大学名誉教授）

続々と開発が進む新薬によって，アトピー性皮膚炎治療は大きく変わろうとしている．分子レベルにまで深まったアトピーの病態理解をふまえ，新薬と，現時点でベストな治療を詳しく解説．

ISBN978-4-521-74776-7
B5判／並製／256頁／4色刷／定価（本体3,000円＋税）

エビデンスに基づく 美容皮膚科治療

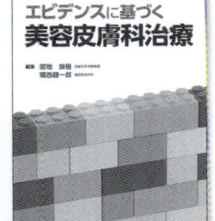

●編集
宮地良樹（京都大学名誉教授）
葛西健一郎（葛西形成外科）

シワ，シミ，たるみ，AGA等の治療として，フィラー注入，ボトックス®注射，レーザー治療，ケミカルピーリング，機能性化粧品などのエビデンスをレベル1～5で明記．

ISBN978-4-521-74760-6
B5判／並製／256頁／4色刷／定価（本体12,000円＋税）

エビデンスに基づく Q&Aでわかる 皮膚感染症治療

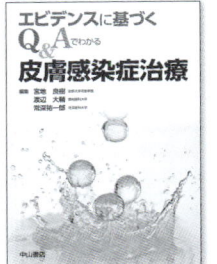

●編集
宮地良樹（京都大学名誉教授）
渡辺大輔（愛知医科大学）
常深祐一郎（埼玉医科大学）

皮膚感染症に絞ってエビデンスに基づいた診断から治療方法までを完全網羅した．患者中心の臨床決断を支援し，より良好な医師-患者関係を構築するための1冊．

ISBN978-4-521-74831-3
B5判／並製／384頁／4色刷／定価（本体9,000円＋税）

中山書店 〒112-0006 東京都文京区小日向4-2-6　TEL 03-3813-1100　FAX 03-3816-1015
https://www.nakayamashoten.jp/

ビジュアルかつプラクティカル!!
最新の情報と技術を伝え,皮膚科医を強力にサポート!

診る・わかる・治す
皮膚科臨床アセット

全20冊

●総編集 古江増隆（九州大学） ●B5判／各巻280〜580頁／オールカラー

◎シリーズの特色
- ▶ 従来の教科書ではみられない斬新な切り口でテーマ選定.
- ▶ 皮膚科開業医から研修医,専門医までの幅広いニーズに即応した薬剤処方例などを完全に包摂した記載.
- ▶ 診断の決め手となる症例写真,シェーマ,表を多用.最新の技術による鮮明な印刷.
- ▶ Box, Topics, Advice, さらにサイドスペースにはKeywordを設け,様々な実践情報を満載.

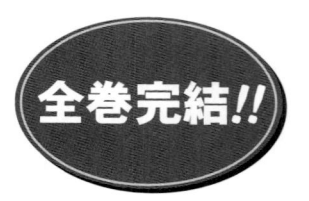

全巻完結!!

各巻の書評を掲載した完結記念パンフレットがございます!

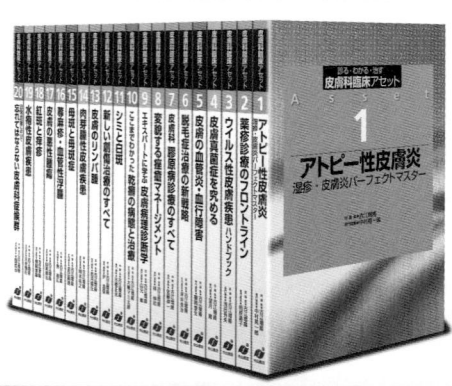

●全20冊の構成

No	タイトル	定価	編集
1	アトピー性皮膚炎 湿疹・皮膚炎パーフェクトマスター	定価（本体14,000円＋税）	編集●中村晃一郎
2	薬疹診療のフロントライン	定価（本体14,000円＋税）	編集●相原道子
3	ウイルス性皮膚疾患ハンドブック	定価（本体13,000円＋税）	編集●浅田秀夫
4	皮膚真菌症を究める	定価（本体12,500円＋税）	編集●望月 隆
5	皮膚の血管炎・血行障害	定価（本体13,500円＋税）	編集●勝岡憲生
6	脱毛症治療の新戦略	定価（本体14,000円＋税）	編集●坪井良治
7	皮膚科 膠原病診療のすべて	定価（本体14,000円＋税）	編集●佐藤伸一
8	変貌する痤瘡マネージメント	定価（本体13,500円＋税）	編集●林 伸和
9	エキスパートに学ぶ皮膚病理診断学	定価（本体20,000円＋税）	編集●山元 修
10	ここまでわかった乾癬の病態と治療	定価（本体14,000円＋税）	編集●大槻マミ太郎
11	シミと白斑 最新診療ガイド	定価（本体14,000円＋税）	編集●市橋正光
12	新しい創傷治療のすべて 褥瘡・熱傷・皮膚潰瘍	定価（本体14,000円＋税）	編集●尹 浩信
13	皮膚のリンパ腫 最新分類に基づく診療ガイド	定価（本体15,000円＋税）	編集●岩月啓氏
14	肉芽腫性皮膚疾患 サルコイドーシス・他の肉芽腫	定価（本体15,000円＋税）	編集●岡本祐之
15	母斑と母斑症	定価（本体15,000円＋税）	編集●金田眞理
16	蕁麻疹・血管性浮腫 パーフェクトマスター	定価（本体14,500円＋税）	編集●秀 道広
17	皮膚の悪性腫瘍 実践に役立つ最新の診断・治療	定価（本体14,500円＋税）	編集●山﨑直也
18	紅斑と痒疹 病態・治療の新たな展開	定価（本体14,500円＋税）	編集●横関博雄
19	水疱性皮膚疾患 発症機序の解明から最新の診断・治療法まで	定価（本体15,000円＋税）	編集●天谷雅行
20	日常診療において忘れてはならない皮膚科症候群	定価（本体14,500円＋税）	編集●土田哲也

中山書店 〒112-0006 東京都文京区小日向4-2-6　TEL 03-3813-1100　FAX 03-3816-1015
https://www.nakayamashoten.jp/

工業触媒の最新動向
―シェールガス・バイオマス・環境エネルギー―

Advanced Industrial Catalysts
―Shale Gas, Biomass, Environment and Energy―

室井髙城 著

シーエムシー出版

巻頭言

　工業触媒は20世紀から人類に多大な貢献をしてきた。化学工業の黎明期，硫酸の製造にPt/石綿が使われたのが工業触媒の最初である。約100年前には数千回の触媒探査実験と高圧の水素化反応装置の開発により，ハーバー・ボッシュによるアンモニア合成が工業化され人類は飢餓から解放された。石炭時代にはアセチレンからの化学品合成触媒やメタノール合成触媒，フィッシャー・トロピッシュによる石炭合成ガスからの液体燃料製造触媒が見つけられた。これらの触媒は原料が石油から天然ガスに替わった現在も重要な技術となっている。チーグラー・ナッタによるポリエチレン，ポリプロピレン合成触媒の発見は人類の生活を一変させた。また，ポリエステル繊維やペットボトルが世界的に普及したのはキシレンの異性化によるp-キシレンの合成にZSM-5が開発されたことやテレフタル酸の精製にPd触媒が開発されたことに起因している。環境対策では，NOx除去触媒や自動車排ガス浄化触媒の果たした役割は大きい。すでに自動車排ガス中の有害成分は99%除去されている。Pt触媒を用いた燃料電池も工業化された。この10-20年，石油価格の高騰が続き，石油随伴ガスや天然ガスが注目され，中東のカタールでは大規模な天然ガスから液体燃料を合成するGTL(Gas to Liquid)プラントが稼働を始めた。中国では石炭を原料として合成ガスからメタノールを合成し，メタノールからエチレン，プロピレンを合成する触媒プロセスが稼働を始めた。さらに，数年前からシェールガス革命が米国で始まり莫大な埋蔵量の天然ガスとシェールオイルが見つかり，米国ではすでに掘削が始まり，石油化学原料がナフサから天然ガスに移り始めた。その結果，従来ナフサクラッカーで副生していたプロピレンやブタジエン，芳香族不足が予想され，新たな触媒プロセスが必要となっている。

　一方，地球温暖化対策のための再生可能エネルギーの探索やバイオマスの利用も進んでいる。これらの技術は工業触媒の開発がキーテクノロジーである。

　現在，今まで以上に工業触媒の技術が要求されていると思われる。工業触媒は合成などの反応の手段である。実際の反応に使え，役立たなければならない。そのため触媒プロセスは触媒だけではなくプロセスと一体で開発されなければならない。最新の工業触媒を知ることは化学工業の未来を予測することにもつながる。そのため注目されている最新の工業触媒を取り上げてまとめた。

　今回刊行する内容は，2009年〜2012年の約4年間，シーエムシー出版社の月刊ファインケミカル誌に連載された「触媒からみる化学工業の未来」に，若干の加筆と最新のシェールガス関連のテーマを加えたものである。工業触媒，合成触媒，シェールガス関連，バイオマス，エネルギー・環境の最新の工業触媒についてまとめ直してある。刊行にあたってシーエムシー出版社にお礼を申し上げたい。

2013年7月

アイシーラボ
室井高城

目　次

第Ⅰ編　工業触媒

1　超高活性触媒 …………………… 2
1. 均一系触媒反応 ………………… 2
2. 均一系触媒 ……………………… 2
   2.1 カルボニル化 ……………… 2
   2.2 ヒドロホルミル化 ………… 3
   2.3 水素化 ……………………… 3
   2.4 鈴木-宮浦カップリング反応 … 4
   2.5 Heck 反応 ………………… 4
3. 将来の展望 ……………………… 4

2　多元機能触媒 …………………… 6
1. エチレンの酸化による
   酢酸の合成 …………………… 6
2. 酸化エステル化 ………………… 7
   2.1 MMA ……………………… 7
   2.2 グリコール酸 ……………… 7
3. MIBK …………………………… 8
4. p-キシレン ……………………… 8
5. パラフィンの異性化 …………… 8

3　貴金属合金触媒 ………………… 10
1. 合金触媒特性 …………………… 10
2. Pd-Ru 合金触媒 ………………… 10
3. Pd-Pt 合金触媒 ………………… 11
   3.1 芳香族ニトロ化合物の水素化 … 11
   3.2 脱ベンジル反応 …………… 11
   3.3 液相酸化反応 ……………… 12
   3.4 耐硫黄毒性 ………………… 12

4. Pd-Au 合金触媒 ………………… 12
   4.1 酢酸ビニル触媒 …………… 12
   4.2 水素と酸素から過酸化水素の
       直接合成 …………………… 12
   4.3 Au 触媒の溶出防止 ………… 13
   4.4 Pd-Au 合金触媒の調製 …… 13
5. Pt-Ru 合金触媒 ………………… 14
   5.1 芳香族ニトロ化合物の水素化 … 14
   5.2 他の官能基の水素化 ……… 14
6. Rh-Ru 合金触媒 ………………… 15
7. おわりに ………………………… 15

4　ヘテロポリ酸触媒 ……………… 16
1. ヘテロポリ酸 …………………… 16
2. 工業化されているプロセス …… 17
   2.1 プロピレンの水和 ………… 17
   2.2 tert-ブタノール …………… 17
   2.3 sec-ブタノール …………… 17
   2.4 THF の開環重合 …………… 18
   2.5 メタクロレインの酸化 …… 18
   2.6 酢酸エチル ………………… 18
   2.7 酢酸 ………………………… 18
3. 開発の期待されている反応 …… 19
   3.1 酸素によるエポキシ化 …… 19
   3.2 過酸化水素によるエポキシ化 … 19
   3.3 アルキレーション ………… 20
   3.4 テトラロンの合成 ………… 20
   3.5 脱水反応 …………………… 20

5 担体との相互作用を利用した工業触媒 ……… 22
1. 担体との相互作用（SMSI） ……… 22
2. カーボングラファイト ……… 22
    2.1 シンナムアルコール ……… 22
    2.2 アンモニアの合成 ……… 23
3. SnO_2, Nb_2O_5 ……… 23
4. セリア（CeO_2） ……… 24
5. おわりに ……… 25

6 ゼオライトの表面修飾触媒 … 26
1. ゼオライトの工業触媒使用例 … 26
2. ベックマン転位反応 ……… 26
3. CHP法プロピレンオキサイド … 26
4. 過酸化水素法プロピレンオキサイド ……… 28
5. フェノールの直接合成 ……… 29
6. おわりに ……… 29

7 超深度脱硫触媒 ……… 30
1. 従来の脱硫触媒の製法 ……… 30
2. 超深度脱硫 ……… 30
3. 活性点の精密制御 ……… 31
4. 構造体触媒 ……… 31
5. アルミナフリー触媒 ……… 32
6. おわりに ……… 33

8 石炭液化触媒 ……… 34
1. 石炭液化の歴史 ……… 34
2. NEDOLプロセス ……… 34
3. BCLプロセス ……… 36
4. 世界の液化プロセス ……… 36
5. 石炭液化製造コスト ……… 36
6. 中国の実情 ……… 36
7. 石炭液化の課題 ……… 37
8. おわりに ……… 38

9 触媒蒸留 ……… 39
1. 触媒蒸留プロセス ……… 39
2. ETBE ……… 39
3. エステル分解反応 ……… 40
4. MIBK ……… 41
5. 水素化反応 ……… 41
    5.1 ジエン類の選択水素化 ……… 41
    5.2 高純度シクロヘキサン ……… 42
6. 反応蒸留触媒 ……… 42
7. おわりに ……… 43

10 超重質油のアップグレーディング触媒 ……… 44
1. オイルサンド ……… 44
2. アップグレーディング ……… 44
    2.1 炭素除去 ……… 44
    2.2 接触分解 ……… 45
    2.3 水素化分解 ……… 46
3. ビチューメン ……… 47
4. おわりに ……… 49

第II編　合成触媒

11 メタノールまたはDMEからのプロピレン合成触媒 …… 52
1. MTGプロセス …… 52
2. メタノールからのDMEの合成 …… 52
3. メタノールからプロピレン …… 53
4. DMEからプロピレン …… 53
5. エチレンとメタノールからプロピレン …… 54
6. ブテンとメタノールからプロピレン …… 54
7. おわりに …… 55

12 エチレン法MMA合成触媒 …… 57
1. MMA …… 57
2. アセトンシアンヒドリン法 …… 57
3. C$_4$原料プロセス …… 58
   3.1 イソブテン酸化プロセス …… 58
   3.2 旭化成プロセス（直メタ法） …… 58
4. C$_3$原料プロセス …… 58
   4.1 メチルアセチレン原料 …… 58
5. エチレン法MMA合成プロセス …… 59
   5.1 BASFルート（ヒドロホルミル化） …… 59
   5.2 Lucite法（カルボメトキシ化） …… 59
   5.3 Eastman法（ヒドロカルボニル化） …… 60
6. おわりに …… 60

13 過酸化水素の直接合成触媒 …… 61
1. 過酸化水素 …… 61
2. DuPontプロセス …… 62
3. Headwatersプロセス …… 62
4. Pd/イオン交換樹脂 …… 63
5. Pd-Au触媒 …… 64
6. マイクロリアクターによる合成 …… 64
7. おわりに …… 64

14 DME合成触媒 …… 66
1. DME …… 66
2. 間接法によるDMEの製造 …… 66
3. 直接法によるDMEの製造 …… 67
   3.1 固定床プロセス …… 67
   3.2 懸濁床プロセス …… 67
   3.3 水素と二酸化炭素からのDMEの合成 …… 68
4. 燃料としての利用 …… 69
5. おわりに …… 70

15 DMEの応用触媒 …… 71
1. MTGプロセス …… 71
2. プロピレンの合成 …… 71
3. プロパンの合成 …… 72
4. 酢酸メチルの合成 …… 72
5. エタノールの合成 …… 73
6. 酢酸ビニル …… 73
7. DMEからの水素製造 …… 73
   7.1 DMEの水蒸気改質 …… 73
   7.2 DMEのドライリフォーミング …… 74
8. DMEの応用 …… 74
9. CO$_2$循環システム …… 74
10. おわりに …… 75

16 石油によらない酢酸ビニルの製法 …… 76
1. 酢酸ビニル製造の歴史 …… 76
2. 酢酸からの酢酸ビニルの合成 …… 76
3. EDDA からの酢酸ビニルの合成 …… 77
   3.1 無水酢酸とアセトアルデヒドからの EDDA 合成 …… 77
   3.2 無水酢酸の水素化分解 …… 78
   3.3 酢酸メチルのヒドロカルボニル化 …… 78
   3.4 DME と酢酸のヒドロカルボニル化 …… 78
4. バイオマスエタノールからの酢酸ビニルの合成 …… 78
5. おわりに …… 80

17 ホスゲンを用いない金触媒による TDI 製法 …… 81
1. TDI の製法 …… 81
   1.1 DNT の水素化 …… 81
   1.2 イソシアネート …… 82
2. Au による芳香族ニトロ化合物の水素化 …… 82
3. カルバモイル化 …… 82
   3.1 酢酸亜鉛触媒 …… 82
   3.2 Au 触媒 …… 83
4. Au 触媒による TDI のワンポット合成 …… 84
5. おわりに …… 84

18 シクロヘキサノンオキシムの新製法 …… 85
1. 従来のカプロラクタム製法 …… 85
   1.1 シクロヘキサノン …… 85
   1.2 ヒドロキシルアミン …… 85
   1.3 シクロヘキサノンオキシム …… 86
   1.4 ε-カプロラクタムの合成ルート …… 86
2. 開発され工業化された新法 …… 86
   2.1 シクロヘキサノン …… 86
   2.2 シクロヘキサノンオキシム …… 87
3. シクロヘキサノンオキシムの新製法 …… 88
   3.1 金触媒によるニトロシクロヘキセンの還元 …… 88
   3.2 DPPH によるアミンの酸化 …… 88
4. おわりに …… 89

19 カプロラクタム新法 …… 90
1. 従来の ε-カプロラクタム製法 …… 90
2. 開発され工業化された新法 …… 90
3. 超臨界水でのベックマン転位反応 …… 91
4. シクロヘキサノンからカプロラクタムの直接合成 …… 91
   4.1 Nb/ZSM-5 …… 91
   4.2 二元機能触媒 …… 91
5. ブタジエンから ε-カプロラクタム …… 92
6. アジポニトリルから ε-カプロラクタム …… 92
7. おわりに …… 93

20 エチレングリコール製造触媒 …… 94
1. エチレン原料 …… 94
2. エチレンオキサイドの水和 …… 94
   2.1 従来法 …… 94
   2.2 Dow プロセス …… 95
3. エチレンカーボネート経由 …… 95
   3.1 三菱化学オメガプロセス …… 95
   3.2 ポリカーボネート併産法 …… 96

4. エチレンのアセトキシレーション … 96
   5. ジメチルシュウ酸の還元 ………… 96
   6. 合成ガスからの合成 ……………… 97
   7. バイオマスからの
      エチレングリコール …………… 97
   8. おわりに ………………………… 98

21 石炭からのエチレングリコール製造触媒 … 99
   1. MEG ……………………………… 99
   2. 現在のMEGの製法 ……………… 99
   3. 石炭合成ガスからの
      MEGプロセス ………………… 100
   4. DMOの合成 …………………… 100
      4.1 亜硝酸メチルの合成 ……… 100
      4.2 DMOの合成触媒 ………… 101
   5. DMOの水素化分解による
      MEGの合成 …………………… 101
   6. おわりに ………………………… 103

第Ⅲ編　シェールガス関連触媒

22 最新の合成ガス製造触媒 …… 106
   1. 天然ガスの脱硫 ………………… 106
   2. 予備改質 ………………………… 107
   3. 一次改質 ………………………… 107
   4. 二次改質 ………………………… 108
   5. 従来のスチームリフォーミング
      プロセス ……………………… 108
   6. スチームリフォーミングと
      オートサーマルリフォーミングの
      組み合わせ …………………… 108
   7. 改良スチームリフォーミング触媒 … 109
   8. ドライリフォーミング ………… 109
   9. 開発プロセス …………………… 110
   10. メタンの部分酸化プロセス …… 110
   11. おわりに ……………………… 111

23 FT合成触媒 ……………………… 113
   1. FT合成の歴史 ………………… 113
   2. GTL製造フロー ………………… 113
   3. 工業プラント ………………… 114
      3.1 工業化プラント …………… 114
      3.2 開発中のプラント ………… 115
      3.3 日本のGTL技術 …………… 115
   4. FT合成触媒 …………………… 116
   5. GTLプロセスの経済性 ………… 116
   6. おわりに ……………………… 117

24 小型FT合成触媒 ……………… 118
   1. 合成ガスの製造 ……………… 118
   2. Compact GTL ………………… 119
   3. Velocysプロセス ……………… 120
      3.1 メタンの水蒸気改質 ……… 120
      3.2 FT合成触媒 ……………… 121
      3.3 反応器 …………………… 121
      3.4 実証プラント …………… 121
   4. おわりに ……………………… 122

25 エチレン合成触媒 …………… 123
   1. ナフサのスチームクラッキング … 124
   2. エタンのスチームクラッキング … 124

2.1 中東でのエチレン価格 ………… 124
2.2 シェールガス ……………… 124
3. エタンの酸化 ……………………… 124
4. エタノールの脱水 ………………… 125
5. 開発中の技術 ……………………… 125
　5.1 エタンの酸化脱水素 ………… 125
　5.2 メタンの酸化二量化 ………… 125
　5.3 メタノールからエチレン …… 126
6. おわりに …………………………… 126

26　MTOプロセス …………………… 127
1. MTOプロセス …………………… 127
　1.1 MTOプロセスフロー ……… 127
　1.2 MTOプロセス反応 ………… 128
　1.3 MTO反応機構 ……………… 128
2. MTO触媒 ………………………… 128
3. UOP MTOプロセス ……………… 128
　3.1 MTOプロセスの収率 ……… 128
　3.2 MTO/OCP（C_4+留分分解
　　　プロセス）プロセス ………… 129
　3.3 MTOプロセスフロー ……… 129
　3.4 UOP MTOプロセスの商業化 … 129
4. 中国DMTOプロセス …………… 130
　4.1 DMTOプロセスの開発経過 …… 130
　4.2 DMTOプロセス …………… 130
5. 工業化プラント …………………… 131
6. 今後のMTO計画 ………………… 131
7. ほかのMTOプロセス …………… 131
8. おわりに …………………………… 131

27　メタン・エタンの直接利用
　　　触媒 ………………………………… 133
1. シェールガスの利用 ……………… 133
2. メタン，エタンの直接利用 ……… 133
3. メタンの利用 ……………………… 133

　3.1 低温メタノールの合成 ……… 133
　3.2 メタン酸化によるメタノール
　　　合成 …………………………… 134
　3.3 メタンの過酸化水素酸化による
　　　メタノールの合成 …………… 134
　3.4 メタンの酸化二量化 ………… 134
　3.5 メタンからプロピレンの合成 … 135
4. エタンの利用 ……………………… 135
　4.1 エタンの酸化脱水素による
　　　エチレンの合成 ……………… 135
　4.2 エタンからの酢酸の合成 …… 136
　4.3 エタンとベンゼンからの
　　　スチレンの直接合成 ………… 136
5. おわりに …………………………… 137

28　炭酸ジメチル合成触媒 ………… 138
1. ホスゲン法炭酸ジメチル（DMC）
　の合成 ……………………………… 138
2. EniChem法 ………………………… 138
3. 宇部法 ……………………………… 139
4. カーボネート経由 ………………… 139
　4.1 エチレングリコール併産法 …… 139
　4.2 プロピレングリコール併産法 … 140
5. CO_2とメタノールからの合成 ……… 140
6. DMCの用途 ……………………… 140
　6.1 ポリカーボネート …………… 140
　6.2 イソシアネート ……………… 141
　6.3 燃料 …………………………… 141
7. おわりに …………………………… 141

29　エタノール合成触媒 …………… 143
1. エタノールの合成 ………………… 143
2. エタノール ………………………… 143
　2.1 合成ガスからのエタノール
　　　合成 …………………………… 144

2.2　メタノールからのエタノールの
　　　　合成 ……………………… 144
　3. 酢酸の水素化 ………………… 144
　4. エタノールの利用 …………… 145
　　4.1　酢酸エチル ……………… 145
　　4.2　酢酸ビニルの直接合成 … 146
　5. おわりに ……………………… 146

30　C1 ケミストリー ………………… 147
　1. 天然ガスの供給 ……………… 147
　2. C1 ケミストリー ……………… 147
　3. 合成ガスの利用 ……………… 148
　4. 含酸素化合物 ………………… 148
　　4.1　メタノール経由 ………… 148
　　4.2　DME 経由 ……………… 149
　　4.3　DME からプロピレン経由 … 149
　　4.4　酢酸メチル経由 ………… 149
　　4.5　シュウ酸ジメチル経由 … 150
　　4.6　エチリデンアセテート … 150
　5. C1 化学フロー ………………… 151
　6. おわりに ……………………… 151

31　最新のプロピレン合成触媒 … 152
　1. プロピレン製造プロセス …… 152
　2. 接触法ナフサの
　　スチームクラッキング ……… 152
　3. 低級オレフィンの接触分解による
　　プロピレンの製造 …………… 154
　　3.1　低級オレフィンの接触分解
　　　　プロセス ………………… 154
　　3.2　オメガプロセス ………… 154
　　3.3　Super flex ……………… 154
　4. 流動床接触分解プロセス …… 155
　　4.1　FCC プロセス ………… 155
　　4.2　PetroFCC™ …………… 155

　　4.3　HS-FCC（High Severity-
　　　　FCC）…………………… 156
　　4.4　DCC（Deep Catalytic
　　　　Cracking）……………… 157
　5. プロパンの脱水素 …………… 157
　6. メタセシス …………………… 158
　7. エチレンからプロピレンの合成 … 158
　8. おわりに ……………………… 158

32　ブタジエン合成触媒 …………… 160
　1. ブタジエンの需給バランス … 160
　2. ブタジエンの用途 …………… 160
　3. ブタジエン製法の歴史 ……… 160
　　3.1　アセチレン法 …………… 161
　　3.2　Lebedev 法 …………… 161
　　3.3　アセトアルデヒドとエタノール
　　　　からブタジエンの合成 … 162
　　3.4　脱水素プロセス ………… 162
　4. ブタジエンの製法 …………… 162
　　4.1　抽出法 …………………… 162
　　4.2　ブテンの酸化脱水素 …… 162
　5. 最近の動向 …………………… 164
　6. おわりに ……………………… 164

33　芳香族製造触媒 ………………… 165
　1. 従来の芳香族の製造技術 …… 166
　2. 今後の芳香族原料 …………… 166
　3. 軽質オレフィンからの芳香族の
　　製造 …………………………… 166
　4. パラフィンからの芳香族の合成 … 167
　　4.1　芳香族の製造ルート …… 167
　　4.2　Aromax プロセス ……… 167
　　4.3　LPG から芳香族 ……… 167
　　4.4　各プロセスのまとめ …… 169
　5. メタノールから芳香族

（MTGプロセス）……………… 169
　6. おわりに ……………………………… 170

34　LPGの合成触媒 …………………… 171
　1. LPG …………………………………… 171
　2. LPGの合成ルート …………………… 172
　　2.1　間接法 …………………………… 172
　　2.2　半間接法 ………………………… 172
　　2.3　直接法 …………………………… 173
　3. おわりに ……………………………… 174

35　シェールガス革命によって変わる工業触媒 ……………… 175
　1. 今後の石油価格 ……………………… 175
　2. シェールガス ………………………… 176
　　2.1　シェールガス埋蔵量 …………… 176
　　2.2　シェールガス組成 ……………… 177
　　2.3　シェールガスの消費量 ………… 177
　3. シェールガスの利用 ………………… 178
　　3.1　エチレン ………………………… 178
　　3.2　既存技術によるシェールガス利用 …………………………… 178
　　3.3　シェールガス利用開発中の触媒 ………………………… 178
　4. おわりに ……………………………… 180

第IV編　バイオマス関連触媒

36　バイオマスからのプロピレングリコール製造触媒 ………… 182
　1. プロピレンからPG ………………… 182
　　1.1　クロルヒドリン法 ……………… 182
　　1.2　ヒドロペルオキシド法 ………… 182
　2. グリセロールからPG ……………… 183
　　2.1　グリセロール …………………… 183
　　2.2　グリセロールの脱水水素化 …… 184
　3. 乳酸からPG ………………………… 185
　　3.1　乳酸原料 ………………………… 185
　　3.2　乳酸の水素化脱水 ……………… 185
　4. ソルビトールからPG ……………… 185
　　4.1　ソルビトール …………………… 185
　　4.2　ソルビトールの水素化分解 …… 185
　5. おわりに ……………………………… 186

37　バイオマスによるアクリル酸の合成 …………………………… 187
　1. アクリル酸の用途 …………………… 187
　2. プロピレンからのアクリル酸の合成 ……………………………… 188
　3. グリセロールの脱水によるアクロレインの合成 ……………… 188
　　3.1　ヘテロポリ酸 …………………… 188
　　3.2　ゼオライト ……………………… 189
　　3.3　WO_3/ZrO_2 …………………… 189
　　3.4　$H_3PO_4/\alpha\text{-}Al_2O_3$ …………… 189
　4. バイオ原料 …………………………… 189
　5. おわりに ……………………………… 190

38　1,3-プロパンジオール製造触媒 …………………………… 191
　1. 1,3-PD ………………………………… 191

- 2. 1,3-PD の製造メーカー ……………… 192
- 3. 1,3-PD の製法 ……………………… 192
  - 3.1 エチレンオキサイドの
    ヒドロホルミル化 …………… 192
  - 3.2 アクロレインの水和 ………… 192
  - 3.3 デンプン発酵法 ……………… 193
  - 3.4 グリセロールからの 1,3-PD … 193
- 4. アクリル酸からの合成 ……………… 194
- 5. おわりに ……………………………… 195

39 グリセロールの燃料としての利用触媒 …………………………… 196

- 1. グリセロールの市況 ………………… 197
- 2. グリセロールから水素の製造 ……… 197
  - 2.1 グリセロールの改質 ………… 197
  - 2.2 希薄グリセロールからの水素製造 ……………………………… 197
- 3. グリセロールの水素化による
    メタノールの合成 …………………… 198
- 4. グリセロールからのオクタン価
    向上剤の製造 ………………………… 198
- 5. グリセロールの燃料利用 …………… 199
- 6. おわりに ……………………………… 200

40 バイオディーゼル油（BDF）製造触媒 …………………………… 201

- 1. バイオディーゼル油の現状 ………… 201
- 2. 食用油脂と脂肪酸 …………………… 201
- 3. エステル交換反応 …………………… 202
- 4. 均一系触媒による工業化プロセス … 202
- 5. 懸濁床プロセス ……………………… 203
- 6. 固定床プロセス ……………………… 204
- 7. 日本の実情 …………………………… 204
- 8. おわりに ……………………………… 204

41 水素化バイオディーゼル油製造触媒 …………………………… 206

- 1. FAME の問題点 ……………………… 206
- 2. 油脂の水素化処理による
    バイオディーゼル油の製造 ………… 206
- 3. 工業化プロセス ……………………… 206
- 4. 水素化処理 …………………………… 207
- 5. 減圧軽油（VGO）との混合油の
    水素化精製 …………………………… 208
- 6. FCC …………………………………… 209
- 7. 熱分解法 ……………………………… 209
- 8. おわりに ……………………………… 210

第 V 編　エネルギー・環境触媒

42 自動車排ガス浄化触媒 …………… 212

- 1. ガソリン車 …………………………… 212
  - 1.1 歴史 …………………………… 212
  - 1.2 三元触媒 ……………………… 212
  - 1.3 酸素吸蔵 ……………………… 213
  - 1.4 NO_x 吸蔵 …………………… 214
  - 1.5 ゼオライト吸着 ……………… 214
  - 1.6 耐熱低 Pt 触媒 ……………… 214
- 2. ディーゼルエンジン排ガス浄化
    触媒 …………………………………… 215
  - 2.1 DPF …………………………… 215
  - 2.2 SCR（NO_x の選択還元）…… 215
  - 2.3 新たな技術 …………………… 216
- 3. おわりに ……………………………… 216

43 燃料電池触媒 ... 217
1. リン酸型燃料電池 ... 217
2. PEFC ... 217
   2.1 燃料ガス ... 217
   2.2 PEFC電極触媒 ... 218
   2.3 電極の製法 ... 219
   2.4 Ptの削減 ... 219
3. SOFC ... 220
4. PEFCとSOFCの違い ... 220
5. おわりに ... 221

44 環境触媒としてのゼオライト ... 222
1. VOC除去触媒 ... 222
2. $DeNO_x$触媒 ... 223
   2.1 HC-SCR ... 223
   2.2 NH_3-SCR ... 223
   2.3 ディーゼルエンジン排ガス処理 ... 223
   2.4 船舶用エンジンの排ガス処理 ... 224
   2.5 ガスタービンエンジン排ガス処理 ... 224
3. N_2O除去触媒 ... 224
4. おわりに ... 225

45 燃焼触媒 ... 226
1. 触媒による燃焼 ... 226
2. 燃焼触媒 ... 226
3. ガスタービン排ガス処理 ... 227
   3.1 水噴射によるNO_x低減 ... 227
   3.2 V_2O_5-TiO_2触媒による選択還元 ... 228
   3.3 ゼオライト触媒による選択還元 ... 228
4. 触媒燃焼 ... 228
   4.1 多段式触媒燃焼 ... 228
   4.2 流動床燃焼 ... 228
   4.3 触媒安定化気相燃焼型ハイブリッドシステム ... 229
5. おわりに ... 230

46 CO_2を用いたポリアルキレンカーボネート製造触媒 ... 231
1. ポリアルキレンカーボネート ... 231
2. ポリエチレンカーボネート ... 231
3. ポリプロピレンカーボネート ... 232
4. ポリシクロヘキセンカーボネート ... 234
5. おわりに ... 234

47 CO_2を用いたメタノール合成触媒 ... 235
1. ドライリフォーミング ... 235
2. CO_2によるメタノール合成の意味 ... 236
3. メタノール合成反応 ... 236
4. メタノール合成触媒 ... 237
5. 実証パイロットプラント ... 237
6. 他のプロセス ... 238
   6.1 懸濁床 ... 238
   6.2 均一系 ... 238
7. おわりに ... 239

48 CO_2リサイクルとカーボンの固定 ... 240
1. CO_2リサイクルシステムの確立 ... 240
2. CO_2とメタンからメタノールまたはDMEの合成 ... 240
3. CO_2と水素からメタノールの合成 ... 241
4. カーボンの固定 ... 242
   4.1 メタンの熱分解 ... 242
   4.2 ドライリフォーミングと

　　　　メタノール合成の組み合わせ … 242
　5. CO_2 による DME の合成 ………… 242
　6. CO_2 から CO の合成 ……………… 242
　7. CO_2 リサイクル …………………… 243
　8. おわりに …………………………… 243

第Ⅵ編　展　望

49　原子力発電に用いられる水素爆発防止触媒 …………… 244
　1. 原子力発電所 ……………………… 244
　2. 沸騰水型原子炉（BWR）………… 244
　3. 加圧水型原子炉（PWR）………… 245
　4. 再結合器 …………………………… 246
　　4.1 再結合触媒 …………………… 246
　　4.2 再結合器反応条件 …………… 246
　　4.3 触媒劣化 ……………………… 247
　5. シビアアクシデント時の水素燃焼対策 …………………… 247
　　5.1 可燃性ガス濃度制御システム … 247
　　5.2 ヨウ素による触媒被毒 ……… 248
　6. おわりに …………………………… 248

50　今後期待されている触媒 ……… 250
　1. 工業触媒開発のインセンティブ …… 250
　2. エネルギー関連触媒 ……………… 250
　　2.1 需要の変化 …………………… 250
　　2.2 天然ガスの利用 ……………… 251
　　2.3 バイオマス原料 ……………… 251
　　2.4 燃料電池 ……………………… 252
　　2.5 水素エネルギー ……………… 252
　3. 化学品関連触媒 …………………… 252
　　3.1 天然ガス利用触媒 …………… 252
　　3.2 基礎化学品 …………………… 252
　　3.3 機能化学品 …………………… 255
　　3.4 バイオマス …………………… 255
　4. 環境分野 …………………………… 256
　5. 新規触媒 …………………………… 256
　　5.1 高機能触媒 …………………… 256
　　5.2 今後の触媒 …………………… 256
　6. おわりに …………………………… 256

第Ⅰ編

工業触媒

1 超高活性触媒

　工業触媒は化学反応の手段であるため，高活性，とりわけ超高活性触媒の開発は永遠の目的である。化学者の夢でもある。高活性化のために従来，さまざまな技術が開発されてきた。最近，均一系触媒において従来にない高活性な触媒が見つかっている。今後の触媒技術の発展を示唆していると思われるので紹介したい。

1. 均一系触媒反応

　均一系金属錯体触媒反応は，中心金属に配位している不安定なリガンドの交換反応である。分子1個で反応するので分子触媒とも呼ばれるが，分子レベルで反応するためにきわめて少量で済む。それに対して固体触媒反応では担体表面に数 nm 前後の金属のクラスターが担持されている。固体触媒反応では基質は金属表面にまで拡散されなければ反応しないが，均一系では触媒分子が自由に基質まで拡散することができる。そのため反応速度はきわめて大きくなる。すでに樹脂の水素化反応などに応用されている（図1）。

2. 均一系触媒

2.1 カルボニル化

　BP 社（旧モンサント社開発）のライセンシングしているメタノールのカルボニレーションによる酢酸の合成には，Rh の錯体が用いられている。RhI_3 を CO 加圧下のメタノールに投入すると，系内で Rh のカルボニル錯体が形成され，カルボニレーションの反応が進行する。99％以上のきわめて収率の高い反応である。Rh 錯体の活性は高く，Rh の必要量は酢酸に対して 1×10^{-6} である。つまり 1g の Rh で 1000000g の酢酸が合成されている。日本では協同酢酸がこのプロセスを採用し 1980 年から運転を行っているが，系内に NaI などのヨウ化物を加えることによりさらなる高活性化が行われている。

$$CH_3OH + CO \longrightarrow CH_3COOH$$

　改良プロセスである CATIVA プロセスが韓国

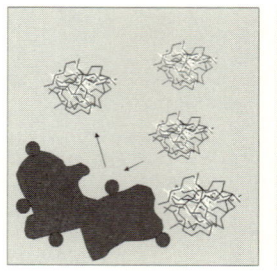

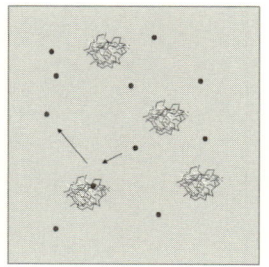

図1　均一系触媒反応と不均一系触媒反応の違い

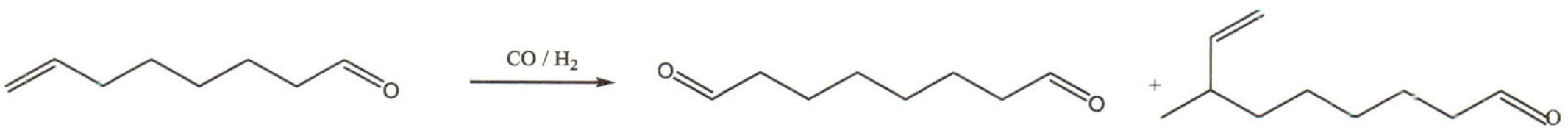

図2 7-オクテナールのヒドロホルミル化

のサムソンBP社やシンガポールのセラニーズ社で採用されているが, IrI_3 と RuI_3 が触媒の前駆体として用いられている。RuI_3 から誘導されるカルボニル錯体はカルボニレーションの活性はないので, Ru は Ir カルボニル化触媒のプロモーターになっていると考えられる。この場合の Ir の使用量は Rh の約 1/10 であるので, 酢酸に対し $1×10^{-7}$ ときわめて少ない。

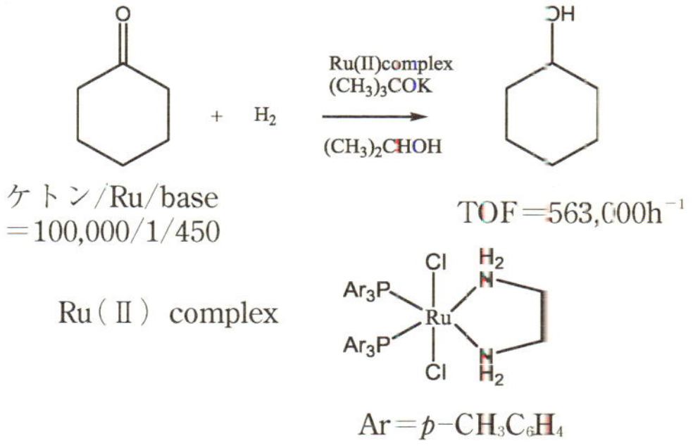

2.2 ヒドロホルミル化

ブタジエンの水和二量化, 異性化, ヒドロホルミル化, 還元アミノ化により, ノナンジアミンがクラレ鹿島工場で製造されている。中間体の 7-オクテナールのヒドロホルミル化では変性 Rh 錯体が用いられている。開発されたトリス (2,4-ジ-t-ブチルフェニル) ホスファイト変性 Rh は, 1-オクテンのヒドロホルミル化ではトリフェニルホスフィンの 200 倍の活性を示している。7-オクテナールのヒドロホルミル化では Rh の使用量は 1.1〜1.6mg/原料 kg であるので, ppm オーダーの Rh で反応が進行している。繰り返し 10 程度使用されていると思われるので最終的な Rh の使用量としては $1×10^{-7}$ である[1]。

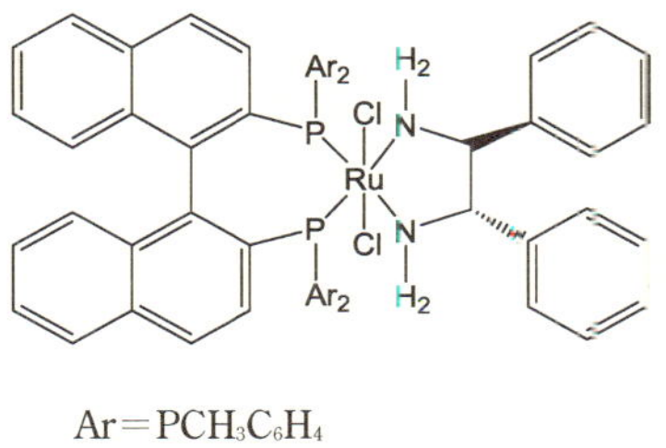

図3 エチレンジアミン配位 Ru 錯体によるケトンの水素化

図4 超高活性 Ru 錯体触媒

2.3 水素化

Rh ウィルキンソン錯体はオレフィンや芳香族の環水素化に有効である。ポリマーや一部の医薬品中間体の選択水素化に用いられている。反応によっては 1〜数十 ppm で用いられている。

ウィルキンソン Ru 錯体はケトンの水素化には低活性であるが, この Ru 錯体に DMF 中で Tol BINAP と 100℃ で混合後, 冷却し 1,2-ジフェニルエチレンジアミンを加え調製した trans-$RuCl_2$[P(C_6H_4-4-CH_3)$_2$]$_2$[$NH_2(CH_2)_2NH_2$] に $(CH_3)_3COK$ を添加すると, きわめて高活性な触媒となることが名古屋大学の大熊によって発表されている。1/100000 モルの触媒でシクロヘキサノンは 2-プロパノール中, 60℃, 1.0MPa でシクロヘキサノールに水素化され, TOF は $563000h^{-1}$ と報告されている[2]。

これらの超高活性触媒について, 野依博士は触媒学会 50 周年記念講演において Ru に配位しているジアミンの水素が水素化触媒として働いているために超高活性となっていると説明している。野依博士の示した超高活性 Ru 錯体を図4に示す。この考えは従来の金属への配位による反応と異なる反応スキ

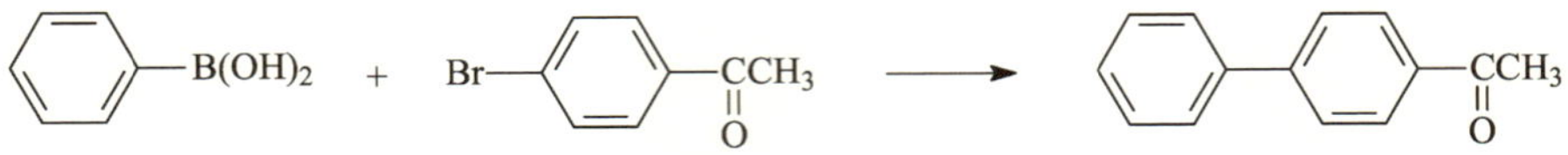

図5 典型的な鈴木-宮浦カップリング反応

表1 Pd ppb オーダーで進行する鈴木-宮浦反応

Pd 濃度	生成物収率（%）
50ppb	18
100ppb	48
1 ppm	93
2.5ppm	94

1 mmol scale, Pd(OAc)$_2$ used as catalyst
Microwave irradiation of 150W used
Temp. ramped from rt to 150℃ and held for 5 min

ームである（図4）[3]。

2.4 鈴木-宮浦カップリング反応

酢酸 Pd を用いマイクロウェーブを用いて反応させたところ無触媒で反応が進むと報告され話題になったが，その後の研究の結果，ごく微量の Pd が原料の B（ホウ素）に含まれていたことがわかった[4]。

そこで，酢酸 Pd をごく微量の ppb オーダーで反応させて反応を行ってみた。結果を表1に示す。ppb オーダーのごく微量の触媒で反応が進行している。広栄化学の西田は Pd/カーボン，北興化学は Pd/ペロブスカイト，大阪大学の金田教授は Pd/ヒドロキシアパタイトで反応が進むことを報告しているが，ごく微量の Pd は分析が困難であるので系内で Pd が微量溶解して反応が進行している可能性がある。

一方，Pd をアクリルアミドポリマーに架橋させた Pd 触媒は，ヨウ化ベンゼンとフェニルボロン酸からわずか 8.0×10^{-7} mol eq. の触媒使用量でほとんど100％の収率でビフェニルを生成する。TON は1250000と報告されている[5]。

2.5 Heck 反応

酢酸 Pd とトリ(o-トリル)ホスフィンとを系内で簡単に混合することによって得られる trans-di(μ-acetato)bis[o-(di-o-tolyphosphino)benzyl]dipalladium(II)（図6）は，Heck 反応にきわめて微量で高活性を示すことが Evonik 社から発表されている。(NBu$_4$)Br を添加すると，TON は1000000と報告されている[6]。

3. 将来の展望

均一系触媒反応の最大の欠点は生成物と触媒の分離であるが，超高活性触媒が見つかれば触媒使用量はきわめてわずかで済むので，生成物からの触媒の分離は必要なくなる。反応プロセスから触媒の濾過

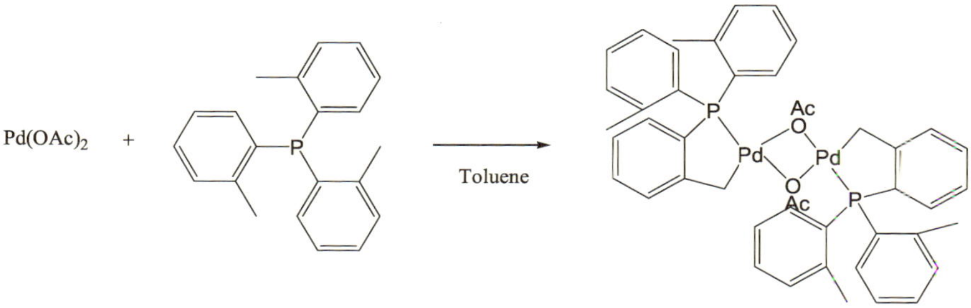

図6 高活性 Heck 反応触媒

表2 Heck 反応における高活性触媒

基　質	触媒濃度（mol%）	Additive	収率（%）	TON
4-bromobezaldehyde	0.001	—	99	100,000
4-bromoacetophenone	0.0001	(NBu$_4$)Br	99	1,000,000

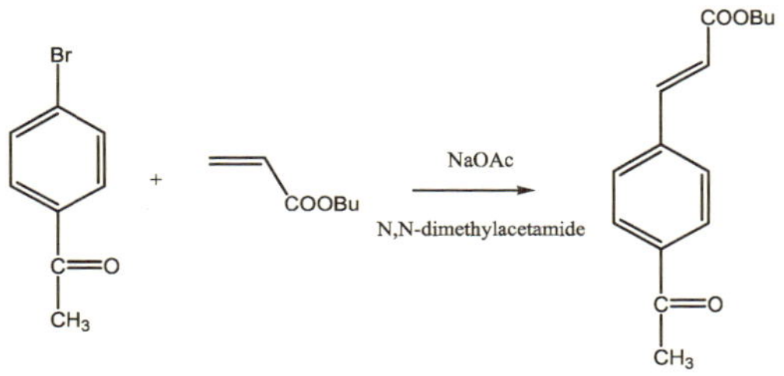

図7 Heck 反応例

分離工程がなくなる可能性もある。反応器は従来の撹拌型の反応釜である必要はなく，スクリュー型のような撹拌を備えた輸送管の中で反応することも可能になるかもしれない。超高活性触媒の研究が促進されることを願う。

文　献

1) 時任, 吉村, 触媒, **47** (8), 625 (2005)
2) 大熊毅, ファルマシア, **34** (11), 1095 (1998)
3) 野依良治, 触媒学会創立50周年記念講演, 2008. 3. 28
4) R. K. Arvela, N. E. Leadbeater, M. S. Sangi, V. A. Williams, P. Granados, R. D. Singer, *JOC*, **70**, 161-168 (2005)
5) 池上四郎, 有機合成化学講習会, Nov. 10, 2004
6) 杉清明, 有機合成化学協会誌, **63** (1), 82, (2005)

2 多元機能触媒

　合成ルートを短縮することができれば，グリーンケミストリー化の一つの大きな解決策となる。多元機能触媒を用いると多段の合成プロセスが1段で合成でき，結果として収率の向上や副生成物の大幅な低減につながる。多元機能触媒の発見や設計は，新規プロセスの開発も可能である。工業化されている多元機能触媒プロセスを紹介する。

1. エチレンの酸化による酢酸の合成

　酢酸の製造プロセスは現在，BP法によるRhI_3やIrI_3とRuI_3（CATIVAプロセス）を用いたメタノールのカルボニル化が主流である。

$$CH_3OH + CO \longrightarrow CH_3COOH$$

　このプロセスはCOガスの製造に大規模な設備投資を要することから，40万トン以上の大型プラントに適用されている。そのため，酢酸の需要の多くないエチレンプラントでは小規模の酢酸プラントが必要である。エチレン法は従来，ヘキスト・ワッカープロセスと呼ばれるエチレンのアセトアルデヒドへの酸化とアセトアルデヒドの酸素酸化によって得られていた（図1）。

　ヘキスト・ワッカープロセスは均一系の反応で，プロセスによって異なるが，10万トン/年の酢酸プラントで150～300kgの$PdCl_2$と約100倍量の$CuCl_2$が用いられている。使用済み触媒であるスラッジ状の有機物を含む$PdCl_2$は，$CuCl_2$とともに定期的に取り出されて焙焼，酸抽出により再生利用されている。アセトアルデヒドは空気により無触媒で，たとえば酢酸エチル溶媒，常温，3.0MPaで酸化され酢酸が合成されている。

　それに対し，気相法によるエチレンからの酢酸の直接合成プロセスが昭和電工から開発され工業化された。Pd/SiO_2にヘテロポリ酸を担持させた触媒（$Pd-HPA/SiO_2$）が用いられている[1]。エチレン，酸素と水蒸気を$H_4SiW_{12}O_{40}/SiO_2$に導入しても150℃では反応はまったく生じない。Pd/SiO_2に導入すると，エチレンは100%燃焼しCO_2が生成してしまう。ところが$H_4SiW_{12}O_{40}$を$Pd-SiO_2$に含浸させた触

$$H_2C=CH_2 + PdCl_2 + H_2O \longrightarrow CH_3CHO + Pd + 2HCl$$
$$Pd + 2CuCl_2 \longleftrightarrow PdCl_2 + 2CuCl$$
$$2CuCl + 1/2\ O_2 + HCl \longrightarrow 2CuCl_2 + H_2O$$
$$CH_3CHO + 1/2\ O_2 \longrightarrow CH_3COOH$$

図1　ヘキスト・ワッカープロセスによる酢酸の合成

2 多元機能触媒

表1 エチレンの水和酸化による酢酸の合成[2]

Catalysts	STY (g/l-Catalyst・h)	Selectivity (%)		
		CH_3COOH	CH_3CHO	CO_2
$Pd-H_4SiW_{12}O_{40}/SiO_2$	93.1	78.5	5.5	14.2
Pd/SiO_2	0	0	0	100
$H_4SiW_{12}O_{40}/SiO_2$	0	0	0	0

媒を用いると，酢酸が80％近い収率で生成する（表1）。

反応はPd/HPAにより気相でのワッカー反応が進行し，エチレンからアセトアルデヒドが生成し，アセトアルデヒドがPdにより酸化して酢酸が生成していると考えられる（図2）。ヘテロポリ酸とPd/SiO_2の組み合わせによりオレフィンの酸化によるカルボン酸の直接合成に成功した例である。ほかの反応への展開も期待したい。

$$C_2H_4 + H_2O \longrightarrow CH_3CHO \quad (ワッカー反応)$$
$$CH_3CHO + 1/2O_2 \longrightarrow CH_3COOH \quad (酸化反応)$$
$$\overline{C_2H_4 + O_2 \longrightarrow CH_3COOH}$$

図2 エチレンからの酢酸直接製法

2. 酸化エステル化

2.1 MMA

MMA（メタクリル酸メチル）は，イソブテンの酸化により得られるメタクリル酸とメタノールによるエステル化により得られている。MMAは，たとえば①原料のイソブテンのMo-BiOx系触媒によるアクロレインへの酸化，②アクロレインのPMoVOx系触媒によるメタクリル酸への酸化，③イオン交換樹脂触媒によるメタノールとのエステル化の3段で合成されている。多段の工程であるため，イソブテンからのMMAの収率は50％前後といわれている（図3）。

旭化成の開発した直メタ法は，メタクロレインの酸化メチル化によるメタクロレインからの直接合成である。触媒は，たとえばPd_3PbMg/SiO_2を用い懸濁床で行われる。金属間化合物Fd_3Pb_1は，酸化エステルを同時に行うことができる。また，Pbはプロペンの副生を抑制し，Pd_3Pb_1はギ酸メチルの副生をも抑制している。反応条件は，たとえば40℃で選択率は95％以上である[3]。

2.2 グリコール酸

ナノスケールのAu粒子がCOの酸化に高活性を示すことが知られている。ナノスケールのAuは酸化エステル化の2元機能ももっている。

日本触媒は，エチレングリコールの酸化エステル化によるグリコール酸メチルのパイロットプラントの稼働に成功している。触媒は，特許にはたとえば7.8％Au/Ti-SiO_2が記載されている。懸濁床の反応である。酸化雰囲気であるためAuが微量溶出するが，Pdを添加することによりAuの

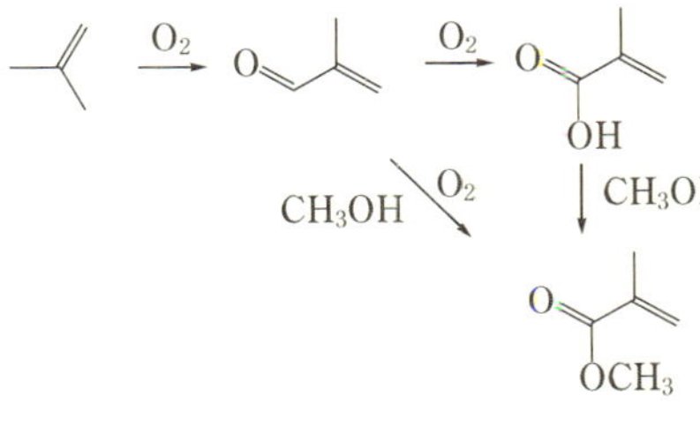

図3 MMAの合成ルート

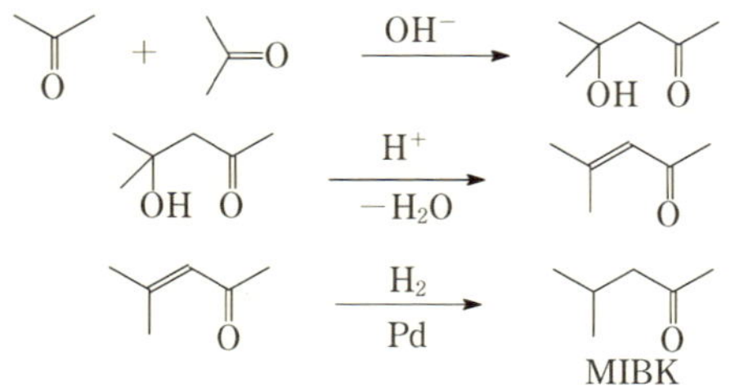

図4　3 Step によるアセトンからの MIBK の合成反応

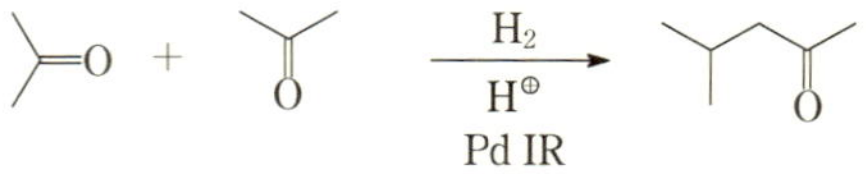

図5　アセトンからの MIBK 直接法

溶出は抑制されている。EG：28.8g，MeOH：150g，Cat.：6.5g，O_2：5％，N_2：95％ 0.8ml/min 110℃，2 MPaG，6 hr Carrier：53μm の条件で転化率 69.9％，選択率 78.9％である[4]。

$$HO-CH_2CH_2-OH + CH_3OH + O_2 \longrightarrow HO-CH_2COOCH_3 + H_2O$$

3. MIBK

MIBK はアセトンのアルドール縮合脱水によって得られるメジチルオキサイドの選択水素化によって得られている。この反応は 3 Step により合成されている（図4）。

この 3 Step を 1 Step として，MIBK が直接合成されている。触媒は Pd/酸性イオン交換樹脂である。イオン交換樹脂のもつ固体酸で縮合が進み Pd で水素化され，イオン交換樹脂の固体酸で再度脱水され MIBK が生成されるのである（図5）。

工業的には，たとえば 0.8％Pd/イオン交換樹脂（Amerlyst）が用いられている。反応温度は 110～130℃である。イオン交換樹脂の耐熱温度に限界があるので，触媒寿命は約1年である。台湾の李長栄化学は 2.5 万トン/年，韓国の錦湖 P&B 化学は 2 万トン/年プラントを稼働させている。

4. p-キシレン[5]

混合キシレンから p-キシレンへの異性化は ZSM-5 が広く用いられているが，エチルベンゼンからの p-キシレンへの異性化は Pt と水素がないと進行しない。エチルベンゼンは，Pt により水素化されてナフテンを経由し ZSM-5 により異性化されたのち，Pt で脱水素されキシレンとされるからである。Pt のもつ水素化と脱水素能と，ZSM-5 のもつ異性化能とが働いた，多元機能触媒作用で反応は進行している。反応条件は，たとえば 370～480℃，0.95～0.20MPa，H_2/HC リサイクル比 3/1～6/1 である（図6）。

5. パラフィンの異性化

ガソリン中の芳香族類は，未燃焼成分として排出され大気汚染物質となるため，脱芳香族化が望まれている。脱芳香族化するとオクタン価が下がるため，パラフィンの異性化が必要とされる。この反応は，水素存在下で脱水素と水素化能をもつ Pt/Al_2O_3 に塩素を添加した触媒または Pt/ゼオライトが用いら

図6 エチルベンゼンからp-キシレン合成ルート

れている。ブタンの異性化例を**図7**に示す。

ペンタン，ヘキサンを含む軽質ナフサの異性化プロセスとして UOP 社の Penex Process，Shell 社の Hysomer Process が広く用いられている。コスモ石油と三菱重工が共同で開発した $Pt/SO_4/ZrO_2$ 触媒は UOP 社により Per-Isom Process としてライセンシングされている。

オクタン価 0 の n-ヘプタンなどの C_7+パラフィンは水素化分解しやすく異性化が困難であったが，最近 ABB に支援されたシンガポールの Bio-engineering and Nanotechnology 大学の Ying 教授から高活性異性化触媒（$Pt/WO_3/Al-ZrOx$）が発表されている。ZrO_2 に Al を加えることにより Pt と WO_3 を高分散担持ができ，125℃という低温で反応でき水素化分解を抑制できたと説明されている[6]。

$$Pt/WO_3/Al\text{-}ZrOx \gg Pt/WO_3/ZrO_2 > Pt\text{-}\beta\text{-}Zeolite$$

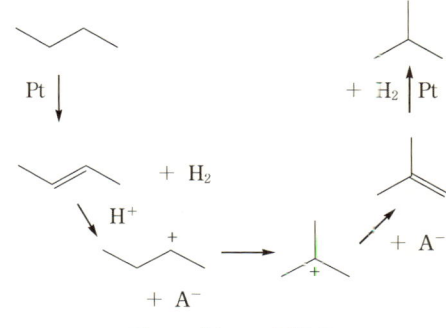

図7 ブタンの異性化

文　献

1) 佐野健一, 内田博, 触媒, **41** (4), (1999)
2) 特開平 7-89896, 昭和電工
3) 青島, 山松, 丁野, 鈴木, 山口, 触媒, **44** (2), 63 (2002)
4) JP 2004-181357 A 2004.7.2, 日本触媒
5) 室井高城, Octafining II Process, 石油プロセスハンドブック, vol.3 (1986)
6) J. Xu, Y. Ying, *Angew. Chem. Int. Ed.*, **45**, 6700-6704 (2006)

3 貴金属合金触媒

　貴金属触媒にアルカリ金属やアルカリ土類金属を添加すると活性が向上する例はよく知られているが，貴金属と貴金属の合金触媒による触媒特性はあまり知られていない。合金触媒の調製が困難なことや溶媒によって合金効果が著しく異なること，さらに使用済み触媒からの貴金属の回収が困難と誤解されていることが原因と思われる。

1. 合金触媒特性

　貴金属触媒にNiやCu触媒を混合すると，一般的には活性は阻害されることが多いが，貴金属どうしの混合では反応は阻害されることは少ない。貴金属合金触媒でも活性の低下現象は少ない。従来，Pd-Auなどの貴金属合金触媒は，金属の凝集抑制の手段としても用いられてきた。

2. Pd-Ru合金触媒

　Pd/カーボン粉末は，アセチレンやオレフィン化合物の水素化触媒としてよく知られている。1,4-ブチンジオールの水素化では，Ru/カーボン粉末はほとんど活性を示さない。ところが，Pd/カーボン粉末にRu/カーボン粉末を混合（50/50）すると，Pd/カーボン粉末の投入量は1/2になるにもかかわらず5割以上活性は向上する。さらにPdとRuの合金触媒にすると，活性は元のPd/カーボンの5倍近く向上する（**表1**)[1]。

　混合により活性が向上する場合は合金化するとさらに高活性となることが予想されるので，合金触媒の発見の一つの方法として利用できる。ただし，このような合金効果は溶媒がメタノールの場合生じるが，溶媒を酢酸に変えるとまったく効果がない。合金触媒は溶媒により効果が著しく異なることに注意しなければならない。

$$HOCH_2C \equiv CCH_2OH \xrightarrow{2H_2} HOCH_2CH_2CH_2OH \xrightarrow{H_2} CH_3CH_2CH_2CH_3$$

式1

表1　Pd-Ru/カーボン粉末合金触媒によるブチンジオールの水素化

Catalyst		Metal (mg)	Methanol		Acetic acid	
			(ml H$_2$/min)	(mol H$_2$)	(ml H$_2$/min)	(mol H$_2$)
モノメタル触媒	5％Pd/C	15	20	2	64	2
合金触媒	3.4％Pd-1.6％Ru/C	15	47	3	27	2
合金触媒	2.5％Pd-2.5％Ru/C	15	100	3	37	2
合金触媒	4.0％Pd-1.0％Ru/C	15	26	2.5	24	2
混合触媒	5％Pd/C	7.5	32	2	40	2
	5％Ru/C	7.5				

Catalyst：300mg, Butyndiol：200ml, Solvent：100ml, rt, 0.1MPa

3. Pd-Pt合金触媒

3.1 芳香族ニトロ化合物の水素化

芳香族ニトロ化合物の芳香族アミノ化合物への水素化は，Pd/カーボン粉末が広く用いられている。共沈法により調製されたPd-Pt(Pd/Pt＝9/1)合金/カーボン粉末は，Pd/カーボンの倍以上の活性を示すことが知られている。

3.2 脱ベンジル反応

酸を添加せずにジベンジルエーテルの水素化分解がPd-Pt合金触媒で可能である。エヌ・イーケムキャットは，Pd/カーボン粉末にそれぞれ1/10のRh, Ru, Ir, Au, 1/100のPt, Irの添加で，従来の1.5～5倍近く活性の高い触媒を開発した。Pdに対してわずか1/100のPtを添加した合金触媒が高

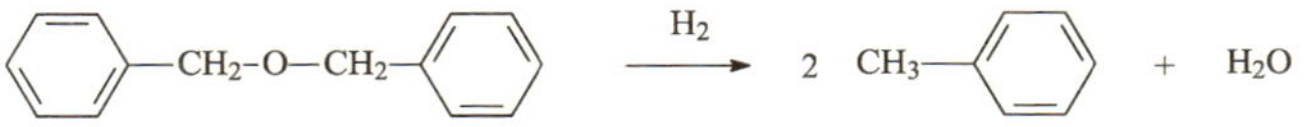

図1　ベンジルエーテルの水素化分解

表2　Pd-Pt合金触媒によるベンジルエーテルの水素化分解

触媒	水素吸収量（ml）
5％Pd-0.5％Pt/カーボン粉末	3,665
5％Pd-0.5％Rh/カーボン粉末	2,330
5％Pd-0.5％Ru/カーボン粉末	1,165
5％Pd-0.5％Ir/カーボン粉末	2,895
5％Pd-0.5％Au/カーボン粉末	2,090
4.95％Pd-0.05％Pt/カーボン粉末	3,005
5％Pd-0.05％Ir/カーボン粉末	2,195
5％Pd-0.5％Pt/カーボン粉末（混合）*	3,250
5％Pd/カーボン粉末	786

10％Pd/カーボン粉末と1％Pd/カーボン粉末の混合品を半量投入

$$\text{R-O-(CH}_2\text{CH}_2\text{O)}_n\text{-H} + \text{O}_2 \longrightarrow \text{R-O-(CH}_2\text{CH}_2\text{O)}_{n-1}\text{-CH}_2\text{COOH} + \text{H}_2\text{O}$$

式2

活性を示す理由はわかっていない（**図1，表2**）。

この場合も不思議なことにPd-Pt混合触媒が高活性を示している[2]。

3.3 液相酸化反応

Pt/カーボンにPdを添加したPt-Pd合金触媒は（ポリ）オキシエチレンアルキルエーテルの酸化活性が高く，非アルカリ水溶液中（ポリ）オキシエチレンアルキルエーテル酢酸を固定床反応で得ることができる。川研ファインケミカルは，たとえば6.4％ Pt-Pd（Pt/Pd＝5/1.5）カーボン粒を空気圧0.6MPa，70℃で用いた連続プロセスを開発している[3]。（ポリ）オキシエチレンアルキルエーテルは界面活性剤，機能性高分子材料の改質剤，生体高分子材料に用いられる。

3.4 耐硫黄毒性

環境汚染対策として，燃料油中の芳香環化合物の水素化除去が望まれている。高温度での反応は脱水素が生じやすいので，できるだけ低い温度での反応が望ましい。しかし原料には微量の硫黄化合物が存在するので，Pd，Ptともに単独では高温が必要である。

米国BASF Catalysts社（旧Engelhard社）は，特殊な$SiO_2\text{-}Al_2O_3$担体に合金担持されたPt-Pd/$SiO_2\text{-}Al_2O_3$は硫黄の存在下で芳香環の水素化が可能であることを発表している[4]。**図2**に，33ppmのジベンゾチオフェンの存在下でのデカン中のテトラリンの水素化を示す。

4. Pd-Au合金触媒

4.1 酢酸ビニル触媒

エチレンのアセトキシレーションの反応では，Pdが酸化され酢酸Pdを経由して凝集し活性を失う。数nmのPd粒子は，1週間で数10nmまで凝集が進行する。Pdの凝集を抑制するために，PdにAuが添加された合金触媒（Pd-Au/SiO_2）が用いられている。プロセスにより異なるが，Pd/Au比は2/1（wt比）程度である。

4.2 水素と酸素から過酸化水素の直接合成

水素と酸素から直接過酸化水素を合成する触媒として，Pd-Au合金触媒が開発されている。爆発限界（4％以下）の低水素分圧下で，かつ水の生成（$H_2 + O_2 \rightarrow H_2O + 1/2O_2$）を抑制しなければならない。Auはほとんど活性を示さないが，Pd-

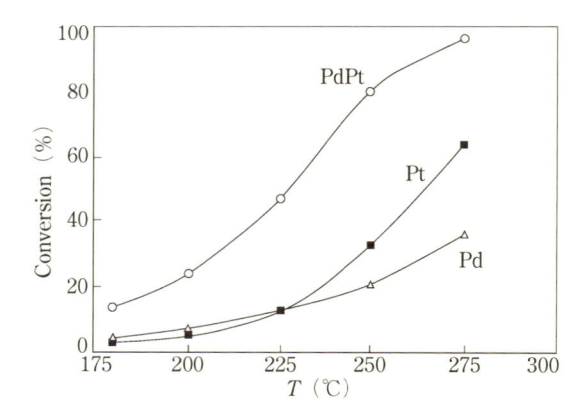

図2 硫黄化合物存在下でのテトラリンの水素化
10% tetralin in decane with 33ppm of dibenzothiophene

表3 Pd-Au合金触媒による過酸化水素の直接合成

	Rate (mol H_2O_2/kg cath)	H_2 Conv. (%)	H_2O_2 Selectivity (%)
5%Au/TiO_2	7.1	nd	nd
5%Pd/TiO_2	31	29	21
2.5%Au-2.5%Pd/TiO_2	64	21	70
2.5%Au-2.5%Pd/Carbon	110	41	80

5% H_2/CO_2, 25% O_2/CO_2, 1:2 H_2/O_2 at 3.7MPa, 5.6g MeOH, 2.9g H_2O, 0.01g Catalyst

表4 還元法により異なるPd-Auクラスター構造

	EXAFSの結果	構造
Pd, Au 同時還元	Pd-Pd, Pd-Au	Auはクラスター内部、クラスター表面はPd原子
Au→Pd 逐次還元	Pd-Pd 結合	PdクラスターとAuクラスターの混合
Pd→Au 逐次還元	Pd-Pd, Pd-Au	Pd-Au結合が存在

Au/Carbonは高活性、高選択性を示す（**式3**, **表3**）[5]。

$$H_2 + O_2 \longrightarrow H_2O_2$$

式3

4.3 Au触媒の溶出防止

Auはアルコールの酸化エステル化に活性がある。

日本触媒は、エチレングリコールをメタノール溶媒中で酸化することによるエチレングリコール酸メチルのパイロットプラントを稼働させている。反応によりAuが微量溶出するが、Pdと合金化することにより溶出は抑制されている[6]。

4.4 Pd-Au合金触媒の調製

合金触媒の構造は調製法により大きく異なる。$PdCl_2$とHAuCl_4と保護高分子のポリ（N-ビニル-2-ピロリドン）をエタノール/水溶液、90〜100℃

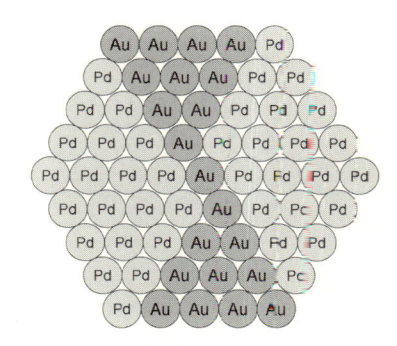

図3 Pd→Au 逐次還元で調製されたPd-Au合金触媒のモデル[7]

還流下で還元したPd-Au合金触媒について、EXAFSによる構造解析が行われている[7]。

共沈法で調製すると、Auは金属粒子の内部に存在し、表面はPd原子である。Au担持後Pdを逐次担持（Au→Pd）還元すると、Au, Pdの混合クラスターしか得られない。Pd担持後Auを逐次担持（Pd→Au）還元では合金触媒が得られる。Pdクラスター表面でAuイオンが還元されAu原子が吸着されるため、PdにAuが入り込んだクラスターが形成されると考えられる（**表4**, **図3**）。

5. Pt-Ru 合金触媒

5.1 芳香族ニトロ化合物の水素化

アダムス Pt 触媒はオールマイティーの水素化触媒として知られている。調製された PtO_2 は系内で容易に還元され，高活性な Pt ブラックとして反応に寄与するからである。芳香族ニトロ化合物の水素化では，Pt-Ru 合金アダムス触媒は 2～3 倍の活性を示す（図 4）。

5.2 他の官能基の水素化

表 5 に Pt-Ru アダムス触媒によるアセチレン，オレフィン，カルボニル，ヘテロ環の水素化例を示す。最大活性値を示す Ru の合金の割合は基質により異なる。

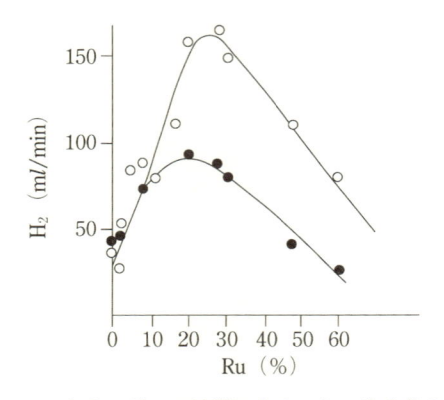

図 4 Pt-Ru 合金アダムス触媒によるニトロ化合物の水素化

表 5 最大活性を示す Pt に対する Ru の合金含有量[8]

基質	溶媒	基質（mol）	触媒（mg）	活性/PtO_2	Ru 濃度（at%）
2-メチルブチン 3,2-ol	メタノール	0.8	10	2.5	3
マレイン酸	メタノール	1.8	50	2.5	20
シクロヘキセン	メタノール	1.5	10	3.0	30
シクロヘキサノン	エタノール-塩酸	0.5	50	3.5	30
アセトフェノン	エタノール-塩酸	3.4	50	3.0	30
ピリジン	エタノール-塩酸	0.25	50	1.5	3

表6 *p*-キシレンの水素化

Catalyst（300mg）	Rate（ml H$_2$/min）
5％Rh/カーボン粉末	2,330
5％Ru/カーボン粉末	745
5％Pt/カーボン粉末	10
5％Pd/カーボン粉末*	100
2.5％Rh-2.5％Ru/カーボン粉末	7,800
2.5％Rh-2.5％Pt/カーボン粉末	3,960
2.5％Rh-2.5％Pd/カーボン粉末	225

p-Xylene 50ml, 1000psig, 100℃, *1000psig, 160℃

6. Rh-Ru 合金触媒

p-キシレンの環水素化では5％Rh/カーボン粉末や5％Ru/カーボン粉末は高活性を示す（表6）。2.5％Rh-2.5％Ru/カーボン粉末は5％Rh/カーボン粉末の3.3倍，2.5％Rh-2.5％Pt/カーボン粉末は1.7倍の活性を示す[9]。

7. おわりに

白金族金属代替触媒の探索が叫ばれているが，白金族金属の活性を向上させごく微量で使えるようにすることが，より現実的である。そのための基礎研究が必要である。使用済み合金触媒からの貴金属の回収が困難との誤情報があるが，貴金属合金からの貴金属の回収は技術的に容易である。

文　献

1) P. N. Rylander, Catalytic Hydrogenation over Platinum Metals, 63, Academic Press（1967）
2) 特開 2002-263490, エヌ・イーケムキャット
3) 特開平 1-149752, 川研ファインケミカル
4) Marius, Vaarkamp, Chemical Catalyst News, Engelhard, Nov. 2000
5) J. K. Edwards, G. J. Hutchings, *Angew. Chem. Int. Ed.*, **47**, 9192-9198（2008）
6) JP 2004-181357A, 日本触媒
7) 原田, 朝倉, 戸嶋, 70th CATSJ Abstracts, (2), E204（1992）
8) G. C. Bond, D. E. Webster, *Proc. Chem. Soc.*, 398（1964）
9) P. N. Rylander, Catalytic Hydrogenation over Platinum Metals, 326, Academic Press（1967）

4 ヘテロポリ酸触媒

　ヘテロポリ酸は H_2SO_4 よりもはるかに強い酸強度を示すが，超強酸ではない。酸化触媒や酸触媒として工業的に用いられている。酸触媒として水和反応，脱水反応，エステル化反応などが知られている。液相では有機溶媒に不溶であることから，二相で用いられ相分離により生成物と触媒を分離することができる。有機溶媒を必要としないためグリーンケミストリーの触媒としても注目されている。

1. ヘテロポリ酸

　ヘテロポリ酸（HPA）は異種の金属の酸素酸が脱水縮合したもので，酸性と酸化能力をもつ。酸としての活性は HPA のプロトン濃度とポリアニオン濃度に依存することから，結晶内のポリアニオンに取り込まれた極性分子が，水を介して自由に移動するプロトンによるものと解釈されている。固体の HPA 内で液体のように反応が進むので結晶内は擬液相（Pseudo-Liquid）といわれている[1]。図 1 に擬液相のモデルを示す。
　HPA，たとえば 12-タングストリン酸は，リン酸とタングステン酸とを酸性溶媒中で反応させることにより調製される。

$$PO_4^{3-} + 12WO_4^{2-} + 24H^+ \longrightarrow PW_{12}O_{40}^{3-} + 12H_2O$$

酸強度はヘテロ原子の電荷に比例する。

$$H_3PW_{12}O_{40} > H_4SiW_{12}O_{40} > H_5BW_{12}O_{40} > H_6CoW_{12}O_{40}$$

酸化力は酸強度とは異なり，次のとおりである。

$$H_4PMo_{11}VO_{40} > H_3PMo_{12}O_{40} > H_3PW_{12}O_{40}$$

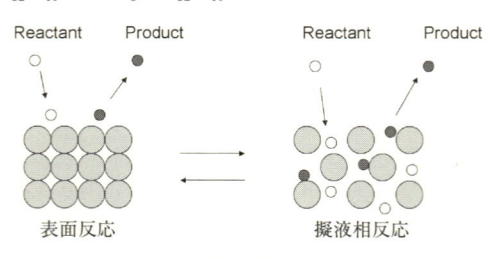

図 1　HPA 結晶内の擬液相反応モデル

表1　HPA工業化プロセス

Process	生成物	触　媒	Phase	メーカー
プロピレンの水和	イソプロピルアルコール	$H_3PW_{12}O_{40}$	液相	トクヤマ
メタクロレインの酸化	メタクリル酸	Mo-V-P-O系	気相	三菱レイヨン
1-ブテンの水和	2-ブタノール	$H_4SiW_{12}O_{40}$	液相	出光興産
イソブテン水和	tert-ブタノール	$H_3PMo_{12}O_{40}$	液相	旭化成
THFの重合	PTMG	$H_3PW_{12}O_{40}$	液相	旭化成
エチレン	酢酸エチル	$Pd-H_4SiW_{12}O_{40}/SiO_2$	気相	昭和電工
エチレン法酢酸	酢酸	$H_4SiW_{12}O_{40}/SiO_2$	気相	昭和電工

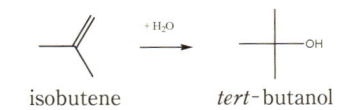

図2　イソブテンの水和による tert-ブタノール

2. 工業化されているプロセス

HPAを用いた工業化プロセスを表1に示す。Catalyst Reviewには，ほかに気相でイソ酪酸の酸化脱水素によるメタクリル酸の合成とグルコサイドの合成が工業化されていると述べられている。

2.1　プロピレンの水和

プロピレンの液相水和によるイソプロピルアルコールの合成は1989年，トクヤマにより工業化された。$H_3PW_{12}O_{40}$が用いられている。

2.2　tert-ブタノール

イソブテンの水和反応による tert-ブタノールは1984年，旭化成により工業化された。$H_3PMo_{12}O_{40}$が用いられていると思われる。C_4混合ガスは50％以上の高い濃度のHPA水溶液に60〜80℃，0.85MPaで導入され，イソブテンの t-ブチルアルコールの選択性は99.9％以上である。n-ブテンは反応しない。HPAは安定化され長期間使用されている。

2.3　sec-ブタノール

1-ブテンの水和による sec-ブタノールは，出光興産により1989年に工業化されている。反応は，たとえば$H_4SiW_{12}O_{40}$の2.1wt％水溶液に1-ブテンを導入し，200〜220℃，19〜22MPaで行われる[2]。sec-ブタノールはスポンジNiにより脱水素されMEKとされている。

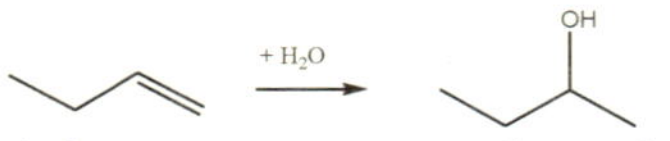

1-butene　　*sec*-butanol

図 3　1-ブテンの水和による *sec*-ブタノール

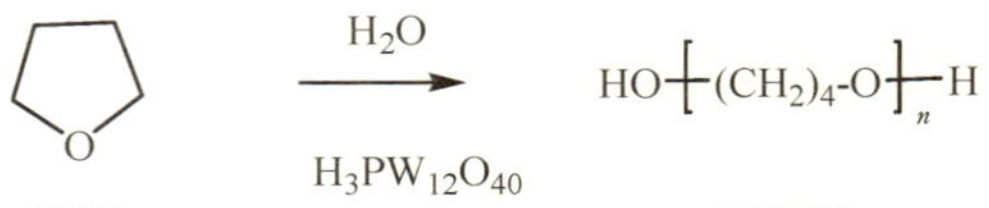

THF　　PTMG

図 4　THF の開環重合

2.4　THF の開環重合

THF の開環重合によるポリオキシテトラメチレングリコール（PTMG）の合成は，旭化成が 1987 年に企業化した。60～70wt%の高濃度の $H_3PW_{12}O_4$ が用いられている。

2.5　メタクロレインの酸化

メタクロレインの酸化によるメタリクル酸は 1982 年，三菱レイヨンにより工業化されている。触媒は Mo-V-P-O 系と思われる。気相 270～350℃で行われている。メタクリル酸の単流収率は 80～85%といわれている。

2.6　酢酸エチル

昭和電工はエチレンと酢酸から直接法による酢酸エチルの合成プロセスを開発し 1999 年，昭和エステリンドインドネシアで工業化した。

$$C_2H_4 + CH_3COOH \longrightarrow CH_3COOC_2H_5$$

当初 $H_3PW_{12}O_{40}/SiO_2$ が用いられていたが，高表面積の SiO_2 担体を用いた $Li_{0.1}H_{3.9}SiW_{12}O_{40}/SiO_2$ に改良されている。ガス組成は，たとえば $AcOH/C_2H_4/Steam = 6.8/92.2/1$ で 150℃，0.5MPa で用いられている。エチレンの二量化によるブタンの生成起因のカーボン質の生成を抑制するため，担体中の微量不純物である K_2O，Na_2O，Fe_2O_3，Al_2O_3 が除去されている。BP 社も類似プロセス（Avada™ Process）を開発し，2001 年に企業化した。

2.7　酢　酸

昭和電工の開発したエチレンの水和酸化による酢酸の合成プロセスでは，$Pd-H_4SiW_{12}O_{40}/SiO_2$ が用いられている。エチレンはワッカー反応によってアセトアルデヒドにされたのち，Pd により酸化されて酢酸が生成されていると解釈されている。

水和：

$$C_2H_4 + H_2O \longrightarrow C_2H_5OH$$

酸化：

$$C_2H_5OH + O_2 \longrightarrow CH_3COOH + H_2O$$

反応条件と入り口ガス組成は，たとえば 0.5MPa-G，150℃，GHSV 3000/hr，$C_2H_4/O_2/H_2O/Inert\ gas = 50/7/30/13$ である。ヘテロポリ酸を担持しない Pd/SiO_2 ではエチレンは完全に CO_2 と水に燃焼してしまう。

3. 開発の期待されている反応

3.1 酸素によるエポキシ化

β-メタリルクロライドはアルデヒドの存在下，$Li_9H_9[Li_4V_{12}B_{32}O_{84}]\cdot 15H_2O$ により酸素でエポキシ化することができる。アルデヒドにより収率は異なり，イソブチルアルデヒドでは収率は 81.6%，ベンズアルデヒドでは収率は 93.6% に向上する[3]。

3.2 過酸化水素によるエポキシ化

(1) プロピレンオキサイド

中国の大連の化学物理研究所の Xi らは，過酸化水素によるオレフィンの水と有機溶媒の二相系でのエポキシ化にリンタングステン酸（$[\pi\text{-}C_5H_5NC_{16}H_{33}]_3[PO_4(WO_3)_4]$）が有効であることを見つけている。トルエンと tributylphosphate の混合溶媒に 30% H_2O_2 水溶液と基質に対して 0.17mol% の触媒を加え 35℃ で反応させると，1-ヘキセン，シクロヘキセンの転化率はそれぞれ過酸化水素基準で 100%, 98%, 選択率は 89.6%, 87.6% と報告されている。アントラキノン法での過酸化水素合成で用いられる空気酸化後の H_2O_2 とエチルアントラキノンの混合溶液にプロピレンを導入すると，60℃, 6 時間でプロピレンの転化率 95%，プロピレンオキサイドの収率は 95%（エチルヒドロアントラキノン基準）が得られている。触媒は繰り返し使用できる。過酸化水素により有機溶媒中では不溶の $[\pi\text{-}C_5H_5NC_{16}H_{33}]_3[PO_4(WO_3)_4]$ は $[\pi\text{-}C_5H_5NC_{16}H_{33}]_3\{PO_4[(W(O_2)(O_2))]_4\}$ となり，有機溶媒に溶解しプロピレンをプロピレンオキサイドに酸化する。過酸化水素が消費され反応が完結すると，再度有機溶媒に不溶の HPA に戻る[4]。

(2) 脂環式エポキシ化合物

日産化学はシクロペンテン化合物を過酸化水素で酸化し，エポキシ化合物を高収率で得る方法を開示している[5]。触媒は $[n\text{-}Bu_2N]_4[i\text{-}PrNH_3]_2H[PTi_2W_{10}(O_2)_2O_{38}]\cdot H_2O$ で n-デカン，アセトニトリルを用い，69℃, 30hr の条件で，トリシクロ$[5.2.1.0^{2.6}]$デセ-3-エンの転化率は 95.7%，3,4-エポキシトリシクロ$[5.2.1.0^{2.6}]$デカンの収率は 84.4% である。

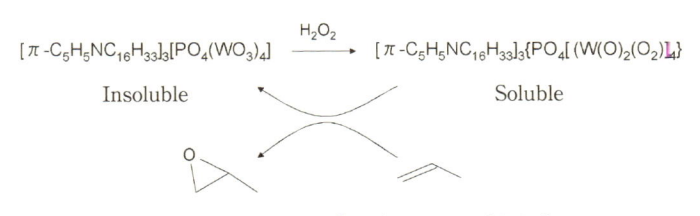

図5 H_2O_2 によるプロピレンのエポキシ化

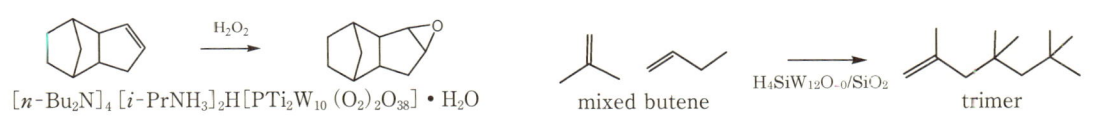

図6 シクロペンテン化合物のエポキシ化

図7 ブテンのオリゴメリゼーション

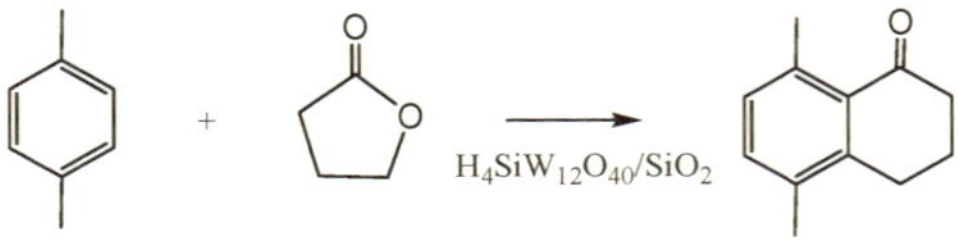

図8 テトラロンの合成

3.3 アルキレーション

出光興産はブテンのアルキル化によるオリゴマーの合成研究を HPA で行っている。含浸法で SiO_2 粉末に担持させた $10\%H_4SiW_{12}O_{40}/SiO_2$ を用い n-ヘキサンを溶媒としてイソブテンを導入し，100℃，1.5MPa，1時間反応させると，転化率94％，2量体，3＋4量体の選択率はそれぞれ13％，86％である[6]。

3.4 テトラロンの合成

フリーデル・クラフツ反応をヘテロポリ酸で行うことにより，p-キシレンと γ-ブチロラクトンからジメチルテトラロンが合成可能である。昭和電工は SiO_2 に担持した $H_4SiW_{12}O_{40}/SiO_2$ を用い200℃，5時間反応させ，γ-ブチロラクトン転化率64.3％，収率39.9％（γ-ブチロラクトン基準）の5,8-ジメチルテトラロンを得ている。

3.5 脱水反応

(1) エタノールの脱水によるエチレンの合成

エタノールの脱水反応によるエチレンの合成では，$H_4SiW_{12}O_{40}$ を MCM-41 に担持した触媒が活性を示すことが知られている。$H_4SiW_{12}O_{40}$ を水/有機溶媒エマルション法を用いて $0.4\sim 1\,\mu m$ の SiO_2 の microsphere に内蔵させた触媒では，150℃ではジエチルエーテルが生成するが，200℃で100％のエチレンが得られている[8]。

(2) グリセリンの脱水によるアクロレインの合成

アクリル酸の前駆体であるアクロレインは，バイオマスであるグリセリンをヘテロポリ酸で脱水することにより得ることができる。ZrO_2 に担持した $H_2W_{12}PO_{40}/ZrO_2$ は転化率＞79％，選択率70％である[9]。

二元細孔シリカ（メソ孔10nm）に担持した $H_4SiW_{12}O_{40}/SiO_2$ では，10wt％グリセリン水溶液，225～325℃，触媒0.3g で転化率100％，アクロレイン選択率87％（5 h の平均値）と報告されている[10]。

(3) フルクトースの脱水

果物に含まれるフルクトース（果糖）は，脱水することによりジオールやジカルボン酸などの中間体である 5-ヒドロキシメチル-2-フルアルデヒド（HMF）に転換することができる。$H_3PW_{12}O_{40}$ と硝酸鉄の水溶液から調製された $FePW_{12}O_{40}$ を 0.02g 用い，フルクトース1.7mmol，DMSO 10g，120℃，2 hr，減圧下で反応させると，転化率100％，収率97％である。$H_3PW_{12}O_{40}$ でも収率は95％である[11]。

文　献

1) 奥原敏夫, 触媒, **45**(1), 32 (2003)
2) 出光興産, 特開 2007-230934
3) 日産化学, 特開 2001-342184
4) *Science*, **292**, May (2001)
5) 日産化学, 特開 2001-213871
6) 出光興産, 特開 2005-15383
7) 昭和電工, 特開 2004-059572
8) T. Okada, S. Mishima, S. Yoshihara, *Chem. Lett.*, **38**(1), 32 (2009)
9) S.-H. Chai, Y. Liang, B.-Q. Xu, 14ICC presymposium Kyoto, OC307 (2008)
10) 佃, 佐藤, 高橋, 袖澤, 触媒学会 第 98 回触媒討論会A, 93 (2006)
11) 魚住, 清水, 薩摩, 触媒学会 第 100 回討論会, A247 (2007)

5　担体との相互作用を利用した工業触媒

　触媒担体としてカーボンやアルミナ，ケイ藻土が従来多く用いられてきたが，最近グラファイトカーボンやチタニア，複合酸化物など，従来あまり用いられていない担体が工業的に用いられるようになってきた。これらの担体は触媒金属と相互作用をもつことがわかってきた。この相互作用を利用することにより，新たな触媒が見つかる可能性がある。ここでは，これまでに開発された担体との相互作用を利用した工業触媒について紹介する。

1. 担体との相互作用（SMSI）

　SMSI（Strong Metal Support Interaction）効果が見つけられたのは，最初，500℃で水素還元して得られたPt/TiO_2触媒を400℃で酸化処理し300℃という低い温度で再度水素還元すると，Pt粒子径に変化がないにもかかわらず水素の吸着量が大きくなる，という現象が見つけられたのがきっかけであった。高温で還元すると，Ptと担体のTiO_2との間に強い相互作用が生じ，水素の吸着量が減少する現象である。担体の酸化物が一部還元され低次の酸化物となり，相互作用が生じていると解釈されている（図1）。

2. カーボングラファイト

2.1 シンナムアルコール

　シンナムアルデヒドのカルボニル基を選択的に水素化することは困難である。Pt/カーボン粉末をFeで修飾した触媒でも，選択性は70～90%である。

　担体にカーボングラファイトを用いた5%Pt/カーボングラファイトを用いると，KOHを添加したトルエン/水の2層系溶媒中，20℃，7.0MPaで転化率：98.3%，選択率：99.9%でシンナムアルコールを得ることができる[1]（図2）。Ptとカーボングラファイトの間に強い相互作用が働きシングルサイトの触

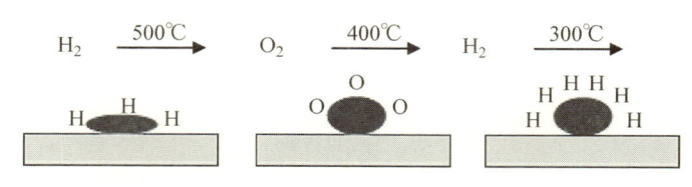

図1　SMSI現象モデル

媒が形成されたと考えられている。最近グラファイトが新たな担体として注目されている。

2.2 アンモニアの合成

BP社とKellogg社により開発されたRu/Cs/カーボングラファイト触媒は，従来のFe-K触媒に比べ，はるかに温和な条件でアンモニアを合成することができる。320℃，6 bar，GHSV 1300におけるアンモニアの収率は6.03％と高収率である。

従来のFe-K-Al_2O_3触媒とRu/Cs/カーボングラファイト触媒との反応条件の違いを表1に示す。調製されたRu/カーボングラファイトに添加したアルカリ金属のCsからRuに電子が供与され，さらにRuの電子を担体のカーボングラファイトが授与され，その結果，Ru上のN≡Nの解離吸着状態が緩和されたと考えられている[2,3]（図3）。

図2 シンナムアルデヒドの選択還元

3. SnO_2，Nb_2O_5

酸化スズ（SnO_2）やニオブ酸（Nb_2O_5）はPtやPdと相互作用がある。

三菱化学はエチルベンゼンの脱水素によるスチレンの合成プロセスで，平衡を有利にするため，系内で生成する水素の酸化除去にPt/Nb_2O_5-Al_2O_3触媒を開発し工業化した。スチレンの酸化燃焼を抑制した水素除去触媒である。600℃の高温でもエチルベンゼン（EB）とスチレン（SM）の燃焼率は低く，水素が選択的に燃焼除去することができる（図4）。PtとSnO_2やNb_2O_5は強い相互作用を生じ，水素-酸素反応が選択的に生じると説明されている。0.4％Pt/Nb_2O_5を用いると，500℃での水素の転化率は97.1％で，そのときのSM＋EBの燃焼率は0.13％と報告されている（表2）[4,5]。

Nb_2O_5を有効に利用するために，たとえばPt/Nb_2O_5-Al_2O_3触媒は，γ-Al_2O_3粉末を原料に用い転動

表1 Ru/Cs/カーボングラファイトと従来触媒との比較

触　媒	Ru/Cs/カーボングラファイト	Fe-K-Al_2O_3（従来品）
温度（℃）	350〜470	370〜510
圧力（Bars）	70〜150	150〜300

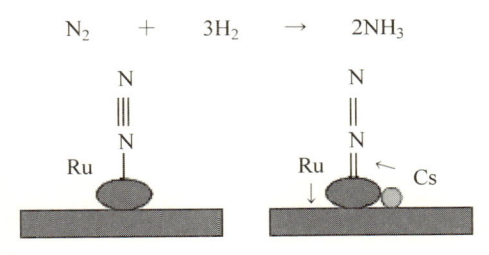

図3 Ru/Cs/カーボングラファイト触媒によるN_2吸着モデル

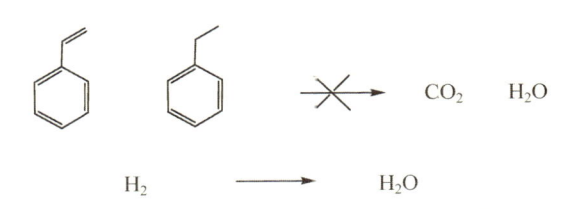

図4 水素のみを選択的に酸化するPt/Nb_2O_5-Al_2O_3

表2 Pt/SnO₂ と Pt/Nb₂O₅ の選択水素酸化

触媒	反応温度（℃）	水素転化率（%）	酸素転化率（%）	SM＋EB 燃焼率（%）
0.4%Pt/SnO₂	400	99.2	97.9	0.08
	500	96.6	100	0.18
	600	83.4	100	0.49
0.4%Pt/Nb₂O₅	500	97.1	98.5	0.13
	600	86.8	100	0.41

EB/スチレン/水/水素/酸素/窒素＝1/1/12/1/0.52/1.95（モル比），
SV＝23900hr⁻¹, LHSV（EB＋Styrene）＝15hr⁻¹

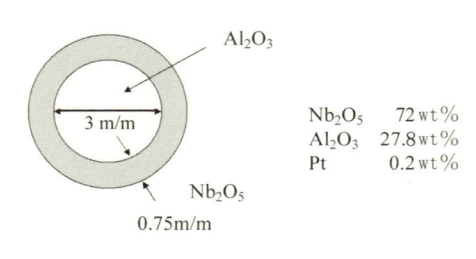

図5 Pt/Nb₂O₅-Al₂O₃ 断面例[6]

Nb₂O₅　72wt%
Al₂O₃　27.8wt%
Pt　　　0.2wt%

表3 XRD および CO 吸着による平均 Pt 粒子サイズ

Sample		Average Pt particle size（nm）	
		XRD[a]	CO pulse
Pt/Al₂O₃	Fresh	ND[b]	1.0
	Aged	61	23.6
Pt/CZY	Fresh	ND[b]	1.1
	Aged	ND[b]	1.1

[a] Average particle size was estimated from Pt(111) line width
[b] The diffraction peak from the Pt particles could not be detected

造粒機で3mmφ程度に造粒しておいた球状のアルミナ担体に，さらに転動造粒機で水を噴霧しながら Nb₂O₅ 粉末を加えながら造粒して調製される。触媒は担体を900℃，3時間焼成後，塩化白金酸水溶液を含浸担持後，乾燥，大気中650℃，3時間焼成することによって得られている。EPMA で分析すると，触媒の断面は直径3mm のアルミナ核の周りに厚み0.75mm の五酸化ニオブ層が形成されている[6]（図5）。

4. セリア（CeO₂）

自動車排気ガス浄化触媒として用いられる Pt/Al₂O₃ の Pt 粒子は，800℃，大気中5時間の耐久試験後ではシンターリングが生じ，3～150nm に成長する。Pt 粒子の成長は担体により異なる。Pt と担体との間に相互作用があるからである。

Pt との相互作用の強さは下記のとおりである。

　　CeO₂ ＞ TiO₂ ＞ ZrO₂ ＞ Al₂O₃ ＞ SiO₂

トヨタ自動車は Pt と担体の複合酸化物との相互作用を利用した耐熱触媒を開発し，Pt 使用量の削減に成功している。

CeO₂，ZrO₂，Y₂O₃ を担体とした Pt/CZY（CZY：50% CeO₂，46% ZrO₂，4% Y₂O₃）では800℃，大気中5時間の耐久試験後でも Pt 粒子の成長は観察されない（表3）。Pt と担体との間に強い相互作用

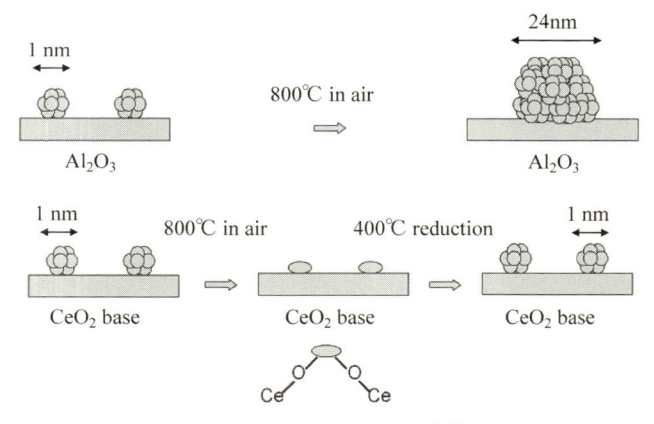

図6　Al_2O_3 と CeO_2 上の Pt の凝集モデル

SOSI（Strong Oxide Support Interaction）が働いているため，Pt の凝集（シンターリング）が生じないと説明されている。Pt/Al_2O_3 上の Pt の酸化数は Pt 金属箔に類似しているが，Pt/CZY 上の Pt は PtO_2 に類似していることが XAFS により解析されている。Pt は CZY 上で酸素を介在して結合しているため安定であると解釈されている[7]（図6）。

5. おわりに

カーボングラファイトや TiO_2，SnO_2 などのほかにも，複合酸化物などの触媒担体が利用されるようになってきた。活性や選択性をさらに向上させるために，これらの担体との相互作用を利用した触媒の調製法の開発が進んでいる。自動車触媒では，Pt のシンターリング抑制にすでに多量に用いられている。これらの担体との相互作用を利用した触媒は，バイオマス利用の脱水反応や酸化反応など新たな応用と展開も期待されている。

文　献

1) スタミカーボン，特開昭 62-93247
2) Kellogg，特開平 5-13704
3) T. A. Czuppon, S. A. Knez, R. V. Schneider III, The 1993 American Institute of Chemical Engineers Ammonia Safty Symposium, Orlando, FL, Sep. 1993
4) 西山，滝口，和食，岩倉，伊集院，100th CATSJ Meeting Abstracts, No. 1A09, 404（2008）
5) 三菱化学，特開平 9-29095
6) 三菱化学，特開 2003-144924
7) 長井康貴，触媒，**49**（7），591（2007）

6 ゼオライトの表面修飾触媒

ゼオライトのもつ固体酸や形状選択性である触媒特性が利用され，多くのプロセスが工業化されている。また，NiやPtなどの金属を担持すると水素化や脱水素などの機能をもつ多元機能触媒となる。さらに金属をイオン交換担持するとゼオライト表面で金属イオンとなり酸化や還元触媒となるため，触媒の応用研究が進んでいる。

1. ゼオライトの工業触媒使用例

ゼオライトが触媒として利用されるのは，ゼオライトが①吸着機能，②固体酸機能，③形状選択性，④触媒機能，⑤触媒担体に加え，⑥配位子としての機能をもつためである。すでに異性化や芳香族化，アルキル化などの反応では固体酸や形状選択性が利用されている。接触分解や異性化ではUSYやMFIが用いられている。脱水，水和ではハイシリカMFIが使われている。主な工業プロセス例を表1に示す。注目されるのはリガンドとしての利用である。

ここでは，最近開発されつつあるゼオライトの表面のSiやTiの酸化物の触媒の配位子としての利用について取り上げてみた。注目される新たな創製触媒の一つである。

2. ベックマン転位反応

気相ベックマン反応によるε-カプロラクタムの合成プロセスが住友化学により商業化されている（図1）。触媒はハイシリカMFIで，連続再生式の流動床プロセスが用いられている。ゼオライトの固体酸はなくメタノールを添加することにより活性が向上することから，ゼオライト表面のシラノール基が活性種であると解釈されている（図2，3）。プロセスにはメタノールが循環利用されている。

3. CHP法プロピレンオキサイド

住友化学はエチルベンゼンに変えてクメンを用いたプロピレンオキサイド（CHP）プロセスを開発し，2003年15万トン/年プラントを稼働させた。09年にはサウジアラビアのラービグで20万トン/年の2号基を稼働させている。クメンはクメンパーオキサイドに酸化されプロピレンの酸化剤として用いられている。プロピレンの選択性は＞95％といわれている。酸化後クミルアルコールに還元されたクメンパーオキサイドはPd/Al_2O_3により水素化分解され，クメンに戻され再循環利用されている（図4）。

プロピレンの酸化触媒にはゾルゲル法で製造されたメソポーラスなチタニアが用いられている。触媒

表1 ゼオライトを用いた主な工業化プロセス例

特性		目的	ゼオライト	生成物
触媒	固体酸	分解	RE-USY, MFI	FCCガソリン
			RE-USY	FCC軽油
		水素化分解	Ni, Pd-USY	ガソリン
		異性化	Pt-MOR	パラフィンの異性化
			MFI, Y型	p-キシレン，アダマンタン
		アルキル化	β型, MCM-22	EB, クメン
		水和	MFI	シクロヘキサノール
		Chichibabin縮合	MFI	ピリジン
		二量化, 接触分解	Ag-MFI	プロピレン（Ω-プロセス）
	形状選択性	塩素化	L-型	p-クロロベンゼン
		異性化	MOR	p-クロロトルエン, 2,6-ジクロロトルエン
		環化	Ga-シリケート	芳香族（Z Former, Cycler）
		環化	Zn-MFI	芳香族（α-プロセス）
		環化	Pt-F-L型	芳香族（Aromizer）
		脱水	MFI	ジエタノールアミン
		脱水, 環化	MFI	ガソリン（MTGプロセス）
	酸化	酸化	TS-1	アンモキシメーション
	還元	還元	Fe-β	NH_3によるNOの選択還元
担体	異性化	多元機能	Pt-MFI	EBからp-キシレン
	酸化	多元機能	Pd, Ni-USY	水素化分解
		酸化分解	Pt-MOR	塩素化合物の酸化分解
リガンド	酸化	酸化剤による酸化	高シリカMFI	ε-カプロラクタム
			MFI	プロピレンオキサイド

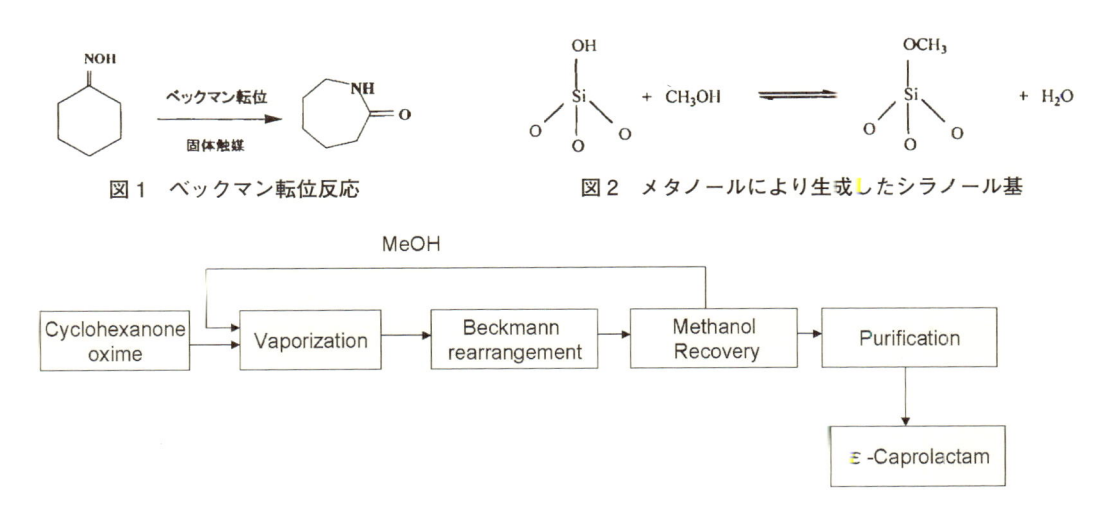

図1 ベックマン転位反応

図2 メタノールにより生成したシラノール基

図3 住友化学気相ベックマン転位反応プロセス

図4 プロピレンの CHP による酸化反応

図5 4配位チタンに配位した CHP

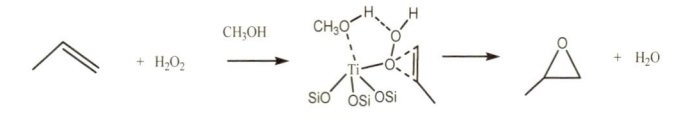

図6 プロピレンの過酸化水素による酸化反応

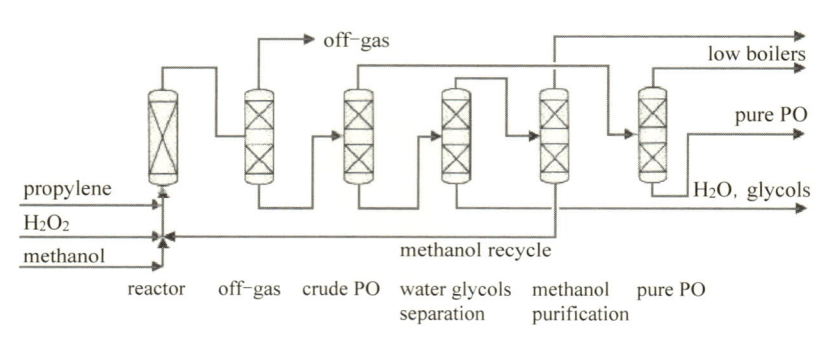

図7 BASF プロピレンオキサイドプロセス

表面にはエポキシ化に活性な4配位チタンが高分散担持されており、細孔はメソ孔であるため CHP 分子が十分拡散できる。触媒は疎水性であるため、プロピレンとの親和性が高い。CHP が拡散できない細孔径の小さな MFI 型は活性を示さない。CHP は図5のように Ti に配位し、プロピレンと反応していると解釈されている[1]。

4. 過酸化水素法プロピレンオキサイド

BASF 社-Dow 社は過酸化水素を用いたプロピレンの酸化触媒を開発した。ベルギーのアントワープでパイロットプラントを運転し、2009年3月、30万トン/年の工業プロセスを稼働させた。触媒はチタノシリケートであるが、過酸化水素単独では反応は進行しない。系内にメタノールを添加することにより、チタノシリケートの Ti にメトキシを介して過酸化水素とプロピレンが配位し、プロピレンオキサイドが生成すると解釈されている（図6）[2]。メタノールは循環使用されている（図7）。

図8 ベンゼンの直接酸化によるフェノールの合成

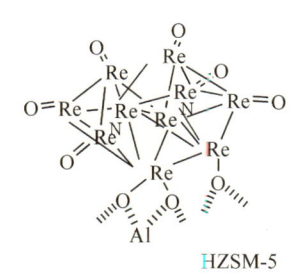

図9 MFIゼオライト表面の形成されたRe_2N_{10}クラスター

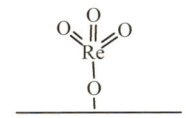

図10 ゼオライト表面のクラスターをもたないRe酸化物

5. フェノールの直接合成

ベンゼンを直接酸化することによるフェノールの合成は従来まったく知られていなかったが，唯美津木はCVDを用いてMFIにRe錯体を固定しアンモニアと反応させると$Re_{10}N_2$クラスターが生成することを見つけた（図8，9）。このクラスターは酸素と反応してベンゼンを直接酸化しフェノールを生成し，図10のRe酸化物に戻る。このサイクルが酸化反応を生じていると解釈されている。このクラスターはベンゼンを酸素で直接酸化し，ベンゼン転化率9.9%，選択率は94%のフェノールを与える。ベンゼンの転化率は低いが，ベンゼンをフェノールの酸素酸化により直接合成した世界で初めての例である[3]。

6. おわりに

ゼオライトは固体酸や形状選択性などの触媒特性をもつが，ほかにゼオライト表面のSiやTiはリガンドとしての機能があり，基質またはメトキシ基などと配位し新たな活性サイトとして機能することがわかり，一部工業化プロセスが実現した。今後，メタノールやNH_3などのゼオライト表面の修飾剤を併用することにより，新たな触媒系が見つかり工業化されることが期待される。

文　献

1) 山本純，辻純平，石野勝，ゼオライト，**23**（4），144（2006）
2) BASF社，Catalysis, Heterogeneous Catalysts, 36（2008）
3) M. Tada, 14ICC, OC45, Seoul, July 13-18, 2008

7 超深度脱硫触媒

自動車排ガス浄化触媒性能向上の要望により日本では 2005 年以降，硫黄濃度 10ppm 以下のガソリンと軽油が販売されている。中東の原油には産地によって異なるが 1 % 以上の硫黄分が含有しているので，燃料油中のガソリンエンジン排ガス浄化触媒では 99.9% 以上の脱硫効率が求められていた。3 件の異なる概念による触媒調製技術を紹介する。

1. 従来の脱硫触媒の製法

脱硫触媒は，カ性ソーダと水酸化アルミニウムからアルミン酸ソーダ，硫酸と水酸化アルミニウムから硫酸アルミニウムを合成し，アルミナスラリーとしたのち，押出し成形，焼成後にポアフィリング法でモリブデン酸アンモニウムおよび硝酸コバルトや硝酸ニッケルを含浸担持させ，焼成して製造されている。アルミナ担体の前駆体であるスラリーの調製にノウハウがある。担持法であるので金属の担持量は一般的に MoO_3 7〜13%，CoO or NiO が 3 % で残りは $\gamma\text{-}Al_2O_3$ である。

炭酸コバルトとリンモリブデン酸を用いた $Co\text{-}Mo/Al_2O_3$ の製造例を図1に示す。500℃，約 4 時間ロータリーキルンを用いた焼成後の触媒は酸化物となっている。触媒の予備硫化は製油所で反応器に充填後，反応開始前に原料軽油の液硫化により行われている。

2. 超深度脱硫

1.37% の硫黄を含む軽油の脱硫では 35ppm まで脱硫すると，4,6-ジメチルジベンゾチオフェンと C_3 以上のアルキル基で置換されたジメチルジベンゾチオフェン類が脱硫されずに残留する（図2）[1]。これらの硫黄化合物が脱硫しにくいのは，化合物の中の硫黄原子がメチル基やアルキル基に立体的に保護さ

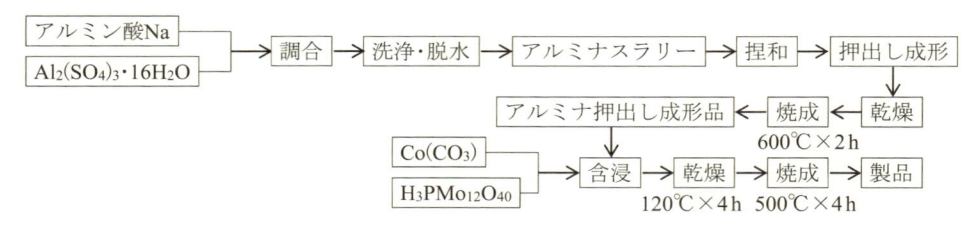

図1　$Co\text{-}Mo/Al_2O_3$ 脱硫触媒の製法例

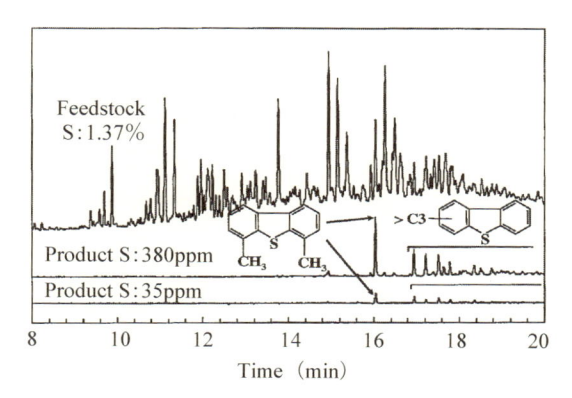

図2 脱硫後残留する硫黄化合物[1]

れているためと考えられる。超深度脱硫には、芳香環の水素化分解能をもつ触媒や立体障害を受けないナノレベルでのごく微細な活性面をもつ触媒が必要である。

3. 活性点の精密制御

コスモ石油は従来のCoMo系脱硫触媒を精密制御して超深度脱硫触媒を開発し、新たな設備投資することなく硫黄分10ppm以下のサルファフリー軽油の製造を可能にした。開発された超深度脱硫触媒は、CoとMoを含む水溶液にクエン酸とリン酸をHY-Al_2O_3担体に含浸し、含浸後、焼成せずに乾燥だけで調製することにより製造されている[2]。予備硫化の過程でMoS_2層が形成され、乾燥過程でクエン酸Coキレートが少しずつ分解し、MoS_2のエッジ部に活性点であるCo-Mo-S相が形成されている（図3）。この触媒はコスモ石油の各製油所で2004年から実用化され[3]、約60億円の設備投資抑制ができたといわれている。05年に石油学会賞とGSC環境大臣賞を受賞している。

4. 構造体触媒

ABB Lummusはハニカム触媒を用いた深度脱硫装置（Composite Structured Packed reactor）を開発している。特殊なノズルのディストリビューターが開発され、マルディストリビューションのない理想的な反応器と称されている。ハニカム触媒は圧損が低く、高SVで用いることができる。成形触媒と異なりハニカムはセル空間があるため、脱硫されたH_2Sが処理油に再溶解することはない。効率を上げるためにリサイクルされるように設計されている（図4）[4]。

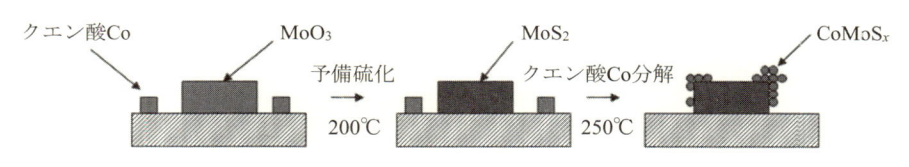

図3 CoMoS$_x$形成モデル

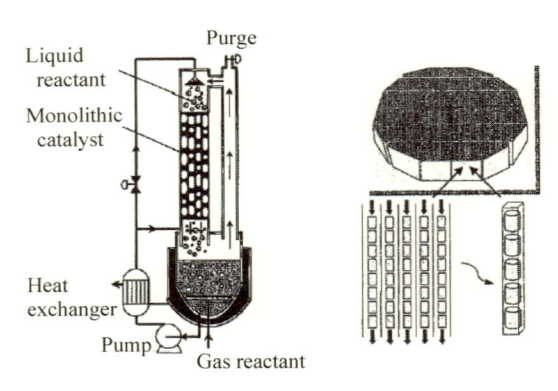

図4 ハニカム触媒による超深度脱硫

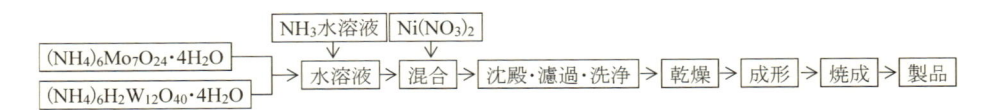

図5 アルミナ担体を用いない超深度脱硫触媒の製造フロー例

5. アルミナフリー触媒

ExxonMobilとAlbemarleは，従来の脱硫触媒がアルミナ担体をベースにしているのに対しAl_2O_3担体を用いない超深度脱硫触媒を開発した。触媒は，たとえばモリブデン酸アンモニウムとタングステン酸アンモニウムの水溶液にNH_4OH溶液加えた溶液に硝酸ニッケルの水溶液を加え沈殿（NH_4-W-Mo-Ni-O）を得，成形，400℃で焼成して製造されている（図5）[5]。

Al_2O_3担体を用いないので金属濃度は高い。金属濃度が高い分，触媒コストも高い。しかし，きわめて高活性であるので，従来の触媒に20～30%程度混合使用することで超深度脱硫が達成されている。脱窒素，脱芳香族触媒も開発されている。開発された触媒はNebula触媒と呼ばれている。S：9578ppm，N：312ppm，Mono-aromatics：20.6wt%，Di-aromatics：12wt%，Tri-aromatics：1.2wt%の軽油をLHSV $1.5hr^{-1}$，845psig H_2/Oil＝588Nm^3/m^3の条件でパイロット設備を用いて水素化した結果では，従来の脱硫触媒単独より脱硫効率はきわめて高く，WABT 344℃の軽油の脱硫では従来の触媒の脱硫後の硫黄濃度27ppmに対しNebula触媒20%混合触媒では8ppmである。WABT 346℃の軽油では3ppmまでの超深度脱硫を達成している（表1）。触媒が高活性であることから，新たな設備投資なしに深度脱硫が可能である。2006年に20%混合触媒がChevronのSegund plantの装置に充填されたあと，LGO混合油においても確認され，多くのプラントに納入されている。この触媒の開発によりExxonMobilとAlbemarleの技術者は米国化学会から化学会賞を授与している。

表1 従来の脱硫触媒と開発された超深度脱硫触媒との混合触媒の比較[6]

			STARS*	STARS/ 20% Nebula	STARS*	STARS/ 20% Nebula
Feed	WABT	℃	655	655	651	651
	S	ppm	9,578	9,578	9,578	9,578
	N	ppm	312	312	312	312
	Mono-aromatics	wt%	20.6	20.6	20.6	20.6
	Di-aromatics	wt%	12.0	12.0	12.0	12.0
	Tri-aromatics	wt%	1.2	1.2	1.2	1.2
Product	Gravity	API	35.6	35.9	34.9	35.3
	S	ppm	6	3	27	8
	N	ppm	0.5	0.5	0.9	0.6
	Mono-aromatics	wt%	23.4	20.9	25.8	23.6
	Di-aromatics	wt%	1.9	1.4	2.2	1.8
	Tri-aromatics	wt%	0	0.0	0	0.0
H_2 Consumption		Nm^3/m^3	61	69	54	61

LHSV hr^{-1}=1.5, Press. 845psig, H_2/oil=588Nm^3/m^3,
STARS：Albemarl の従来の脱硫触媒，Nebula：開発された脱硫触媒

6. おわりに

　自動車排気ガス浄化触媒の性能向上とさらなる環境適合性改善のために，超深度脱硫触媒が開発された。脱硫効率は99.9%以上である。従来の反応器に投入することにより，新たな設備投資をせずに超深度脱硫が達成されている。また，従来よりコンパクトな反応器が開発されている。これらの触媒製造技術は従来にない新たな調製概念に基づいて開発されたものである。

文　献

1) T. Fujikawa, Catalysis Surveys from Asia, **10**（2），June（2006）
2) コスモ石油, JP2008-173640
3) 藤川，木村，中嶋，岡本, 98th CATSJ Meeting, Abstracts No.1 A7
4) F. M. Dautzenberg, P. J. Angevine, MetCon, Houston（2001）
5) Exxson Reserch & Engineering, 特許 4365526
6) Albemarle Catalysts Courier, Issue 69, Autumn 2007

8 石炭液化触媒

　タールサンドや天然ガスも利用できるが，石炭の埋蔵量は 130 年以上といわれている。石炭の液化には直接液化と合成ガスから FT 合成を経由した間接液化があるが，ここでは直接液化について述べる。石炭の液化は日本では戦前から研究されてきたが，安価な石油が入手できるようになり，技術開発は日の目を見ることはなかった。中国では 100 万トン/年の石炭液化プラントが稼働し始めた。

1. 石炭液化の歴史

　石炭液化技術は 1914 年，ドイツの Bergius により開発された。Bergius の技術により第二次大戦中，ドイツでは 12 基の石炭液化プラントを稼働させ 7 万バレル/日のガソリンを製造した。微粉炭とプロセスから生成する重質油を混合しオレイン酸 Sn またはオレイン酸 Ni 触媒を用い，400～450℃，20～25MPa の条件化で水素化された。日本でも Bergius 法による研究が行われ，当初触媒として $SnCl_2$ が見つけられたが，塩酸による装置の腐食から最終的に硫化鉄が見つけられた。反応器の撹拌では Bergius 法の水素ガスによる撹拌ではなく機械撹拌であったため開発が難航した。南満州鉄道が中国撫順炭鉱に 2 万トン/年の液化油製造プラントを建設したが，戦時中石炭液化油を供給するには至らなかった[1]。

　戦後，石炭液化の研究は米国軍司令部に禁止され開発は中断した。第一次オイルショックのあと，ようやく 1974 年サンシャイン計画で日本独自の石炭液化技術が開発されることになった。瀝青炭液化ではソリボリシス法，溶剤抽出法，直接水素化法が研究されていたが，1983 年に 3 法は統一されて NEDOL 法として開発が行われた。NEDOL 法は最終的に鹿島に建設したパイロットプラントにより実証された。褐炭については 1970 年代，触媒による溶剤精製炭製造法の開発が開始されていたが，サンシャイン計画のプロジェクトとしてオーストラリアにパイロットプラントを建設し実証された[2]。

2. NEDOL プロセス

　瀝青炭を原料とする NEDOL 法石炭液化プロセスは，原料石炭の微粉化による前処理とプロセスから分離され水素化された重質油と混合後，水素化処理と生成物の蒸留分離から構成されている（図 1）。

　瀝青炭は最初に約 60μm に粉砕され水分を 3 ％以下まで乾燥したのち，水素化溶媒に約 50％の石炭濃度で懸濁され，天然の硫化鉄（パイライト）FeS_2 を平均粒径 0.7μm まで粉砕した触媒が 1.5～3 ％添加され 3 基直列の懸濁気泡塔で 450℃，17MPa の条件で水素添加される。

8 石炭液化触媒

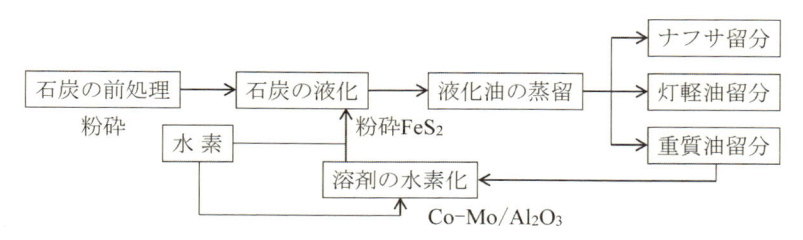

図1 NEDOLプロセス工程

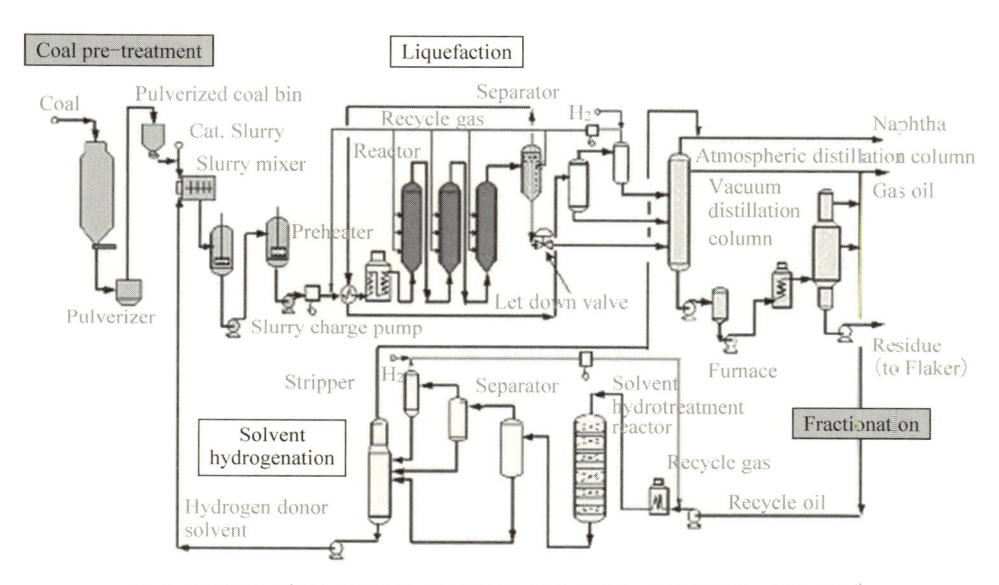

図2 NEDOLプロセスの概念図（鹿島150トン/日，瀝青炭液化プラント）[1]

　水素は気泡状で反応器内を混合している。触媒の活性成分はFeS_2が一部還元されたピロータイト（Pyrrhotite）であると推定されている[3]。FeS_2は酸化すると硫酸鉄が形成されピロータイトに還元されにくいので，水素化循環溶剤中で微粉化されている。反応後は気液分離されたあと，液化蒸留設備で固液分離を行い，ナフサ留分（＜220℃ b.p.）と灯・軽油留分（220～350℃ b.p.），重質油留分（350～538℃ b.p.）に分離される。重質油留分は循環溶剤として水素化工程に送られ，無機物と538℃以上の留出物は冷却分離される。循環溶剤の水素化には脱硫触媒として用いられている$Ni\text{-}Mo/Al_2O_3$触媒が固定床で用いられている。

　NEDOLプロセスは1996～99年に鹿島で150トン/日のパイロットプラントでインドネシア炭を用い80日間の連続運転に成功している。全液収率は58wt% dafを達成している（図2）。生成油のアップグレーディングは1999～2002年，40バレル/日の規模で秋田県男鹿市にある設備で行われ，精製系では$Ni\text{-}W/Al_2O_3$，改質では$Pt\text{-}Re/Al_2O_3$が用いられた[2]。

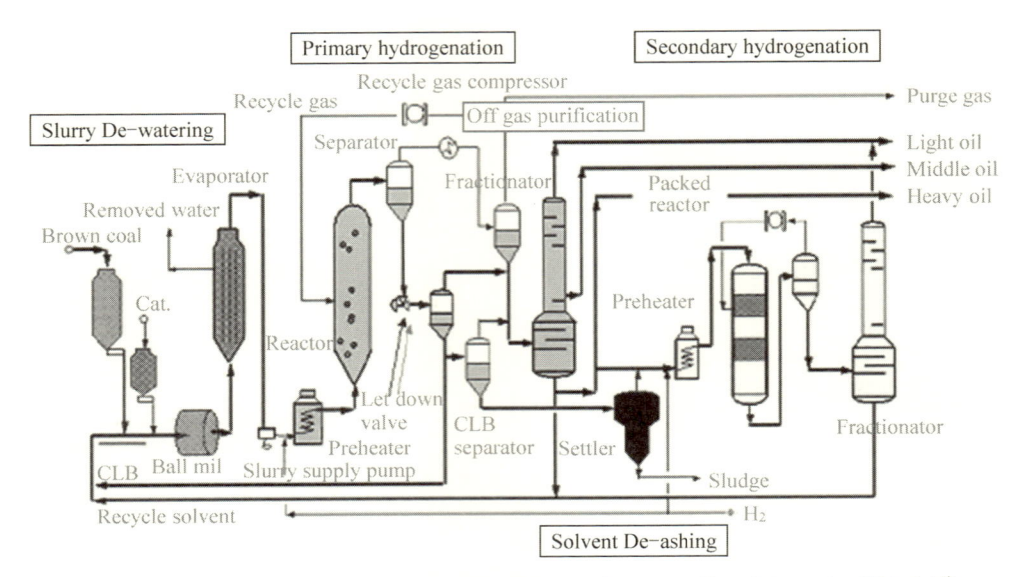

図3 BCLプロセスの概念フロー（オーストラリア・ビクトリア州のパイロットプラント）[4]

3. BCLプロセス

褐炭を用いるBCL法は1984～1900年，オーストラリアのビクトリア州に50トン/日のパイロットプラントで実証された。褐炭は微粉砕されたのち，気泡懸濁床で水素化される。一次水素化は酸化鉄が用いられた。粒径は1μm以下と思われる。二次水素化は固定床でNi-Mo/Al_2O_3が用いられた。二次水素化油は軽油として用いられるが一部は循環油としてリサイクルされる。液化収率で52wt% daf，1730時間の連続運転に成功している（図3）。

4. 世界の液化プロセス

米国のHTIプロセスは酸化鉄ベースのGel-Cat，ドイツのIGORプロセスでは赤泥が用いられているが，いずれも現在，研究は行われていない。

5. 石炭液化製造コスト

日本での石炭液化油の製造コストはNEDOの報告によると，日本の臨海地区に5000トン/日規模の工場を建設した場合，原料石炭価格を2700円/トンとすると55.6ドル/バレルと試算されている。途上国で30000トン/日規模で石炭が1500円/トンで入手できると18.0ドル/バレルが可能である（図4）[5]。

6. 中国の実情

NEDOはNEDOLプラントを中国に建設した場合の液化油の製造コストをDCF（ディスカウントキ

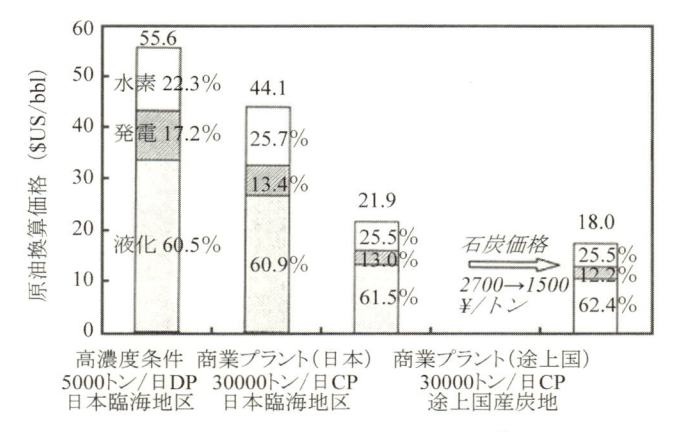

図4 石炭液化油価格（原油換算）[5]

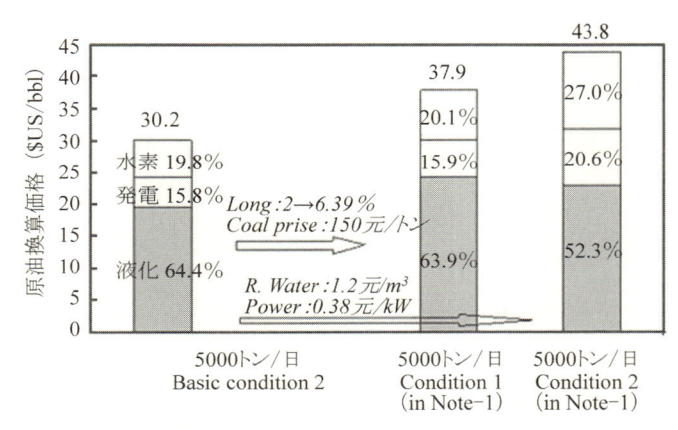

図5 中国石炭液化油価格（原油換算）石炭価格100元[6]

ャッシュフロー）法で試算している[6]。それによると，産炭地の中国で建設費のロケーションファクターを0.639とした場合，5000トン/日のプラントで30.2ドル/バレル，2％金利を長期の6.39％とし，石炭価格を150元，原料水1.2元/m³，電力を0.38元/kWとすると43.8ドル/バレルと試算している（図5）。

中国では2009年1月神華グループが内モンゴルのオルドスに100万トン/年プラントを建設し試験運転に成功した。しかし，中国の国家発展改革委員会は建設された神華集団の内モンゴルと間接法のサゾールの協力を得て建設中の寧夏間接法FT以外は設備申請の承認を認めていない。リスクが大きすぎることが理由で，石炭の液化には課題が多く残されているからである。

7. 石炭液化の課題

石炭液化技術はほぼ確立されたが工業化にはいまだ問題が残されている。まず，工業化には安価な石炭の入手が第一である。日本では国内の石炭を用いることはありえず，海外の石炭を輸入しなければな

らない。日本までの輸送コストを考慮すると日本でのプラント建設は困難で，液化プラントは石炭の採炭地となる。
　以下に課題を示す。
　　① 石炭液化のエネルギー転換効率は約50％と低い
　　② 100万トン／年以上の大型設備でないと安価に製造できない
　　③ 絶えず石油との価格競合にさらされる
　　④ CO_2の生成がきわめて大きい
　　⑤ 石炭由来の多環式芳香族が多く，ガソリンや軽油として使用しにくい
　その一方，石炭を液化せずに微粉炭のまま重油代替燃料として利用する技術が進んでいる。一つは粉砕石炭と油の混合COM（Coal Oil Mixture）で，もう一つは界面活性剤を用いた粉砕石炭と水との混合燃料CWM（Coal Water Mixture）である。いずれも石炭をそのまま利用するので燃料のロスがない。

8. おわりに

　石炭の液化は長年の課題であった。ここに来て石油の高騰と技術の進歩により具体化の兆しがみえ，中国では世界初のプラントが稼働し始めた。石炭の液化油の価格は現在の原油価格80ドル／バレル前後と比較して十分採算の合う価格ではある。しかし，課題が多くすぐに普及する環境にはない。

文　　献

1) 三輪宗弘, 化学史研究, 164-175（1987）
2) 佐藤英三, PETROTECH, **25** (8), 604（2002）
3) 平野勝巳, エネルギー触媒技術, サイエンス＆テクノロジー, 89(2010)
4) 藤原一郎, NEDO海外レポート, No.986, 20.4（2006）
5) 瀝青炭液化技術（NEDOL法）開発 最終評価報告書（2000.12）
6) NEDO海外レポート, アジア地域石炭液化技術導入可能性調査及び成果報告会（中国）（2006.10.4）

9 触媒蒸留

　触媒は，反応を促進するもので，平衡を変えるものではない。触媒蒸留は平衡をずらした反応が可能である。平衡値に関係なく，一つの反応器で収率を格段に向上させることが可能である。また，多くの触媒反応では反応後の生成物は熱エネルギーをかけて後段の蒸留塔で分離精製されている。反応塔と蒸留塔を一体化すれば，大幅な設備投資の低減と省エネルギーを図ることができる。今後の重要な工業触媒技術である。

1. 触媒蒸留プロセス

　反応蒸留（Reactive distillation）ともいわれる触媒蒸留（Catalytic distillation）は従来，触媒の分離が困難な均一系の反応に用いられてきた。最近，固体触媒を用いた反応器での応用が進んでいる。エステル化などの平衡反応の場合，従来のプロセスでは反応器を多段とし反応途中で生成物を分離しなければ十分な転化率は得られなかった。触媒蒸留は反応と蒸留を一つの塔で同時に行うため，蒸留塔は必要ない。エステル化の反応以外に，エーテル化，加水分解，アルキル化，さらに水素化反応でも工業化プロセスが開発されている。

　一般的に触媒蒸留システムではプレ反応器が用いられていることが多い。プレ反応器には固定床触媒が充てんされ，最初にほぼ平衡状態とされたのち，触媒蒸留塔で100％近い反応が行われる。触媒蒸留塔に充てんされている触媒の交換は容易ではないので，プレ反応器の触媒は微量の触媒毒を吸着するガードベットとしても機能している。

　触媒蒸留プロセスは，Sulzer Chemtech 社，Koch-Glitsh 社，CDTECH 社などによって開発されている。図1に例として CDTECH 社の触媒蒸留塔を示す。

2. ETBE

　固定床による触媒蒸留の最初の反応は MTBE の合成である。MTBE はガソリンのオクタン価向上剤として用いられていた。MTBE プロセスは，現在でも石油化学プラントでブテンとイソブテンの分離プロセスとして用いられている。

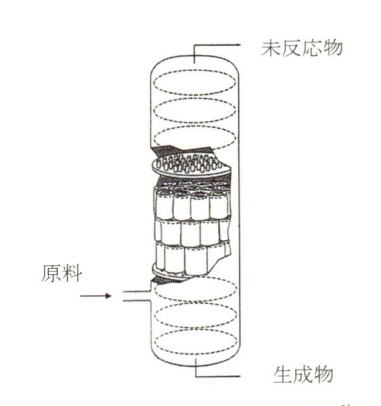

図1　CDTECH 社の触媒蒸留塔[1]

ガソリンのオクタン価向上剤として MTBE に代わりバイオエタノールを用いた ETBE が注目され，製造が開始されている。イソブテンとエタノールは反応すると反応器内で蒸留分離されるため，平衡値で止まることなく反応が進行する（**式1**）。原料の液体バイオエタノールは，はじめに固体触媒を用いたプレ反応器である沸騰床反応器で混合ブテン中のイソブテンと反応する。反応熱は一部のエタノールの気化熱で除熱されている。次の工程で触媒蒸留塔で生成した ETBE は反応塔のボトムから取り出される。未反応の C_4 ラフィネートはエタノール抽出塔で分離され，エタノールは水抽出後反応蒸留塔へリサイクルされている。

$$(CH_3)_2=CH_2 + C_2H_5OH \rightleftarrows (CH_3)_2COC_2H_5$$

式1

図2に CDTECH 社の ETBE プロセスフロー（CDEtbe プロセス）を示す[2,3]。同社はイソブチレンの転化率は 95％以上で純度 97.8％の ETBE が製造できると発表している。工業化されたプラントの多くは従来の MTBE のプラントの改造プラントである。CDTECH 社，UOP 社，AXENS 社，Snamprogetti 社がライセンシングしている。ETBE 製造プロセスに充てんされている触媒は，MTBE プロセスと同様の酸性イオン交換樹脂を俵袋に詰められたものである。蒸留塔の充てん材に β-ゼオライトをコーティングした触媒なども開発されている。

3. エステル分解反応

ポバールは酢酸ビニルのけん化によって製造されるが，製造時には多量の酢酸メチルが副生する（**図3**）。

酢酸メチルの用途は多くないので，酢酸メチルはメタノールと酢酸に加水分解され回収利用されている。メタノールはポバールの製造工程に，酢酸は酢酸ビニル製造工程にリサイクルされている。酢酸メチルの加水分解反応の平衡定数は約 0.19（60℃）で酢酸メチルが安定であるため多段で未反応物をリサ

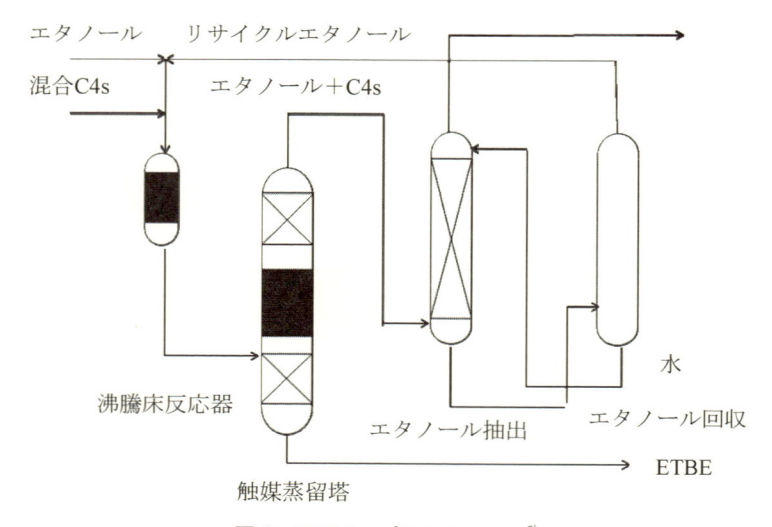

図2 CDEtbe プロセスフロー[2]

図3　ポバールの合成反応

$$CH_3COOCH_3 + H_2O \rightleftharpoons CH_3COOH + CH_3OH$$

式2

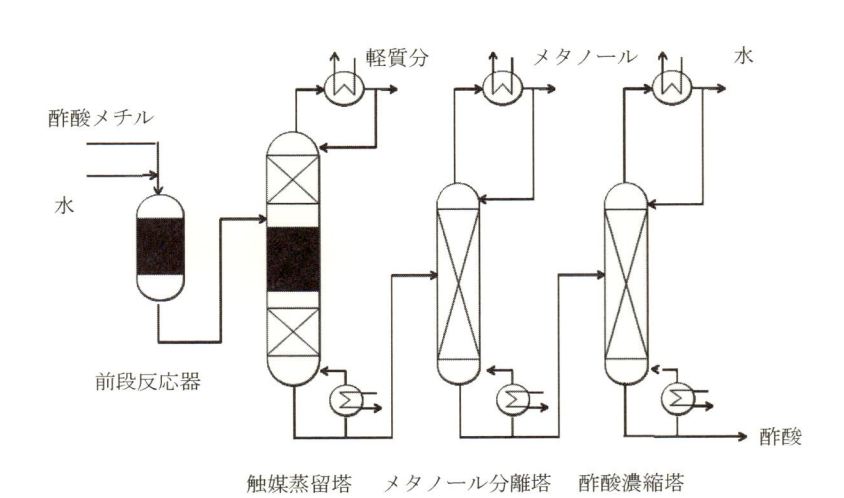

図4　酢酸メチルの加水分解プロセス例[5]

イクルしなければ効率よく加水分解することはできない（式2）。触媒蒸留にすると平衡値を大幅に変えた反応が可能であるので，従来のプロセスと比較して50％もの省エネルギーが図れるといわれている。Sulzer Chemtech社はWacher Chemie社と共同でプロセスを開発し2000年ドイツのBurghausenで工業化した。03年には韓国にもライセンシングされている[4]。

酢酸メチルの加水分解プロセスとほとんど同じプロセスを，エタノールと酢酸からの酢酸エチル製造プロセスとして用いることができる。

4. MIBK

アセトンを脱水二量化し水素化することにより，MIBKが1段で合成されている。触媒としてPd-イオン交換樹脂[6]を用いた触媒蒸留プロセスが開発されている。アセトンと水素は反応器の下部のラッシヒリング充てん層に導入され，アセトンは反応器上部でリフラックスされ，MIBKは反応器底部のリボイラーから取り出されている[7]。

5. 水素化反応

5.1 ジエン類の選択水素化

触媒蒸留によるC₄留分の選択水素化プロセスは，1994年に商業化されている。リフラックス下で反応されるため，高沸点物は絶えず反応器下部に洗い出されるので触媒寿命も長い。

プロセスとして後段の蒸留塔は必要ない。ETBE プロセスでは未反応のブテン類はアルキレーションプラントに導入されるが，ジエン類が混入するとアルキレーション触媒の硫酸が多く消費されてしまう。ETBE 触媒エレメント層の上部に Pd/Al_2O_3 触媒エレメントを充てんし，下方から水素を導入した改造プラントが工業化されている[8]。

5.2 高純度シクロヘキサン

ベンゼンの水素化による高純度シクロヘキサンの合成反応は，大きな発熱反応である。Ni または Pt/Al_2O_3 触媒が用いられ気相では 2～4 MPa，170～230℃，液相では 5 MPa の条件で行われている。シクロヘキサンのメチルシクロペンタンへの異性化抑制のために 2 段の反応器を用い，1 段では 95% 程度の転化率で行われている。反応器内の熱は熱交換器による冷却または循環水素により除去されている。

触媒蒸留プロセスではベンゼンは塔頂から，水素は塔底から導入される。水素化熱はベンゼンの気化熱として利用されている。反応器内には金属製のメッシュのバッグに充てんされた触媒パックが触媒蒸留カラムとして並べて装着されている。反応塔底では水素/ベンゼン比は 100000 以上となり，ベンゼン濃度を容易に 10ppm 以下とすることができる。塔頂カラムでは水素/ベンゼン比は 1 以下であるので，リサイクル水素量はきわめて少ない。10 万トン/年プラントで，建設費は従来のプラントに比べて 50% 以下，用役費も大幅に削減されている[9]。

6. 反応蒸留触媒

反応器は本来，触媒を有効に用いるために触媒に合わせて設計されていた。しかし，反応蒸留は蒸留塔と反応塔をハイブリッド化したものであり，触媒は蒸留塔である反応器に合ったものでなければならない。液体原料は反応塔上部から滴り落ち，反応器下部から供給されるガス体と均一に接触されなければならない。そのため特殊な構造体触媒が開発されている。プロセスによっては特殊な触媒充てん容器も開発され反応器に取り付けられている。

図 5 の充てん触媒は，球状の触媒が詰められたガラス繊維やテフロンなどの布袋が，SUS のメッシュで渦巻き状に巻かれたものである（右図は左図の断面）[10]。触媒によっては使用中に膨潤し触媒容器が破損するおそれがある。そのため触媒粒子のクッション材として球状のテフロンや数 mm 以下のガラス繊維片を粒子状触媒に混合して用いることも提案されている[11]。

アムステルダムの Krishna らは，Katapack と呼ばれている Sulzer Chemtech 社の触媒ユニットに，触媒の代わりにイナートボールを使ってエンジニアリングの基礎データを採取している[12]。この触媒ユ

側面　　断面

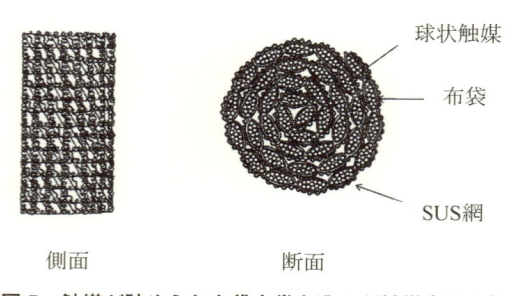

図 5　触媒が詰められた袋を巻き込んだ触媒充てん物

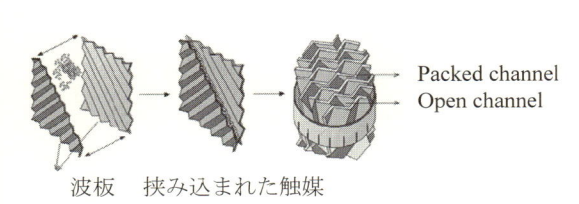

図6　Sulzer社の触媒ユニット

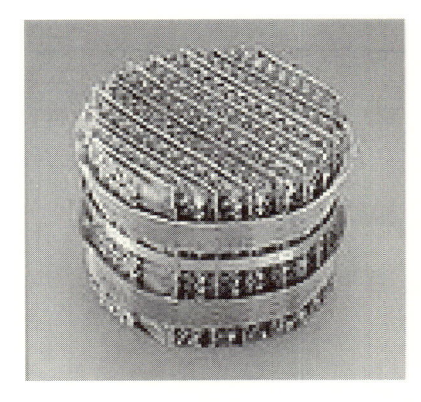

波板　挟み込まれた触媒

Packed channel
Open channel

図7　袋状のセグメントに触媒が充てんされている触媒ユニット[13]

ニットは，方向の90度異なる2枚のSUSの波板に触媒が挟み込まれたものが束ねられたものである（図6）[12]。図7には袋状のセグメントに触媒が充てんされている触媒ユニットを示した。

7. おわりに

　反応蒸留では触媒の開発，とりわけ構造体触媒の開発が必要である。従来の金属酸化物やアルミナ成形担体への含浸法では調製は困難である。ステンレスやアルミニウムなどの金属表面への触媒化やウォッシュコート，無電解めっき法などの触媒調製技術が要求される。また，触媒袋を充てんした触媒ユニットなどの開発，さらに基質が均一に反応する反応装置の開発が進むことが望まれる。

文　献

1) 小西秀樹, 触媒, **39** (5), 335 (1997)
2) 佐々木正和, 若林敏祐, 化学工学, **70** (6), 10 (2006)
3) Y. Li *et al.*, *Ind. Eng. Chem. Res.*, **41** (20), 4936-4940 (2002)
4) C. von Scala *et al.*, Eur. Pat. 1,220,825 (2003)
5) Sulzer Technical Rewiew, 12, 3 (2001)
6) ロームアンドハース, 特開 2003-212812
7) CD Tech., USP 6,008,416
8) G. R. Gildert, K. Rock, T. McGuirk, CDTECH Technical report
9) K. L. Rock, G. R. Gildert, D. J. Weidert-CDTECH, R. D. Samarth-ABB Lummus Global, 2nd Asian Petrochemicals Technology Conference, Seoul, 7-8 May, 2002
10) Chemical Rsearch and Licensing Company, USP 4,215,011
11) ケミカル・リサーチ・アンド・ライセンシング, 特開平 5-200280
12) R. Krishna, J. Ellenberger, M. I. Urseanu, University of Amsterdam
13) Sulzer社カタログから抜粋

10 超重質油のアップグレーディング触媒

　今後，軽質原油の高騰と中東の原油の重質化が予想され，軽質原油の入手は困難になると考えられる。その中で，カナダのオイルサンド（ビチューメン）の開発が進んでいる。さらに中国では石炭の液化プラントが稼働を開始している。資源対策から今後，アップグレーディングはきわめて重要な技術となる。

1. オイルサンド

　注目されているのは，石油の埋蔵量としてサウジアラビアに次いで世界第2位の1781億バレルと推定されるカナダのビチューメン（オイルサンド）である。
　オイルサンドには10〜20％のビチューメン，4〜6％の水と80〜85％の砂や粘土が含まれている。ビチューメンはオイルサンド層の深度により，露天掘りと油層内回収とで採取される。80mより深層でのオイルサンドからの油の採取はSAGD（Steam Assisted Gravity Drainage）法といわれる水蒸気（260℃，5MPa）の地中への圧入法で行われている。水蒸気によりビチューメンは流動化され，熱水とともに捕集される。注入した水蒸気由来の水は油とともに回収され，ボイラーの給水として再利用される。コストは露天掘りだと5ドル/バレル，SAGD法だと10ドル/バレルくらいといわれている。現在のオイルサンドからのビチューメンの生産量は100万BPSDで，日本企業としては石油資源開発㈱が1999年，アルバータ州で現地の操業会社のJACOS社（Japan Canada Oil Sands Limited）を通じて試験生産を行い，現在8000BPDのビチューメンを生産している。

2. アップグレーディング

　重質油のアップグレーディングの方法は，基本的には炭素分の分離，または分解である。①炭素除去，②接触分解，③水素化分解，④ガス化の4方法がある。

2.1 炭素除去

　触媒を用いない典型的な炭素除去プロセスは，ディレードコーキングプロセスである。世界の重質油処理の約3割に採用されている。減圧残油だけでなくオイルサンドやビチューメンの処理も行われている。触媒を用いないので原料の硫黄分や窒素分，重金属の含有量に制約はない。
　原料の減圧残油は加熱炉でスチームとともに加熱され，コークドラムに送られる。ラジカル反応により重縮合反応が生じ，コークが生成しドラム内に堆積してくる。分解ガスとLPGは燃料として用いら

れる。一般的に LPG を含む分解ガスが 10%，分解油 60%，コークスが 30% 程度生成される。分解ナフサは脱硫後，接触改質されガソリンとされるが，分解軽油は脱硫後 FCC 原料や燃料油とされる。コークドラムは通常 2 基用いられ交互に 12〜24 時間のバッチサイクルにより運転され，コークスはジェット水により塊状で取り出されたあと，粉砕機で粉砕され，ボイラーやセメントの焼成の燃料に使用されている。

製品のコークスは石炭と競合する。フルードコーキングプロセスにコークスの連続ガス化装置が取り込まれたフレキシコーキングプロセスやビスブレーキングプロセスも，重質原油，減圧残油，ビチュメンに適用できる。ほかに高温スチームを用いた減圧残油の熱分解によりガス分解油とピッチを製造するユリカプロセスなどもある。

2.2 接触分解
2.2.1 残油処理（RFCC）

重油需要の減少に伴い，日本でも 1980 年代から残油の有効利用のため，VGO に残油を一部混合した原料を用いた残油 FCC 装置が設置された。残油 FCC の原料は比重が大きく硫黄含有量も多く，カーボン残渣と Ni+V の量は極端に多い。そのため運転条件が過酷になるだけでなく触媒の使用量も通常の FCC の数倍になり，平衡触媒上の Ni+V 量もはるかに大きい[1]。

2.2.2 残油処理の問題点

残油は比重が大きくカーボン残渣と Ni，V などの重金属が多いため，通常の VGO 原料と比べ触媒の負荷が大きく，触媒の使用量が大幅に増加してしまう。活性と選択性を低下させないためにはゼオライトの添加量も増加させなければならない。ゼオライトの添加量が増加すると耐摩耗性は低下する。また，カーボン残渣が多いと触媒上への炭素析出が多くなり，触媒劣化が早くまた再生時の温度を上昇させてしまう。

2.2.3 残油処理対策

残油 FCC 触媒の開発は，日本では主に日揮触媒化成により行われている[2]。

(1) マトリックスの改良

残油は比重が大きく従来の FCC 触媒は飛散してしまう。また，分解率維持にゼオライト含有量を数倍も増加させなければならない。ゼオライト含有量の増加は触媒の摩耗強度を弱くするので，飛散防止と耐摩耗性を改善するため，マトリックスをシリカ・アルミナからカオリンと χ-アルミナへ，バインダーとしてケイ酸液を用いたかさ密度が高くかつ耐摩耗性の高い触媒が開発された。

(2) 重質油の分解

ボトム留分の分解には固体酸が有効であるので，マトリックスにアルミナなどの固体酸の添加が行われているが，固体酸は酸が強すぎるとコークの生成を促進する。強酸点を減らし，中・弱酸を増加した触媒が調製されている。また，重質油は細孔内での拡散が十分でないので，重質油の分解の生じるマトリックスのマクロ細孔が増加された触媒が開発されている。

(3) 重金属対策

残油に含有する Ni は脱水素を促進し，水素，コークスの生成を促進してガソリン収率を低下させるので，次の対策がとられた。

　① Ni を不活性化させる Sb 化合物（Sb パッシベーター）の添加
　② Ni の活性を低下させるための Ni 凝集促進のための小比表面積マトリックスの使用

表1 VGO-FCC 触媒と RFCC 触媒の違い[3]

	VGO-FCC 触媒（SZ-H*）	RFCC 触媒（MRZ-204*）
マトリックス	シリカ/アルミナゲル	カオリン/シリカ/アルミナ
比表面積 (m^2/g)	400〜	40〜
ゼオライト	REY	RE/H-USY
ゼオライト含有量 (wt%)	5〜10	10〜35
かさ比重 (g/ml)	0.5	0.7〜0.9
相対摩耗性	1	5
Metal on cat. (ppm)	500	5000〜10000

*SZ-H, MRZ-204：日揮触媒化成社商品名

③ Ni の捕集に Ni と複合酸化物を形成する物質の添加

さらに，V は V_2O_5 に酸化されると融点が低いため拡散し，ゼオライト構造を破壊してしまうため，V の捕集固定化には $TiBaO_3$ や $MgAlO_4$ などトラップ剤が用いられている。

(4) 耐熱性の向上

カーボンの蓄積量が多いので再生時の発熱が大きい。そのためゼオライトの耐熱性が向上されている。

重質油はマトリックス上のマクロ細孔上のカオリンまたはシリカ・アルミナ上で一次分解し，多環式化合物が分離され，留出油はゼオライトのメソポアとミクロポア上でさらに分解され軽質化され，ガソリン成分や LPG に分解される。VGO-FCC 触媒と RFCC 触媒の違いを**表1**に示す。

2.3 水素化分解

沸騰床式では H-Oil 法，LC-Fining 法，固定床では BOC-Unibon 法が稼働している。原料の重質化に伴う重金属などの不純物の増加や水素消費など，触媒に課せられた課題は多い。

2.3.1 H-Oil プロセス

H-Oil プロセスは米国の HRI 社が開発した沸騰床型の水素化分解装置である。現在は IFP 社がライセンサーとなっている。反応器内を沸騰状態に保つために循環ポンプが用いられている。原料油は反応塔底部から水素とともに導入され，反応器内の温度は 10℃ 以内に制御されている。懸濁沸騰床であるため反応器内で局所加熱が生じにくく，原料に含まれる固形物やコークの析出による圧損の増加がない。また，運転中に触媒の補給や抜き出しができるので，製品の品質を一定に保つことができる。触媒は高分解性と高脱硫，高脱窒素能をもつ Ni-Mo 系で形状は 0.7〜1.6mmφ の押し出し状または球状で，$NiO-MoO_3/Al_2O_3$（Ni：1〜5 %，Mo：5〜20%）である。触媒の抜き出しと供給は定期的に行われ，触媒の使用量は約1kg/原料トンである（図1，表2)[4]。

H-Oil プロセスは主に減圧残油処理に応用されてきた。オイルサンド常圧残油では Husky 社が 1992 年，Loydminister，Canada で 3 万 2000BPSD プラントを稼働させている。石炭液化油では 2008 年，中国の神華集団が内モンゴル自治区オルドス市で 6,000t/d プラントを稼働させている。

2.3.2 LC-Fining

H-Oil プロセスと同じ沸騰床型の水素化分解プロセスである。$Co-Mo/Al_2O_3$ 触媒が 430〜470℃，10〜20MPa で用いられている。カナダの Syncrude 社は，タールサンドからのアサバスカビチューメン

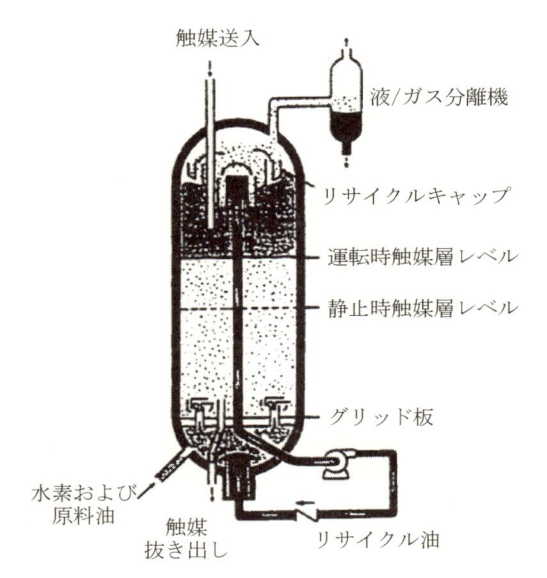

図1 H-Oil 反応器[4]
□ガス，■液/ガス，■触媒

表2 H-Oil$_{RC}$/H-Oil$_{DC}$ プロセス運転条件[5]

	H-Oil$_{RC}$*1	H-Oil$_{DC}$*2
温度（℃）	400〜440	400〜440
圧力（MPaG）	17〜21	10〜15
水素消費量（Nm^3/m^3 原料）	130〜300	130〜300
触媒消費量（kg/トン原料）	0.3〜2.0	0.3〜2.0
反応時間	ベース	小

*1 H-Oil$_{RC}$：残渣油原料，*2 H-Oil$_{DC}$：VGO，DAO（脱アスファルテン油）原料

を原料とした4万BPSDプラントを稼働させている。ABB Lummus 社と Amoco Oil 社がプロセスを所有している。

2.3.3 HYCON プロセス

Shell の開発した Shell Residue Hydroconversion Process である。水素化脱金属と水素化分解の固定床セクションで構成されている。残油処理では金属成分の濃度が高く，水素化脱金属のセクションでは触媒寿命が短いため，触媒の連続出し入れは，圧力仕切りに複数のバルブの容器が設置されていて自動的に行うバンカーフロー型反応塔が用いられている[6]。

3. ビチューメン

オイルサンドから抽出されたビチューメンは，そのままでは粘度が高く輸送できないため，2〜3割程度天然ガスに含まれるコンデンセートなどで希釈して通常の重質油程度まで粘度を下げてからパイプラインで輸送されるか，アップグレーダーで合成原油とし混合して輸送される。コンデンセートを約1/3加えて希釈したビチューメンはディルビット，合成原油で希釈（1：1）したビチューメンはシンビットと呼ばれている。ビチューメンの価格の半分以上はコンデンセートの価格や合成原油の価格にとられるため，30〜35ドル/バレルが経済性のラインと思われる。減圧残油との大きな違いは，ビチューメンの15％に相当するヘビーエンド留分には重金属や硫黄のほかに粘土が7.5％含まれていることである。触媒で処理する場合に大きな障害となる。

Syncrude 社の例ではフルードコーカーと LC-ファイニング，水素処理装置が組み合わされている[7]。2005年，Syncrude 社は軽質軽油を原料としたジェット燃料とディーゼル燃料の製造を開始している。1段目で Ni-Mo を用いた脱硫，脱窒素，2段目で Ni-W を用い水素化脱芳香族を行っている（図2）。

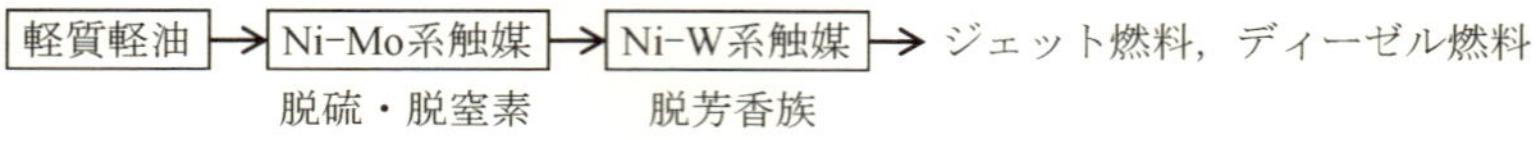

軽質軽油 → Ni-Mo系触媒 → Ni-W系触媒 → ジェット燃料, ディーゼル燃料
　　　　　　脱硫・脱窒素　　　脱芳香族

図2　ビチューメンからの燃料製造工程

表3　オイルサンドプロジェクトで使われている改質精製プロセス[7]

企業	第一次改質	第二次改質	水素製造
Syncrude	常圧蒸留（希釈剤回収） 減圧蒸留 フルードコーキング LC-ファイニング	水素化処理	天然ガスの水蒸気改質
Suncor	常圧蒸留（希釈剤回収） 減圧蒸留 ディレードコーキング	水素化処理	天然ガスの水蒸気改質
AOSP	常圧蒸留（希釈剤回収） 減圧蒸留 LC-ファイニング	水素化処理	天然ガスの水蒸気改質
Husky	常圧蒸留（希釈剤回収） ディレードコーキング H-オイル	水素化処理	天然ガスの水蒸気改質
Nexen/OPI	（OrCrude™ 装置） 常圧蒸留（希釈剤回収） 熱分解 溶剤脱れき	水素化処理	ピッチのガス化
CNRL	ディレードコーキング	水素化処理	天然ガスの水蒸気改質

表3に，オイルサンドプロジェクトで使われている改質精製プロセスを示す。

ビチューメンは粘度が高いため，コンデンセートを混合しないと輸送できない。コンデンセートとビチューメンを分解する改質コストが問題となる。販売されるビチューメンの形態は下記の4種類が考えられるが，将来は現地の安価な天然ガスからの水素による水素化分解処理をした軽質油としての販売が有利と思われる[8]。

① コンデンセートを加えたディルビット
② 合成油と混合したシンビット
③ 軽く水素化したパーシャル・アップグレーディングした重質油
④ 水素化分解した軽質油

4. おわりに

　今後原油価格は高くなり，軽質原油は入手しにくくなる。安価に入手しやすくなる重質油に目を向けなければならない。サウジアラビアに次ぐ石油の埋蔵量をもつカナダのタールサンドの利用はきわめて重要なテーマである。採掘技術とアップグレーディング技術は，これから開発されていかなければならない。重金属や粘土を含む超重質油の分解は，過酷で触媒寿命も短い。触媒開発に与えられた課題は大きい。アップグレーディングには水素が不可欠である。軽く水素化して日本で軽質化するより，シェールガスなどを原料として安価な水素を用い現地で軽質化してから日本に輸送するほうが得策と思える。

文　　献

1) 増田立男, 触媒活用大辞典, 工業調査会, 106 (2004)
2) 西村陽一, 高橋武重, 工業触媒, 44, 培風館 (2002)
3) 西村陽一, 触媒懇談会ニュース, (20), (2010)
4) 岡崎肇, 触媒活用大辞典, 114, 工業調査会 (2004)
5) 森上賢, PETROTECH, **30** (5), 365-368 (2007)
6) 石油精製プロセス, 石油学会 編, 175 (1998)
7) 由井聡文, PETROTECH, **30** (12), 889-896 (2007)
8) PETROTECH, **30** (1), 2-14 (2007)

第Ⅱ編

合成触媒

11 メタノールまたはDMEからのプロピレン合成触媒

　エチレンはナフサや天然ガスの熱分解以外に最近，石油随伴ガスやシェールガスのスチームクラッキングにより安価に得られるようになったが，プロピレンは供給に限界があり，主としてナフサの分解かFCC装置からしか得ることができない。そのためプロパンの脱水素以外に，天然ガスや石炭からメタノールを経由した合成法が注目されている。中国ではメタノールを原料としたLurgiのプロセスが稼働している。

1. MTGプロセス

　ポリマーの中でもポリプロピレンはポリエチレンと異なり引張り強度に強いことやコポリマーにすることにより耐衝撃性ポリマーとなることから，包装用フィルム，食品容器，自動車部品などの需要が確実に増加しているが，プロピレン供給には限界がある。そのため，メタノール経由の新しい合成法が注目されている。

　Exxon Mobil社の開発したMTG（Methanol to Gasoline）プロセスは1985年，ニュージーランド政府により当地のMotunuiにおいて工業化された。目的はニュージーランドの天然ガスを用いた12500 BPSDのガソリン製造であったが，その後，石油価格の低迷のため1997年以後，稼働を停止している。天然ガスは水蒸気によりCO, H_2に改質されたのち，Cu-ZnOx触媒によりメタノールが合成され，続いてアルミナ触媒によりDMEとメタノールの混合ガスに脱水され，続いてZSM-5触媒により希釈ガスと混合後，400～420℃で脱水，縮合，環化反応されガソリンが合成されていた。主生成物はイソパラフィンと芳香族でC_5+収率は約80%である。プラントは5基の反応器で構成され，カーボンバーンによる再生が3～4週間に1回行われ，5基のうち1基は交代で触媒の再生に利用されていた。この場合のプロピレンの収率はわずか0.2wt%である[1]。しかし，この反応の前段ではプロピレンが生成していた。反応温度を上げ，接触時間を短くするとプロピレンの収率が向上する。

2. メタノールからのDMEの合成

　中国の内モンゴルには天然ガス由来の大規模のメタノールプラントが建設されている。さらに原料を天然ガスから石炭に代替した合成ガスを用いる計画も進行中であるが，このメタノールからプロピレンを合成しポリプロピレンを製造するプラントが稼働を始めた。

　メタノールの脱水によるジメチルエーテル（DME）の合成は発熱反応である。触媒にはルイス酸をもつγ-アルミナが用いられる。反応温度は300～320℃で，DMEへの平衡転化率は約75%である。

表1 各種ゼオライトによるプロピレンの収率[2]

触媒	SiO_2/Al_2O_3	金属	反応温度 (℃)	有効転化率 (%)[a]	選択率 (%)[b] エチレン	選択率 (%)[b] プロピレン	選択率 (%)[b] エチレン+プロピレン
ZSM-5	200	—	540	100	1.21	0.67	1.88
ZSM-11	200	—	540	100	13.15	25.52	38.67
ZSM-5	200	Ca	540	100	10.12	44.10	54.22
ZSM-5	200	Ca[c]	540	100	11.37	27.33	38.10

LHSV = 2 hr^{-1} (as liquid), [a] 供給メタノールに対する DME は未反応原料としたカーボンベースの転化率, [b] DME は未反応原料とみなし, それ以外の全生成物に対するカーボンベースの C_2' および C_3' の選択率, [c] イオン交換法

Exxon Mobil 社の MTG プロセスではガソリン製造の前工程で用いられていた。

$$2CH_3OH \rightleftharpoons CH_3OCH_3 + H_2O$$

3. メタノールからプロピレン

産業技術総合研究所は，Ca で修飾した ZSM-5 がメタノールからプロピレンを高収率で合成できることを見つけている。産総研の方法では，ZSM-5 はプロピレンの収率はわずか 0.67% であるが，Ca をイオン交換法で担持すると 27.33% に向上し，イオン交換法ではなく酢酸 Ca などの塩を混合し蒸発乾固後，焼成して製造した Ca 修飾 ZSM-5 でさらに 44.10% まで収率は向上している。元の H 型 ZSM-5 は，たとえば SiO_2/Al_2O_3 比 = 200 になるように硝酸アルミニウム水溶液と水ガラスを混合撹拌し，NaOH 水溶液を添加しテトラプロピルアンモニウムブロマイドを加え，オートクレーブ 160℃ の条件で 18 時間撹拌しながら水熱処理後，水洗，120℃，5 時間乾燥後，空気中 520℃ で 5〜10 時間の熱処理後，HCl 水溶液を加え，室温 24 時間撹拌処理，水洗，120℃，乾燥，520℃，5 時間空気中で焼成して得られている。テンプレートにテトラブチルアンモニウムブロマイドを用いると，H-ZSM-11 が合成される。Ca 混合 ZSM-5 は ZSM-5 と $Ca(CH_3COO)_2 \cdot H_2O$ 溶液と混合，乾燥，200℃×2 hrs で蒸発乾固後，500℃×18 hrs 焼成して得られている。イオン交換法では ZSM-5 に $CaCl_2$ 溶液を加え，還流コンデンサーにて 80℃，撹拌後，デカンテーションを 30 回繰り返し洗浄後，乾燥，500℃，3 時間焼成。Ca 担持量の等電量の 45% の触媒が得られている。

表1 にそれぞれの触媒によるプロピレンの収率を示す[2]。

$$3CH_3OH \longrightarrow CH_3CH=CH_2 + 3H_2O$$

4. DME からプロピレン

DME からのプロピレンの製造プロセスは，Lurgi 社が開発し，MTP プロセスとしてライセンシングされている。2008 年中国内モンゴル大唐内蒙古多倫倫売煤化工で 48 万トン/年，10 年中国寧東の神華

第Ⅱ編　合成触媒

$$2CH_3OH \longrightarrow CH_3OCH_3 + H_2O$$
$$CH_3OCH_3 \longrightarrow 2CH_2: + H_2O$$
$$3CH_2: \longrightarrow CH_3CH=CH_2$$

図1　メタノールからプロピレンの生成機構

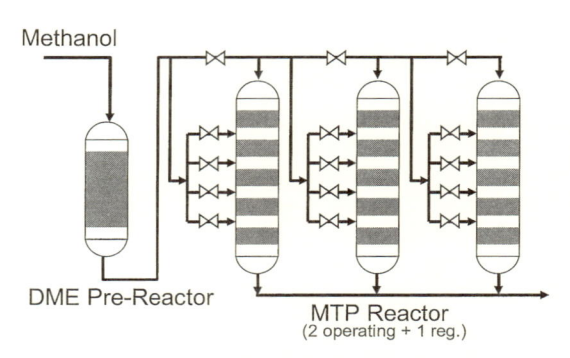

図2　ルルギー社のMTPプロセスの一部

集団一寧煤集団で47.1万トン/年プラントが稼働し始めた。

DMEからのプロピレンの合成反応機構は，まずDMEが脱水されカルベニウムイオン（$CH_2:$）が生成し，それが3量化すると考えられている（図1）。大きな発熱反応であるため，Lurgi社のプロセスは水蒸気による希釈ガスを用い触媒層を多段とし，それぞれの触媒層に導入している。エチレン，プロピレン以外のオレフィンはリサイクルされメタノールと反応させることによりプロピレンの収率を向上させている。触媒塔は3塔あり，そのうち1基は交替で触媒の再生が行われている（図2）[1]。用いられているZSM-5型触媒はSudChemie社によって供給されている。触媒の詳細は明らかにされていないが，SudChemie社からはアルカリ金属とZnOとCdOの微量添加された特許が開示されている[3]。

日揮もDTPプロセスを開発しライセンシングしている。触媒は発表されていないが，ZSM-5にCaCO₃を物理混合後550℃×12hrs焼成すると長寿命触媒にできることが特許では開示されている[4]。

5. エチレンとメタノールからプロピレン

エチレンにメタノールまたはDMEを反応させるとプロピレンを合成することができる。

$$C_2H_4 + CH_3OH \longrightarrow C_3H_6 + H_2O$$

エチレンまたはエタノールから，チャバサイト構造をもつSAPO-34やSSZ-13ゼオライトにより高収率でプロピレンが得られる[5]が，同じSAPO-34によりエチレンとメタノールからプロピレンが得られる。三菱化学は高エチレン/メタノールモル比の条件で表2のような結果を得ている[6]。エチレンのモル比を大きくしないとプロピレン収率は低い。

6. ブテンとメタノールからプロピレン

プロピレンはブテンとメタノールからも合成可能である。エチレン増産のために，エチレンクラッカーからのC_4はリターンC_4として水素化してエチレン分解炉に戻されているが，反応器を増設しメタノールを添加することによりプロピレンの増産が可能となる。

三菱化学はハイシリカMWWを用いることによりプロピレンが高選択性で得られることを見つけている[7]。触媒は明らかにされていないが，同社は2009年，水島でパイロットプラントでの実証試験を

表2 エチレンとメタノールからのプロピレン収率

	SAPO-34	ZSM-5	SAPO-34
エチレン/メタノールモル比	5	5	0.5
流出ガス組成（%）			
エチレン	61.1	60.1	73.3
プロピレン	28.2	14.2	18.2
プロピレン収率（mol%）/メタノール	120.4	56.6	15.7

400℃，メタノール 6.5mol%，H_2O/MeOH=4，メタノール WHSV $0.5h^{-1}$，メタノール Conv. 100%

表3 MWWによるブテンとメタノールからのプロピレンの合成

触　媒	MWW	MWW	MFI
SiO_2/Al_2O_3	140	31	50
WHSV（i-Butene+MeOH）	5.2	10.3	5.2
メタノール転化率（%）	100	100	100
イソブテン転化率（%）	68.3	66.0	61.9
選択率（mol%）			
プロピレン	55.7	47.0	43.2
エチレン	20.8	21.0	13.4
芳香族	5.7	8.6	9.7

反応温度：550℃

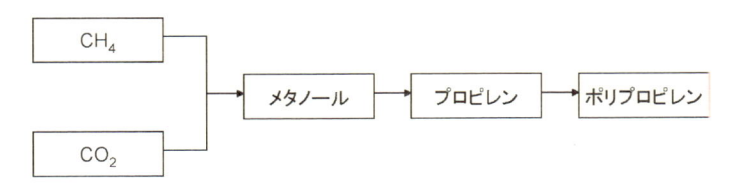

図3 メタンガスからのポリプロピレン合成ルート

開始した。新たなプロピレンの製造プロセスとして期待されている（**表3**）。

7. おわりに

　米国で，シェール層から膨大な量のメタンを主成分とするシェールガスが安価に掘削する技術が開発された。日本近海には現在，採掘は困難であるが，メタンハイドレートがある。メタンとCO_2から誘導できるメタノールは，CO_2削減に寄与するだけでなく，石油化学の基礎原料として重要である。今後，メタノールを原料とした化学プロセスの発展が考えられる。メタノールからプロピレンさらにポリプロピレンの合成プラントが中国では稼働し始めた（**図3**）。

第Ⅱ編　合成触媒

文　献

1) W. Liebner, H. Koempel, Lurgi, Block 3, Forum 15,「Gas to propylene: Report on commercialization by Lurgi」World Petroleum Congress（2005）
2) 化技研, 特開昭 60-126233
3) ジユートーヒエミー, 特開平 4-217928
4) 日揮, JP 2008-80301 A
5) 馬場, 稲津, 小山, ファインケミカル, **37**（4）, 66（2008）
6) 三菱化学, JP 2006-8655A
7) 三菱化学, JP 2008-81437A

12 エチレン法 MMA 合成触媒

　MMA は透明性と耐久性に優れているため，液晶や家電，自動車部品などに用いられるアクリル樹脂として需要が増加している。MMA は原料によって多くのプロセスによって合成可能である。プロセスごとにコスト的に有利な原料は異なる。日本ではナフサの熱分解により生成するイソブテン法は有利であったが，エチレン原料ルートが注目されている。

1. MMA

　世界の MMA（メタクリル酸メチル）の生産量は約 310 万トン/年である。三菱レイヨンは世界のシェアの 13% であったが，昨年 5 月イギリスのルーサイト社を買収し世界のシェアの 35% を占めるようになった。ルーサイト社は英国 ICI 社と DuPont 社の MMA 事業を受け継いでいるため，三菱レイヨンは多様な MMA の製造技術を入手したことになる。選択と集中の進む中で，三菱レイヨンは MMA をコア事業と位置づけている。

2. アセトンシアンヒドリン法

　MMA は世界的には，いまだ約 75% がアセトンヒドリン法により製造されている。アセトン，青酸，硫酸，メタノールを原料とする。青酸を必要とすることとメタクリルアミド硫酸塩の製造で過剰の硫酸を必要とするため酸性硫安と廃酸が生成することが問題であるが，収率が高い（図 1）。
　三菱ガス化学は，メタノールとアミドとのトランスエステル化によりアンモニアを再生し，アンモニアから合成した青酸を循環使用するプロセスを開発し工業化している。青酸は用いるが酸性硫安と廃酸は生成しない（図 2）。

$$(CH_3)_2C=O + HCN \longrightarrow (CH_3)_2C(OH)CN$$
$$(CH_3)_2C(OH)CN + H_2SO_4 \longrightarrow CH_2=C(CH_3)CONH_2 \cdot H_2SO_4$$
$$CH_2=C(CH_3)CONH_2 \cdot H_2SO_4 + CH_3OH \longrightarrow CH_2=C(CH_3)COOCH_3 + NH_4HSO_4$$

図 1　アセトンシアンヒドリン法による MMA の合成

$$(CH_3)_2C=O + HCN \longrightarrow (CH_3)_2C(OH)CN$$
$$(CH_3)_2C(OH)CN + H_2O \longrightarrow CH_3C(CH_3)(OH)CONH_2$$
$$CH_3C(CH_3)(OH)CONH_2 + CH_3OH \longrightarrow CH_3C(CH_3)(OH)COOCH_3 + NH_3$$
$$CH_3C(CH_3)(OH)COOCH_3 \longrightarrow CH_2=C(CH_3)COOCH_3 + H_2O$$
$$NH_3 + CH_3OH + O_2 \longrightarrow HCN + 3H_2O$$

図2 三菱ガス化学プロセスによるMMAの合成

3. C_4原料プロセス

3.1 イソブテン酸化プロセス

　日本ではアクリロニトリルの副生青酸が減少してきたこととC_4の有効利用を目的としたイソブテンを原料としたプロセスの開発が行われ工業化された。プロセスは，①イソブテンのMo-BiO$_x$系触媒によるアクロレインへの酸化，②アクロレインのPMoVO$_x$系触媒によるメタクリル酸への酸化，③イオン交換樹脂触媒によるメタノールとのエステル化の3段である。多段の工程であるためイソブテンからのMMAの収率は50～60％前後となってしまう（図3）。

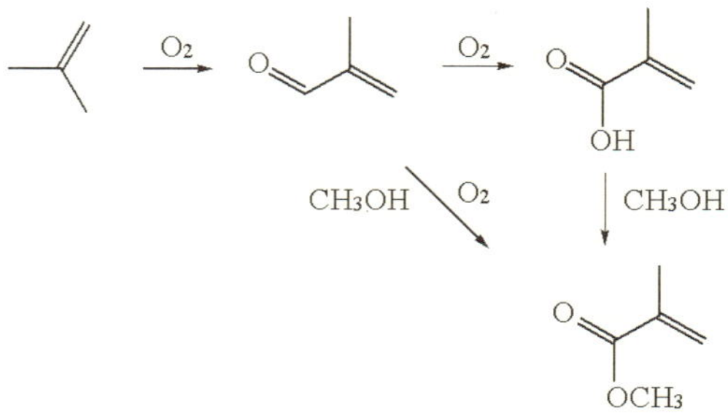

図3 イソブテンの酸化によるMMAの合成

3.2 旭化成プロセス（直メタ法）

　旭化成はメタクロレインの酸化とメタノールによるエステル化を同時に行う直メタ法を開発し工業化した。2工程を1工程にすることにより，収率を大幅に向上させた。メタクロレインの酸化メチル化によるMMAの直接合成触媒は，たとえばPd$_3$PbMg/SiO$_2$を用い懸濁床で行われる。金属間化合物であるPd$_3$Pb$_1$は酸化エステル活性が高く，プロペンやギ酸メチルの副生をも抑制している。反応条件は，たとえば40℃で選択率は95％以上といわれている[1,2]。

4. C_3原料プロセス

4.1 メチルアセチレン原料

　Shell社により開発されたメチルアセチレンとCOおよびメタノールからカルボニル化とエステル化を同時に行う直接合成法は，ICI社に譲渡されたのち，Lucite社が所有しオメガプロセスと呼ばれているが，現在は三菱レイヨンの所有である。4万～5万トンの小規模のプラントに競争力があるといわれているが，いまだ工業化されていない。反応条件は60℃，60barで，MMA収率は98.9％ときわめて高い。均一系の反応で強酸下 bisphenyl(6-methyl-2-pyridyl)phosphine Pd などのPd錯体が用いられている。活性は 100000 mol MMA/mol Pd/h といわれている[3~5]。30万トン/年のエチレンプラントで生成するメチルアセチレンは約4000トン/年（MMA換算1万トン程度）しかなく，原料の入手が問題となる。

$$CH_2=C=CH_2 \longrightarrow CH_3C\equiv CH$$
$$CH_3C\equiv CH + CO + CH_3OH \longrightarrow CH_2=C(CH_3)COOCH_3$$

図4　メチルアセチレンからの MMA の合成

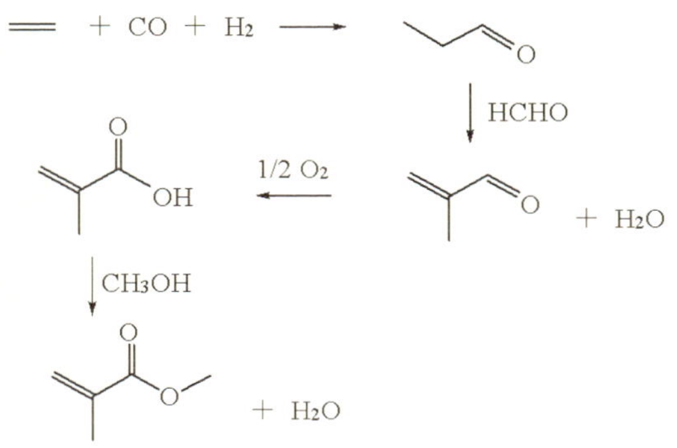

図5　BASF によるエチレンのヒドロホルミル化による MMA の合成

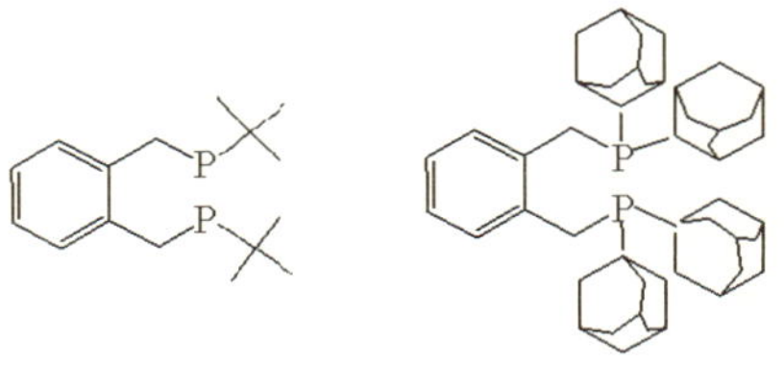

1,2-bis(di-t-butylphosphinomethyl)benzene　1,2-bis(di-adamantylphosphinomethyl)benzene

図6　Lucite の dibenzylideneacetone Pd 錯体の Ligand 例

5. エチレン法 MMA 合成プロセス

5.1　BASF ルート（ヒドロホルミル化）

BASF は 1989 年，エチレンのヒドロホルミル化による MMA の合成プラントを稼働させている。エチレンのヒドロホルミル化によるプロピオンアルデヒドの合成条件は 130℃，1.4MPa で HRh(CO)$_2$(PPh$_3$)$_2$ が用いられている。ホルムアルデヒドによる縮合反応は Et$_2$NH，酢酸水溶液，160～185℃，4.7MPa で行われ，収率は 98% である。メタクロレインのメタクリル酸への酸化は Mo$_{12}$V$_{0.68}$P$_{1.21}$Cs$_{1.06}$Cu$_{0.5}$As$_{0.4}$O$_x$ が用いられ，280℃ での転化率は 60%，選択率（one pass）は 88% といわれている[6]。

5.2　Lucite 法（カルボメトキシ化）

三菱レイヨンが買収した Lucite 社は，カルボメトキシレーションによる MMA 製造技術（アルファプロセス）を確立し，2008 年 12 万トン/年プラントをシンガポールに建設した。触媒として二座ホスフィン配位子 Pd 錯体（L$_2$Pd(dba)$_x$）が開発されている（dba：dibenzylideneacetone）。Ligand として 1,2-bis(di-t-butylphosphinomethyl)benzene や 1,2-bis(di-adamantylphosphinomethyl)benzene が開示されている[7]（図6）。

Pd の濃度は 0.1～1mmol/l で反応条件は 100℃ 以下，圧力は 1 MPa 以下，エチレン/CO = 1/1 である。プロピオン酸メチルのホルムアルデヒドによる縮合は気相 350℃ の条件で Cs/SiO$_2$ 触媒を用いて行われる。工程が短く収率はきわめて高い[8]。1 段目で 99% 以上，2 段目の縮合反応は 95% 以上と発表されている[9]（図7）。錯体の合成が容易でないことと安定性に問題があるといわれている。

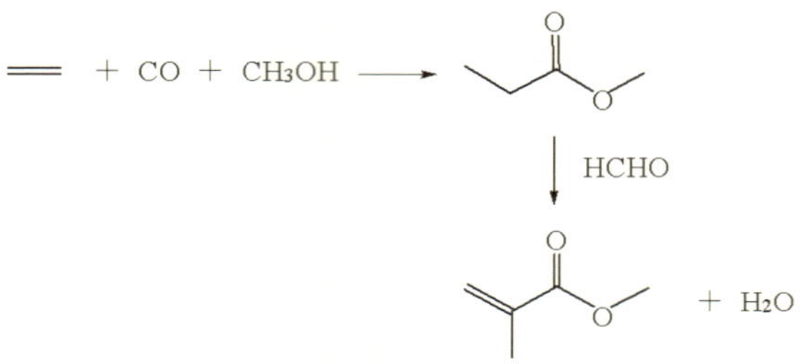

第Ⅱ編　合成触媒

図7　Lucite によるエチレンのカルボメトキシ化による MMA の合成

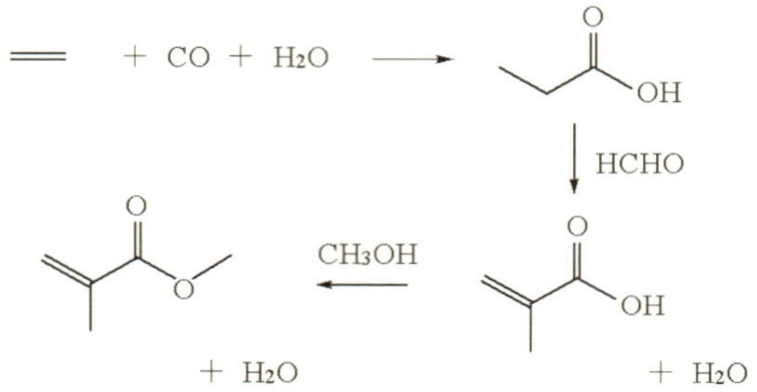

図8　Eastman のエチレンのヒドロカルボニル化による MMA の合成

5.3　Eastman 法（ヒドロカルボニル化）

　いまだ工業化されていないが，Eastman はヒドロカルボニル化の技術を開発している。触媒には $Mo(CO)_6$ を用い 180℃，5.4MPa で，プロピオン酸の縮合によるアクリル酸の合成は Nb_2O_5/SiO_2 が用いられ，反応条件は 300℃，0.2MPa，選択性は 90％といわれている（図8）。

6.　おわりに

　原料事情は大きく変わりつつある。中国でのエチレンプラントの建設が進むと日本ではポリオレフィンの需要が減少しエチレンが過剰になることも考えられる。中東ではエタン原料のエチレンが低価格で製造されるようになった。エチレンの有効利用の一環としてエチレン法 MMA は，今後の石油化学原料の転換を暗示する一つの流れと思える。

文　　献

1) 旭化成，特開平 10-216515
2) 山松節男，触媒，**43**（7），4（2001）
3) 特開平 5-194317
4) 特開平 5-194320, 5
5) 特開平 5-221923
6) Dirass Report, 28-16, 54（2006）
7) Lucite, 特表 2005-535455
8) Dirass Report, 28-16, 48（2006）
9) 化工日，2007.5.21

13 過酸化水素の直接合成触媒

　過酸化水素はクリーンな酸化剤である。ファインケミカルでも過酸化水素を用いたオレフィンのエポキシ化の研究が進んでいる。過酸化水素は従来アントラキノン法で製造されているが，グリーンケミストリーとして水素と酸素からの直接合成法が注目されている。プロピレンの酸化によるプロピレンオキサイドの合成では，過酸化水素を用いたプロセスがEvonik-DegussaとBASFによって工業化された。

1. 過酸化水素

　過酸化水素は漂白剤や酸化剤としての需要が増加している。酸素と水素から直接合成できれば，有機溶媒やアルキルアントラキノンを用いる必要はない。また，爆発の危険性や輸送コストを考慮すると，過酸化水素の消費工場に直結したプラントの開発が望まれている。直接法による過酸化水素を用いたエポキシ化のプロセスフローの概念を図1に示す[1]。

　直接法の問題点は，爆発範囲を避けた低濃度の水素雰囲気で行わなければならないことである。酸素中の水素の爆発範囲は4〜94%である。また，Pdは過酸化水素を合成するが，過酸化水素の分解も促進する。図2の(2)〜(4)の反応を抑制しなければならない。さらにPdの溶出の抑制も必要である。H_2O_2の分解を抑制するために酸やハロゲンの添加，選択性を上げるためにTiO_2，カーボン，スルフォン樹脂などの担体やPd-Au合金，表面結晶構造を制御した触媒が開発されている。

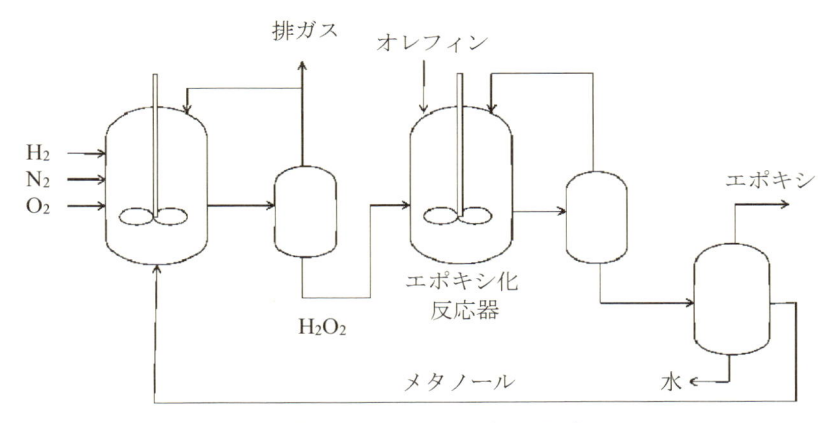

図1　過酸化水素直接法を用いたエポキシ化プロセスフロー

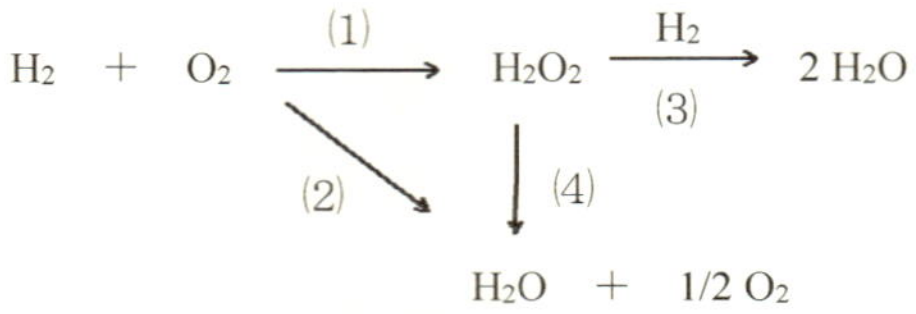

第Ⅱ編　合成触媒

$$H_2 + O_2 \xrightarrow{(1)} H_2O_2 \xrightarrow[(3)]{H_2} 2H_2O$$

$$\searrow_{(2)} \quad \downarrow_{(4)}$$

$$H_2O + 1/2 O_2$$

図2　過酸化水素直接製法
(1)過酸化水素の合成，(2)水の合成，(3)過酸化水素の水素化，(4)過酸化水素の分解

2. DuPont プロセス

　水素と酸素から直接過酸化水素を製造するプロセスがDuPont社によって開発され工業化されている。アントラキノン法に比べて生成される過酸化水素の濃度は高くないが，建設費用が安価である。輸送コストの無視できない北米の製紙工場で数基採用されている。

　触媒にはPd/カーボン粉末が用いられている。反応条件は9～11℃，2.7MPa，4.5hr，溶媒は0.1N-HCl水溶液で過酸化水素の分解を抑制するためにNaBrが添加されている。NaBrを用いることによりHClの濃度を下げることができ，最大7％の過酸化水素が得られている[2]。爆発を防ぐためにO_2過剰で行われているが，O_2/H_2比は3前後と思われる。

　反応機構としてH^+とBr^-の添加は反応を抑制するが，H_2O_2の分解反応を抑制するために収率を向上させることと，H_2O_2はPdに吸着した状態で水素化される可能性が高いがBr^-はH_2O_2の脱着を促進するため収率を向上させていることが推察されている[3]。

3. Headwaters プロセス

　米国のHeadwaters Technology Innovation社は過酸化水素の直接合成法を開発し，2007年に米国のPresidential Green Chemistry Awardを受賞した。触媒にはPd-Pt/カーボンブラックが開発され用いられていると思われる。Pd-Pt/カーボンブラックは，直鎖状分子を80～90％含有する分子量1200のポリアクリル酸ソーダの45％水溶液に$PdCl_2$塩酸水溶液とH_2PtCl_6水溶液を混合後，水で希釈してH_2で還元し，触媒前駆体溶液を調製してから200m^2/gのカーボンブラックと長時間混合し含浸させたのち，乾燥して調製されている。NaBr 5 ppmを含む1％H_2SO_4水溶液にH_2 3 vol％，O_2 20vol％，N_2 77vol％を45℃，1400psig（10MPa），3時間反応させると，転化率33％，選択率100％で4.8％の過酸化水素が得られている[4]。水素濃度は4 vol％以下であるので完全に爆発下限以下での反応である。

　触媒はHeadwaters社のNxCat技術をもとに開発されたもので，Zhouはポリアクリル酸を用いることによりにより金属表面の結晶をナノスケールで制御しFCC(101)またはHCP(120)を選択的に形成したと説明している。ポリアクリル酸は金属の塩との鋳型剤となり中間錯体を形成する。還元し鋳型剤を除去すると，最隣接原子配位数2をもつPdのコロイド懸濁液が得られる。FCC(101)とHCP(120)は配位数2個（**図3**の左図），FCC(100)は4個，FCC(111)は6個の原子と配位している（図3の右図）。酸素は2原子，水素は1原子で吸着されるために，FCC(101)またはHCP(120)の場合は直線またはジグザグにH-O-O-Hの配置で吸着し，H_2O_2が生成する。FCC(100)またはFCC(111)の場合はH-O-Hの配置もとるのでH_2Oが生成してしまうと説明されている[5]。

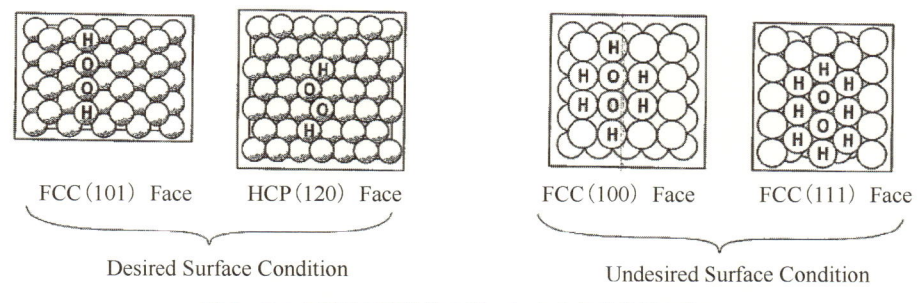

図3 Pdの原子の配位数の違いによる吸着状態の違い

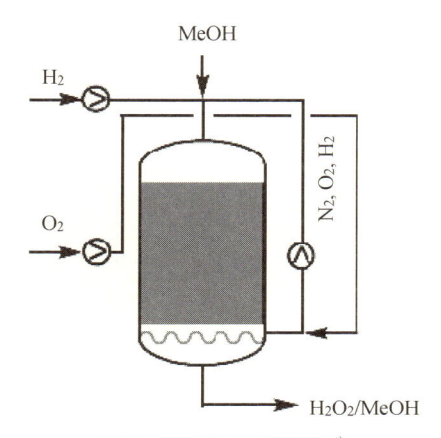

図4 過酸化水素直接法[6]

　この技術をもとに，Evonik社とHeadwaters社の合弁会社であるDegussaHeadwaters社は，2006年9月からドイツのHanau Wolfganにおいて実証パイロットプラントを稼働させている。**図4**はEvonik社の公開資料から抜粋した反応器の概念図である。

　Elf Atochem社は0.8％Pt-0.4％Pd/SiO_2粉末を用いてリン酸と硫酸の混酸水溶液中に微小気泡状のH_2/O_2=1/1混合ガスを導入し，20℃，5 hr反応させ13％の過酸化水素を得ている。選択性は88％であるといわれている[7]。

4. Pd/イオン交換樹脂

　メタノール中で酢酸Pdをスルフォン樹脂に担持させたPd/スルフォン樹脂は，安定して高転化率と高選択性を示すことから，プロピレンオキサイドプロセス原料の過酸化水素製造プロセスとして直結した試験がスペイン石油化学・触媒研究所で行われている。溶媒はメタノール/水＝96/4で，メタノールへの酸素の溶解量は水素よりも高い。H_2：N_2：O_2＝3.6：46.6：50，40℃，9.5MPaの条件で，転化率95％，選択率78％，9％の濃度の過酸化水素が連続43日まで定常的に得られたことが確認されている[1]。

表1 酸処理により向上するH_2O_2選択性

触 媒	酸処理	H_2O_2選択性(%)	生産性(mol kg/cat/h)
2.5%Au-2.5%Pd/カーボン	処理なし	80	110
2.5%Au-2.5%Pd/カーボン	水	80	112
2.5%Au-2.5%Pd/カーボン	2%HNO_3	>98	160
2.5%Au-2.5%Pd/カーボン	2%CH_3COOH	>98	175
5%Pd/カーボン	処理なし	42	50
5%Pd/カーボン	2%HNO_3	42	52
5%Au/カーボン	2%HNO_3	nd	0.5

2.9MPa H_2 (5vol%/CO_2), 1.1MPa O_2 (25vol%/CO_2), 0.5hr, メタノール/水

5. Pd-Au 触媒

担体にTiO_2を用いたPdが活性を示す。Au/TiO_2はほとんど活性を示さないが，2.5%Au-2.5%Pd/TiO_2は転化率21%で70%の選択率を示す。担体にカーボンやSiO_2を用いると，転化率41%，80%の選択率で過酸化水素が得られている。2.5%Au-2.5%Pd/カーボンを400℃，3hr焼成処理したのち，30分間，前処理として酸処理すると転化率40%で98%以上の選択性が得られることがわかった（**表1**)[8]。

九州大学の石原らは，Pd-Au/ルチルTiO_2が高活性を示すことを見つけているが，さらにPd-Auナノコロイドでは Pd-Au (75/25) が特異的に高選択性を示すことを見いだしている。コロイドの内側がAuリッチで外側がPdリッチの構造で，Pdリッチの表面に存在するAu濃度が最も高いときに高選択性が発現すると説明している。$PdCl_2$と$HAuCl_4$を，ポリビニルピロリドンを分散剤としてシュウ酸で還元して合成したPd-Auナノコロイドを用い，NaClとH_2SO_4を含む蒸留水にH_2 10%，O_2 18%，N_2 72%，3℃で28時間反応させると，転化率85%，4.2%の過酸化水素が得られている。還元剤にヒドラジンを用いると水素転化率7.7%で選択率78.48%の過酸化水素が得られる[9,10]。

6. マイクロリアクターによる合成

火炎伝播は細管では起こりにくいためマイクロリアクターを用いると爆発範囲内での反応が可能である。600μmのマイクロチャンネルに粒径約50μmのPd/CまたはPd/Al_2O_3を充てんし，50ppmのNaBrを添加した硫酸とリン酸の混合液に23℃，1.05〜2.0MPaの条件でD_2とO_2 (D_2/O_2=1.5/3.5)を導入すると，転化率20%で50%前後の選択率で3wt%以上のD_2O_2が定常的に得られている[11]。

7. おわりに

安全でクリーンな過酸化水素の直接製法の工業化が待たれている。ナノスケールでのPd粒子の制御が行われ実用化が近い。従来の触媒開発が変わりつつある。触媒調製技術はブラックボックスから抜け出しつつある。

文　献

1) G. Blanco-Brieva, M. C. Capel-Sanchez, M. P. de Frutos, A. Padilla-Polo, J. M. Campos-Martin, J. L. G. Fierro, *Ind. Eng. Chem. Res.*, **47**, 8011-8015 (2008)
2) DuPont, USP 4681751
3) 出口, 岩本, 触媒, **51** (6), 405 (2009)
4) ヘッドウォーターズ, 特表 2007-530248
5) Headwaters, WO 2005009611
6) Element, *Degussa Sience Newsletter*, **17**, 5 (2006)
7) Elf Atochem, WP Appl 99/41190
8) J. K. Edwards, B. Solsona, E. Ntainjua N, F. Carley, A. A. Herzing, C. J. Kiely, G. J. Hutchings, *Science*, **323**, 20 (2009)
9) 中島, 日高, 萩原, 伊田, 石原, 105th CATSJ Meeting, 2P45 (2010)
10) 石原達己, 2006年文部科学省 ナノテクノロジー・材料を中心とした融合新興分野研究開発,「還元的酸素分子の活性化に基づく新しい環境調和型物質転換」成果報告書
11) 井上, 大瀧, 菊谷, 佐藤, 濱川, 馬渡, 水上, 北森, 触媒, **51** (2), 93 (2009)

14 DME 合成触媒

　天然ガスを原料とした大規模なメタノールプラントが中国や中東に建設されている。中国では，石炭由来の合成ガスからのメタノールを原料とした大規模の DME（ジメチルエーテル）プラントが建設されている。DME は低毒性で液化ガスとして取り扱えるので，今後ディーゼル燃料や家庭用燃料として用いられるだけでなく，水素製造原料や化学品の基礎原料としても期待されている。

1. DME

　DME はクリーンで物性が LPG に近いので，輸送，貯蔵が容易である。原料として天然ガス，石炭，バイオマスなどの合成ガス（CO, CO_2, H_2）を用いることができる。中国では LPG と同じように家庭用燃料としての需要が急激に増加している。2010 年には 300 万トン以上の DME が製造されると思われる。

2. 間接法による DME の製造

　メタノール原料の合成ガスは，天然ガスの水蒸気改質または石炭のガス化により合成されている。メタノールは CO と H_2 だけでなく，CO_2 と H_2 からも合成可能である（**式1**）。

　間接法による DME の製造方法は，合成ガスからまずメタノールを合成し，2 段目でメタノールを脱水して DME を合成するというものである。メタノールの脱水反応は硫酸，H_3PO_4/Al_2O_3, Zeolite などの酸触媒で進行するが，カーボン質の生成を抑制するために特定な細孔分布をもつ不純物を制御した γ-Al_2O_3 が用いられている[1]。反応条件は 290～400℃，1～2 MPa である。平衡転化率は 80～90% であるのでメタノールと水の混合ガスが得られる（**式2**）。

　DME は，国内では三菱ガス化学や住友精化，三菱化学がスプレー噴射剤などの用途向けに生産している。東洋エンジニアリングは中国にメタノール合成プラントと組み合わせたプラントのライセンシングを行っている。**図1**に，メタノールを経由する間接法スキームを示す。未反応のメタノールはリサイクルされる。

$$CO + 2H_2 \longrightarrow CH_3OH \quad 91 kJ/mol$$
$$CO_2 + H_2 \longrightarrow CH_3OH \quad 49 kJ/mol$$

式1

$$2CH_3OH \longrightarrow CH_3OCH_3 + H_2O \quad 23 kJ/mol$$

式2

14 DME 合成触媒

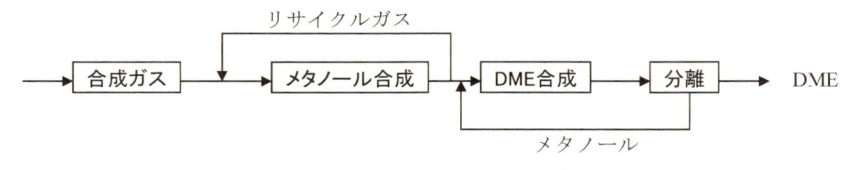

```
                    リサイクルガス
    ┌──────┐    ┌──────────┐    ┌────────┐    ┌──────┐
──→ │合成ガス│──→ │メタノール合成│──→ │DME合成 │──→ │ 分離 │──→ DME
    └──────┘    └──────────┘    └────────┘    └──────┘
                              メタノール
```

図 1　DME 間接法スキーム[2]

表 1　DME 製造技術[2]

	間接法	直接法		
開発会社	三菱ガス化学 東洋エンジニアリング Lurgi	JFE 石炭エネルギーセンター	Topsoe AMOCO	Air Products
原　料	天然ガス, 石炭ガス	石炭ガス	天然ガス	石炭ガス
反応形式	固定床	懸濁床	固定床	懸濁床
反　応	$CO + 2H_2 \rightarrow CH_3OH$ $2CH_3OH \rightarrow DME + H_2O$	$3CO + 3H_2 \rightarrow DME + CO_2$	$2CO + 4H_2 \rightarrow DME + H_2O$	$2CO + 4H_2 \rightarrow DME + H_2O$
実用化		100 トン/日 Pilot	50kg/日 Bench	4 トン/日 Pilot

$$3CO + 3H_2 \longrightarrow DME + CO_2$$
$$2CO + 4H_2 \longrightarrow DME + H_2O$$

式 3

3. 直接法による DME の製造

3.1　固定床プロセス

直接法では CO, H_2 から直接 DME を合成する方法で, メタノール合成触媒と脱水触媒を組み合わせたハイブリッド触媒が開発されている。系内で生成したメタノールはただちに脱水されるために DME はメタノール合成の平衡値に制限されず, 低圧（5 MPa 程度）の条件でも高収率で得ることができる（式 3）。直接法では固定床と懸濁床プロセスが開発されている。合成ルートと触媒を図 2 に示す。

中国ではすでに直接法による固定床と懸濁床プロセスが工業化されている（表 2）。

3.2　懸濁床プロセス

直接法における懸濁床と固定床の比較を表 3 に示す。触媒はプロセスによって異なるが, 基本的には Cu-Zn 系のメタノール合成触媒とアルミナやゼオライトなどの脱水触媒を混合したものである。脱水しにくいアルコールや炭化水素系溶媒を用いる懸濁床は触媒を均等に用いることができ, 発熱が制御できるためワンパスでの収率は高い。

JFE は 2000 年, 100 トン/日の懸濁床での実証プラントを稼働させ, 04 年 8 月には総合転化率 96 % を達成したと報告している。実証プラントで製造された DME は, 発電用ディーゼルエンジン燃料および排ガスの NO_x の還元剤として試験されている。JFE の技術は天然ガスの改質に, 酸素以外に DME 合成時の副生 CO_2 を用い, DME に必要な $H_2/CO = 1/1$ の合成ガスを得ている[5]。

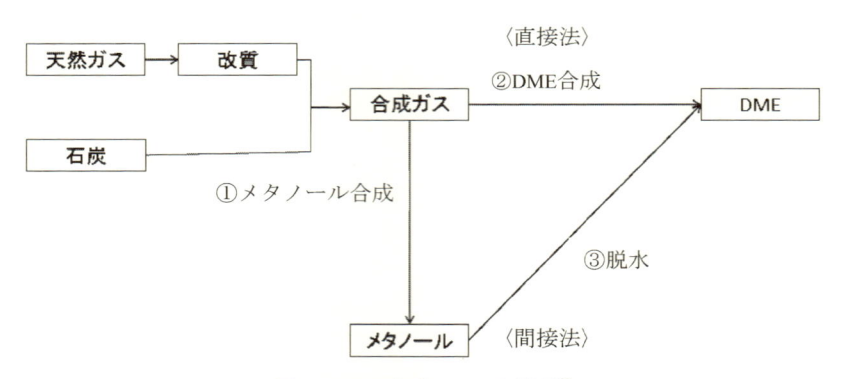

図2 DME合成ルートと触媒[3]
①触媒：Cu-Zn-Cr，温度：200～300℃，圧力：5～15MPa，②触媒：Cu-Zn-Cr＋Cu/γ-Al$_2$O$_3$，温度：250～320℃，圧力：3～7 MPa，③触媒：酸触媒（γ-Al$_2$O$_3$），温度：290～400℃，圧力：1～2 MPa

表2 中国独自で開発された直接法技術[4]

開発機関	場所	原料	トン/年	プロセス
精華大学/精華紫光英力化工	四川省重慶	天然ガス	3,000	一段法，懸濁床
中国科学院山西石炭化学研究所	山西省大同市	石炭	5,000	一段法，懸濁床
上海石油化工研究院	江蘇省昆山		1,000	
浙江大学/中国五環化学工程/湖北田力実業			1,500	一段法，気相

表3 直接法における懸濁床と固定床の比較[2]

	懸濁床		固定床
開発会社	JFE	Air Products	Topsoe
H$_2$/CO	1	0.7	2
温度（℃）	250～280	250～280	210～290
圧力（MPa）	5～10	5～10	7～8
ワンパス転化率（％）	55～60	33	18
最終収率	DME 99%	DME＋CH$_3$OH (DME 30～80%)	DME＋CH$_3$OH (DME 60～70%)

3.3 水素と二酸化炭素からのDMEの合成

三菱重工は固定床におけるH$_2$とCO$_2$からのDME直接合成触媒を開発した。メタノール合成触媒であるCu-ZnにGa，Mgを添加したCu-Zn-Ga-Mg触媒である。DMEの脱水では，水の影響を受けにくいZrO$_2$-γAl$_2$O$_3$を開発した。入り口側にメタノール合成触媒，出口側に脱水触媒を充てんした系よりも，メタノール合成触媒とメタノール脱水触媒を1/1で混合した触媒がワンパスで平衡収率を超えることを見つけ，H$_2$/CO$_2$＝75/25mol%，290℃，6 MPa，GHSV 500hr^{-1}にてメタノール＋DME収率80%，DME収率40%を得ている[6]。

表4 DMEと他の燃料の物性

	DME	プロパン	メタノール	軽油
低位発熱量（kJ/l）	19,300	22,800	15,800	35,700
液比重（kg/l）	0.668	0.490	0.796	0.840
セタン価	≥55	5	3	38～53
沸点	－25	－42	65	180～360
液化（MPa），25℃	0.61	0.91	—	—

$$2CH_4 + O_2 + CO_2 \longrightarrow 3CO + 3H_2 + H_2O$$

式4

4. 燃料としての利用

　DMEの発熱量はプロパンより低いが，沸点は－25℃で常温では6 atmで液化し，物性はプロパンに似ている（表4）。タンクローリーやボンベでの輸送が容易であることから中国では工業用または家庭用燃料の需要が急激に増加している。一部のLPGボンベには20%前後のDMEが混合されて用いられているが，安全性の面でDME単独で用いることが法令化された。セタン価が高いことからバス，トラックなどのディーゼルエンジンへの試行も始まっている。

　中国では巨大なDMEプラントが稼働を始めている。中国の主なDMEプラントを表5に示す。原料の合成ガスは天然ガスから石炭に移りつつある。

表5 中国の主なDMEプラント[7]

場　所	生産量（トン/年）	メタノール原料	稼　働	備　考
山東省久泰	100,000	石炭	2004 増設	自社
四川省瀘州	120,000	天然ガス	2005	TEC
寧夏・銀川	210,000	石炭	2007	TEC
寧夏・銀川	1,000,000	石炭		Air Products，一段法
山西省晋城市	100,000	石炭	2007	TEC
江蘇張家港	500,000	天然ガス	2007 増設	
内モンゴル Ordos	400,000	天然ガス	2007	
内モンゴル Bayannaer	200,000	石炭	2007	
江蘇張家港	700,000	天然ガス	2008	
内モンゴル Ordos	1,000,000	天然ガス	建設中	TEC
湖北省荊門	400,000	石炭	2009	
山西省介休	200,000	石炭	建設中	
安徽省淮南	1,000,000	石炭	建設中	

5. おわりに

　DME は天然ガスや石炭，バイオマスから合成できるため，今後エネルギー源として利用される可能性が大きい。貯蔵，輸送が容易なため，中国では工業用や家庭用燃料としての需要が急激に増加している。石油から石炭への代替が進むと，今後きわめて重要な CTL（Coal to Liquid）技術となりうる。

文　献

1) 三井敏之, PETROTECH, **30**（7）, 480（2007）
2) 藤元, 黎, PETROTECH, **26**（5）, 340（2003）
3) 鈴木信市, 石油/天然ガスレビュー, 9（2003）
4) 兼子弘, 石油/天然ガスレビュー, 3（2005）
5) 大野, 吉田, 鹿田, 猪越, 小川, 井上, JFE 技報,（6）, 70（2004）
6) 安武, 今井, 小椋, 平野, 触媒, **48**（4）, 247（2006）
7) 2010年版 アジアの石油化学工業, p236, 重化学工業通信社（2009）, など

15 DMEの応用触媒

　DME（ジメチルエーテル）は，天然ガス，劣質原油，石炭，さらに将来はバイオマスを原料とした合成ガス（$CO+H_2$）からメタノールを経由，または直接合成することができる。そのうえ，DMEは二酸化炭素と水素から合成することも可能である。中国では燃料用として，天然ガスまたは石炭からの合成ガスを用いた大規模なDMEプラントが稼働し始めている。DMEは燃料だけでなく新たな化学品原料ともなりうる。

1. MTGプロセス

　Mobil社の開発したMTG（Methanol to Gasoline）プロセスは，天然ガスを改質した合成ガスから合成したメタノールからのガソリン製造法である。ニュージーランド燃料公社が12億ドルの建設費をかけた14500バレル／日のプラントが1985年から稼働していたが，石油価格が低下したため2004年に生産を中止している。触媒はZSM-5が用いられた。メタノールが原料であるが，反応はDME（ジメチルエーテル）を経由して進行している。実際のプラントはメタノールからのDME合成とDMEからのガソリン製造の2ステップで構成されている。

　図1にメタノールからのMTG反応の接触時間と生成物分布を示す。最初にメタノールが脱水してDMEが生成され，さらに脱水や環化反応が生じていることがわかる。

　　　メタノール ⟶ DME ⟶ C_2-C_5 オレフィン ⟶ C_6 オレフィン，芳香族

　MTGプロセスで得られる生成物はC_5+ガソリンである。この場合，プロピレンは0.2%と少ないが，芳香族は22.4%得られている（表1）。

2. プロピレンの合成

　塩基で修飾したZSM-5を用いると，DMEからプロピレンを合成することができる。

　Lurgi社はパイロットでの実証を完了し，中国へライセンシングを行った。本格プラントがまもなくスタートの予定である。修飾したZSM-5を成形する際にバインダーとしてSiO_2を用いると，

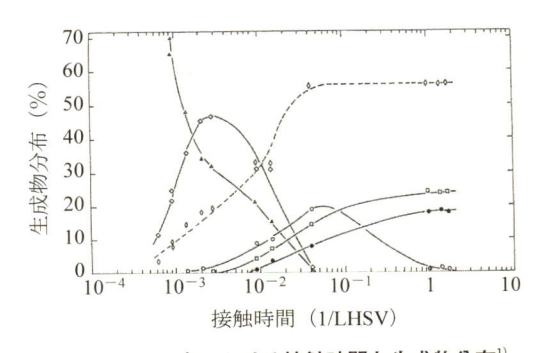

図1　MTG反応における接触時間と生成物分布[1]
▲methanol，◇dimethyl ether，○C_2-C_5 olefins，□paraffins（and C_{6+} olefins），●aromatics，-----water

第Ⅱ編　合成触媒

表1　MTGプロセスによる生成物組成

生成物		組成（wt%）
	ライトガス	1.4
C_3	プロパン	5.5
C_4	プロピレン	0.2
	イソブタン	8.6
	n-ブタン	3.3
	ブテン	1.1
C_5+ガソリン	高分岐パラフィン	42.4
	高分岐オレフィン	9.6
	ナフテン	5.6
	芳香族	22.4

表2　バインダーの違いによるZSM-5による生成物

バインダー	収率（%）			
	プロピレン	ブテン	C_5+	芳香族
SiO_2	50	28	13	3
Al_2O_3	36	17	10	30
Clay	33	17	31	6

プロピレンの収率は50%近くで，芳香族収率は3%前後になる。バインダーにAl_2O_3を用いると芳香族収率は30%，クレーを用いると転化率は90%に落ちるが，C_5+収率が31%である（表2）[2]。

3. プロパンの合成

プロピレンはPd/Al_2O_3などの水素化触媒を用いて水素化すれば，容易に家庭用の燃料に用いられているプロパン（LPG）とすることができる。DMEの脱水反応と水素化を組み合わせると直接プロパンの合成が可能である。半間接法として脱水触媒と水素化触媒をハイブリッド化した触媒が開発されている。反応条件は250℃，3 MPaである。間接法では最初に修飾したZSM-5により500℃，>1 MPaの条件でDMEを低級オレフィンに脱水したのち，Pd/Al_2O_3を用いて200℃，>1 MPaの条件で水素化する方法である（式1，図2）。

4. 酢酸メチルの合成

ポリ酸を用いるとDMEはカルボニル化されて酢酸メチルが合成されることはわかっていたが，モルデナイト（H-MOR）を用いると，DMEは気相でカルボニル化され酢酸メチルが合成されることがわかり，注目されている（式2）[3,4]。H-MORを用いたDMEのカルボニル化は256℃で転化率97.8%，酢酸メチルの選択率は91.6%であることが富山大学の椿らによっても報告されている[5]。

$$CH_3OCH_3 \longrightarrow CH_3CH=CH_2 + H_2O$$
$$CH_3CH=CH_2 + H_2 \longrightarrow C_3H_8$$

式1

$$CH_3OCH_3 + CO \longrightarrow CH_3COOCH_3$$

式2

15 DMEの応用触媒

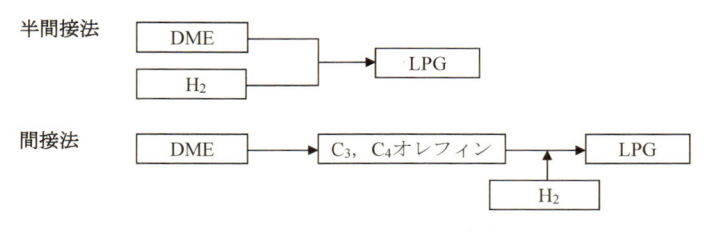

```
半間接法   DME ┐
           H₂  ┴→ LPG

間接法     DME → C₃, C₄オレフィン → LPG
                        ↑
                        H₂
```

図2　DMEからのLPGの合成

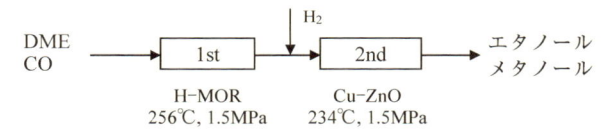

```
DME          1st          2nd    エタノール
CO    →    H-MOR    →   Cu-ZnO  → メタノール
          256℃,1.5MPa  234℃,1.5MPa
              ↑H₂
```

図3　DMEからの2ステップによるエタノールの合成

$$CH_3COOCH_3 + H_2 \longrightarrow CH_3CH_2OH + CH_3OH$$

式3

$$DME + CO + H_2 \longrightarrow CH_3CH(OCOCH_3)_2$$
$$CH_3CH(OCOCH_3)_2 \longrightarrow CH_2CH(OCOCH_3) + CH_3COOH$$

式4

5. エタノールの合成

酢酸メチルはCu/ZnOで水素化分解すると高収率でエタノールとメタノールに転化する。富山大学の椿らは，DMEのカルボニレーションと酢酸メチルの水素化分解を2ステップで連続して行い，エタノールを合成した。CO/DME＝46.7の条件でDMEの転化率は98.5％で，EtOHとMeOHの選択性はそれぞれ41.9％であることが報告されている（**式3，図3**)[5]。

6. 酢酸ビニル

酢酸ビニルは酢酸から合成することも可能であるが，酢酸でアルキル化したDMEのヒドロホルミル化により得られるエチリデンアセテート（EDDA）の熱分解で合成することができる。DMEのヒドロホルミル化は酢酸中でRhCl₃, LiIの存在下で行われるが，LiOAcを添加すると，190℃，10.3MPaG，CO/H₂＝1での条件でDMEの転化率は96.3％，EDDA選択率は76.9％である（**式4**)[6]。

7. DMEからの水素製造

7.1 DMEの水蒸気改質

水素の輸送は容易ではない。水素をCOと反応させDMEとすれば，液化天然ガスと同様に輸送することができる。DMEの改質反応は低温（280℃）での吸熱反応なので，DMEを用いて廃熱を利用して

$$CH_3OCH_3 + H_2O \longrightarrow 2CH_3OH$$
$$2CH_3OH + 2H_2O \longrightarrow 6H_2 + 2CO_2$$
式5

$$CH_3OCH_3 + CO_2 \longrightarrow 3CO + 3H_2$$
式6

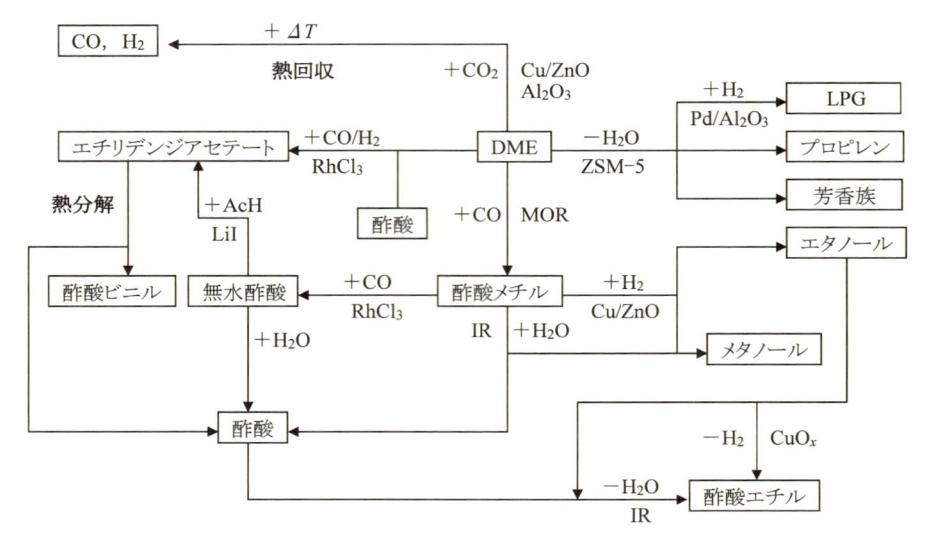

図4 DME の応用反応と触媒

水素を製造すればエネルギーの回収が可能となる。原子力発電所での廃熱を利用することも可能である。DME からの水蒸気改質による水素製造はメタノールを経由する**式5**の反応が考えられるが，この2つの反応を同時に進行させるハイブリッド触媒が開発されている。DME の水和は γ-Al_2O_3 で進行しメタノールの水蒸気改質反応は Cu-ZnO 触媒で進行するからである[7,8]。

7.2 DME のドライリフォーミング

DME を CO_2 で改質することにより，CO，H_2 の合成ガスを得ることができる（**式6**）。原子力発電所などの低温排ガスを利用すれば熱回収として利用可能である[9]。

8. DME の応用

DME の応用反応例と触媒を図示してみた（図4）。

9. CO_2 循環システム

DME はメタンと CO_2 から合成することが可能である。火力発電所などで発生する CO_2 を液化して空の LNG タンカーで LNG の生産地に輸送し，**式7**の反応で DME を合成して消費地へ輸送すれば，CO_2 のリサイクルシステムが可能となる（図5）。

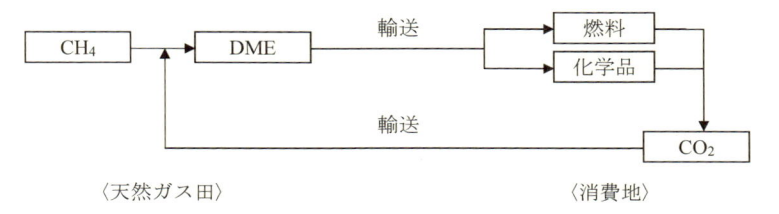

図5 DMEによるCO_2の循環モデル

$$3CH_4 + 3CO_2 \longrightarrow 6CO + 6H_2$$
$$\underline{6CO + 6H_2 \longrightarrow 2CH_3OCH_3 + 2CO_2}$$
$$3CH_4 + CO_2 \longrightarrow 2CH_3OCH_3$$

式7

10. おわりに

　天然ガス，石炭，バイオマスからも製造できる合成ガスから生産できるDMEは，エネルギーだけでなく化学品の重要な基礎原料となりうる。DMEをベースにした燃料や化学品製造のコンビナートができても不思議ではない。DMEを用いた化学品の合成触媒研究が活性化されるのを期待したい。

文　献

1) C. D. Chang, A. J. Silvestri, *J. Catal.*, **47**, 249 (1977)
2) X. Yuan, T. Hino, X. Li, K. Fujimoto, 日本エネルギー学会年会, 2-30 (2007)
3) G. G. Volkova *et al.*, *Catal. Lett.*, **80**, 175 (2002)
4) P. Cheung, A. Bhan, G. J. Sunley, F. Igalesia, *Angew. Chem. Int. Ed.*, **45**, 1617 (2006)
5) X. San, G. Yang, Y. Zhang, X. Li, N. Tsubaki, *J. Jpn. Petro. Inst.*, **52** (6), 357 (2009)
6) エア・プロダクツ, 特開平6-9491
7) Y. Murakami, K. Seto, K. Asami, 104th CATSJ Meeting Abstracts, No. 4, J07
8) http://www.toshiba.co.jp/nuclearenergy/jigyounaiyou/suisoseizou.htm
9) Y. Murakami, K. Seto, K. Asami, 104th CATSJ Meeting Abstracts, No. 4, J07

16 石油によらない酢酸ビニルの製法

　酢酸ビニルの製法は原料が石炭から石油に代わるに従って変遷してきた。今後，酢酸ビニル製造プロセスは天然ガスや石炭またはバイオガスからの合成ガスを利用するプロセスに変遷するかもしれない。またバイオマスからのエタノールを利用するプロセスも考えられる。今後変遷する可能性のある酢酸ビニル合成プロセスを紹介する。

1. 酢酸ビニル製造の歴史

　酢酸ビニル（VAM）は最初アセチレンに酢酸（AcOH）を付加して製造されていた。$Zn(AcO)_2$/カーボンまたは一時期 $Hg(AcO)_2$ が触媒として用いられていた。米国セラニーズ社では1970年まで無水酢酸（Ac_2O）とアセトアルデヒド（AcH）からエチリデンジアセテート（EDDA）を合成し，EDDAを分解して VAM を合成していた。その後，エチレンのアセトキシレーション法が出現し ICI 社による $Pd(AcO)_2$ を用いた液相法プロセスが日本でも企業化されたこともあったが，現在は Bayer 社と ND 社（現 Millennium 社）の開発した気相法に代わっている。アセトキシレーション触媒として Bayer プロセスでは $Pd-Au/SiO_2$，ND プロセスでは $Pd-Au/Al_2O_3$ が用いられている。

2. 酢酸からの酢酸ビニルの合成

　$Mo_{2.5}V_{1.0}Nb_{0.32}P_x$ 触媒を用いたエタンの空気酸化による20万トン/年の酢酸（AcOH）製造プラントがサウジアラビアの Sabic Yanbu で2004年から稼働しているが，酢酸は一般的には Rh カルボニル錯体を用いたメタノールのカルボニル化により製造されている。BP 社の改良法である CATIVA Process では IrI_3 と RuI_3 が系内でカルボニル化された錯体が用いられている（**式2**）。貴金属の使用量は1 ppm以下でメタノールのカルボニレーションプロセスは収率が高く現在最も安価な酢酸の製法と考えられて

$$CH_2=CH_2 + CH_3COOH + 1/2O_2 \longrightarrow CH_2=CHOOCCH_3 + H_2$$

式1

$$CH_3OH + CO \longrightarrow CH_3COOH$$

式2

$$2CH_3COOH \longrightarrow 2CH_2=C=O + 2H_2O$$
$$CH_2=C=O + H_2 \longrightarrow CH_3CHO$$
$$\underline{CH_3CHO + CH_2=C=O \longrightarrow CH_2CHOOCH_3}$$
$$2CH_3COOH + H_2 \longrightarrow CH_2CHOOCH_3 + 2H_2O$$

式3

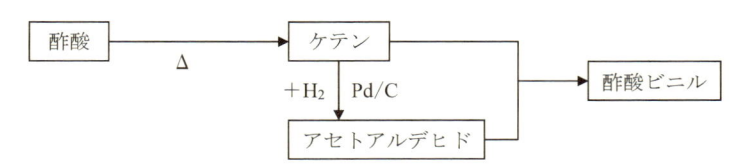

図1 酢酸からの酢酸ビニルの合成

いる。

酢酸を利用した酢酸ビニルの製法が Eastman 社から提案されている。酢酸は最初の工程で熱分解（700～800℃）されてケテンとされる。収率は85～90%である。2段目でケテンは Pd/カーボンで水素化され，アセトアルデヒドとされる。次にケテンとアセトアルデヒドから酢酸ビニルが合成される。結果として反応式では 2 mol の酢酸から 1 mol の VAM が合成されることになる（**式3**，**図1**）。

ケテンとアセトアルデヒドから VAM を合成する反応は，ケテン/アセトアルデヒド/N_2＝0.7/1/92mol を無水酢酸溶媒中で，重合抑制剤として 0.2% t-ブチルヒドロキノンを含む 8.8% p-トルエンスルホン酸が触媒として用いられている。収率は95%だと報告されている[1,2]。

3. EDDA からの酢酸ビニルの合成

米国のセラニーズ社はかつて VAM の中間原料として Ac_2O と AcH からエチリデンジアセテート（EDDA）を合成し 2万5000トン/年の EDDA 分解プロセスによる VAM 製造プラントを1970年まで稼働させていた[3]。EDDA は酸触媒により 120℃で VAM と AcOH に分解する。EDDA が安価に合成できればこの反応は復活の可能性がある。**式4**に記す EDDA 製法が知られている。

3.1 無水酢酸とアセトアルデヒドからの EDDA 合成

ポバール製造の際，副生する酢酸メチル（MA）は，カルボニル化することにより Ac_2O とすることができる（**式5**）。Eastman 社はカルボニル化に Rh-LiI，BP 社は Rh-4級アンモニアヨウ化物を用いていると思われる。

無水酢酸とアセトアルデヒドからの EDDA の製造は，上述したとおりセラニーズ社により稼働実績のあるプロセスである。触媒にはベンゼンスルホン酸のような芳香族スルホン酸が用いられる[4]。

$$CH_3CH(OOCCH_3)_2 \longrightarrow CH_2=CHOOCCH_3 + CH_3COOH$$

式4

$$CH_3COOCH_3 + CO \longrightarrow (CH_3CO)_2O$$
式 5

$$2(CH_3CO)_2O + H_2 \longrightarrow CH_3CH(OOCCH_3)_2 + CH_3COOH$$
式 6

3.2 無水酢酸の水素化分解

Ac_2O を直接水素化分解することにより，EDDA と AcOH とすることができる。CH_3I の存在下で 170℃，8 MPa の条件で Pd/カーボンを用いると，高選択率で EDDA が得られている[5]。

均一系では $RhCl_3$ を CH_3I と塩基の存在下で H_2 と CO を用いて水素化すると転化率約 70%，選択率 80〜87% の EDDA が得られている（式6）。CO は Rh 錯体の安定化に役立っていると思われる[6,7]。

3.3 酢酸メチルのヒドロカルボニル化

MA はポバールの副生物として生成する。メタノールと酢酸からも容易に合成できる。MA はまた DME を酸触媒を用いてカルボニレーションすることにより製造できることは知られていたが，最近モルデナイト（H-MOR）により気相でカルボニル化が進行し，MA が合成できることがわかった[8]。MA は酢酸中でヒドロカルボニル化すると EDDA を合成することができる（式7）[9]。

3.4 DME と酢酸のヒドロカルボニル化

DME は天然ガスや石炭またはバイオマスからも合成できる合成ガス（CO，CO_2，H_2）からメタノール経由または直接合成が可能である（式8）。中国では石炭原料のメタノールから γ-Al_2O_3 などの固体酸触媒を用いて大量に合成されるようになった。

DME を酢酸でアルキル化すると，MA，DME，メタノールの混合物が得られる。ヒドロカルボニル化触媒の存在下で CO，H_2 と反応させると EDDA を合成することができる[10]。図2 に DME からの酢酸ビニル合成ルートと触媒を示す。

4. バイオマスエタノールからの酢酸ビニルの合成

バイオマスとしてグルコースやセルロースからの発酵法やガス化と触媒反応によりエタノールの合成が検討され，米国ではコーン，ブラジルではサトウキビから発酵によりエタノールが多量に生産されている。ブラジルではバイオマスポリエチレンプラントが建設中である。エタノールは H_3PO_4/Al_2O_3 や ZrO_2/Al_2O_3 により脱水しエチレンとされている（式9）。

$$CH_3OCH_3 + CO \longrightarrow CH_3COOCH_3$$
$$CH_3COOCH_3 + CO/H_2 \longrightarrow CH_3CH(OOCCH_3)_2$$
式 7

$$CH_3OH \longrightarrow CH_3OCH_3 + H_2O$$
$$CO, CO_2, H_2 \longrightarrow CH_3OCH_3 + H_2O$$
式 8

16 石油によらない酢酸ビニルの製法

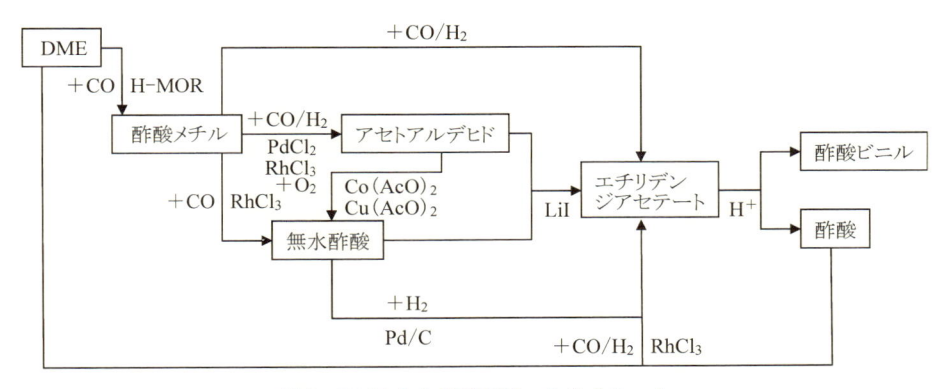

図2 DME からの酢酸ビニル合成ルート

$$CH_3CH_2OH \longrightarrow CH_2=CH_2 + H_2O$$
式9

$$CH_3CH_2OH + 1/2O_2 \longrightarrow CH_3CHO + H_2O$$
$$CH_3CHO + 1/2O_2 \longrightarrow CH_3COOH$$
式10

$$CH_2=CH_2 + CH_3COOH + 1/2O_2 \longrightarrow CH_2=CHOOCH_3 + H_2O$$
式11

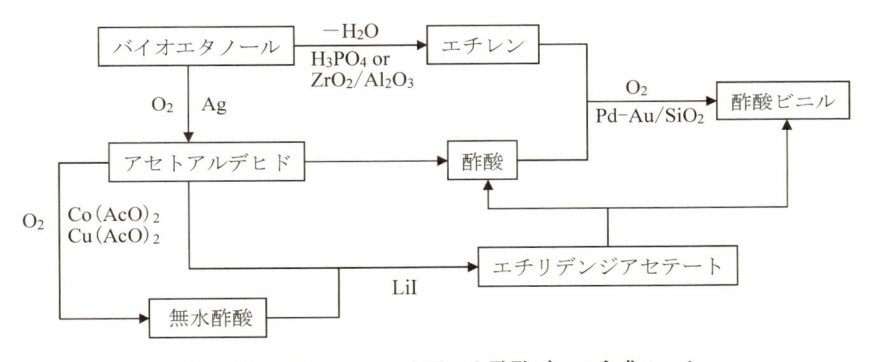

図3 バイオエタノールを用いた酢酸ビニル合成ルート

　エタノールはAg触媒により酸化すれば容易にアセトアルデヒドとすることができる。アセトアルデヒドは無水酢酸とEDDAに誘導できる（**式10**）。エチレンと酢酸が合成できれば従来のアセトキシレーションの反応でバイオ酢酸ビニルを合成することができる（**式11**）。アセトアルデヒドを酢酸Cu，酢酸Coを用いて酸化すると無水酢酸を得ることができる。無水酢酸とアセトアルデヒドからはEDDAが合成できるので，EDDAを分解することによりバイオ酢酸ビニルが合成可能である（**図3**）。

5. おわりに

　天然ガスや石炭，バイオマスから合成ガスを誘導することは容易である。合成ガスには H_2 以外に CO，CO_2 が含まれている。そのため合成ガスから誘導する化学品は含酸素化合物が有利である。なかでも酢酸ビニルは重要な含酸素化合物の一つである。石油によらない製造方法の検討が望まれる。

文　献

1) Eastman, WO 98/25879
2) Art Brownstein, ECN, 23-29, Nov. 29 (1998)
3) *Hydrocarbon Processing*, **44** (11), 287 (1965)
4) エアープロダクツ, 特開平 6-48985
5) 三菱瓦斯化学, 特開昭 56-142230
6) 三菱化学, 特開昭 55-79346
7) ダイセル化学, 特開昭 56-25132
8) P. Chung, A. Bhan, G. J. Sunley, E. Iglesia, *Angew. Chem. Int. Ed.*, **45**, 1617 (2006)
9) エアープロダクツ, 特開平 6-48985
10) Hoechst, USP 4 319 038

17 ホスゲンを用いない金触媒によるTDI製法

　TDIはTDAにホスゲンを反応させて得られている。最近，Au触媒を用いることにより芳香族ニトロ化合物からワンポットで水素化とカルバモイレーションが進行し，直接ポリウレタン中間体のカルバモイル化合物が合成できることがわかった。有毒なホスゲンを用いないTDIプロセスが可能かもしれない。

1. TDIの製法

　自動車内装やベッドのクッションなどへの需要が増加しているポリウレタンの原料であるトリレンジイソシアネート（TDI）は，ジニトロトルエン（DNT）を水素化したジアミノトルエン（TDA）にホスゲンを反応させて製造されている。有毒なホスゲンや塩素系溶媒を用いることや，副生するHClの処理が必要など，グリーン化の求められている反応である。

1.1　DNTの水素化

　TDI原料のジニトロトルエン（2,4-ジニトロトルエンと2,6-ジニトロトルエンの混合物）（DNT）は，トルエンのニトロ化により製造されている。DNTはPd/カーボン粉末または安定化Ni触媒により水素化されて，ジアミノトルエン（TDA）とされる。Pd/カーボン粉末を用いたDNTの水素化は安定化Ni触媒に比べると温和であり，無溶媒で行われている。そのためNiからPdに切り替えたプロセスもある（表1）。

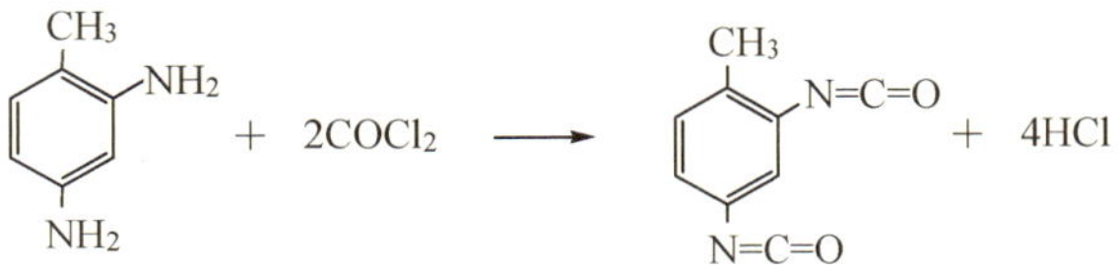

図1　ホスゲンを用いたTDIの合成

表1　DNTの水素化条件

触　媒	反応温度（℃）	反応圧力（MPa）	溶　媒	触媒使用量（%）
Ni触媒	120	5.0	メタノール	1
Pd/カーボン粉末	90	0.4	無	0.1

$$CO + Cl_2 \longrightarrow COCl_2$$
式 1

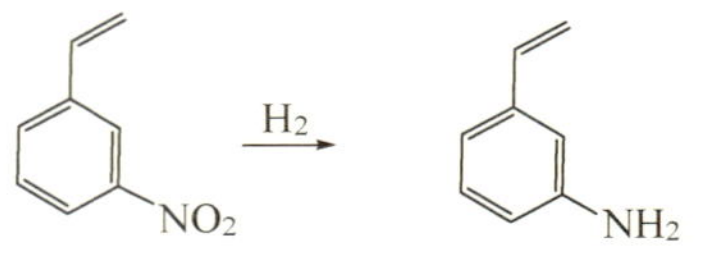

図 2　金触媒によるニトロスチレンの水素化

Pd/カーボン粉末以外に，高活性触媒として Pd-Pt-Fe/カーボンブラックや Pd-Fe/カーボンブラック触媒も開発され，用いられている。

1.2　イソシアネート

ホスゲンと TDA の反応はジクロロベンゼンなどの溶媒を用いて，低温（20〜50℃）と高温（160〜190℃）の 2 段で行われている。ホスゲン 2 mol を用いて副生成物として HCl が 4 mol 生成する。HCl は中和して廃棄するか再利用するには，酸化プロセスで酸化して Cl_2 としなければならない。

ホスゲンは一酸化炭素と塩素から活性炭を触媒として 80〜150℃，常圧または加圧化で反応させて得られている（**式 1**）[1]。

2.　Au による芳香族ニトロ化合物の水素化

Au の触媒特性は粒子径と担体により大きく影響される。ナノスケールの Au は芳香族ニトロ化合物の選択水素化に特異的に高活性と高選択性を示すことが知られている[2]。

たとえば 3-ニトロスチレンは Au/TiO_2 により 120℃，0.9MPa，6 時間で，転化率 98.5％，選択率 95.9％で 2-アミノスチレンに水素化される（**図 2**）。

3.　カルバモイル化

TDA はジメチルカーボネート（DMC）よりカルバモイル化することができる。DMC は，宇部興産の開発したプロセスでは Pd^{++}/カーボン粒を用いて亜硝酸メチルと CO から導入されている（**式 2**）。DMC はメタノールと CO_2 からも合成可能である（**式 3**）。均一系では Sn 錯体が知られているが，固体触媒では ZrO_2 や CeO_2 が知られている。

3.1　酢酸亜鉛触媒

芳香族アミノ化合物のカルバモイル化には金属塩が知られている。1999〜2002 年度，NEDO が化学技術戦略推進機構に研究委託したノンハロゲン化学プロセス技術開発「ホスゲンを用いない TDI の合成」では，カルバモイル化触媒として酢酸亜鉛を用いて最適化がなされている。TDA/カーボネート/触媒比＝1/25/0.1，180℃の条件で，カルバモイル化収率 98％，トリレンジカルバメート（TDC）の熱分解による TDI 収率 94％を達成している（**図 3**）。

$$2CH_3ONO + CO \longrightarrow (CH_3O)_2C=O + 2NO$$
式 2

$$CH_3OH + CO_2 \longrightarrow (CH_3O)_2C=O + H_2O$$
式 3

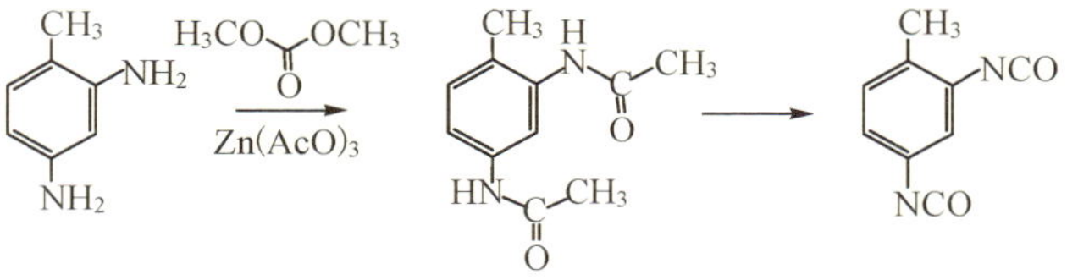

図3 酢酸亜鉛によるカルバモイル化

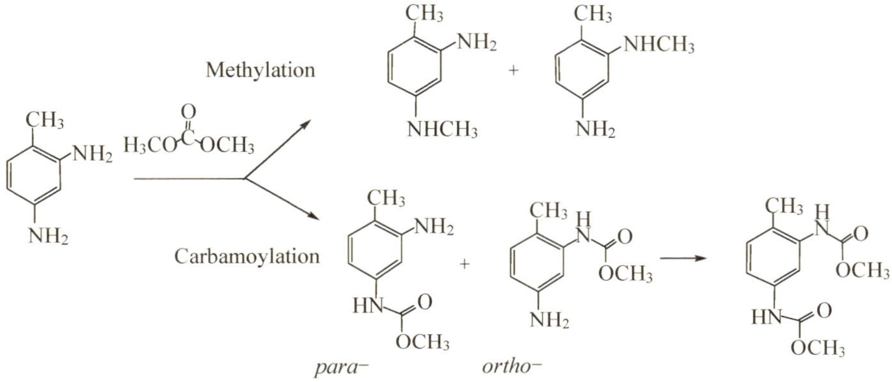

図4 TDAのメチル化とカルバモイル化反応

表2 DATのメチル化とカルバモイル化反応

	Mass balance (％)	DAT 転化率 (％)	モノカルバモイル体 o-+p-	ジカルバモイル体 収率 (％)	N-メチル化体 (％)
0.44％Au/CeO$_2$ Fresh	99±2	99	4	96	—
0.44％Au/CeO$_2$ 3rd reuse	98±2	99	—	100	—
Zn(AcO)$_2$	95±3	99	36	25	39
0.44％Au(40nm)/CeO$_2$	99±3	92	48	52	—
0.44％Au/TiO$_2$	99±3	58	10	—	90

DAT：0.98mmol, 120mg, DMC：29.69mmol, 2.67g, catalyst：0.5mol to DAT, 7h, 140℃

3.2 Au触媒

Au触媒によるカルバモイル化の結果が同じくCormaらによって報告されている[4]。Au粒子は2～5nmで担体に5nmのCeO$_2$を用いると，DAT転化率99％，収率100％でジカルバモイル体が得られている。Au/TiO$_2$では主にメチル化が進行し，この条件下では酢酸Znでのジカルバモイル体の収率は低い（図4，表2）。

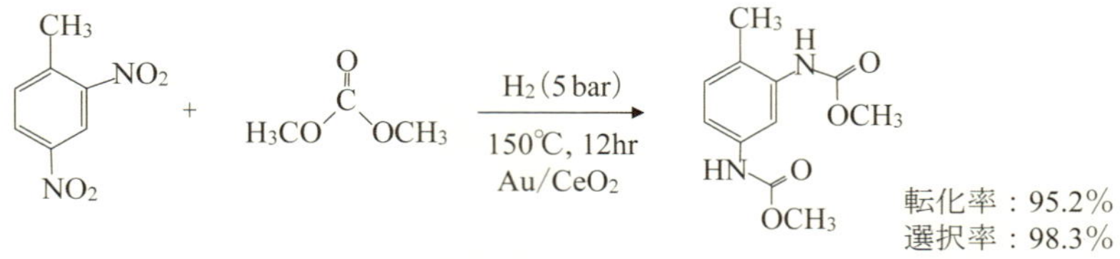

第Ⅱ編　合成触媒

図5　Au/CeO$_2$によるカルバモイル化合物のワンポット合成

4. Au触媒によるTDIのワンポット合成

Au/CeO$_2$は芳香族ニトロ化合物に特異的に高活性を示すと同時に、カルバモイル化に高活性を示すので、芳香族ニトロ化合物からワンポットでTDIの合成が可能である。150℃, 0.5MPa(H$_2$), 12hrでのジニトロトルエンの2,4-ジカルバモイルトルエンへの転化率は95%, 選択率は98.3%と報告されている（図5）[4]。

5. おわりに

有害なホスゲンを使わずジニトロトルエンの水素化とカルバモイル化をワンポットで合成できるAu/CeO$_2$が見つかった。ジカルバモイル体からのTDIへの熱分解に関しては、最適な熱媒体がまだ見つかっていないなど問題は残っているが、Au/CeO$_2$は次世代TDIプロセスの鍵の触媒の一つである。

文　献

1) 15308の化学商品, 296, 化学工業日報社（2008）
2) A. Corma, P. Serna, *Science*, **313**, 332-334 (2006)
3) 冨重圭一, 触媒, **51** (5), 348-353 (2009)
4) R. Juarez, P. Concepcion, A. Corma, V. Fornes, H. Garcia, *Angew. Chem. Int. Ed.*, **49**, 1286-1290 (2010)

18 シクロヘキサノンオキシムの新製法

　6-ナイロンとして用いられる ε-カプロラクタムの現在の世界の生産量は約 450 万トン/年である。約 65％が繊維，30〜35％が樹脂とフィルムに用いられ，年 2.9％の成長を続けている。日本を除くアジアでは年 3.5〜4％の需要増加が続いている。製造工程が長いこととプロセスによって NO や H_2SO_4 を用いるため，排ガス処理対策や副生硫安の削減などグリーンプロセス化が望まれている。

1. 従来のカプロラクタム製法

1.1 シクロヘキサノン

　原料がベンゼンの場合は，まず Ni または Pt/Al_2O_3 を用い固定床で水素化し高純度シクロヘキサンとしたのち，ナフテン酸 Co とナフテン酸 Mn を用いて液相で空気酸化し，シクロヘキサノンとシクロヘキサノールの混合物（K-オイル）とする。酸化のワンパス転化率は 4〜6％，選択率は 75〜80％で副生するアルコールやアルデヒドの処理に多くのコストがかかるといわれている[1]。シクロヘキサノールは分離されたのち Cu-ZnO 触媒により気相，400〜450℃で脱水素されシクロヘキサノンが得られている。
　フェノールが原料の場合は，固定床では Pd/Al_2O_3，懸濁床では Pd/カーボン粉末を用いて水素化して，95％以上の選択性でシクロヘキサノンが合成されている。

1.2 ヒドロキシルアミン

　シクロヘキサノンのオキシム化にはヒドロキシアミンが用いられている。ヒドロキシルアミンの製法はプロセスによって異なる。

① Rashig 法：亜硝酸アンモニウムを SO_2 で還元する無触媒法であるが，硫安を等モル副生する（式1）。
② DSM 法：Pd/カーボン粉末または Pd-Pt/カーボン粉末に GeO_2 の存在下で，硝酸塩を水素で還元する方法である（式2）。リン酸緩衝液中 40〜60℃で行われている。
③ BASF 法，Inventa 法：NO を硫酸水溶液中で Pt/カーボン粉末または Pt/Graphite 粉末を用いて 40〜50℃で水素還元し，ヒドロキシルアミンを合成する（式3）。

$$NH_4NO_2 + NH_3 + 2SO_2 + H_2O \longrightarrow HON(SO_3NH_4)_2$$
$$HON(SO_3NH_4)_2 + 2H_2O \longrightarrow NH_2OH \cdot H_2SO_4 + (NH_4)_2SO_4$$

式1

$$NO_3^- + 2H^+ + 3H_2 \longrightarrow NH_3OH^+ + 2H_2O$$
式2

$$2NO + 3H_2 + H_2SO_4 \longrightarrow (NH_2OH)_2 \cdot H_2SO_4$$
式3

$$2H_2SO_4 + NO + NO_2 \longrightarrow 2NOHSO_4 + H_2O$$
$$NOHSO_4 + HCl \longrightarrow NOCl + H_2SO_4$$
式4

いずれも NH_3 を Pt-Rh 網で酸化した NO を原料としている。副生する NO_2 や N_2O は還元ガスによる非選択還元または NH_3 による選択還元により処理されている。NH_3 からのヒドロキシルアミンの収率は 60% 前後と思われる。

1.3 シクロヘキサノンオキシム

シクロヘキサノンは，ヒドロキシルアミンと反応しシクロヘキサノンオキシムが合成されるが，ヒドロキシルアミン硫酸塩を用いる場合は NH_3 を添加するため硫安が副生する。

東レは光化学反応でシクロヘキサンに塩化ニトロシル（NOCl）を 20℃ 以下で水銀光を用いて反応させ，シクロヘキサノンオキシムを合成している。塩化ニトロシルは HCl とニトロシル硫酸から合成されている（**式4**）。

1.4 ε-カプロラクタムの合成ルート

従来の ε-カプロラクタムの合成ルートをまとめて図示する（**図1**）。
以下に従来のプロセスの問題点をあげる。
① ε-カプロラクタムまでの合成ルートが長い。そのため最終的な収率は低くなってしまう。
② 酸化工程での収率は低い。副生成物の処理が必要。
③ プロセスによって液相酸化工程で得られたシクロヘキサノールを気相高温で脱水素しなければならない。
④ 工程により異なるが，工程中副反応として多量の硫安を生成する。
⑤ 酸化やヒドロキシルアミンの製造工程で有機化合物や NO_x，N_2O などの排ガスが生成する。

2. 開発され工業化された新法

2.1 シクロヘキサノン

ベンゼンの Ru ブラックによる懸濁床での選択水素化により得られたシクロヘキセンを水和してシクロヘキサノールとするプロセスが旭化成により開発されている。ハイシリカ MFI を用いた懸濁床プロセスで水中に懸濁している触媒の分離は油水分離で行われている。触媒の再生には過酸化水素が用いられている[1]（**図2**）。

1990 年，6 万トン/年プラントが水島で稼働している。中国の石家荘にも技術輸出されている。

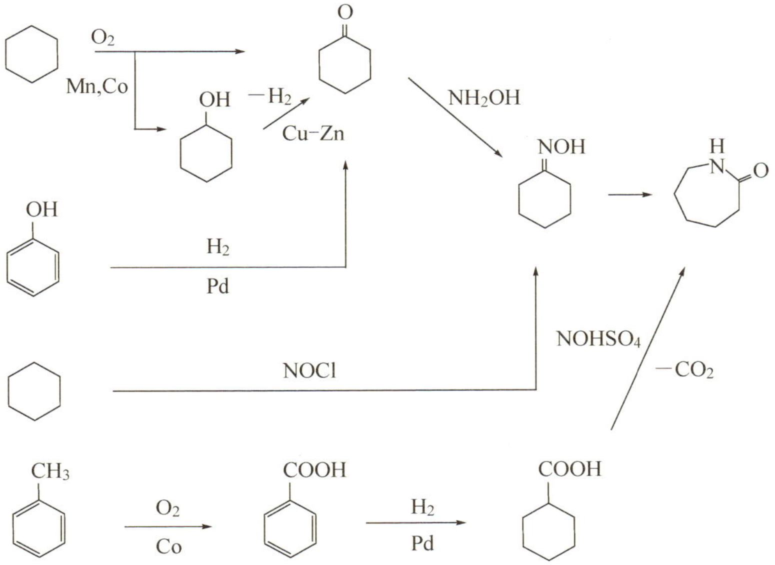

図1 ε-カプロラクタムの合成ルート

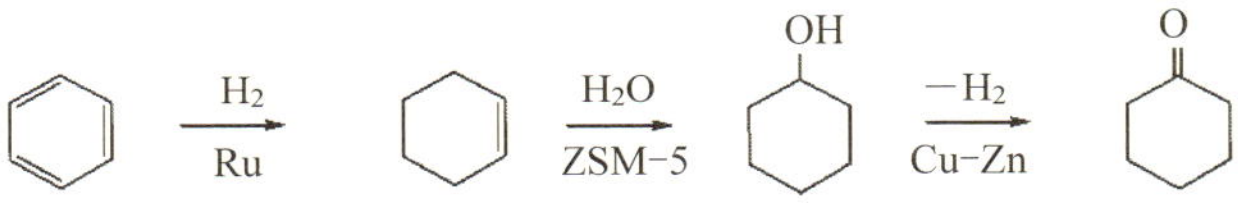

図2 シクロヘキセンを経由したシクロヘキサノールへの水和, 脱水素

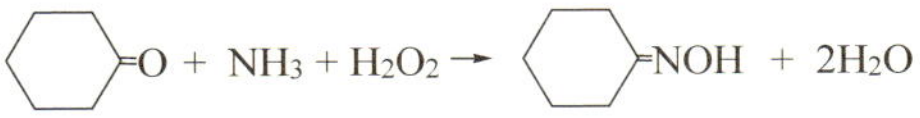

図3 シクロヘキサノンのアンモキシメーション

2.2 シクロヘキサノンオキシム

Eni Chem 社（現 Syndial）はシクロヘキサノンの NH_3 と H_2O_2 によるアンモキシメーションプロセスを開発しプラントで実証した。住友化学はこの技術を導入し，2003年6万トンの工業化プラントを愛媛工場で稼働させた。シクロヘキサノン/NH_3/H_2O_2＝1/2.1/1.05 を連続導入し，TS-1（チタノシリケート）を2％，t-ブタノールと水の混合溶媒を用い80℃，常圧，1.5h 懸濁床で反応させると，シクロヘキサノン転化率99.9％，シクロヘキサノンオキシム選択率（シクロヘキサノン基準）98.2％，シクロヘキサノン収率（H_2O_2基準）93.2％が得られる[2,3]（図3）。

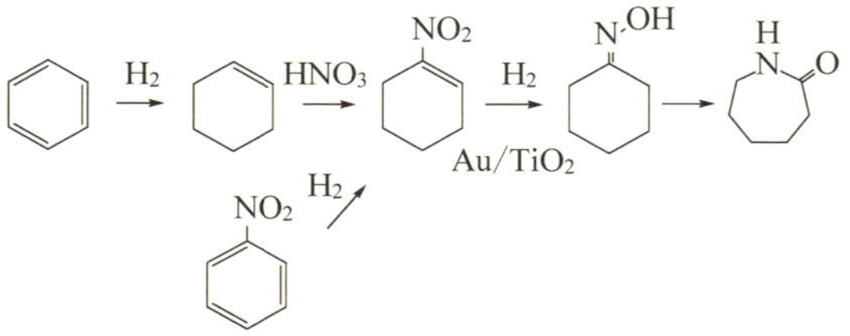

第Ⅱ編　合成触媒

図4　Au/TiO₂を用いた新カプロラクタム合成ルート

表1　1-ニトロ-1-シクロヘキセンの水素化

触媒	メタル(%)	hr	conv.(%)	sel.(%)
Au/TiO₂	0.27	0.50	99.6	90.9
Pd/カーボン	0.42	0.03	69.8	70.6
Pt/カーボン	0.23	0.03	67.1	52.6

110℃, 15bar

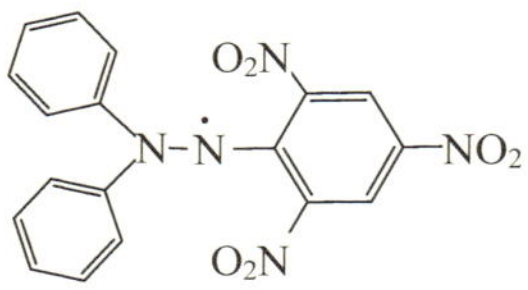

図5　DPPH（ジフェニル-2-ピクリルヒドラジル）

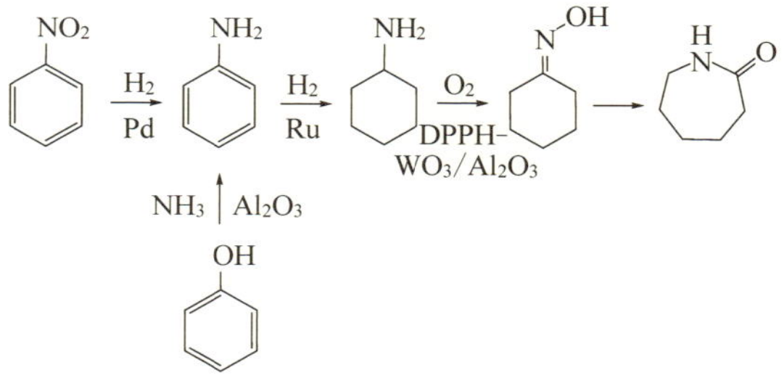

図6　DPPHとWO₃/Al₂O₃によるシクロヘキサノンオキシムを経由したプロセス

3. シクロヘキサノンオキシムの新製法

3.1　金触媒によるニトロシクロヘキセンの還元

ナノスケールのAuが芳香族ニトロ化合物の水素化に特異的に活性を示すことが知られているが，Au/TiO₂により1-ニトロ-1-シクロヘキセンはシクロヘキサノンオキシムに水素化することができることがわかった（図4）[4]。110℃，1.5MPaにおける転化率は99.6%，選択率は90.9%と報告されている。

1-ニトロ-1-シクロヘキセンはシクロヘキセンのニトロ化またはニトロベンゼンの選択水素化により誘導できる。Pd/カーボン，Pt/カーボンはAu/TiO₂に比べ収率は低い（表1）。

3.2　DPPHによるアミンの酸化

空気を用いることによりシクロヘキシルアミン（CHA）からシクロヘキサノンオキシムの空気酸化が可能である。旭化成によりジフェニル-2-ピクリルヒドラジル（DPPH，図5）とWO₃/Al₂O₃を組み合わせた触媒系が見つけ出されている（図6，表2）。反応は，CHAとDPPHはそれぞれアミンカチオン錯体とアニオン錯体を形成し，アミンカチオン錯体は脱プロトンし酸素とDPPH-Hによりα-アミノアルコキシハイドロパーオキサイドを形成し，WO₃/Al₂O₃で脱水されシクロヘキサノンオキシムが生成する。DPPH-HはDPPHに戻りリサイクルされると推測されている[5]。

シクロヘキシルアミンは既存の技術により，ニトロベンゼンの水素化によるアニリンのRuまたはNiによる水素化により容易に得ることができる。

表2 シクロヘキシルアミンのシクロヘキサノンオキシムへの空気酸化

触 媒	転化率（%）	オキシム選択率（%）
DPPH-WO$_3$/Al$_2$O$_3$	59	95
DPPH	21	3
WO$_3$/Al$_2$O$_3$	7	0
DPPH-WO$_3$/ZrO$_2$	63	86

シクロヘキシルアミン（5 mmol），DPPH（2.5mol%），固体触媒（Metal 1 mol%），アセトニトリル（3 ml），O$_2$（O$_2$/N$_2$＝7/93, 5 MPa），80℃，4 h

4. おわりに

現行のカプロラクタムの前駆体であるシクロヘキサノンの合成法は，工程が長く収率は高くなく，副生成物や排ガスの処理にもコストがかかっている。地域によっては副反応生成物の硫安も価値がある場合もあるが，原料の選定も含め今後の製造プロセスのための触媒開発に期待したい。

文 献

1) 石田浩，機能性ゼオライトの合成と応用，p142，シーエムシー出版（1995）
2) 市橋宏，ゼオライト触媒開発の新展開，p153，シーエムシー出版（2004）
3) Eni Chem, EP 00564040
4) A. Corma, P. Serna, *Science*, **313**, 332（2006）
5) K. Suzuki, T. Watanabe, S. Murahashi, *Angew. Chem. Int. Ed.*, **47**, 1-4（2008）

19 カプロラクタム新法

6-ナイロンとして用いられるε-カプロラクタムは従来，発煙硫酸によるベックマン転位反応で製造されている。そのため硫安の副生は避けられなかった。住友化学は，ハイシリカゼオライトによる気相流動床によるベックマン転位によるε-カプロラクタム製法を世界で初めて工業化した。最近のε-カプロラクタム製法を紹介する。

1. 従来のε-カプロラクタム製法

ε-カプロラクタムは従来，シクロヘキサノンオキシムのベックマン転位反応により製造されている。反応助剤として過剰の発煙硫酸が用いられている。カプロラクタムは，硫酸との化合物で得られるためアンモニアで中和しなければならず，多量の硫安が生成する。カプロラクタム1トン当たり約1.7トンの硫安が副生するといわれている。実際は連続プロセスで90～120℃で行われている（図1)[1]。

一方，Snia法は安息香酸のPd/カーボン粉末による水素化によって得られたシクロヘキサンカルボン酸に発煙硫酸中でニトロシル硫酸を加え脱炭酸し，水で希釈後，有機溶媒で抽出している。水で希釈された硫酸は熱分解によりSO_2とされたのち，系内でSO_3に酸化され再利用されている。アンモニアで中和しないので硫安は生成しない（図2)[2]。

2. 開発され工業化された新法

住友化学は2003年，ハイシリカMFIを用いて，メタノール共存下での気相流動床による6万トン/年のベックマン転位プロセスを工業化した。発煙硫酸を用いない画期的なプロセスである。メタノールにより選択性が飛躍的に向上することが見つけられ，メタノール共存化で行われている。シクロヘキサノンオキシムの反応率は99％以上，カプロラクタムの選択率は95％以上といわれている。触媒に炭素質が析出するため，再生を連続して行うように流動床システムが導入されている（図3)[1]。

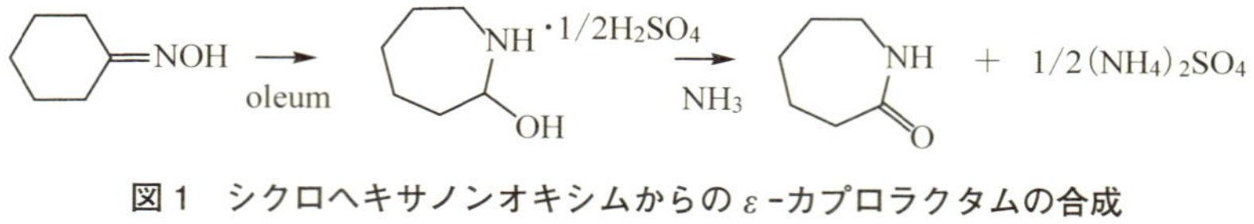

図1　シクロヘキサノンオキシムからのε-カプロラクタムの合成

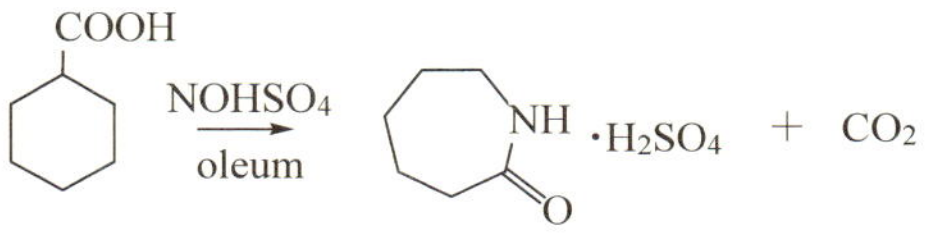

図2 シクロヘキサンカルボン酸からの
ε-カプロラクタムの合成

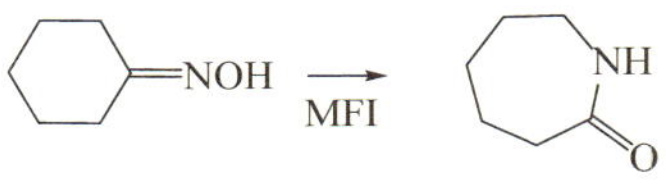

図3 住友化学気相ベックマン転位

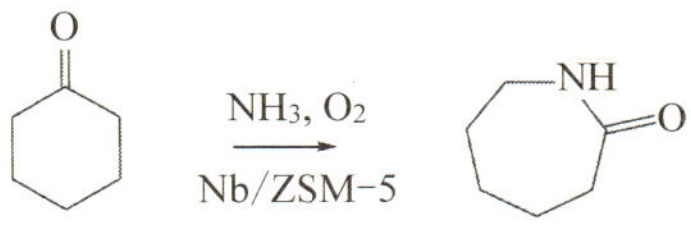

図4 Nb/ZSM-5によるシクロヘキサノンから
ε-カプロラクタムの直接合成

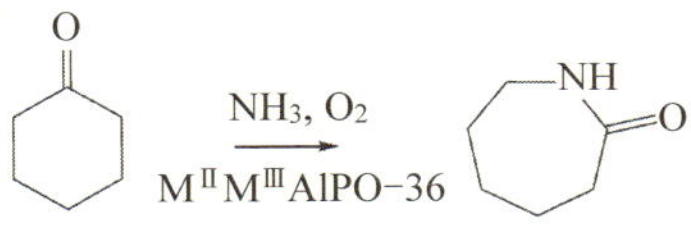

図5 $M^{II}M^{III}AlPO$-36によるシクロヘキサノン
からε-カプロラクタムの直接合成

3. 超臨界水でのベックマン転位反応

産業技術総合研究所は,超臨界条件でシクロヘキサノンオキシムのベックマン転位反応が無触媒下で進行することを見つけた。昇温中に加水分解が生じ,ε-カプロラクタムの収率が低下してしまうので,0.05秒で超臨界状態(400℃,40MPa)まで一気に昇温するマイクロリアクションシステムを開発し,80%以上の収率でε-カプロラクタムを得ている。さらに微量の塩酸や硫酸を添加することにより,100%近い収率となることが見つけ出されている[3]。

4. シクロヘキサノンからカプロラクタムの直接合成

4.1 Nb/ZSM-5

Nb/ZSM-5を用いると,シクロヘキサノンとNH$_3$,酸素の共存化でカプロラクタムが1段で合成可能である。シクロヘキサノン/NH$_3$/O$_2$/N$_2$＝1.2/0.8/1.5/14,250℃の条件で,シクロヘキサノンの転化率9～18%,ε-カプロラクタムの選択率は14～32%である。Nbの役割は明らかでない(図4)[4]。

4.2 二元機能触媒

ケンブリッジ大学のThomas,Rajaらは,無溶媒空気酸化によるカプロラクタム合成触媒を見つけている[5]。『Chemical Week』誌には,80℃におけるカプロラクタム収率は65～78%で,触媒の最適化が図られればさらに収率は向上することができると紹介されている[6]。触媒は$M^{II}M^{III}AlPO$-36(M＝Co,Mn)である。NH$_3$は,分子状酸素とAlPO格子内のCo^{III}上でNH$_2$OHに酸化されシクロヘキサノンと反応しシクロヘキサノンオキシムとされ,Mg^{II}によって酸性に調整されたAlPO-36の細孔内でε-カプロラクタムに転位される。$M^{II}M^{III}AlPO$-36は二元機能触媒だと説明されている(図5,表1)。

第Ⅱ編　合成触媒

表1　$M^{II}M^{III}AlPO-36$によるカプロラクタムの合成[7]

触　媒	酸化剤	T (h)	転化率 (mol%)	TON	生成物選択率（mol%）		
					オキシム	ε-カプロラクタム	その他
$Co^{II}Co^{III}AlPO-36$	O_2	6	13.1	217	73.9	17.7	10.2
$Co^{II}Co^{III}AlPO-36$	O_2	20	20.2	322	54.2	21.1	24.5
$Mn^{II}Mn^{III}AlPO-36$	O_2	6	15.0	245	75.8	16.9	7.3
$Mn^{II}Mn^{III}AlPO-36$	O_2	20	23.6	381	57.0	20.2	22.8
$Mg^{II}Co^{III}AlPO-36$	O_2	6	12.4	108	44.0	36.2	19.5
$Mg^{II}Co^{III}AlPO-36$	O_2	20	21.5	212	33.9	42.9	22.7
$Mg^{II}Mn^{III}AlPO-36$	O_2	6	13.7	136	48.4	31.3	19.5
$Mg^{II}Mn^{III}AlPO-36$	O_2	20	23.0	262	36.2	45.2	18.0

触媒：0.5g，空気：3.5MPa，シクロヘキサノン/NH_3=1/3 (mol)，
シクロヘキサノン≅50g，328K

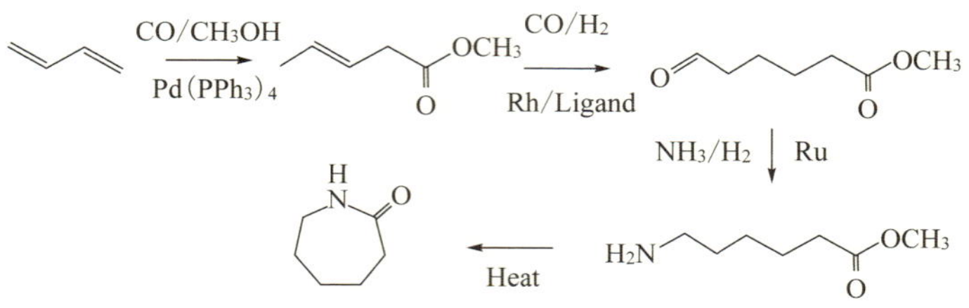

図6　ブタジエンからε-カプロラクタムの合成ルート

5. ブタジエンからε-カプロラクタム

　DSM社とDuPont社は共同で，ブタジエンからε-カプロラクタムの製造プロセス（ALTAMプロセス）を開発している。最初の工程でブタジエンはメタノール中で$Pd(PPh_3)_4$を用いてカルボエステル化され，3-ペンテン酸メチルエステルとされる。3-ペンテン酸メチルエステルはNi/ゼオライトまたはPd/B-シリケートを用い4-ペンテン酸メチルエステルとしておくと，次のステップの二座配位Rhホスフィン錯体を用いたヒドロホルミル化による5-ホルミル吉草酸への収率が向上する。副生する異性体はゼオライトまたはアルミノホスフェートを用いて酸化処理され，リサイクルされる。5-ホルミル吉草酸は続いて127℃，9.8MPaの条件でRuにより還元アミノ化され6-アミノカプロラクタムとされ，不活性雰囲気，250℃でカプロラクタムとされる（図6）[8,9]。

6. アジポニトリルからε-カプロラクタム

　アジポニトリルはブタジエンの青酸付加またはアクリロニトリルの電解二量化により工業的に製造されている。6-アミノカプロニトリルは，アジポニトリルのヘキサメチレンジアミンへの水素化の際に副生する。また，触媒と条件によりアジポニトリルから選択水素化することによって得ることができる。

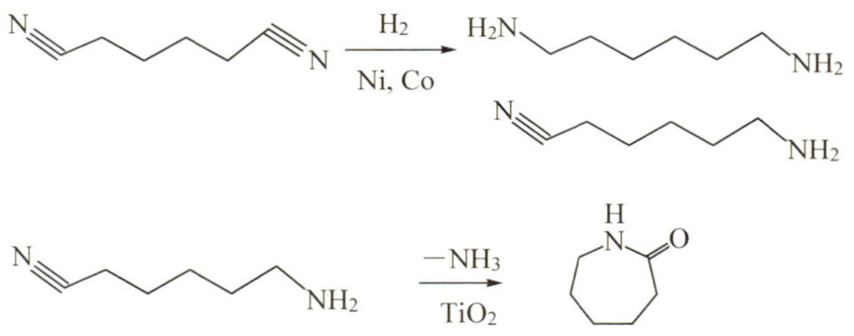

図7 アジポニトリルからのカプロラクタムの合成

ラネーNiをメタノール50%-NaOH水溶液で水素化すると，転化率67%，選択率100%で6-アミノカプロニトリルが得られている。6-アミノカプロニトリルは液相ではTiO$_2$を用いると50〜250℃，7 MPa，ACN/H$_2$O/EtOHの条件で環化脱NH$_3$し，85%の収率でε-カプロラクタムが得られる。6-アミノカプロニトリルの50%の水溶液を用いた気相反応では，Al$_2$O$_3$触媒により320℃にて転化率98%のε-カプロラクタムが得られることが報告されている（図7）[10〜12]。

7. おわりに

現行のカプロラクタムの合成法は，工程が長く収率は高くなく，副生成物や排ガスの処理にもコストがかかっている。そのため改良法が望まれ技術革新が進んでいる。地域によっては副反応生成物の硫安も価値がある。原料を何に求めるかによっても最適プロセスは異なってくる。今後のグリーンケミストリーのための触媒開発に期待したい。

文　献

1) 市橋宏，ゼオライト触媒開発の新展開，p160，シーエムシー出版（2004）
2) 工業有機化学，向山光昭 監訳，p249，東京化学同人（1978）
3) 生島豊，触媒，**47**（8），600-605（2005）
4) 三菱化学，特開2000-239251
5) R. Raja, G. Sankar, J. M. Thomas, *J. Am. Chem. Soc.*, **123**, 8153-8154（2001）
6) *Chemical Week*,（Sep. 28/Oct. 5），24（2005）
7) R. Raja, G. Sankar, J. M. Thomas, *J. Am. Chem. Soc.*, **123**, 8153-8154（2001），表の抜粋
8) DSM, DuPont，特開平08-245509
9) *European Chemical News*,（Dec. 20/Jan. 9），21（2005）
10) BASF, German Patent 848,654
11) Rhodia, USP 6,384,283
12) 経済産業省委託調査報告書「循環型基礎素材産業対策調査，グリーンケミストリー調査報告書」，64（2001）

20 エチレングリコール製造触媒

ポリエステル繊維やPETボトル、不凍液などに用いられるエチレングリコール（MEG）は、石油化学の重要な基礎原料である。MEGはエチレンの酸化により得られるエチレンオキサイドの水和により合成されている。最近、水和における収率を向上させるため条件の最適化やカーボネート経由のプロセスが開発されている。含酸素化合物であるMEGは、中国では合成ガスから亜硝酸メチルを経由したシュウ酸ジメチルからの合成も開始された。また、バイオマスからの合成も可能である。

1. エチレン原料

エチレンの酸化によるエチレンオキサイド（EO）経由のエチレングリコールの製造では、EOの収率と水和によるMEGの収率が十分高くないことが問題である。

エチレンの酸化は5〜30% Ag/α-Al$_2$O$_3$を用い、200〜300℃、1〜2MPaで行われている（図1）。選択性を上げるために有機ハロゲン化合物が数ppm添加されている。分子状酸素説の理論からEOの選択率は85.7%を超えることはできないといわれていたが、1988年Shell社によりCsなどのアルカリ金属やRe、Sを添加した理論選択率を超える触媒が発表されて以来、開発が活発となった。現在では84〜90%の選択性が得られている。高選択性触媒の寿命は1年程度である。活性向上のために、Agの高分散化やバイモダルの担体が使用されている[1]。

2. エチレンオキサイドの水和

2.1 従来法

従来、MEGはEOの水和により製造されている。水和の条件は150〜200℃、1.5〜2MPaで、MEGの収率向上のため22〜24mol/molという過剰な水を用い、無触媒で行われている。そのため反応器出口での水は約90%となり、MEGの精製にコストがかかっている。不飽和ポリエステルや溶剤などの用途のあるジエチレングリコール（DEG）とトリエチレングリコール（TEG）が副生するが、需要は少ない。従来の水和法では、たとえばMEGの選択率は89%、DEGは10.2%、TEGは0.8%である（図2）[2]。

$$CH_2=CH_2 + 1/2O_2 \xrightarrow{Ag/\alpha\text{-}Al_2O_3} CH_2CH_2O$$

図1

$$C_2H_4O + H_2O \longrightarrow HOCH_2CH_2OH \text{ (MEG)}$$
$$HOCH_2CH_2OH + C_2H_4O \longrightarrow OHCH_2CH_2OCH_2CH_2OH \text{ (DEG)}$$
$$OHCH_2CH_2OCH_2CH_2OH + C_2H_4O \longrightarrow OHCH_2CH_2OCH_2CH_2OCH_2CH_2OH \text{ (TEG)}$$

図2　エチレンオキサイドの水和反応

$$CH_2CH_2O + CO_2 \longrightarrow EC$$
$$EC + H_2O \longrightarrow HOCH_2CH_2OH + CO_2$$

図3

2.2　Dow プロセス

UCC（現 Dow）社はエチレンの酸化と EO の水和プロセスを一体化し，METEOR（Most Effective Technology for Ethylene Oxide Reactions）EO/EG プロセスを開発しライセンシングしている。エチレンの酸化は従来，多管の反応器が用いられているが，Dow は1994年，単一の反応器を開発し工業化している。Thermal hydration による MEG の選択率は95％以上とされている。プロセスをシンプル化することにより主要機器を20％削減，プラントサイズを40％も小さくし，建設費と用役費を大幅に削減したと報じられている[3]。

3.　エチレンカーボネート経由

3.1　三菱化学オメガプロセス

三菱化学は EO と CO_2 からエチレンカーボネート（EC）を合成し，EC を MEG と CO_2 に加水分解する MEG プロセス（オメガプロセス）を開発し工業化した（図3）。MEG の選択率は99.3〜99.4％ときわめて高く，DEG は0.6〜0.7％，TEG は0.01％で，使用される水も $H_2O/EO = 1.2 \sim 1.5\,mol/mol$ ときわめて少ない。触媒には第4級ホスホニウム塩主体の均一系触媒が用いられている。反応温度や圧力は現行法の1/2程度でよいと報告されている。

$$(Ri)_4P^+X^-$$
　　　Ri：アルキル，アリール基

特許の実施例では，2塔シリーズの気泡のカーボネート化反応塔に MEG に溶解した $(Bu)_4P^+I^-$ と K_2CO_3 が触媒として連続供給されている。第一気泡塔の反応温度は110℃，第二気泡塔は150℃，系全体の圧力は2MPaG である。加水分解は水蒸気を吹き込んで行われている。2塔シリーズで第一槽は0.35MPaG，150℃，第二槽は0.18MPaG，150℃に維持されている[2,4]。

三菱化学は Shell 社とライセンス契約を結び，Shell 社はオメガ-process としてライセンス活動を行っている。すでに2008年 Honam（韓国），2009年 Petro-Rabigh（サウジアラビア），Shell Eastern（シンガポール）で用いられている[5]。

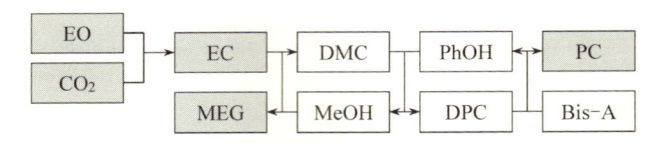

図4　旭化成 EG 併産 PC 製造フロー
DMC：ジメチルカーボネート，DPC：ジフェニルカーボネート，PC：ポリカーボネート

$$CH_2=CH_2 + O_2 + AcOH \longrightarrow AcOCH_2CH_2OAc + AcOCH_2CH_2OH$$
$$AcOCH_2CH_2OAc + AcOCH_2CH_2OH + H_2O \longrightarrow HOCH_2CH_2OH + AcOH$$

図5　アセトキシレーションによる MEG の合成反応

$$2CH_3OH + NO + 1/2O_2 \longrightarrow 2CH_3ONO + H_2O$$
$$2CO + 2CH_3ONO \longrightarrow (COOCH_3)_2 + 2NO$$
$$(COOCH_3)_2 + 4H_2O \longrightarrow (COOCH_3)_2 \cdot 2H_2O + 2CH_3OH$$
$$(COOCH_3)_2 + 4H_2 \longrightarrow HOCH_2CH_2OH + 2CH_3OH$$

図6　亜硝酸メチル経由エチレングリコールの合成

3.2　ポリカーボネート併産法

旭化成は EO と CO_2 から EC を経由するポリカーボネート合成法を開発し，2002年台湾の旭美化股份において PC 5万トン/年プラントを企業化した。MEG はポリカーボネートと併産される。特許では KI がカーボネート化触媒として記載されている（図4）[6]。

4．エチレンのアセトキシレーション

1978年，米国ハルコン社はエチレンの均一系による酢酸酸化プロセスを開発し，米国テキサス州のオキシラン社で36万トン/年プラントを稼働させた。エチレンの直接酸化であるため収率は高いが，均一系の反応であるため装置の腐食問題が解決できず生産を中止している。触媒は TeO_2-HBr で反応条件は160℃，2.8MPa であった。MEG の収率は96％であった。酢酸ビニル合成のような気相反応の開発が望まれる（図5）。

5．ジメチルシュウ酸の還元

亜硝酸メチル（MN）と CO から合成されるジメチルシュウ酸を水素化分解し MEG を合成する方法である。メタノールと NO はリサイクル使用されるので，CO と水素から MEG が合成される。MN はメタノールに NO と O_2 混合ガスを25℃で導入することにより無触媒反応で合成される。亜硝酸メチル（MN）とメタノールの沸点はそれぞれ−12℃，65℃であるので，MN は蒸留で容易に分離できる。NO 基準の選択率は MN 96％，HNO_3 4％である[7]。MN に CO を反応させるとジメチルシュウ酸（DMO）が合成される（図6）。

$$2CO + 3H_2 \longrightarrow EG$$
式1

$$HCHO + CO + 2H_2 \longrightarrow EG$$
$$2HCHO \longrightarrow HOCH_2CHO \longrightarrow EG$$
式2

$$HCHO + CO + H_2O \longrightarrow HOCH_2COOH \longrightarrow EG$$
式3

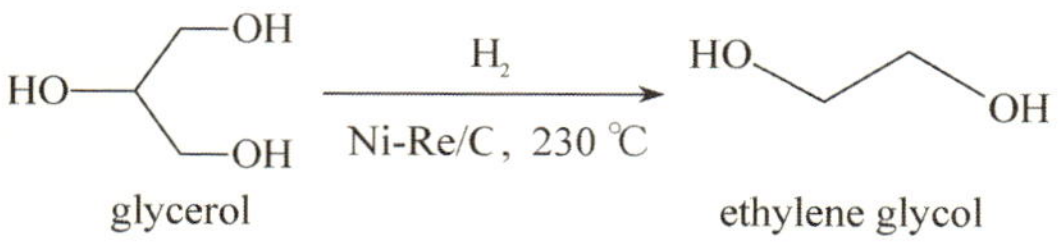

図7 グリセロールからEGの合成

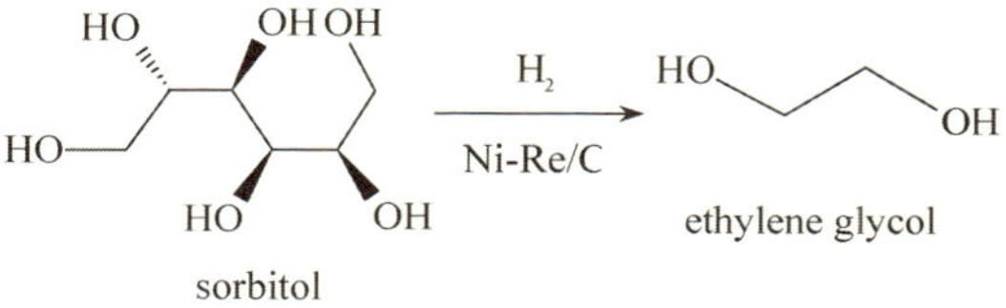

図8 ソルビットからEGの合成

宇部興産は2006年,Pd/Al_2O_3を用いた固定床での気相による10000トン/年のDMOプラントを稼働させ,中国への技術輸出を決定している。反応条件は,たとえば0.2kg/cm^2G,110℃である[8]。DMOの水素化分解にはCu-CrO_xを用いることができる。副生するメタノールはリサイクル利用される。Cu-CrO_x中のCrO_xは触媒活性はなく,CuO_xを安定化させている。ほかにnon-Cr触媒であるCuO_x/SiO_2が検討されている[9]。さらにCu/SiO_2にBを添加したB-Cu/SiO_2はCuをSiO_2に微分散することができ,Cuのシンタリングを抑制し触媒寿命を長くすることができると発表されている[10]。

6. 合成ガスからの合成

合成ガスからのMEGの合成はC1プロジェクトの時代に研究されたが,現在ほとんど研究されていない。UCC(現Dow)によりRhカルボニル錯体にアルカリ金属カチオンを加えた系が研究されたが,メタノールの副生を十分抑制することはできなかった(式1)。

$Co_2(CO)_8$/PR_3によるホルムアルデヒドのヒドロホルミル化やNaXを用いたホルモース法なども検討されたが,経済性や収率の点で工業化されていない(式2)。

HFを用いるグリコール酸法はDuPont社により企業化されたが,1968年に停止されている(式3)[11]。

日揮から材質の腐食の問題のないヘテロポリ酸(タングストリン酸)を用いてジクロルメタンを溶媒とし8.1MPa,140℃で収率80%のグリコール酸が得られることが発表されている[12]。

7. バイオマスからのエチレングリコール

MEGはバイオマスを原料として合成可能である。グリセロールをNi-Re/カーボン粉末を用い230℃で水素化分解すると,転化率60%で1,2-プロパンジオールが77～88%,乳酸が8～10%の収率で得られるが,MEGは12%の収率で得られている(図7)[13]。

グルコースを水素化して得られるソルビットをNi-Reにより水素化すると,転化率50%でプロピレングリコールが30%,グリセロールが19%,乳酸が13%得られるが,エチレングリコールは16%得られている(図8)[14]。

8. おわりに

含酸素化合物の代表である MEG はエチレンから EO を経由し水和して得られているが，収率の向上に EC 経由の方法が開発されている。従来のプロセスの改良に成功した例である。今後，石炭や天然ガスを原料とした合成ガスまたはメタノールからの MEG 合成の可能性もある。C1 化学に再び注目したい。

文　献

1) 三河雅嗣, 触媒, **45** (7), 562 (2003)
2) 古屋俊行, PETROTECH, **26** (5), 65 (2003)
3) Dow Greater China, Dow, ETEOR Ethylene Oxide/Glycol Process Technology
4) 三菱化学, 特開 2000-212107
5) 西山貴人, PETROTECH, **34** (8), 522 (2011)
6) Asahi Chemical, WO 91009832 (1991)
7) Y. Yamamoto, *Catal. Surv. Asia*, **14**, 103-110 (2010)
8) 宇部興産, 特公昭 60-39336
9) 宇部興産, 特公昭 60-45938
10) H. Lin, Z. He, P. He, Y. Yuan, O-C04, TOCAT-6 (2010)
11) 出口, 高野, 石野, 中村, 触媒, **23** (1), 18 (1981)
12) 日揮, 特開平 06-228045
13) WO 03035582
14) USP 6 992 209

21 石炭からのエチレングリコール製造触媒

　エチレングリコール（MEG）は含酸素化合物の中で最も需要の多い基礎化学品である。ポリエステル（PET）の原料として用いられる。数100万トン/年を海外から輸入している中国では石炭からの合成ガスを用いたMEGの製造プロセスの開発と工業化が喫緊の課題として取り上げられている。

1. MEG

　エチレングリコール（MEG）は不凍液や溶剤などに用いられるが，とりわけポリエステル繊維やPETボトルなどの原料としての需要が著しい。2008年，中国は国内需要の2/3に相当する500万トンのMEGを海外から輸入している。

　中国の特に内陸部では相次いで石炭のガス化設備とメタノール合成設備投資を行ったため，メタノールは設備過剰となっている。日本では以前，C1プロジェクトの中で取り上げられ研究されたが，中国では最近，あらためて石炭からの合成ガスを用いたシュウ酸ジメチル（DMO）の水素化分解による方法が注目されている。シュウ酸ジメチルの合成は，宇部興産が開発したPd/Al_2O_3触媒を用いた亜硝酸メチルと，一酸化炭素からのDMOの合成技術がベースになっている。DMOの水素化触媒はCu触媒が用いられている。

2. 現在のMEGの製法

　現在，MEGは，天然ガスまたはナフサの熱分解により得られるエチレンの酸化による，エチレンオキサイドの水和によって得られている。エチレンの酸化触媒には，選択性を向上させるため，微量のCsを添加したAg-Cs/α-アルミナが用いられている。最近，90％近い高選択性のAg-Cs-Re-S/Al_2O_3触媒が見つかっているが，まだ活性は低く触媒寿命も短い。通常のエチレンの酸化によるエチレンオキサイドの収率は82％前後である。さらに，20mol倍もの水を使う無触媒反応での水和反応ではジ-，トリ-エチレングリコールが副生するため，MEGの収率は89％程度であるので，エチレンからのMEGの収率は73％程度と思われる（式1）。

$$C_2H_4 + 1/2O_2 \longrightarrow C_2H_4O$$
$$C_2H_4O + H_2O \longrightarrow HOCH_2CH_2OH$$

式1

第Ⅱ編　合成触媒

表1　合成ガスからの EG 合成原価試算[2]

原　料	規　格	消費量/EG	単価（元）	総額（元/トン）
CO	98.50%	905.7Nm^3	1.5/Nm^3	1,358.5
H$_2$	99%	1,802.2Nm^3	0.86/Nm^3	1,549.9
O$_2$	99%	225.8Nm^3	0.4/Nm^3	90.3
メタノール	工業グレード	50kg	2,000	100
NH$_3$		0.5kg	2,200	1.1
触媒				300
小　計				3,400

*12.2 円/元（2010.10.21 現在）

ただし，最新技術として，エチレンオキサイドと CO から合成されるエチレンカーボネートの加水分解による MEG 合成プロセスが三菱化学により工業化され話題となっている。触媒は第4級ホスホニウム塩を主体とした均一系触媒で，選択性は 99.3〜99.4％と発表されている。

3. 石炭合成ガスからの MEG プロセス

石炭からの合成ガスを用いた DMO を経由した MEG の合成に関しては，中国の中科院福建物質結構研究所（FJRSM）と上海の華東理工大学（ECUST）が精力的に実用化検討を行っている。

FJRSM は上海金煤化学，丹化グループと組んで1トン/日のパイロットプラントで試験を行い，2007年12月には1万トン/年の実証プラントを稼働させている。亜硝酸メチルを用いた DMO の合成では Pd/Al$_2$O$_3$，DMO の水素化分解による MEG の合成では Cu 触媒を用いた独自の技術である。ECUST は上海焦化と30トン/年のパイロットプラントを上海焦化の工場内に建設し，10年末には上海浦景化学，安徽准化グループと1000トン/年のパイロット設備を稼働させる予定である。

FJRSM は実証プラントのデータから，MEG の収率を80％として20万トン/年の EG プラントの原価を試算している（**表1**）。用役費，労務費，償却，間接費を加え原価を約4400元/トンと推算すると，エチレン法 EG の現在の価格約7000元/トンと比べ十分採算に合うと説明している。

4. DMO の合成

4.1　亜硝酸メチルの合成

メタノールに NO と O$_2$ 混合ガスを25℃で導入すると**式2**の反応で亜硝酸メチル（MN）が無触媒反応で合成される。亜硝酸メチルとメタノールの沸点はそれぞれ－12℃，65℃であるので，MN は蒸留で容易に分離することができる。

宇部興産から，接触時間12秒，NO/O$_2$＞4，25℃の条件で酸素の転化率＞99％，NO 基準の選択率は MN96％，HNO$_3$ 4％と報告されている[3]。

$$2CH_3OH + NO + 1/2O_2 \longrightarrow 2CH_3ONO + H_2O$$

式2

$$2CO + 2CH_3ONO \longrightarrow (COOCH_3)_2 + 2NO$$
$$(COOCH_3)_2 + 4H_2O \longrightarrow (COOCH_3)_2 \cdot 2H_2O + 2CH_3OH$$
$$\underline{2CH_3OH + 2NO + 1/2O_2 \longrightarrow 2CH_3ONO + H_2O}$$
$$2CO + 3H_2O + 1/2O_2 \longrightarrow (COOH)_2 \cdot 2H_2O$$

式3 亜硝酸メチルによる CO のカップリング反応

表2 Pd による各種担体を用いた DMO 合成[3]

担体	活性値 (mol/l cat. h)		
	DMC	DMO	HCO_2CH_3
活性炭	0.13	2.42	0.03
シリカ	0.14	2.16	0.06
α-アルミナ	0.12	4.14	0.02
NaY	0.03	0.49	0.07
シリカアルミナ	0.12	0.95	0.08

110℃, 0.1MPa, GHSV 2000h^{-1}, CO 10%, MN 10%, N_2 balance, Pd : 0.5%

4.2 DMO の合成触媒

CO に Pd 触媒の存在下で亜硝酸メチルと反応させるとシュウ酸ジメチル (DMO) が合成される。宇部興産は 2006 年, Pd/Al_2O_3 を用いた固定床での気相による 1 万トン/年の DMO プラントを稼働させている (式3)。反応条件は, たとえば 0.2kg/cm^{2}G, 110℃ である[4]。DMO はシュウ酸の製造に用いられている。

DMO 合成では Pd は 0 価でなければならない。Pd^{++} ではジメチルカーボネートが生成する。Pd 担体としては α-Al_2O_3 が優れている (表2)。

Pd/α-Al_2O_3 は長期間使用すると劣化する。0.5% Pd/α-Al_2O_3 の場合, 110℃, GHSV 10000h^{-1} の条件で CO20%, MN15%, N_2 base の混合ガスを 200 時間通過させると, 相対活性値は 80% に低下する。しかし, Pd に Fe または Ti を添加すると, 活性低下を著しく抑制することができる[3]。ほかに, α-Al_2O_3 に Ce(NO_3)$\cdot$6H_2O を含浸焼成することによって得られた CeO_2/α-Al_2O_3 担体に Pd を担持させると活性が向上することも報告されている[5]。

5. DMO の水素化分解による MEG の合成

エステルの水素化分解には, 従来から Cu-CrO$_x$ 触媒が知られている (式4)。Cu の含有率を上げると活性が向上することから Cu の表面積が活性に寄与するので, Cu の高分散化と Cu のシンターリングの抑制が触媒開発の鍵である。

宇部興産の MEG の連続製法特許では Cu-Cr-Ba 系触媒を用いることにより 200℃, 30kg/cm^{2}G, GHSV 10000h^{-1} の条件で, 約 97% の収率で MEG が連続で得られている[6]。副生するメタノールはリサイクル利用される。Cu-CrO$_x$ 中の CrO$_x$ は触媒活性はなく CuO$_x$ を安定化させることが知られている。Cu-CrO$_x$ 以外では, non-Cr 触媒である CuO$_x$/SiO_2 が検討されている[7]。さらに Cu/SiO_2 に B を添加し

第Ⅱ編　合成触媒

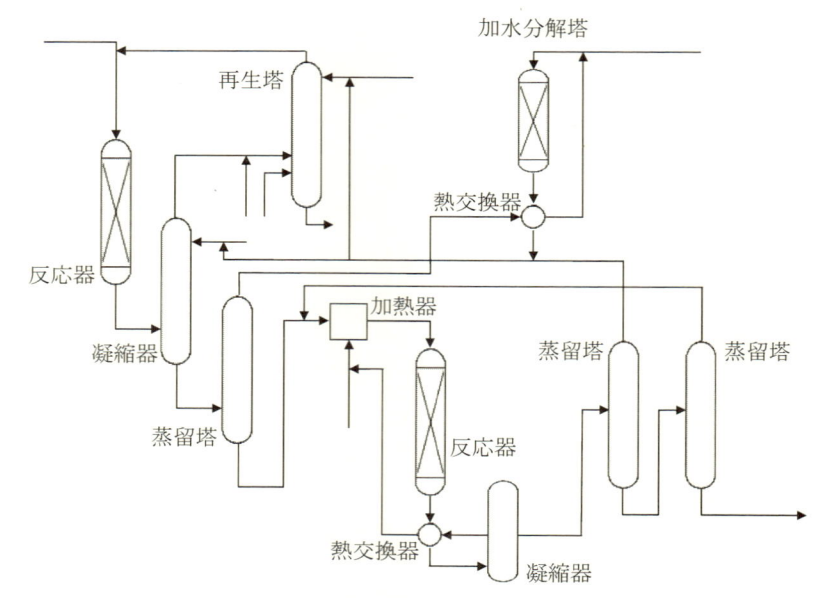

図1　連続 MEG 製造プロセスフロー[6]

$$(COOCH_3)_2 + 4H_2 \longrightarrow HOCH_2CH_2OH + 2CH_3OH$$

式4

$$(COOCH_3)_2 + H_2 \longrightarrow HOCH_2COOCH_3 + CH_3OH$$

式5

た B-Cu/SiO$_2$ は Cu を SiO$_2$ に微分散することができ，Cu のシンターリングを抑制し触媒寿命を長くすることができる[8]。

　参考に，宇部興産の発表している MEG 連続製造プロセスフローを示す（**図1**）。

　同一の CuO$_x$/SiO$_2$ を常圧，水素モル比を下げて反応させると，生分解性ポリマーの中間体であるグリコール酸メチルを合成することもできる（**式5**）[9]。

6. おわりに

　気相法 DMO の連続合成プロセスは宇部興産がシュウ酸の合成を目的に企業化しているが，DMO から EG の合成プロセスが稼働し始めた。原油価格の高騰と触媒開発が，石炭からの MEG の合成を，促進すると思われる。

文　　献

1) 古屋俊行, PETROTECH, **26** (5), 395 (2003)
2) Coal to MEG Conference 2010, Shanghai, ASIACHEM Consulting, May 26-27, 2010
3) Y. Yamamoto, *Catal. Surv. Asia*, **14**, 103-110 (2010)
4) 宇部興産, 特公昭 60-39336
5) X. G. Zhao, Q. Lin, W. E. Xiao, *Appl. Catal. A: Gen.*, **284**, 253-257 (2006)
6) 宇部興産, 特開平 6-135895
7) 宇部興産, 特公昭 60-45938
8) H. Lin, Z. He, P. He, Y. Yuan, O-C04, TOCAT-6 (2010)
9) 宇部興産, 特開平 6-135895

第Ⅲ編

シェールガス関連触媒

22 最新の合成ガス製造触媒

　石油価格の高止まりにより，天然ガス，とりわけ米国のシェールガスとの価格差がエネルギー換算で数倍にもなっている。米国に始まったシェールガス革命により，世界的に天然ガスの利用が注目されている。天然ガス利用の最大の問題は輸送と使用にある。天然ガスは陸上ではパイプラインで輸送できるが，海上輸送では液化（沸点：－160℃）しなければならない。そのため液化設備や特殊なタンカーが必要となり，多量に輸送することは容易ではない。また，ガスを使用するには高圧ボンベが必要であり，消費者に届けるにはパイプラインの敷設がいる。一方，新興国での自動車保有台数の急速な増加と，欧州ではディーゼル車の増加によりガソリンや軽油の需要が急速に増加している。そのため天然ガスや石炭を合成ガス（CO，H_2）として，FT（Fischer Tropsch）合成またはメタノールを経由して，液体燃料（GTL）や石化原料であるエチレンやプロピレン（MTO，MTP）を製造するプラントの建設が相次いでいる。これらのプラントはすべて合成ガスが用いられる。しかし，FT合成では建設費の60〜70％が合成ガス製造プラントであり，天然ガスのガス化は，きわめて重要なプロセスである（図1）。

1. 天然ガスの脱硫

　天然ガスやシェールガスには微量の硫黄化合物が含まれている。硫黄化合物は合成ガス製造改質触媒の触媒毒となるために，微量水素を添加し300〜400℃でCo-Mo/Al_2O_3またはNi-Mo/Al_2O_3を用いて水素化脱硫しH_2Sとした後，ZnOで吸着除去されている（式1）。

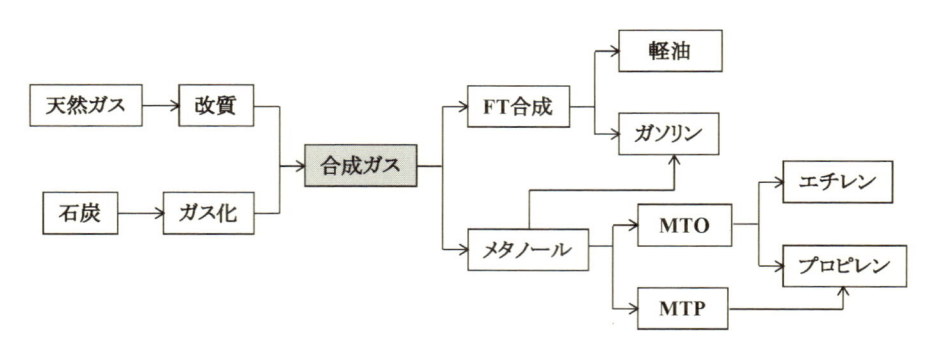

図1　エネルギーおよび化学品変換ルート

$$R\text{-}S + H_2 \longrightarrow H_2S + R\text{-}H$$
$$H_2S + ZnO \longrightarrow ZnS + H_2O$$
式1

2. 予備改質

含有する少量の C_2 以上の炭化水素は予備改質装置で約500℃でスチームと反応させメタンまたは合成ガスに転換される。一部メタンも合成ガスに転換される。触媒にはたとえば50% NiO/Al_2O_3 が用いられている。C_2 以上の炭化水素は炭素析出の原因となるので予備改質することにより S/C 比を下げ,さらに主改質器へのガス供給温度を上げることができる。また,脱硫工程で転化しきれなかった微量の硫黄化合物も吸着除去される。

3. 一次改質

改質は通常二段で行われ,一次改質は燃焼炉に多管反応器(Tubular reactor)を設置した改質装置にスチームを添加し600～1,200℃で行われる。平衡上低圧が有利であるが,通常は後段プロセスが高圧であるため2～4 MPaで行われている(**図2**)。触媒は15～20% NiO で,担体は SiO_2 フリーの $\alpha\text{-}Al_2O_3$ や $Ca(AlO_2)_2$,$MgAl_2O_4$ で,反応層の圧力損失の低い 18～19mmϕ×8～16mm の車輪型や円筒に多数の穴を空けた多穴型が用いられている[1～3](**式2**)。

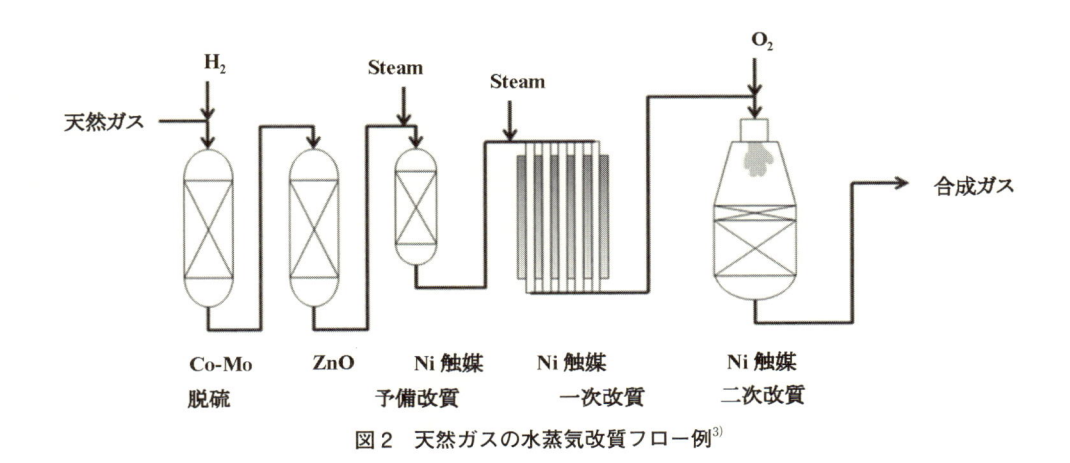

図2 天然ガスの水蒸気改質フロー例[3]

$$CH_4 + H_2O \longrightarrow CO + 3H_2 \quad Ni/MgO\cdot Al_2O_3\,(600\sim800℃)$$
式2

4. 二次改質

二次改質は，断熱型反応器を用い酸素を加え，980〜1,650℃で部分酸化と水蒸気改質によりメタンの転化率を上げている。反応温度が高いので二次改質触媒は耐熱性の高い7〜9% $NiO/α-Al_2O_3$ または，$CaAl_2O_3$ が用いられている。反応器の入り口には熱ガード触媒としてサイズの大きい5% $NiO/α-Al_2O_3$ が充填されている。スタートアップはスチーム/H_2比6の水素ガスを用い反応温度で触媒を6〜8時間予備還元してから行われる[2]（式3）。

$$CH_4 + 1/2\,O_2 \longrightarrow CO + 2H_2$$
$$Ni/CaAl_2O_4, \ Ni/α\text{-}Al_2O_3 \ (900〜1,000℃)$$

式3

5. 従来のスチームリフォーミングプロセス

水素製造装置として水素化脱硫プラントや水素化プラントなど多くのプラントに工業化され普及している。大型プラントは，アンモニア合成，メタノール合成向けに用いられている。FT合成では1基250,000m³（CO，H_2）/hの巨大なプラントが数基並行して用いられている。通常スチームリフォーミングとオートサーマルリフォーミングがシリーズで用いられているが，Shellは無触媒の部分酸化プロセスをFTプラントで用いている。今後，FT合成やMTOやMTOプロセス向けの大規模なガス化プロセスが普及すると考えられる。

6. スチームリフォーミングとオートサーマルリフォーミングの組み合わせ

スチームリフォーミング（SMR）に酸素を導入したSMRとオートサーマルリフォーミング（ATR）を組み合わせたプロセスでは，スチームリフォーミングに必要な式①と②の熱は直接メタンの酸化燃焼熱③から得ることができる（式4）。

① $CH_4 + H_2O \longleftrightarrow CO + 3H_2$ $\Delta H_{298} = 206\,kJ/mol$
② $CH_4 + CO_2 \longleftrightarrow 2CO + 2H_2$ $\Delta H_{298} = 247\,kJ/mol$
③ $CH_4 + 2O_2 \longrightarrow CO_2 + 2H_2O$ $\Delta H_{298} = -802\,kJ/mol$

式4

カタールのOrxyGTLプラントに導入されたTopsoeの最新のガス化プラントでは，脱硫後の天然ガスはSMR反応器の上部から酸素を導入しNi触媒によりATRと組み合わせた反応器で合成されている（図3左）。CH_4/H_2O 比は0.6で行われている。TopsoeはSMR+ATRにさらに熱交換型の改質装置（HTER）を組み合わせたシステムを開発しS/C（スチーム/カーボン比）を0.4まで下げられることを発表している。新プロセスは生産量を15%増加でき，エネルギー効率を5%向上させ，投資額を20%できるといわれている（図3右）[4]。

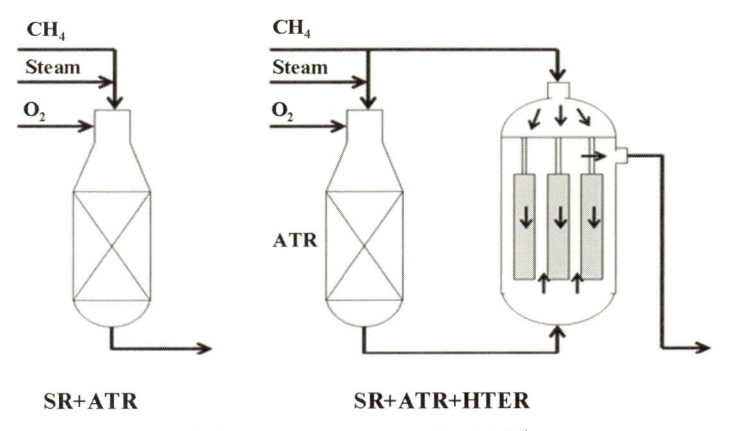

図3 Topsoe new ATR システム[4]

7. 改良スチームリフォーミング触媒

東洋エンジニアリングは従来の Ni/Al_2O_3 を改良した，バイモダルタイプの触媒で従来の触媒よりも3〜4倍高活性な，ISOP®触媒と呼ばれる水蒸気改質触媒を開発した。反応特性と電熱特性が改善された触媒で改質炉の燃料を約2％削減でき，改質管寿命を延長させることができ，生産量は20〜30％増加できると発表している。1997年にはドイツでの大型アンモニアプラントで採用され，その後，日本，バングラディッシュ，ドイツ，インドネシアで採用された。触媒はクラリアント触媒（旧ズードケミー触媒）社が製造販売している[5]。ほかに，燃料電池の水素製造に格子酸素を利用した炭素析出の抑制機能をもつ，$NiO/BaCO_3BaTiO_3$ などのペロブスカイト担持触媒などが開発されている[6]。

8. ドライリフォーミング

メタンの改質に水蒸気ではなく CO_2 を用いるプロセスはドライリフォーミングと呼ばれている。スチームリフォーミングと比較するとエネルギー的に不利であるので，地球温暖化対策のために CO_2 の削減は可能であるが，エネルギーを消費して CO_2 を削減する意味はない（式5）。

$$CH_4 + H_2O \longleftrightarrow CO + 3H_2 \qquad \Delta H_{298} = 206 \text{kJ/mol}$$
$$CH_4 + CO_2 \longleftrightarrow 2CO + 2H_2 \qquad \Delta H_{298} = 247 \text{kJ/mol}$$

式5

JOGMEC が行った新潟東港での GTL プロジェクトでは CO_2 を含む天然ガスが用いられた。CO_2 の分離精製コストが必要ないので経済的である。実際には水蒸気も用いられているが，いわゆるドライリフォーミングによるメタンの改質が行われた。特許によれば微量の Ru を含む MgO 触媒が用いられ，8,000時間の耐久性が実証されている[7]。

表1 開発プロセスと開発中の合成ガスプロセス

開発会社	システム	触媒	備考
ExxonMobil	ATR（オートサーマルリフォーミング）	Ni	パイロットプラント
BP	Compact reformer	Ni	向流熱交換タイプパイロットプラント
ConocoPhilips	CPOX（触媒酸化）	Rh, Co/ハニカム	高SV, ハニカム触媒, パイロットプラント

9. 開発プロセス

FT合成の原料合成ガスの製造触媒とプロセスの開発が行われている。FTプラントの設備投資を少なくするためコンパクト化された合成ガスプロセスが開発されている。それぞれパイロット規模での試験を終了している（表1）。

10. メタンの部分酸化プロセス

水蒸気を使わないメタンの酸素酸化はCatalytic Partial oxidation（CPOX）プロセスとして注目されている。PtやRhを用いた通常の酸化反応では一部COと水素は生成するがメタンの大部分は炭酸ガスと水に酸化され未反応のメタンはリークする（式6）。

$$CH_4 + O_2 \longrightarrow CO_2 + H_2O$$
式6

Pt, Rh, Ni, Coなどの金属を用い反応時間を極端に短くするとCOとH_2が生成することがわかっていたが、ミネソタ大学のSchmidtは約10% Rh/Al_2O_3をアルミナモノリス（80cpi）にウォッシュコートにより担持したRh/ハニカムが850〜1,150℃, GHSV 80〜120万h^{-1}という条件で, メタンを選択的にCOと水素に酸化できることを発表している。メタン濃度25%の原料ガスでH_2, COの選択率はそれぞれ85%, 95%である[8]。

スチームリフォーミングのような吸熱反応ではないので外部からの熱の供給を必要としない。合成ガスを製造するのに水も必要としない（式7）。

$$CH_4 + 1/2\,O_2 \longrightarrow CO + 2H_2 \qquad \Delta H_{298} = -36 kJ/mol$$
式7

ConocoPhillips社は短時間接触反応器（Short contact time reactor）を開発し、オクラホマ州Ponca市の400BPSDの自社のGTLパイロット実証試験装置で実証した。常圧の反応器ではなく高圧の反応器で, COPox™と呼ばれている。反応は発熱反応であるので着火には予熱が必要であるが, その後は燃料の必要はなく自然で反応は進行する。反応時間はミリ秒でSVは約500,000h^{-1}と大きい。そのため反応装置も小さく触媒量も少ない。たとえばRh/Sm（Samarium）/Monolith（partial stabilized zirconia）

図4 それぞれの改質装置による生成 H_2/CO の割合[10]

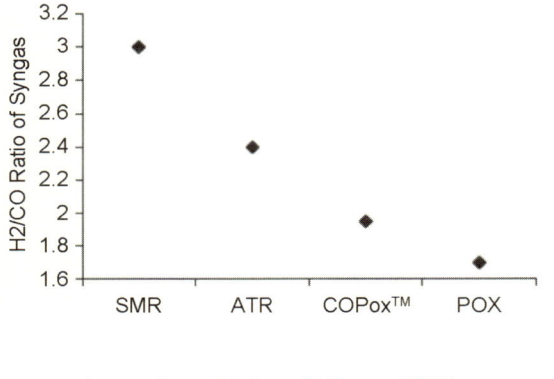

1. Steam Methane Reformer (SMR)
2. Autothermal Reformer (ATR)
3. COPox™ Process
4. Non-Catalytic POX reactor POX)

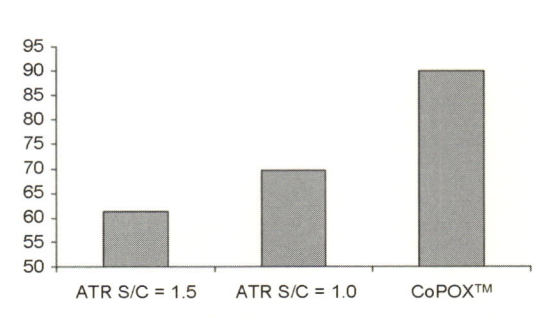

図5 それぞれの改質装置によるカーボン収率[10]

を用い，1 ms，0.3MPa，$O_2/CH_4 = 1.05$，955℃の条件で酸化すると，メタンの転化率90％，CO 選択率94％，H_2 選択率90％の合成ガスが得られている[9]。

FT 合成プラント，たとえば Co を用いた FT 合成では $H_2/CO = 2.0 \sim 2.2$ の合成ガスが必要であるが，スチームリフォーミング（SMR）では H_2/CO ＝約3.0，オートサーマルリフォーミング（ATR）では S/C 比が 0.6～1.0，CPOX だと $H_2/CO = 2.3 \sim 2.5$，水蒸気量を減らすと 2.0 に近い合成ガスが得られる。COPox™ は実際で 2.0，高圧では 2.0 より下げられる。無触媒の POX では H_2/CO 比は 1.7～1.8 である（図4）。FT 合成に必要な H_2/CO 比は 2.0 よりわずかに高い値であるので，FT 合成原料の合成ガスの製造に適している。ほかのプロセスに比較しカーボン収率もきわめて高い（図5）。

11. おわりに

天然ガスのガス化技術は天然ガス利用の重要な技術である。触媒の改良と大型化による省エネルギー化が行われている。コンパクトなガス化プラントのためのメタンの Short contact time reactor やマイクロチャンネル反応器の開発が進んでいる。

文 献

1) 吉原純, 触媒便覧, 触媒学会編, 530, (2008)
2) Lawrie Lloyd, Handbook of Industrial Catalysts, Springer, 363 (2011)
3) 松久敏雄, 触媒, **48**, 326 (2006)
4) Hydrocarbon Engineering, July (2006)

5) 沼口徹, PETROTECH, **23** (8) (2000)
6) 特許4420127 村田製作所
7) 特開2006-055820 千代田化工, JOGMEC
8) USP 5, 648, 582
9) USP 6, 887, 456 ConocoPhillips
10) H. A. Wright, *et al., Am. Chem. Soc., Div. Fuel Chem.,* **48** (2) , 791 (2003)
11) WO 2007-125360 Compact GTL
12) USP 2011-0206493 Compact GTL
13) WO2007-008495 Velocys
14) Andrew Holwell Oxford, Catalysts Group, Petroleum Technology Quarterly, Q2 (2011)

23 FT合成触媒

　天然ガス田は石油資源と異なり世界的に広がっていて多量に存在している。石油の安定供給の不安と価格の高騰により天然ガスから合成ガスを経由したFT合成が注目されている。FT油は硫黄分も窒素分も1 ppm以下であり，芳香族はほとんど含まれていないクリーンな軽油である。セタン価も高い。

1. FT合成の歴史

　1926年ドイツのKaiser Wilhelm石炭研究所のFischerらは，アルカリ含有鉄触媒を用いて石炭合成ガスから炭化水素とアルコールが合成できることを見つけた。工業化研究はFischerとTropschにより行われ，第二次大戦中ドイツではコバルト触媒を用いて工業化された。9基のプラントで計65万6000トン/年の生産能力の設備が作られた。フランスでは3万トン/年のプラントが建設された。日本では1936年ドイツから技術導入し，4基のプラントで14万2000トン/年の設備が建設された。1950年，米国はドイツの技術をもとにFe触媒を用いた固定流動床Hydrocolプロセスを開発したが，安定運転ができず研究を中断した。1955年南アフリカのサソール社は国連の禁輸措置により石油の輸入が困難となり，ドイツの技術をもとに石炭を原料とするFT合成プロセスを工業化した[1]。

　石炭からのFT合成は戦前から研究されてきた。戦後，安価な石油が入手できるようになり，南アフリカ以外では工業化されることはなかったが，天然ガスでは南アフリカやマレーシア，カタールで大規模なプラントが稼働し始めた。また，米国をはじめとしてシェールガスなどの非在来型の天然ガスの利用が始まり，FT合成の可能性について北米でも検討が始まっている。中国では石炭からの合成ガスを用いたFT合成プラントが建設中である。

2. GTL製造フロー

　石炭はガス化，天然ガスは水蒸気改質または自己熱改質後，合成ガスとされ，硫黄分はZnOにより除去されたのち，FT反応器でパラフィンが合成される。大きな発熱反応であるため除熱のために固定床では多管の反応器が用いられている。軽質分以外の生成したパラフィンは水素化分解され灯油，軽油，ワックスが生成される（図1）。

第Ⅲ編　シェールガス関連触媒

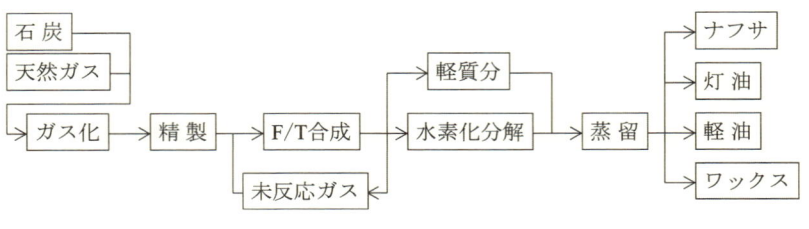

図1　GTL プロセスフロー

表1　GTL 工業化プラント

	場　所	原　料	BPSD	触　媒	稼　働	備　考
サソール（南ア）	Sasolburg	天然ガス	7,000	Fe 系	1955	天然ガスに改造
	Secunda	石炭	160,000	沈殿 Fe 系	1980	Sasol Ⅱ スラリー床
				溶融 Fe 系	1984	Sasol Ⅲ 固定流動床
ペトロ SA（南ア）	南ア	天然ガス	30,200	Fe 系	1991	Sasol 技術，循環流動床
Shell（マレーシア）	ビンツル	天然ガス	12,500	Co-ZrO$_2$/SiO$_2$	1993	多管熱交換型固定床
Oryx GTL	カタール	天然ガス	34,000	Co/Al$_2$O$_3$	2006	Sasol 技術
			66,000		2009	懸濁床
Pearl GTL	カタール	天然ガス	70,000	Co-ZrO$_2$/SiO$_2$	2009	多管熱交換型固定床
			70,000		2011	
神華集団（中国）	寧夏	石炭	80,000	Fe 系		Sasol の協力のもと建設中

3. 工業プラント

3.1 工業化プラント

　南アフリカのサソール社は石炭を原料とした GTL プラント2基を Secuda で稼働させている。Sasolburg の最初の石炭合成ガスからの FT 合成プラントは天然ガス合成ガスプラントに改造されている。FT 合成はサソール社の自社技術で，石炭合成ガスでは Fe 系触媒を用いた懸濁床のプラントである。南アのペトロ SA 社はモーゼル湾沖合85km の天然ガスを用いている。合成ガスはトプソ，FT 合成はサソールの技術で，Fe 系触媒が用いられている。製品は国内の燃料として用いられワックスはヨーロッパと東南アジアに輸出されている。Shell 社のマレーシアプラントは天然ガスを原料に Co 系触媒を用いた多管熱交換型反応器が用いられている。エンジニアリングは日揮が行った。合成ガス，FT 合成，水素化分解の触媒はすべて Shell 社が開発した独自の触媒である。製造されたナフサや灯軽油は低硫黄燃料として輸出されている。ワックスはヨーロッパや日本も輸出されている。カタールの Oryx 社の合成ガスは，Air Liquid 社の空気分離による酸素を用いた Topsoe 社のオートサーマルリフォーミング，FT は Sasol の技術で，反応器は IHI がエンジニアリングを担当している。水素化分解はシェブロン・テキサコの技術を用いている。総合エンジニアリングは Sinamprogette が行った。総投資額は9億ドルといわれている。同じカタールの Pearl 社（QP 51%，Shell 49%）は Shell 技術である。中国の寧夏では神華集団が石炭を原料にしてサソール社の協力のもとに 80000BPSD のプラントを建設中である。南アのサソール社と中国の神華集団以外はすべて天然ガスを原料としている（表1）。

23 FT 合成触媒

表2 開発中の GTL プロセス

開発会社	場所	原料	BPSD	触媒	開発年	反応床
Exxon	Baton Rouge, LA	天然ガス	200	Co 系		懸濁床
Syntroleum	Tulsa, OK	天然ガス, バイオガス		Co 系		固定床, 流動床
Rentech	Denver, CO	天然ガス	235	Fe 系	1991	懸濁床
石油公団	勇払	天然ガス	7	Ru 系, Co 系	2002	懸濁床
JOGMEC	新潟	天然ガス	500	Co 系	2009	懸濁床

表3 2003年度新潟東港でのパイロットプラント実証試験結果[2]

温度（℃）	W/F (g・h/mol)	CO 転化率 (%)	C_5+ 選択率 (%)	連鎖成長確率, α	C_5+ 生産性 (g/kg-cat・h)	日量 (bbl)
240	1.8	62.3	85.2	0.91	1,325	5.0
230	4.5	75.3	88.7	0.91	689	2.6

2.2MPa, $H_2/CO = 2/1$

3.2 開発中のプラント

Exxon Mobil 社は，米国ルイジアナ州の研究所に 200BPSD の実証パイロットプラントを建設している。自己熱改質により合成ガスを得，Co 系の触媒を用い懸濁床による FT 合成と水素化分解による試験を行い，50000BPSD の建設の基礎データを得ているといわれている。シェブロン・テキサコ社は FT 合成技術は開発していないが天然ガスの部分酸化法を開発し，FT 合成用の合成ガス（$H_2/CO = 2/1$）を製造することができる。米国の Syntroleum 社はウェスタンオーストラリアの 11500BPSD GTL プラントの開発を行っている。FT 技術を用いてバイオ合成ガスからの FT 合成燃料油製造技術も確立した。米国の Rentech 社はシェブロン・テキサコに FT のライセンシングをしている。日本の石油公団（現 JOGMEC）は 2002 年に北海道苫小牧の勇払ガス田で 7 BPSD の小規模パイロット装置を稼働させ，Co-Mn による水蒸気改質，Ru 系や Co 系触媒による懸濁床 FT 合成技術を確立した。新潟での 500BPSD の実証プラントは，CO_2 含有天然ガスの改質には Ru/MgO を用いたドライリフォーミング法を採用し FT 合成は懸濁床で Co/SiO_2 を用いている（表2）。

3.3 日本の GTL 技術

日本では JOGMEC と新日本石油，石油資源開発，コスモ石油，新日鉄エンジニアリング，千代田化工の参画のもとで国家プロジェクト「天然ガスの液体燃料化（GTL）技術」が行われ，2002 年には勇払でパイロットプラントを稼働させた。触媒は Ru/SiO_2 や Co/SiO_2 でスラリーバブルカラム反応器が用いられた。パイロット試験では CO 転化率 62.3％，C_5+ 選択率 85.2％を得ている（表3）。2006 年，日本 GTL 技術研究組合は新潟の CO_2 含有天然ガスを用いて新潟東港において 2009 年に実証プラントを稼働させた。

$$n\,CO + 2n\,H_2 \longrightarrow CH_3\text{-}(CH_2)_n\text{-}CH_3 + n\,H_2O$$
$$CO + H_2O \longrightarrow CO_2 + H_2O$$

式1

表4 天然ガス価格変動による製造原価[4]

天然ガス価格（USD/Mscf）	製造原価（USD/bbl）
0.5	29.4
1.0	33.8
1.5	38.3
2.0	42.7

4. FT 合成触媒

FT 合成は炭素鎖成長反応であり，カルベンの重合反応である。触媒表面に CO が吸着し水素化されることによりカルベン（-CH$_2$-）が生成する。触媒金属は Fe, Ni, Co, Ru である。

Ni はメタンの生成が多く Ru は高価であるので，Fe または Co が用いられている。生成油は Anderson-Schultz 分布に従う分子量のパラフィンが生成する。メタンの生成は抑制しなければならない。Co は水性ガス反応に活性がないので H$_2$/CO 比の大きい天然ガスには有効である。石炭からの合成ガスの場合は Fe/SiO$_2$ が，天然ガスからの合成ガスの場合は主に Co 系が用いられている。Fe 触媒では FeC$_x$ が活性サイトである。Co 触媒では調製時に Co の還元を容易するため Pt が微量用いられている（式1）。担体には粒径約 100μm の SiO$_2$ 球が用いられている。Fe 系触媒は系内で還元処理されている。Fe 系触媒はアルコールの副生が多い。Co/SiO$_2$ は水素還元後デカンなどの鉱油を含浸させた安定化触媒として製造供給されている。

JX 日鉱日石エネルギー社は NEDO-ATL プロジェクトにおいて SiO$_2$ の外表面にジルコニアを担持した上に Co を担持した 30%Co-4.0%Zr/SiO$_2$ を開発した。2.1MPa, SV1400h^{-1}, CO/H$_2$＝1/2mol/mol の条件で CO 転化率 78% のとき，連鎖成長率 0.93 の高い値が得られている[3]。

5. GTL プロセスの経済性

石炭を用いた現在稼働中の南アフリカのサソールと建設中の中国の寧南は例外で，石炭原料合成ガスは石炭価格と収率を考慮すると天然ガス原料合成ガスとは競合しにくい。天然ガスを用いた GTL プラントの原料と，燃料から液体燃料が得られる炭素効率は 70〜80% といわれている。石油産業活性化センターにより東南アジアに 19000BPSD の GTL プラントを建設した場合の製造原価が算定されている。ガス化は部分酸化，FT 合成は固定床，ROI は 15% としている。天然ガス価格が 2.0 ドル/Mscf のとき，42.7 ドル/bbl である（表4）。

GTL 油の経済性は，軽油の価格だけでなくサルファーフリーの品質や副生成物ワックスの評価，さらに小規模ガス田の利用などを考慮すべきである。現在の天然ガス価格 2.0 ドル/Mscf だと，FT 油の

価格は石油の約半額である。

6. おわりに

　GTLプラントは，ガス田の開発を含めプラントの建設はガス化，FT合成，水素化分解技術など多国籍，多数の技術とエンジニアリング会社そして巨大な投資が必要である。天然ガス価格の変動と石油価格の変動で大きく左右される。今後，非在来天然ガスの市場への参入により，GTL技術の開発と企業化が促進されると思われる。

文　　献

1) 藤元薫，桐生静一，PETROTECH, **26** (6), 439 (2003)
2) 蔵本，景山，PETROTECH, **29** (1), 15 (2006)
3) 関浩幸，ファインケミカル，**37** (4), 36 (2008)
4) PEC-2001 L-02「新燃料油環境調和型利用研究開発」，㈶石油産業活性化センター (2001)

24　小型 FT 合成触媒

　天然ガスが石油に比べはるかに安価であることから中東のカタールでは巨大な FT 合成プラントが稼働を始めた。サソールの行った Oryx plant（34,000BPSD）は完成までに約 1,500 億円かかったといわれている。2013 年完成予定の同規模の Nigeria Escravos（34,000BPSD）は 5,400 億円と見積もられている。2011 年にスタートした固定床の Shell Pearl GTL（140,000BPSD）は 16,000〜17,000 億円と推定されている[1]。経済性を上げるには大型化が必須で，巨大な設備投資が必要である。それに対して中小ガス田や洋上ガス田，石油随伴ガスなど有効に利用されていないガスの回収法として，小型で安価な FT 合成プラントの開発が望まれている。

1. 合成ガスの製造

　FT 合成プロセスの設備投資額の約 6 割は天然ガスのガス化プロセスである。ガス化プロセスをコンパクト化することは FT プロセスのコンパクト化に必須である。メタンの水蒸気改質のほかにメタンの直接接触部分酸化法（D-CPOX：Direct Catalytic Partial Oxidation）が開発されている。ミネソタ大学の L. D. Schmidt らは Rh/ハニカム触媒を用いて 800,000〜1,000,000h^{-1} という超高 GHSV で，メタンの部分酸化により合成ガスが得られることを発表している[2]。触媒との接触時間が短いので Short Contact Time Reactor とも呼ばれている（図1）。

　ConocoPhillips は自社の FT パイロットプラントで D-CPOX を実証した。触媒は Rh/NiAl$_2$O$_3$ だと思われる。1 % Rh/NiAl$_2$O$_3$ は 600℃ という低温で，GHSV＝243,600h^{-1} の条件で CH$_4$，O$_2$ の転化率はそれぞれ 82%，100% で CO，H$_2$ の選択率はそれぞれ 100%，92%，（H$_2$/CO＝1.84）である[3]。

　Shell は FT プロセスのガス化に無触媒の部分酸化法を用いているが，小型化を図るため触媒を用いた D-CPOX も研究している。5 % Rh/BaAl$_{12}$O$_{19}$ や 5 % Rh/La$_2$Zr$_2$O$_7$ が GHSV＝3,300,000NL/kg/hr の条件で，5 % Rh/α-Al$_2$O$_3$ よりも安定であることを開示している[4]。日本では JOGMEC，千代田化工，筑波大学が D-CPOX を開発し，反応圧力 1.0MPa の条件で 2,000 時間の安定運転を確認している。FT 合成として 50,000BPSD 規模を想定したプラントコストは ATR より 17% 安価だと発表している[5]。触媒は特許では 0.2% Rh/20 %（CeO$_2$-ZrO$_2$-MgO）アルミナフォーム（30psi）

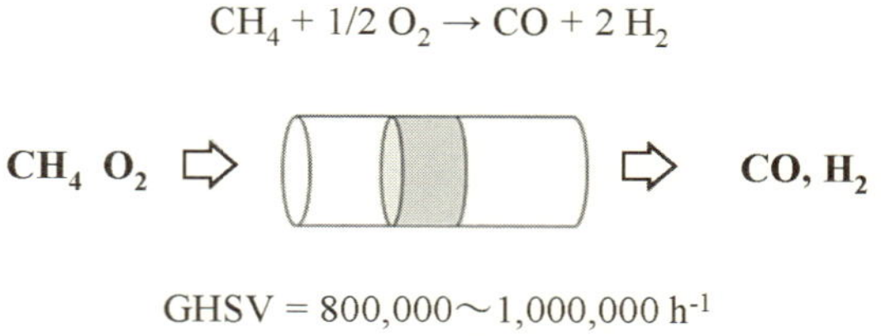

$$CH_4 + 1/2\,O_2 \rightarrow CO + 2\,H_2$$

CH$_4$, O$_2$ ⇒ 　　　 ⇒ CO, H$_2$

GHSV = 800,000〜1,000,000 h^{-1}

図1　Short Contact Time Reactor

が明示されている。都市ガス（$CH_4/C_2H_6/C_3H_8/C_4H_{10} = 89.5/6.0/2.8/1.6$）を600〜700℃，GHSV = 400,000h^{-1}，$C/O_2/H_2O/Ar = 2.14/1.0/0.22/0.46$の条件で反応させると，転化率68.5%，$H_2$選択率93.4%，CO選択率92.7%が得られている[6]。

2. Compact GTL

UKのCompactGTL社は2.5〜5 cmの反応管を用いてSMR（水蒸気改質）とFT合成を組み合わせた小型FT合成装置を開発している（図2）。2008年UKのTeesideで実証し，2010年ブラジルのPetrobrasに20BPSDのパイロットプラントを建設した。最初の工業化プラントが近く稼働する予定である。アルミ含有フェライト鋼を三角波形に成型後900℃で焼成し，Al_2O_3を表面に析出させた後，Al_2O_3のスラリーをコーティングし，さらにRhとPt塩を含浸またはPt-Rh/Al_2O_3スラリーをコーティングし，焼成還元し，SMR触媒フォイルを製造している。SMR触媒フォイルの上下のマスにはPt-Pdが同様にコーティングされたメタンの酸化触媒フォイルが挿入され，メタンの酸化燃焼熱が供給される（図3）。二段目のFT合成はZrO_2ゾルとCo塩がコーティングされた触媒フォイルが用いられている。FT合成により生じる熱は，上下のマスで水蒸気を製造することにより冷却されている（図4）。SMRとFT合成反応器は触媒フォイルが挿入されたマスが多層に用いられている[7〜9]。反応器は日本の住友精密が製造した。プレート触媒の寿命は約3年で反応器の寿命は約10年と推定されるので，触媒

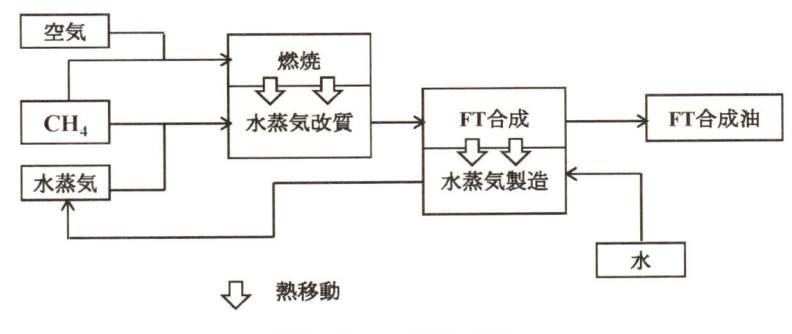

図2　CompactGTLフロー

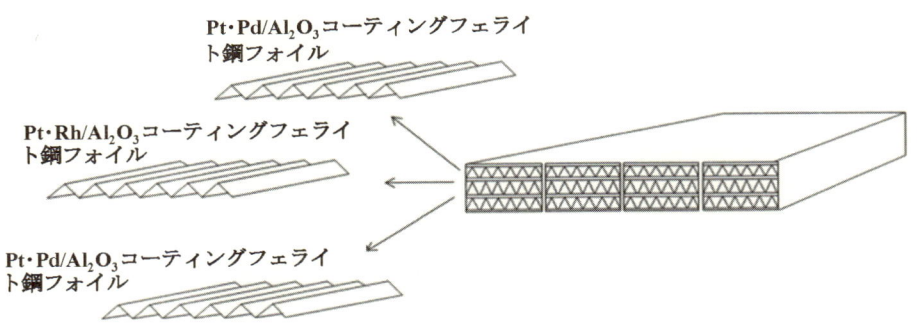

図3　CompactGTL社SMR反応器

第Ⅲ編　シェールガス関連触媒

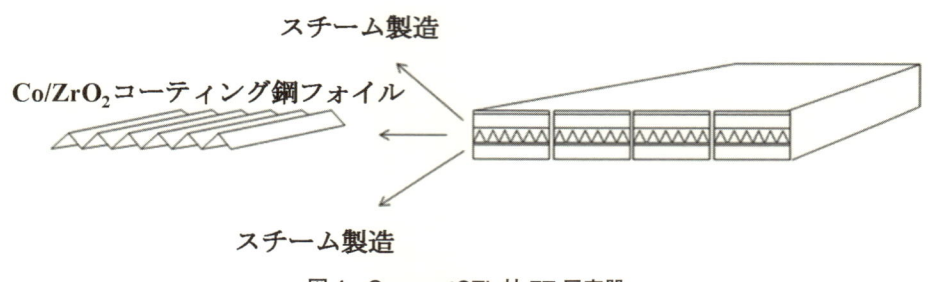

図4　CompactGTL 社 FT 反応器

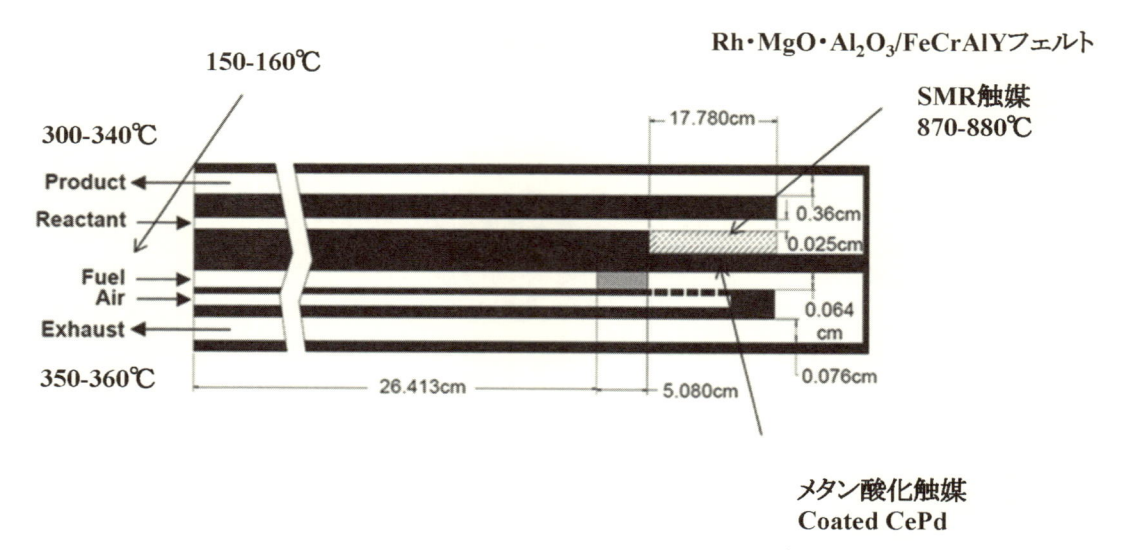

図5　マイクロチャンネル水蒸気改質装置構造[11]

プレートは3～4回交換されることになる。

3. Velocys プロセス

3.1　メタンの水蒸気改質

　UK の Oxford Catalysts Group である Velocys 社は，プレートに 1×0.5cm の溝を掘ったマイクロチャンネル装置を開発している。SMR では触媒に薄フェルトを用い，必要な熱は内壁を触媒化したメタンの燃焼チャンネルプレートから供給される[10]。SMR の水蒸気改質部は，たとえば 0.25mm の厚さの FeCrAlY フェルトに 10％ Rh-4.5％ MgO-85.5％ Al_2O_3 のスラリーをコートし焼成した触媒が挿入されている。300～340℃ に予熱されたメタンと水蒸気が導入され，改質温度は 870-880℃ である。反応に必要な熱はメタンの酸化燃焼熱によって得られるが，メタンの燃焼は改質触媒に隣接した CePd がコーティングされた燃焼室の壁面で行われている（図5）。

表1 Velocys社のマイクロ反応器

マイクロチャンネル	SMR	FT
反応器構造	プレートに1×0.5cm溝	内径1.4mmϕ，長さ91.4cm
触媒	Rh-MgO-Al$_2$O$_3$/FeCrAlY 燃焼/CePdコート壁	30% Co-4.5%Re/Al$_2$O$_3$
触媒サイズ	フェルト0.25mm（厚）	100～150μmϕ

表2 Velocys装置の接触時間[15]

Contact Time	従来	Velocys
SR	>1	<5milli sec
FT	>10sec（Fixed）	<0.2sec

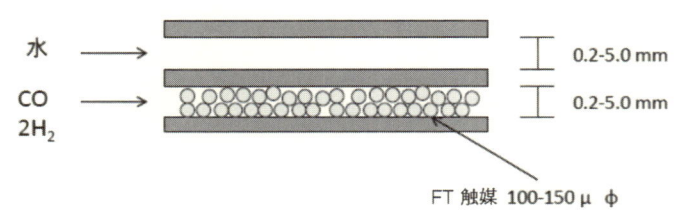

図6 マイクロチャンネルFT合成反応器イメージ

3.2 FT合成触媒

FT合成触媒はOxford Catalysts Groupが開発したもので，たとえば100～150μmϕの30% Co-4.5% Re/Al$_2$O$_3$がSUS 316，内径1.4mmϕ，長さ91.4cmのマイクロチャンネル内に充填されている（表1）。Coの有機化合物を急速に加熱する方法OMX（Organic matrix combustion method）によりCoの結晶サイズ分布を狭くした触媒が開発されている[12,13]。>220℃での転化率は70%で，従来の固定床FTと比べて接触時間は極端に短く，反応器の生産性は約7倍といわれている（表2）。

3.3 反応器

従来の多管固定床反応器の内径は25～150mmϕで約2mmϕの触媒が充填されているが，Verolcy社のマイクロチャンネルは0.1～1.0mmの溝に100～150μmϕの触媒が充填されている。反応による発熱は水蒸気の製造に用いられている[14]（図6）。

石油随伴ガス，中小ガス田などの10,000BPD以下の中規模以下のプラントではMicro-GTLはコスト的に有利である。大型FT合成プラントの立地は巨大なガス田が必要であるが，中小のガス田では小型なFT合成プラントが有利である（図7）。

3.4 実証プラント

Velocysは三井海洋開発とGTL反応器を開発していたが，2008年，東洋エンジニアリングは中小規

模の GTL プロセス（Micro-GTL）の開発契約を締結し参画した。ブラジル沖合の Petrobras で随伴ガスを用いた 50BPSD の実証プラントが 2012 年に稼働し始めた。Modec 社，東洋エンジニアリングが協力している。マイクロチャンネル反応器は神戸製鋼所が製造した。装置はタイで製作され，船でブラジルに輸送された[17]。

装置のサイズは 1,000BPD で設置面積は 1,000m^2 なので，GTL 専用船の甲板への設置も可能である。

4. おわりに

天然ガスを原料とした FT 合成によるディーゼル燃料の合成が具体化している。天然ガスの価格が安価でも設備投資に多額の費用を要するため，計画されていてもプラントの建設を躊躇している会社も多い。ガス化のコンパクト化と FT の小型化の開発は中小ガス田での FT 合成を可能とする有力な手段である。マイクロリアクターに用いられている触媒は微粒子の触媒やハニカム触媒であり，自動車触媒などに用いられているウォッシュコートなどの技術が用いられている。

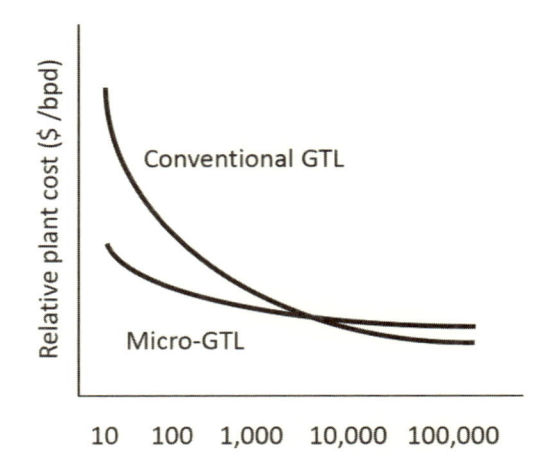

図7　プラント規模とプラントコスト[16]

文　献

1) Andrew Holwell, PTQ Q2, 97 (2011)
2) USP 5, 648, 582 Schmidt
3) USP 6, 409, 940 Conoco
4) H07-309601 Shell
5) JOGMEC-TRC ウィーク，フォーラム5 (2008)
6) 特開 2008-246312 千代田化工
7) US 2011/0206493 Compact GTL
8) WO 2007-125360
9) USP 7300635
10) US 2004/0033455 A1
11) A. Y. Tonkovich, S. Perry, Y. Wang, D. Qiu, T. LaPlante, W. A. Rogers, *Chemical Engineering Science*, **59**, 4819-4824 (2004)
12) Derek Atkinson, PTQ, Q2, 95 (2010)
13) L. A. Richard*, P. Moreau, S. Rugmini, F. Daly, *SynFuels*, June 29-30, Munich, Germany (2012)
14) WO2007-008495
15) John Brophy, 10th PIN Meeting, Heriot-Watt University, Edinburgh, June 3 (2004)
16) 小嶋保彦，第 7 回工業触媒研究会フォーラム予稿, 13, Jan. 18, (2013)
17) Andrew Holwell Oxford, Catalysts Group, Petroleum Technology Quarterly, Q2 2011

25 エチレン合成触媒

石油化学の基本原料であるエチレンは，塩化ビニルやポリエチレンなどの多くの化学品の原料として用いられている。エチレンは北米，中東，アフリカでは天然ガスのスチームクラッキング，アジアでは主に軽質ナフサのスチームクラッキングにより製造されている。ここでは，触媒を用いたエチレンの製造プロセスを紹介する。

1. ナフサのスチームクラッキング

ナフサのスチームクラッキングは，830〜860℃，無触媒で約0.1秒の滞留時間で行われている。CO_2 はエチレン1トン当たり約1.1トン生成している。従来，触媒を用いたプロセスはなかったが韓国のSK Energy は KIST とともに流動床接触法によるナフサのスチームクラッキング技術を開発し，2010年末に蔚山において4万トン/年のエチレンとプロピレンの生産プラントを完成させた。プロセスはAdvanced catalytic olefin technology（ACO プロセス）と呼ばれている。670℃以下で反応できるためコストを約20％削減でき，エチレンとプロピレンの合計収率は従来のスチームクラッカーと比較して24％も増加し，エチレン/プロピレンの生産比率も0.7〜1.1の範囲で調整できると発表されている（**図1**)[1]。触媒は ZSM-5 触媒をベースに脱アルミニウムによる活性低下を防ぐために，リン酸アルミニウムとホウ酸を加えてスプレードライ後，焼成されて調製されていると思われる[2]。

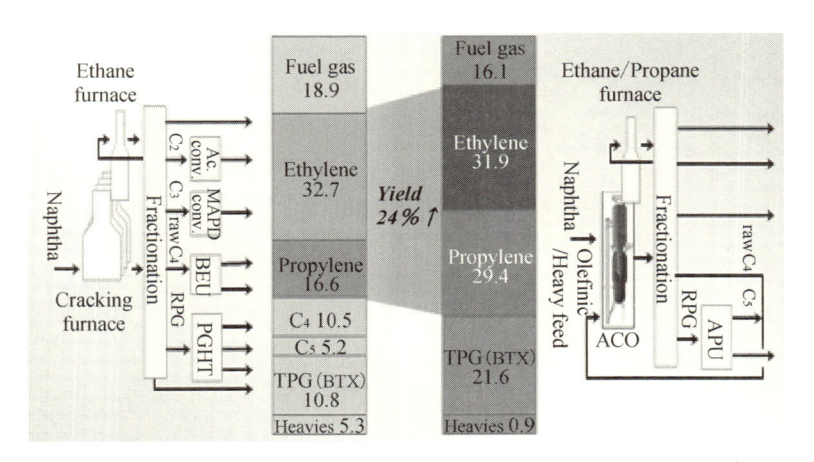

図1　ナフサのスチームクラッキングと触媒式クラッキングとの比較[1]

第Ⅲ編　シェールガス関連触媒

　最近，中東ではエタンを原料とした大型エチレンプラントが相次いで増設されている。また，米国ではシェールガスを原料としたエタンのスチームクラッキングの計画が発表されている。中国のエチレンの生産量は2～3年以内に日本の2倍になると予想されている。天然ガスを用いたエタンベースのエチレン価格はナフサベースの価格の約半額だといわれている。

2. エタンのスチームクラッキング

2.1 中東でのエチレン価格

　石油随伴ガスなどの天然ガスから分離されたエタンはスチームクラッカーでエチレンにされている。エタンだけの場合はエチレンの収率は80％以上と高い。メタン，水素以外の生成ガスはプロパンが数％含有するだけであるので，後工程での分離・精製は必要なく建設費は安価である。エチレンの価格はエタンのスチームクラッキング法が最も安価である。図2はナフサの価格が255ドル/トンのときの価格である（表1）。

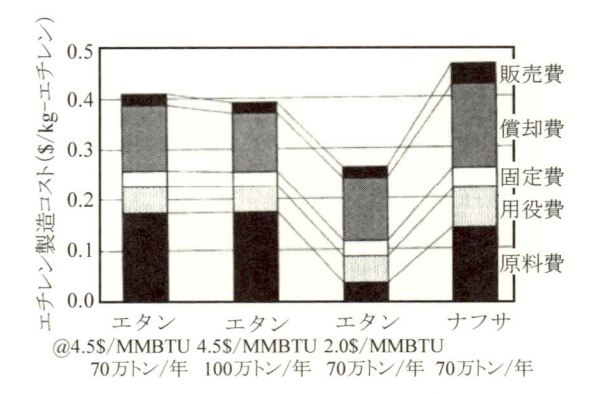

図2　エチレンの製造コスト[3]
*原料費：副生物益含む

2.2 シェールガス

　米国では大規模なシェールガスの採掘が開始され，シェールガス中のエタンからのエチレンの製造計画が発表されている。Dow社は，米国北東部のMarcellusとテキサス州のEagle Fordのシェールガスを用いてエチレンクラッカーの原料系の改造によるフレキシブル化と，新設で230万トン/年のエチレンプラントの増設を発表した。Dow社はシェールガス由来のエチレン価格はナフサ由来のエチレンの約半額以下だと発表している[4]。

3. エタンの酸化

　エタンを酸化することにより酢酸とエチレンが製造できる。Saudi Basic Ind.で開発され，2004年Sabic Yanbuで酢酸20万トン/年プラントが工業化されている。目的は酢酸の合成で，エタンの転化率53.3％，酢酸選択率49.9％，エチレン選択率10.5％である。触媒は$Mo_{2.5}V_{1.0}Nb_{0.32}P_x$ ($x=0.01～0.06$) 複

表1　エチレンの製造コスト[3]

	原料価格		副生品価格
エタン	4.5ドル/MMBTU（欧米地域想定）	プロピレン	460ドル/トン 未精製（プロピレンの半額）
	2.0ドル/MMBTU（中東地域想定）	C_4留分 粗分解ガソリン	320ドル/トン 260ドル/トン
ナフサ	255ドル/トン	水素リッチガス 燃料ガス	0.63ドル/kg 0.35セント/MMBTU

$$CH_3CH_3 + O_2 \longrightarrow CH_3COOH + CH_2=CH_2$$
式1

$$CH_3CH_2OH \longrightarrow CH_2=CH_2 + H_2O$$
式2

合酸化物が用いられている[5]。条件は温和で，260℃，200psig，GHSV＝1100/hr，C_2H_6/Air＝15/85v/v，エチレン収率を上げると酢酸収率は低下する。製造された酢酸は35万トン/年のPTAプラントで用いられている[6]。エチレンが副生することから，この技術をベースにエタン酸化によるエチレンの合成触媒が検討されている（式1）。

4. エタノールの脱水

化石資源を用いないサトウキビやトウモロコシを原料とした発酵法によるバイオエタノールの製造が工業生産されるようになった。バイオエタノールを用いたエチレンの合成がブラジルとインドですでに行われている。エチレンはバイオエタノールの脱水により製造される。脱水触媒としてγ-Al_2O_3やH_3PO_4/Al_2O_3，ZnO/Al_2O_3が用いられている。エチレンの収率は94〜99％と思われる。製造されたエチレンはインドではエチレングリコール，ブラジルではポリエチレンと塩ビ原料として用いられている（表2，式2）。

5. 開発中の技術

5.1 エタンの酸化脱水素

Dow社はエタンの酸化脱水素によるエチレンの製造を検討している。オートサーマルによるエタンの酸化脱水素の条件は700℃でのエタン転化率は50％，選択率は86％で，ワンパスの転化率はエチレンクラッカーより低いが選択率はエチレンクラッカーよりも高い。アセチレンやブタジエンの副生はない。触媒はGa-Zn/Mordeniteで反応条件は0.1MPa，SV：1200/hrである（式3）[7,8]。

5.2 メタンの酸化二量化

メタンを酸化二量化してエチレンを合成する方法である。従来LiO-MgOなどの塩基触媒が検討されているが，選択性が低く触媒寿命も短い。Snを加えたSnO_2-Li_2O-CaOは，750℃でのC_2収率15.5％で活性低下が少ないことが，出光興産により開示されている[9]。

表2 バイオマスエタノール利用エチレンプラント

製造会社	国名	万トン/年	製品	操業
Dow-Crystalsev	ブラジル	35	LPE	2011
Braskem	ブラジル	20	HPE	2009
Solvay Indupa	ブラジル	6	VCM	2010
Reliance Industries	インド	11	EG	Running
Reliance Industries	インド	15	EG	Running
India Glycils	インド		EG	Running

$$CH_3CH_3 + 1/2O_2 \longrightarrow CH_2=CH_2 + H_2O$$
式3

$$CH_4 + O_2 \longrightarrow CH_2=CH_2 + H_2 + H_2O$$
式4

$$5CH_3OH \longrightarrow CH_2=CH_2 + CH_3CH=CH_2 + 5H_2O$$
式5

Pbを溶融状態で酸化しメタンを導入するとメタンのカップリングが進行する。連続的に酸素とメタンを導入するとC_2選択率が75%（うちエチレンは約30%）生成することが開示されている。酸素濃度は10%前後のときC_2選択性が高い。反応温度を常時800℃に保持しなければならない（**式4**)[10]。

5.3 メタノールからエチレン

メタンのスチームクラッキングによる合成ガスから得られるメタノールからのエチレンの合成が行われるようになった。

中国では大連化学物理研究所がSAPO-34を用いた流動床プロセスを開発し，2009年陝西省の陝西新興媒化工において60万トン/年のDMTOプロセスを稼働させた。UOPはTOTALと共同でMTO/OCTプロセスを開発し中国内モンゴルで100万トン/年のプロセスを建設する計画である（**式5**)[11]。

6. おわりに

エチレンの製法に触媒を用いたナフサの接触分解プロセスが開発された。日本においてもNEDOプロジェクトが推進中である。早急に技術が開発されることを期待したい。今のところ安価なエチレンはエタンガスのスチームクラッキングである。世界的にはエタンの脱水素の高収率な触媒の開発が望まれる。ナフサも天然ガスも輸入に頼る日本のエチレン生産はエチレン誘導品で，今後，国際的に競争していくことはきわめて困難と思われる。

文　献

1) Y. K. Park, W. C. Choi, C. W. Lee, N. Y. Kang, S. Choi, S. H. Oh, D. S. Park, CATSJ Meeting Abstract A-3S17（2011）
2) SK Energy, USP 7663013
3) 杉山秀樹, PETROTECH, **28**(9), 699（2005）
4) http://knak.cocolog-nifty.com/blog/2011/04/post-4837.html
5) WO 99/13980
6) ECN, 26 Jul./1 Aug., 22（1999）
7) DOW, WO 00/14035, 00/14180
8) ECN 18-24 May（1998）
9) 出光興産, 特開平5-70372
10) 東京ガス, 特開平7-48285

26 MTOプロセス
―― メタノールからエチレン，プロピレン ――

　中東や一部の産油国に限られている石油の生産と市場価格は，政情不安により価格高騰が続いている。それに対し天然ガスは，産出地が全世界的に分散していることやシェールガスの利用が始まったこともあり，安定供給が期待されている。そのため化学品原料としての利用が進んでいる。

　エチレンやプロピレンは従来，石油からのナフサやエタンの熱分解で製造されていたが，メタノールからの製造が始まった。天然ガスの主成分はメタンであるが，水蒸気改質または自己熱改質により合成ガス（CO, H_2）を製造し，合成ガスから従来技術によりメタノールを合成してメタノールからエチレン，プロピレンを合成する技術である。

　中国では合成ガスは主に石炭から合成されている。従来のナフサ分解による石油化学コンビナートに，新たに天然ガスや石炭からの合成ガスから製造されたメタノールを原料としたコンビナートが参入してきた。

1. MTOプロセス

1.1 MTOプロセスフロー（図1）

　中国大連化学物理研究所はDMTO（Dalian Methanol to Olefin）プロセスを開発し工業化した。UOP社はMTO（Methanol to Olefin）プロセスを開発し，工業化プラントの建設が始まった。DMTOプロセスには最初，修飾ZSM-5が用いられていたが，現在はSAPO-34が用いられている。DMTOプロセスもMTPプロセスもともにメタノールの転化率はほぼ100％で，エチレン＋プロピレンを約80％の収率で得ることができる。エチレン/プロピレンはほぼ1/1で生成する。

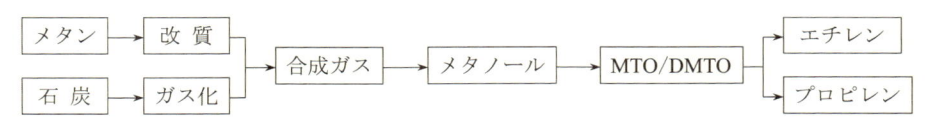

図1　MTOプロセスフロー

$$\text{Coal} + O_2 \longrightarrow CO + H_2 \quad (\text{ガス化})$$
$$CH_4 + H_2O \longrightarrow CO + 3H_2 \quad (\text{水蒸気改質})$$
$$CO + 3H_2 \longrightarrow CH_3OH + H_2O \quad (\text{メタノール合成})$$
$$5CH_3OH \longrightarrow H_2C=CH_2 + CH_2CH=CH_2 + 5H_2O \quad (\text{MTO})$$

図2 主なMTO反応式

1.2 MTOプロセス反応

石炭または天然ガスは水蒸気改質や自己熱改質により合成ガスとされたのち，メタノールが合成され，メタノールから一部 C_4+ も合成されるが，主としてエチレンとプロピレンが合成される（**図2**）。

1.3 MTO反応機構

ZSM-5やSAPOによりメタノールからオレフィンが生成する反応機構は明確ではない。従来，メタノールからDMEを経由し脱水され CH_2 が生成し，二量化またはカルベニウムを経由してエチレンやプロピレンが生成すると考えられてきた。最近，新たに炭化水素プールメカニズムが提唱されている。炭化水素プールメカニズムとは，ゼオライト細孔内に最初芳香族が生成し，ゼオライト内にシッピンボトルで閉じ込められた分子の反応である。具体的には，SAPO-34の細孔内にヘプタメチルベンゼニウムカチオンが生成し，ヘプタメチルベンゼニウムカチオンに1個メタノールがアルキル化するとエチレンが生成し，メタノールが2個アルキル化するとプロピレンが生成する機構である。大連化学物理研究所はヘプタメチルベンゼンの存在を確認している[1,2]。

2. MTO触媒

MTO触媒にはSAPO-34が用いられている。SAPO-34は約4.2Åの細孔を有している。キセノンを吸着する大きさ（4.3Å）でイソブタン（5Å）を吸着しないサイズである。細孔径が小さいため，エチレン，プロピレンを生成しやすい。また，SAPO-34の酸性は中程度で水素移行によるパラフィンの副生が少ない。実際の触媒は流動床触媒であるので，FCC触媒のように微粒子の球状触媒の成形のためバインダー（マトリックス）が用いられSpray dryで成形されている。

3. UOP MTOプロセス

3.1 MTOプロセスの収率

MTOプロセスはメタノールからエチレンとプロピレンの合計収率を約80%で得ることができる。反応条件によりエチレン/プロピレンの生成比を変えることも可能である。

MTOプロセスはUOP社とNorsk Hydro社によって開発された。原料はメタノール/水＝1/0.44（mol比），反応条件は435℃，5 psig，WHSV＝2.5h^{-1}（MeOH）で行われる。触媒上に生成したカーボンは循環再処理されている。触媒の循環により発熱反応の熱も除去されている。低メタノール濃度では全体の収率は向上する。20vt%の水を含む原料では収率は高い。高温での反応では全体の収率は若干低下するが，プロピレンに対してエチレンの収率は向上する。

図3　反応温度と収率

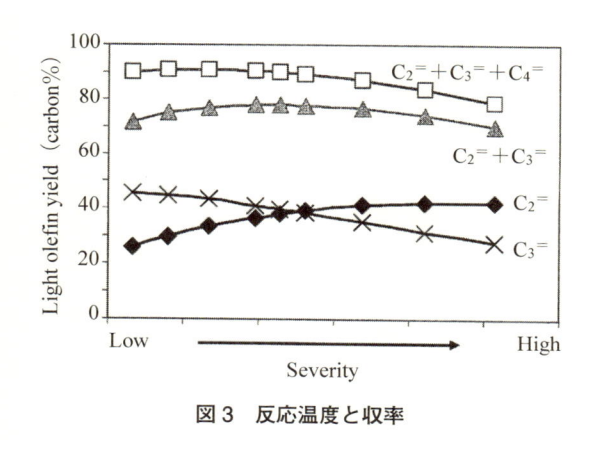

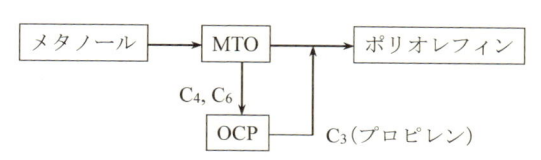

図4　MTOとOCPの組み合わせ

図3は400℃から550℃での反応温度と収率の関係である。エチレンとプロピレンの生成比が1/1のとき，全体の収率も80%と最も高い。

3.2 MTO/OCP（C_4＋留分分解プロセス）プロセス

Total社は2008年，UOP/Hydro社と共同で，UOP社のMTOプロセスとOCP（Olefin-Cracking-Process）を組み合わせた実証パイロットプラントを総工費4500万ユーロをかけ，ベルギーにあるTotal社のFeluyプラントにおいて稼働させた。MTOプロセスでは，ブテンが生成してもよければ全体の収率は90%に向上するので，OCPと組み合わせると副生するC_4〜C_6+オレフィンをOCPプロセスで処理することによりエチレン＋プロピレン収率を向上させることができる。OCPプロセスで生じる軽質分と重質分はRecycle中にパージされる[3]（図4）。

3.3 MTOプロセスフロー

図5にMTOプロセスフローを示す。

3.4 UOP MTOプロセスの商業化

(1) **中国電力投資集団/Total**

中国電力投資集団とTotal社は中国内モンゴルのオルドス市で，2015年完成をめどに石炭メタノールを用いた100万トンのMTO/OCPの建設を決定した。MTO，OCPはTotalが提供，石炭は中国電力投資集団が供給する。

(2) **Nigeria/Eurochem**

ユーロケム社はナイジェリアにおいて，JVで100万トン/年のMTOプラントを建設する。天然ガスベースのMTOである。UOP/HydroのMTOプロセスが採用された。UOPがbasic designを行い，Eurochem Technologiesがエンジニアリング，設備の調達と建設を行う。

MTOで生産されたプロピレンとエチレンはポリプロピレン40万トン/年とHDポリエチレン40万トン/年に用いられる。

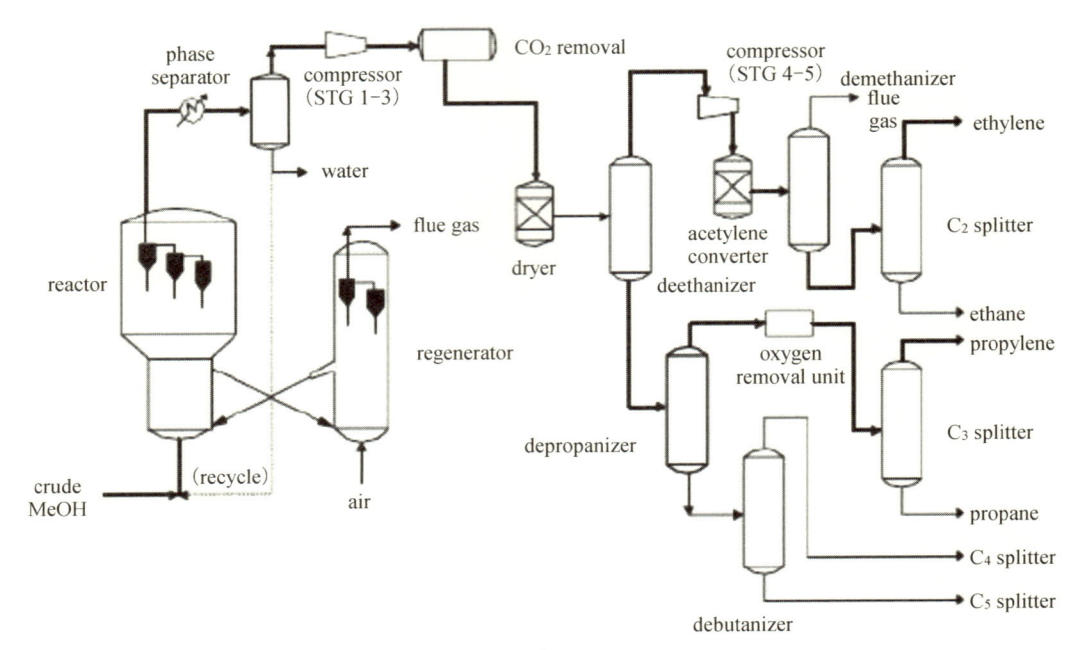

図5 MTOプロセスフロー

4. 中国 DMTO プロセス

4.1 DMTO プロセスの開発経過

中国科学院大連化学物理研究所（DIPC），陝西新興煤化工科技発展公司と中国石化洛陽石化工程公司は，国家プロジェクトとして中国政府の支援を受けて，DMTO プロセスを共同開発した。最初の触媒（第一世代）は修飾 ZSM-5 が用いられていた。当初は固定床で検討されていたが 1995 年，流動床の pilot プラントを稼働させた。

開発経過は下記のとおりである。

- 1980 年：Labo test（DICP） $C_2^= + C_3^= = 90\%$
- 1993 年：Pilot test（DICP）（固定床） $C_2^= + C_3^= + C_4^= = 85\%$ 達成
- 1995 年：Pilot test（DICP），上海（流動床） $C_2^= + C_3^= > 80\%$ 達成
- 2004 年 8 月～2006 年 8 月：Xinxing Co., LPEC（DICP），Demo plant（メタノール 50 トン／日規模）建設。

4.2 DMTO プロセス

DMTO プロセスの反応条件は 400～500℃，接触時間 0.04sec.，メタノールの転化率は 100％である。原料のメタノールは反応器の下部から供給され，再生塔から挿入される再生触媒と接触し反応する。反応後の触媒は反応器最下部に沈降し再生塔に導入されている。正大集団大連能源材料公司は 2000 トン／年の DMTO 触媒工場を建設した。

表1 MTO工業化プラントまたは建設決定プラント

プロセス	会社	原料	MTO (万トン/年)	Ey / Py (万トン/年)	備考
DMTO	陝西新興煤化工（陝西省）	石炭	60	10 / 10	09稼働
DMTO	神華石炭（内モンゴル）	石炭	60	30 / 30	09稼働，170億元
DMTO	織金新型能源化工（貴州）	石炭	60	30 / 30	11着工
DMTO	一陝延長中煤榆林能源（陝西省）	石炭	60	30 / 30	13稼働
MTO	中国電力投資/Total（オルドス）	石炭	100	50 / 50	15稼働，MTO/OCP
DMTO	神華集団/Dow Chemical（陝西省）	石炭	122	61 / 61	16稼働
MTO	Eurochem（ナイジェリア）	天然ガス	80	40 / 40	

5. 工業化プラント

MTO工業化プラントまたは建設決定プラントを表1に示す。

6. 今後のMTO計画

採用技術は未定であるが，中国では数十社がメタノールからのオレフィンの設備投資計画を中国政府に申請中である。中国は石炭が中心であるが，中国以外では天然ガスをベースに考えられている。DICPはLummus社との間で中国以外の海外のDMTO技術のライセンス契約を締結した。今後，中国以外はLummus社がlicensing活動を行うと思われる。

7. ほかのMTOプロセス

MTGプロセスを開発したExxon Mobilは，MTOには実績はないが独自のMTOプロセスをlicensingできるとしている。また，SINOPECはS-MTOを上海石油化学技術研究院で開発し2011年河南省濮陽市のSINOPEC中原石化でエチレン20万トン/年プロピレン20万トン/年のプラントを稼働させている。

8. おわりに

天然ガスや石炭を原料とした新たな化学コンビナートが出現してきた。ポリエチレン，ポリプロピレンの原料が天然ガスや石炭に代わると石油化学の需給は大きく変わると予想される。日本の石油化学も変化を余儀なくされるかもしれない。天然ガスや石炭を原料としたコンビナートの出現はほかの国の出来事ではないと思われる。

文　献

1) B. Arstad *et al.*, *JACS*, **126**, 2991-3001（2004）
2) J. Li *et al.*, *JACS*（2012）
3) J. Q. Chen, B. V. Vora, P. R. Pujado, A. Gronvold, T. Fuglerud, S. Kvisle, *Stud. Surf. Sci. Catal.*, **147**（2004）

27 メタン・エタンの直接利用触媒

　ナフサ由来の石油化学原料は今後，一部はシェールガスなどの安価な天然ガス原料に替わることが予想されている。天然ガスの利用は水蒸気改質や自己熱改質して水素と一酸化炭素（合成ガス）としてからメタノールを経由しオレフィンを合成する方法（MTO，MTPなど）であるが，天然ガスの主成分であるメタンやエタンを直接化学品原料として利用できれば究極のシンプルケミストリーといえる。

1. シェールガスの利用

　シェールガスの探索と掘削が全世界的に広がりつつある。米国では，日本をはじめ中国やヨーロッパ，ブラジルの会社などがシェールガス掘削の利権獲得を始めている。中国では全世界の埋蔵量の20％を超えるシェールガスが見つかっていて，Shell社と共同による掘削の検討が開始されている。シェールガスはメタンが主成分であるが，産出ガスによってはエタン，プロパンが含まれている。

2. メタン，エタンの直接利用

　メタノールはエチレンやプロピレンの新たな原料として注目されている。MTO（Methanol to Olefin）プロセスやMTP（Methanol to Propylene）プロセスが稼働し始めている。メタノールは従来，Ni-Ca/Al_2O_3などの改質触媒を用いてメタンから合成ガス（CO，H_2）を経由してCu-Zn/Al_2O_3触媒により合成されている。ここではメタン，エタンからメタノールやエチレン，プロピレンなどの化学品の直接合成について述べる。

3. メタンの利用

3.1 低温メタノールの合成

　米国のCatalytica社はPt（2,2-bipyrimidine iodide）錯体を用いてメタンと硫酸を反応させ，CH_3OSO_3H（Methylbisulphate）を合成し加水分解してメタノールを合成する方法を見つけている。メタンを200℃，3.5MPa，4時間，発煙硫酸と反応させると，メタン転化率88.9％，選択率80.0％でCH_3OSO_3Hが得られる。均一系であるため触媒の分離が困難である。Ptをトリアジン構造体に取り込んだ（Pt-covalent triazine-based framework）固体触媒は，触媒の繰り返し使用が可能で，最初の活性は低いが2回目以降安定した活性を数回以上示している（図1）[1]。

$$CH_4 + H_2SO_4 + SO_3 \longrightarrow CH_3OSO_3H + H_2O + SO_2$$
$$CH_3OSO_3H + H_2O \longrightarrow CH_3OH + H_2SO_4$$
$$SO_2 + 1/2O_2 \longrightarrow SO_3$$
$$\overline{\qquad\qquad\qquad\qquad\qquad\qquad\qquad\qquad}$$
$$CH_4 + 1/2O_2 \longrightarrow CH_3OH$$

図1 メタンからの低温メタノール合成

$$CH_4 + O_2 \longrightarrow HCHO + H_2O$$
$$2HCHO + H_2O \longrightarrow CH_3OH + HCOOH$$
$$CH_3OH + HCOOH \longrightarrow HCOOCH_3 + H_2O$$
$$HCOOCH_3 + 2H_2 \longrightarrow 2CH_3OH$$

図2 メタン酸化によるメタノールの合成

3.2 メタン酸化によるメタノール合成

メタン/O_2/N_2=20/10/70（mol%）を650℃でSiO_2触媒に流すと，メタンの転化率は30%で，17%のホルムアルデヒドが生成する。SiO_2以外の金属酸化物や混合金属酸化物でも，メタンの転化率は20～50%で，10～20%のホルムアルデヒドが得られる。未反応のメタンはリサイクルされる。生成されたホルムアルデヒドは分離せずにZrO_2触媒を用いれば，190℃で転化率85%，選択率99%でギ酸メチルが得られる。あるいはCaOやMgOなどの塩基触媒を用いれば100～180℃でメタノールとギ酸が得られる。カニツァロ反応での転化率と選択率は90%以上である。メタノールとギ酸を反応させギ酸メチルとし，水素化分解すればメタノールが得られる。水素化分解は100～230℃，$CuCrO_x$触媒により行われ，ギ酸メチルの転化率は85～90%，メタノール選択率は90%以上である。得られたギ酸とホルムアルデヒドから190℃でWO_3/Al_2O_3触媒により，40%の収率で2：1のメタノールとギ酸メチルを得ることもできる。ギ酸の転化率は70%である（図2)[2]。

$$CH_4 + H_2O_2 \longrightarrow CH_3OH + H_2O$$

式1

3.3 メタンの過酸化水素酸化によるメタノールの合成

メタンをFe/Al-MFI触媒によりN_2Oを酸化剤として250℃で酸化するとメタノールが得られるが，選択性は3％程度である。過酸化水素を用い低温で酸化すると，メタン転化率10%で，90%以上の選択率でメタノールが合成できることがわかった。WalesのCardiff大学とDow社は，FeとCuで修飾したZSM-5を開示している。反応条件は70℃，0.3MPaである。FeはC-H結合の酸化を促進し，Cuはメタノールのホルムアルデヒドへの酸化を抑制していると説明されている（式1)[3]。

3.4 メタンの酸化二量化
(1) OCMプロセス

メタンの酸化二量化OCM（Oxidation Coupling of Methane）プロセスは，エチレンやエタンを合成し石化原料や燃料として利用するプロセスとして注目されている。従来LiO-MgOなどの塩基触媒が研究されてきたが，選択性が低く触媒寿命も短かった。カリフォルニア大学のSomorjaiらはCa-Ni-K（2/1/0.1）酸化物触媒を用いているが，600℃でメタンの転化率は10%でHC選択率は100%，選択率はエチレン38.1%，エタン48.2%，プロピレン5.3%，プロパン5.6%である（式2)[4]。

出光興産は，Snを加えたSnO_2-Li_2O-CaOが750℃でC_2収率15.5%で活性低下が少ないことを開示している[5]。

イランのRIPI（Research Institute of Petroleum Industry）の開発しているOCM触媒は，収率が高い。メタン/酸素=4を1.8% Mn，1.8% Na，2.8% W，1.9% Nb/SiO_2触媒を用いることにより，メタ

$$2CH_4 + O_2 \longrightarrow CH_2=CH_2 + 2H_2O$$

式2

$$CH_4 + HX + 1/2O_2 \longrightarrow CH_3X + H_2O$$
$$CH_3X \longrightarrow 1/3C_3H_6 + HX$$
$$\overline{CH_4 + 1/2O_2 \longrightarrow 1/3C_3H_8 + H_2O}$$
$$X : Cl, Br$$

式3

表1 CH_4のオキシクロリネーションによるハロゲン化メチルの合成

生成物	触媒	温度	転化率	選択率
CH_3Br	$NiO-CeO_2$	600 ℃	20 %	80 %
CH_3Cl	FeO_x-CeO_2	480 ℃	20 %	70 %

表2 NH_4F修飾 H-ZSM-5によるプロピレンの合成

原料	反応温度	転化率	選択率
CH_3Br	400 ℃	94 %	56 %
CH_3Cl	400 ℃	76 %	64 %

ン転化率約35％でエタン＋エチレン収率＝28％と開示している[6]。日本のJOGMECはRIPIと共同で開発を行い，RIPIがOCM流動床触媒を開発し，JOGMECがOCM流動床ミニパイロットプラントを用いプロセスの開発を行い，経済性を検討した。

(2) BHP (Broken Hill Proprietary) プロセス

オーストラリアのCommonwealth Scientific and Industrial Research Organization (CSIRO) は，流動床で酸化カップリングと熱分解を同一の反応塔で行うプロセスを開発している。酸素は酸化カップリングゾーンで完全に消費され，エタンは熱分解ゾーンの前に導入される。熱分解に必要な熱は酸化カップリングの熱が利用される。触媒粒子は2つのゾーンを循環し熱を移動させ，2つの反応の温度を同じにしている。メタンからエチレンが36％，エタンからはエチレンが64％生成されるといわれている。

3.5 メタンからプロピレンの合成

メタンをハロゲンでオキシハロゲネーションすると，ハロゲン化メチルが合成される。ナノクリスタルのCeO_2は，オキシハロゲネーションの選択性が高い。CH_3ClまたはCH_3BrからNH_4Fで修飾したF-ZSM-5により，プロピレンが高選択性で得ることができることが発表された[7]。HXは循環利用できるのでメタンからプロピレンが合成できることになる。オキシハロゲン化とハロゲン化メタンからのプロピレンの合成結果を表1，2に示す。

4. エタンの利用

4.1 エタンの酸化脱水素によるエチレンの合成

Dow社はエタンの酸化脱水素によるエタンの製造を検討している。オートサーマルによるエタンの酸化脱水素の条件は，700℃でエタンの転化率は50％，選択率は86％で，ワンパスの転化率はエチレンクラッカーより低いが選択率はエチレンクラッカーよりも高い。アセチレンやブタジエンの副生はない。触媒はGa-Zn/Mordeniteで，反応条件は0.1MPa，SV：1200h^{-1}である[8,9]。

Dow社はまた，エタン/O_2/H_2 (2.3/1/1 v/v) をPt-Cu/MgOモノリス触媒に270℃，1.35bar，SV：

125752h^{-1} で導入し，数秒で反応器内部の熱は925℃に上昇し温度が維持され，転化率75%のときエチレンの選択率81%，副生成物はメタン6.4%，CO 6.0%，CO_2 1.4%が得られることを開示している。水素の存在でエタンの転化率が向上しCO，CO_2の生成を抑制している。7時間では活性も選択性の変化がない。既存のエタンクラッカーと比べると加熱炉が必要ないことや接触時間が短いことから，コンパクトなプロセスになると期待されている。Dowの特許は流動床も提案している。流動床にするとエチレンの選択率はわずかであるが83%に上昇している。原料の予熱は着火温度の200℃でよく，反応は反応熱で維持される。スチームクラッキングよりもカーボンの生成は少ない[10]。

セラニーズ社の特許実例では，$Mo_1V_{0.33}Ta_{0.12}Te_{0.28}Oz$ 複合酸化物触媒を用いたエタン/O_2/N_2/H_2O＝39/8.1/43/5 %混合ガスから，GHSV：2560，220psig，接触時間10.2sec，触媒内部温度328℃で，エタンの転化率24%，O_2転化率91%，エチレンの選択率79%，CO，CO_2の選択率がそれぞれ3%と1%得られている[11]。

Velocys社，Pacific Northwest 国立研究所とDow社は，マイクロチャンネル反応器を用いたプロセスを開発している。エタンの転化率は80%，エチレンの選択率は84%である[12]。

4.2 エタンからの酢酸の合成

エタンの酸化による酢酸の合成触媒はセラニーズ社が開発している。触媒はWPdVNbCuPOz複合酸化物である。気相固定床でC_2H_6/O_2/N_2/Steam＝40/8/32/20v/v混合ガスを用い250℃，1.5MPaの条件で，メタン転化率11%で選択率86%の酢酸が得られている[13]。プロセスが実現すればメタノールのカルボニレーションより安価だといわれている。

SABIC社（サウジアラビア）はエタンからエチレンと酢酸の併産プロセスを工業化している。触媒は$Mo_{2.5}V_{1.0}Nb_{0.32}P_x$（$x=0.01～0.06$）で，$C_2H_6$/air＝15/85 v/v混合ガスを用い260℃，200psig，GHSV：1100h^{-1}で反応させ，エタンの転化率53.3%，酢酸選択率49.9%，エチレン選択率10.5%が得られている。20万トン/年の酢酸プラントが2004年からYanbuで稼働し，PTAの原料とされている[14]。

4.3 エタンとベンゼンからのスチレンの直接合成

エタンとベンゼンからスチレンの合成プロセスがDow社によって開発されている。エタンとエチルベンゼンの混合ガスを脱水素反応器で脱水素し，スチレンとエチレンを合成するプロセスである。エタン（0.8mol）とエチルベンゼン（0.2mol）の混合ガスは600℃，常圧で2.33% Ga_2O_3 / 0.4% K_2O / 0.0075% Pt / 1.56% SiO_2/Al_2O_3触媒により流動床で脱水素される。エチルベンゼンの転化率55%，スチレン選択率は92wt%，エタンの転化率は10wt%，エチレン選択率は90wt%である。生成スチレンは分離され未反応のエチルベンゼンと水素，エタン，エチレンはリサイクルされる。エチレンはアルキレーション装置でベンゼンと反応しエチルベンゼンとされる。アルキレーションはβ-ゼオライトを用い触媒蒸留塔を用いたガス-液相が用いられている。280℃，3.3MPa，WHSV：0.7h^{-1}の条件で，ベンゼンは100%，エチレンは約90%反応している[15]。

5. おわりに

　メタンやエタンを直接利用して化学品を合成することは長年の夢であった。海外では天然ガスの化学品原料としての直接利用が再度見直されて，工業化研究が精力的に行われている。日本でもさらなる研究を行い，来たるべきシェールガス時代に立ち向かわなければならない。

文　献

1) R. Palkovits et al., *Angew. Chem. Int. Ed.*, **48**, 6909-6912 (2009)
2) University of Southern California, USP 7 846 978
3) C. Hammond et al., *Angew. Chem. Int. Ed.*, **51**, 5129-5133 (2012)
4) P. Pereira, S. H. Lee, G. A. Somorjai, H. Heinemann, *Catal. Lett.*, 255-262 (1990)
5) 出光興産, 特開平 5-70372
6) RIPI, USP 7 902 113
7) J. He, T. Xu, Z. Wang et al., *Angew. Chem. Int. Ed.*, **51**, 2438-2442 (2012)
8) Dow, WO 00/14035, 00/14180
9) ECN, 18-24 May, 1998
10) World Patent Appls., 00/14035 and 00/14180
11) Celanese, USP 2010-0222623
12) The Preliminary Program for 2006 Spring National Meeting
13) Celanese, WO 98/47850
14) Sabic, WO 99/13980
15) Dow, USP 7 002 052

28 炭酸ジメチル合成触媒

　炭酸ジメチルはC1ケミストリーの代表的な誘導品の一つでである。従来，主にメタノールとホスゲンから合成されてきた。しかし毒性のホスゲンを用いることとHClが副生するため，ホスゲンを用いないクリーンな製法が望まれている。

1. ホスゲン法炭酸ジメチル（DMC）の合成

　炭酸ジメチル（Di-methylcarbonate；DMC）は，リチウム電池の電解液原料として利用されているが，フロン代替カーボネート油としての利用の可能性もある。毒性はきわめて低い。合成樹脂のポリカーボネートではホスゲン代替プロセスの原料として用いられ始めた。ポリウレタン樹脂の製造でもホスゲン代替原料として期待されている。また，軽油の添加剤として用いられると，需要量はきわめて大きい。
　一酸化炭素と塩素からのホスゲンの合成は，活性炭（3～5 mmφ）を触媒として 80～150℃，常圧または若干加圧下で行われる。反応はホスゲンへの塩素の混入を防ぐために若干一酸化炭素過剰で行われている（図1）。

2. EniChem法

　イタリアのエニケムシンセシス社は，1段で塩化銅を用いたメタノールの酸化カルボニル化によるDMCの製造技術を開発している。DMCのメタノール基準の選択率は95％，一酸化炭素基準の選択率は70％程度といわれている。反応は触媒にCuClをスラリー状態で用いた液相酸化法である。反応条件は120～140℃，2～3 MPa，10～20wt％の高触媒濃度でHClを添加して製造されている（図2）。

$$CO + Cl_2 \longrightarrow COCl_2$$
$$COCl_2 + 2CH_3OH + NaOH \longrightarrow (CH_3)_2CO + 2NaCl + 2H_2O$$
ホスゲン　　　　　　　　　　　　　　　　DMC

図1　ホスゲン法によるDMCの合成反応

$$CO + 2CH_3OH + 1/2O_2 \longrightarrow (CH_3O)_2CO + 2H_2O$$
DMC

図2　メタノールの酸化カルボニル化によるDMCの合成反応

$$2CH_3OH + 2NO + 1/2O_2 \longrightarrow 2CH_3ONO + H_2O$$
$$CO + 2CH_3ONO \longrightarrow (CH_3O)_2C=O + 2NO$$
$$\overline{2CH_3OH + CO + 1/2O_2 \longrightarrow (CH_3O)_2C=O + H_2O}$$

図3　メタノールの酸化カルボニル化による炭酸ジメチルの合成

$$CO_2 + CH_2CH_2O \longrightarrow (CH_2O)_2C=O$$
$$\quad\quad\quad\quad EO \quad\quad\quad\quad\quad EC$$
$$(CH_2O)_2C=O + CH_3OH \longrightarrow HO(CH_2)_2OH + (CH_3O)_2C=O$$
$$\quad EC \quad\quad\quad\quad\quad\quad\quad\quad EG \quad\quad\quad\quad DMC$$

図4　DMCエチレングリコール併産反応

　この方法は日本ジーイープラスチックが1993年ポリカーボネート（PC）製造プロセスの一環として世界で初めて工業化している[1]。

3. 宇部法

　宇部興産は1993年，気相法によるメタノールの酸化カルボニル化によるDMC製造技術を開発し年産3000トン能力の工業化プラントを完成させ，97年には4500トン/年に製造規模を増強した。気相法による世界初のプラントである。現在，中国へのJVによるプラント建設も進行中である[2]。プロセスでは，最初の工程でメタノールはNOと常温，無触媒で反応し亜硝酸メチルとされ，次いで亜硝酸メチルと一酸化炭素はPd触媒によりDMCとされる。NOは循環使用される（図3）。
　反応はPd^0ではなくPd^{++}で進行する。CuやBi，Feなどのハロゲン化物のPdへの添加は反応中，Pdを2価の状態に保つ働きをする。触媒は，たとえば1% Pd-1.2% $CuCl_2$，担体は活性炭やアルミネートスピネルが発表されている。さらにHClを連続して数十ppm添加することにより，Pd^{++}が保たれている。反応条件はメチルナイトライト：5～20vol%，CO：5～20vol%，N_2：Balance，GHSV：2000～10000/hr，100～130℃，0.1～0.4MPaである。DMCのSTYは400～600kg/m^3・cat・hで選択性はCO基準97%以上，メタノール基準でも97%以上で副生成物はシュウ酸ジメチル（DMO），CO_2などで，触媒寿命は1年以上と報告されている[3]。

4. カーボネート経由

4.1 エチレングリコール併産法

　旭化成はCO_2とエチレンオキサイドからの均一系で，特許での実施例ではKIを触媒としてエチレンカーボネート（EC）を合成し，エチレンカーボネートとメタノールからエチレングリコール（EG）とDMCを合成するポリカーボネート合成プロセスを開発し工業化した（図4）。DMCとフェノールとのエステル交換によるポリカーボネートの合成は上述した溶融法（メルト法）により行っている。エステル交換反応は均一系の反応でPb錯体が用いられている[4,5]。

第Ⅲ編　シェールガス関連触媒

$$CO_2 + CH_3CH_2CH_2O \longrightarrow CH_3(CH_2O)_2C=O$$
$$\quad\quad\quad\quad PO \quad\quad\quad\quad\quad\quad PC$$

$$CH_3(CH_2O)_2C=O + CH_3OH \longrightarrow CH_3OH(CH_2)_2OH + (CH_3O)_2C=O$$
$$\quad PC \quad\quad\quad\quad\quad\quad\quad\quad\quad\quad\quad\quad PG \quad\quad\quad\quad\quad\quad DMC$$

図5　DMCエチレングリコール併産反応

$$CO_2 + 2CH_3OH \longrightarrow (CH_3O)_2C=O + H_2O$$

図6　CO_2 とメタノールからの DME 直接法

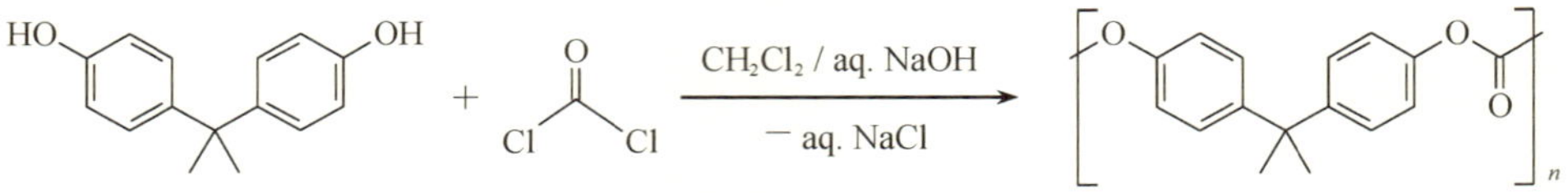

図7　ホスゲンを用いたポリカーボネートの合成

4.2　プロピレングリコール併産法

中国では，二酸化炭素（CO_2）とプロピレンオキサイド（PO）からプロピレンカーボネート（PC）を経由してプロピレングリコール（PG）を生産している。DMEは併産製造されている。触媒は不明である（図5）。

5.　CO_2 とメタノールからの合成

CO_2 とメタノールからの直接合成では ZrO_2 系触媒が高活性であることが見つかっているが，原料系に平衡が偏っているために容易ではない[6]。

6.　DMC の用途

6.1　ポリカーボネート

(1)　ホスゲン法

ポリカーボネートは従来，毒性の高い塩化メチレンを溶媒としてカ性ソーダやピリジンの存在下でビスフェノールAとホスゲンから合成されている（図7）。

(2)　エステル交換法

ジフェニルカーボネートとビスフェノールAから溶融状態でエステル交換反応によりポリカーボネートが合成できるため，ジフェニルカーボネートの合成法としてフェノールとDMCのエステル交換反応が行われるようになった（図8）。ジフェニルカーボネートはビスフェノールA（Bis-A）と溶融状態でエステル交換反応によりフェノールを離脱してPCが製造されている。溶融法（メルト法）と呼ばれる方法である。

$$2\text{Ph-OH} + (\text{CH}_3\text{O})_2\text{CO} \longrightarrow (\text{Ph-O})_2\text{CO} + 2\text{CH}_3\text{OH}$$
フェノール　　　　DMC　　　　ジフェニルカーボネート
$$(\text{Ph-O})_2\text{CO} + \text{Bis-A} \longrightarrow \text{PC} + \text{Ph-OH}$$

図8　エステル交換法によるポリカーボネートの合成反応

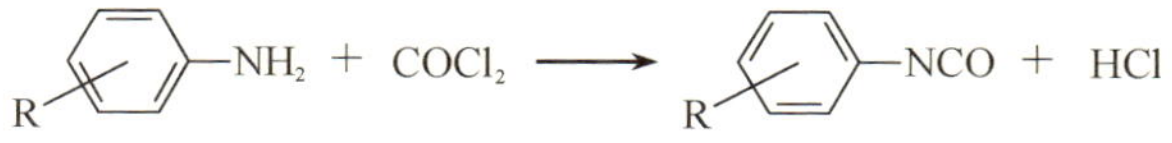

図9　ホスゲン法イソシアネートの合成

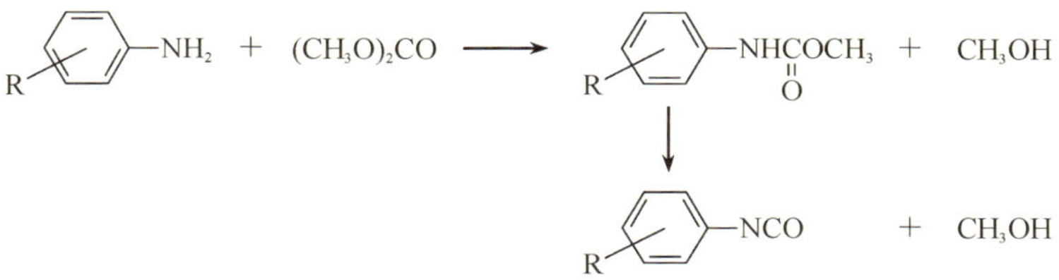

図10　炭酸ジメチルによるイソシアネートの合成

6.2　イソシアネート

ポリウレタン原料のイソシアネートは従来，ホスゲンを用いて製造されている（図9）。DMCを用いると直接芳香族アミンからカーバメート化が可能である。カーバメートの熱分解の触媒などに問題があり，いまだ工業化されていないが期待したい反応である（図10）。

6.3　燃　料

DMCはセタン価向上材として軽油への添加が可能である。中国河南省では軽油にDMCを5％添加する方針を打ち出している。中国全土での軽油の消費量は現状約2億トンと推定されているので，中国全土で用いられると5％でも1000万トン/年の需要がある。中国では現在，酸化プロピレンを原料とした40万トンのDMC設備があるだけである。宇部興産は中国で合弁によるDMC製造を行うことを決定しており，2013年10万トン/年，2020年頃までには200万～300万トン/年の生産体制を作ることを発表している[2]。

7. おわりに

DMCはCOまたはCO_2とメタノールから合成できるC1化学の代表的な誘導品である。ホスゲン代替プロセス利用の広がりと開発が望まれる。中国では軽油への添加剤としての需要が期待されている。高収率，高活性な触媒プロセスへの改良または開発を期待したい。

第Ⅲ編　シェールガス関連触媒

文　献

1) 檜原昭男, 猪木哲, 藤井堅, 触媒, **38** (8), 618 (1996)
2) 石油化学新聞, 2011.3.14
3) 松崎徳雄, 触媒, **41** (1), 53 (1999)
4) Asahi Chemical, WO A1-91009832
5) S. Fukuoka, *Chem. Ind.*, **6** (Oct.), 757 (1997)
6) 冨重圭一, 触媒, **51** (5), 348 (2009)

29 エタノール合成触媒

バイオエタノールが世界的に燃料として注目され，米国やブラジルではエタノール混合ガソリンが広く普及している。バイオエタノールはバイオマスから発酵法により製造されているが，エタノールは石炭や天然ガスからも合成可能である。中国やインドネシアでは合成エタノールのガソリンへの混合が進むと考えられている。

1. エタノールの合成

サトウキビやトウモロコシを原料としたバイオエタノールの製造がブラジルや米国で大規模に行われている。非可食資源である木材などの糖化によるグルコースからのエタノールの合成や，コーンストーバーなどの草本類や木質資源のガス化によるエタノール合成も検討されている。

日本では主に輸入バイオエタノールを用いてETBE（エチル-t-ブチルエーテル）を合成しオクタン価向上剤としての利用が始まっている。ETBEはイソブテンとエタノールからアンバーライトなどの酸性イオン交換樹脂触媒を反応蒸留装置を用いて製造されている。バイオエタノールは酵母を用いた発酵法であるため，CO_2の生成が避けられない。反応時間が長いことと酵母の増殖，副産物の生成，発酵歩合いなどを考慮すると，収率は40%前後になってしまう（図1）。

また，増大するガソリンや軽油などの需要をバイオエタノールですべて賄うことは，バイオマスの資源量からありえない。今後の燃料の主流は石油だけではなく，コストの安い天然ガス原料に変わりつつあると考えられる。天然ガスからFT合成による軽油の合成だけでなく，合成ガスからの燃料としてのエタノールの合成が注目されている。

2. エタノール

エタノールは従来，工業的にはエチレンの水和法と硫酸法によって製造されている。水和法ではリン酸をシリカ担体に担持させたH_3PO_4/SiO_2触媒が用いられている（**式1**）。平衡上ワンパスの収率は低く，エチレンの反応率は約4%である。未反応エチレンは循環され，300℃，7 MPaの条件でエチレンの選択率は約97%で，約30%のエタノールが得られる。石油価格の高止まりにより，ナフサ由来のエチレ

$$C_6H_{12}O_6 \longrightarrow 2C_2H_5OH + 2CO_2$$
$$100\text{g} \qquad 51.14\text{g} \qquad 48.86\text{g}$$

図1 発酵法によるエタノールの合成

$$CH_2=CH_2 + H_2O \longrightarrow C_2H_5OH$$

式1

$$2CO + 4H_2 \rightarrow C_2H_5OH + H_2O$$
式2

$$CH_3OH + CO + H_2 \rightarrow C_2H_5OH + H_2O$$
式3

ン原料のエタノールは競争力を失いつつある。

$$CH_3OH + CO \rightarrow CH_3COOH$$
式4

2.1 合成ガスからのエタノール合成

UCC社が見つけたRh/SiO$_2$をもとに，C1プロジェクトの開発時代にエタノール合成直接合成触媒が開発された（**式2**）。水素化の向上と制御にFe，Irなどの遷移金属とK，Liなどのアルカリ金属，COの解離促進のためのMn，V，Zrによる修飾触媒が見つかっている。さらに，生成した酢酸やアセトアルデヒドを後段で水素化することによりエタノールの収率が上がることがわかり，最終的にRh-Mn-Li/SiO$_2$（一段目），Cu-ZnSiO$_2$複合酸化物触媒（二段目）により，258～259℃，277℃（CuZn/SiO$_2$），SV45000h^{-1}，H$_2$/CO=1.4の条件で選択率82%，空時収量230g/l・hでエタノールが得られている[1]。

2.2 メタノールからのエタノールの合成

メタノールからCO，H$_2$を用いたホモロゲーションによるエタノール合成ではCoカルボニル錯体が知られていたが，C1プロジェクトではCo-Cl$^-$-P触媒がエタノール選択率90%，空時収量200g/l・hを与えることが見つけられている（**式3**）[1]。

3. 酢酸の水素化

石炭やバイオマスはガス化により，天然ガスは水蒸気改質や自己熱改質により合成ガス（CO，H$_2$）とされ，CuZnO触媒によりメタノールが合成される（**式4**）。メタノールはRhカルボニル錯体またはIrカルボニル錯体とRuカルボニル錯体により一酸化炭素によりカルボニル化され酢酸が合成される。

メタノールのカルボニレーションによる酢酸合成はBP社（旧・モンサント）により開発されたものである。酢酸収率は99%以上である。メタノール，酢酸を経由したエタノールの合成ルートを**図2**に示す。

酢酸の水素化によるエタノール合成触媒はRh/SiO$_2$などに活性があることはわかっていたが，活性も選択性も十分ではなかった。最近，酢酸の水素還元触媒がセラニーズ社により発表された（**式5**）。特許では何種類かの触媒が記載されているが，たとえば1% Pd-5% Cr/SiO$_2$を用いると250℃，1.4MPa，GHSV 2500h^{-1}，転化率26.3%，エトキシレートの選択率は98.9%で，エタノールの選択率は

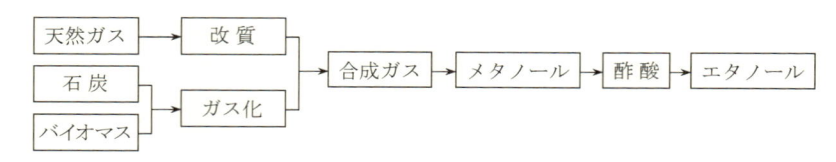

図2 酢酸を経由するエタノール合成ルート

89.7％，エタンは1.1％以下である[2]。

触媒は含浸法により製造されている。原料のPd塩はハロゲンを含まないPd(NO$_3$)$_2$を修飾したシリカ担体に含浸乾燥焼成後，ハロゲンを含まないCr(NO$_3$)$_3$を含浸乾燥焼成して調製されている。開発された酢酸の水素化プロセスはTCXプロセスと名づけられている。

$$CH_3COOH + 2H_2 \rightarrow C_2H_5OH + H_2O$$

式5

セラニーズ社は，アジア地区にプラントを建設した場合の投資額を含めたエタノール製造コストは酢酸の水素化によるエタノールが燃料として最も安価だと説明している（**図3**）。セラニーズは2013年，中国南京に20万トンのエタノールプラントを稼働させる計画である。14年にはさらに40万トンプラントの建設が予定されている。セラニーズはインドネシアのプルタミナともガソリン混合燃料としてのエタノール合成TCXプロセスの開発契約を締結した。すでにセラニーズは米国テキサス州クリアレイクのプラントで天然ガスを原料に用いたTCXプロセスによるエタノール40万トン/年プラントを建設中で，12年には稼働させる計画である[3]。

4. エタノールの利用

4.1 酢酸エチル

エチレンと酢酸からヘテロポリ酸/SiO$_2$を用いた酢酸エチルの製造プロセスが昭和電工により開発され，インドネシアで工業化された。また，BPは類似のAvadaプロセスを開発し工業化している。南アフリカのSasol社はFT合成により副生するエタノールから5万トン/年プラントの酢酸エチル合成プラントを2000年に稼働させている。プロセスはKvaerner社が開発したもので，2段で構成され，エタノールは1段目の反応器でCu系の触媒により脱水素されアセトアルデヒドとされ，2段目の反応器で不純物は水素化精製される。未反応のエタノールは再循環され，酢酸エチルが合成されている。脱水素の温度は200〜250℃，Cu触媒の再生までのインターバルは6カ月で，触媒寿命は1年である。触媒はクラリアント社（旧・ズードケミー）が開発した（**図4**）[4]。

中国のChinese National Petroleumは，10％Pd-Styrenedivinylbenzene and amberlyst 15を用いたTrickle bedのプロセスを開発している。反応条件は95℃，3.6MPa，WHSVは2.4h^{-1}，転化率は56.1％，酢酸エチルの選択性は68.5％で酢酸の選択率は30.6％だが，酢酸はリサイクルされるので，酢酸エチルの収率はほぼ100％といわれている[5]。

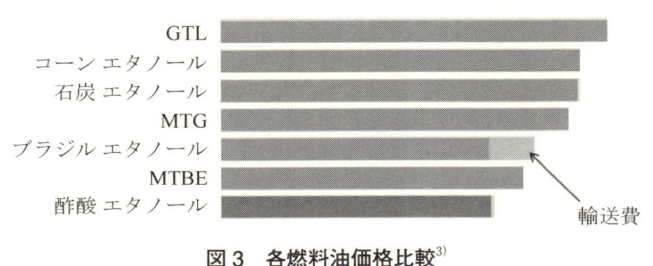

GTL
コーン エタノール
石炭 エタノール
MTG
ブラジル エタノール
MTBE
酢酸 エタノール

輸送費

図3　各燃料油価格比較[3]
USD/bbl ベース指数

第Ⅲ編　シェールガス関連触媒

$$C_2H_5OH \xrightarrow{-H_2} CH_3CHO \longrightarrow CH_3COOC_2H_5$$

EtOH Recycle

エタノール → 脱水素 → 選択水素化 → 精製 → 酢酸エチル

図4　エタノールからの酢酸エチル製造プロセスフロー

酢酸 → エタノール → 脱水 → アセトキシレーション ← 酸素 → 酢酸ビニル

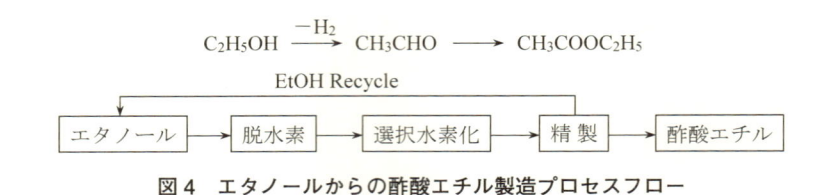

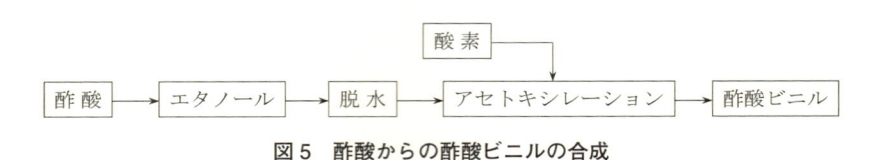

図5　酢酸からの酢酸ビニルの合成

4.2　酢酸ビニルの直接合成

酢酸ビニルはエチレンの酢酸によるアセトキシレーションにより製造されている。酢酸の水素化によりエタノールが合成されると，水素化されたエタノールと未反応の酢酸から後段で酸素を導入することにより，従来のPdAu/SiO$_2$触媒を用いて酢酸ビニルが合成可能である。エチレンを用いない酢酸ビニルの合成法である（図5）[6]。

5.　おわりに

石炭や天然ガスから合成ガスを経由してメタノールそして酢酸さらにエタノールが合成される。エタノールは，安価な燃料として注目されている。燃料は毒性がなく安価で輸送しやすいものでなければならない。安価な酢酸の水素化は現時点で最も安価なエタノールの合成法である。

文　献

1) 竹内和彦, 触媒, **38** (8), 604 (1996)
2) Celanese, USP 2011-0282110
3) http://celanesetcx.com
4) ECN, (1-7, Feb.), 26 (1999)
5) WO 98/21173
6) Celanese, USP 7855303

30 C1ケミストリー

　二度のオイルショックを体験し1980～86年に国家プロジェクトとしてC1ケミストリーの開発が取り上げられてから30年が経過した。その間，エネルギー事情は大きく変化した。オイルショック後，原油価格は一時40ドルに下落したものの高騰を続け，最近は100ドル前後である。さらに大気中のCO_2は増加の一途をたどっている。最近，米国，中国を中心に天然ガスを用いたC1ケミストリーが再び取り上げられている。

1. 天然ガスの供給

　30年前のC1ケミストリーの開発は，石油の供給の不安と価格の高騰が原因で，石油代替として石炭や重質油，バイオマスなどの合成ガスの利用に目的があった。現在，開発が急がれているC1ケミストリーは，中国を除けば天然ガスをベースにしたC1の有効利用である。米国は在来の天然ガスが枯渇し輸入を始めたが，シェールガスの開発が進み，近い将来天然ガスの輸出国になるとも考えられている。中国，ヨーロッパでもシェールガスプロジェクトが動き始めた。オーストラリアではコールベッドメタンの試掘が開始されている。

　石油随伴ガスや天然ガスの設備投資もあり，今後世界的に天然ガスは供給過剰になると予想されている。現在の天然ガスの価格は3.0ドル/百万Btuまで下がりカロリー換算で石油の1/4以下の価格となっている。天然ガスは価格的には圧倒的に優位であるが，輸送コストがきわめて大きいのが問題である。液化設備に約1.0ドル/百万Btu，中東から日本への輸送コストが約1.0ドル/百万Btu，日本での受け入れ設備が約1.0ドル/百万Btuかかるといわれているが，さらに石油価格と連動して価格が変わるため日本では16～18ドル百万Btuとなっている。1999年のLNGの輸入量は約5172万トンであった。

2. C1ケミストリー

　天然ガスの主成分であるメタン（CH_4）の構成分子は，カーボン1モルに対し水素2モルである。燃料として利用すれば，石油よりも水素成分が多くCO_2の排出量は少ない。石油化学製品であるポリエチレンやポリプロピレンは$-(CH_2)_n-$で構成されているので，メタンからポリオレフィンを合成すると，変換エネルギーを無視すると分子式的には水素分子が1個余ることになる。石油を原料に用いるよりCO_2の生成量は少ない。この水素とCO_2を反応させればCO_2の削減も可能である（図1）。

第Ⅲ編　シェールガス関連触媒

$$nCH_4 \longrightarrow -(CH_2)_n- + nH_2$$
$$H_2 + CO_2 \longrightarrow CO + H_2O$$

図1　メタン利用によるCO_2低減

3. 合成ガスの利用

メタンを化学品原料とするには改質して合成ガス（CO, H_2）とする必要がある。改質には水蒸気改質，CO_2を用いるドライリフォーミング，自己熱を用いるオートサーマルリフォーミングがある。南アフリカやカタールのGTLプラントでは巨大なオートサーマルリフォーミングプラントが稼働している。新潟のCO_2を含む天然ガスを用いたJOGMECのGTLパイロットプラントでは，メタンを用いたドライリフォーミングが行われた。

輸送コストを考慮すると天然ガスの産出国で合成ガスを生産し石油化学品を合成することが有利であるが，CO_2の削減や合成ガスからファインケミカルを含む石油化学品を合成するには，国内での合成ガスへの転換と利用が必要と思われる。製鉄所から排出されるCOやコークス炉から排出されるコークス炉ガスの水素，COの有効利用も具体的に検討されている。合成ガスからの石油化学品への誘導体の合成は，低級の含酸素化合物の合成が有利である。

4. 含酸素化合物

4.1　メタノール経由

合成ガスからメタノールはCu-ZnO_x触媒により合成されている。日本のメタノールは現在は全量輸入品で，2000年の輸入量は約210万トンであった。メタノールは酢酸，ホルムアルデヒドや溶剤として用いられている。ホルムアルデヒドはフェノール樹脂，尿素樹脂，メラミン樹脂，ポリアセタール，界面活性剤などに用いられている。ギ酸はメタノールのカルボニル化によるギ酸メチルの加水分解により得ることができる。メタノールとアンモニアからはジメチルアミンが合成できる（図2）。

$$CH_3OH + CO \xrightarrow{RhI_3 \text{ または } IrI_3 \& RuI_3} CH_3COOH \text{（酢酸）}$$

$$CH_3OH + 1/2O_2 \xrightarrow{MoO_3, \text{ Ag または Cu}} HCHO + H_2O$$

$$CH_3OH + CO \xrightarrow{\text{塩基触媒}} HCOOCH_3 \text{（ギ酸メチル）}$$

$$HCOOCH_3 + H_2O \xrightarrow{NaOCH_3} HCOOH + CH_3OH$$

$$2CH_3OH + NH_3 \xrightarrow{MOR} (CH_3)_2NH + 2H_2O \text{（ジメチルアミン）}$$

図2　メタノール誘導体

$$2CH_3OH \longrightarrow CH_3OCH_3 + H_2O$$

図3

$$CH_3OCH_3 + CO \xrightarrow{MOR} CH_3COOCH_3 \text{ 酢酸メチル}$$

$$3CH_3OCH_3 \xrightarrow{ZSM\text{-}5} 2CH_2=CHCH_3 + 3H_2O \text{ プロピレン}$$

図4 DMEのカルボニレーションと脱水反応

4.2 DME 経由

メタノールはγ-アルミナにより容易に脱水されジメチルエーテル（DME）とすることができる（図3）。DMEは中国や韓国ではLPGに混合し燃料として使用され始めた。DMEはMOR（モルデナイト）を用いて気相でカルボニル化することにより酢酸メチルが合成できる。DMEからはZSM-5で脱水することにより重要な石化原料であるプロピレンが得られる。（図4）

4.3 DMEからプロピレン経由

プロピレンからポリプロピレンやアクロレインを経由してアクリル酸が誘導できる。アクリル酸は吸水ポリマーとしての需要が増加している。アクロレインから、ポリトリメチレンテレフタレート（PTT）の原料である1,3-プロパンジオールも合成される。Mobilの開発したメタノールからのガソリン合成プロセス（MTG）でも、DMEからプロピレン経由で芳香族が合成されている。これらの合成技術はすでに工業化されている（図5）。

4.4 酢酸メチル経由

酢酸メチルはCu-CrO$_x$により水素化するとエタノールとメタノールに水素化分解できる。メタノールはリサイクルできるので、この方法はメタノールからエタノールの合成ルートになりうる。エタノールから中間体としてアセトアルデヒドを経由した酢酸エチル直接合成プロセスも開発され、南アフリカのサソール社で工業化されている。酢酸メチルは加水分解することにより酢酸とメタノールとすることができる。また、酢酸メチルはRhCl$_3$によりカルボニル化すれば、無水酢酸を得ることができる。無水酢酸を均一系で水素化すると、酢酸ビニル前駆体のエチリデンアセテートが合成可能である（図6）。

$$CH_3CH=CH_2 \xrightarrow{\text{Ziegler-Natta 触媒}} \text{-(CH(CH}_3\text{)CH}_2\text{)}_n\text{- ポリプロピレン}$$

$$CH_3CH=CH_2 + O_2 \xrightarrow{\text{Mo-Bi 系複合酸化物}} CH_2=CHCHO + H_2O \text{ アクロレイン}$$

$$CH_2=CHCHO + 1/2 O_2 \xrightarrow{\text{Mo-V 系複合酸化物}} CH_2=CHCOOH \text{ アクリル酸}$$

$$CH_2=CHCHO + H_2O \xrightarrow{\text{酸性イオン交換樹脂}} HO(CH_2)_2CHO \text{ 3-ヒドロキシプロピオンアルデヒド}$$

$$HO(CH_2)_2CHO + H_2 \xrightarrow{\text{Ni または Pd}} HO(CH_2)_3OH \text{ 1,3-プロパンジオール}$$

$$CH_3CH=CH_2 \xrightarrow{\text{ZSM-5}} \text{芳香族}$$

図5 プロピレン誘導品

$$CH_3COOCH_3 + 2H_2 \xrightarrow{Cu\text{-}CrO_x} CH_3CH_2OH + CH_3OH$$
酢酸メチル　　　　　　　　　　エタノール

$$2CH_3CH_2OH \longrightarrow (CH_3CHO) \xrightarrow{Cu\text{-}CrO_x} CH_3COOCH_2CH_3$$
　　　　　　　　　　　　　　　　　　　酢酸エチル

$$CH_3COOCH_3 + CO \xrightarrow{RhCl_3} (CH_3CO)_2O$$
　　　　　　　　　　　　　　無水酢酸

$$2(CH_3CO)_2 + H_2 \xrightarrow{Rh\text{錯体}} CH_3CH(OOCCH_3)_2 + CH_3COOH$$
　　　　　　　　　　　　　エチリデンジアセテート

図6　酢酸メチルの水素化とカルボニレーション

$$CO + CH_3ONO \xrightarrow{Pd/Al_2O_3} (COOCH_3)_2 + 2NO$$
　　　　　　　　　　　シュウ酸ジメチル

$$(COOCH_3)_2 + 2H_2 \xrightarrow{Cu/SiO_2} (CH_2OH)_2 + 2CH_3OH$$
　　　　　　　　　　　エチレングリコール

$$(COOCH_3)_2 + H_2 \xrightarrow{Cu/SiO_2} HOCH_2COOCH_3 + CH_3OH$$
　　　　　　　　　　　モノメチルグリコール酸

$$CO + 2CH_3ONO \xrightarrow{Pd\text{-}CuCl_2/Al_2O_3} (CH_3)_2CO + 2NO$$
　　　　　　　　　　　ジメチルカーボネート

$$(COOH)_2 + 2NH_3 \longrightarrow (CONH_2)_2 + 2H_2O$$
　　　　　　　　　　　　オキサミド

図7　シュウ酸誘導品

4.5　シュウ酸ジメチル経由

触媒にPd/アルミナを用いCOを亜硝酸メチルで酸化二量化すると，シュウ酸ジメチルが合成される。このプロセスは宇部興産が開発工業化した。シュウ酸ジメチルはCu/SiO_2により水素化するとエチレングリコールとすることができるため，中国では大規模な工業化検討が行われている。部分水素化すればガスバリア性のポリグリコール酸の原料となるモノメチルグリコール酸を合成することができる。シュウ酸はアンモニアと反応させると，緩効性肥料であるオキサミドが合成できる。COと亜硝酸メチルから$Pd\text{-}CuCl_2$触媒を用いると，ジメチルカーボネート（DMC）が合成できる。このプラントも宇部興産で工業化されている。DMCは中国では軽油のオクタン価向上材として大きな需要が期待されている（図7）。

4.6　エチリデンアセテート

無水酢酸とアセトアルデヒドから酢酸ビニル前駆体のエチリデンアセテートが合成可能である。エチリデンアセテートはDMEを$RhCl_3$を用いたヒドロホルミル化により合成することも可能である。エチリデンアセテート経由酢酸ビニルプロセスは，エチレン法酢酸ビニル法が開発されるまで米国で工業化されていたプロセスである。

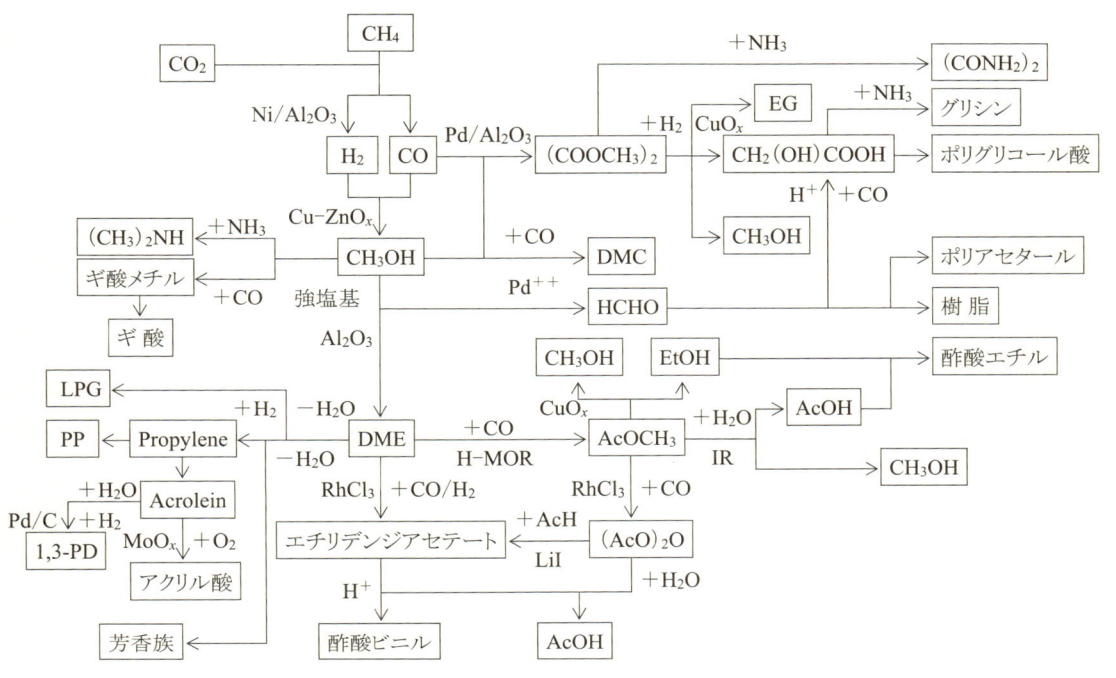

図8 メタンを出発原料としたC1ケミストリー

5. C1化学フロー

メタンを原料としたC1化学のフローを図8に示す。

6. おわりに

天然ガスは石油と異なり世界的に資源が分散している。また，石油と比べCO_2の生成量が少ない。難点は輸送コストを含むインフラである。電力，ガス，石油などのエネルギー会社と共同で輸送，受け入れ基地を建設し，C1ケミストリーを用いた新たなコンビナートの設立が望まれる。

31 最新のプロピレン合成触媒

　プロピレンは主としてナフサのスチームクラッキングとFCCの副生成物として生産されてきた。中東ではエタンのスチームクラッカーの新・増設によりエチレンの生産量が増加し，米国ではシェールガスに含有するエタンを利用した大規模のスチームクラッキングプラントの建設が始まっている。いずれもエチレンは生産されるがプロピレンは生産されない。石油精製プロセスのFCCプロセスではガソリンの生産が目的であり，ガソリン価格が高騰するとプロピレンはアルキレートガソリンとして利用され，ガソリン価格が低下するとFCCガソリンの生産量が減少しプロピレンの生産量も低下するため安定な供給源にはなり難い。

1. プロピレン製造プロセス

　プロピレンの工業化プロセスは，ライトナフサのスチームクラッキングとVGOなどの重質油の接触分解の副生が主であったが，ナフサや軽質留分をZSM-5触媒により積極的に分解する方法や，プロピレン製造を目的としたエチレンとブテンのメタセシス反応やメタノールからの合成プロセスが開発され工業化されるようになった（表1）。

2. 接触法ナフサのスチームクラッキング

　韓国のSK Energyは修飾ZSM-5を用いた流動床プロセスを開発し工業化した。日本ではNEDO（㈱新エネルギー・産業技術総合開発機構）プロジェクト「グリーン・サステイナブルケミカルプロセス基盤技術開発/資源生産性を向上できる革新的プロセスおよび化学品の開発/触媒を用いる革新的ナフサ分解プロセス基盤技術開発」として触媒技術研究組合（昭和電工，住友化学，三井化学，東洋エンジニアリング），産総研，東京工業大学，北海道大学，横浜国立大学が参画して開発が行われている。基礎研究ではヘキサンのクラッキング（450〜600℃）反応を行い脱AlしたMCM-68（MSE）が，プロピレンの収率が高く，600℃で34%の収率を示すことを見つけているが，MCM-68，Mordenite，脱Al-β（Si/Al＝41）はコーキングによる劣化が短時間で生じる[1]。ZSM-5（Si/Al＝45）は劣化が少ない（図1）。

表1　プロピレン工業化製造プロセス

プロセス	原料	反応	触媒	備考
スチームクラッキング	ナフサ	熱分解	無	クラッカー
接触分解	ナフサ	接触分解	ZSM-5	ACO プロセス
FCC	VGO	接触分解	ZSM-5	副生
PetroFCC	VGO	接触分解	USY ZSM-5	UOP
オメガプロセス	ライトナフサ	接触分解	Ag/ZSM-5	旭化成
Superflex	ライトナフサ	接触分解	ZSM-5	KBR Sasol で実施
DCC	VGO	接触分解	ZSM-5	Sinopec
プロパンの脱水素	プロパン	脱水素	Pt-Sn/Al_2O_3 Cr_2O_3/Al_2O_3	UOP, Lummus, Uhde, 他
OCT	エチレン ブテン-2	メタセシス	WO_3-MgO/SiO_2	Lummus
OCT＋エチレンの二量化	エチレン	二量化 メタセシス	Ni-ホスフィン錯体 WO_3-MgO/SiO_2	Lummus
MTP プロセス	メタノール		ZSM-5	Lurgi
MTO プロセス （エチレン並産）	メタノール		SAPO-34	DMTO, S-MTO UOPMTO*

＊ 建設中

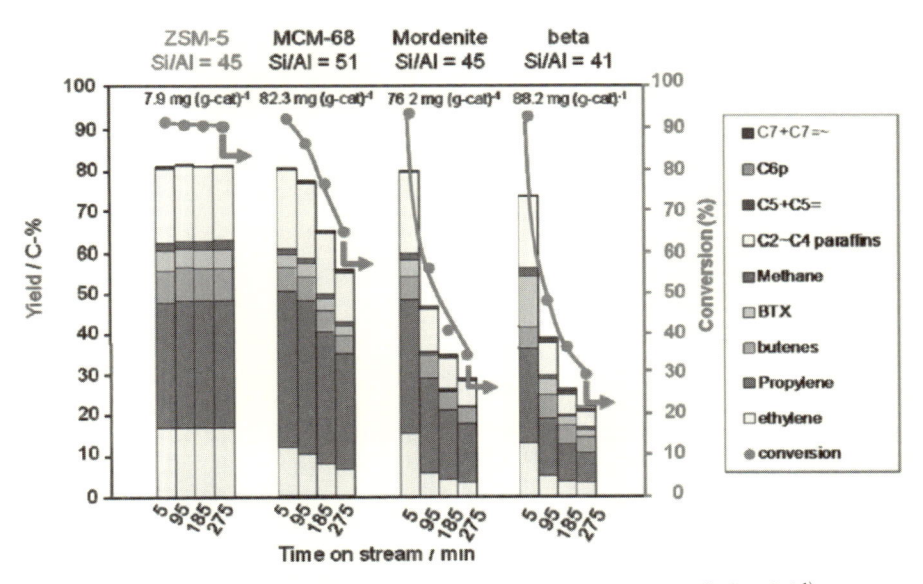

図1　MCM-68（MSE）触媒を用いたヘキサンのクラッキング（650℃）[1]

表2　低級オレフィンの接触分解

	ExxonMobil	Asahi Kasei	KBR	Lurgi	INEOS
プロセス	MOI	オメガ	Superflex	Propylur	OCP
原料	C_4–C_8		C_4–C_8	C_4–C_8	C_4–C_5
触媒	ZSM-5	Ag-NaZSM-5	ZSM-5	ZSM-5	ZSM-5
反応形式	流動床	固定床	流動床	固定床	固定床
反応温度（℃）	<540	530-600	600-650	500	500-600
反応圧力（MPaG）	0.1-0.2	0.1-0.5	0.1-0.2	0.1-0.2	0.1-0.5
プロピレン収率（%）	30-40	46.6	50-80	～60	—
実績		旭化成水島	Sasol（南ア）		

表3　オメガプロセス収率例（原料：87%オレフィン含有 C_4 ラフィネート）[2]

生成物	メタン，エタン	エチレン	プロピレン	プロパン	C_4	C_5+ガソリン
収率（wt%）	1.1	12.9	46.6	2.2	28.1	9.1（BTX 2.9）

3. 低級オレフィンの接触分解によるプロピレンの製造

3.1　低級オレフィンの接触分解プロセス

　軽質ナフサを用いた接触分解プロセスでは，旭化成のオメガプロセス，KBR の Superflex が工業化されているが，ほかはまだ工業化されていない（表2）。

3.2　オメガプロセス

　旭化成は 2006 年水島に自社のナフサクラッカーの C_4 ラフィネートを用いた5万トン/年プラントを稼働させた。触媒は Ag-Na-ZSM-5 で断熱型固定床反応器を用いている。反応条件は 530～600℃，0.1～0.5MPa，コーキングによる触媒再生はスウィング方式で行っている。反応はブテンの二量化と分解により生じていると解説されている。非プロトン型のゼオライトを用いているため芳香族の生成が少なくコーキングが少ない。Ag^{++} の添加はオレフィンの転化率の制御と再生時の脱アルミによる活性低下を抑制している（表3）[2]。

3.3　Super flex

　ARCO（現 Lyondell）が開発したプロセスで KBR が独占的実施権をもっている。原料は C_4～C_8 のオレフィンであるが，混合ブテン，ペンテン，FCC ライトガソリン，コーカーナフサなどパラフィンや芳香族，ナフテンもプロピレンとエチレンへ転換することができる。ジエン類は選択水素化してモノオレフィンとして用いられる。表4に製油所からの副生ライトナフサおよびエチレンプラントからのライトナフサ留分を原料としたプロピレンとエチレンの収率例を示す。熱分解 C_4 留分はブタジエン抽出残渣，熱分解 C_5 留分は分解ガソリンの1段目でジエン類を選択水素化した原料である。オレフィン

表4 Superflex 収率例[3]

原料	製油所原料			エチレンプラント原料	
	FCCライトナフサ	FCCBB	コーカーライトナフサ	熱分解 C_4 留分	熱分解 C_5 留分
燃料ガス	13.6	11.2	11.6	7.2	12.0
エチレン	20.0	20.6	19.8	22.5	22.1
プロピレン	40.1	47.9	38.7	48.2	43.8
プロパン	6.6	5.4	7.0	5.3	6.5
C_6＋ガソリン	19.7	14.9	22.9	16.8	15.6

を原料とした場合 P/E 比は約 2/1 である。反応温度は高く Orthoflow 反応器で Dual riser が用いられている。連続再生方式である。2006 年南アの Sasol において最初に工業化された。目的は FT 合成油の C_6～C_7 オレフィンをプロピレンとエチレンに転換する 25 万トン/年プラントである。2 基目は中国吉林市の巨化グループの C_4～C_5 原料とした 20 万トン/年プラントの予定である[3,4]。

4. 流動床接触分解プロセス

4.1 FCC プロセス

FCC は従来 VGO などの原料を用いたガソリン製造プロセスである。運転のシビアリティーを上げると通常 4～7 wt％のプロピレンと 1～2 wt％のエチレンが副生する。エチレンは回収されないがプロピレンは回収されてプロピレン原料として用いられる。FCC 触媒に ZSM-5 を添加すると、プロピレン収率が上がりガソリンや中間留分得率が下がる。ZSM-5 を約 5 ％添加するとプロピレン収率は 10-12wt％向上する。5 ％以上の添加は運転条件が制限されるため経済的ではない。そのためプロピレン収率の向上を目的とした FCC プロセスが開発されている。SINOPEC の開発した DCC プロセス、UOP の PetroFCC、JX 日鉱日石エネルギーの開発した HS-FCC のプロピレン収率を示す[5,6]（表5）。

4.2 PetroFCC™

UOP は触媒循環システムと反応条件を最適化したプロセスを開発した。PetroFCC™ と呼ばれている。ゼオライト触媒の添加量を増加しライザーの出口を高温、低分圧とし反応ゾーンを高転化率、短接触時間で反応させている。さらに RxCat™ 技術を開発している。再生触媒のもつ触媒活性を利用して、再生触媒を全量再生塔に送入するのではなく、カーボンの付着した再生前触媒を MxR™ と呼ばれるライザー底部の混合器に戻し、再生触媒と混合しライザーに送入することにより、コーク収率を増加することなく触媒循環量を増加させ、通常の熱バランス運転で触媒/オイル比を増加させた技術である。RxCat 技術は、①接触時間を短くしオレフィンの二量化を少なくしオレフィンロスを低減している。②ライザーの出口温度を高温に維持したまま、再生触媒と低温のカーボン付着触媒と混合導入することによりライザーの入口温度を下げている。③触媒量を増加させることにより反応ゾーンで触媒の反応サイトを増加させている。プロセス全体として反応温度を低下させることによりドライガスの生成を最小にし、オレフィン収率を上げ触媒/オイル比を上げることにより高転化率としている。結果とし高いプロ

表5 FCCによるプロピレン製造プロセス

プロセス		FCC	DCC	Petro FCC	HS-FCC
開発会社		各社	SINOPEC	UOP	JX
反応器型式		ライザー	ライザー	ライザー	ダウナー
反応温度（℃）		500	530	590	600
生成物収率(wt%)	エチレン	1.5	5.4	6.0	2.3
	プロピレン	4.8	14.3	22.0	15.9
	ブタン	6.9	14.7	14.0	17.4
	ガソリン	51.5	39.0	28.0	37.8
	Heavy and light oil	21.0	15.6	14.5	9.9
	コーク	4.5	4.3	5.5	6.5

他に RIPP-Sinopec/Stone Webster の Catalytic Pyrolysis Process (CPP), Indian Oil/ABB Lummus の Indmax, ExxonMobil/KBR の Maxofin, Fortum の NEXCC, ABB Lummus の SCC, Petrobras の Downer を用いた High-Olefins FCC などが開発されている[7]。

表6 従来型 FCC と HS-FCC の比較[10]

		従来型 FCC	HS-FCC
反応温度（℃）		500	600
反応時間（Sec.）		2-3	0.5
製品収率（wt%）	プロピレン	5	20
	ガソリン*	50（オクタン価90）	35（オクタン価100）

＊ 従来型 FCC ではオクタン価90程度，HS-FCC はオクタン価100程度のガソリンの生産可能

ピレン収率を得ることができる。プロピレン収率22wt%，エチレン収率6wt%を達成している。ナフサと中間留分の収率は低下するが BTX 収率は18%に増加する[8,9]。

4.3 HS-FCC（High Severity-FCC）

HS-FCC は JX 日鉱日石エネルギー，KFU（キングファハド石油鉱物資源大学），Saudi Aramco の共同研究により開発された。従来の FCC プロセスはライザーと呼ばれるアップフローの反応器が用いられているのに対し，HS-FCC はダウナーと呼ばれるダウンフローの反応器を用いている。ダウンフローでは，従来のアップフローで生じる反応器内での触媒の下降によるバックミキシングは生じないため，反応時間が均一となる。反応温度を高くし接触時間を極端に短くすることにより，高プロピレン収率を得ることができている（表6）。

2000～2004年に国際石油交流センター（JCCP）の技術協力事業で，サウジアラビアの国営石油会社とキングファハド石油鉱物資源大学とともにサウジアラビアで30bbl/day の小規模プラントを稼働させ，2007～2008年には石油産業活性化センター（PEC）の技術開発事業として実証装置を設計し2011

表7 DCC（TypeⅠ）とFCC，Steam Crackingの収率比較[12]

組成	wt%of Feed		
	DCC（TypeⅠ）	FCC	Steam Cracking
H_2	0.3	0.1	0.6
Dry gas（C_1-C_2）	12.6	3.8	44.0
LPG（C_3-C_4）	42.3	27.5	25.7
Naphtha（C_5-205℃）	20.2	47.9	19.3
Light cycle oil（205-330℃）	7.9	8.7	4.7
Slurry oil（330℃+）	7.3	5.9	5.7
Coke	9.4	6.1	—
Light olefins			
C_2	5.7	0.9	28.2
C_3	20.4	8.2	15.0
C_4	15.7	13.1	4.1

年6月水島に200億円の投資を行い，3,000bbl/dayの実証プラントを完成させた[10,11]。

4.4 DCC（Deep Catalytic Cracking）

中国のSinopecは石油化学品原料製造目的でStone&WebsterとともにDCCプロセスを開発し工業化した。原料はGas Oilを用いている。中国で4基以上，タイで1基，サウジアラビアのPetro RABIで稼働している。DCCはFCCより反応温度は高く接触時間も短い。反応条件は650〜750℃，である。0.15〜0.4MPa，CT 0.2〜5 sec. Feed/Catalyst=15〜40，Steam/原料（wt比）=0.3/1〜1/1，ZSM-5をベースにした触媒が用いられている（表7）[12,13]。

5. プロパンの脱水素

天然ガスのコンディンセートとして含有するプロパンは従来ほとんど燃料（LPG）にしか利用されていない。シェールガスの主成分はメタンであるが，プロパンを一部含有するシェールガスもある。プロパンの脱水素反応は大きな吸熱反応で触媒にはカーボン質が生成しやすい（式1）。

$$CH_3CH_2CH_3 \longrightarrow CH_2=CHCH_3 + H_2$$
式1

工業的に用いられているプロセスはUOPのOleflexとABB LummusのCatfinプロセスでOleflexは>8基，Catfinは>14基稼働している。プロピレンの選択率はともに80〜85%である。Oleflexは，ガソリンの改質装置と同じ移動床が用いられていて，触媒の循環周期は1週間で連続再生されている。Lummusの開発したCatfinプロセスは減圧下固定床の反応でCr_2O_3/Al_2O_3触媒が用いられている。触媒の再生は約15分周期と短い。開発中のUhdeのSTARプロセスは，リフォーマー型の反応器にプロパンと空気を導入し，脱水素と生成する水素の酸化を行い，平衡をプロピレン側にシフトさせると同時

に脱水素の熱を酸化反応熱で補っている[14,15]。

6. メタセシス

エチレンとブテンのメタセシス反応を利用したプロセスである。触媒はカルベンを活性化するWO_3またはRe_2O_7である。Lummusはすでに30基以上ライセンシングしている。Axensは液相でRe_2O_7を触媒としているがいまだ工業化実績はない（式2）。

$$CH_2=CH_2 + CH_3CH=CHCH_3 \longrightarrow 2CH_2=CHCH_3$$
式2

OCT (Olefin Conversion Technology) はPhillips社の開発したプロセスでABB Lummusがライセンシングしている。気相固定床の反応でMgを共触媒としたWO_3-MgO/SiO_2が用いられている。触媒は微量の硫黄により被毒されるのでNi/Al_2O_3による硫黄除去装置が設置されている。反応温度は330～400℃で触媒へのカーボン質の付着はディコーキングにより30日前後で再生が行われている。ブテンの転化率は60～70％プロピレンの選択率は96％以上である[16]。

三井化学はWO_3/ハイドロタルサイトまたはWO_3-CaO/Al_2O_3のような共触媒としてアルカリ金属を用いた触媒に系内で微量水素を導入すると高活性，高選択性でプロピレンが得られることを見つけた。プロセスはHyper3と名づけられている。ブテン基準＞95％選択率で再生までのインターバルが長い[17]。

7. エチレンからプロピレンの合成

エチレンから直接プロピレンの合成がSAPO-34やCHA構造プロトン型アルミノシリケートで進行することが見つけ出されている。MTOプロセスではエチレンを導入するとプロピレンが生成しプロピレンを導入するとエチレンが生成する（式3）。

$$3CH_2=CH_2 \longleftrightarrow 2CH_2=CHCH_3$$
式3

三菱化学の特許によると，0.38nmの細孔径をもつCHA構造プロトン型アルミノシリケートにCuを担持させた触媒が高活性であり，再生による活性低下が少ない[18]。劣化触媒は水素還元により再生できることや，水素共存化では劣化が少ないことが開示されている[19,20]。

8. おわりに

プロピレンはポリマーや化学品の重要な基幹原料である。プロピレンの需要は増加し続けている。プロピレンの合成に多くのプロセスや製法が開発され工業化されつつある。シェールガス革命にメタンも安価な原料として参入してきた。今後の需給動向を見据えて最良のプロセスの開発と導入を検討したい。究極的にはメタンから直接プロピレンを合成したい。開発の鍵は工業触媒とプロセスの開発が握っている。

文　献

1) NEDO 平成 23 年 10 月の研究評価委員会の中間評価報告書
2) 角田隆, 関口光弘, 触媒技術の動向と展望, 76-81, 触媒学会 (2007)
3) 田中純一郎, PETROTECH, Vol.26, No.9 755 (2003)
4) http://www.kbr.com/Technologies/Process-technologies/SUPERFLEX/
5) Abdullah M. Aitani, Propylene Production, Taylor & Francis Group 2461 (2006)
6) Encyclopedia of Chemical Processing DOI：10. 1081/E-E CHP-120037901
7) A. Maadhah, Y. Fujiyama, H. Redhwi, M. Abul-Hamayel, A. Aitani, M. Saeed, and C. DeanThe Arabian Journal for Science and Engineering, Volume 33, Number 1B, 17-28 April (2008)
8) 丸井 勝, 触媒シンポジウム講演予稿集, 石油学会, 7-15 (2004)
9) UOP light olefin solution for propylene and ethylene production, UOP LLC, A Honeywell CoMPany home page
10) JX 日鉱日石エネルギー, ニュースリリース, 2011 年 5 月 18 日
11) A. Maadhah, Y. Fujiyama, H. Redhwi, M. Abul-Hamayel, A. Aitani, M. Saeed, and C. DeanThe Arabian Journal for Science and Engineering, Volume 33, Number 1B, 17-28 April (2008)
12) 特開平 11-217341 中国石油化工
13) Liu Yujian, Long Jun, Tian Huiping, Xu Yun, Zhao Liuzhou, China Petroleum Processing and Petrochemical Technology Vol.13, No.1, 1-5 (2011)
14) D. Sanfilippo *et al.*, Catalysis Today, 111, 133 (2006)
15) 諏訪昭夫, 触媒, **46** (8), 656 (2004)
16) 畠, 川原, PETROTECH, Vo.27, No.9, 738 (2004)
17) WO2006-093058 Mitsui Chemical
18) 特開 2011-79819 三菱化学
19) 特開 2011-078962 三菱化学
20) 特開 2011-079818 三菱化学

32　ブタジエン合成触媒

　反応性の高いブタジエンはきわめて重要な化学品原料である。ブタジエンは合成ゴムやABSなどの樹脂原料として用いられている。ブタジエンは現在ナフサのスチームクラッキングの副産物として生産されているが，安価な天然ガスの利用が進み，ナフサクラッカーの操業の低下や設備の廃棄が行われている。一方，新興国を中心に自動車の保有台数が急激に増加しつつあり，自動車のタイヤとして用いられている合成ゴム原料のブタジエンは不足すると考えられる。

1. ブタジエンの需給バランス

　ナフサのスチームクラッキングにより製造されているブタジエンはエチレンプラントの副産物である。中東では安価なエタンの水蒸気改質によるエチレンの大規模プラントが稼働し始めた。米国ではシェールガス含有エタンの水蒸気改質による大規模なエチレン製造プラントの建設が計画されている。そのため価格の高い原油由来のナフサのスチームクラッカーの生産は縮小または停止を余儀なくされつつある。副産ブタジエンの生産量は当然減少する。一方，自動車のタイヤやABSなどの樹脂原料として用いられるブタジエンの需要の増加は著しい。アジア地区では数年以内に100万トン/年以上のブタジエンが不足すると予想されている。

2. ブタジエンの用途

　ブタジエンの用途の大部分は合成ゴムである。ブタジエンの重合はチーグラー触媒を用いて溶液重合または乳化重合によって行われている。ポリブタジエンは柔らかいので，強度のあるスチレンと共重合させたSBゴムと混合して自動車のタイヤに広く用いられている。またABS樹脂は家電製品や雑貨に広く用いられている。6,6ナイロン原料のヘキサメチレンジアミン（HMDA）やポリエステル原料の1,4-ブタンジオールの原料としても用いられている（図1)[1]。

3. ブタジエン製法の歴史

　ブタジエンの重合によるゴム状物質の合成は1910年ロシアのLebedevが発見したが，柔らかすぎて使えなかった。1929年ドイツIG社のTschunkerらはスチレンと共重合すると強度の強いゴムとなることを見つけ，世界中で合成ゴムが作られるようになった。歴史的にはロシアと米国はエタノール，ド

32 ブタジエン合成触媒

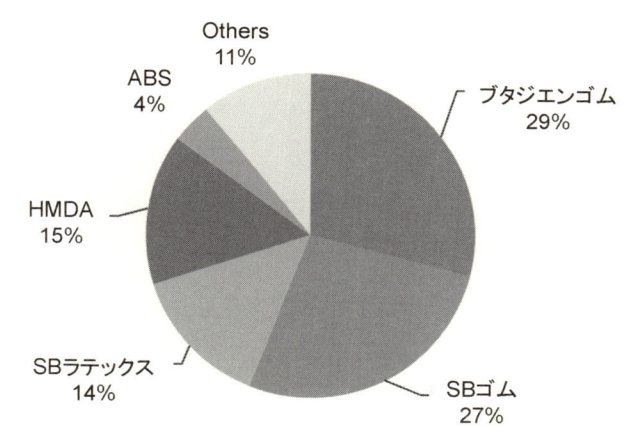

図1 米国ブタジエンの用途

図2 アセチレン法ブタジエンの製法

イツでは石炭からのアセチレンを原料としてブタジエンの製造が開始されている。

3.1 アセチレン法

アセチレン法はアセチレンの水和により得られたアセトアルデヒドをアルドール化し，100℃，30MPaでNi触媒により水素化して1,3-ブタンジオール合成してからポリリン酸触媒により気相270℃で脱水する方法である。アセトアルデヒド基準のブタジエンの選択率は約70%である。現在でもインド，中国で合計8.5万トン/年プラントが稼働している（**図2**）。

昭和電工はエチレン法アセトアルデヒドを用いてブタジエン合成プロセスを開発し，工業化を決定している。触媒など詳細は明らかにされていないが，アセトアルデヒドのアルドール縮合によるアセトアルドールの水素化と脱水反応によるものと思われる。

3.2 Lebedev法

エタノールは400〜450℃において$MgO-SiO_2$触媒により1Stepで脱水，脱水素されブタジエンが合成される。第二次大戦中ロシアで開発され，現在もロシア，ポーランドとブラジルで稼働している。ブタジエンの選択率は約70%である[2]（**式1**）。

$$2CH_3CH_2OH \longrightarrow CH_2=CH-CH=CH_2 + 2H_2O + H_2$$
式1

3.3 アセトアルデヒドとエタノールからブタジエンの合成

ロシアのOstromislenskyが見つけた2Stepの方法で，エタノールとCuCrOxによるエタノールの酸化で得られるアセトアルデヒドとを混合脱水することにより製造される。脱水は350℃，Ta_2O_3-SiO_2により行われ，ブタジエンの選択率は63％である[3]（**式2**）。

$$CH_3CH_2OH + CH_3CHO \longrightarrow CH_2=CH-CH=CH_2 + 2H_2O$$
式2

このプロセスは第二次世界大戦中アメリカで行われた方法である。小規模で製造可能なためインド，中国とインドでは現在でも行われている。

3.4 脱水素プロセス

第二次大戦中にオクタンガソリン製造目的で，ブタンの脱水素にCr_2O_3-Al_2O_3触媒が開発された。第二次大戦後，Houdryはこの技術をベースにCatadieneと呼ばれるブタンからブタジエンへの一段脱水素プロセスを開発した。日本では日本合成ゴムがこの技術を導入した。固定層断熱反応器を用い600℃，127mmHg（減圧），LHSV $1 \sim 1.5h^{-1}$，吸熱反応でカーボンが生成しやすく，複数の反応器を用い10～20分で再生されていた。転化率28wt％，選択率52wt％である。触媒には12～13％Cr_2O_3，2～3％MgO，84～85％Al_2O_3押し出し成型品が用いられていた。Shell，Gulf，Dowはブタンの脱水素とブテンの脱水素を2段で行うプロセスを開発した（**式3**）。

$$CH_2=CHCH_2CH_3 \text{ or } CH_3CH=CHCH_3 \longrightarrow CH_2=CH-CH=CH_2 + H_2$$
式3

その後，脱水素プロセスは収率が低く多量の熱の供給が必要で触媒再生が頻繁なことから酸化脱水素法の開発が進み，1960年代にPhillipsとPetro-Texは酸化脱水素プロセスを開発し稼働させたが，ナフサや重質油の分解プロセスの出現により米国，欧州，日本のブタンの脱水素プラントは完全に操業を停止した。Cr_2O_3-Al_2O_3触媒を用いたCatadieneプロセスは，1980年代後半Houdryによりプロパンとイソブタンの脱水素プロセスに応用されCatfinプロセスが開発された。Catfinプロセスは現在クラリアント（旧ズードケミー）が保有しABB Lummusがライセンシングしている。

4. ブタジエンの製法

4.1 抽出法

ナフサの水蒸気改質や重質油の接触分解により副生するブタジエンはC_4留分の溶媒抽出により製造されている。C_4留分は沸点がきわめて狭い範囲にあるので，抽出溶剤との親和を利用したプロセスが開発されている。抽出法の詳細は割愛する。

4.2 ブテンの酸化脱水素
4.2.1 工業化プロセス

1976年までPhillipsが稼働させたO-X-Dプロセスは固定層プロセスで，n-ブテンは水蒸気と空気と共に480～600℃で導入される。触媒は明らかにされていないが，ブテンの転化率は75～80％，ブタジ

エンの選択率は88〜92％である。1965年工業化されたPetro-TexのOxo-Dプロセスは550〜600℃，Fe，Zn，MnまたはMgの複合酸化と思われる。スチームを導入することによって選択性は制御されている。ブテンの転化率は65％，ブタジエンの選択率は93％である[4]（**式4**）。

$$CH_2=CHCH_2CH_3 \quad or \quad CH_3CH=CHCH_3 \quad + \quad 1/2\ O_2 \longrightarrow CH_2=CH-CH=CH_2 + H_2O$$
式4

4.2.2 開発中のプロセス

開発中の多くのプロセスはブタンまたはブテンの酸化脱水素法である。過剰の空気を用いスチームを添加することにより反応温度を制御して，主にBi-Mo複合酸化物が開発されている。三菱化学は$Mo_{12}Bi_5Co_{2.5}Fe_{0.4}Na_{0.35}B_{0.2}K_{0.08}Si_{24}O_x$を用い332〜350℃，空気と水蒸気を導入した酸化脱水素プロセスを開発している。特許の実施例ではブテン転化率92.3％，ブタジエンの選択率88％と開示されている[5]。

三井化学はMo-Bi複合酸化物を用いた固定床プロセスを開発している。触媒には$Mo_{12}Bi_{2.1}Fe_{2.2}Co_{6.9}Cs_{0.5}/SiO_2$（5.5％）が用いられている。350℃，0.1MPa, 1,000時間後のn-ブテンの転化率は90％，選択率は95％と開示されている[6]。

旭化成は$MoBiFeNiK/SiO_2$による流動層プロセスを開発した。360℃，50kPaG，で空気を導入すると10時間後のn-ブテンの転化率は92.1％，ブタジエンの選択率は85.4％である。出口酸素濃度をわずかに0.05〜0.7％残すことによりMOの昇華を抑制している[7,8]。

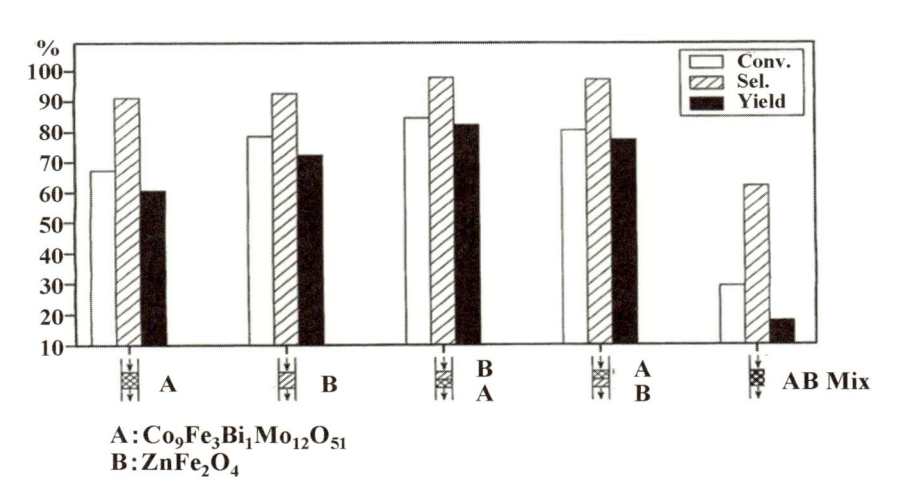

韓国の錦湖石油化学はMo/Bi/Fe含有量と触媒調製温度の最適化により高活性で高耐久性触媒を開発している。高温度での焼成は活性を低下させる。触媒組成はMo/Bi/Fe=1/1/0.65で焼成温度は550℃が安定で高活性な触媒である。120時間後の1-ブテンの転化率は72.1％，1,3-ブタジエンの選択率は95.0％，CO_xの選択率は4-7％である。韓国のSKエナジーは活性の異なるMo-BiOx複合酸化物を二層に充填した触媒層により高収率のプロセスを開発している。前段に$ZnFe_2O_4$が充填され後段に$Co_9Fe_3Bi_1Mo_2O_{51}$が充填されている。混合触媒では収率は低い（**図3**）[9]。

A：$Co_9Fe_3Bi_1Mo_{12}O_{51}$
B：$ZnFe_2O_4$

図3 異なる触媒の二層触媒層によるブタジエン収率

5. 最近の動向

　米国の TPC グループは休止中の脱水素プラントを改造し 27 万トン/年の Oxo-D プロセスによるブタジエン製造のエンジニアリングスタディーを開始した。休止中の脱水素プラント 2 基のうち 1 基を再スタートさせる計画である。シェールガスに含有ブタンを用いると報じられている。三菱化学はコンビナートで副生するブテンを用いて酸化脱水素による 5～10 万トン/年のブタジエンプラントを 2013 年水島で立ち上げると発表している。プロセスは BTB（Butene to Butadiene）プロセスと名づけられ海外メーカーにライセンシングする検討に入ったと報じられている[10]。

　旭化成は水島に 1 万トン/年の実証プラントを建設し 2014 年に稼働させると発表している[11]。プロセスは BB-Flex と呼ばれている。

　昭和電工はアセトアルデヒドのアルドール縮合と水素化，脱水による 10 万トン/年規模のブタジエン製造プラントを 2016 年大分で稼働させることを発表した[12]。

6. おわりに

　中東のエタンクラッカーの稼働と米国のシェールガス革命よりナフサ分解プロセスの競争力が失われつつあり，ブタジエンはナフサ分解の副産物から以前に行われていたブテンやブタンの脱水素，アセトアルデヒドやエタノールを原料とした方法に替わりつつある。

文　献

1) Chemsystem, 10.05（2009）
2) Rubber Chemistry and Technology, **15**, 403（1942）
3) J.A.C.S, **69**, 593（1947）
4) LookChem, Production of 1,3-Butadiene from C4 Alkanes and Alkens
5) 特開 2010-90082 三菱化学
6) 特開 2011-178719 三井化学
7) 特開 2010-120933 旭化成
8) 特開 2012-92092 旭化成
9) WO2009119975A2 SK Energy
10) 化学工業日報 1 月 23 日（2013）
11) 化学工業日報 7 月 3 日（2012）
12) 日本経済新聞 2 月 5 日（2013）

33 芳香族製造触媒

　ベンゼン，トルエン，キシレン（BTX）などの芳香族は元来，石油にほとんど含有していない。従来，芳香族はコークス製造副生油やガソリンの改質，ナフサのスチームクラッキングなどの際に生じる多環芳香族やナフテンの脱水素により製造されてきた。最近，石油価格の高止まりと中東での天然ガスのスチームクラッキングによるエチレンプラントの大規模プラントの稼働が始まった。そのため，ナフサのスチームクラッキングによるエチレンの国際競争力が弱まり，国内のプラントの停止や撤退が余儀なくされつつある。一方，石油化学原料としての芳香族の需要が増加している。そのような状況の中で軽質ナフサやLPGなどからの芳香族製造触媒が注目されている。

1. 従来の芳香族の製造技術

　直留ガソリンと呼ばれている重質ナフサは，オクタン価が低く直接ガソリンとして使用できないため，Pt-Re/Al_2O_3やPt-Sn/Al_2O_3により改質されガソリンが製造されている。改質の主反応はナフテンの脱水素とパラフィンの異性化である。平成12年から，ガソリン中のベンゼン濃度は従来の5％から1％以下に規制され，改質反応ではシビアリティーを下げ，ベンゼン収率を抑え，異性化を促進する条件で行われるようになった。エチレンやプロピレンは石油成分の軽質ナフサのスチームクラッキングにより生産されているが，その際，液状成分としてC_5+芳香族が副生する。含有するジオレフィン類をPd/Al_2O_3でモノオレフィンに水素化するとガソリン成分となるため，そのままガソリンブレンドとしても使用できるので米国では分解ガソリンと呼ばれているが，日本ではさらにCo-Mo/Al_2O_3で水素化した後，Udexなどの抽出法でBTXを得ている。改質ガソリンと分解ガソリンに含有する芳香族の割合を表1に示す。

表1　改質および分解ガソリンの典型的組成（重量％）[1]

生成物	改質ガソリン	分解ガソリン
ベンゼン	3	40
トルエン	13	20
キシレン	18	4〜5
エチルベンゼン	5	2〜3
高分子量芳香族	16	3
非芳香族	45	28〜31

表2 α-プロセスによる生成物収率[3]

	成分	wt%
原料組成	C_4 パラフィン	10
	C_4 オレフィン	30
	C_5 パラフィン	45
	C_5 オレフィン	15
生成物収率	オフガス	37.3
	軽質パラフィン	20.0
	ベンゼン	6.0
	トルエン	18.8
	エチルベンゼン	1.3
	キシレン	11.1
	C_9 芳香族	3.8
	C_{10}+芳香族	1.7

2. 今後の芳香族原料

ナフサのスチームクラッキングにより副生する軽質パラフィン（C_3, C_4 留分）は，石油化学品原料として利用できず安価な LPG 燃料として利用されている。FCC ナフサから生成する軽質ナフサもオクタン価が低く利用しにくい。中東では石油の随伴ガスとして多量の C_2, C_3, C_4 が付随して生産されている。C_2 はスチームクラッキングでエチレンとすることができるが C_3, C_4 は利用されず，多くは燃焼処理されている。米国のシェールガスは場所により C_3, C_4 が含まれていて石油化学品原料としての利用が期待されている。

3. 軽質オレフィンからの芳香族の製造

旭化成の開発した α-プロセスは，軽質オレフィン（C_4, C_5）を原料として芳香族を製造するプロセスである。触媒には耐熱性の高い Zn/ZSM-5 が開発されている。反応条件は 500～550℃，0.3～0.7MPaG，WHSV 2～4 h^{-1} で吸熱反応であるので反応に必要な熱は外部から供給されている。反応器は 2 基でスウィングリアクターが用いられ，数日のインターバルで触媒の再生が行われている。再生は大気圧下 0.5～2 mol% O_2 を含有する N_2 ガスで行われる。コーク燃焼により発生する水分は触媒を劣化させるので N_2 を補給して行われている。3,500 BPSD のプラントが 1993 年旭化成の水島工場で稼働した。このプロセスは FCC で副生する軽質ナフサへの適用も可能である。

表2 に α-プロセスによる生成物収率例を示す[2,3]。

$C_6〜C_8$パラフィン $\longrightarrow$ BTX + H_2

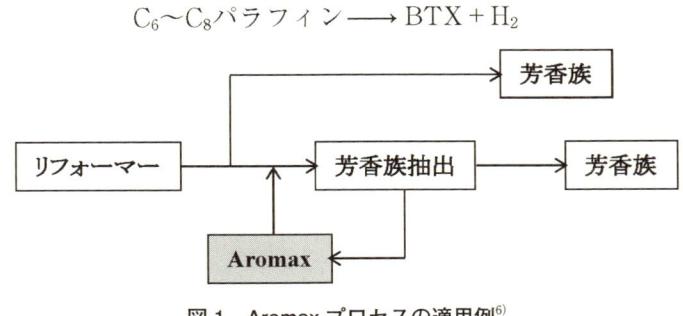

図1 Aromax プロセスの適用例[6]

4. パラフィンからの芳香族の合成

4.1 芳香族の製造ルート

パラフィンからの芳香族の合成ルートは最初に脱水素によりオレフィンが生成し C_6 以上のオレフィンが環化，脱水素して生成されると考えられている。一般的に修飾 ZSM-5 が用いられている。

軽質パラフィン → 軽質オレフィン → C_6 以上のオレフィン → ナフテン → 芳香族

反応は500℃前後の高温で行われる。反応圧は脱水素反応のため低圧である。反応中コークが生成しやすいのでディコーキングによる再生が必要である。副反応としてメタンを含むオフガスが30〜40wt％も副生する。

4.2 Aromax プロセス

ChevronPhilips により $C_6〜C_8$ パラフィンの環化脱水素による芳香族製造プロセスが開発された。Pt を用いたプロセスで反応はガソリンの改質反応に類似している。最初，触媒には Pt/L-ゼオライトが用いられていたが，出光興産は米国 Chevron Phillips Chemical 社と共同で高活性，長寿命の F 修飾 Pt-F/L ゼオライト触媒を開発した。F 処理により活性は従来の触媒の約9倍，寿命は2倍以上となった。触媒は（Aromax®Ⅱ触媒）と呼ばれている。Pt/L 型ゼオライトは炭素析出促進の強酸点はない。F 処理により Pt 粒子は高分散し表面に分布し，担体との相互作用により Pt は電子リッチになり高活性となっている。Pt-F/L ゼオライト触媒は $Pt(NH_3)_4Cl_2$ と NH_4F，NH_4Cl を同時に含浸することにより調製されている。触媒は原料中の微量硫黄に敏感で，原料中の硫黄分は0.005wt％以下とされている。このプロセスは特に C_6-C_8 パラフィンの芳香族化に優れているといわれている[4〜6]。

ChevronPhilips の米国，スペイン，サウジアラビア，出光興産千葉製油所で商業プラントが稼働している。図1に適用例を示す。

4.3 LPG から芳香族

従来燃料としてしか利用されていなかった LPG からの芳香族製造技術が開発されている（式1）。

$$C_3H_8,\ C_4H_{10} \longrightarrow BTX + CH_4$$
式1

表3 Cyclar プロセス物質収支[7]

原料	LPG（$C_3/C_4=1/1$）	430,000（ton/y）
生成物	ベンゼン	66,700
	トルエン	118,800
	混合キシレン	64,000
	C_9＋芳香族	24,600
	水素（95 mol%）	29,400
	燃料ガス	126,500

表4 Z-Former による芳香族収率（wt%）[8]

	原料	プロパン	ブタン	軽質ナフサ
生成物	水素（99.9mol%）	3.4	3.4	2.8
	燃料ガス	42.7	37.1	34.1
	ベンゼン	15.3	16.4	19.2
	トルエン	21.6	23.4	24.8
	キシレン	12.0	12.3	12.5
	C_9＋芳香族	5.0	7.4	6.6

4.3.1 Cyclar プロセス

　BPとUOPは共同でLPGからBTXを製造するCyclarプロセスを開発している。ZSM-5にGaをイオン交換担持された触媒である。1990年BPのスコットランドにあるGrange-mouth製油所で1,000BPSDの実証プラントを稼働させ工業化プロセスを開発した。反応器は4基縦型でUOPのCCR（連続再生装置）が用いられている。球状で摩耗ロスを低減した触媒が開発されている。**表3**にCyclarプロセスの物質収支を示す[7]。

　1999年からLPGベース46,000BPDプラントがSaudi Basic Ind（SABIC）で稼働している。

4.3.2 Z-Former プロセス

　JX日鉱日石エネルギーと千代田化工はZ-Formerプロセスを開発した。1990年JX日鉱日石エネルギーの川崎製油所に200BPSD実証プラント建設し約1年間稼働させた。反応塔は3段で反応条件は450～580℃，0.1～0.7MPaG，固定層スウィングリアクターを用い一日ごとに切換え再生が行われた。触媒はゼオライト格子にGaを取り込んだGa-Silicateの成形品である。コーク燃焼で発生する水分は触媒劣化原因となるのでモレキュラーシーブで吸着除去し水素は回収分離されている。原料にプロパン，ブタン，軽質ナフサを用いた場合のそれぞれの生成物収率を示す（**表4**）。

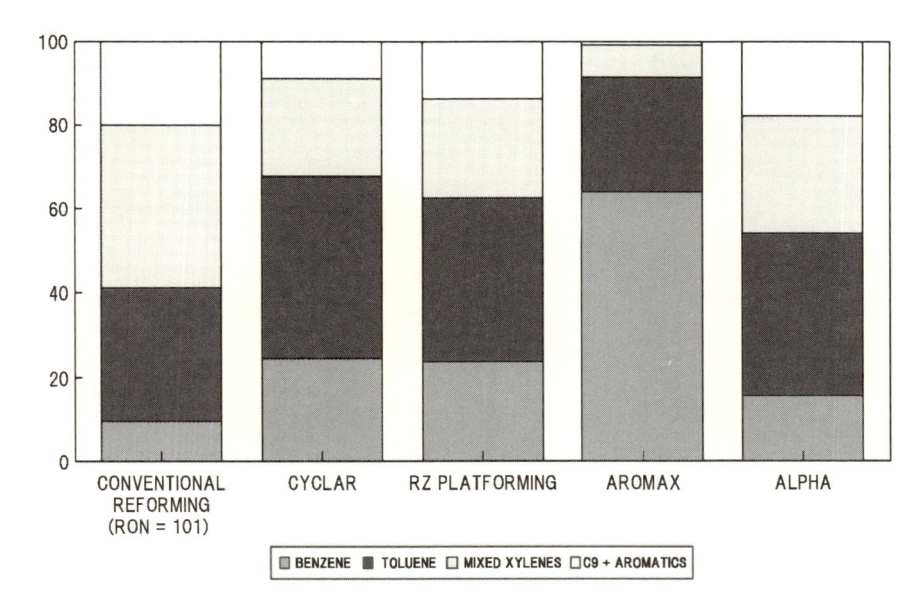

図2 各プロセスによる生成芳香族分布[9]

4.3.3 Aroformer プロセス

オーストラリアの Salutec と IFP は共同で Aroformer を開発した。原料に芳香族抽出後のラフィネート，軽質ナフサ，LPG を用いることができる。触媒の再生は12時間ごとに繰り返される。反応と再生は同じ温度で行われる。反応温度は 480～530℃，0.1～0.5MPaG である。まだ工業化実績はない。

4.4 各プロセスのまとめ

原料は異なるが，各プロセスから生成される BTX の組成を図2に示す。

5. メタノールから芳香族（MTG プロセス）

ExxonMobil の開発した MTG（Methanol to Gasoline）プロセスは ZSM-5 を用いてメタノールを脱水した DME を 400～420℃ で脱水，縮合，環化を行いオクタン価 92～94 のガソリンを得るプロセスである。C_5＋ガソリンの収率は約 80％ で芳香族の選択率は約 28％ である。

反応は C_2～C_5 オレフィンを経由して逐次的に進む（図3）。C_6＋パラフィンも生成するが芳香族も生成する[10]。

第Ⅲ編　シェールガス関連触媒

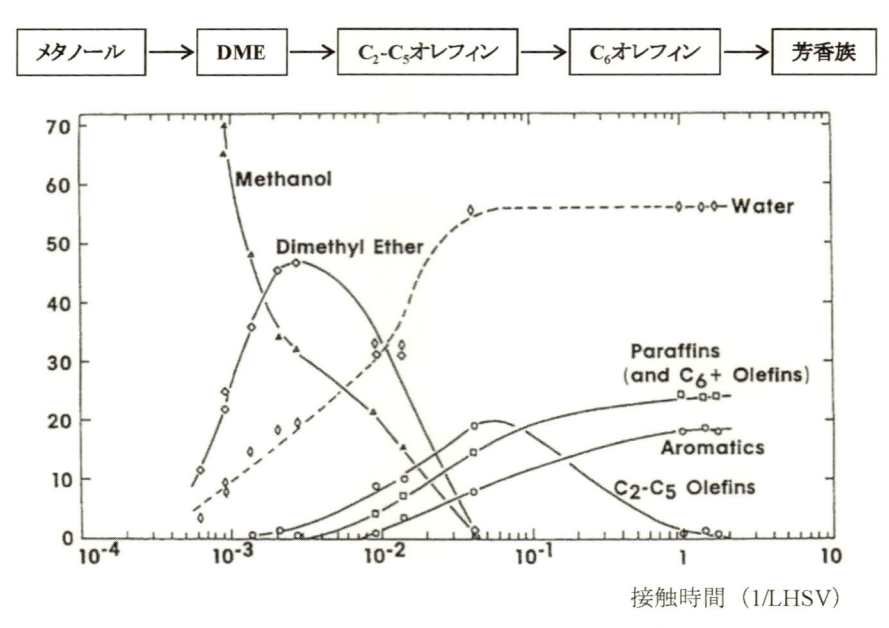

```
メタノール → DME → C₂-C₅オレフィン → C₆オレフィン → 芳香族
```

接触時間（1/LHSV）

図3　MTG 反応による接触時間と生成物分布[1]

6. おわりに

　中東諸国で巨大なエタンクラッカーが稼働し始めたことと米国のシェールガス利用が始まったことから芳香族の需給状況が変わりつつある。石油随伴ガスや石油精製の際に副生する安価な LPG からの芳香族製造技術が注目される。

文　献

1) K. Weissermel, H-J. Arpe 著, 工業有機化学, 303（1978）
2) 赤石正, 触媒技術の動向と展望, 触媒学会, 79（1996）
3) 石油精製プロセス, 石油学会編, 講談社, 255（1998）
4) 勝野尚, PETROTECH, Vo.31, No.9, 651-654（2008）
5) 特開平 11-169729 出光興産
6) 石油精製プロセス, 石油学会編, 講談社, 251（1998）
7) 石油精製プロセス, 石油学会編, 講談社, 253（1998）
8) 石油精製プロセス, 石油学会編, 講談社, 256（1998）
9) Chem Systems' Process Evaluation/Research Benzene/Toluene（98/99-6）
10) C. D. Chang, A. J. Silvestri, J. Catal., 47, 249（1977）

34　LPGの合成触媒

　プロパン，ブタンを主成分とするLPGはメタンを主成分とするLNGと異なり室温で容易に液化するため，輸送がきわめて容易である。特にガスパイプラインの敷設が困難な郊外や地方では重要な家庭燃料として用いられている。電力の大幅な設備投資が困難となりつつある現在，特に分散型燃料として天然ガスからのLPG合成が注目されている。

1. LPG

　2008年の日本のLPG需要は，自動車，電力などの産業用も含めると1726万1000トンであった。日本では産油国で石油随伴ガスとして生産されるLPGが輸入されて用いられ，需要の約70％が賄われている。残りの約30％は石油精製時およびエチレンプラントからの副生ガスである。需要の大部分は家庭用燃料として，日本のほぼ半分に当たる約2500万世帯で用いられている。また，タクシーの90％以上が燃料としてLPGを用いているなど，きわめて重要なエネルギーである。

　2000年当初のCIF価格は3万円/トン弱であったが，08年は一時10万円/トンまで上昇し，09年は約6万円/トンとなっている。日本のLPG価格はサウジアラビアのアラムコの独自の契約価格で決定されている。

　メタンを主成分とするLNG（天然ガス）は加圧しても−82.6℃以下にしないと液化しない。それに対しLPG（プロパンとブタンの混合ガス）は沸点が−42〜0℃で，常温でも2〜10atmで液体である。LNGはパイプラインでガス輸送しなければならないが，LPGは液体としてガスボンベで容易に輸送することができる（表1）。

表1　メタンとプロパンの代表的性状

	メタン	プロパン
沸点，℃	−161.5	−42.2
臨界温度，℃	−82.6	96.7
蒸気圧，MPa（25℃）	—	0.977
総発熱量（15℃）		
MJ/kg	55.575	50.368
MJ/Nm^3	37.707	93.935

第Ⅲ編　シェールガス関連触媒

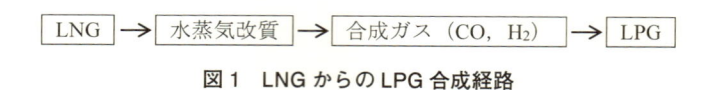

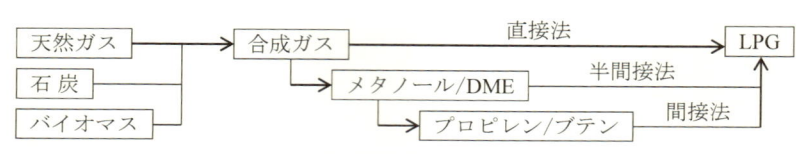

```
LNG → 水蒸気改質 → 合成ガス（CO, H₂）→ LPG
```

図1　LNGからのLPG合成経路

```
天然ガス ┐                    直接法
石　炭　├→ 合成ガス ─────────────→ LPG
バイオマス┘      ├→ メタノール/DME  半間接法
                 └→ プロピレン/ブテン 間接法
```

図2　種々のLPG合成ルート

2. LPGの合成ルート

LNGは直接LPGの原料として用いることはできない。まず水蒸気改質またはサーマル改質により合成ガス（CO, H_2）とされ，合成ガスから直接またはメタノール，DME（ジメチルエーテル）経由で合成される（図1）。

原料は合成ガスであるので，石炭またはバイオマスも原料となりうる。LPGの合成には合成ガスから直接合成する直接法，合成ガスからメタノール，DMEと水素から合成する半間接法，メタノール，DMEからプロピレン，ブテンを合成し水素化してLPGとする間接法が開発されている（図2）。

2.1　間接法

間接法は，アルミナなどの固体酸によりメタノールを脱水することにより容易に得られるDMEからまずプロピレンを合成し，プロピレンを水素化してLNGを合成する方法である。前段のオレフィンの合成は，LPGの合成よりも付加価値の高いプロピレンの合成法として精力的に検討されている技術である。Lurgi社のMTPプロセスと中国独自で開発されたプロセスがそれぞれプロピレン製造目的に中国で稼働し始めている。触媒はExxon Mobil社のMTG（Methanol to Gasoline）プロセスと同様のMFI型ゼオライトが用いられている。後段のプロピレンやブテンの水素化では，既存の水素化触媒であるPd/Al_2O_3またはNi触媒を用いることにより容易にLPGとすることができる。MFIゼオライトを用い0.1〜0.2MPaの条件で反応させるとC_3+C_4約78％，収率約80％のLPGが得られる。触媒寿命は再生なしで1000時間以上の寿命が確認されている[1]（表2）。

2.2　半間接法

半間接法は，DMEに水素雰囲気で脱水・重合を生じさせLPGを得る方法である。水素圧1.0〜2.0MPaの条件でPdを担持したβ-ゼオライトを用いると，C_1+C_2パラフィンを8％，C_3+C_4パラフィンを80％，C_5+C_6パラフィンを12％得ることができる。1000時間以上の触媒寿命が確認されている（表2）。C_5，C_6+成分は原料としてリサイクルすることができるので，最終的に収率90〜95％のLPGを得ることができる[1]（図3）。

表2 間接法,半間接法による結果

	間接法	半間接法
触媒	MFI	Pd/β-ゼオライト
温度,℃	450	450
圧力,MPa	0.1〜0.2	1.0〜2.0
DME濃度,%	5〜10	5〜10
触媒寿命,h(再生なし)	〜1,000	>1,000
生成物分布,%		
C_1+C_2	2〜5	5〜8
C_3	50	50
C_4	28	30
C_5	8	10
C_6+	10〜15	2〜5

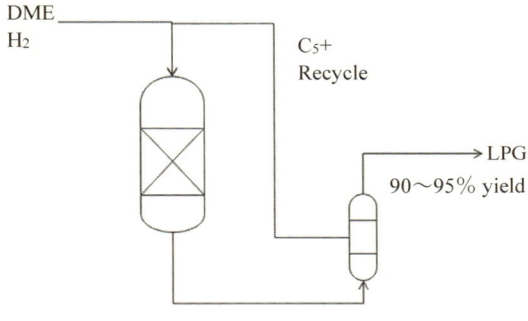

図3 半間接法によるLPGの合成

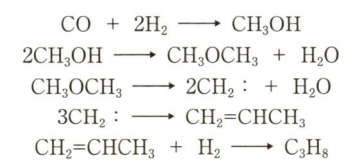

$$CO + 2H_2 \longrightarrow CH_3OH$$
$$2CH_3OH \longrightarrow CH_3OCH_3 + H_2O$$
$$CH_3OCH_3 \longrightarrow 2CH_2: + H_2O$$
$$3CH_2: \longrightarrow CH_2=CHCH_3$$
$$CH_2=CHCH_3 + H_2 \longrightarrow C_3H_8$$

図4 直接法によるLPG合成反応

2.3 直接法

　直接法は合成ガスから直接LPGを合成する方法である。石炭や廃材またはパーム殻などのバイオマスを原料とした合成ガスからも直接LPGを合成する方法として注目されているプロセスである。触媒には合成ガスからメタノール合成触媒とメタノールの脱水触媒とDMEからのプロピレン合成触媒と水素化触媒のハイブリッド触媒であるCu-Zn/Al_2O_3+Pd/β-ゼオライトが見つけ出されている[2]。合成ガスからのLPGの合成ルートは,合成ガスからまずメタノールが合成され,メタノールの脱水により合成されたDMEが脱水してカルベンを生成し,水素化されてプロパンが合成されると考えられる（図4）。

　そのため直接法ではメタノール合成に用いられているCu-Zn触媒とゼオライト触媒によるハイブリッド触媒が多く試されている。ハイブリッド触媒はメタノール合成触媒とゼオライト触媒を物理混合することにより調製されている。Cu-Zn触媒とゼオライトの組み合わせではUSYが最も高い炭化水素収率を示すが,LPGの収率はβ-ゼオライトが高い値を示す。プロパンの選択率ではZSM-5が最も高い。しかし,Cu-Zn触媒はCuのシンターリングにより劣化しやすい。Pd/Ca-SiO_2とβ-ゼオライト（2/1）のハイブリッド触媒は耐久性が高い。Pdに代替するZn-Crとβ-ゼオライトにPdを含浸したPd/β-ゼオライトのハイブリッド触媒は収率も高く耐久性も高い（表3）。

表3 ハイブリッド触媒による直接法によるLPGの合成[2]

ハイブリッド触媒	Pd/Ca-SiO$_2$ β-Zeolite	Zn-Cr β-Zeolite	Pd/Zn-Cr β-Zeolite	Zn-Cr Pd/β-Zeolite	Pd/Zn-Cr Pd/β-Zeolite
反応温度, ℃	375	375	400	400	400
CO転化率, %	87.4	66.2	86.1	75.0	80.2
収率, C%					
H.C.	54.2	36	52.7	42.3	46.3
DME	0.6	0.0	0.0	0.0	0.0
CO$_2$	32.7	30.2	33.4	32.8	33.9
H.C. 組成					
C$_1$	7.8	1.9	3.2	7.4	7.4
C$_2$	10.4	3.7	6.6	8.1	8.1
LPG (C$_3$+C$_4$)	76.4	75.5	81.9	78.9	78.9
C$_5$	4.1	14.4	6.8	4.3	4.3
C$_6$+	1.2	4.3	1.5	1.3	1.3

W/F=9.0g・h/mol, 5.1MPa, Ar/H$_2$/CO=3/65/32, メタノール合成触媒/β-Zeolite=2/1

　メタノール合成触媒は，反応中生成する水と未反応のCOと水性ガスシフト反応を生じCO$_2$とH$_2$が生成するので，CO$_2$を原料ガスに添加してシフト反応を抑制し，CO$_2$の生成を抑制することができることが実証されている[2]。また，この反応ではメタノール合成にCO$_2$を用いることができると同様に，CO$_2$も原料として用いることも可能である。

3. おわりに

　LPGは室温で容易に液化し運搬することができるため，小規模のLNGガス田からの輸送または分散型燃料として見直されている。LNGからのLPGの合成プロセスは，石炭またはバイオガスからの合成ガスを原料として利用することも可能である。結果として，石油随伴ガスとしてのLPGの価格の高騰を抑制することのできる技術でもある。

文　献

1) 経済産業省資源エネルギー庁，資源・燃料部石油流通課「石油ガス合成技術開発事業」，2006年度成果報告書Ⅱ-1
2) 朝見賢二，エネルギー触媒技術，サイエンス＆テクノロジー, 74 (2010)

35 シェールガス革命によって変わる工業触媒

　米国で始まったシェールガス革命は，予想したより急速に世界の石油化学に変革をもたらしつつある。シェールガスを用いたプラントが米国で稼働するのは3～4年先であるが，中東諸国での大型エタンクラッカーが次々と稼働し始めたことにより，従来のナフサクラッカーからのエチレン価格では競合できず，エチレンセンターでは縮小や撤退が計画されている。従来の日本の石油化学はナフサ中心のコンビナートであったが，新たにシェールガスが石油化学品原料に用いられると，天然ガス中心のコンビナートへの再編が必要とされる。新しいプロセスの導入は工業触媒の開発が鍵である。

1. 今後の石油価格

　米国 DOE は 2012 年 10 月の報告書（Energy Out Look 2012）で 2035 年の石油価格を Reference で USD150/bbl と予測している（**図1**）。石油を原料としたナフサを用いたスチームクラッキングによるオレフィンも連動して高騰することになる。石油価格が安価なケースでは，シェールガスの開発は急がれないが，USD100/bbl 以上ではシェールガスの開発は大きく促進されることになる。

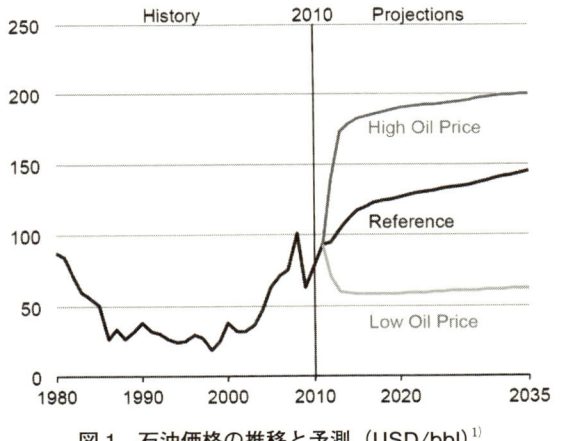

図1　石油価格の推移と予測（USD/bbl）[1]

第Ⅲ編　シェールガス関連触媒

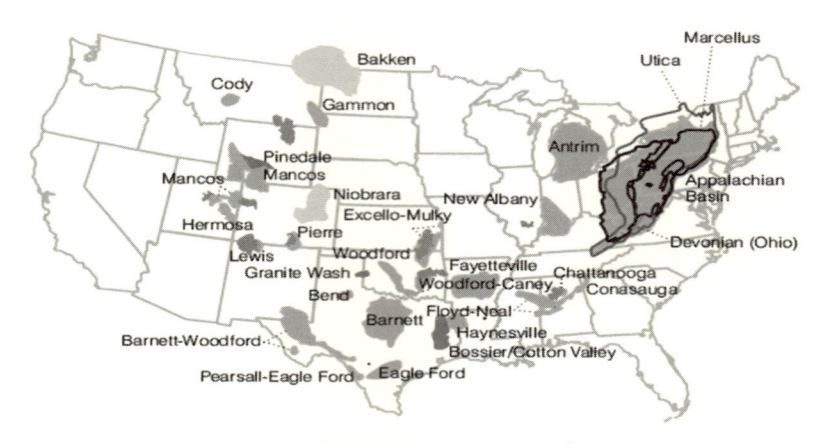

図2　米国シェールガス埋蔵分布[1]

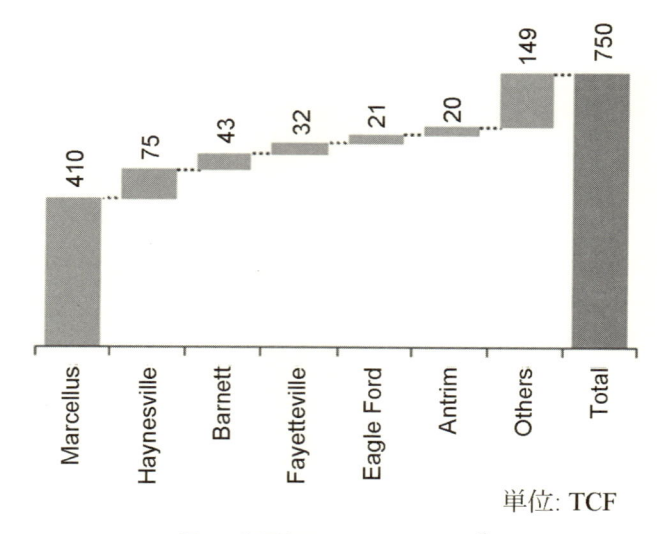

図3　米国シェールガス埋蔵量[2]

単位: TCF

2. シェールガス

2.1 シェールガス埋蔵量

　頁岩に含有するシェールガスは，米国だけではなく全世界的に埋蔵量が分散していることが確認されている。米国では埋蔵シェールガスが詳細に調べられつつある（図2）。

　DOE は，2010 年には米国のシェールガス埋蔵量が 750TCF[注1] あると発表している（図3）が，2012 年には技術的に可能な埋蔵量は 482TCF と下方修正している。いずれにしろ膨大な埋蔵量である。

　埋蔵量が多いのは米国北東部の Marcellus であるが，Marcellus にはエタンは含有するが C_3，C_4 はほとんど含有しない。テキサス州の Eagle Ford は C_3，C_4 含有量が多く石油化学品原料として価値が

注1）　TCF：Trillion cubic feet

表1　シェールガス組成例[3]

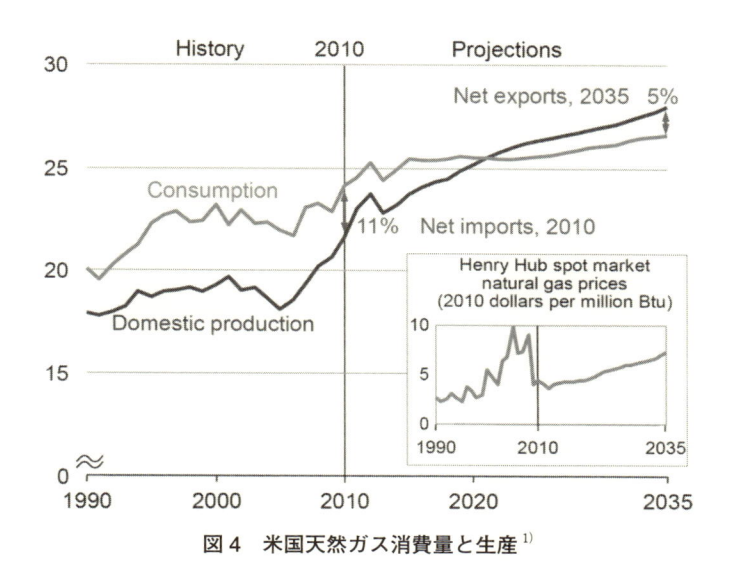

組成	各地シェールガス組成例（Vol%）			
	Marcellus	Appalachian	Haynesville	Eagle Ford
メタン	97.131	79.084	96.323	74.595
エタン	2.441	17.705	1.084	13.824
プロパン	0.095	0.566	0.205	5.425
C_4+	0.014	0.034	0.203	4.462
ヘキサン+	0.001	0.000	0.061	0.478
CO_2	0.040	0.073	1.816	1.536
N_2	0.279	2.537	0.369	0.157
Total	100.0	100.0	100.1	100.5

図4　米国天然ガス消費量と生産[1]

あるが，4～5年で消費されてしまうと予測されている[1,2]。

2.2　シェールガス組成

シェールガス組成は産出地によって異なる。今後，試掘が進むことにより組成の精度は明確になってくると思われる。場所によってC_3, C_4留分も含有している（表1）。

2.3　シェールガスの消費量

米国の1990～2035年の天然ガスの国内消費量とシェールガスを含む国内生産量がDOEにより予測されている（図4）。2010年には米国は国内消費量の11%を輸入している。輸出できるようになるのは

第Ⅲ編　シェールガス関連触媒

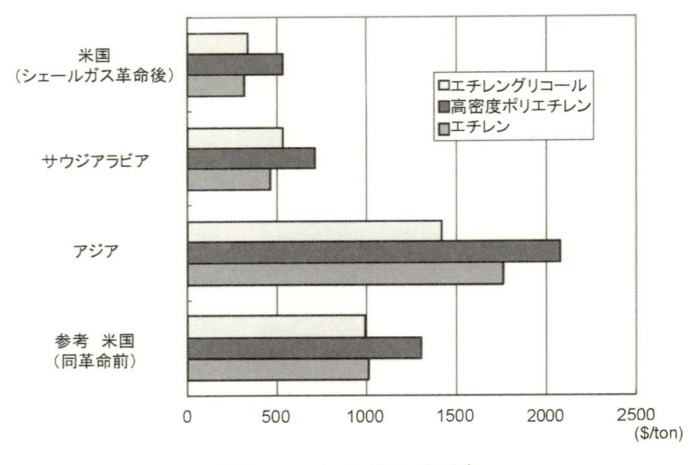

図5　エチレン価格予想[4]

2025年からであるが，2035年でも輸出余力は5％しかない。米国シェールガスの日本への輸入は容易ではないと思われる。

3. シェールガスの利用

3.1　エチレン

現在は中東の石油随伴ガスに含有するエタンをスチームクラッキングしたエチレン価格が最も安価で，ナフサクラッカーエチレンの約1/3であるが，シェールガス原料エタンベースだと約1/4と予想されている（図5）。中東だけでなく米国がポリエチレンなどのエチレン誘導品の輸出大国になると予想される。

3.2　既存技術によるシェールガス利用

シェールガスに含有するエタンはスチームクラッキングによりエチレンとされ，ポリエチレンなどの石化原料とされるが，メタンはそのままでは利用しにくい。現在開発されている方法は，一旦，Ni/Al_2O_3触媒などにより水蒸気改質やオートサーマル改質し，合成ガス（CO, H_2）としてからCo/Al_2O_3やCo/ZrO_2触媒を用いたFT合成により液体燃料にする方法と，合成ガスからCu-Zn/Al_2O_3によりメタノールを合成し，メタノールからZSM-5によりガソリン（MTG）やSAPO-34によりエチレン，プロピレンを合成する方法（MTO，MTP）である。プロパンの含有量が高ければ脱水素によるプロピレンへの変換や，旭化成の開発したプロパンのアンモキシディーションによるアクリロニトリルの合成が可能である（図6）。

3.3　シェールガス利用開発中の触媒

シェールガスを原料として製造される燃料，エチレン，プロピレン，ブタジエン，芳香族の製造に必要な開発中の技術と触媒を表2に示す。ゼオライト触媒が主要な役割を果たしている。

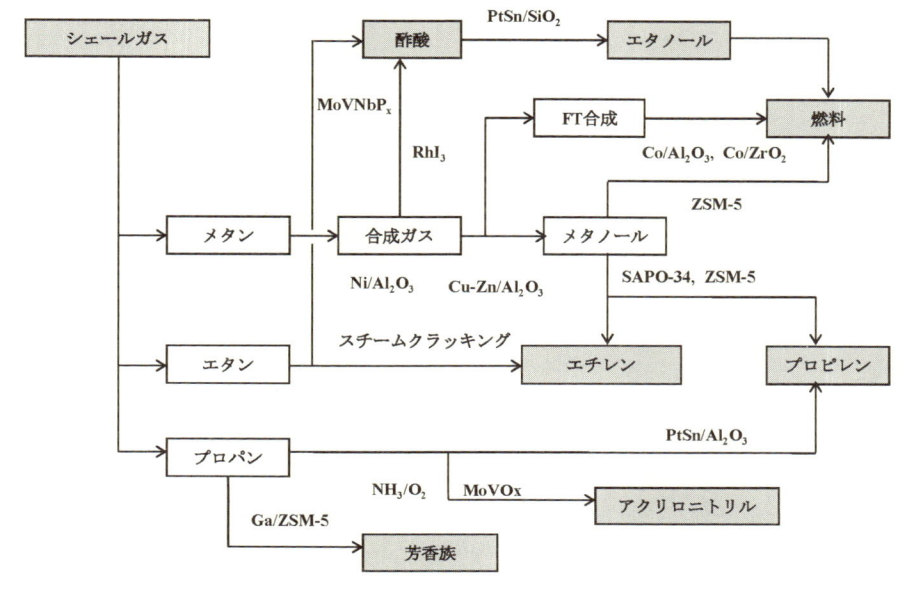

図6 シェールガス利用触媒例

表2 シェールガス関連触媒プロセス例

シェールガスからの誘導品	プロセス	触媒	工業化
合成ガス	SMR	Ni/Al$_2$O$_3$	Topsoe, KBR 他
合成ガス	ATR	NiO/α-Al$_2$O$_3$Ca(AlO$_2$)$_2$	Topsoe, KBR
合成ガス	部分酸化	Rh-Sm/Honeycomb	Pilot
合成ガスから軽油	FT 合成	Co/SiO$_2$, Co/Al$_2$O$_3$	Sasol, Shell
合成ガスの液化	小型FT 合成	Co, Rh	Pilot
合成ガスからメタノール	メタノール合成	Cu-Zn/Al$_2$O$_3$	JM, KBR
メタノールからガソリン	MTG	ZSM-5	ExxonMobil
エタノール（燃料）	酢酸の水素化	Pt-Sn/SiO$_2$	Cellanese
メタノールからプロピレン	MTP	ZSM-5	Lurgi
メタノールからエチレン，プロピレン	DMTO-II MTO	SAPO-34	大連化学物理研究所 UOP
メタンからプロピレン	CH$_3$Br 経由	ZSM-5	
エチレンからプロピレン		SAPO-34	三菱化学
エチレンからブタジエン	酸化脱水素	MoBiFeCoCs/SiO$_2$	三井化学
プロパンの脱水素	Catfin	Pt-Sn/Al$_2$O$_3$	UOP
プロパンから芳香族	Cyclar Z-Former	Ga-Silicate	UOP JX 日鉱日石・千代田

4. おわりに

　石油化学品の中で特に量の多いポリエチレンは，原料の安価な中東そしてシェールガスのエタンを用いた米国の生産が増加し，日本を含むアジアは輸入せざるを得なくなると予想される。国内のポリエチレンの生産はなくなるかもしれない。しかし，電力などの国内で消費するエネルギーは天然ガスの輸入に頼らざるを得ない。エネルギー源として輸入される天然ガスを化学品原料として用いる新たな天然ガスコンビナートの構築と米国でのシェールガス事業への参入の可否が今後の石油化学各社の命運を左右すると思われる。

文　　献

1) DOE/EIA-0383, Annual Energy Outlook 2012, June（2012）
2) B. B. Singh, J. N. Swamy, Chemical Market Resources
3) Pipline & Gas Journal Vol.240, No.2 Feb.（2013）
4) PwC, "Shale Gas Reshaping the US chemical industry" October（2012）

第Ⅳ編

バイオマス関連触媒

36 バイオマスからのプロピレングリコール製造触媒

　再生可能な資源としてバイオマスを用いた化学品の製造技術が注目を集めている。バイオマス利用の合成反応の工業化はまだ先だと思われていたが，石油を原料とした合成ルートの長いプロセスやグリーン的でない製法はバイオマスの利用に変わりつつある。海外ではすでにバイオマスを原料としたプロピレングリコール（1,2-プロパンジオール）の製造が始まっている。

1. プロピレンから PG

1.1　クロルヒドリン法

　プロピレングリコール（以下 PG）の日本での生産量は約 18 万トン/年で，需要の約 70％がウレタン原料であり，ほかに不飽和ポリエステル，不凍液，食品添加剤や化粧品に用いられている。世界の生産量は約 150 万トンで，原料のプロピレンオキサイド（PO）の半量はプロピレンのエピクロルヒドリン法で，残り半量はヒドロペルオキシド法で製造されている。

　日本では旭硝子とトクヤマがクロルヒドリン法で PG を製造している。クロルヒドリン法はプロピレンを塩素化し，$Ca(OH)_2$ で脱塩素エポキシ化を行う反応である。クロルヒドリン法では PO を 1 トン製造するのに約 1.4 トンの塩素と約 1 トンの消石灰が必要で，約 2 トンの $CaCl_2$ と多量の水を副生する。グリーンプロセスとは言い難いプロセスである（図 1）。

1.2　ヒドロペルオキシド法

　ヒドロペルオキシド法は，イソブタンまたはエチルベンゼンを液相中で酸化し過酸化物とし，プロピレンの酸化剤として用いる方法である。エチルベンゼンの場合は，過酸化物であるヒドロペルオキシエチルベンゼンはプロピレンを酸化しメチルフェニルカルビノールに還元され，さらに TiO_2/Al_2O_3 触媒

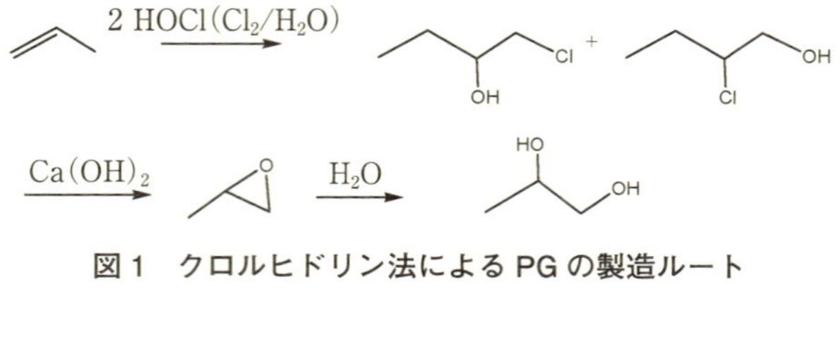

図 1　クロルヒドリン法による PG の製造ルート

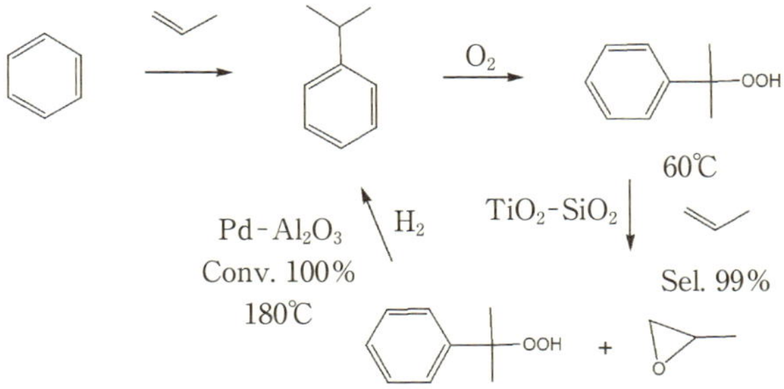

図 2　住友化学の開発したプロピレンオキサイドプロセス

により脱水されスチレンとされる。いわゆるスチレン併産法である。

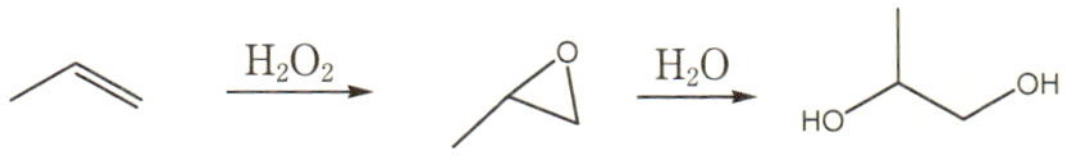

図 3　H_2O_2 によるプロピレンの直接酸化による PG の製造ルート

住友化学はキュメンハイドロパーオキサイドを酸化剤に用い，高収率でプロピレンオキサイドを製造する技術を開発し工業化した。メソポーラス構造の TiO_2-SiO_2 が触媒として用いられている。プロピレン酸化後のクミルアルコールは Pd/Al_2O_3 で水素化分解しキュメンとされ，原料に戻されている。プロピレンオキサイドの単産法である（**図 2**）。

BASF 社と Dow 社は共同で，また Evonik 社はそれぞれ過酸化水素を酸化剤とした新プロセスを開発し，BASF は 30 万トンのプラントをベルギー Antwerp で稼働させたと今年 3 月にプレスリリースした。触媒はチタノシリケートでメタノールを導入することにより選択酸化が進行する（**図 3**）。

2.　グリセロールから PG

2.1　グリセロール

天然の油脂はトリグリセラードとして存在している。グリセロールは，油脂を 250～260℃，5～6 MPa，2～3 時間の無触媒加水分解することにより，99% 近い収率で得られている（**図 4**）。また，石けんや高級アルコールの製造時に副生する。不純物を多く含有しているので活性白土や蒸留により精製されている。

バイオディーゼル油として考えられている FAME（Fatty acid methyl ester）は，トリグリセライドである油脂とメタノールとエステル交換反応により製造される。そうなると，グリセロールが多量に副生する可能性がある。触媒として NaOH や Na メチラートが用いられる（**図 5**）。

$$\begin{array}{l} CH_2OCOR_1 \\ | \\ CHOCOR_2 \\ | \\ CH_2OCOR_3 \end{array} + 3\,H_2O \longrightarrow \begin{array}{l} CH_2OH \\ | \\ CHOH \\ | \\ CH_2OH \end{array} + \begin{array}{l} R_1COOH \\ R_2COOH \\ R_3COOH \end{array}$$

図 4　脂肪酸製造時に副生するグリセロール

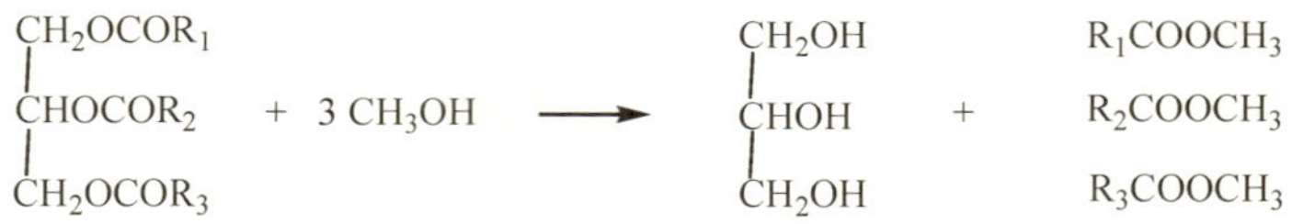

図5 油脂のエステル交換によるFAMEの合成

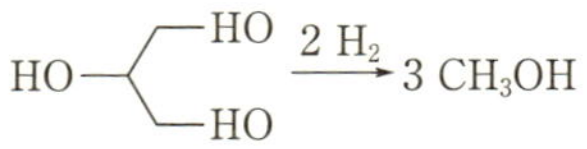

図6 グリセロールからメタノールの合成

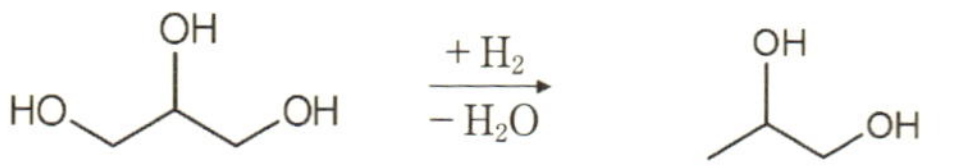

図7 グリセロールの脱水水素化によるPGの製造

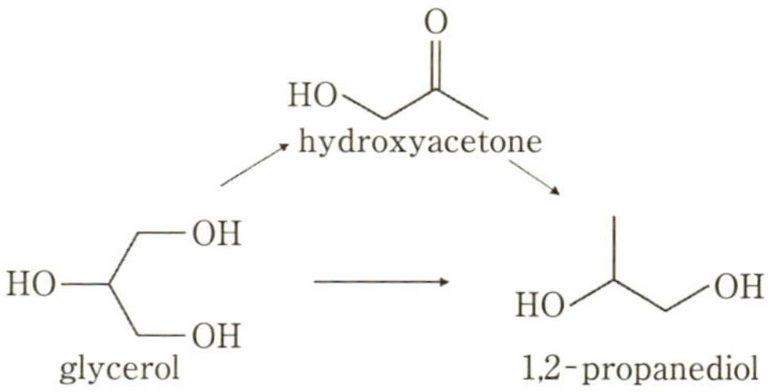

図8 ヒドロキシアセトンを経由するグリセロールの脱水素化によるPGの合成

エステル交換には3モルのメタノールが必要である。メタノールは，天然ガスかグリセロールのNi触媒による水蒸気改質により製造される水素と一酸化炭素から合成できるが，グリセリンを直接水素化分解することによっても得られる。Oxford大学は貴金属担持触媒を用いて，100℃，20barの条件でメタノールが合成できることを発表した（図6）[1]。また，FAMEはディーゼル油として品質上の問題があるため，フィンランドのNeste Oil社はパーム油の水素化分解によるディーゼル油の生産を開始した。いずれの場合もグリセロールは副生しない。

2.2 グリセロールの脱水水素化

グリセロールの脱水水素化によりPGを合成することができる。

米国のCargill社は，グリセロールを原料としたプロピレングリコールプラント6万5000トン/年を2007年に稼働させている。米国のGTC Technology社は中国のLanzhou InstituteとGT-ProGプロセスを開発し，ライセンシングを開始した。触媒は担持金属酸化物で，反応条件は190℃，4〜8 MPa，Conv.：70%，Sel.：>95%と開示されている[2]。Cu-ZnOx（Cu/Zn＝0.89）触媒では，270℃，100bar，触媒/グリセロール＝0.15，グリセロール：300g/l，2時間の反応条件で転化率96%，選択率PG：86%，EG：4%，PrOH：3.5%が得られている[3]。

米国Missouri-Columbia大学のSuppes教授はCu-CrOx触媒により，反応蒸留を用いて220℃，1.0MPaという低圧での合成法を発表し，2006年米国グリーンケミストリー大統領賞のAcademic awardを受賞している。触媒の組成は，40〜60%CuO-40〜50%Cr_2O_3である[4]。水素圧を低くすることにより，ヒドロキシアセトン（アセトール）の収率を上げることができる。反応蒸留によりアセトールの収率を>90%で得ている。アセトールは水素化することにより>95%の収率でPGとすることができる。化石資源からのアセトールは約$5/lbであるが，Suppesの方法では約50セントで製造できるといわれている。2万5000トン/年の最初のコマーシャルプラントが06年10月完成したはずである[5]。

Ni-Ru/カーボンを用いると，PG，EG がそれぞれ選択率76％と3％で得られると報告されている[6]。Schuster は 68％CoO-17％CuO-6％MnO_2-4％H_3PO_4-5％MoO_3 触媒により固定床で 86.5％純度のグリセロールを用い，反応条件は 210～220℃，295bar と厳しいが 92％の収率で PG を得ている[7]。三井化学は 2008 年 8 月，グリセリンから収率 95％で PG が得られる触媒を開発したとプレスリリースしている。触媒については開示されていない。

3. 乳酸から PG

3.1 乳酸原料
乳酸はデンプンやグルコースから発酵法により容易に得ることができる。Cargill-Dow 社はすでに，トウモロコシからのデンプンを原料として発酵法により乳酸を製造し 14 万トン/年のポリ乳酸プラントを稼働させている。乳酸はグリセロールから NaOH により 300℃，10MPa，90min で 90％の収率で得ることもできる[8]。

3.2 乳酸の水素化脱水
乳酸の水素化脱水による PG は，2.5％Ru 2.5％Re/カーボン粉末により得ることができる。反応条件は 150℃，2500psi，4 hrs で，Conv.：95.8％，Yield：92.3％である[9]。

4. ソルビトールから PG

4.1 ソルビトール
ソルビトールはグルコースまたはデンプンの水素化により製造することができる。ソルビトールの水素化は，懸濁床ではスポンジ Ni 触媒や Ru/カーボン粉末，固定床では Ru/Al_2O_3 や Ru/カーボン粒により行われている。木質資源からバイオエタノールの製造が検討されているが，木質資源のセルロースは糖化されるとグルコースが生成される。発酵してエタノールを製造するのではなく，化学品原料のソルビトールとされるべきである。

4.2 ソルビトールの水素化分解
PG はソルビトールの水素化分解により 1 段で合成することができる（図 10）。Ni-Ru/カーボンを用いると水溶媒，200℃，1200psig で PG，EG がそれぞれ選択率 76％，3％で得られる。活性の序列は，

Ni-Ru/Granular or Extruded Norit Carbon＞Ni-Ru/ZrO_2，Ni-Ru/TiO_2

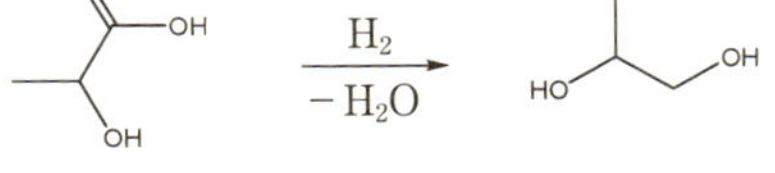

図 9　乳酸の水素化脱水による PG の製造

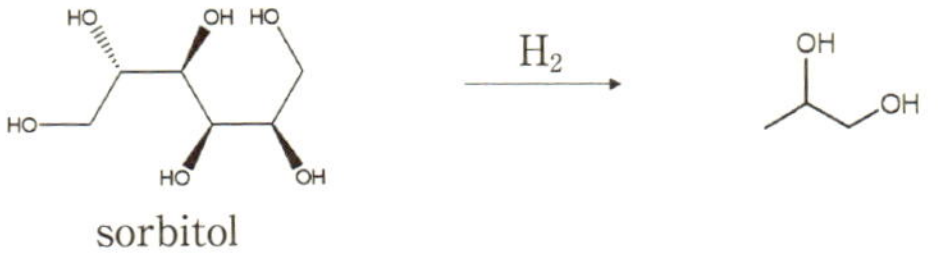

図 10　ソルビトールから PG

と報告されている[10]。

　International Polyol Chemicals 社はソルビトールからプロピレングリコールの製造プロセスを開発し，中国で実証プラントを建設した。1万トン/年プラントで中国の Changchun で2004年から稼働している。2基目は20万トン/年プラントで建設中であり2006～07年に稼働と報じられている。触媒は担持 Ni 触媒で反応条件は100～300℃，7～30MPa，溶媒は水で未反応のソルビトールはリサイクルされ，生成物はプロピレングリコール，エチレングリコールとグリセロールである[11]。

5. おわりに

　バイオマスを原料としたプロピレングリコールの製造が始まっている。グリセロールがどの程度副生するのか，バイオディーゼルに FAME が使われるかどうか，FAME のメタノールをどうするかで，グリセロールの価格と供給が大きく変動しそうである。PG 原料としてグルコースが有力であると思われる。穀物デンプン以外の草本類からのグルコースの製造技術の確立が急がれる。

文　献

1) http://www.isis-innovation.com/news/biofuelfromwastematerialdiscovered.html
2) Z. Ding, GTC Technology biofuels Q4 2008 29
3) B. Casale *et al.*, USP5,214,219
4) Suppes, WO 2007/053705
5) http://wwwgscn.net/r&d/
6) Pacific Northwest National Laboratory, UOP
7) L. Schuster *et al.*, USP 5,616,817
8) 岸田央範，日立造船技法，**67**（1），(2007)
9) Battelle Memorial Institute, USP6,841,085 B2
10) Pacific Northwest National Laboratory, UOP
11) http://www.agbob.com/polyol.htm

37 バイオマスによるアクリル酸の合成

アクリル酸は主にプロピレンの酸化により製造されている。反応は1段目でプロピレンのアクロレインへの酸化を行い，2段目でアクロレインのアクリル酸への酸化が行われている。中間体であるアクロレインはバイオマス原料であるグリセロールの脱水により合成できるため，グリセロールが新たなアクリル酸の原料として注目されている。

1. アクリル酸の用途

アクリル酸は世界で約340万トン（2005年）製造されている。アクリル酸は機能性ポリマーとして，年数パーセントの需要の増加を確実に続けている。アクリル酸とアルコールによるアクリル酸エステルは，主としてアクリル繊維や塗料，接着剤に用いられている。アクリル酸は特におむつや生理用品，農業資材などに用いられる吸水ポリマー（SAP）の原料として需要の増加が著しい（**表1**）。2006年では世界のSAPの生産能力は約140万トンまで増加している。

SAPはアクリル酸にNaOHを加え部分中和させ，アクリル酸とアクリル酸Naとしたのち，モノビニルエーテルなどの架橋剤を添加し過硫酸ナトリウムなどのラジカル重合開始剤を触媒として加え，生成したゲルを粉砕，乾燥して製造されている（**図1**）。SAPは水を加えるとヒドロゲルを生成して数百倍の水を吸収し，少々の力では水分は分離しない保水特性をもつ。

表1 アクリル酸の用途

用途	割合
アクリル酸エステル	50%
吸水ポリマー（SAP）	32%
ポリアクリル酸	11%
その他	7%

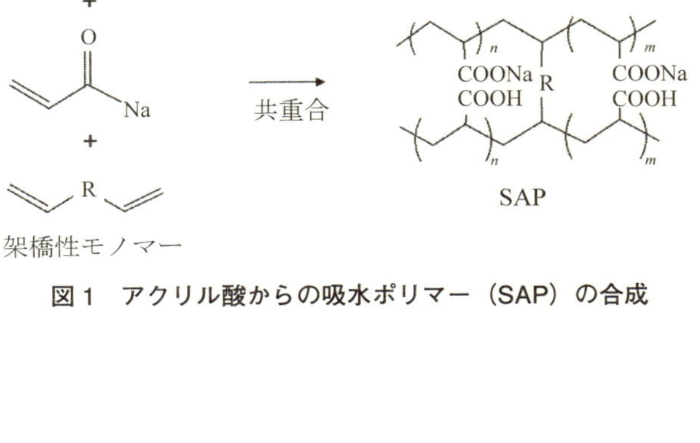

図1 アクリル酸からの吸水ポリマー（SAP）の合成

プロピレンの酸化によるアクロレイン
$CH_2=CHCH_3 + O_2 \longrightarrow CH_2=CHCHO + 81.4\,kcal/mol$

アクロレインの酸化によるアクリル酸
$CH_2=CHCHO + 1/2\,O_2 \longrightarrow CH_2=CHCOOH + 60.7\,kcal/mol$

副反応によるCO_2の生成
$CH_2=CHCH_3 + 9/2\,O_2 \longrightarrow 3CO_2 + 3H_2O + 492\,kcal/mol$

図2　プロピレンからのアクリル酸への酸化反応

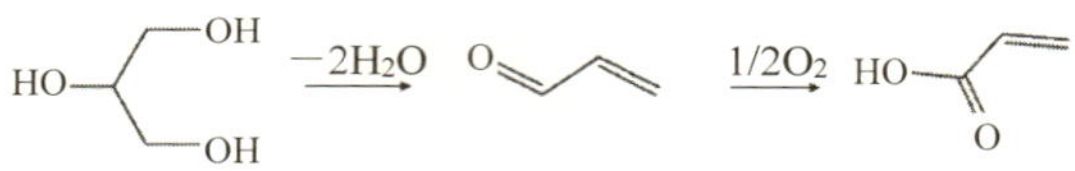

図3　グリセロールからのアクリル酸の合成反応

2. プロピレンからのアクリル酸の合成

プロピレンの選択酸化によるアクリル酸の合成反応は，大きな発熱反応であるので，選択性を上げるために1段目でアクロレインへの酸化を行い，2段目でアクロレインのアクリル酸への酸化が行われている（図2）。1段目では，たとえばMo-Bi-Fe-Co(Ni)担持触媒を用いると，300～350℃で95％前後の収率でアクロレインが得られる。2段目では，α-Al_2O_3やSiO_2-Al_2O_3，SiCなどを担体としたMo-VOxにより，約300℃で75％以上の収率でアクリル酸が得られている。触媒寿命は2～3年と推定される。

3. グリセロールの脱水によるアクロレインの合成

アクリル酸原料のプロピレンはポリプロピレンやアクリロニトリル原料としての需要が増大しつつあり，将来の供給は十分とはいえない。バイオマスである脂肪酸の副生成物またはグルコースから誘導できるグリセロールは，アクリル酸の原料として用いられる可能性が高い。アクリル酸の中間体であるアクロレインがグリセロールの脱水により容易に合成可能だからである。アクロレインはアリルアルコール，ピリジンやメチオニンの原料としても用いられる。バイオマス由来のグリセロールの利用は二酸化炭素削減にも役立つ（図3）。

3.1 ヘテロポリ酸

中国の清華大学のSongは，グリセロールからのアクロレインの合成に，ヘテロポリ酸担持触媒を気相で用いている。$H_2W_{12}PO_{40}$/α-Al_2O_3は活性劣化が早いが，650℃で焼成した$H_2W_{12}PO_{40}$/ZrO_2は転化率79％以上，アクロレインの選択率は70％で，少なくても10時間は活性劣化していないことが報告されている[1]。

一方，千葉大学の佐藤教授は，$H_4SiW_{12}O_{40}$/SiO_2が転化率98.7％でアクロレインの選択率は72.3％であるが，10nmのメソ孔をもつバイモダルSiO_2は転化率100％で選択率は87％と報告している[2]。

表2 H-MFIによる再生結果[4]

	新触媒	再生前 （18hr 使用後）	再生条件	
			360℃×18hr	600℃×約1 hr
SV （hr^{-1}）	640	640	640	950
グリセロール転化率（％）	100	83.4	99.6	98.6
アクロレイン収率（％）	63.0	41.0	62.8	61.1

反応器加熱温度：360℃

セルロース → グルコース → ソルビトール → グリセロール → アクロレイン

図4 セルロースからのアクロレイン合成ルート

3.2 ゼオライト

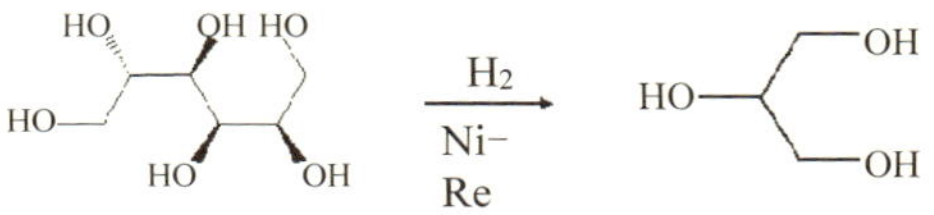

固体酸としてのZSM-5がグリセロールの脱水触媒として有効である。日本触媒は，H-MFIを用いると，転化率100％，選択率72.3％でアクロレインが得られることを開示している。反応条件は360℃，SV：640hr^{-1}である[3]。

図5 ソルビトールの水素化分解によるグリセロールの合成

カーボン質の付着により活性は劣化するが，600℃，約1時間の酸化処理によるデコーキングにより再生可能である（表2）[4]。

3.3 WO$_3$/ZrO$_2$

ドイツ・アーヘン工科大学のHülderichは，ジルコニア担持固体酸（WO$_3$/ZrO$_2$）が，グルコースからアクロレインへの脱水反応で安定して転化率99％，選択率70.5％で得られることを発表している[5]。

3.4 H$_3$PO$_4$/α-Al$_2$O$_3$

一方，α-アルミナ担持リン酸は，きわめて安定して脱水反応を進行させている。20％グリセロールの水溶液をガス化し，300℃でH$_3$PO$_4$/α-Al$_2$O$_3$を通すと，グリセロールの転化率100％，アクロレインの選択率70.5％，ほかに副生成物として10％の1-ヒドロキシアセトンが得られている。触媒は少なくとも60時間は劣化していない[6]。

1-ヒドロキシアセトンは水素化すれば容易にプロピレングリコールとすることができる。

4. バイオ原料

アクロレインのアクリル酸への酸化は，既存のMo-VOx触媒で容易に行うことができる。グリセロールはバイオディーゼルの副生物としての供給が期待されているが，エステル化油が含酸素化合物で不安定なため，完全水素化によるバイオディーゼル油の製造がフィンランドのNeste Oil社などにより開始されている。その場合，グリセロールは副生しないが，グリセロールはセルロースから得ることも可能である。

第Ⅳ編　バイオマス関連触媒

　グルコースを水素化するとソルビトールが得られる。プロセスはいまだ確立されていないが，ソルビトールを，たとえばNi-Re/カーボン粉末を用い水素化分解すれば，グリセロールが得られている[7]。バイオ資源としてセルロースからのアクロレインの触媒反応を用いた合成ルートの研究が必要である。

5. おわりに

　日本触媒は，触媒の詳細は明らかにしていないが酸塩基担持触媒を用いて80～90％のアクロレイン収率を目標に最適条件を探索中で，2009年度中にベンチ試験を終了し，09～10年パイロット設備を姫路製造所に建設し，12年には商業プラントをスタートすることを発表している。このプロジェクトは今年度NEDOのイノベーション実用化開発費助成対象として採択されている[8]。バイオマス由来のアクリル酸の工業化の時期は，今後の原油価格とプロピレンの供給状況そしてグリセロールの市況の変化により決まると考えられるが，アクリル酸はバイオマスが石油化学品の代替となる至近距離にある化学品の一つである。

文　献

1) S.-H. Chai, Y. Liang, B.-Q. Xu, 14ICC pre-symposium Kyoto, OC307 (2008)
2) 佃，佐藤，高橋，袖澤，第98回触媒討論会，A93 (2006)
3) 日本触媒，JP 2008-162908A
4) 日本触媒，JP 2008-110298A
5) W. H. Hülderich, A. Ulgen, S. Sabater, 14ICC pre-symposium, Kyoto, P2113 (2008)
6) USP 5387720 (1995)
7) O. Werpy, Battle memorial Institute, USP 6,992,209 (2004)
8) *Chem. Eng.*, **10**, 14 (2009)

38 1,3-プロパンジオール製造触媒

　1,3-PD は低刺激性であることから，日用品としてはパーソナルケアや液体洗剤，工業的には低毒性であり生分解性であるので不凍液や熱媒体としての用途が期待されている。ほかに高機能ポリオールや熱可塑性エラストマー原料としても期待されている。1,3-PD から製造される PTT は，軟らかさや伸縮性，回復力などに優れているため次世代の繊維として注目されている。

1. 1,3-PD

　バイオマスを用いた化学品は，一般的に石油を原料とした化学品と価格的に競合しにくい。しかし，1,3-プロパンジオール（1,3-PD）は競合可能である。

　1,3-PD は，DuPont 社が開発した Sorona と呼ばれるポリトリメチレンテレフタレート（PTT）の原料として用いられる。PTT はナイロンとポリエステルの両方の特性を兼ね備える夢の合成繊維といわれている。DuPont Tate & Lyle Bio Products 社は 1 億ドルの建設費をかけて，トウモロコシ原料のグルコースから 4 万 5000 トン/年の 1,3-PD の合成プラントを 2006 年 11 月に稼働させた。07 年米国化学会から Heroes of Chemistry 賞を受賞している。1,3-PD は今後の大型化学品として期待されている。

　PTT は 1,3-PD とテレフタル酸との縮重合により得られる。縮重合反応には，たとえばテトラプロポキシチタン（$Ti(OR_6)_4$）のようなチタンアルコキシド触媒が用いられる（図 1）。

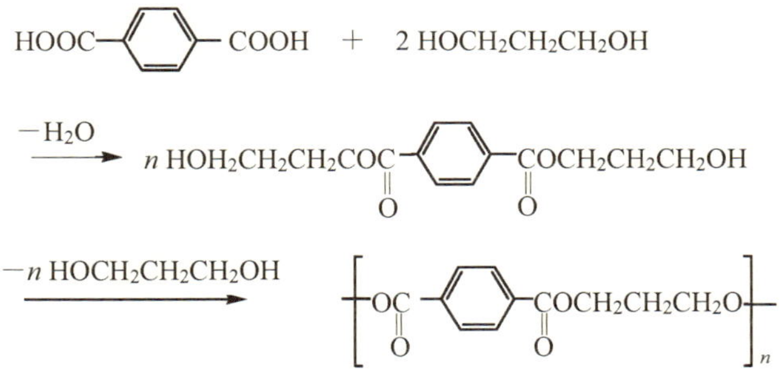

図 1　縮重合反応による PTT の合成

表1 1,3-PDメーカー

メーカー	工場	製法	生産能力（トン/年）
Shell	Geismar（米国）	EO法	75,000
	Altamira（Mexico）	EO法	120,000
Evonik	ドイツ	アクロレイン法	9,000
DuPont Tate & Lyle BioProducts	Loudon（米国）	バイオ法	45,000

図2 Shell社による1,3-PD製造ルート

2. 1,3-PDの製造メーカー

1,3-PDの製造メーカーは世界で3社のみである（表1）。Shell社はエチレンオキサイド，Evonik社はアクロレイン，DuPont Tate & Lyle BioProducts社はグルコースを原料としたバイオ法である。今後，中国でもバイオ法によるプラントの建設が行われると予想されている。

3. 1,3-PDの製法

3.1 エチレンオキサイドのヒドロホルミル化

Shell社はエチレンオキサイドをMTBEなどの非水系溶媒中CO，H_2でヒドロホルミル化し，3-ヒドロキシプロピオンアルデヒド（3-HPA）を合成している（図2）。3-HPAは水の添加により水相に抽出されたのち，1,3-PDは水素化して得られている。有機相に分離されたCoカルボニル錯体と未反応物はリサイクルされている。カルボン酸塩を原料とすると遊離カルボン酸が副生成物を生成し，Co錯体の回収または再循環を容易にできないので，水酸化物などのCo塩を用いる方法が提案されている。Coカルボニル触媒はあらかじめ有機溶媒中，120℃，10MPa，H_2/CO雰囲気で調製されている。系内では$Co_2(CO)_8$と$HCo(CO)_4$の平衡混合物となっている。ヒドロホルミル化の反応条件は，80℃，7～11MPa，水素化はわずかに酸性条件で還元Niが固定床で用いられていると思われる[1]。

エチレンオキサイドからH_2/CO=2/1（モル比）により直接1,3-PDを合成するプロセスの開発も行われている。ジエチルエーテルを溶媒に用い触媒に$(PPh_3)_2Co_2(CO)_6$を用いると，125～180℃，9～11MPaの条件で92%の収率で直接1,3-PDが得られる[2]。

3.2 アクロレインの水和

Evonik（旧Degussa）社は，プロピレンの酸化により得られるアクロレインの水和により3-ヒドロキシプロピオンアルデヒドを合成し，続いて水素化し1,3-PDを製造している。アクロレインの水和には酸性イオン交換樹脂が60℃で用いられている。3-ヒドロキシプロピオンアルデヒドは，スポンジNi触媒で水素化し転化率99.3%，選択率100%で1,3-プロパンジオールを得ている（図3）。Evonik社は

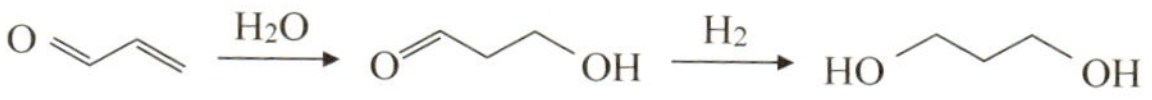

図3　Evonik社による1,3-PD製造ルート

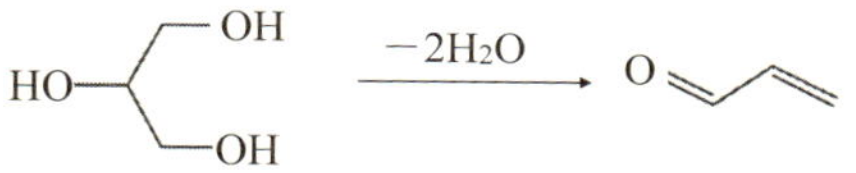

図4　グリセリンの脱水によるアクロレインの合成

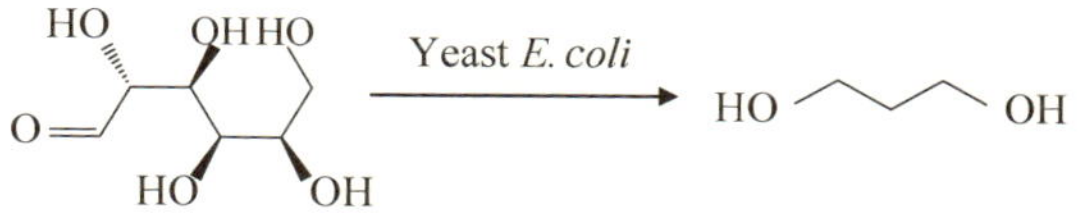

図5　グルコースから1,3-PDの合成

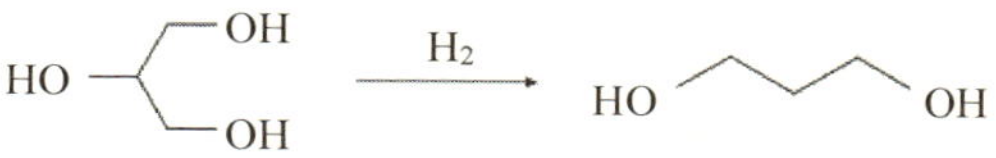

バイオマス由来のアクロレインが安価であればいつでも原料を切り替えることが可能だとしている。

アクロレインはグリセロールの固体酸触媒による脱水反応により得ることができる。ZSM-5やシリカアルミナなども検討されているが，$H_3PO_4/α-Al_2O_3$ を用いると20%グルコース水溶液は300℃で転化率100%，選択率70.5%でアクロレインに脱水される。同時に副生成物として1-ヒドロキシアセトンが10%生成する（図4）[3]。

図6　グリセロールの水素化による1,3-PDの合成

3.3　デンプン発酵法

DuPont Tate & Lyle BioProducts 社は，DuPont 社と Genencor 社が共同開発した遺伝子組み換え技術をもとに，コーンデンプンをスタートにしたグルコースを原料として用いた発酵法による1,3-PD合成プロセスを開発し工業化した。遺伝子組み換え大腸菌（genetically modified *Escherichia coli*）がグルコースのグリセロールへの分解酵母と一緒に用いられている。グルコースは最初に混合培養物の中の酵母により分解されグルコースとされ，続いて混合培養物の中の活性ジオールデヒドラターゼまたは活性グリセロールデヒドラターゼ酵素が組み込まれた *E. coli* により1,3-PDに転換される。嫌気性雰囲気の反応で35℃，24〜48時間，pH6.8の条件で35wt%以上の高い収率で1,3-PDが得られている（図5）[4]。反応は次のルートで進行する。Glucose→Dihydroxyacetone phosphate→Glycerol 3-phosphate→3-Hydroxypropanal→1,3-PD。発酵培地から1,3-PDはシクロヘキサンなどの有機溶媒により抽出される。

3.4　グリセロールからの1,3-PD
(1)　グリセロールの水素化分解

グリセロールの水素化分解により1,3-PGの合成が可能である。産業技術総合研究所は，$Pt/WO_3/ZrO_2$ 触媒を用い水素圧8 MPa，170℃の条件で，18時間，溶媒に1,3-ジメチルイミダゾリンを用いて収率24.2%の1,3-PDを得ている。1,3-PDのほかに，1,2-PDが12.5%，n-プロパノールが6.7%得られている（図6）[5]。

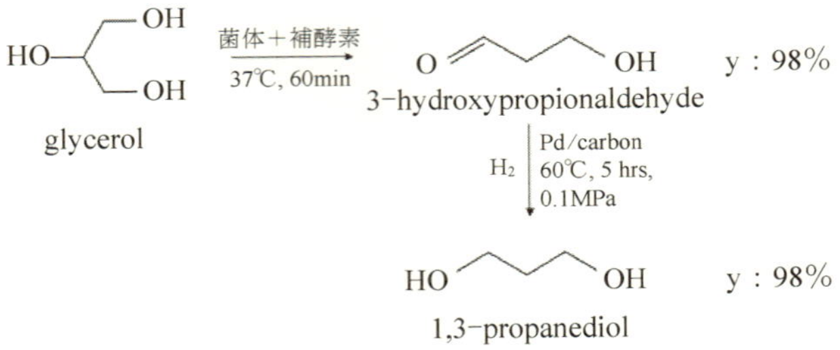

図7 菌体触媒によるグリセロールからの 1,3-PD の合成ルート

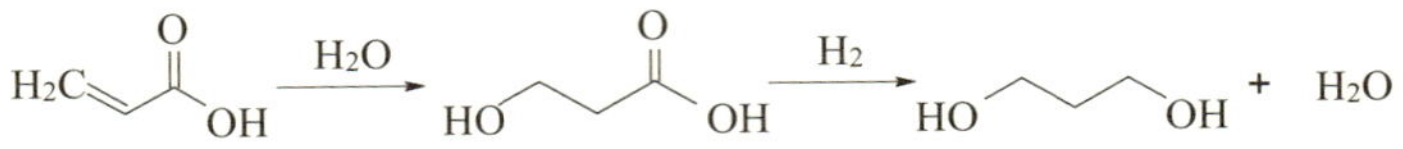

図8 アクリル酸から 1,3-PD の合成

(2) 菌体による 3-ヒドロキシプロピオンアルデヒドの合成

菌体（ジオールデヒドラターゼ，グリセロールデヒドラターゼ）に補酵素を加えた系で，グリセロールから 98％の高収率で 3-ヒドロキシプロピオンアルデヒドを得る技術が日本触媒により開発されている。反応条件は 37℃，60 分である。3-ヒドロキシプロピオンアルデヒドは Pd/ カーボンにより，60℃，0.1MPa，5 時間という温和な条件で収率 98％の 1,3-プロパンジオールに水素化されている（図7)[6]。

(3) グリセロールからの連続合成

発酵法によりグリセロールから 1,3-PD を合成することはできるが，連続発酵プロセスは開発されていない。東レは多孔性分離膜を開発した。バイオ触媒には遺伝子組み換え技術により製造した微生物を使い，多孔性分離膜を用いて微生物または培養細胞の培養液を連続的に濾液から分離，1,3-PD を回収している。発酵原料は連続的に追加される。37℃，pH7.0 の条件で連続的に 25〜31％の収率で 1,3-PD を得ている[7]。

4. アクリル酸からの合成

アクリル酸の水和および水素化により 1,3-PD を合成することもできる。アクリル酸水溶液をたとえば ZSM-5（Si/Al＝80）を用い 180℃，20 時間で水和したのち，Ru-Sn/カーボンにより水素化すると，アクリル酸転化率 98.5％，収率 63％の 1,3-PD が得られる。水溶液での反応は脱水による副反応を抑制することができる（図8)[8]。

5. おわりに

1,3-PD は今後大型化学品として成長することが予想される。エチレン，プロピレン以外のバイオマスであるグルコースやグリセロールも工業原料として登場してきた。水和，脱水，水素化触媒そしてバイオ触媒の技術が必要とされる。

文　献

1) Shell, 特表平 11-515021
2) Shell Oil, USP 3,463,819
3) USP 5,387,720 (1995)
4) DuPont, 特表平 10-507082
5) 産総研, 阪本薬品工業, JP2008-143798A
6) 日本触媒, JP 2005-102533A
7) 東レ, JP2008-43329A
8) 日本触媒, 特開 2005-162694

39 グリセロールの燃料としての利用触媒

　グリセロールは，天然油脂がバイオディーゼルとしてFAMEに転換されて利用されると，副生成物として大量に生産されると考えられている。グリセロールの精製コストは，FAMEの製造方法により大きく異なる。輸送費のコストも考慮すると，グリセロールは油脂の生産地でFAMEの原料や燃料に加工することが有利かもしれない。

1. グリセロールの市況

　BDF（Bio diesel fuel）の生産は，ヨーロッパのアンチダンピング提訴により米国が1ドル/ガロンの補助金を停止したため東南アジアの生産が落ち込み，米国でのBDFの稼働率は10％程度に陥っている。一方，ヨーロッパと南米では優遇策や義務化により増加が予想されている。グリセロールの東南アジアの生産は2010年48万トンでBDF由来のグリセロールは27％の13万トンとなっている（**表1**）[1]。精製グリセロールは化粧品，保湿剤，医薬品，食品添加剤に用いられている。
　日本に輸入された粗グリセロールの年間輸入量は1万トン前後で，CIF価格は08年乱高下を示し90円/kgを超えることもあったが，09年以降は25円/kg前後で安定している（**図1**）[2]。

表1　東南アジアのグリセロール生産量（2010年）
（単位：トン）

グリセロール由来	生産量
脂肪酸	213,000
BDF	130,000
天然アルコール	119,000
石けん	11,000
メチルエステル	7,000
合　計	480,000

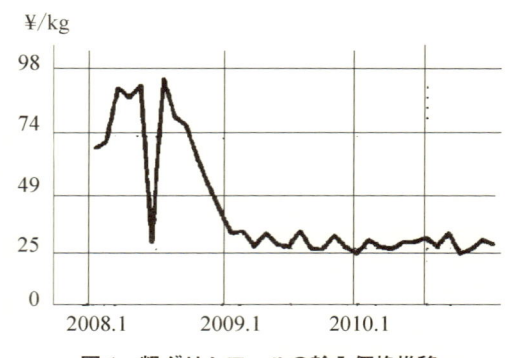

図1　粗グリセロールの輸入価格推移

2. グリセロールから水素の製造

グリセロールは水蒸気改質により水素が製造できるためBDFの水素化やFAME (fatty acid methyl ester) のメタノール原料とすることができる (**式1**)。

$$C_3H_8O_3 + 3H_2O \longrightarrow 3CO_2 + 7H_2$$
式1

2.1 グリセロールの改質

グリセロール水溶液をNi/Al_2O_3の触媒層にS/C=1.05の条件で流すと410℃という低温でも水蒸気改質反応が進行し，グリセロールの転化率は15% Ni/Al_2O_3では25%と低いが水素の選択性は61%と高い。40% Ni/Al_2O_3ではメタン化の活性が高く，グリセロールの転化率は69%と高いがメタンが20%も生成する (**表2**)[3]。

グリセロールのS/C=5，650℃，2 MPa，GHSV=12000h^{-1}の条件での水蒸気改質では40% Ni/Al_2O_3触媒ではカーボン質の析出が大きく，初期に98%あった転化率が6時間で約60%まで低下したという例が報告されている。触媒は硝酸NiをAl$_2$O$_3$に含浸，650℃で焼成後，650℃で水素還元したものである[4]。カーボンの析出したNi触媒を連続的に再生するシステムも提案されている[5]。カーボン析出が問題である。

Ni/Al_2O_3に代えて2% Ru/Al_2O_3を用いると，グリセリンの転化率は450℃で40%，550℃で78%であるが，メタン組成は550℃で43%であった。Ruはメタン化の活性が大きい[3]。

2.2 希薄グリセロールからの水素製造

1～10wt%の希薄グリセロール水溶液からPt/Al_2O_3により水素を得ることができる。たとえば220℃，2.9MPaの条件で0.8% $Pt/\gamma-Al_2O_3$を用いると，グリセロールの転化率90%，選択率90%で水素が得られる。RhやNiではアルカン類が副生する (**図2**)[6]。

活性の序列はPt>Pd>Ru>Rh>Niである。水素のほかに微量のメタノール，エタノール，酢酸，プロパノール，アセトール，エチレングリコール，プロピレングリコールが生成される。ガス成分はH_2 69mol%，CO_2 9 mol%，メタン2 mol%，COは<500ppm 100時間連続試験で触媒の劣化はみられない (**図3**)。

表2 アルミナ担持Ni触媒を用いたグリセロールの接触水蒸気改質[3]

触媒	Conv. of glycerol (%)	Product distribution (%)			
		H_2	CO	CH_4	CO_2
Ni(15)/Al$_2$O$_3$	25	61	13	8	18
Ni(40)/Al$_2$O$_3$	69	52	6	20	22

Catalyst bed temp.: 410℃, Charging rate (W/F): 9 g (cat) h/mol

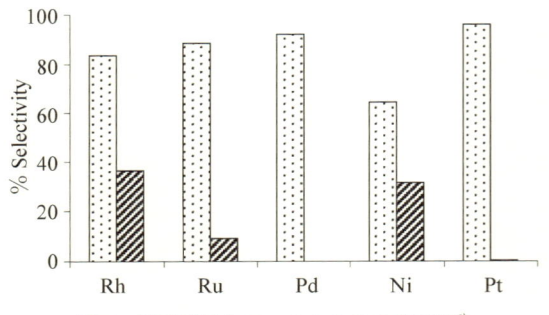

図2 希薄グリセロールからの水素製造[6]
左：水素，右：アルカン類
グリセロール濃度：1〜10%，225℃，2.65MPa

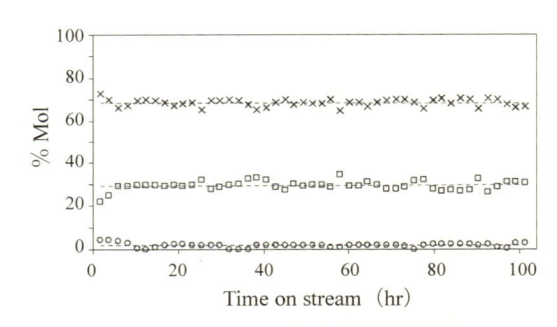

図3 グリセロール1%水溶液の改質生成ガス[6]
×：H_2，□：CO_2，○：CH_4

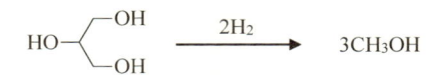

図4 グリセロールの水素化分解によるメタノールの合成

3. グリセロールの水素化によるメタノールの合成

グリセロールを水素化分解するとメタノールが生成することが Oxford 大学から発表されている。比較的温和な条件で Ru が高活性を示す。たとえば Ru/グラファイトを用い水素圧 2.0MPa，100℃，24hrs 反応させると，グリセロールの転化率は 50%，メタノールの選択率は 80% である（**図4**）[7]。グリセロールからメタノールが合成できると，FAME の合成に化石資源由来のメタノールを用いず，副生のグリセロールが利用できる。

4. グリセロールからのオクタン価向上剤の製造

グリセロールをイソブテンによりエーテル化すると mono-, di-, tri- の tert-ブチルエーテル（GTBE）が合成される（**図5**）。GTBE は ETBE と同じようにガソリンのオクタン価向上剤やバイオディーゼル油の添加剤として用いることができる。エーテル化の触媒は ETBE 合成と同じ H_2SO_4 や酸性イオン交換樹脂が用いられる。反応条件は 60〜100℃，1.5〜2.0MPa でグリセロールに対して 2〜4 mol 倍のイソブテン過剰で行われる。

米国の ARCO 社[8]と Bayer 社は均一系触媒システムプロセスを提案している。触媒には p-トルエンスルフォン酸を用いている。ブテンのアルキル化が生じると二量化したトリメチルペンテンが生成する。各種酸触媒によるエーテル化の結果では均一系ではヘテロポリ酸も活性を示すが，トリメチルペンテンが生成する。固体触媒では ETBE の合成に用いられているアンバーライトが活性を示すがトリメチルペンテンの副生が多い（**表3**）[9]。

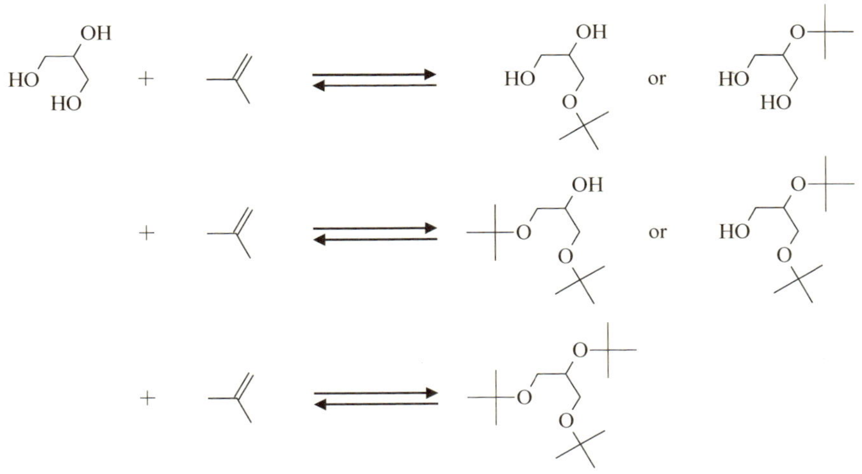

図5　グリセロールのエーテル化によるGTBEの合成

表3　各種酸触媒によるエーテル化反応

触　媒	グリセロール転化率（％）	ジエーテル選択率（％）	トリメチルペンテン収率（％）
p-トルエンスルフォン酸	89	47	0
$H_3PW_{12}O_{40}$	79	41	1
モンモリロナイト K-10	4	0	0
20wt% HPA/K-10	31	25	0
アンバーライト-15	42	3	2
アモルファスマイクロポーラス SnSi 混合酸化物	<12	<9	0

90℃，1.4MPa，5h，触媒1g，グリセロール46.1g（0.5mol），イソブテン/グリセロール＝2/1

　グリセリン水溶液にイソブテンを導入すると，最初イソブテンはグリセロールに溶解しないが，反応が進むに従って di-や tri-エーテルに溶解し反応が進行する。グリセロール中のメタノールは完全に除去しておかないと毒性のMTBEが生成してしまう。mono-エーテルは燃料への溶解度が低く，tri-エーテルは非バイオマス原料であるイソブテンの割合が多くなるので，di-エーテルの合成が好ましい。ブテンのアルキレーションを抑えてdi-エーテル体を収率良く合成することと生成物の精製が，プロセス開発に要求される。アンバーライトを用いた固定床プロセスも開発されている[10]。

5. グリセロールの燃料利用

　均一系触媒を用いたFAMEの製造で副生するグリセロールは精製工程が必要なため，現在主にボイラーの燃料として利用されている。今後，FAMEプロセスとして固定床や懸濁床プロセスが普及するとグリセロールの精製が容易となり，メタノールや水素，さらにGTBEが合成されBDF燃料としての利用が増加する可能性がある。グリセロールのメタノールとGTBEの燃料への転換スキームを図6に

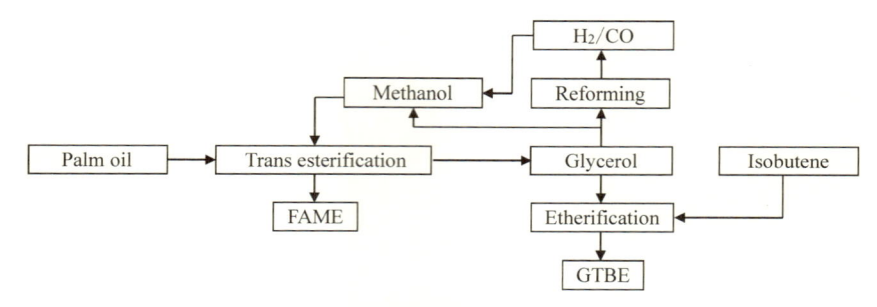

図6 グリセロールの燃料利用スキーム

示す。

6. おわりに

　グリセロールの化学品への応用研究が精力的に行われているが，海外では燃料としての応用の検討も進んでいる。パーム油などのバイオマスの利用は，自然破壊を伴うことと可食資源であることから爆発的に増加することはないと思われるが，石油資源代替燃料としての利用の拡大は間違いない。

文　献

1) 油脂, **63** (11), 25 (2010)
2) 財務省貿易統計
3) 鈴木, 村上, 木村, 群馬県立産業技術センター研究報告 (2009)
4) 鈴木, 村上, 木村, 瀧上, 群馬県立産業技術センター研究報告 (2008)
5) IHI, 特開 2009-298618
6) A. Boonyanuwat, A. Jentys, J. A. Lercher, DGMK/SCI-Conference, Synthesis Gas Chemistry, Oct. 4-6, Dresden, Germany (2006)
7) WO 2009/130452
8) ARCO, USP 5476971 (1995)
9) A. Behr, L. Obendorf, *Eng. Life Sci.*, **2**, 185-189 (2003)
10) M. D. Serio, L. Casale, R. Tesser, E. Santacesaria, *Energy Fuel*, **24**, 4668-4672 (2010)

40 バイオディーゼル油（BDF）製造触媒

　　バイオディーゼル油（BDF）の軽油への混合使用がヨーロッパや米国，ブラジルで始まっている。BDF は現在，菜種油や大豆油，パーム油などの油脂をメタノールでエステル交換した FAME（Fatty acid methyl ester）と水素化分解したパラフィンが用いられている。ここでは FAME 製造触媒の現状を取り上げる。

1. バイオディーゼル油の現状

　　バイオディーゼル油（BDF）はヨーロッパで使用が開始されたが，2007 年頃からの原料油脂の高騰と食糧との競合や熱帯雨林の伐採による環境問題がクローズアップされ，一時の過熱現象は収まっている。09 年，ヨーロッパでは 2020 年までにディーゼル油について FAME の混合率を 5 % 上限から 7 % にする法案が採択された。ヨーロッパではバイオディーゼル油の米国の税制優遇措置により米国からの輸入量が 08 年に約 150 万トンに増加し，バイオディーゼル設備の稼働率は 08 年には約 50 % の 700 万 kl/ 年程度まで落ち込んだが，アンチダンピング提訴や米国での優遇税の廃止により状況は変わった。逆に米国のバイオディーゼル油の生産は優遇税のある内陸部の州を除いたヨーロッパへの輸出向けプラントはシャットダウンを余儀なくされ，5 年以上再開の見通しはない。さらに，今後は今のところはわずかであるが東南アジアのパーム油脂由来の BDF との競合となる。
　　日本では 2007 年 1 月に「揮発油等の品質の確保等に関する法律」が施行され，軽油へのバイオディーゼル油の 5 % 混合が可能となった。しかし，食油そのものの油脂の 90 % を輸入している日本では，廃油以外の原料を用いた製造は今のところ考えられてはいない。

2. 食用油脂と脂肪酸

　　菜種油や大豆油，パーム油などの天然油脂はトリグリセライドの形で存在している。これらの油脂は夾雑物を取り除いたあと，活性白土で脱色，精製され，てんぷら油やサラダ油として用いられている。トリグリセライドのまま Ni 触媒を用い水素化されたものがマーガリンなどの硬化油である。洗剤や界面活性剤に用いられる脂肪酸は油脂の加水分解反応により製造されている。連続高圧加水分解法では 250～260℃，5～6 MPa，無触媒の条件で分解率は 98～99 % である。その後，必要に応じ Ni 触媒で 150～220℃，0.4～3 MPa の条件で内部オレフィンは水素化されエステル化ののち，$CuCrO_x$ や CuO_x/SiO_2 触媒により水素化分解されて高級アルコールとされている。加水分解された脂肪酸をメタノールでエステル化することによっても FAME は得ることができるが，コスト高である。現在市場には加水分解時

第Ⅳ編　バイオマス関連触媒

$$\begin{array}{c}CH_2COOR_1\\|\\CHCOOR_2\\|\\CH_2COOR_3\end{array} + 3\,CH_3OH \longrightarrow \begin{array}{c}R_1COOCH_3\\R_2COOCH_3\\R_3COOCH_3\end{array} + \begin{array}{c}CH_2OH\\|\\CHOH\\|\\CH_2OH\end{array}$$

Fat & Oil　　　　　　　　　　　　　FAME　　　　　Glycerol

式1　エステル交換反応によるFAMEの製造

の副生グリセロールが流通している。

3. エステル交換反応

　トリグリセライドである天然の油脂は粘性が高く，そのままではディーゼル燃料として用いることはできない。そのためメタノールによりエステル交換し脂肪酸メチル（FAME）とされている。エステル交換反応により，3モルのメタノールから1モルのグリセロールが副生する。一般的に反応には過剰のメタノールを必要とする。油脂とメタノールは溶解しないので最初は2層状態で，モノアルキルエステルが生成してくるとトリグリセライド油脂が溶解し始め均一層となる。触媒として酸でも塩基でも反応は進行するが，酸は塩基に比べ活性は低い。塩基の中でもKOHがNaOHよりもけん化しにくく活性も高い（式1）。

4. 均一系触媒による工業化プロセス

　ヨーロッパで工業化されているFAMEの製造方法は菜種油やヒマワリ油のメタノールによるエステル交換法である。ヨーロッパには中小のFAMEメーカーが200社以上あると思われる。バッチ操業であるが連続プロセスも開発され工業化されている。油脂には不純物や遊離酸があるので，前処理も重要な工程である。エステル交換反応触媒はKOHやNaメチラートが用いられているため，遊離脂肪酸があると石けんを生成してしまう。触媒として水溶性の塩基が用いられているので，副生成物のグリセロールを得るには鉱酸による中和とメタノール，水の除去が必要である。精製にコストがかかるため，現状では精製せず主に燃料として用いられている。

　Henkelプロセスではチューブ反応器が用いられている。反応条件は70～80℃，0.4～0.5MPaで，17万トン/年プラント2基が稼働している。FAMEの品質は高く，グリセロールの純度も92％と高い。ただし，FAME中のグリセロールを蒸留除去するのに4～5％の残渣がロスするといわれている[1]。連続プロセスとして，ほかにドイツで菜種油やヒマワリ油を原料とした8万トン/年プラントが稼働しているConnemann CDプロセスが知られている。反応温度は65～70℃でグリセロールの分離には遠心分離機が用いられている[2]。2％以上の脂肪酸が混入していると適用は困難であるが，改良が進んでいる。IFP（Axens）はEsterifipバッチプロセスをライセンシングし，1992年来2008年までに6プラントが稼働している。グリセロールの純度は80～95％と思われる[3]。ほかに連続エステル化プロセスとしてBallestra，Lurgi PSIプロセスが知られている。

　図1に一般的な工業プロセスのフローを示す。

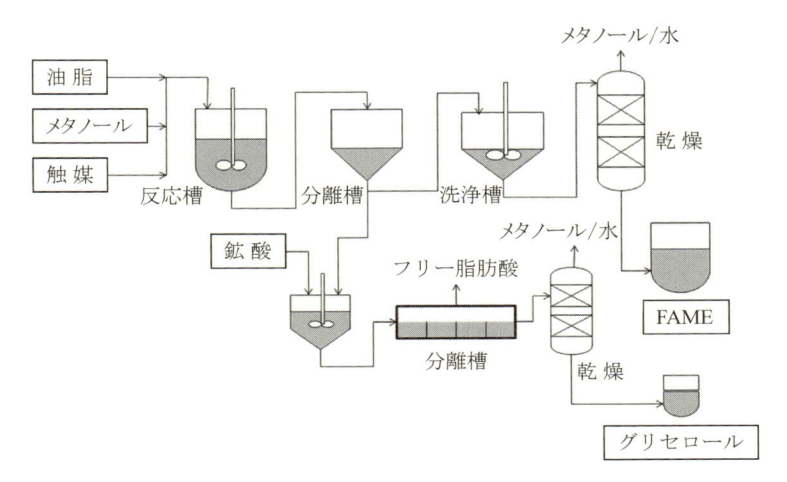

図1　均一系触媒によるバイオディーゼル油の製造フロー

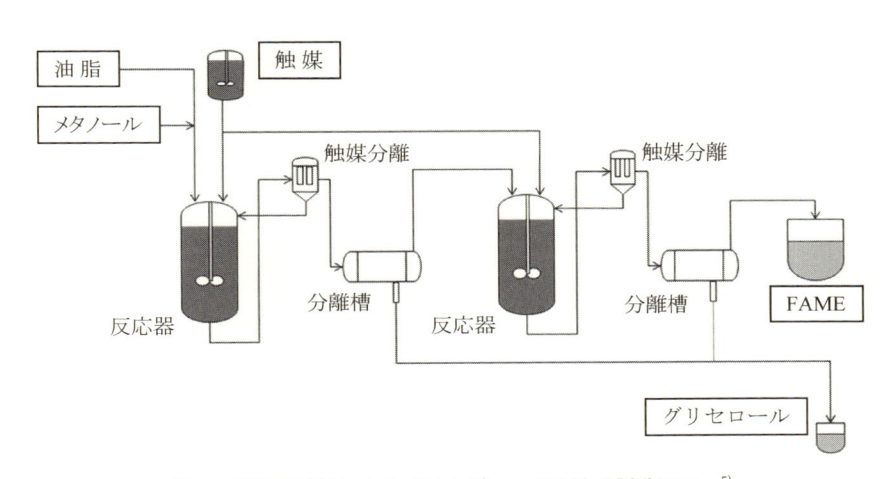

図2　懸濁床触媒によるバイオディーゼル油の製造フロー[5]

5. 懸濁床プロセス

　米国のCatiline社は懸濁床プロセスを開発した。エステル交換反応にセメントキルンダスト，T-300という粉末触媒が用いられている[4]。触媒の粒径は12〜20μm，15m^2/g，密度は2.6g/ml，反応条件は60〜70℃，0.1〜0.13MPaと温和である。触媒の充填量は油脂に対して2〜6％，2基の反応器がシリーズで用いられ，触媒はそれぞれの反応器で濾過分離リサイクル使用されている。最初の反応器での転化率85％，2基目で99.8％，プロセス全体のFAMEの収率は99.6％，触媒寿命は60〜90日，触媒は連続的に注入されると発表されている。既存の均一系プロセスの懸濁床プロセスへの改造も可能である。固体粉末触媒を用いているので均一系の場合のような中和による触媒分離操作がないため廃水処理の必要がない。副生グリセロールの純度は98％と高く，グリセロールの利用が容易である（**図2**）[5]。

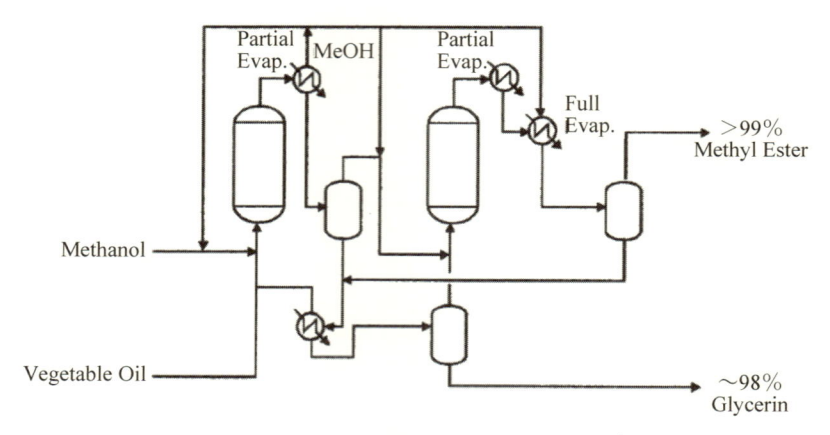

図3　IFP社のEsterifip-Hプロセスフロー[9]

6. 固定床プロセス

固定床プロセスでは触媒の開発が鍵である。IFPはZnO/Al$_2$O$_3$を開発し，固定床プロセス（Esterifip-H）プロセスを工業化した。反応条件は200℃，0.6MPa，0.5hr^{-1}である[6,7]。プロセスの開発でAxensは2007年Kirkpatrick賞を受賞した。副生するグリセロールの純度は〜98％である（図3）[3]。反応器はアップフローで触媒層は2層で構成されている。ZnO/Al$_2$O$_3$以外の触媒としてZnO/TiO$_2$またはTiO$_2$-Al$_2$O$_3$やBi$_2$O$_3$/TiO$_2$触媒も開発されている[8]。

工業プロセスは2006年，Diester（France）で菜種油，大豆油，混合パーム油を用いた16万トン/年プラントが稼働している。2007年にはPerstorp（Sweden）の16万トン/年が稼働している。ほかに6プラントが建設中だと報告されている[9]。

7. 日本の実情

日本は天然油脂を原料とするのではなく，廃油原料の小規模プラントが稼働しているだけである。小規模で市町村が廃油処理事業を目的として検討している。京都市は国庫補助を受けて，市内の廃食用油を集めFAMEの実用化を行った。建設費7.5億円のプラントが2004年から稼働しFAMEを5000l/日規模で製造している。ゴミ収集車や市営バス（燃料に20％混合）で使用している。収集された廃食油は夾雑物をフィルター除去，減圧で水分と有臭成分を除去したあと，エステル交換触媒のKOHを溶解したメタノールを加え約60℃でトリグリセライドをエステル交換後FAMEとし，遊離グリセリンや残留メタノールを水洗除去して活性白土で最終精製している。グリセロールや残留メタノールはリン酸で中和廃水処理されている[10]。

8. おわりに

バイオディーゼルの生産の先行きはいまだ不透明である。食糧との競合や環境破壊問題はさらに議論が必要である。また，FAMEのディーゼル燃料としての安定性にも疑問はある。しかし，開発が止ま

ることは考えられない。安価な BDF の製造には副生グリセロールの利用が必須で，グリセロールの精製の容易なプロセスの開発が望まれる。

文　献

1) R. G. Bray, SRI PEP Review, 2009-5
2) USP 5354878
3) L. Bournary *et al.*, *Catal. Today*, **106**, 190-192（2005）
4) USP 20090112007
5) D. Sams, AOCS Presentation,（Nov.）,（2009）
6) IFP, USP 5908946
7) USP 20050113588
8) USP 20050261509
9) SRI Consulting, PEP Review, 6（2009.5）
10) ロンフォード，関西新技術研究所，特開平 10-245586

41 水素化バイオディーゼル油製造触媒

バイオディーゼル油（BDF）としてFAMEの製造が開始されているが，FAMEは含酸素化合物であるため酸化安定性が低い。しかし，水素化した直鎖の飽和炭化水素は安定性に問題ない。第2世代のバイオディーゼル燃料として，水素化処理したBDFの製造が開始されている。今回は水素化BDFの現状を解説する。

1. FAMEの問題点

1990年代から普及し始めたFAME（Fatty Acid Methyl Ester）は，
① 性状が原料油脂により異なる
② 精製状態によりメタノール，トリグリセライドなどの不純物が含有しているおそれがある
③ 酸化劣化しやすく，そのため車のフィルターの目詰まり，燃料タンクや配管の腐食が生じやすいことが問題になっている[1]。

2. 油脂の水素化処理によるバイオディーゼル油の製造

パーム油はパルミチン酸35～48％，オレイン酸37～50％，リノール酸7～11％，ステアリン酸3～7％，ミリスチン酸1～3％の混合トリグリセライドである。FAMEはエステルであるので分子内に酸素を含有することとオレフィンを含むため，酸化安定性が低く，長期間の保存に問題があるとされている。水素化処理油の酸化安定性は高い（表1）。

3. 工業化プロセス

フィンランドのNeste Oil社は2011年3月，フィンランドのポルブーに38万トン/年，シンガポールにおいて80万トン/年の水素化バイオディーゼル油の製造プラントを完成した。さらにロッテルダム

表1 酸化安定性の評価[2]

	軽油	パームFAME	水素化処理油
酸化/mg KOH/g（加速試験前）	0.00	0.26	0.00
酸化/mg KOH/g（加速試験後）	0.07	10.4	0.03

41 水素化バイオディーゼル油製造触媒

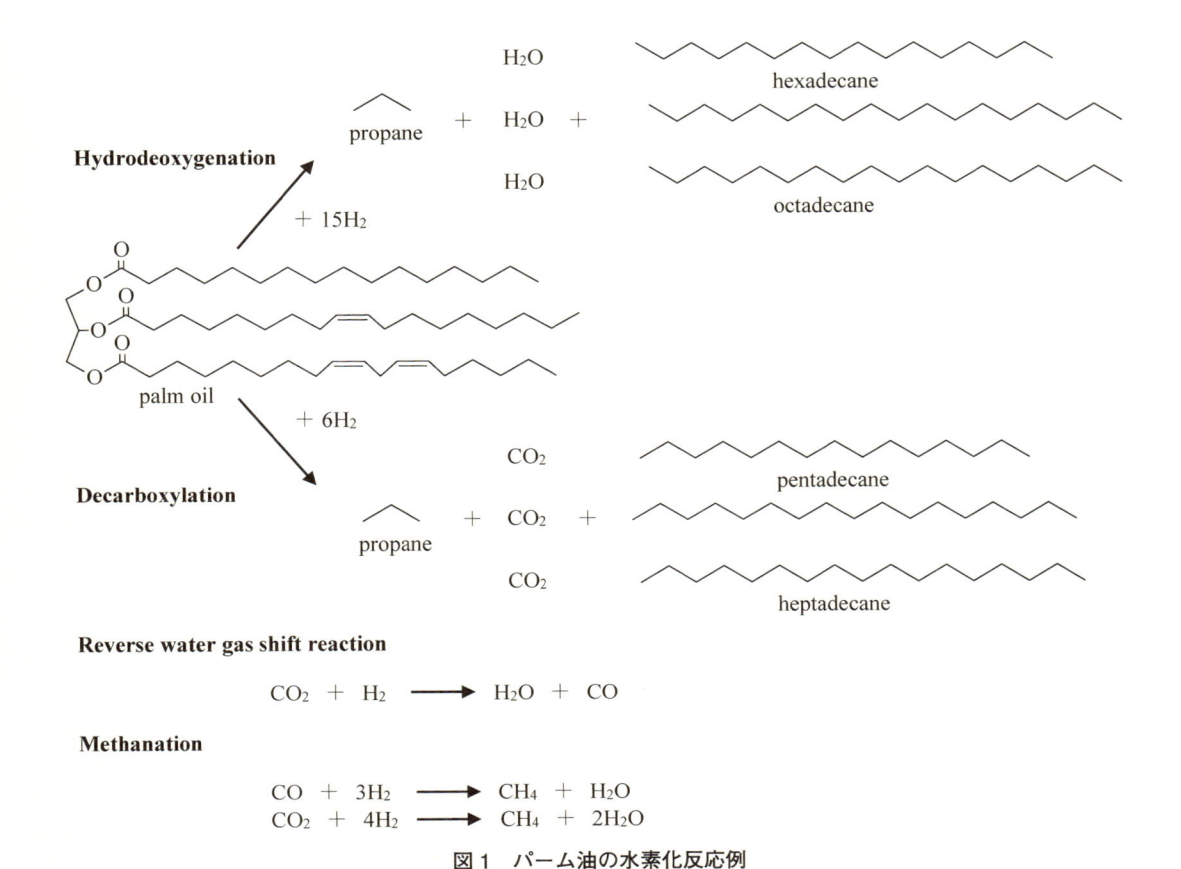

Hydrodeoxygenation

palm oil + 15H$_2$ → propane + H$_2$O + H$_2$O + H$_2$O + hexadecane + hexadecane + octadecane

Decarboxylation

palm oil + 6H$_2$ → propane + CO$_2$ + CO$_2$ + CO$_2$ + pentadecane + pentadecane + heptadecane

Reverse water gas shift reaction

$$CO_2 + H_2 \longrightarrow H_2O + CO$$

Methanation

$$CO + 3H_2 \longrightarrow CH_4 + H_2O$$
$$CO_2 + 4H_2 \longrightarrow CH_4 + 2H_2O$$

図1 パーム油の水素化反応例

に80万トン/年のプラントを建設する予定である。Neste Oil 社は10%混合油を Neste Green Diesel 油として販売している。ほかに UOP/Eni Ecofining Technology 社, Topsoe 社[3], JX日鉱日石エネルギー社が技術開発を行っている。触媒には Ni-Co/Al$_2$O$_3$ や Co-Mo/Al$_2$O$_3$ などの脱硫触媒が用いられていると思われる。

JX日鉱日石エネルギーとトヨタ自動車の開発した水素化バイオ軽油は従来の軽油に10%混合されて07年10月〜08年3月,都営バス渋谷営業所の一部車両で実験が行われ,問題がないことが実証されている。

4. 水素化処理

油脂を320℃,4 MPa,20時間,硫化 Ni-W/Al$_2$O$_3$ や Co-Mo/Al$_2$O$_3$ を用いて水素化処理するとパラフィンが得られることが知られている[4]。水素化することにより水素化脱酸素(HDO)と水素化脱炭酸(HDC)反応が同時に生じ相当するパラフィンとプロパン,メタンが生成する。副生する CO$_2$ は水素と反応し H$_2$O と CO が生成する(逆シフト反応)。また,メタン化の反応により CO$_2$,CO はメタンに水素化される。

表2 水素化バイオ軽油「BHD」の性状例[1]

項　目		パーム油	パーム油FAME	パーム油BHD[*2]	一般軽油
密度（15℃）	kg/m^3	916	874	783	830
動粘度（30℃）	mm^2/sec	—	5.5	4.1	3.7
（100℃）	mm^2/sec	8.6	—	—	—
引火点	℃	274	180	116	70
セタン価		—	62	98	58
流動点	℃	25	20	20	−15
総発熱量	MJ/kg	40	40	47	46
蒸留　10%留出温度	℃	588	333	272	220
90%留出温度	℃	619	359	320	335
硫黄分	mass ppm	<1	<1	<1	6
酸素分	mass%	12	12	<1	0
芳香族分	vol%	<1	<1	<1	19
酸化安定性（酸価増加量）[*1]			10.14	0.06	0.06

[*1] 115℃，16時間酸素吹き込み（資料：新日本石油）
[*2] BHD：Bio Hydro-fined diesel（JX日鉱日石エネルギー商標登録出願中）

　カーボンを有効に用いるには脱炭酸反応を抑制し脱酸素反応を促進させることが望ましいが，脱酸素反応ではパーム油の場合15モルの水素を消費する。脱炭酸反応では6モルの水素しか消費しないがカーボン数の1個小さいパラフィンが生成する（図1）。水素化処理触媒を用いて10MPaで水素化すると，低温では生成油にモノ-，ジ-グリセライド由来の酸素が残存しているが，260℃以上では生成油に酸素は含有されていない。しかし，オレフィンは完全に水素化されているので，水素化油の曇点は20℃程度悪くなる。そのため水素化油単体での冬期使用は困難である[5]。

　表2に水素化バイオ軽油の性状例を示す。

5. 減圧軽油（VGO）との混合油の水素化精製

　中東系減圧軽油に精製パーム油を20%混合した原料油を用いた水素処理がJX日鉱日石エネルギー社によって試験されている。触媒には予備硫化したMoO_3-NiO-P_2O_5/P_2O_5-SiO_2-Al_2O_3を充填した2つの反応管がシリーズに用いられている。390℃，7MPa，LHSV＝0.6h^{-1}，H_2/Oil＝200NL/lの条件で，軽油留分の性状の収率は32.1%，酸素分濃度は<0.1%，60日後の硫黄分濃度0.09ppmである[6]。

　原料油脂にはアルカリ金属などの不純物が含有しており水素化触媒が被毒されるため，前処理としてリン酸などの酸の水溶液で処理をしてから，たとえば予備硫化した22% MoO_3-4% NiO-2% P_2O_5/3% P_2O_5-5% SiO_2-92% Al_2O_3を用いて5MPa，LHSV＝1.0h^{-1}，水素800NL/l，280℃で水素化脱酸素する方法が提案されている。酸素分除去率100%，オレフィン水素化率100%，酸化増加率0.02mg KOH/gが得られている[7]。水素圧10MPa，流通式反応装置で一般的な水素化分解触媒を用いた結果でも一般軽油と同等の性状の軽油が得られている（表3）。これは従来の水素化処理装置を用いて原料にパーム油などの油を混合処理することにより軽油が製造できることを意味している。

表3 生成油（軽油留分）の一般性状[2]

		生成油軽油留分 （VGO＋Palm20％混合処理）	一般軽油
密度（@15℃）	g/cm³	0.8174	0.8283
硫黄分	mass ppm	4	5
酸素分	mass％	<0.1	<0.1
芳香族分	vol％	14	19
蒸留性状, T_{90}	℃	317.0	337.5

表4 大豆油混合油による接触分解結果[8]

原料油の組成	大豆油（％）	30	80	0
	水素化減圧軽油（％）	70	20	70
	水素化常圧残油（％）	0	0	30
転化率（％）	—	67.1	67.5	66.5
収率（％）	C_1	0.3	0.3	0.4
	C_2	0.7	0.7	0.7
	C_3	0.5	0.4	0.5
	$C_3=$	4.0	3.7	4.2
	C_4	8.1	7.4	8.5
	水	3.0	7.9	0
	CCG（ガソリン分）	47.8	44.1	49.3
	LCO（軽油分）	14.5	14.9	14.0
	HCO＋（重油分）	18.4	17.6	19.4
	コーク	2.5	2.9	2.9

6. FCC

FCCパイロット試験装置による大豆油の接触分解が行われている。減圧軽油を水素化処理し硫黄濃度0.2％にした水素化減圧軽油と大豆油の混合油を疑似平衡USY触媒を用い，反応層出口温度500℃，触媒/油＝6 wt/wt，1 kg/cm²G，接触時間2秒，再生温度720℃で行った結果，ガソリン分，軽油分，重油分ともに減圧残油と常圧残油の混合原料を用いた場合とほとんど変わらない収率で得られることがわかった（表4）。

7. 熱分解法

廃油または食油を420～440℃，常圧，懸濁床反応により熱分解を行うと，脱カルボニルが生じBDFを製造することができる。触媒には廃FCC触媒が用いられている。生成物には水酸基およびカルボニル基は検出されず，組成は芳香族4～5 wt％，直鎖および分岐状炭化水素，オレフィン20～40 wt％，パラフィン60～80 wt％である。サラダオイルを原料に用いると，オレフィン約25 wt％，パラフィン約70 wt％，芳香族約5 wt％が生成する[9]。

$$\text{油脂} \longrightarrow \text{オレフィン, パラフィン} + 3CO_2 + C_xH_y$$
$$C_xH_y \longrightarrow \text{芳香族} + H_2$$
$$\text{油脂} + H_2 \longrightarrow \text{パラフィン} + \text{オレフィン} + \text{プロパン} + CO + H_2O$$

図2 熱分解によるBDFの合成

8. おわりに

　バイオディーゼルの工業化の問題は価格と安定性である。原油の高騰により，油脂の価格も高騰している。パーム油の価格と同時に設備投資が問題であるが，既存の設備で水素化処理できれば新たな設備投資をせず酸化安定性のBDFを得ることができる。エネルギー全体の問題として捉えなければならない。これらの水素化処理の場合，グリセロールは副生しないことも考慮しなければならない。

文　献

1) 月刊環境ビジネス, (11), (2007)
2) 小山成, *ENEOS Technical Rev.*, **49**, 28 (2007)
3) R. Egeberg, N. Michaelsen, L. Skyum, P. Zeuthen, *PTQ*, **Q2**, 101 (2010)
4) 川研ファインケミカル, 産総研, 特開 2003-171670
5) 小山, 壱岐, 井口, 廣瀬, 鶴谷, 林, 自動車技術会, 学術講演会前刷集, No. 119-06 (2006)
6) 新日本石油, 特開 2007-153927
7) 新日本石油, 特開 2009-138144
8) 新日本石油, 特開 2007-153924
9) 北九州産業学術推進機構, 特開 2009-235313

第Ⅴ編

エネルギー・環境触媒

42 自動車排ガス浄化触媒

　自動車排気ガス浄化触媒は，日本の工業触媒販売額の中で7割を超える大きなシェアを占める。排ガス浄化触媒技術はこの40年の間に急速な進歩を遂げた。排ガス対策がとられなければ深刻な環境汚染にさらされることになってしまう。今や人類は自動車排気ガス浄化触媒なしには生きていくことはできなくなってしまった。

　現在，自動車排気ガス浄化技術は，さらなる規制強化と，新興国での自動車生産台数の急激な増加による貴金属の需要増加，中国の希土類の輸出制限など，多くの問題を抱えている。電気自動車や燃料電池自動車の開発が進んでいるが，2030年においてもなお現在のガソリン車が主流であると考えられている。そのため自動車の排気ガス浄化触媒の重要性は変わらず，開発が続けられている。

1. ガソリン車

1.1 歴史

　1970年，米国連邦議会で自動車排ガス中の有害物質を1/10にするというマスキー法が可決された。日本では75年，無鉛ガソリンが販売されると同時に米国に先がけて排ガス規制が開始され，国内の自動車メーカーが触媒による浄化対策を始めた78年には厳しいNO_x規制が始まった。そのためCO，炭化水素（HC）とNO_xを同時に除去する三元触媒が開発された。三元触媒には当初，粒状触媒も用いられたが，すぐハニカム触媒が主流となった。NO_xの規制に対応するため83年には酸素吸蔵触媒としてCeO_2が見いだされた。94年にはBaなどのNO_x吸蔵触媒が開発され，希薄燃焼（LNT）システムが導入された。現在ではNO_x規制がさらに厳しくなり，すべて三元触媒となっている。また，始動時（コールドスタート）のHCを一時吸着し昇温後燃焼させる吸着材であるゼオライトの使用も行われている。現在，さらに耐熱性を向上させた貴金属（PM）の使用低減の研究が行われている（**表1**）。

1.2 三元触媒

　COの酸化にはPd，HCの酸化にはPtが高活性を示す。NO_xはCOまたはHCでN_2に還元しなければならない。還元反応にはRhが高活性を示す。酸化反応と還元反応を同時に行わせるためには，理論空燃比近くに空気量が制御されている。そのための酸素センサーとしてPt/ZrO_2が用いられている。また，前段にPd，Ptを主とした酸化触媒，後段にRhを含有したNO_x還元触媒が用いられている（**図1**）。

　現在用いられているPM（Pt, Pd, Rh）の量は一台当たり平均2～4gで，RhはPdやPtの1/5～1/10用いられている。

表1 自動車触媒開発の歴史

年代	開発触媒	背景
1960		67年 公害対策基本法
1970	73年 ホンダ CVCC 発売開始 75年 酸化触媒（粒状触媒, ハニカム触媒） 77年 三元触媒	70年 米国マスキー法提出 71年 環境庁発足 73年 環境基準公示 75年 無鉛ガソリン, 日本版マスキー法 78年 53年規制（NO_x）
1980	81年 モノリス三元触媒 83年 酸素吸蔵ハイセリア触媒	
1990	94年 NO_x吸蔵 Ba 触媒 96年 直噴 LNT 触媒（Pt/ZSM-5, Ir/ZSM-5） 99年 フロント Pd 触媒	93年 環境基本法, カリフォルニア LEV 規制 96年 S<100ppm
2000	00年 H.C. 吸着型触媒（ゼオライト） 02年 インテリジェント触媒 03年 ディーゼル車 DPF 08年 ディーゼル車尿素 SCR	00年 2000年規制 05年 05年規制, S<50ppm 08年 S<10ppm, 低排ガス車認定制度 09年 ディーゼル（大型）NO_x 0.7g/kWh 　　　乗用車 PM 規制 0.005g/km
2010	00年 アンカー触媒 　　　耐熱触媒, 貴金属の低減触媒	00年 22年燃費基準策定検討開始 01年 グリーン税制 15年 燃費基準値 16年 ディーゼル（大型）NO_x 0.4g/kWh

1.3 酸素吸蔵

空燃比の制御は燃料の噴射制御により行われるが，酸素センサーによる噴射制御応答は 1〜4 Hz であるので実際にはリーン/リッチがサイクリックに行われ，走行時には一瞬，酸素過剰になりNO_xが生成してしまう。そのためCeO_2による酸素吸蔵システムが開発された（**式1**）。

実際には酸素吸蔵量を増加させるためCeO_2-ZrO_2固溶体が用いられ，耐熱性向上のためにAl_2O_3粒子に分散されている。

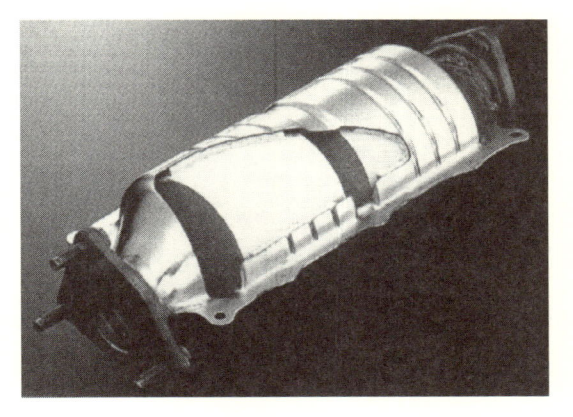

図1 三元触媒
（エヌ・イー ケムキャット社提供）

$$CeO_2 \longleftrightarrow CeO_{2(1-x)} + xO_2$$

式1

$$NO_x + BaO \longrightarrow Ba(NO_3)_2$$
$$Ba(NO_3)_2 + H.C. \longrightarrow BaO + N_2 + CO_2 + H_2O$$

図2　NO_x 吸蔵メカニズム

$$BaO + SO_3 \longrightarrow BaSO_4$$
$$BaSO_4 + H_2 \longrightarrow BaO + H_2O + SO_2$$
$$HC + H_2O \longrightarrow H_2 + CO$$

式2

$$Pd + 1/2 O_2 \longrightarrow PdO$$
$$Rh_2O_3 + Al_2O_3 \longrightarrow RhAl_2O_3$$

式3

1.4　NO_x 吸蔵

トヨタ自動車は塩基性化合物を添加した三元触媒を用いて排ガスの実車試験中，加減速が繰り返される市街地走行での NO_x 除去率が定常条件より高いことから，NO_x 吸蔵触媒を見いだした。酸化雰囲気で生成した NO_x は Pt 表面で酸化されてアルカリ金属の表面で硝酸塩として捕捉され，還元雰囲気で再び Pt に還元され N_2 となり浄化される。NO_x 吸蔵には Ba 化合物が添加されている（図2）。

Ba は排ガス中に含有する微量 S により $BaSO_4$ を生成し，吸蔵能力を失うが，高温で水素による再生が可能である。再生時 TiO_2 は硫黄の脱離特性に優れている。水蒸気改質による水素を生成しやすい Rh/ZrO_2 添加触媒が開発された（式2）。

さらに再生を容易にするため，四角からコート層が均一になる六角状の目のハニカム構造が採用されるようになった。ガソリン中のSは2008年には10ppm 以下まで低減された。

1.5　ゼオライト吸着

エンジン始動（コールドスタート）時は触媒の温度は低く，その間，浄化できない排ガスが排出されるので昇温の容易な薄膜のメタルハニカム触媒が開発されているが，さらに HC を一時吸着し昇温後脱着酸化除去する吸着脱離型の β-ゼオライト触媒や，エンジン直下にウォーミングアップ型の酸化触媒が設置されたシステムが開発され，実用化されている。

1.6　耐熱低 Pt 触媒

自動車触媒の主な劣化原因は貴金属（PM）の熱によるシンタリングである。そのため PM 量の低減は困難であった。Pd は酸化雰囲気で約800℃まで安定な PdO を形成するためシンタリングは生じにくいが，Pt はシンタリングを生じやすい。Rh は高温でアルミン酸 Rh を生成する。そのため Rh は ZrO_2 に担持させてからコーティング担持されるようになった（式3）。

ダイハツは，高温酸化雰囲気で Pd がペロブスカイト構造に取り込まれ還元雰囲気ではペブスカイト構造から外れる自己再生（インテリジェント）触媒を開発し，排気ガスが高温である軽自動車に採用した。

$$NO + 1/2O_2 \longrightarrow NO_2$$
$$2NO_2 + C \longrightarrow CO_2 + 2NO$$

式4

　Ptのシンターリング防止のためにPtをCeO_2上に固定した触媒やPt/CeO_2をアルミナと混合したアンカー触媒が開発され，貴金属の低減が図られている。

　トヨタ自動車は，Ptと相互作用の強いCe-Zr-Y複合酸化物（50wt% CeO_2, 46wt% ZrO_2, 4wt% Y_2O_3）を担体に用いることにより，800℃でもシンターリングの生じない触媒を開発した[1]。

2. ディーゼルエンジン排ガス浄化触媒

　ディーゼルエンジンは燃料効率が良いため，ヨーロッパでは乗用車として広く用いられている。日本では大型のバス・トラックが主となっている。NO_xとすすの発生はトレードオフの関係にある。日本は従来NO_x低減を優先してきたが，すす対策のため2002年から再生型のDPF（Diesel Particulate Filter）が登場した。現在では連続再生方式で尿素水を用いたNO_xの還元が行われている。

2.1 DPF

　ディーゼル排ガスのすすはNO_2によりPt触媒を用いると燃焼除去できることがわかった。排ガス中のNO_2/NO比は1/10程度であるので，まずPdなどの触媒でNOを酸化し，NO_2としてセラミックまたはシリコンカーバイドで成形された片方目詰めのウォールスルーハニカム触媒によりすすを燃焼するDPF方式が開発された。すすの燃焼にはNO_2/NOの比が1/1が最適値である（**式4**）。

2.2 SCR（NO_xの選択還元）

　DPFではNO_2はNOに還元されるが，NOを除去することはできない。バス，トラックなどの大型ディーゼル車では尿素水によるNO_x還元除去システムが採用されている。Fe/β-ゼオライトが触媒として用いられる。システムとして，最初の触媒でCOとNOが酸化（Diesel Oxidation Catalyst；DOC）されDPFですすの酸化が行われ，次いで尿素水が添加されてNOの選択還元（SCR）が行われ，微量リークするNH_3は最後の触媒で酸化（DOC）除去される（**図3**）。カーメーカーによってはDPFとSCRを組み合わせたシステムが採用されている。

尿素水
→ DOC → DPF → SCR → DOC →

SiC wall through honeycomb

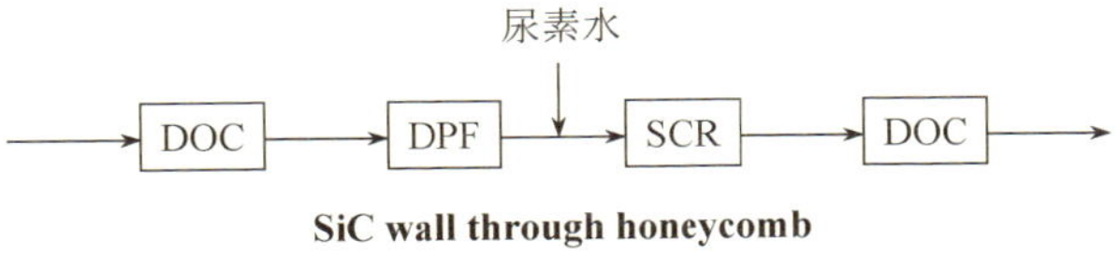

CO, H.C. → CO_2 + H_2O　　C + NO_2 → CO_2 + NO　　NO + NH_3 → N_2 + H_2O
NH_3 → NO_2　　NO_x → NO_2

図3　ディーゼルエンジン排ガス処理システム
DOC：Diesel Oxidation Catalyst, DPF：Diesel Particulate Filter, SCR：Selective Catalytic Reduction

第 V 編　エネルギー・環境触媒

ポスト新長期規制対応ではさらに NO_x の規制が強化されるので，ガソリン車用に開発され一時採用されたリーンバーンシステムが検討されている。リーンバーンとは，NO_x 吸蔵に Ba などのアルカリ金属と Pt 触媒を用い，間欠的に燃料自動的にリッチスパイクして NO_x を還元除去するシステムである。

ヨーロッパでは乗用車でも尿素搭載が行われ V_2O_5 触媒が採用されている。米国では Cu/β-ゼオライトが用いられている。日本では，V は揮発するおそれがあることと Cu は自主規制金属であるため採用されていない。

2.3 新たな技術

トヨタ自動車からは新たな Di-Air (Diesel NO_x After treatment by Adsorbed Intermediate Reductants) システムが提案されている。従来の NSR 触媒 (NO_x Storage and Reduction Catalyst) を用いているが，排気管の途中に燃料噴射弁を設置して数秒ごとに少量の燃料をパルスで添加する方法である。トータルの A/F は常にリーンであるが，従来の NSR システムで浄化できなかった 400℃ 以上での NO_x が浄化でき，650℃ において 98% の NO_x の浄化を達成している。排気管に添加された少量の燃料が NSR 触媒の前部において部分酸化されて還元性中間体が生成し，NO_x を還元していると推定されている[2]。

ホンダ自動車は，生成した NO_x を吸蔵後，還元雰囲気で生成する H_2 で還元し NH_3 を生成させてゼオライトに吸着させ，酸化雰囲気で NO_x を自己生成した NH_3 で還元する自己完結型の触媒の提案をしている。ガソリン車でも粒子状物質の規制が始まろうとしている。燃料規制が導入されると燃料効率の高いエンジンが必要となり，ガソリンエンジンでもディーゼルエンジンのような予混合自着火 (HCCCI) システムが導入される可能性がある。そうなるとガソリンエンジン排ガスでも微量のカーボン粒子の除去技術が必要となる。

3. おわりに

自動車触媒は目まぐるしい進歩を遂げ，自動車による環境汚染は著しく改善された。燃費改善に伴い低温での高活性触媒の開発や粒子状物質の除去触媒など，さらなる開発が望まれている。また，中国など新興国では急速に自動車の生産が増加すると予想され，PM と希土類の低減は喫緊の課題である。

文　献

1) 長井康貴, 触媒, **49** (7), 591 (2007)
2) 志知明, Industrial Catalyst News, (68), (2012)

43 燃料電池触媒

　700Whの固体高分子型燃料電池（PEFC）が給湯器付き家庭用燃料電池として2009年に販売開始されてから，政府の補助制度もあり，すでに20000台以上が販売された。給湯を含めるとエネルギー回収率は80％近い。2011年10月から電極にPtを用いないSOFC（固体酸化物型燃料電池）も販売されるようになった。15年からは燃料電池自動車の販売も予定されている。

　都市ガスやLPGからの燃料電池燃料の水素ガスの製造から発電まで，触媒は重要な材料であり，燃料電池の開発は触媒なしでは考えられない。

1. リン酸型燃料電池

　リン酸型燃料電池は燃料電池として，すでに非常用発電や大規模施設のコジェネレーション発電システムとして普及している。電解温度は約200℃で，リン酸を含浸した電解膜が用いられている。電極にはアノード・カソードともにPt/カーボンが用いられている。発電効率は約40％でコストは約40万円/kWとされている。世界で300基程度採用されているが，コストをこれ以上削減することは困難だといわれている[1]。

2. PEFC

2.1 燃料ガス

　PEFCの反応温度は70～80℃と低く，スタートアップまでの時間が短い。燃料には都市ガス，LPGや灯油が用いられる。燃料ガスに付臭材として添加されている微量の硫黄成分は，改質触媒やシフト触媒の触媒毒となるため高度に脱硫されている。Ag/Al_2O_3やNi/Al_2O_3が用いられているが，大阪ガスは250℃において Cu-Zn-Ni/Fe または Cu-Zn-Al-Ni/Fe（Ni-Fe または Ni, Fe）を用いることにより，3 mg・S/Nm^3 のジメチルスルフィドと 2 mg・S/Nm^3 のt-ブチルメルカプタンを0.1ppbに脱硫する技術を開発し実用化した[2]。

　燃料ガスの合成ガス（H_2, CO）への水蒸気改質は水蒸気が添加され，700～800℃でNi/Al_2O_3またはRu/Al_2O_3が用いられている。生成された合成ガスはCOを含むのでシフト反応により水素とされる。水素中に微量含有するCOはH_2よりも触媒に吸着しやすい性質を利用して選択酸化（Preferential Oxidation；PROX）触媒により除去される。低温でメタン化を抑制したRu/Al_2O_3やPt/TiO_2触媒が開発されている（図1，2，式1）。

第Ⅴ編　エネルギー・環境触媒

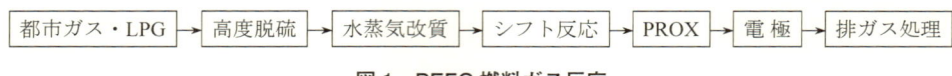

都市ガス・LPG → 高度脱硫 → 水蒸気改質 → シフト反応 → PROX → 電極 → 排ガス処理

図1　PEFC 燃料ガス反応

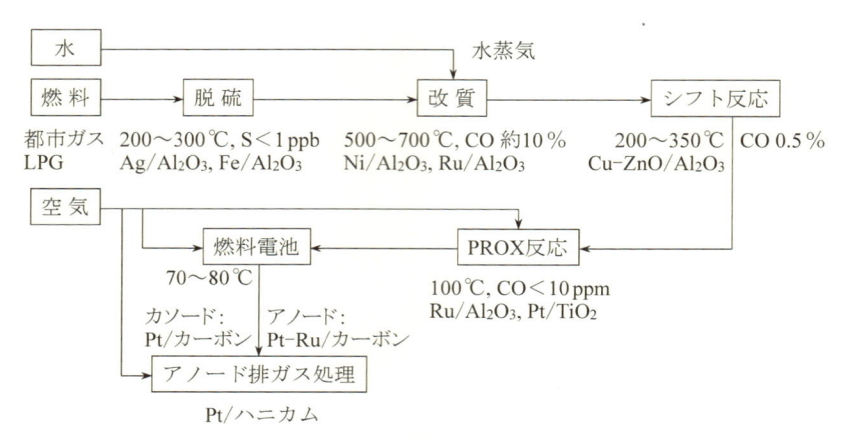

```
                    水 ─────────────────→ 水蒸気
       燃料 → 脱硫 ──────────→ 改質 ──────────→ シフト反応
都市ガス  200～300℃, S<1ppb    500～700℃, CO 約10%   200～350℃  CO 0.5%
LPG      Ag/Al₂O₃, Fe/Al₂O₃   Ni/Al₂O₃, Ru/Al₂O₃    Cu-ZnO/Al₂O₃
空 気 ─────→ 燃料電池 ←────── PROX反応
              70～80℃           100℃, CO<10 ppm
           カソード：アノード：    Ru/Al₂O₃, Pt/TiO₂
           Pt/カーボン Pt-Ru/カーボン
              ↓
         アノード排ガス処理
           Pt/ハニカム
```

図2　PEFC フロー例

$$CH_4 + H_2O \longrightarrow 3H_2 + CO \text{ (改質反応)}$$
$$CO + H_2O \longrightarrow H_2 + CO_2 \text{ (シフト反応)}$$
$$CO + 1/2 O_2 \longrightarrow CO_2 \text{ (PROX 反応)}$$
$$CO + 3H_2 \longrightarrow CH_4 + H_2O \text{ (メタン化反応)}$$

式1

$$H_2O \longrightarrow Ru\text{-}OH_{ad} + H^+ + e$$
$$Pt\text{-}CO_{ad} + Ru\text{-}OH_{ad} \longrightarrow Pt + Ru + CO_2 + H^+ + e$$

式2

2.2　PEFC 電極触媒

アノード（燃料極）では約 30% Pt-Ru/カーボン，カソード（空気極）では約 50% Pt/カーボンが用いられている。電極反応を以下に示す。

アノード：$H_2 \rightarrow 2H^+ + 2e^-$
カソード：$2H^+ + 1/2 O_2 + 2e^- \rightarrow H_2O$

アノード，カソードともに触媒担体には高温で焼成した伝導性のカーボングラファイトが用いられている。カソード側では微量の過酸化水素が生成し電極のカーボンを燃焼し電極を劣化させる。アノードでは水素中に微量の CO が混入しているため，Pt 単独では触媒毒となるので，Pt-Ru が用いられている。Ru が用いられている理由は，Ru が水を分解し表面の OH が CO を酸化するためと考えられている（式2）。

PEFC の電解質膜内をイオンが輸送されるので水が必要である。そのためアノードには水分を含んだ水素が供給されているが水分含有量のコントロールが重要となる。

カーボン粉末 → 熱処理 → Pt塩含浸 → 還元 → 洗浄 → 乾燥 → 電解質溶液添加 → Pt/カーボンインキ
→ カーボンペーパーに塗布 → 乾燥 → 電解質膜に張り合わせ → MEA → 多層化 → セルスタック

図3

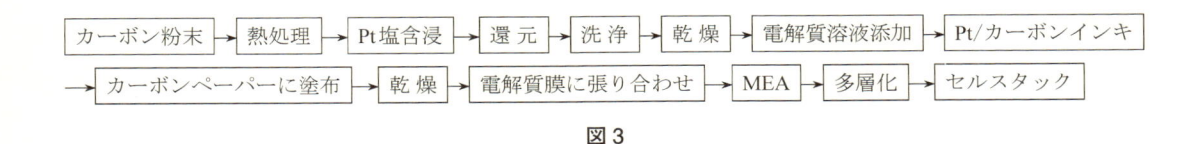

2.3 電極の製法

電極はアノードとカソードを約200μmの厚みの固体高分子膜に張り合わせて一体化したもので，MEA（Membrane Electrode Assembly）と呼ばれている。MEA単層で得られる電圧は約0.7Vである。電極スタックはMEAを多層に積み重ねて高電圧が得られる。MEAの製法は，たとえばポリテトラフルオロエチレン（PTFE）をカーボンペーパーに含浸乾燥しておいた撥水カーボンペーパーに，あらかじめ調製しておいたPt/カーボンインキを塗布・乾燥させ，フッ素系スルホン酸ポリマーの水素イオン交換膜にホットプレスで張り合わせて製造される。Pt/カーボンインキは高温で焼成しグラファイト化したカーボンに塩素を含まない，たとえばジニトロジアミン白金

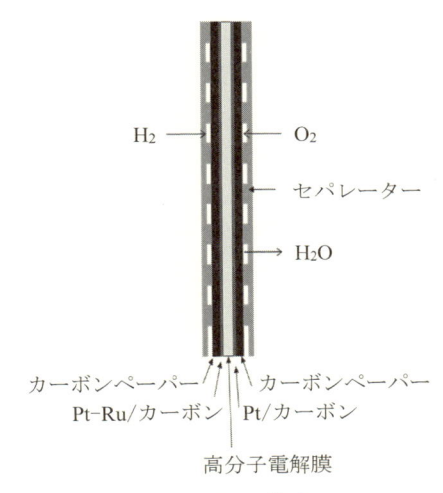

図4 MEA構造

$(Pt(NH_3)_2(NO_3)_2)$ 硝酸水溶液，Pt-Ru/カーボンインキは$Pt(NH_3)_2(NO_3)_2$と硝酸ルテニウム（$Ru(NO)(NO_3)_x$）を用い含浸担持させ，乾燥後水素還元処理を行い，洗浄乾燥して25%程度のパーフルオロスルホン酸電解質溶液，水，有機溶媒を加え，超音波照射により均一なスラリーインキとして調製されている[3]。

インキとされる前のPt/カーボンのPtの粒子径は1〜5nm，Pt表面積は50〜200m^2/g，担体に用いられるカーボンブラックの一次粒子径は粒子20〜40nm，表面積は100〜800m^2である。触媒を塗布するカーボンペーパーは約200μmの厚みでポリテトラフルオロエチレン（PTFE）分散液に浸漬しオーブン内で80℃，1時間乾燥し25% PTFEとしたものである。触媒インキの塗布はカーボンペーパーの片面にスクリーンプリンターを用い，100℃，30分間乾燥させて行われる。触媒がプリントされたカーボンペーパーはガス導入チャンネルの掘られた伝導性のセパレーター板に張り合わされ，MEAが製造されている。電解質膜は厚さ数十μmのフッ素系スルホン酸ポリマーの水素イオン交換膜が用いられる（図3，4）。製造されたMEAのPt量はカソードでは約0.3mg/cm^2，アノードではPt-Ru(1/1) 約0.2mg/cm^2である。

2.4 Ptの削減

Ptの有効表面の増加やMEAの製造方法の改良などのPtの削減の研究が行われ，現在では家庭用PEFCでは2-3g/基，自動車では1gPt/kW近くまで削減されている。カソードでは金属表面積の大きいコアシェル型PtCo/カーボンやPtの凝集抑制にPt-Au合金触媒，さらに非Pt触媒であるカーボンブラックに担持したフタロシアニン錯体を熱分解して得られるナノシェルカーボンやNやBをドー

プしたカーボンアロイが試作されている[4]。安定な酸化物として部分酸化したタンタル炭窒化物（TaCNO）も検討されている[5]。

3. SOFC

電極に固体酸化物を用いるSOFCは反応温度は700〜800℃と高い。COはSOFCと異なり触媒毒にならず，燃料として利用できる。そのためSOFCのような水素精製設備は必要ない。COの酸化反応を示す。

アノード：$CO + O^{2-} \rightarrow CO_2 + 2e$

電解質として，イオン伝導性が高く酸化，還元雰囲気で安定なZrO_2にY_2O_3を3〜10％固溶したイットリア安定化ジルコニア（YSZ）が用いられている。カソードはペロブスカイト型酸化物で触媒活性と電子伝導性の高いランタンストロンチウムマンガナイト（$La_{0.84}Sr_{0.16}$）MnO_3，アノードはNi-YSZ焼結体である。Ni-YSZサーメットは40〜60％YSZ粉末とNiO粉末を混合し電解質板上で積層焼結膜化することにより製造される。NiOは水素還元されることにより多孔質のNi電極となり，水素およびH_2Oの拡散経路となる。Ni含有量は30％以上で担持触媒とは異なる。YSZはネットワークを形成し酸素イオン伝導とNiの凝集を抑制している（図5）。

SOFCの発電効率は45％とPEFCの37％よりも高い。SOFCは高温であるためスタートアップに約2時間必要であるため，24時間連続稼働型として販売されている。セルは機械的強度の優れた円筒型が採用され，セルの境界であるインターコネクターは円筒軸に平行に付けられている縦縞型が採用されている。

4. PEFCとSOFCの違い

PEFCシステムでは燃料ガスの精製にCO変性器とPROXが必要であるが，SOFCは簡素化されて

都市ガス・LPG → 脱硫 → 水蒸気改質 → 電極

図5

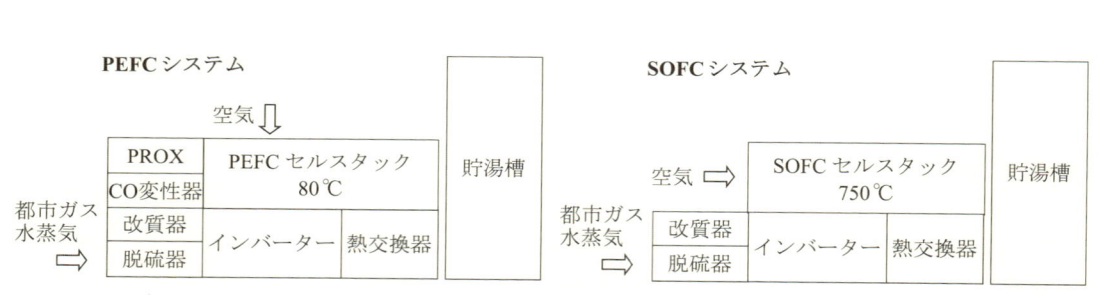

図6　PEFCシステムとSOFCシステムの違い

表1 SOFCとPEFC製品仕様比較（LPG機）

	SOFC	PEFC
定格出力	700W	700W
定格発電効率	45%（LHV）	37%（LHV）
定格熱回収率	42%（LHV）	50%以上（LHV）
寸　法（mm）		
発電ユニット	$H\,900 \times W\,563 \times D\,302$	$H\,900 \times W\,900 \times D\,350$
貯湯ユニット	$H\,1760 \times W\,740 \times D\,310$	$H\,1900 \times W\,750 \times D\,440$
質　量		
発電ユニット	90kg	125kg
貯湯ユニット	94kg（満水時 184kg）	105kg（満水時 305kg）
運転方式	24時間連続運転（電力負荷追従）	全自動学習運転（DSS/連続）
運転範囲温度	$-5\sim40$℃	$-10\sim43$℃
貯湯タンク（貯湯温度）	$90l$（70℃）	$200l$（60℃）
バックアップボイラー	24号潜熱回収型	24号（一般型）
使用燃料	LPG	LPG
設置スペース	$1.99\mathrm{m}^2$	$2.09\mathrm{m}^2$

LHV：低位発熱基準　　　　　　　　　　　　　　　　（JX日鉱日石エネルギー）
DDS：Daily Start-up and Shut-down

いる。参考にLPG機におけるSOFCとPEFC製品仕様比較を示す[6]（図6，表1）。

5. おわりに

　PEFCに続いてSOFC燃料電池の普及が始まった。燃料電池の開発は触媒が開発のキーテクノロジーである。燃料電池はいまだ国の補助金を受けている段階である。今のところ家庭用燃料電池は発電機の付いた給湯器と位置づけられる。将来，電気代が大幅に上がらない限り，給湯器がなければ省エネルギーとはならない。水素インフラが整備されると，走行距離の点で電気自動車より優れている燃料電池自動車は広まる可能性がある。

文　　献

1) 本間琢也, 燃料電池 入門講座, p23, 電波新聞社（2005）
2) 大阪ガス, 特開平 11-61154
3) 触媒調製ハンドブック, p546, NTS
4) 尾崎純一, PETROTECH, **33**（7），491（2010）
5) 太田健一郎, 石原顕光, PETROTECH, **33**（7），495（2010）
6) JX日鉱日石エネルギー発表資料

44 環境触媒としてのゼオライト

Cu/ZSM-5 が NO の分解反応に活性があることが岩本によって発見されて以来,ゼオライト触媒は環境触媒として注目されてきた。β-ゼオライトは米国で高温ガスタービン排ガス中の NO_x の NH_3 選択還元に用いられている。ZSM-5 は HC を用いた選択還元にも効果がある。Fe-β ゼオライトは硝酸工場の N_2O の除去にも用いられている。尿素を用いたディーゼルエンジンの NO_x 選択還元触媒としても重要である。

1. VOC 除去触媒

メタンの酸化には Pd/Al_2O_3 が Pt/Al_2O_3 より活性が高いが,ほかの HC 類の酸化には Pt/Al_2O_3 が高活性であり,VOC の酸化除去に広く用いられている。しかし,ハロゲン化合物,特にエチレンジクロライド(EDC)は Pt/ハニカムでも燃焼しにくい。一方ゼオライトは HC の分解特性がある。

そこで,ゼオライト(Mordenite)の分解能と Pt/Al_2O_3 の酸化活性を組み合わせた従来の Pt/Al_2O_3 ハニカム触媒よりはるかに活性の高い触媒が,東ソーにより開発されている(図1)[1]。

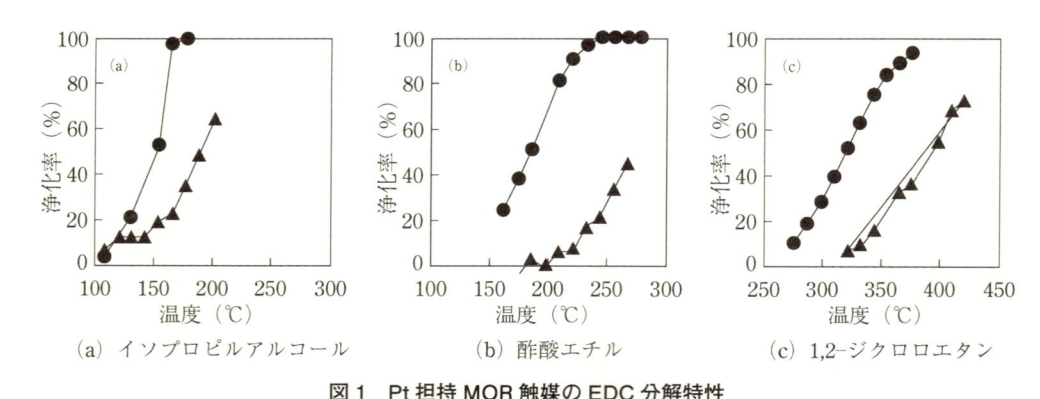

(a) イソプロピルアルコール　　(b) 酢酸エチル　　(c) 1,2-ジクロロエタン

図1　Pt 担持 MOR 触媒の EDC 分解特性
● ゼオライト複合触媒(ハニカム形状),▲ 市販の Pt/Al_2O_3 ハニカム触媒
VOC=500ppm, O_2=18.5%, H_2O=1.5%, SV=40000h^{-1}

2. DeNO$_x$ 触媒

2.1 HC-SCR

酸化雰囲気でのHCを用いたNOの選択還元（HC-SCR）にIr/ZSM-5が優れていることがわかり，リーンバーン自動車排ガス処理触媒として一時採用されていた。ゼオライトによるHC-SCRは酸素がないと反応は進みにくい。CH_4-SCRではCo/ZSM-5，In-H/ZSM-5が高活性である。C_3H_8-SCRでは，Co/ZSM-5は水蒸気の存在が必須で水蒸気が存在しないとNCOが吸着し活性を阻害することを，名古屋大学の志知，薩摩，服部が明らかにしている[2]。C_3H_8-SCRでは，Co/β-Zeoliteが高活性を示すが，β-ZeoliteのSiをTiに置換したTi/β-Zeoliteやβ-ZeoliteのAlをBに置換したB/β-ZeoliteにCoをイオン交換担持したCo-Ti/β-ZeoliteやCo-B/β-Zeoliteは，Co/β-Zeoliteよりも低温（350～450℃）で高いNO_x転化率を示す。

一方，Alを含まないCo-ボロシリケートはβ-型の結晶をもっていてもほとんど活性を示さない。大阪ガスは，C_3以上のHCを還元剤として用いたガスエンジンのNO_x選択還元触媒を開発し，実機でのフィールドテストで性能や耐久性を実証している[3]。

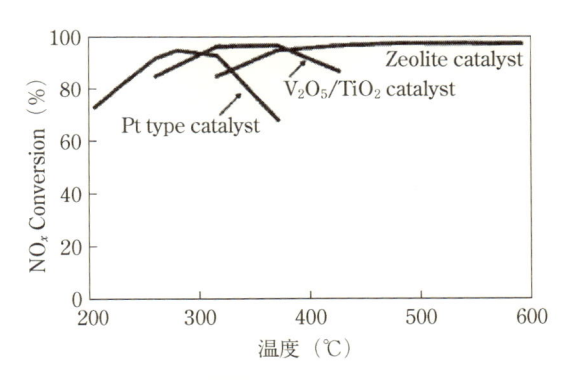

図2 各種触媒によるHC-SCR特性

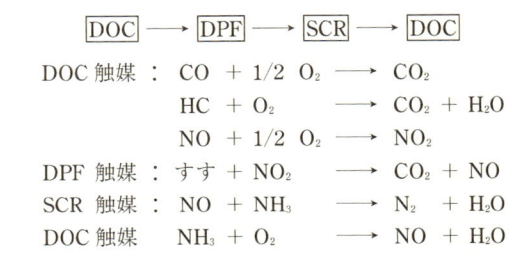

図3 ディーゼルエンジン排ガス処理システム
DOC：Diesel Oxidation Catalyst（Pd/Pt-ハニカム），DPF：Diesel Particular Filter（Pt/SiC-ウォールスルー型ハニカム），SCR：Selective Catalytic Reduction（Fe/β-ゼオライトハニカム）

DOC → DPF → SCR → DOC

DOC触媒：　$CO + 1/2\ O_2 \longrightarrow CO_2$
　　　　　$HC + O_2 \longrightarrow CO_2 + H_2O$
　　　　　$NO + 1/2\ O_2 \longrightarrow NO_2$
DPF触媒：　すす + $NO_2 \longrightarrow CO_2 + NO$
SCR触媒：　$NO + NH_3 \longrightarrow N_2 + H_2O$
DOC触媒　　$NH_3 + O_2 \longrightarrow NO + H_2O$

2.2 NH$_3$-SCR

NH_3を用いたNOの選択還元（NH_3-SCR）では，日本で開発されたV_2O_5-TiO_2ハニカムが世界的に広く用いられている。高温でのガスタービンのNO_x除去では，V_2O_5-TiO_2は活性が高すぎてNO_xを生成してしまうため，Fe/β-ゼオライトが用いられている。Pt/Al_2O_3，V_2O_5触媒とFe/β-ゼオライトの違いを図2に示す。

2.3 ディーゼルエンジン排ガス処理

ディーゼルエンジン排ガスは酸素濃度が高いため，ガソリン車のような三元触媒（CO，HC，NO_xの同時除去）は困難である。そのためNO_x吸蔵触媒などが検討されているが，浄化率では尿素による選択還元が優れている。ヨーロッパではV_2O_5触媒が使用され始めたが，日本ではV_2O_5の使用は揮発性や毒性が不明であるので採用されていない。日本では現在のところFe/β-ゼオライトがSCR触媒として有望視されている。

ディーゼルエンジン排ガス中のCO，HCおよびNOの処理概念を図3に示す。

表1 Zeolite担持系触媒による実ガス処理結果[6]

Application	Gas Turbine Engine	Reciprocating Engine
Fuel	Natural Gas	Natural Gas
Temp. (℃)	450〜590	450
Exhaust Gas NO_x (ppm)	45	2200
NO_x Conversion (%)	>90	>90
NH_3 Slip (ppm)	<10	<1

2.4 船舶用エンジンの排ガス処理

ヨーロッパでは河川往来の船舶から排出されるNO_xの環境への影響が問題となっている。ディーゼルエンジンであるが，バンカーオイルなどの劣質重質油が用いられているため，すすやNO_xの除去技術がいまだ確立されていない。河川または沿岸付近では燃料油をA重油や軽油に切り替えて用いることが具体化しつつある。担持Zeolite系触媒ではSO_2のSO_3への活性が低いため，硫酸塩を生成しにくく耐久性がある。特にFe/β-Zeolite，Cu/β-Zeoliteは，Cu/MordeniteやCu/ZSM-20と比較して劣化が小さい[5]。

2.5 ガスタービンエンジン排ガス処理

Zeolite担持系触媒はNH_3の酸化分解活性が低いので高温度範囲（350〜590℃）での使用が可能である。ガスタービン，レシプロエンジン，石油精製加熱炉，プロセス排ガスなどですでに用いられている。Zeolite担持系触媒では，NH_3はNO_xと優先的に反応しN_2が生成すると考えられている。また，NH_3のNO_xへの転化は生じない。

表1にガスタービンとレシプロエンジンの実ガスの処理結果を示す。

3. N_2O除去触媒

N_2Oの温暖化指数はCO_2の310倍である。硝酸工場で排出されるが燃焼によっても生成する。金属触媒のNO_x分解特性がArmorにより報告されている（図4）[4]。Rh/ZSM-5やRu/ZSM-5が高活性である。Pd/ZSM-5はPd/Al_2O_3よりも優れているが，Pt/ZSM-5はそれよりも低活性である。

Uhde社は硝酸製造排ガス処理にゼオライトを用いた2つのEnviNO$_x$プロセスを開発しN_2Oの除去プロセスをライセンシングしている。触媒はズードケミー社の製造するペレット状のFe（イオン交換）ゼオライトが用いられている。排ガス温度が425℃以上では，前段で排ガス中のN_2OとNOとを反応させNO_2とし，後段でNH_3を導入し選択還元を行っている（図5）。

もう1つのプロセスは，前段でNH_3選択還元を行い，後段でHCを導入しN_2Oの還元を行っている（図6）[7]。

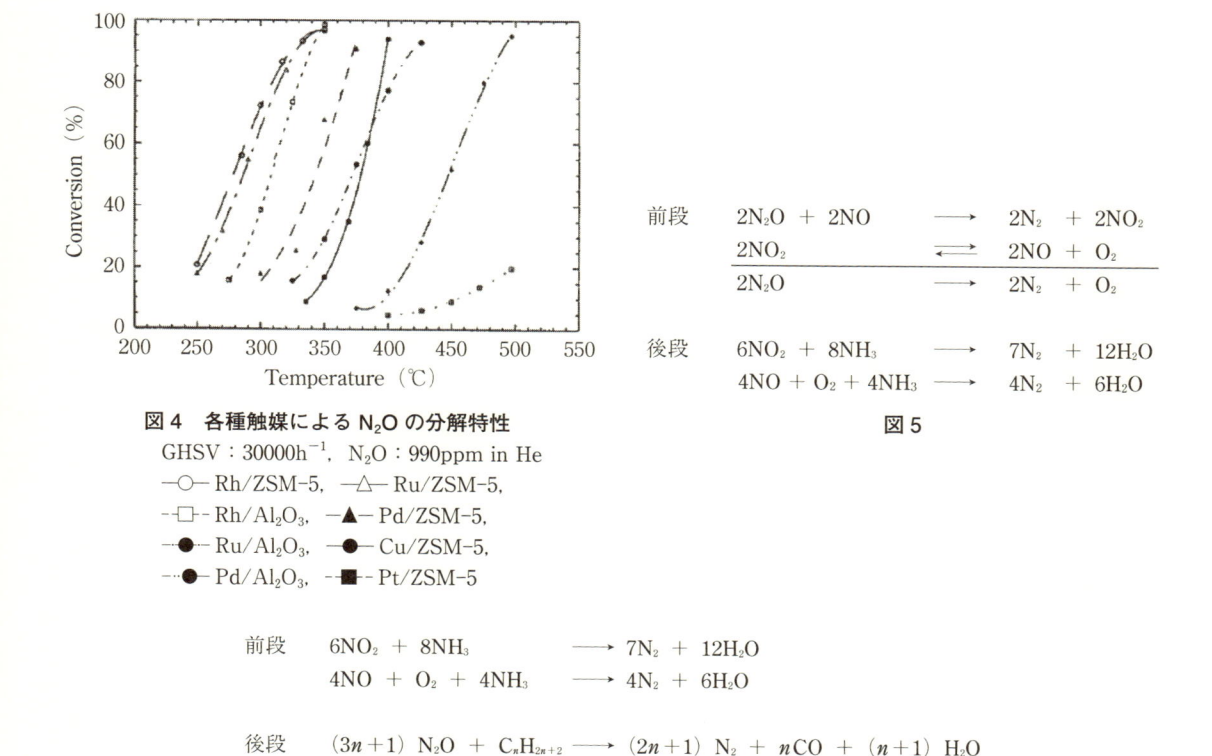

図4　各種触媒による N_2O の分解特性
GHSV：30000h^{-1}，N_2O：990ppm in He
―○― Rh/ZSM-5，―△― Ru/ZSM-5，
―□― Rh/Al$_2$O$_3$，―▲― Pd/ZSM-5，
―●― Ru/Al$_2$O$_3$，―●― Cu/ZSM-5，
―●― Pd/Al$_2$O$_3$，―■― Pt/ZSM-5

前段　$2N_2O + 2NO \longrightarrow 2N_2 + 2NO_2$
　　　$2NO_2 \rightleftharpoons 2NO + O_2$
　　　$2N_2O \longrightarrow 2N_2 + O_2$

後段　$6NO_2 + 8NH_3 \longrightarrow 7N_2 + 12H_2O$
　　　$4NO + O_2 + 4NH_3 \longrightarrow 4N_2 + 6H_2O$

図5

前段　$6NO_2 + 8NH_3 \longrightarrow 7N_2 + 12H_2O$
　　　$4NO + O_2 + 4NH_3 \longrightarrow 4N_2 + 6H_2O$

後段　$(3n+1)N_2O + C_nH_{2n+2} \longrightarrow (2n+1)N_2 + nCO + (n+1)H_2O$
　　　$(3n+1)N_2O + C_nH_{2n+2} \longrightarrow (3n+1)N_2 + nCO_2 + (n+1)H_2O$

図6

4. おわりに

ゼオライト触媒による酸化，NH$_3$-SCR，HC-SCR，N$_2$O の分解について紹介したが，ゼオライト触媒は今後の環境対策の重要なキーマテリアルである．ゼオライトの反応機構はいまだよくわかっていない．アルキレーションや選択酸化触媒，プロピレンや芳香族の製造触媒としても注目されている．

文　献

1) 小林，高光，中野，東ソー研究・技術報告，**49**（2005）
2) 志知明，薩摩篤，服部忠，触媒，**42**（6），399（2000）
3) 田畑健，中平貴年，大塚浩文，触媒，**39**（3），235（1997）；田畑健，ゼオライト触媒開発の新展開，p247，シーエムシー出版（2004）；特開平11-221470，大阪瓦斯
4) Y. Li, J. N. Armor, *Appl. Catal.*, **B1**, L21-L29（1992）
5) USP 4,961,917, Engelhard
6) R. J. Farrauto, C. H. Bartholomew, Blackie Academic & Professional（1997）
7) Uhde 社技術資料，EnviNO$_x$ Process

45 燃焼触媒

　触媒燃焼は通常用いられている火炎燃焼と違い，低温，希薄，低酸素雰囲気での燃焼が可能である。そのため化学工場や塗装印刷工場の排ガスに含まれる低濃度のVOCの酸化除去に応用されている。火炎燃焼と異なりNO_xをほとんど生成しないため，次世代の燃焼方式として注目されている。

1. 触媒による燃焼

　ショッピングモールなどの大規模商業施設や病院などでは発電設備としてコジェネレーションシステムが用いられている。分散型発電は発電効率が良く熱の有効利用が図れるからである。主として軽油や都市ガスを燃料としたディーゼルエンジンが用いられている。最近，さらに効率の良いガスタービン発電が注目されている。次世代の複合発電もガスタービンが主体である。米国では天然ガスを用いたガスタービン発電の採用が進んでいる。ガスタービン発電の普及には排ガスのNO_x除去対策技術が必須である。最近，後処理によるNO_x除去でなくNO_xを発生しない燃焼システムが注目されている。

　燃焼触媒は，Pt/Al_2O_3をセラミック製のハニカム触媒にコーティングしたものである。芳香族化合物を含むほとんどの有機化合物は250～350℃，GHSV 40000hr^{-1}程度の条件でほぼ100%燃焼除去されている（GHSV=処理ガス量（Nm^3/hr）/触媒量（m^3））。火炎がなく反応温度が低いのでNO_xは生成しない。酸化反応であるので発生熱は熱交換により，処理ガスの予熱または熱回収や動力回収のためのスチームの熱源として用いられている。自動車排ガス浄化触媒も触媒燃焼の応用である。排気ガス浄化の条件は室温～800℃であるので，スタート時の低温付近では排ガスの有機化合物はゼオライトなどに吸着させ300℃以上で酸化燃焼されている。GHSVは最大100000hr^{-1}程度である。

2. 燃焼触媒

　CuO/Al_2O_3などの酸化物触媒は活性が低く，またシンタリングによる熱劣化を生じやすく400～500℃の範囲でしか使用できないため，300℃以下で着火し高温耐久性のある貴金属触媒が広く用いられている。特にPt，Pd，Rhが燃焼特性に優れている。COの酸化はPt/Al_2O_3よりもPd/Al_2O_3が活性は高い。メタン以外のHCの酸化ではPt/Al_2O_3がPd/Al_2O_3よりも50～100℃低温で酸化する。メタンの酸化はRh/Al_2O_3やPd/Al_2O_3がPt/Al_2O_3よりも優れている（式1）。耐熱性の点ではPdは酸化雰囲気では，約350℃でPdOとなり酸化安定してシンタリングを生じないが，常圧大気中では約780℃でPdに解離しシンタリングを生じる（式2）。

$$HC + O_2 \longrightarrow H_2O + CO_2$$
$$CO + 1/2 O_2 \longrightarrow CO_2$$
式1

$$Pd \longrightarrow PdO \longrightarrow Pd$$
式2

表1 Pd, Pt 揮発によるロス率[1]

メタルハニカム 300cpsi	200時間後	460時間後
0.2%Pd/ZrO$_2$		8%
0.2%Pt/ZrO$_2$	97.9%	

1050℃, 1 Nm/sec air

1050℃における ZrO$_2$ に担持したハニカムを用いた Pd と Pt の揮発によるロス率を表1に示す。Pt は容易に揮発してしまう。

3. ガスタービン排ガス処理

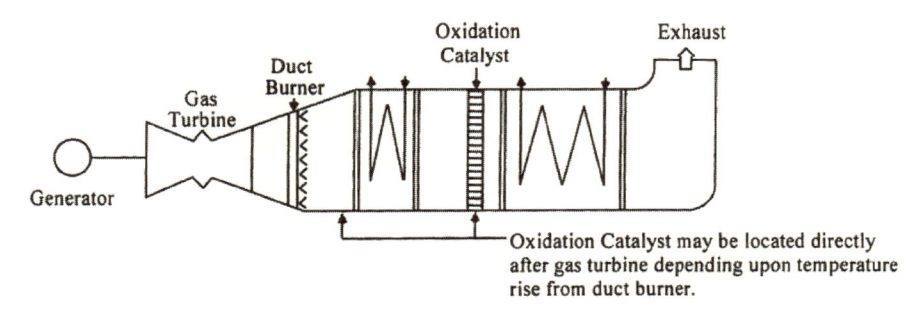

3.1 水噴射による NO$_x$ 低減

燃料ガスに水を噴射することによって排ガスの NO$_x$ 濃度を低下させるシステムが用いられている。火炎温度が低下するため、通常発生する 150ppm 前後の濃度の NO$_x$ は 40ppm 程度まで低下させることができる。しかし、火炎温度が低下するため、通常 10ppm 程度しか発生しない CO は 400ppm 程度まで増加してしまう。そのため CO の酸化処理に Pt-ハニカム触媒が用いられている。Pt-ハニカムの基材は、セラミックやメタルハニカムで 0.3%Pt/Al$_2$O$_3$ がコートされたものである。排ガス中の SO$_2$ により、Al$_2$O$_3$ 担体は Al$_2$(SO$_4$)$_3$ を生成し触媒の細孔を閉塞させてしまうので、Al$_2$O$_3$ 以外の耐 S 触媒が開発されている。触媒モジュールとして、たとえば 60cm×60cm×7.5cm（厚）のハニカム触媒が排ガスのダクト内に数百枚貼り付けられている。反応温度は 315〜600℃、GHSV は 200000hr^{-1} で用いられ、CO の転化率は 80〜95%である[2]（図1）。

図1 CO 酸化触媒を設置したガスタービン[2]

第V編　エネルギー・環境触媒

$$NO_x + NH_3 \longrightarrow N_2 + H_2O$$

式3

$$NH_3 + O_2 \longrightarrow NO + H_2O$$

式4

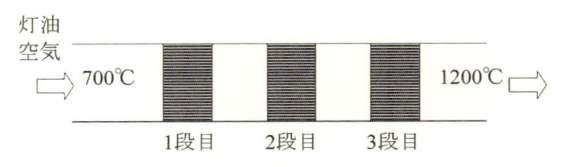

図2　多段触媒燃焼システムモデル
1段目：Pd/Si(10%)-Al$_2$O$_3$/コージェライト
2段目：Pd/Mg(10%)-Al$_2$O$_3$/チタン酸アルミニウム
3段目：Si(10%)-Al$_2$O$_3$/シリコンカーバイド

3.2　V$_2$O$_5$-TiO$_2$触媒による選択還元

火炎燃焼により発生するNO$_x$はアンモニアまたは尿素水を用いた選択還元システムにより除去されている（式3）。触媒にはV$_2$O$_5$-TiO$_2$ハニカムが用いられている。しかし，V$_2$O$_5$-TiO$_2$はNH$_3$に対する活性が高いために高温ではNOを生成してしまう（式4）。そのため排ガス温度が550℃以上あるガスタービンの排ガス処理にはV$_2$O$_5$-TiO$_2$触媒はそのままでは使えず，冷却してから用いられている。

3.3　ゼオライト触媒による選択還元

Fe-またはCu-βゼオライトがハニカムにコーティングされた触媒が開発されている。NH$_3$の酸化分解活性が低いので，高温度，広温度範囲（350～590℃）で使用可能である。ゼオライト触媒では，NH$_3$はNO$_x$と優先的に反応しN$_2$が生成すると考えられている。NH$_3$のNO$_x$への転化はほとんど生じない。ガスタービンやレシプロエンジンでは排ガス温度450～590℃でNO$_x$の転化率は90%以上である。

4.　触媒燃焼

4.1　多段式触媒燃焼

火炎がないためNO$_x$を生成しない触媒を燃焼体として用いる研究は1970年代，米国で精力的に行われたが，1300℃以上の耐熱性，耐久性のある触媒が見つけられず実用化に至らなかった。最近ようやく，担体の耐熱性やシステムの改良が進められ，実用域に入ってきた。たとえば触媒層を多段とし着火側と高温燃焼側とで異なる触媒を用いるシステムや，高温側はシリコンカーバイドのような触媒活性のない支持体を用いるシステムが開発されている。石油産業活性化センター（PEC）は，耐熱性の良いPdをMgで改質したアルミナに担持させたチタン酸アルミニウムハニカム触媒を開発し，短時間であるが灯油を燃料とした燃焼システムでNO，CO，未燃焼炭化水素（THC）いずれも0ppmの安定した1200℃のガスが得られたことを発表している（図2）[3]。

4.2　流動床燃焼

流動床による燃焼システムも検討されている。流動床であることから安定した燃焼が維持でき，燃焼室内の温度も均一にできるため触媒への負荷は少ない。触媒として100μm程度の0.5%Pt/Al$_2$O$_3$粒子が用いられている。流動床による触媒粒子の摩耗損失の問題は解決されなければならない[4]。

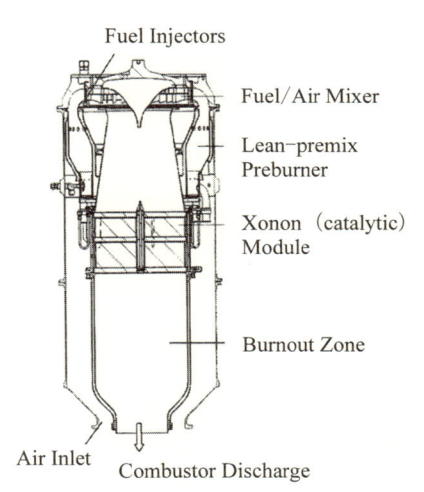

表2 シリコンバレー発電所試験結果

排気ガス	濃度
NO_x	1.13ppm
CO	1.36ppm
VOCs	0.16ppm

O_2：15％

図3 Xonon Combustion System Illustration[6]

4.3 触媒安定化気相燃焼型ハイブリッドシステム

　触媒燃焼と高温気相燃焼を組み合わせたハイブリッド燃焼システムが，Catalytica Energy System 社によって開発された。触媒担体のセラミックハニカムは急激な加熱，冷却に耐えられないため，ステンレスハニカムが用いられている。ステンレス鋼の材質では高温で Al_2O_3 を形成し，ステンレス鋼の酸化を抑制する Al 含有フェライト系ステンレス鋼が開発されている[5]。開発された燃焼システムは Xonon Combustion System と名づけられている。燃焼ガスは最初予備燃焼室で約470℃までバーナーで燃焼され，2段の触媒層で触媒燃焼が行われる。触媒層で約870℃まで燃焼されたガスは続いて無炎燃焼室で完全に燃焼される。

　システムは川崎重工のガスエンジン（1.5MW Kawasaki M1A-13X）に組み込まれ，カリフォルニア州サンタクララ市営シリコンバレー発電所で最初の認証試験が行われた。排ガス濃度はカリフォルニアの NO_x 規制値2.5ppm（O_2：15％）を十分クリアした（表2）。微量の NO_x は予備燃焼のバーナーから生成したものである。Xonon Combustion System を図3に示す[6]。Xonon Cool Combustion System はカリフォルニア州エルドリッジのソノマ病院に設置され（02年11月），その後ニューヨーク州のリーダー・ダイジェスト本社（03年7月），カリフォルニア州サンルイスオビスポ製油所（03年12月）と採用が続いている[7,8]。

　図4に Xonon の組み込まれたガスタービンのフローを示す。06年1500kW CHP の Xonon システムを採用し，67％のエネルギー効率を達成した Bridgewater Correctional Complex Cogeneration Plant は，09年10月 Energy Star CHP Award を受賞している。17％の燃料が節約されたと報告されている[9]。

第Ⅴ編　エネルギー・環境触媒

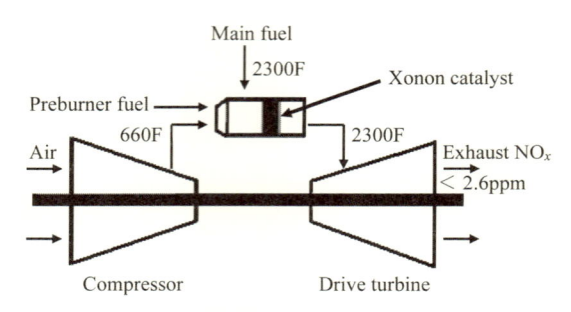

図4　Xonon の組み込まれたガスタービン[6]

5. おわりに

　エネルギー変換効率の高い小型コジェネは著しい勢いで普及している。現在のところ日本のガスタービンの NO_x 排出基準は気体，液体燃料ともに 2000kW 未満では 35ppm，2000〜50000kW で 25ppm であり，50000kW 以上の 10ppm に比べ規制は緩い。今後，コジェネの普及に伴い規制が強化されることが予想される。そのとき，NH_3 や HC を用いない低 NO_x 燃焼システムが威力を発揮する。大型ガスタービンでは NH_3 を用いた SCR が主で，触媒燃焼はいまだ商業化されていない。燃料として灯・軽油を用いた触媒燃焼もいまだ行われていない。今後の技術開発に期待したい。

文　献

1) 庄司亨, 触媒, **41** (1), 37 (1999)
2) C. H. Bartholomew, R. J. Farrauto, Industrial Catalytic Processes, Second Edition, Wiley-Interscience (2006)
3) ㈶石油産業活性化センター, 1999F2.2.1, May 20, 2003
4) 竹内正雄, 資源環境技術総合研究所, NIRE ニュース (1995.10)
5) 田中貴金属工業, キャタリティカ, 特開平 8-155304
6) California Air Resources Board Precertification Program, June 2002
7) 川崎重工プレスリリース (2002.12.11)
8) Catalytica Energy System 社プレスリリース (2007.1.5)
9) http://epa.gov/chp/public-recognition/current_winners.html Last updated on Friday, Oct. 2, 2009

46 CO_2 を用いたポリアルキレンカーボネート製造触媒

地球温暖化の主原因である CO_2 の削減努力が多くの分野で行われている。化学品の中ではポリマーの需要がきわめて大きい。最近、CO_2 とエチレンオキサイド化合物から合成されるポリアルキレンカーボネート樹脂が注目されている。エネルギー産業から発生する CO_2 に比べれば少ないが、CO_2 を原料とした汎用ポリマーが容易に製造され普及すれば地球温暖化防止の対策の一つとなる。きわめて重要なグリーンサステイナブルケミストリーである。

1. ポリアルキレンカーボネート

CO_2 はエチレンオキサイドやプロピレンオキサイド、シクロヘキセンオキサイドなどのエチレンオキサイド化合物と反応し、アルキレンカーボネート樹脂を生成する。基本技術は約40年前、日本の井上祥平教授（現 東京理科大）と鯉沼秀臣教授（現 東京大客員教授）によって見つけられた。すでに中国では工業生産が開始された。

現時点ではポリアルキレンカーボネートは樹脂としては軟らかく、ゴム状で耐熱性が200℃と低いので、ほかのプラスチックと複合化することによりプラスチックとしての強度や耐熱性を改良することが研究されている。今後、改良されると、汎用樹脂であるポリエチレンやポリプロピレンの代替が可能かもしれない。

2. ポリエチレンカーボネート

エチレンオキサイドと CO_2 にトリエチレングリコールと K_2CO_3 を加え155℃、3.9MPaで反応させると、分子量約1500のポリエチレンカーボネートが生成されることが1966年、USP 3248415に記載されている。1969年、日本の井上、鯉沼は、ジエチル亜鉛（$ZnEt_2$）を用いることによりポリエチレンカーボネートが合成できることを見つけた[1]。

触媒はジエチル亜鉛をジオキサンに溶解させ、撹拌しながら水をすばやく加え、130℃、2.0MPaの条件で CO_2 を3時間加圧することによって得られている。重合反応はジオキサンを含む上記 $ZnEt_2$ 触媒溶液にエチレンオキサイドを加え CO_2 を導入し、50℃、24時間の条件で行われている。触媒調製時の水の添加量と処理時間により活性の異なる触媒が得られている（表1）。

その後開発はほとんど行われなかったが、この数年、触媒の開発が精力的に行われるようになった。三井化学は酸化亜鉛と脂肪族ジカルボン酸に硫化亜鉛を添加すると活性が向上することを見つけてい

第V編　エネルギー・環境触媒

表1　$ZnEt_2$ によるポリエチレンカーボネートの合成

触媒			生成物（g）	
$ZnEt_2$（g）	$H_2O/ZnEt_2$（モル比）	処理時間	水不溶物質	水可溶物質
4.01	0.46	3	7.2	9.3
4.00	0.84	24	30.0	9.5

EO：34g，CO_2：60g，50℃，24時間

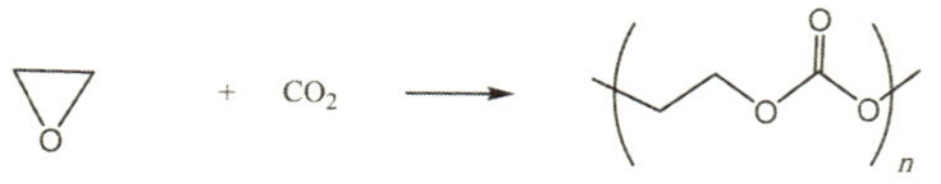

図1　エチレンオキサイドと CO_2 からの
ポリエチレンカーボネートの合成

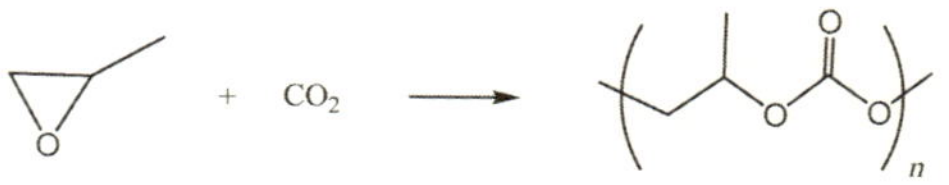

図2　プロピレンオキサイドと CO_2 からの
ポリプロピレンカーボネート

る。また，さらに機械的に触媒を粉砕すると高活性触媒が得られることが見つけられている。たとえば，ボールミルに酸化亜鉛とグルタル酸と n-デカンを加え30分間粉砕すると，高活性触媒が調製できる[2,3]。生成したポリマーは溶媒によっては析出してしまうので，ポリアルキレンカーボネートが可溶なジメチルカーボネートなどのカーボネート系やエーテル系溶媒での重合が提案されている。溶媒にジメチルカーボネートを用い亜鉛含有触媒とエチレンオキサイド23gを加え，CO_2 を1.5MPa，80℃，2時間反応させると，触媒活性は58.7g/g・触媒で平均分子量26万のポリエチレンカーボネート14.3gが得られている[4]。

一方，触媒として亜鉛化合物と脂肪族ジカルボン酸と少量の脂肪族モノカルボン酸から得られる有機亜鉛化合物が，住友精化によって開示されている。触媒は酸化亜鉛とグルタル酸に少量の酢酸とトルエンを加え，55℃，4時間，さらに110℃，4時間撹拌し水分を除去して得られている。重合反応は，ヘキサン溶媒中でエチレンオキサイドに60℃，1.5MPaで CO_2 を導入して行われ，濾過後，塩酸水溶液で洗浄してポリエチレンカーボネート68.4g/g・触媒を得ている[5]。

3. ポリプロピレンカーボネート

ポリプロピレンカーボネートは，ポリエチレンカーボネートと同様，$ZnEt_2$/グルタル酸でプロピレンオキサイドと CO_2 から製造できる。ポリプロピレンカーボネートは43wt%が CO_2 である。透明なゴム状で粘着性があり，ポリマーとしては軟らかすぎるが，non flammable である。耐熱温度は200℃であるが生分解性をもち，ガスバリア性があるため，食品などの包装フィルム分野への展開が期待されている。

産業技術総合研究所は，ポリプロピレンカーボネートを脂肪族ポリエステルで複合化しさらに異なる脂肪族ポリエステルを添加すると，ガラス転移転温度が10℃近く高くなり，さらに耐熱性も向上することを発表した（表2）[6]。

触媒の脱灰工程を省くため，均一系触媒が検討されている。Znイオン，配位子，酢酸イオンからなる亜鉛カチオン錯体と，対アニオン（テトラフェニルホウ酸イオン）からなる錯体[7]や，ピリジン系ま

表2 室温（25℃）における力学的性能などの比較

	弾性率 (MPa)	強度 (MPa)	破断伸び (%)	ガラス転移温度 T_g (℃)
PPC	101	4.8	578	30.4
PPC/X=70/30	1564	8.4	391	36.7
PPC/X/Y=70/30/5	2431	17.9	322	39.8
低密度ポリエチレン	142	16.6	616	−128
ポリプロピレン	979	26.1	1077	−0.1

PPC：ポリプロピレンカーボネート，X：脂肪族ポリエステル，
Y：第三の脂肪族ポリエステル

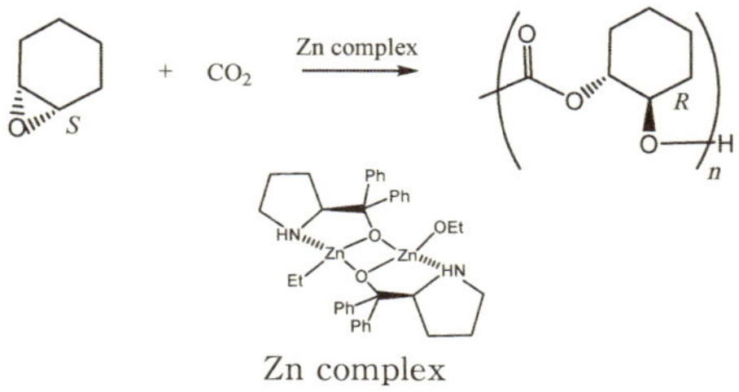

図3 不斉Zn錯体によるシクロヘキセンオキサイドとCO_2からの不斉交互重合

たはイミダゾール系化合物の存在下でのコバルトポルフィリンクロリド錯体が見つけられている[8]が，いまだ活性は低い。

　一方，中国ではすでにポリプロピレンカーボネート樹脂の工業生産が開始された。内モンゴルの蒙西高分子材料有限公司の全降塑科分公司は2002年，3000トンプラントを稼働させている。長春応用化学研究所のライセンシングによるもので1000トン/年のパイロットで実証後，商業化された。井上教授と鯉沼教授の見つけた触媒の10倍以上高活性な触媒が開発され用いられていると報告されている。$BioCO_2$™という商品名で多くの種類のコポリマーが製造できるといわれている。同じ中国の海南島では中海石油化学が2008年，3000トン/年プラントを稼働させた。中国科学院長春応用研究所の開発した技術が採用されている[9]。

　韓国のSK社はGreen-Pol™という商品名でポリマーの販売を開始した。触媒のTONは22000mol/mol・触媒，選択性はほとんど100％と発表されている[10]。触媒は開示されていない。

　ポリプロピレンカーボネートはポリマーとして軟らかすぎるので，エチレンオキサイドやシクロヘキセンオキサイドとのter-polymerなど種々の改良ポリマーが開発されている。米国Cornell大学のGeoffery教授が代表のベンチャー企業のNovomer社は，ウェハーボンディングなどに用いられるクリーン燃焼バインダー（NB-180™）としてポリプロピレンカーボネートを市販し始めた。触媒にはβ-ジイミネート酢酸Znのような金属錯体が用いられていると思われる[11]。

4. ポリシクロヘキセンカーボネート

ポリシクロヘキセンカーボネートにポリエチレンカーボネートやポリプロピレンカーボネートを溶融混合すると，透明性，耐熱性，生分解性に優れた樹脂が得られることが，東レから開示されている[12]。

最近，*meso*-エポキシシクロヘキサンにキラルな Zn 錯体 diethylzinc (*S*)-diphenyl(pyrrolidin-2-yl) methanol を用いることにより，不斉交互重合シクロヘキサンカーボネートが野崎教授により見つかっている[13]。

5. おわりに

ポリプロピレン合成に用いられているような高活性なチーグラー・ナッタ触媒やポリエチレン合成に用いられるようになったメタロセンのような高活性触媒の開発と，ほかのポリマーとの複合技術が望まれる。さらに CO_2 の分離，濃縮技術が必要である。

文　献

1) Nippon Oil Seal, USP 3,900,424
2) 三井化学，特開平 3-28227
3) 三井化学，特開平 2-47134
4) 三井化学，JP 2006-2063A
5) 住友精化，JP 2007-32731A
6) 産総研プレスリリース，2008.11.18
7) 三井化学，特開 2003-342287
8) 東京理科大学，特開 2006-241247
9) http://knak.cocolog-nifty.com/blog/2007/08/cnooc_e403.html
10) S. H. Park, SK Energy FlexPo 2009 (South Korea), Apr. 15, 2009
11) http://www.novomer.com/novomer_news
12) 東レ，特開 2006-265395
13) 野崎京子，第 9 回 GSC Symposium, Mar. 9, 2009

47 CO_2を用いたメタノール合成触媒

地球温暖化ガス削減の一対策としてCO_2の積極的利用が考えられている。メタノールはCOと水素から合成されるが，実際はCO_2と水素が反応していることがわかっている。メタノールは常温で液体であり輸送が容易なことと，さらにプロピレンなどのオレフィンに転換することができるため，将来重要なコアの中間化学品となると考えられている。

1. ドライリフォーミング

現在，メタノール原料の水素は，主にメタンのスチームリフォーミングとシフト反応の組み合わせで製造されている（(1)式）。

$$CH_4 + 2H_2O \longrightarrow 4H_2 + CO_2 \tag{1}$$
$$\Delta H_{298} = 165 \text{kJ} \cdot \text{mol}^{-1}$$

それに対しCO_2を用いて改質する反応は，ドライリフォーミングと呼ばれる（実際にはスチームも少し添加されている）。

$$CH_4 + CO_2 \longrightarrow 2CO + 2H_2 \tag{2}$$
$$\Delta H_{298} = 247.7 \text{kJ} \cdot \text{mol}^{-1}$$

双方ともに$NiO\text{-}Al_2O_3$触媒が，還元条件で$Ni\text{-}Al_2O_3$に還元されて用いられている。

この反応を利用すると，火力発電所や製鉄所などで発生するCO_2を分離液化し，CO_2をメタンガスの生産国へ輸送しメタンを用いてCOと水素に改質してからメタノールに転換し，輸入することが考えられる[1]。オーバーオールの反応では水素が2モル不足するが，水蒸気改質を組み合わせると(3)式のように1モルのCO_2と3モルのメタンから4モルのメタノールが得られることになる。

$$
\begin{aligned}
2CH_4 + 2CO_2 &\longrightarrow 4CO + 4H_2 \\
4CO + 8H_2 &\longrightarrow 4CH_3OH \\
\underline{CH_4 + 2H_2O} &\underline{\longrightarrow 4H_2 + CO_2} \\
3CH_4 + CO_2 + 2H_2O &\longrightarrow 4CH_3OH
\end{aligned}
\tag{3}
$$

第V編　エネルギー・環境触媒

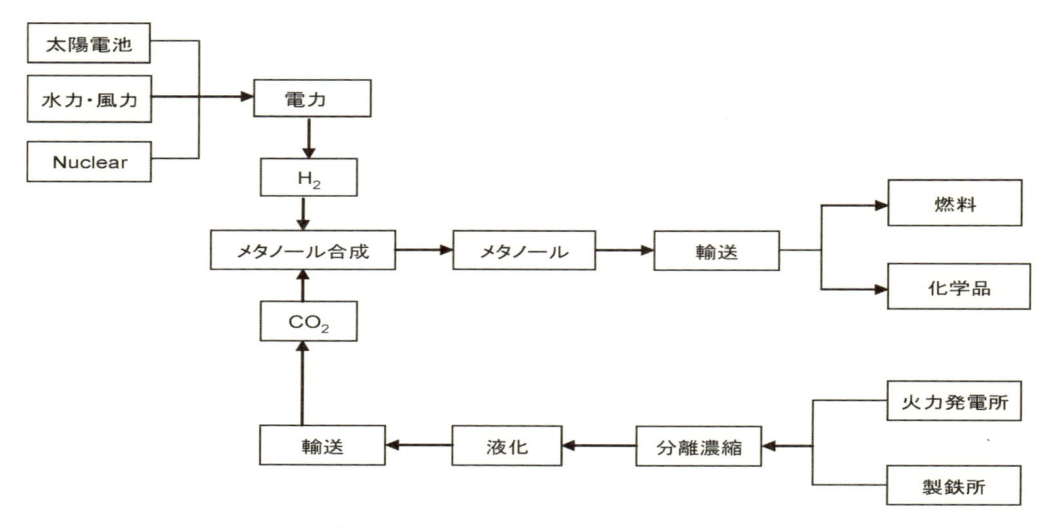

図1　CO_2を用いたメタノール合成ルート

2. CO_2によるメタノール合成の意味

CO_2を原料とする反応は多くないが，その中でも輸送が容易でダウンストリームを広く展開できる化学品としてメタノールは有望である。メタノールが合成されれば改質して水素にすることも可能であるし，プロピレンなどのオレフィンとしてプラスチックの原料として用いることもできる。

図1にCO_2を用いたメタノール合成ルートを示す。現時点では化石燃料以外から水素を安価に得ることはできないが，将来太陽電池や原子力などから水素が得られるとCO_2削減の有効な手段となりうる。

3. メタノール合成反応

メタノールは従来Cu/ZnO触媒によりCOと水素から合成されているが，実際の反応ではCO_2を共存すると反応が促進することやCO_2とC同位体^{13}COを混合させた系では生成したメタノールに^{13}Cが含まれていないことなどから，CO_2を経由する反応と考えられている。

CO_2と水素からメタノールの合成では(5)式のようなシフト反応の逆反応も生じている[2]。

$$CO_2 + 3H_2 \longrightarrow CH_3OH + H_2O \tag{4}$$
$$\Delta H_{298} = -49.0 \text{kJ} \cdot \text{mol}^{-1}$$

$$CO_2 + H_2 \longrightarrow CO + H_2O \tag{5}$$
$$\Delta H_{298} = 41.2 \text{kJ} \cdot \text{mol}^{-1}$$

図2に，(4)(5)式の反応でのメタノールとCOの平衡収率を示す。COの生成を抑制し，メタノールの収率を上げるには低温，高圧が必要である。

CO_2の水素化によるメタノールの合成は，COを用いた合成に比べて平衡収率は約1/3と低い。250

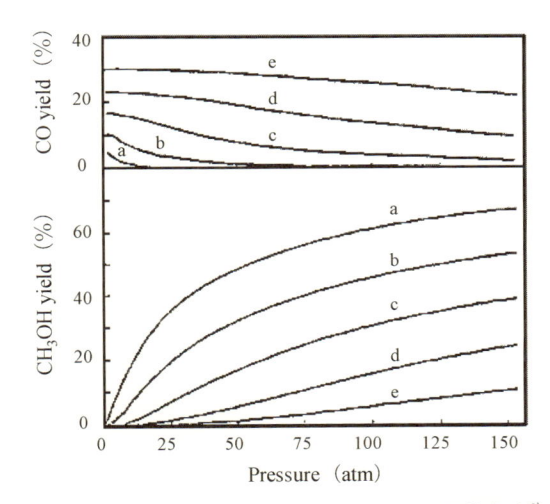

図2 (4)(5)式の反応でのメタノールとCOの平衡収率[2]
a：150℃, b：200℃, c：250℃, d：300℃, e：350℃

℃，5 MPaでの収率は約17%である[1]。そのため高活性な触媒の開発が必要である。

4. メタノール合成触媒

COと水素からのメタノールの合成に活性な金属はCu，Pdである。酸化物ではZnOまたはZrO_2が知られている。工業的にはCu/ZnO/Al_2O_3が広く用いられている。Cu/ZnO，Cu/ZnO/Al_2O_3，Cu/ZrO_2触媒では，COとH_2ガスにCO_2を数%添加するとメタノールの収率は最大となる。Cu/Al_2O_3ではCO_2を増加すると活性は向上する。Cu/MgO，ZnOではCOの水素化により反応が進行するが，Cu/ZnO系触媒ではCO_2の水素化により進行する[3]。

触媒はAl_2O_3担体への含浸法よりも共沈法が金属が均一に分散されるので高活性である。共沈法ではたとえば硝酸Cuと硝酸Zn，硝酸Alの水溶液に炭酸Naを加え混合炭酸塩として沈殿させたのち，洗浄，乾燥，400℃，2時間焼成して製造されている。Cuのシンタリングが活性劣化の主原因である。活性はCuの表面積と相関がある。Al_2O_3，ZrO_2を添加するとCuの表面積が増加し活性は向上する。活性を向上させる酸化物としてGa_2O_3，Cr_2O_3が見つけ出されている。

Cu/ZnO/Al_2O_3とCu/ZnO/ZrO_2/Al_2O_3/Ga_2O_3の寿命試験データを**図3**に示す。複合化することにより，高活性で耐熱性も良い長寿命触媒が開発されている。この複合触媒は50kg/日のベンチプラントで試験され，平衡値の約80%，SV：5000でほぼ平衡値に達したと報告されている[1]。

5. 実証パイロットプラント

三井化学は大阪工場に約15億円の投資を行い，CO_2からのメタノール合成プラント約100トン/年の実証パイロット設備を建設すると発表した。2008年10月着工，09年2月完工で，10年3月をめどに実用化技術確立をめざす。触媒は1990~99年，地球環境産業技術研究機構「化学的CO_2固定化プロジ

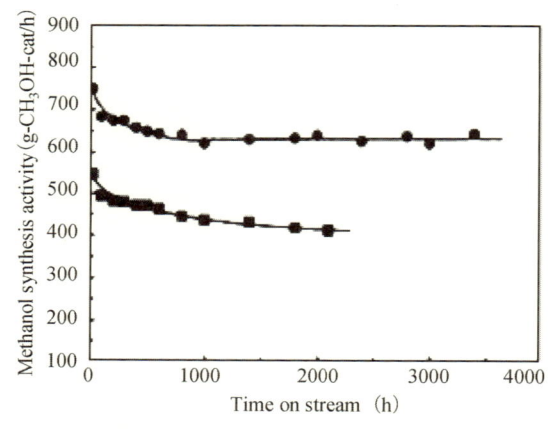

図3 複合触媒と従来のメタノール合成触媒との比較[1]
● $Cu/ZnO/ZrO_2/Al_2O_3/Ga_2O_3$, ■ $Cu/ZnO/Al_2O_3$
〈反応条件〉Feed gas：$CO_2/CO/H_2$ = 22/3/75,
523K, 5 MPa, SV = 10000

表1 均一系による CO_2 の水素化によるメタノールの合成

反応温度 (℃)	生成物および未反応 CO_2 (mmol)				
	CO	MeOH	CH_4	C_2H_6	CO_2
200	7.0	3.5	2.3	0.1	43.0
240	6.5	18.9	4.7	0.1	38.1
260	2.6	13.2	13.9	0.5	28.3

触媒：$Ru_3(CO)_{12}$ 0.2mmol, 溶媒：NMP 20ml, KI 10 mmol, CO_2/H_2 = 1/3, 8 MPa（室温）

ェクト（NEDO 委託事業）」に参画した際に開発された高活性触媒を用いるが，さらに高活性触媒も開発すると報じられている[4]。

6. 他のプロセス

6.1 懸濁床

液相法は反応熱の除去が容易で触媒を均等に用いることができる。生成する水により反応が低下するので親水性溶媒を用い，CO_2 と H_2 をオートクレーブを用いて懸濁状態で反応させる懸濁床プロセスが研究されている。ジエチレングリコールジメチルエーテルを用いると，$CuO/ZnO/ZrO_2$ により 200℃，6 MPa，5 時間の反応で CO_2 転化率 56.9%，メタノール選択率 91.7% が得られている[5]。

6.2 均一系

均一系では $Ru_3(CO)_{12}$ が見つけられている。CO_2 が直接還元されるのではなく CO_2 の CO への還元が最初に生じ，CO の還元により MeOH が生成する。副反応としてメタンも生成する（**表1**）[6]。

Cl^- を添加すると 160℃ で合成可能である。NMP 溶媒中 H_2/CO_2 = 3，Co 錯体を共触媒として用いるとエタノールが合成できる。

シンガポールの Zhang より，ヘテロサイクリックカルベン錯体（1,3-bis-(2,4,6-trimethylphenyl) imidazolylidene）を用いることで CO_2 がハイドロシランにより還元され，室温でメタノールが合成されたことが報じられている[7]。

7. おわりに

CO_2 と水素からのメタノールの合成技術は相当進歩してきたが，さらなる高活性触媒の開発を期待したい．さらに化石資源に頼らない安価な水素製造技術と CO_2 の捕集濃縮技術が待たれる．

文　献

1) 斉藤昌弘, 渡辺大器, 資源と環境, **6** (6), (1997)
2) 斉藤昌弘, 触媒, **35** (8), 485 (1993)
3) 中村潤児, 触媒の辞典, p545, 朝倉書店 (2000)
4) 三井化学プレスリリース, 2008.8.25
5) RITEほか, 特開平 6-179632
6) 工業技術院, RITE, 特開平06-263665
7) Institute of Bioengineering and Nanotechnology Media Release

48 CO_2リサイクルとカーボンの固定

化石資源が元凶とされるCO_2の増加には諸説あるが，最悪のシナリオでは2100年で地球の平均気温は最大6℃近く上昇するとされる。太陽エネルギーの効率的利用法や水素の安価な製法が見つかるまでの間，限りある化石資源を用いつつCO_2を削減する努力をしなければならない。CO_2のリサイクルやカーボン固定化は，重要なCO_2削減対策である。

1. CO_2リサイクルシステムの確立

火力発電所，製鉄所，化学工業などで化石資源エネルギーが消費されると，大量のCO_2が発生する。発生したCO_2は捕集され輸送されて水素またはメタンと反応させれば，メタノールまたはDMEとすることができる。メタノールまたはDMEは再び消費地に輸送されれば，燃料や化学品原料として用いることができる。これがメタノールまたはDMEを用いたCO_2のリサイクルシステムである。天然ガス由来の水素または天然ガスそのものとCO_2の反応が考えられているが，将来は太陽エネルギーを用いて製造された水素によるCO_2リサイクルシステムの確立が望まれる（図1）。

2. CO_2とメタンからメタノールまたはDMEの合成

CO_2をメタノールまたはDMEに転換するには，CO_2を還元剤と反応させなければならない。還元剤として今後，安価で多量に入手できるのはメタンである。メタンと反応させれば，CO, H_2の合成ガスを得ることができる。この反応はドライリフォーミング反応として知られている（式1）。
触媒はNiO/Al_2O_3を還元条件でNi/Al_2O_3に還元したもので，反応条件は650〜900℃，1〜4 kPaであ

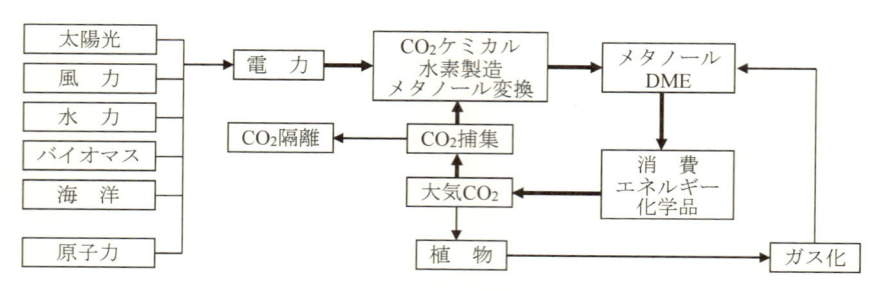

図1 CO_2リサイクル模式図

る。最近，千代田化工はルイス塩基をもつ金属酸化物担体にカーボン生成活性の低い貴金属触媒を担持した触媒を開発し，JOGMEC 主導の GTL 国家プロジェクトで実証している[1]。この場合，ドライリフォーミングで生成される CO と水素は 1/1 である。メタノールを合成するには水素が足らない。メタンのスチームリフォーミングを組み合わせると，**式2**の反応式のとおり 3 mol のメタンと 1 mol の CO_2 と 2 mol の水から 4 mol のメタノールを合成することができる[2]。

1 mol の CO と 2 mol の H_2 からのメタノール合成は，通常のメタノール合成反応で Cu/ZnO 触媒が用いられる。

メタノールは γ-Al_2O_3 で脱水することにより容易に DME に変換することができる。生成する水はリサイクルできるので，結果として 3 mol のメタンと 1 mol の CO_2 から 2 mol の DME が合成できることになる（**図2**）。

DME は火力発電所の燃料やディーゼルエンジンの燃料として利用可能である。メタノールから ZSM-5 による合成ガソリン（MTG プロセス）製造プラントは，原油価格が一時下がったため生産が中止されているがニュージーランドで天然ガスを原料として稼働していた。この反応では原料のメタノールは，いったん DME とされてから芳香族などのガソリン成分とされているが，反応を途中で止めると石油化学の基礎原料であるプロピレンを合成することができる。水素を添加すれば LPG にすることもできる[3]。DME は CO_2 をリサイクルするのに好都合の化合物である。

$$CO_2 + CH_4 \longrightarrow 2CO + 2H_2 \quad \Delta H_{298} = 59 \text{kcal/mol}$$

式 1

$$2CH_4 + 2CO_2 \longrightarrow 4CO + 4H_2$$
$$CH_4 + 2H_2O \longrightarrow 4H_2 + CO_2$$
$$4CO + 8H_2 \longrightarrow 4CH_3OH$$
$$\overline{3CH_4 + CO_2 + 2H_2O \longrightarrow 4CH_3OH}$$

式 2

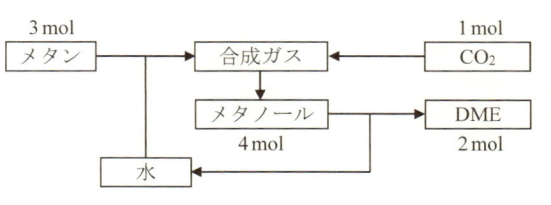

図2 CO_2 とメタンから DME の合成

3. CO_2 と水素からメタノールの合成

CO_2 と水素からのメタノールの合成は，三井化学が大阪工場で約 100 トン/年の実証プラントを稼働させている（**式3**）。触媒には地球環境産業研究機構（RITE）の開発した $Cu/ZnO/ZrO_2/Al_2O_3/Ga_2O_3$ が用いられている[4,5]。

$$CO_2 + 3H_2 \longrightarrow CH_3OH + H_2O \quad \Delta H_{298} = -11.9 \text{kcal/mol}$$

式 3

$$CH_4 \longrightarrow C + 2H_2 \quad \Delta H_{298K} = 17.9 \text{kcal/mol}$$
式 4

$$3CH_4 \longrightarrow 3C + 6H_2$$
$$2CO_2 + 6H_2 \longrightarrow 2CH_3OH + 2H_2O$$
$$\overline{3CH_4 + 2CO_2 \longrightarrow 2CH_3OH + 2H_2O + 3C}$$
式 5

$$CH_4 + CO_2 \longrightarrow 2CO + 2H_2$$
$$CH_4 \longrightarrow C + 2H_2$$
$$2CO + 4H_2 \longrightarrow 2CH_3OH$$
$$\overline{2CH_4 + CO_2 \longrightarrow 2CH_3OH + C}$$
式 6

$$2CO_2 + 6H_2 \longrightarrow CH_3OCH_3 + 3H_2O$$
式 7

$$CO_2 + C \longrightarrow 2CO \quad \Delta H_{298K} = 40.8 \text{kcal/mol}$$
式 8

4. カーボンの固定

4.1 メタンの熱分解

メタンを 800℃ 以上の温度で熱分解すると水素を製造することができる(**式 4**)。この反応は Carnol process として知られている。工業的にはすでにカーボンブラックの製造で行われている反応である。得られた H_2 と CO_2 を反応させメタノール合成すると,3 mol のメタンと 2 mol の CO_2 から 2 mol のメタノールを合成し 3 mol のカーボンを固定することができる(**式 5**)[2]。

4.2 ドライリフォーミングとメタノール合成の組み合わせ

ドライリフォーミングとメタンの熱分解反応を組み合わせると,メタノール合成に必要なモル比の CO と H_2 と 1 mol のカーボンを固定することができる(**式 6**)[2]。

5. CO_2 による DME の合成

CO_2 と水素からメタノールを経由せず DME の直接合成が可能である。メタノール合成触媒とメタノールの脱水触媒を組み合わせたハイブリッドタイプの触媒が開発されている。Cu と Zn に Ga,Mg を添加した触媒は CO_2 と水素からのメタノール合成に高活性であるが,メタノールの脱水触媒と組み合わせると,8 MPa の条件でメイクアップ CO_2 の約 90% をメタノールと DME に転化することができる(**式 7**)。DME の選択性は今のところ 40% 強である[6]。安価な水素の入手が課題ではある。

6. CO_2 から CO の合成

CO_2 とカーボンからの吸熱反応であるが 2 mol の CO が合成できる(**式 8**)。反応温度は約 800℃ である。ガス化炉や原子力発電所の熱を利用することが考えられている。Sandia National 研究所では太陽炉を用いた研究を行っている[2]。

表1 メタノール，DME，メタンの物性

	DME	CH_3OH	CH_4
沸 点（℃）	−25.1	64.6	−161.5
液密度（g/cm³, 20℃）	0.67	0.79	—
真発熱量（kcal/kg）	6,900	4,800	8,600

7. CO_2 リサイクル

　DMEやメタノールはメタンと比較すると沸点が高いので，液体として輸送することが容易である。同様にCO_2の液化温度は−56.6℃（0.52MPa）である。メタンは液化するのに多くのエネルギーと特殊な高圧タンカーが必要であるが，DMEもメタノールも輸送は比較的容易である（**表1**）。

　火力発電所や製鉄所などで発生するCO_2を分離液化してCO_2をメタンガスの生産国に輸送し，メタノールまたはDMEに転化して同一のタンカーで消費地に輸送することが考えられる。またCO_2を国内の天然ガス基地にパイプラインで輸送し，メタンを用いてメタノールやDMEに転換して，燃料または化学品原料として利用することも考えられる。

8. おわりに

　CO_2を削減するのにCH_4を使うのは疑問な点もあるが，今のところ実際的なCO_2削減法はCCS（Carbon dioxide Capture and Storage）と省エネルギーしかない。CCSはCO_2を地下に貯蔵するだけで，CO_2そのものを削減することはできない。再生エネルギーで水素が安価に製造されるまで，メタンを用いたCO_2リサイクルシステムは実際的なCO_2削減対策といえる。CO_2のリサイクル技術は，将来，再生可能な資源からH_2を製造しCO_2を還元する技術が開発されるまでの，CO_2削減の便宜的であるが有効な手段であると考えられる。

文　献

1) 若松周平, ファインケミカル, **37**（4）, 18（2008）
2) G. A. Olah, A. Goeppert, G. K. S. Prakash, *J. Org. Chem.*, **74**（2）, 487-498（2009）
3) 経産省資源エネルギー庁, 平成18年度成果報告書「石油ガス合成技術開発事業」（2007.3）
4) 室井髙城, ファインケミカル, **38**（9）, 73（2009）
5) 三井化学プレスリリース, 2008.8.25
6) 安武, 今井, 小椋, 平野, 触媒, **48**（4）, 247-252（2006）

49 原子力発電に用いられる水素爆発防止触媒

東日本大震災によってもたらされた福島第一原子力発電所の事故は，周辺地域と海洋の汚染を引き起こした。主原因は水素爆発による放射性物質の飛散。現在も原子炉の冷却作業が続いている。原子力発電所で用いられている気体廃棄処理系のトリチウムを含む水素除去触媒と，炉心冷却管喪失などの重大事故時の水素爆発防止触媒について紹介する。

1. 原子力発電所

日本の原子力発電所で稼働している原子炉には，沸騰水型原子炉（Boiling Water Reactor；BWR）と加圧水型原子炉（Pressurized Water Reactor；PWR）の2つの型がある。BWRは水（軽水）が冷却材と減速材に用いられている。水は原子炉内で約7 MPa，200℃の水蒸気となり，格納器の外部にある発電用のガスタービンを駆動して海水で冷却され復水後，原子炉にリサイクルされている。PWRは原子炉内で15 MPa，300℃の高温高圧の一次水（液体）が作られ，原子炉格納容器内の蒸気発生装置でガスタービン駆動の二次の水蒸気に熱変換される。一次水はクローズドで原子炉にリサイクルされる。原子炉内では中性子の照射により冷却材の水が分解し，水素，酸素のほかに ^3H，^{16}N，^{19}O と，燃料棒から放射性希ガスである Kr，Xe などが生成する。

2. 沸騰水型原子炉（BWR）

BWRの場合は，ガスタービン主復水器で凝集しない滞留気体は空気抽出器で分離し排ガス予熱器で予熱し，トリチウム（T_2）を含む水素と酸素をPtまたはPd触媒を充填した再結合器で反応させ冷却し液体の水として分離したのち，気体成分は活性炭を充填したガスホールドアップ塔で放射能を基準値以下まで減衰させ，大気に放出されている（図1）。

図2にBWRの気体廃棄物系概念図を示す。

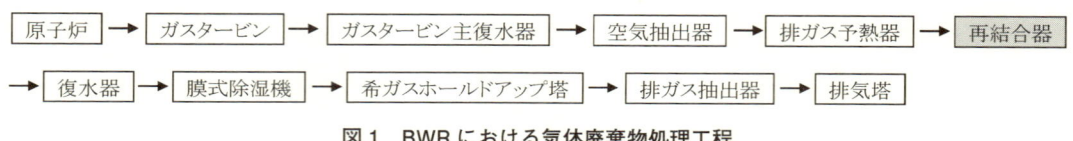

図1 BWRにおける気体廃棄物処理工程

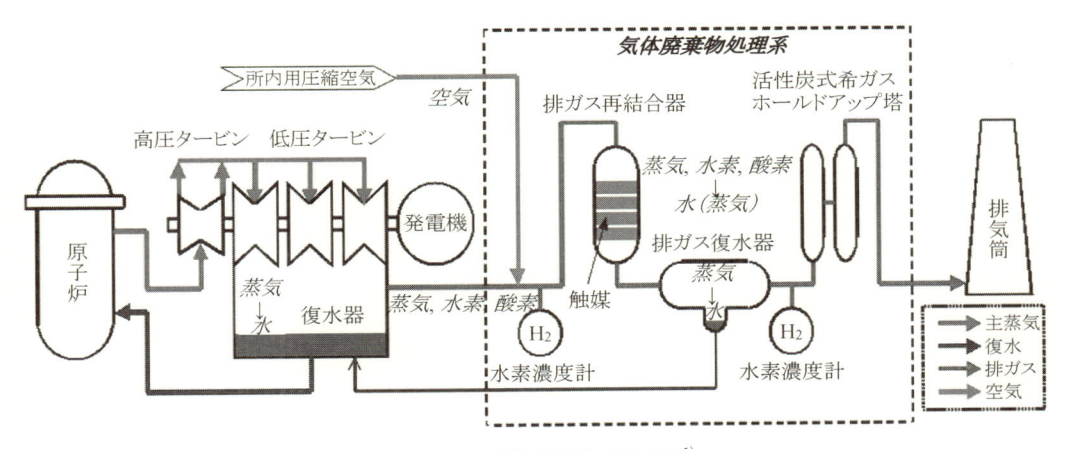

図2 BWR 気体廃棄物系概念図[1]

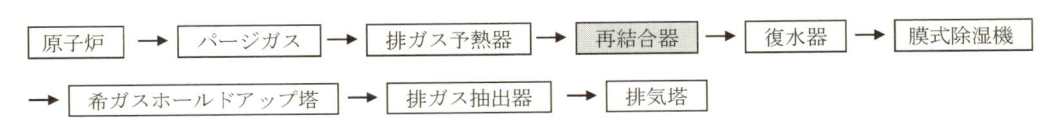

図3 PWR における気体廃棄物処理工程

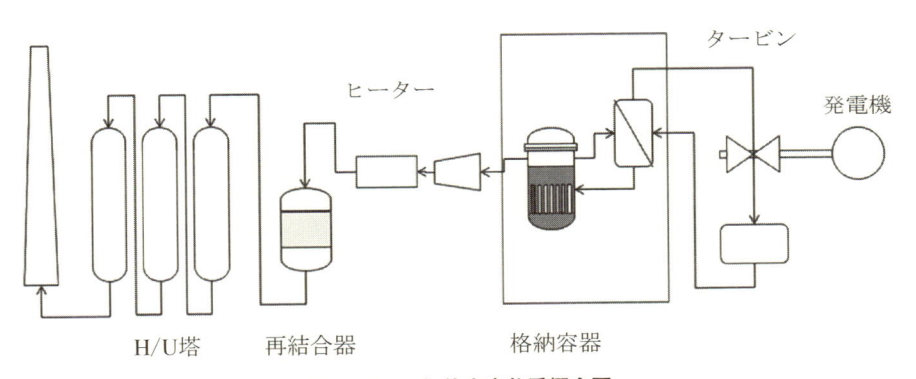

図4 PWR 気体廃棄物系概念図

3. 加圧水型原子炉（PWR）

PWRでは原子炉内で加熱された高温高圧の液体の一次水が格納器内の熱交換器でガスタービン動力の二次水を加熱し，原子炉に循環される。気体成分の放射性希ガスとT_2を含む水素はパージされ予熱されたのち，再結合器で水蒸気とされ，復水される。希ガスはBWRの気体廃棄物処理システム同様ホールドアップ塔を経由して放出されている（図3，4）。

4. 再結合器

4.1 再結合触媒

原子炉から発生する気体成分には，N_2O，NH_3，水素，トリチウム（T_2）や Kr，Xe などの希ガスが含まれている。T_2 を含む水素は蓄積し，爆発限界を超えると爆発の危険があるので，酸素と反応させ水に戻して分離処理されている（式1）。

$$H_2 + 1/2O_2 \longrightarrow H_2O$$
$$T_2 + 1/2O_2 \longrightarrow T_2O$$
$$HT + 1/2O_2 \longrightarrow HTO$$

式1

再結合触媒には Pd/Al_2O_3 や Pt をスポンジ状の SUS 網の表面にコーティングした触媒が用いられている。球状の Pd/Al_2O_3 は反応容器からの出し入れが容易なように SUS のエレメントに充填されて使用されている。シリコーンなどの撥水剤でコーティングされた触媒は湿分が凝集しても活性は低下しない。Pt/SUS 網触媒は SUS の発泡状の SUS の表面に γ-アルミナをコートした上に Pt が添着されている。Pt/SUS 網触媒は約 40 枚重ねて使用されている（図5）。高温水蒸気の存在下での反応であるので触媒担体に用いられている γ-Al_2O_3 は長期間使用中にベーマイト化してしまうため，γ-Al_2O_3 ではなく安定な α-Al_2O_3 を担体とした触媒が開発されている[2]。

4.2 再結合器反応条件

反応条件は水蒸気の凝集温度以上に維持されなければならない。水が凝集すると触媒の細孔を閉塞し反応が阻害されるからである。活性が劣化すると，反応温度と酸素モル比（酸素/水素）のしきい値が存在することが指摘されている[3]。再結合器の反応条件の例を表1に示す。

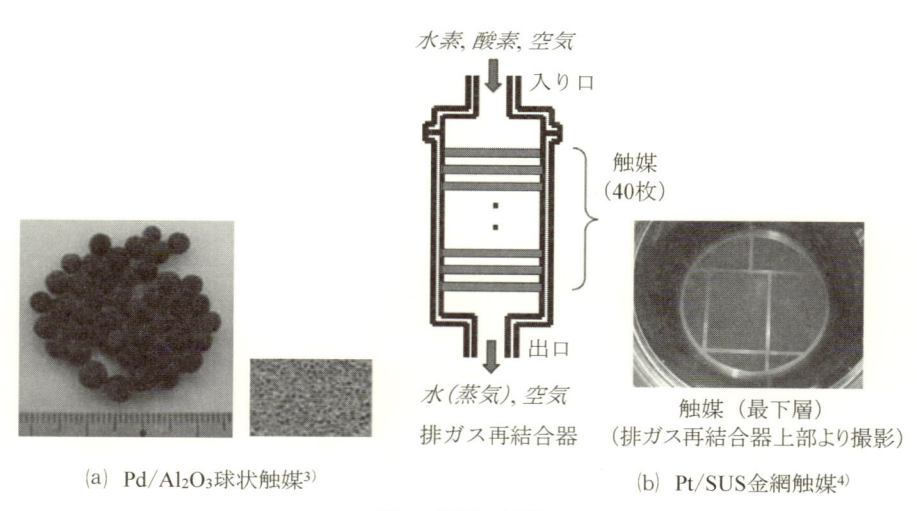

(a) Pd/Al_2O_3 球状触媒[3]　　(b) Pt/SUS 金網触媒[4]

図5　再結合触媒

表1 再結合装置反応条件例

	反応器入り口	反応器出口
ガス組成　H_2	3.3%	<1 ppm
O_2	1.7%	
水蒸気	Balance	Balance
温　度（℃）	143	427
圧　力（MPa）	0.12	

SV：1500hr^{-1}，O_2：漏れ込みで約0.5%増加

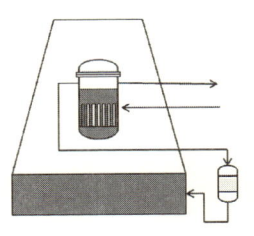

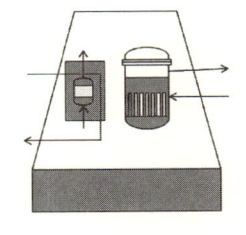

$$H_2O + 1/2Zr \longrightarrow 1/2ZrO_2 + H_2$$
式2

図6　FCS設置原子炉　外部FCS方式　内部FCS方式

4.3 触媒劣化

飽和水蒸気は触媒の細孔内で凝縮し液体の水として反応を阻害するので，加温して飽和以下にしておかなければならない。水素濃度の急上昇事故を起こした志賀2号機ではPt/SUS触媒表面からSO_4^{2-}を検出している。長期間の停止によりSO_2が復水器内のドレン水と硫酸を生成し，担体の成分であるAlやNiと硫酸塩を生成したことが触媒劣化の原因と推定されている[4]。浜岡5号機と4号機での水素濃度上昇事故は，タービンのパッキング材として用いられていたシロキサンが表面に付着したのと，アルミナ担体がベーマイト化していたことが原因とされている[5]。

5. シビアアクシデント時の水素燃焼対策

5.1 可燃性ガス濃度制御システム

スリーマイル事故の教訓から，冷却管の損傷などによる冷却材喪失LOCA（Loss of Coolant Accident）事故対策として可燃性ガス濃度制御システム（Flammability Control System；FCS）が取り入れられている。反応は水素・酸素の反応で，上記定常状態での気体廃棄物処理での再結合器と区別する意味で反応器はリコンバイナーと呼ばれている。原理は再結合器と同じである。LOCAが生じると高温の水蒸気と被覆管のジルコニウムと水蒸気が反応し水素が生成する。また，原子炉停止後も核分裂生成物からの放射線による水分解で水素が生成する（式2）。これらの格納容器内での水素の生成は水素爆発の危険があるため，再結合器と同様の水素の燃焼除去システムが採用されている。

FCSは加熱器，リコンバイナー，ブロア，冷却器で構成されている。格納器の外または内部に2系統ずつ設置されている（図6）。事故時に発生する水素の水への反応であるので，発熱を除去するシステムが考案されている[6]。

5.2 ヨウ素による触媒被毒

原子力格納容器内での冷却管喪失事故が発生すると，原子炉燃料から放射性ヨウ素が発生する。ヨウ素は再結合触媒であるPdやPtの触媒毒である。短期間で触媒性能を劣化させてしまう。そのためAg/Al$_2$O$_3$やAg/ゼオライトの吸着剤を触媒の前段に設置し，触媒層入り口側で吸着されるよう設計されている。また，反応後の熱は400℃以上となり炉内の温度を上昇させてしまうことが予想されるので，反応熱は除去されるように設計されている。

6. おわりに

原子力発電所で用いられている再結合触媒は特殊なものではないが，工業触媒と異なり安全性がより重要である。少しの性能低下も許されない。そのため，より耐久性のある触媒と運転方法の改良，開発が望まれる。今回の福島第一原子力発電所の水素爆発は，格納器の外の格納器建屋での事故であった。しかも電力がシャットダウンしてしまったためブロアや加熱装置も停止してしまった。しかし，原子力発電所は想定外の事故が起こっても対処できなければならない。触媒技術は解決策の一つであると考える。

文　　献

1) 北陸電力 News Release, 志賀原子力発電所2号機気体廃棄物処理系における水素濃度上昇の原因と対策について, 2008.4.30
2) 東芝, 特開平5-38432
3) 東京電力, 東通原子力発電所, 原子力発電安全審査課, 07-東通新A-09-03, コメント回答（その9）, 2009.9.18
4) 北陸電力プレスリリース, 志賀原子力発電所2号機気体廃棄物処理系における水素濃度上昇の原因と対策について, 2008.4.30
5) 中部電力プレスリリース, 浜岡原子力発電所4, 5号機気体廃棄物処理系における水素濃度の上昇に対する原因と対策について, 2009.6.23
6) 日立製作所, 日立エンジニアリング, 特開平9-90092

第Ⅵ編

展　望

50 今後期待されている触媒

　工業触媒は化学反応の手段であり，化学反応は合成の手段である。
　人類は触媒によって多くの必要なものを合成してきた。ハーバー・ボッシュによるアンモニア合成触媒によって食糧不足が解決され，チーグラー・ナッタ触媒により日用品がプラスチックスに変わり生活が様変わりした。脱硫触媒，脱硝触媒により工場の排ガスが浄化され，自動車排ガス浄化触媒により大気汚染は著しく改善された。不斉合成触媒やカップリング触媒により医薬品が多量に安価で入手できるようになった。工業触媒はその時代のニーズに応えてきた。
　いまだ開発されていない触媒と今後必要な触媒についてまとめてみた。

1. 工業触媒開発のインセンティブ

　消費材である燃料も化学品も安価でなければならない。産油地の偏在と石油価格の高止まりのため，未利用ガスを含む安価な天然ガスの利用が始まった。中国では石炭の利用が進んでいる。
　かつてアセチレンを中心とした石炭化学が安価なナフサを中心とした石油化学に変わったときに工業触媒は大きく変化した。
　原料が合成ガス（CO, H_2）を中心とした天然ガスに変わりつつある現在，新たな触媒が必要とされている。価値の低いアルカンも原料として利用されなければならない。また，シンプルケミストリーへの転換も必要である。シンプルであるというのは，
　　① 合成ルートが短い
　　② 副反応物が少なく分離精製が容易
　　③ 反応に要するエネルギーが少ない，結果としてCO_2の生成や廃棄物が少ない
ことである。

2. エネルギー関連触媒

2.1 需要の変化

　新興国では自動車の需要が急増している。それに伴い，サルファーフリー，低芳香族のガソリンや軽油の需要が増加している。
　超深度脱硫では，アルベマール社はアルミナフリーのCo-MoO_x触媒を開発し，従来のCo-Mo/Al_2O_3と混合使用することにより超深度脱硫を達成している[1]。アルキレーションガソリンでは，硫酸やHF

を用いない，再生は頻繁であるが Pt/H-Y ゼオライトによる固定床パイロットプラントが稼働している[2]。燃料の低芳香族化には，耐 S 性の Pt-Pd/SiO_2-Al_2O_3 による水素化や，ゼオライトなどの固体酸触媒によるアルキレーション技術が開発されている。FCC では，レアアースの価格高騰によりレアアースフリーの触媒が開発されている[3]。また，プロピレンの需要増に対応する ZSM-5 の混合触媒の需要が増加している。

2.2 天然ガスの利用

天然ガスを用いた大規模な FT（Fischer-Tropsch）合成プラントが中東のカタールでも稼働を始め，アフリカや中央アジアでは工場建設が進んでいる。中国では石炭，カナダ米国ではシェールガスによる FT プラントの建設が検討されている。カタールの Oryx GTL では Sasol 社の開発した懸濁床触媒 Co-Pt/Al_2O_3，Pearl GTL は Shell 社の固定床触媒 Co-ZrO_2/SiO_2 が用いられている。

FT 触媒ではメタンや含酸素化合物やワックスの生成をさらに抑制した触媒の開発が続いている。FT 生成油は Pt/Al_2O_3 や Ni/Al_2O_3 触媒で水素化分解し軽油燃料とされる。副生ナフサや LPG，含酸素化合物の化学品への利用触媒の開発も必要である。原料の合成ガスは天然ガスの水蒸気改質またはオートサーマル改質により製造される。いずれも巨大な改質装置によりカーボン生成の少ない耐熱性の Ca(AlO_2)$_2$ や $MgAl_2O_4$ を担体とした Ni 触媒が用いられている。

石油随伴ガスや中小ガス田の天然ガスを用いた小型 FT プロセスの開発も進んでいる。イギリスの Compact GTL 社はマイクロチャンネル反応器を開発し，ブラジル沖合に実証プラントを建設した。イギリスの Velocys 社は波状の触媒フォイルを挿入したマイクロチャンネル反応器を用いた水蒸気改質と FT 合成を組み合わせた装置を開発し，工業化プラントを稼働させる予定である[4]。ヨーロッパではかつてニュージーランドで約 10 年間稼働した MTG（Methanol to Gasoline）プロセスの導入の可能性も検討されている。セラニーズ社はガソリンブレンド目的で酢酸の水素化触媒によるエタノール合成（TCX）プロセスを開発し[5]，米国と中国で企業化を決定した。メタノールの酸化カルボニル化により Pd を用いて合成されるジメチルカーボネートも軽油の添加材として用いられる可能性がある。

2.3 バイオマス原料

脂肪酸のメチルエステルである FAME（Fatty acid methyl ester）の製造には，触媒として KOH や Na メチラートが用いられているが，均一系であるので触媒と副生するグリセロールの分離が困難である。

グリセロールの分離が容易なセメントダストを触媒に用いた懸濁床連続プロセス[6]や固定床プロセス[7]が開発され工業化されている。また，フィンランドの Neste Oil は，燃料として安定性の高い油脂の完全水素化プラントを稼働させている。触媒には Ni-Co/Al_2O_3 や Co-Mo/Al_2O_3 が用いられている。ほかに UOP/Eni Ecofining Technology, Topsoe, JX 日鉱日石エネルギーが技術を開発している。また，脱カルボキシル触媒も開発が進んでいる[8]。

バイオマス合成ガスでは硫黄分やタールの除去が問題であるが，直接メタノールやエタノールを合成する触媒が開発されている。

2.4 燃料電池

PEFC が普及しているが，空気極では微量生成する過酸化水素によるカーボン電極の燃焼を改善し耐久性をさらに向上させたい。Pt 量削減のため Pt/カーボンナノチューブや Pt を用いないカーボンアロイの研究が行われている[9]。

CO が触媒毒とならない SOFC は，原料ガスの精製が容易である。電解質にはイットリア安定 ZrO_2 が用いられているが，酸素イオン伝電導性の高いスカンジア安定化 ZrO_2 やランタンガレード ($LaGaO_3$) が開発されている。空気極と電解質との間に生成する高抵抗相 ($SrZrO_3$) の抑制が課題である。燃料極では Ni/YSZ サーメットが用いられているが，燃料ガスの供給が停止すると酸化されるのでレドックス耐性の $SrTiO_3$ が検討されている。いずれにしろ作動温度の低下とスタートアップの短時間化が求められている[10]。

2.5 水素エネルギー

太陽光や風力または天然ガスの安価な地域で製造した水素の輸送または貯蔵手段として，ナフテンなどの有機ハイドライドやアンモニアの利用が考えられている。そのため Pt/Al_2O_3 などの高選択性の水素化触媒と脱水素触媒が開発されている[11]。低圧アンモニア合成触媒の開発も必要である。

3. 化学品関連触媒

3.1 天然ガス利用触媒

合成ガスからのメタノール合成は平衡上低温が有利であるが現状は 200～300 ℃，5～15 MPa で 10 数％の転化率で行われている。低温での高活性触媒が見つかればリサイクルコンプレッサーが必要なくなる。

メタノールからプロピレンの合成にはアルカリ修飾 ZSM-5 を用いた MTP プロセス，エチレンとプロピレンの合成には SAPO-34 を用いた DMTO や MTO プロセスが開発され次々と工業化されているが，収率をさらに向上させたい[12]。また，エチレングリコールやエタノール，酢酸などの含酸素化合物は合成ガスから直接合成したい。メタンからメタノールに変換するだけで合成ガスを経由するため，多くのエネルギーをロスしている。本来ならメタンからエチレン[13]やプロピレンを直接合成したい[14]。

3.2 基礎化学品
(1) 収率の低い反応

ナフサの熱分解ではオレフィン収率は低い。韓国の SK エナジーは触媒を用いた流動床 ACO (Advanced catalytic olefin technology) プロセスを開発した。エチレンとプロピレンの合計収率はスチームクラッカーと比較し 24％も増加している[15]。触媒は，ZSM-5 に脱アルミニウムによる活性低下を防ぐため，リン酸アルミニウムとホウ酸が添加調製されていると思われる[16]。化学品の合成，特に酸化反応ではいまだ選択率が 90％に満たない反応が多い（表1）[17]。

プロパンの脱水素によるプロピレンは，Cr_2O_3/Al_2O_3 では転化率 65％，選択率 80～85％で再生周期は 10～30 分である。Pt/Al_2O_3 では転化率 35％，選択率 80～85％である。エチレンオキサイドの水和によるモノエチレングリコールの選択率は 90％以下である。

表1 選択率が90％に満たない反応

原料	生成物	相	触媒	転化率(％)	選択率(％)
$CH_4/O_2/NH_3$	HCN	G	Pt-Rh 網	100	60〜70
C_2H_4/O_2	エチレンオキサイド	G	Ag (K, Cl) /α-Al_2O_3	13〜18[a]	72〜76
C_3H_6/O_2	アクロレイン	G	Bi/Mo/Fe/Co/K-oxide	92〜97	80〜88
C_3H_6/Air/NH_3	アクリロニトリル	G	Bi/Mo/Fe/Co/K-oxide	98〜100	75〜83
n-ブタン/O_2 or air	酢酸	L	Co, Mn 塩	>90	75〜83
i-ブタノール	メタクロレイン	G	Bi/Mo/Fe/Co/K-oxide	99	85〜90
i-ブテン/air	メタクロレイン	G	Bi/Mo/Fe/Co/K-oxide	>97	85〜90
Cy/air	シクロヘキサノン	L	Co 塩	5〜15[a]	70〜90
Bz/air	無水マレイン酸	G	V-Mo-oxide	98	75
o-キシレン/air	無水フタル酸	G	V-W-P-Cs-TiO_2	93〜98	81〜87
ナフタレン/air	無水フタル酸	G	V-K-oxide/SiO_2	100	84

[a] ワンパス転化率

(2) 高活性触媒

酸化反応や硫酸，アンモニア合成などの基礎化学品の合成反応の平衡は低温側にある。硫酸合成 V_2O_5 触媒は高温で反応しなければならず，発熱反応であるため多段冷却方式で行われている。H_3PO_4/SiO_2 を用いたエチレンの水和法によるエタノールの合成ではエチレンの最終選択率は約97％であるが，平衡上エチレンのワンパスの反応率は数％である。

均一系の他の反応では ppm オーダーの微量の触媒で進む反応が見つかっている。微量であればポリオレフィン触媒のように触媒の分離が必要なくなり，反応器も寸胴撹拌タイプではなく輸送管で反応が可能となる。

(3) 長寿命触媒

プロパンの脱水素によるプロピレンの製造は Pt/Al_2O_3 で行われているが，触媒寿命は3カ月程度である。選択性の高いエチレンオキサイド触媒の寿命は1年程度である。エチレンと2-ブテンからのメタセシス触媒も再生までの周期は短い。水素化反応でも CuO-ZnO によるカルボニルの水素化やエステルの水素化など特に発熱の多い系では Cu のシンターリングにより寿命は短く，年数回触媒を交換しているケースもある。

(4) アルカンの利用

エタンの脱水素によるエチレンはいまだクラッキングより選択性は低い。

プロパンを原料とした流動床アクリロニトリル触媒（$MoV_{0.33}Nb_{0.11}Te_{0.22}O_x$）が旭化成により開発され，工業化された。転化率約85％，選択率は約60％である[18]。プロパンからアクリル酸は TeHPA/Ni_xMoO_y のハイブリッド触媒を用いても，まだ収率は22％である。イソブタンからメタクリル酸は HPA と MoV 複合酸化物を用いてもいまだ収率は10％程度である。

エタンの酸化により酢酸とエチレンが複合酸化物により生成するが，さらに後段で酸素を添加し Pd-Au/SiO_2 で酢酸ビニルを製造するプロセスが提案されている。エタノールの酸化脱水素や酢酸の還元でも酢酸ビニルは合成可能である。エタンとベンゼンからスチレンの合成プロセスが Dow 社によって開発されている。エタンとエチルベンゼンの混合ガスは600℃，常圧で Ga_2O_3-K_2O-Pt-SiO_2/Al_2O_3 触媒に

より流動床で脱水素される。生成スチレンは分離され，未反応のエチルベンゼンと生成エチレンはリサイクルされアルキレーション装置でベンゼンと反応し，エチルベンゼンとされる[19]。

(5) シンプルケミストリー

Head water とエボニックが開発している Pd-Pt/カーボンによる過酸化水素直接法の工業化がまだ行われていない。エタノールから酢酸エチルの直接法は，Kavrner が Cu-触媒を開発し Sasol で工業化された。Chinese National Petroleum は Pd/スチレンジビニルベンゼン＋アンバーライト触媒を開発している。FT 合成副生エタノールから酢酸や酢酸エチルまたは酢酸ビニルの直接法の可能性もある。ポリウレタンの合成には有害なホスゲンが用いられているが，ジアミノトルエンやヘキサメチレンジアミンの炭酸ジメチルによるカルバモイル化と熱分解による TDI や MDI の合成が研究されている。カルバモイル化触媒には酢酸鉛が見つかっている。また，Au がニトロ化合物の水素化とカルバモイル化に高活性であることが見つかりワンポット合成が提案されている[20]。

エチレンからエチレングリコール，プロピレンからプロピレングリコールも直接合成したい。Eastman（旧 Solutia）はベンゼンの N_2O の酸化によるフェノールの直接合成を開示しているが，いまだ工業化されていない。Ru/ZSM-5 を用いると選択率は98％と高いが，500℃による再生を15時間ごとに行わなければならない[21]。また N_2O はアジピン酸の製造工場のような N_2O を副生するプラントでないと低コストで得ることはできない。エニケム社は過酸化水素を用いた水/アセトニトリルの二相系溶媒でベンゼンの酸化によるフェノールの合成システムを開示している。触媒には $FeSO_4$ と CF_3COOH，ピラジンカルボン酸が用いられている。ベンゼン転化率は8％で選択率は96％である[22]。

ベンゼンのアンモキシデーションによりアニリンを直接得ることができる。旧 ICI は V_2O_5/γ-Al_2O_3 を用いて71％の選択率でアニリンを合成できることを発表している。V の価数が重要で4～5価のとき，収率が高い[23]。シクロヘキサノンのアンモキシデーションによる ε-カプロラクタムへの直接合成では，Nb/ZSM-5 が転化率9～18％で選択率は7～16％といまだ低い[24]。オレフィンの過酸化水素によるエポキシ化触媒として Na_2WO_4 が知られているが，均一系であるので生成物との分離が困難である。固体触媒ではオレイン酸メチルエステルのエポキシ化に Ti/MCM-41 を用いると91％エポキシ化されることが発表されている[25]。

(6) 新規需要

需要が増加し続けるポリプロピレン原料のプロピレンは，ナフサクラッカーや FCC では需要が賄いきれないため，エチレンと2-ブテンのメタセシスにより合成されるようになった。気相固定床の反応で WO_3-MgO/SiO_2 が用いられている。触媒は微量の硫黄により被毒されるので，Ni/Al_2O_3 による硫黄除去装置が設置されている。反応温度は300℃で触媒へのカーボン質の付着はデコーキングにより30日前後で再生が行われている。ブテンの転化率は60～70％，プロピレンの選択率は96％以上である[26]。

三井化学は高 WO_3/ハイドロタルサイトまたは WO_3-CaO/Al_2O_3 を用い，系内に微量水素を導入した高活性で高選択性触媒プロセス（Hyper3）を開発した。ブテン基準＞95％選択率で，再生までのインターバルが長い[27]。エチレンの二量化は IFP の開発したチーグラー型触媒による1-ブテンの合成 Alphabutol プロセスが工業化されているが，ボレアレスと ADNOC の合弁のボルージュは UAE において Phillips の開発した EDA と Ni-ホスフィン錯体を用いたエチレンの二量化プロセス（2-ブテンの選択率は95％）と OCT を組み合わせたプロピレン合成プラントを稼働させた[28]。

日揮と三菱化学はメタノールまたはメタノールとオレフィンから ZSM-5 を用いたプロピレン合成 DTP（Dominant Technology for Propylene Production）プロセスのパイロットプラントを稼働させ実

証した[29]。ナフサによるクラッキングプラントの生産が縮小するとブタジエンが不足する。そのためエチレンの二量化によるブテンの脱水素によるブタジエンの製造に複合酸化物触媒を用いた流動床や固定床触媒が開発されている。三井化学はSiO_2/Al_2O_3担体に微量のNiを担持した，イソブテンをほとんど生成しない二量化触媒を開発している[30]。また，三井化学は$Mo_{12}Bi_{2.0}Fe_{3.0}Co_{8.0}Cs_{0.4}/SiO_2$（10％），340℃で，$n$-ブテンの転化率90％，ブタジエンの選択率95％を得ている[31]。旭化成は複合酸化物である$MoBiFeNiK/SiO_2$を用いて流動床での酸化脱水素プロセスを開発し，ベンチスケールでの試験を行っている。360℃，50kPaGで空気を導入し，10時間後のn-ブテンの転化率92.1％でブタジエン選択率85.4％を得ている[32]。

3.3 機能化学品

耐熱，耐油，耐候性，吸水性，透明，生分解性などをもつポリイミドやポリエステルなどの機能性ポリマーは，ジオール，ジカルボン酸，ジアミンの誘導体である。それらのベンゼンやナフタレンまたはシクロヘキサンなどの誘導体の需要が増加する。そのためには酸化触媒として複合酸化物触媒，ゼオライトなどのアルキル化触媒，Pt，Ni，Cuなどの水素化触媒やカルボン酸の水素化触媒が必要となる。

3.4 バイオマス

エタノールからプロピレンの合成でZSM-5ではエチレンが副生するが，リン添加ZSM-5はプロピレン収率が高い。金属酸化物ではIn_2O_3を用いるとプロピレンの収率は高い。ScによるIn_2O_3の還元防止と水添加による炭素析出抑制技術が岩本らにより報告されている。50時間以上安定して収率約60％でプロピレンが得られている[33]。Pacific Northwest National研究所とワシントン州立大学は，亜鉛修飾ZrO_2（$Zn/ZrO_2=1/10$）を用いてエタノールからイソブテンを83％の収率で得ている[34]。エタノールからブタジエンがMeerwein-Ponndorf-Verley型反応でSiO_2-MgOなどの酸塩基触媒で合成されることは知られているが，Zr-Zn/SiO_2で転化率45％，選択率66.0％の1,3-BDが得られている[35]。

グリセロールやグルコースからのプロピレングリコールプラントが米国，中国で稼働している。フランスではソルビドの酸触媒によるイソソルビドが企業化された。グリセロールからプロピレングリコールや乳酸，エチレングリコールなどの化学品の合成触媒が研究されているが，セルロースからグルコースそしてグルコースから化学品の合成触媒の開発が必要である。HY-ゼオライトを用いて2,5-ジメチルフランにエチレンを付加し300℃で脱水素することにより，75％の選択率でp-キシレンが合成できることが発表されている[36]。エチレングリコールや発酵法によるコハク酸を経由して1,4-ブタンジオールが合成できるので，バイオマスを原料にしたポリエステルの合成が可能になる。DuPontはコーン原料のグルコースから遺伝子組み換え技術により，DuPontの開発したSorona原料の1,3-プロパンジオールプロセスを工業化した。イリノイ大学のHartwigグループはリグニンの分解にNiカルベン錯体が選択的に芳香族を分解することなくC-O結合を開裂することを見つけた。リグニンの水素化分解によるフェノール誘導体の合成が可能である[37]。

4. 環境分野

新興国での自動車の保有台数が増加を続けている。排ガス浄化に用いられる Pt 族金属の需要増に伴い，CeO_2 などの金属と相互作用のある担体を用いたシンターリング防止触媒の開発など Pt 含有量の低減努力がなされている。

ディーゼル車の尿素水による NO_x の還元では，β-ゼオライトの需要が増加している。船舶用ディーゼルエンジンの NO_x が 2011 年の新造船から規制が始まり，16 年には指定海域では 80% 削減が求められ尿素 SCR を用いた耐硫黄性 NO_x 除去触媒が開発されつつある。Au ナノクラスター触媒が CO の低温酸化能があるが，常温 CO 酸化触媒はいまだ工業化されていない。NO の分解触媒はアルカリ修飾 Co_3O_4 や $BaO-CeO_2-FeO_y$ は活性があるが，600〜800℃ で分解率は最大 60% で，実用化までいまだ遠い。

金属ハニカム触媒燃焼により 900℃ 程度まで燃焼させ，残りの燃料は無触媒燃焼室で燃焼させる触媒燃焼（Catalytic Combustion System）が開発されている。NO の生成量は 10ppm 以下である[38]。廃水の触媒酸化では COD は 99% 以上除去する技術が開発されている[39]。触媒酸化による廃水処理では，廃水中の Ca^{2+} が CO_2 と反応し $CaCO_3$ を形成して触媒毒となるケースが多いので，Ca^{2+} をあらかじめ除去しておくプロセスの開発が必要である。

5. 新規触媒

5.1 高機能触媒

触媒は平衡を変えることはできないが蒸留塔に触媒を充填または蒸留充填材の代わりに構造体触媒を充填した触媒蒸留では，生成物を分離しながら反応できるために収率が向上する。エステル化やエステルの分解，さらに水素化反応にも応用されるようになった。反応器の設計と触媒容器や金属への触媒調製法の開発が望まれる。マイクロチャンネルリアクターが発熱反応や爆発範囲内の反応を可能にする。また，マイクロリアクターによる量産化は反応器を積み重ねるだけであるので容易である。エンジニアリングと新しいマイクロリアクターの内壁への触媒化や微粒子触媒調製技術などの融合技術が求められている。

5.2 今後の触媒

今後発展の可能性のある触媒は，需要に基づくシンプルケミストリーや多元機能を有する触媒である。金触媒や弱酸弱塩基触媒は，活性は高くないが特異な選択性をもつので，従来にない合成ルートに用いることができる可能性がある。ゼオライトについては形状選択性と基質のリガンドとしての機能や炭化水素プールメカニズムなどの新しい機能が提唱されるなど，新しい合成反応触媒として期待される。有機触媒についてはリガンドの開発に期待したい（**表 2**）。

6. おわりに

工業触媒は目的ではなく手段である。過去において触媒は多くの問題を解決してきた。今後，原料や需要の変化によって必要とされる触媒は大きく変わる。触媒の開発が化学工業そして人類の未来を築いていくと言っても過言ではない。

表2 今後発展の期待されている触媒

金属触媒	合金触媒，Au触媒
有機触媒	不斉合成触媒
均一系触媒	超高活性錯体触媒，固定化錯体触媒
ゼオライト（基質とリガンド形成ゼオライト）	修飾ZSM-5，SAPO，モルデナイト
酸塩基触媒	ヘテロポリ酸，弱酸弱塩基触媒
酸化物触媒	複合酸化物
担体（金属との相互作用の強い担体）	CeO_2，ZrO_2，TiO_2，ペロブスカイト

文献

1) Albemarle Catalysts Courier Issue 69 (2007)
2) *PTQ*, Q4, 87 (2008)
3) C. Baillie, R. Schiller, *PTQ*, Q4, 103 (2011)
4) Andrew Holwell Oxford, Catalysts Group, *PTQ*, Q2 (2011)
5) Celanese, USP 2011-0282110
6) USP 20090112007
7) D. Sams, AOCS Presentation, (Nov.), (2009)
8) R. Egeberg, N. Michaelsen, L. Skyum, P. Zeuthen, *PTQ*, Q2, 101 (2010)
9) 吉武優, 工業材料, **60** (6), 62 (2012)
10) 中村和郎, 工業材料, **60** (6), 66 (2012)
11) 岡田佳巳, PETROTECH, **34** (2), 112 (2011)
12) J. Q. Chen, B. V. Vora, P. R. Pujado, A. Gronvold, T. Fuglerud, S. Kvisle, *Stud. Surf. Sci. & Catal.*, **147** (2004)
13) P. Pereira, S. H. Lee, G. A. Somorjai, H. Heinemann, *Catal. Lett.*, **6**, 255-262 (1990)
14) J. He, T. Xu, Z. Wang *et al.*, *Angew. Chem. Int. Ed.*, **51**, 2438-2442 (2012)
15) Y. K. Park, W. C. Choi, C. W. Lee, N. Y. Kang, S. Choi, S. H. Oh, D. S. Park, CATSJ Meeting Abst., A-3S17 (2011)
16) SK Energy, USP 7663013
17) C. H. Bartholomew, R. J. Farrauto, Fundamental Industrial Catalytic Processes, 583, Wiley-Interscience (2006)
18) 旭化成, 特開平 11-47598
19) Dow, USP 7 002 052
20) R. Juarez, P. Concepcion, A. Corma, V. Fornes, H. Garcia, *Angew. Chem. Int. Ed.*, **49**, 1286-1290 (2010)
21) Solutia, USP 5 892 132
22) EniChem, USP 6 071 848
23) ICI, WO 00/09473
24) 三菱化学, 特願平 11-366124
25) M. Guidotti, E. Gavrilova, A. Galarneau, B. Coq, R. Psaro, N. Ravasio, *Green Chem.*, **13**, 1806-1811 (2011)
26) 畠, 川原, PETROTECH, **27** (9), 738 (2004)
27) Mitsui Chemical, WO2006-093058
28) 化学工業日報, 2010.4.26
29) 沖田充司, 本田一規, PETROTECH, **35** (8), 581 (2012)

30) 三井化学, 特開 2011-148720
31) 三井化学, 特開 2011-148720
32) 旭化成ケミカルズ, 特開 2012-92092
33) 水野, 黒澤, 田中, 岩本, 触媒, **54**(2), 108 (2012)
34) C&EN, (June 27), 30 (2011)
35) M. D. Jones *et al.*, *Catal. Sci. Technol.*, **1**, 267-272 (2011)
36) C. L. Williamst *et al.*, *Catal.*, **2**(6), 935-939 (2012)
37) RSC, Advancing the Chemical Sciences, Apr. 21, 2011
38) 藤宗篤雄, 工業材料, **60**(6), 33 (2012)
39) 中原敏次, 工業材料, **60**(6), 41 (2012)

索引

【A】

ACO プロセス …………………………… 123
Aroformer プロセス …………………… 169
Aromax プロセス ……………………… 167
Au（金）触媒 …………………… 81，88
Au 触媒による TDI のワンポット合成 …… 84
Au 触媒の溶出防止 ……………………… 13
Au による芳香族ニトロ化合物の水素化 …… 82

【B】

BCL 法 …………………………………… 36
BHP プロセス …………………………… 135

【C】

Catadiene ……………………………… 162
Catalytic Partial oxdation …………… 110
CATIVA Process ………………………… 76
CHP 法プロピレンオキサイド …………… 26
CO_2 から CO の合成 ………………… 242
CO_2 循環システム …………………… 74
CO_2 と水素からメタノールの合成 …… 241
CO_2 による DME の合成 …………… 242
CO_2 リサイクル ……………………… 243
CO_2 リサイクルシステム …………… 240
Compact GTL …………………………… 119
Connemann CD プロセス ……………… 202
Cyclar プロセス ………………………… 168

【D】

DCC ……………………………………… 157
$DeNO_x$ 触媒 …………………………… 223

DME からプロピレン …………………… 53
DME の水蒸気改質 ……………………… 73
DME のドライリフォーミング ………… 74
DMO の合成 …………………………… 100
DMO の水素化分解 …………………… 101
DMTO プロセス ………………………… 130
DNT の水素化 …………………………… 81
DPF ……………………………………… 215
DTP プロセス …………………………… 54

【E】

EniChem 法 …………………………… 138
Esterifip-H プロセス ………………… 204
Esterifip バッチプロセス …………… 202
ETBE ……………………………… 39，143

【F】

FAME …………………………… 183，206
FAME 製造触媒 ………………………… 201
FCC プロセス ………………………… 155
Fe/β-ゼオライト ………………… 223
FT 合成 ………………………………… 113

【G】

GT-ProG プロセス ……………………… 184

【H】

Heck 反応 ……………………………… 4
Henkel プロセス ……………………… 202
H-Oil プロセス ………………………… 46
HS-FCC ………………………………… 156

HTI プロセス ………………………………… 36
HYCON プロセス …………………………… 47
Hyper3 ………………………………………… 158

【L】
LC-Fining ……………………………………… 46
Lebedev 法 …………………………………… 161
Lucite 法（カルボメトキシ化）…………… 59

【M】
MCM-41 ……………………………………… 20
MEA …………………………………………… 219
METEOR EO/EG プロセス ………………… 95
MIBK ……………………………………… 8, 41
MTG プロセス ……………………… 52, 71, 169
MTO プロセス ……………………………… 127
MTP プロセス ……………………………… 53
MxR™ ………………………………………… 155

【N】
N_2O 除去触媒 ……………………………… 224
Na メチラート ……………………………… 183
Nb/ZSM-5 …………………………………… 91
Nebula 触媒 ………………………………… 32
NEDOL 法 …………………………………… 34
NH_3-SCR …………………………………… 223
NO_x 吸蔵 …………………………………… 214
NxCat 技術 …………………………………… 62

【O】
OCM プロセス ……………………………… 134
OCP …………………………………………… 129
OCT …………………………………………… 158
OMX …………………………………………… 121
O-X-D プロセス …………………………… 162

Oxo-D プロセス …………………………… 163

【P】
Pd/酸性イオン交換樹脂 …………………… 8
Pd/スルフォン樹脂 ………………………… 63
Pd-Au 合金触媒 …………………………… 12
Pd-Au 合金触媒の調整 …………………… 13
Pd-Au 触媒 ………………………………… 64
Pd-Pt 合金触媒 …………………………… 11
Pd-Ru 合金触媒 …………………………… 10
PEFC ………………………………………… 217
PetroFCC™ ………………………………… 155
Pt-Ru 合金触媒 …………………………… 14

【R】
Rh-Ru 合金触媒 …………………………… 15
RxCat™ 技術 ……………………………… 155

【S】
SAPO-34 ………………………………… 54, 128
SCR（NO_x の選択還元）………………… 215
SMR 触媒フォイル ………………………… 119
SOFC ………………………………………… 220
Sorona ……………………………………… 191
Super flex …………………………………… 154

【T】
TDI の製法 ………………………………… 81
THF の開環重合 …………………………… 18

【V】
V_2O_5-TiO_2 触媒による選択還元 ………… 228
Velocys プロセス …………………………… 120
VOC の酸化除去 …………………………… 222

【X】
Xonon Combustion System ……………… 229

【Z】
Z-Former プロセス ……………………… 168

【ア】
アクリル酸 ………………………………… 187
アクロレイン ……………………………… 20
アクロレインの水和 …………………… 192
アジポニトリルから ε-カプロラクタム …… 92
亜硝酸メチルの合成 …………………… 100
アセチレン法 ……………………………… 161
アセトアルデヒドとエタノールからブタジエン
　の合成 ………………………………… 162
アセトンシアンヒドリン法 ………………… 57
アップグレーディング …………………… 44
アルカンの利用 ………………………… 253
アルキレーション ………………………… 20
アルキレーションガソリン ……………… 250
アンモニアの合成 ………………………… 23

【イ】
イソシアネート ……………………… 82, 141
イソソルビド …………………………… 255
イソブテン酸化プロセス ………………… 58
イソプロピルアルコール ………………… 17
一次改質 ………………………………… 107

【エ】
液相酸化反応 ……………………………… 12
エステル交換反応 ……………………… 202
エステル交換法 ………………………… 140
エステル分解反応 ………………………… 40
エタノール …………………………… 73, 143

エタノールの脱水 ……………………… 125
エタンからの酢酸の合成 ……………… 136
エタンの酸化 …………………………… 124
エタンの酸化脱水素 …………………… 125
エタンの酸化脱水素によるエチレンの合成
　………………………………………… 135
エチリデンジアセテート（EDDA）……… 76
エチレン ………………………………… 178
エチレンオキサイド ……………………… 99
エチレンオキサイドの水和 ……………… 94
エチレンオキサイドのヒドロホルミル化 … 192
エチレンカーボネート ………………… 100
エチレン価格予想 ……………………… 178
エチレングリコール（MEG）……… 99, 139
エチレンとメタノールからプロピレン …… 54
エポキシ化 ………………………………… 19

【オ】
オイルサンド ……………………………… 44
オートサーマルリフォーミング ………… 108
オメガプロセス（MEG プロセス）…… 58, 95
オリゴマー ………………………………… 20

【カ】
加圧水型原子炉 ………………………… 245
過酸化水素 ………………………………… 61
過酸化水素直接製法 …………………… 62
ガスタービンエンジン排ガス処理 ……… 224
カルバモイル化 …………………………… 82
カルバモイレーション …………………… 81

【キ】
貴金属合金触媒 …………………………… 10
p-キシレン ……………………………… 8
気体廃棄物 ……………………………… 244

希薄グリセロールからの水素製造 ………… 197
均一系触媒 ……………………………………… 2
菌体による 3-ヒドロキシプロピオンアルデヒ
　ドの合成 ……………………………… 194

【ク】
グリコール酸 …………………………………… 7
グリコール酸メチル ………………………… 102
グリセロール ………………………………… 196
グリセロールから水素の製造 ……………… 197
グリセロールからのオクタン価向上剤の製造
　……………………………………………… 198
グリセロールからプロピレングリコール
　（PG）……………………………………… 183
グリセロールからメタノールの合成 ……… 184
グリセロールの改質 ………………………… 197
グリセロールの水素化によるメタノールの合成
　……………………………………………… 198
グリセロールの脱水水素化 ………………… 184
グリセロールの水素化分解 ………………… 193
グルコースから 1,3-プロパンジオール（PD）
　の合成 ………………………………… 193
クロルヒドリン法 …………………………… 182

【ケ】
減圧軽油（VGO）との混合油の水素化精製
　……………………………………………… 208

【コ】
高活性触媒 …………………………………… 253
高純度シクロヘキサン ………………………… 42
合成ガスからのエタノール合成 …………… 144
構造体触媒 ……………………………… 31, 43
小型 FT プロセス …………………………… 251

【サ】
再結合器 ……………………………………… 246
再結合触媒 …………………………………… 246
酢酸エチル ……………………………… 18, 145
酢酸の水素化 ………………………………… 144
酢酸の水素化触媒 …………………………… 251
酢酸ビニル（VAM）……………………… 73, 76
酢酸ビニル触媒 ………………………………… 12
酢酸ビニルの直接合成 ……………………… 146
酢酸メチル ………………………… 72, 78, 149
酸化エステル化 ………………………………… 7
三元触媒 ………………………………… 212, 223
酸素吸蔵 ……………………………………… 213
残油 FCC ……………………………………… 45

【シ】
シェールガス …………………………… 124, 176
シェールガス革命 …………………………… 175
脂環式エポキシ化合物 ………………………… 19
シクロヘキサノン ……………………………… 85
シクロヘキサノンオキシム ……………… 86, 87
シクロペンテン化合物 ………………………… 19
自己再生（インテリジェント）触媒 ……… 214
ジフェニル-2-ピクリルヒドラジル ………… 88
ジメチルエーテル（DME）
　………………………… 66, 71, 78, 149, 172, 241
ジメチルシュウ酸の還元 ……………………… 96
シュウ酸ジメチル（DMO）…………… 99, 150
触媒蒸留（Catalytic distillation）………… 39
触媒蒸留カラム ………………………………… 42
触媒による燃焼 ……………………………… 226
触媒パック ……………………………………… 42
触媒ユニット …………………………………… 43
シンナムアルデヒド …………………………… 22
シンビット ……………………………………… 47

シンプルケミストリー ……………… 254

【ス】
水素エネルギー ……………………… 252
水素化脱酸素（HDO）………………… 207
水素化脱炭酸（HDC）………………… 207
水素と酸素から過酸化水素の直接合成 …… 12
水素と二酸化炭素からのDMEの合成 …… 68
鈴木-宮浦カップリング反応 ……………… 4
スチームリフォーミングプロセス ……… 108
スチレンの合成プロセス ………………… 23

【セ】
ゼオライト吸着 …………………… 214
ゼオライト触媒による選択還元 ………… 228
ゼオライトを用いた主な工業化プロセス例
　……………………………………… 27
石炭液化 …………………………………… 34
選択率が90％に満たない反応 ………… 253
船舶用エンジンの排ガス処理 …………… 224

【ソ】
ソルビットからエチレングリコール（EG）
　の合成 …………………………………… 97
ソルビトール ……………………………… 185

【タ】
耐硫黄毒性 ………………………………… 12
耐熱低Pt触媒 …………………………… 214
多元機能触媒作用 ………………………… 8
多段式触媒燃焼 …………………………… 228
脱ベンジル反応 …………………………… 11
炭化水素プールメカニズム ……………… 128
短時間接触反応器
　（Short Contact Time Reactor）…… 110, 118

炭素除去 …………………………………… 44
担体との相互作用（SMSI）……………… 22

【チ】
長寿命触媒 ………………………………… 253
超深度脱硫 ………………………………… 30
直接接触部分酸化法（D-CPOX）……… 118
直メタ法 ………………………………… 7, 58

【テ】
ディーゼルエンジン排ガス処理 ………… 223
低温メタノールの合成 …………………… 133
ディルビット ……………………………… 47
ディレードコーキングプロセス ………… 44
テトラロン ………………………………… 20
天然ガスの脱硫 …………………………… 106

【ト】
ドライリフォーミング ………… 109, 235, 240

【ナ】
ナフサのスチームクラッキング ………… 123

【ニ】
二元機能触媒 ……………………………… 91
二次改質 …………………………………… 108
乳酸の水素化脱水 ………………………… 185

【ネ】
熱分解によるバイオディーゼル油の合成 … 210
熱分解法 …………………………………… 209
燃焼触媒 …………………………………… 226
燃料電池 …………………………………… 252

v

【ハ】

- バイオディーゼル油（BDF） ……………… 201
- ハイブリッド触媒 …………………………… 173
- 反応蒸留（Reactive distillation） ………… 39

【ヒ】

- ビチューメン ……………………………… 44, 47
- ヒドロキシアセトン（アセトール） ……… 184
- ヒドロキシルアミン ………………………… 85
- ヒドロペルオキシド法 ……………………… 182
- ヒドロホルミル化 …………………………… 3

【フ】

- フェノールの直接合成 …………………… 29, 254
- ブタジエンからε-カプロラクタム ……… 92
- ブタジエンの製法 ………………………… 162
- sec-ブタノール …………………………… 17
- tert-ブタノール …………………………… 17
- ブタンの異性化 …………………………… 9
- tert-ブチルエーテル（GTBE） ………… 198
- 沸騰水型原子炉 …………………………… 244
- ブテンとメタノールからプロピレン ……… 54
- ブテンの酸化脱水素 ……………………… 162
- フルクトース（果糖） …………………… 20
- プロパン（LPG） ………………………… 72
- 1,3-プロパンジオール（1,3-PD） ………… 191
- プロピレンオキサイド …………………… 19
- プロピレンからのアクリル酸の合成 ……… 188
- プロピレングリコール …………………… 140, 182
- プロピレンの合成 ………………………… 71
- 分解ガソリン ……………………………… 165

【ヘ】

- ヘキスト・ワッカープロセス …………… 6
- ベックマン転位反応（プロセス） ……… 26, 90
- ヘテロポリ酸（HPA） …………………… 6, 16, 188
- ペロブスカイト担持触媒 ………………… 109

【ホ】

- 芳香族製造触媒 …………………………… 165
- 芳香族ニトロ化合物の水素化 …………… 11, 14
- ホスゲン法 ………………………………… 140
- ホスゲン法炭酸ジメチル（DMC）の合成 ……………………………………………… 138
- ポリアルキレンカーボネート …………… 231
- ポリエチレンカーボネート ……………… 231
- ポリカーボネート ………………………… 140
- ポリシクロヘキセンカーボネート ……… 234
- ポリプロピレンカーボネート …………… 232

【マ】

- マイクロチャンネル ……………………… 121
- マイクロリアクター ……………………… 64

【ム】

- 無水酢酸 …………………………………… 77
- 無水酢酸の水素化分解 …………………… 78

【メ】

- メタクリル酸メチル（MMA） …………… 57
- メタクロレインの酸化 …………………… 18
- メタセシス ………………………………… 158
- メタノール ………………………………… 235
- メタノールからエチレン ………………… 126
- メタノールからのエタノールの合成 …… 144
- メタノールからプロピレン ……………… 53
- メタノール合成触媒 ……………………… 237
- メタノールのカルボニル化 ……………… 6
- メタノールのカルボニレーション ……… 2
- メタンからプロピレンの合成 …………… 135

メタン酸化によるメタノール合成 ………… 134
メタンの過酸化水素酸化によるメタノールの合成 ……………………………………… 134
メタンの酸化二量化 ……………… 125, 134
メタンの熱分解 …………………………… 242
メチルアセチレン ………………………… 58

【ユ】
油脂の水素化処理 ………………………… 206

【ヨ】
ヨウ素による触媒被毒 …………………… 248
予備改質 …………………………………… 107

【リ】
リコンバイナー …………………………… 247
流動床燃焼 ………………………………… 228
リン酸型燃料電池 ………………………… 217

【レ】
冷却材喪失 LOCA ………………………… 247

【その他】
α-プロセス ……………………………… 166
β-メタクリルクロライド ………………… 19
ε-カプロラクタム …………………………… 90

著者プロフィール

室井髙城（むろい　たかしろ）

住友金属鉱山㈱と米国エンゲルハルド社の合弁会社に出向後，42年間一貫して触媒開発に従事し，触媒の技術導入から触媒の国産化，国内化学会社との共同開発，カスタム触媒の開発に従事，日本の工業触媒の開発に貢献してきた。

［略歴］

1947年　福島県福島市生まれ
1968年　福島高専工業化学科卒業後，住友金属鉱山㈱入社
1969年　日本エンゲルハルド㈱（現・エヌ・イー ケムキャット㈱）出向
1982年　Engelhard プロセスのライセンシング；カスタム触媒グループリーダー
1998年　エヌ・イー ケムキャット㈱化学触媒事業部長
2002年　同事業開発部長（燃料電池・ポリオレフィン触媒）
2003年　同執行役員　事業開発担当
2005年　同執行役員　化学触媒担当
2006年　触媒学会副会長；早稲田大学招聘研究員
2007年　エヌ・イー ケムキャット㈱常勤顧問；神奈川大学非常勤講師
2008年　アイシーラボ設立；BASF ジャパン㈱主席顧問
2009年　日本ガス合成㈱執行役員

［表彰］

2005年　触媒学会功績賞

［著書］

2003年　「工業貴金属触媒」（JITE社）
2008年　「工業触媒の劣化対策と再生、活用ノウハウ」（S&T社）
2010年　「エネルギー触媒技術」監修（S&T社）
2013年　「新しいプロピレン製造プロセス」監修（S&T出版社）

工業触媒の最新動向―シェールガス・バイオマス・環境エネルギー―

2013年8月9日　第1刷発行

著　者	室井髙城	(B1067)
発行者	辻　賢司	
発行所	株式会社シーエムシー出版	
	東京都千代田区内神田1-13-1	
	電話 03(3293)2061	
	大阪市中央区内平野町1-3-12	
	電話 06(4794)8234	
	http://www.cmcbooks.co.jp/	
編集担当	野口由美子／町田　博	

〔印刷　倉敷印刷株式会社〕　　　　　　　　　© T. Muroi, 2013

落丁・乱丁本はお取替えいたします。

本書の内容の一部あるいは全部を無断で複写（コピー）することは，法律で認められた場合を除き，著作者および出版社の権利の侵害になります。

ISBN978-4-7813-0813-5　C3043　¥8000E